Inhalt

1 Grundlagen der psychiatrischen Pflege 1

2 Beobachtung, Beurteilung und Intervention 75

3 Befunderhebung in der Psychiatrie 113

4 Affektive Störungen 151

5 Schizophrene Psychosen 173

6 Psychosomatische Störungen 185

7 Organisch bedingte psychische Störung (OPS) 205

8 Angst-, Zwangs-, Belastungs-, dissoziative und Persönlichkeitsstörungen 229

9 Menschen mit herausfordernden Verhaltensweisen und langfristigem Unterstützungsbedarf 257

10 Abhängigkeitserkrankungen 273

11 Forensische Psychiatrie 299

12 Kinder- und Jugendpsychiatrie 319

13 Gerontopsychiatrie 371

14 Therapeutische Verfahren 391

15 Psychopharmaka 437

16 Notfälle 469

17 Ambulante Versorgung 493

18 Leistungen, Einrichtungen und Hilfen für psychisch kranke Menschen 511

Literatur 545

Register 551

H. Thiel, S. Traxler, F. Niegot (Hrsg.)

Leitfaden

Psychiatrische Pflege

Leitfaden
Psychiatrische Pflege

6. Auflage

Herausgegeben von:
Holger Thiel, Neuwied; Dr. phil. Siegfried Traxler, Höhr-Grenzhausen;
Dr. rer. nat. Frithjof Niegot, Dernbach

Unter Mitarbeit von:
Dr. med. Dirk Arenz, Euskirchen; Dr. med. Franz Bossong, Dernbach; Yvonne Brachtendorf, Neuwied; Daniel Burkhardt, Andernach; Björn Daum, Andernach; Yvonne Ehrstein-Kadel, Landau; Andrea Gasper, Andernach; Priv.-Doz. Dr. med. Andreas Konrad, Andernach; Dr. med. Susanne Lieb, Klingenmünster; Frank Lücke, Dernbach; Werner Mayr, Heidenheim an der Brenz; Dr. rer. nat. Frithjof Niegot, Dernbach; Beate Reinders, Klingenmünster; Markus Rohe, Arnsberg; Daniel Sahm, Andernach; Holger Thiel, Neuwied; Dr. phil. Siegfried Traxler, Höhr-Grenzhausen; Frank Vilsmeier, Rickling; Yvonne Wegner, Meisenheim; Wolfgang Weidmann, Andernach; Justin Wilhelms, Andernach

Mitherausgeber der 1.–4. Auflage:
Dr. Markus Jensen (in memoriam)

Autoren der Vorauflage: Daniel Böhm, Meisenheim; Dr. med. Thomas Luedtke, Diez; Sacha Schneider, Andernach

ELSEVIER

Elsevier GmbH, Bernhard-Wicki-Str. 5, 80636 München, Deutschland
Wir freuen uns über Ihr Feedback und Ihre Anregungen an kundendienst@elsevier.com

ISBN 978-3-437-25204-4
eISBN 978-3-437-05790-8

Aus Gründen der Barrierefreiheit sind die Bilder in elektronischen Ausgaben dieses Buches mit Alt-Text-Beschreibungen versehen, die von Elsevier bereitgestellt werden. Mehr Informationen erhalten Sie unter https://www.elsevier.com/about/accessibility.

Bücher und Zeitschriften, die von Elsevier veröffentlicht werden, entsprechen den geltenden Produktsicherheitsanforderungen. Für etwaige Bedenken oder Fragen zur Produktsicherheit wenden Sie sich bitte an unseren autorisierten Vertreter, Elsevier B.V., productsafety@elsevier.com.

Elsevier nimmt eine neutrale Position in Bezug auf territoriale Meinungsverschiedenheiten oder Zuständigkeitsansprüche in seinen veröffentlichten Inhalten ein, einschließlich Landkarten und institutionellen Zugehörigkeiten.

6. Auflage 2025

Wichtiger Hinweis: Die medizinischen Wissenschaften unterliegen einem sehr schnellen Wissenszuwachs. Der stetige Wandel von Methoden, Wirkstoffen und Erkenntnissen ist allen an diesem Werk Beteiligten bewusst. Sowohl der Verlag als auch die Autorinnen und Autoren und alle, die an der Entstehung dieses Werkes beteiligt waren, haben große Sorgfalt darauf verwandt, dass die Angaben zu Methoden, Anweisungen, Produkten, Anwendungen oder Konzepten dem aktuellen Wissensstand zum Zeitpunkt der Fertigstellung des Werkes entsprechen.
Der Verlag kann jedoch keine Gewähr für Angaben zu Dosierung und Applikationsformen übernehmen. Es sollte stets eine unabhängige und sorgfältige Überprüfung von Diagnosen und Arzneimitteldosierungen sowie möglicher Kontraindikationen erfolgen. Jede Dosierung oder Applikation liegt in der Verantwortung der Anwenderin oder des Anwenders. Die Elsevier GmbH, die Autorinnen und Autoren und alle, die an der Entstehung des Werkes mitgewirkt haben, können keinerlei Haftung in Bezug auf jegliche Verletzung und/oder Schäden an Personen oder Eigentum, im Rahmen von Produkthaftung, Fahrlässigkeit oder anderweitig übernehmen.

Für die Vollständigkeit und Auswahl der aufgeführten Medikamente übernimmt der Verlag keine Gewähr.
Geschützte Warennamen (Warenzeichen) werden in der Regel besonders kenntlich gemacht (®). Aus dem Fehlen eines solchen Hinweises kann jedoch nicht automatisch geschlossen werden, dass es sich um einen freien Warennamen handelt.

Bibliografische Information der Deutschen Nationalbibliothek
Die Deutsche Nationalbibliothek verzeichnet diese Publikation in der Deutschen Nationalbibliografie; detaillierte bibliografische Daten sind im Internet über https://www.dnb.de abrufbar.

25 26 27 28 29 5 4 3 2 1

In ihren Veröffentlichungen verfolgt die Elsevier GmbH das Ziel, genderneutrale Formulierungen für Personengruppen zu verwenden. Um jedoch den Textfluss nicht zu stören sowie die gestalterische Freiheit nicht einzuschränken, wurden bisweilen Kompromisse eingegangen. Selbstverständlich sind **immer alle Geschlechter** gemeint.

Planung: Regina Pappers; Projektmanagement: Ulrike Schmidt
Redaktion: Dr. Nikola Schmidt, Berlin
Herstellung: Der Buchmacher, Arthur Lenner, Windach
Satz: Thomson Digital, Noida/Indien
Druck und Bindung: CPI books GmbH, Leck
Umschlaggestaltung: SpieszDesign, Neu-Ulm
Titelfotografie: © Photographee.eu - stock.adobe.com

Aktuelle Informationen finden Sie im Internet unter **www.elsevier.de**

Vorwort

Seit der 1. Auflage sind jetzt 28 Jahre vergangen und der vor Jahren begrüßte „neue" Wind in der Psychiatrie weht zwar weiter, aber gebremster.

Das früher übliche kustodiale (bewahrende und beschützende) Pflegeprinzip wird mehr und mehr durch eine Pflege ersetzt, die sich als selbstverantwortlicher Teil der Psychiatriearbeit definiert. In Zeiten enger Budgets und straffer Wirtschaftlichkeit hat der Einsatz der Pflege zunehmende Bedeutung.

Aus aktuellen Befragungen von Patientinnen und Patienten hinsichtlich ihrer Behandlungszufriedenheit ist hinlänglich bekannt, dass nicht nur psychotherapeutische Basisangebote als Standard erwartet werden. Kliniken mit einem breiten zeitgemäßen Therapie- und Pflegeangebot werden auf Dauer auch wirtschaftliche Vorteile haben.

Auch Einweisende und Angehörige achten zunehmend stärker auf die Bereitstellung zeitgemäßer Angebote.

Denn neben dem Paradigmenwechsel für das besonders von Ärztinnen und Ärzten sowie Fachtherapeutinnen und Fachpsychotherapeuten in Anspruch genommene Gebiet der Psychotherapie sind es zunehmend auch die Erwartungen der Patientinnen und Patienten, die die Verfügbarkeit breiter therapeutischer Angebote auch aus wirtschaftlichen (Überlebens-) Gründen nötig machen.

Gerade die enge Beziehung zwischen Patientinnen und Patienten und erfahrenen Pflegenden ist als ein Vorteil in Zeiten des Ärztemangels bei deren zunehmender Eingebundenheit in organisatorische Arbeiten zu sehen. Insbesondere Pflegende erleben aktuell die Wirkung therapeutischer Änderungen im pflegerischen Alltag. Pflegende können daher kontingent auf auffällige und dysfunktionale Muster besonders in der Interaktion einwirken.

Dabei verbindet sich die Sichtweise von Fachtherapeutinnen und Fachtherapeuten vorteilhaft mit der Perspektive des Alltags – wie sie paradigmatisch von der Pflege gelebt wird. Hier spielen die spezifische Erfahrung und die professionelle Rolle der Pflegenden gerade als Personen mit großer Expertise im Alltag eine wichtige Rolle.

Die künftige Arbeitsweise einer psychosozialen Medizin fordert auch gerade von der Pflege eine entsprechende Professionalität. Im psychiatrischen Arbeitsfeld wird dabei die Kompetenz in störungsspezifischer Arbeit besonders in Gruppen und Krisenmanagement, Milieugestaltung, Case-Management und Psychoedukation eine zunehmende Schlüsselqualifikation der psychiatrischen Pflege sein.

Neben den aktuellen biologistischen Erklärungstrends psychiatrischer Phänomene sind in der psychiatrischen Alltags- und Pflegearbeit immer wieder soziale, systemische und gemeindepsychiatrische Ansätze nötig. Dabei wird von der Pflege keine Konkurrenz zu den fachpsychotherapeutischen Kolleginnen und Kollegen angestrebt. Denn Indikationsstellung, Beratung, Begleitung und Supervision der Pflegenden wird weiterhin auch Aufgabe der Fachtherapeutinnen und -therapeuten sein. Eine berufsständisch saubere Abklärung wird hilfreich sein, um Kompetenzprobleme und mögliche Animositäten zu minimieren. Die Entwicklung der Psychotherapie in Richtung einer allgemeinen Therapiewissenschaft hat schon seit längerer Zeit begonnen. Das Wissen um Krankheitsmodelle als gemeinsames Arbeitsband aller an der Therapie beteiligten Berufsgruppen ist gewachsen.

Zeitgemäßes psychiatrisches Arbeiten findet im Team statt. Dies wird effektiv, wenn alle Teammitglieder ein breites, gemeinsames Basiswissen haben. Die Inhalte dieses Buches können dafür als Beispiel gelten. Dabei sehen sich die Herausgeber nicht in Abgrenzung zu neueren pflegewissenschaftlichen Konzepten: Basis der Herausgebermeinung ist das Befürworten, die Weitergabe und Vermittlung von praktischer Evidenz und Ausdruck einer wertschätzenden, akzeptierenden, authentischen und empathischen Interaktion mit den Patientinnen und Patienten und der Berufsgruppen untereinander.

Zeitgemäßes Arbeiten im psychiatrischen Feld wird in gering hierarchisierten Teams realisiert, in denen nach Kompetenz, Erfahrung und individuellen Fähigkeiten verfahren wird. Starre hierarchische Abgrenzung der einzelnen Berufsgruppen wird zunehmend weniger funktionstauglich für eine adäquate Versorgung unserer Patientinnen und Patienten. So gesehen ist psychiatrische Pflege auch ein Modell für eine Arbeitshaltung in der Medizin, in der vernetzt und auf Augenhöhe miteinander gearbeitet wird.

Höhr-Grenzhausen, Mai 2025
S. Traxler für die Herausgeber

Adressen

Herausgeber

Dr. rer. nat. Frithjof Niegot, Tagesklinik für Psychiatrie, Psychotherapie und Psychosomatik, Dernbach
Holger Thiel, Praxis für Psychotherapie, Neuwied
Dr. phil. Siegfried Traxler, Psychologische Praxis, Höhr-Grenzhausen

Autoren und Autorinnen

Dr. med. Dirk Arenz, Marien-Hospital, Euskirchen
Dr. med. Franz Bossong, Tagesklinik für Psychiatrie, Psychotherapie und Psychosomatik, Herz-Jesu-Krankenhaus Dernbach, Dernbach
Yvonne Brachtendorf, Rhein-Mosel-Fachklinik, Andernach
Daniel Burkhardt, Landeskrankenhaus (AöR), Andernach
Björn Daum, Rhein-Mosel-Akademie, Andernach
Yvonne Ehrstein-Kadel, Klinik für Kinder- und Jugendpsychiatrie, Psychosomatik und Psychotherapie, Klingenmünster
Andrea Gasper, Landeskrankenhaus (AöR), Andernach
Priv.-Doz. Dr. med. Andreas Konrad, Landeskrankenhaus (AöR), Andernach
Dr. med. Susanne Lieb, Klinik für Kinder- und Jugendpsychiatrie, Psychosomatik und Psychotherapie, Klingenmünster
Frank Lücke, Tagesklinik für Psychiatrie, Psychotherapie und Psychosomatik, Herz-Jesu-Krankenhaus Dernbach, Dernbach
Werner Mayr, Klinikum Heidenheim, Heidenheim an der Brenz
Beate Reinders, Klinik für Kinder- und Jugendpsychiatrie, Psychosomatik und Psychotherapie, Klingenmünster
Markus Rohe, Alexianer Klinikum Hochsauerland, Arnsberg
Daniel Sahm, Rhein-Mosel-Fachklinik, Andernach
Frank Vilsmeier, Psychiatrisches Krankenhaus, Rickling
Yvonne Wegner, Gesundheitszentrum Glantal, Meisenheim
Wolfgang Weidmann, Landeskrankenhaus (AöR), Andernach
Justin Wilhelms, Rhein-Mosel-Fachklinik, Andernach

Hinweise

Die Namen der Patientinnen und Patienten, die Beschreibungen ihrer Erkrankungen, die Orte und Situationen sind alle realitätsnah, aber frei erfunden. Jegliche Ähnlichkeiten mit echten Personen und Geschehnissen sowie Orten und Institutionen sind daher rein zufällig und nicht beabsichtigt.

Auf die gleichzeitige Verwendung der Sprachformen weiblich, männlich, divers wird im Text verzichtet, um eine bessere Lesbarkeit zu erhalten.
Stattdessen wird die weibliche und männliche Form im Wechsel verwendet, die anderen Sprachformen sind in der Regel jeweils ebenfalls gemeint.

Fehler gefunden?

An unsere Inhalte haben wir sehr hohe Ansprüche. Trotz aller Sorgfalt kann es jedoch passieren, dass sich ein Fehler einschleicht oder fachlich-inhaltliche Aktualisierungen notwendig geworden sind.

Sobald ein relevanter Fehler entdeckt wird, stellen wir eine Korrektur zur Verfügung. Mit diesem QR-Code gelingt der schnelle Zugriff.

https://else4.de/978-3-437-25204-4

Wir sind dankbar für jeden Hinweis, der uns hilft, dieses Werk zu verbessern. Bitte richten Sie Ihre Anregungen, Lob und Kritik an folgende E-Mail-Adresse: kundendienst@elsevier.com

Abkürzungen

®	Handelsname
↔	normal (sich beeinflussend)
↑	hoch, erhöht
↓	tief, erniedrigt
→	vgl. mit, daraus folgt
Allg.	Allgemein
AP	Antipsychotika
AT	Arbeitstherapie
ATL	Aktivität des täglichen Lebens
BBD	Berufsbegleitende Dienste
BGB	Bürgerliches Gesetzbuch
BSHG	Bundessozialhilfegesetz
BT	Beschäftigungstherapie
CIRS	Critical Incident Reporting System
d	Tag
Drg.	Dragee
EEG	Elektroenzephalogramm
EKG	Elektrokardiogramm
EKT	Elektrokrampftherapie
EPS	Extrapyramidales Syndrom
GPV	Gemeindepsychiatrischer Verbund
h	Stunde
HWZ	Halbwertszeit
IBRP	Integrierter Behandlungs- und Rehabilitationsplan
IFD	Integrationsfachdienste
IHP	Integrierter Hilfsplan
J.	Jahre
KM	Kontrastmittel
Kps.	Kapsel
Lj.	Lebensjahre
ltd.	leitend
MdE	Minderung der Erwerbsfähigkeit
Min.	Minute
MNS	Malignes Neuroleptika-Syndrom
NMR	Kernspintomografie
OPS	Organisch bedingte Störung
PB	Persönliches Budget
PED	Pflege- und Erziehungsdienst
PEP	Prozess- und Embodiment-fokussierte Psychologie in der Praxis
PPD	Pädagogisch-Pflegerischer Dienst
PSAG	Psychosoziale Arbeitsgemeinschaften
PSD	Psychosoziale Dienste
PsychPV	Psychiatrie-Personalverordnung
QM	Qualitätsmanagement
RPK	Rehabilitationseinrichtungen für psychisch Kranke
RR	Blutdruck nach Riva-Rocci
Sek.	Sekunde
SGB	Sozialgesetzbuch
SHT	Schädel-Hirn-Trauma
StGB	Strafgesetzbuch
StVollZG	Strafvollzug
Tbl.	Tablette
TEK	Training emotionaler Kompetenzen
THS	Tiefe Hirnstimulation
TMS	Transkranielle Magnetstimulation
WfbM	Werkstätten für behinderte Menschen
Wo.	Woche

Abbildungsnachweis

Der Verweis auf die jeweilige Abbildungsquelle befindet sich bei allen Abbildungen im Werk am Ende des Legendentextes in eckigen Klammern. Alle nicht besonders gekennzeichneten Grafiken und Abbildungen © Elsevier GmbH, München.

E426	Kanski J. Clinical Diagnosis in Ophthalmology, 1. Aufl., Elsevier/Mosby, 2005
E494	Herlihy B. The human body in Health and Illness. 3. Aufl., St. Louis: Elsevier, 2006
E595	Edelmann, Hesselink, Zlatkin. Clinical Magnetic Resonance Imaging, 3. Aufl., Saunders, 2005
F210-010	Teasdale G, Jennett B. Assessment of coma and impaired consciousness. A practical scale. Lancet. 1974; 2(7872): 81–84.
F1063-001	Nienaber A. Safewards-Modell: Gewalt und Aggression verhindern. Pflegezeitschrift Vol. 72, Pages 27–29. Springer Nature April 2019
G375	Fiechter V, Meier M. Pflegeplanung, 1988. Thieme RECOM GmbH
J751–126	iStock.com/AlenaPaulus
J787	Colourbox.com
J787–225	Colourbox.com/#266687
J787–226	Colourbox.com/SviatlanaLaza
J787–227	Colourbox.com/#274369
J787–228	Colourbox.com/Marian Vejcik
J787–229	Colourbox.com/Magic Pitzy
J787-248	Colourbox.com/#246329
J812	AdobeStock
K157	Werner Krüper, Steinhagen
K333	Helmut Tusch, Innsbruck
K367	Wilfried Petzi
L138	Martha Kosthorst, Borken
L141	Stefan Elsberger, Planegg
L157	Susanne Adler, Lübeck
L143	Heike Hübner, Berlin
L231	Stefan Dangl, München
L235	Willi Schittek, Duisburg
L241	Prof. Dr. med. Tobias Helfen, München
L264	Claudia Flüss, München
M234	Prof. Dr. phil. Klaus Runggaldier, Bramsche
M322	Kai Gold, Ibbenbüren
M325	M. Gühne, Münster
M515	Prof. Dr. med. Klaus Lieb, Mainz
M1497	Yvonne Wegner, Meisenheim
M1498	Daniel Dahm, Aandernach
M1588	Dr. rer. nat. Frithjof Niegot, Dernbach
O562	Dr. Andreas Dubitzky, Hebertshausen
O1116	Ayla Bulut, Wolfsburg
P1155	Prof. Dr. Martin Hautzinger, Tübingen

R326	Voderholzer U, Hohagen F. Therapie psychischer Erkrankungen. State of the Art, 11. Aufl., Elsevier/Urban & Fischer, 2016
S008-3	Kauffmann G, Moser E, Sauer R. Radiologie, 3.Aufl., Elsevier/Urban & Fischer 2006
T796	Institut für Radiologie und Klinik für Strahlenheilkunde, Charité Universitätsmedizin Berlin
T1399	PD Dr. Urs Pietsch, Kantonsspital St. Gallen (CH)
V959	STERO Enurex GmbH & Co. KG, Münster
W333-029	Wikimedia Commons/Alan Rockefeller
W798	World Health Organization (WHO), Genf (CH)
W1089	Bundesarbeitsgemeinschaft der überörtlichen Träger der Sozialhilfe (BaGüS), „Orientierungshilfe zur Gesamtplanung" 2018
W1332	Tekonline - Prof. Dr. Matthias Berking, Erlangen
W1342	Koninklijke Philips N. V.

Inhaltsverzeichnis

1 Grundlagen der psychiatrischen Pflege 1
1.1 Aufnahme 2
1.2 Pflegeprozess/Pflegeplanung 3
1.3 Dokumentation 9
1.4 Pflegeorganisation 13
1.5 Qualitätsmanagement im Gesundheitswesen 16
1.6 Anträge und Bescheinigungen 20
1.7 Umgang mit Angehörigen 22
1.8 Umgang mit problematischen Situationen 24
1.9 Konflikte und Lösungsstrategien 26
1.10 Einarbeitung und Praxisanleitung 32
1.11 Rechtliche Grundlagen und Probleme 34
1.12 Entlassung 64
1.13 Gesund bleiben für Profis 68

2 Beobachtung, Beurteilung und Intervention 75
2.1 Sich bewegen 76
2.2 Sich waschen/kleiden 78
2.3 Atmen 81
2.4 Körpertemperatur regulieren 83
2.5 Essen und Trinken 84
2.6 Ausscheiden 89
2.7 Ruhen und Schlafen 91
2.8 Kommunizieren 93
2.9 Sich beschäftigen 96
2.10 Für Sicherheit sorgen 101
2.11 Sinn finden 103
2.12 Sich als Mann/Frau fühlen und verhalten 106
2.13 Mit sozialen Problemen und Reaktionen umgehen 108

3 Befunderhebung in der Psychiatrie 113
3.1 Bewusstseinsstörungen 116
3.2 Aufmerksamkeitsstörungen/Gedächtnisstörungen 120
3.3 Orientierungsstörungen 123
3.4 Sinnestäuschungen/Wahrnehmungsveränderungen 125
3.5 Denkstörungen 127
3.6 Stimmungsstörungen/Affektstörungen 133
3.7 Antriebsstörungen 136
3.8 Gestörtes Ich-Erleben 139
3.9 Störungen der Intelligenz 141
3.10 Testpsychologische Untersuchung 144

4 Affektive Störungen 151
4.1 Depressionen 152
4.2 Manische Verläufe 163
4.3 Schizoaffektive Psychosen 169

5 Schizophrene Psychosen 173
5.1 Übersicht 174
5.2 Paranoid-halluzinatorische Schizophrenie 179
5.3 Hebephrene Schizophrenie 180
5.4 Katatone Schizophrenie 181
5.5 Schizophrenes Residuum 182

6 Psychosomatische Störungen 185
6.1 Somatoforme Störungen 186
6.2 Schlafstörungen 202

7 Organisch bedingte psychische Störung (OPS) 205
7.1 Definition/Einteilung 206
7.2 Symptome 208
7.3 Patientenbeobachtung 209
7.4 Wichtige neurologische Syndrome und Krankheiten 209
7.5 Bewusstseinsstörungen durch Alkohol 225
7.6 Fahreignung nach Bewusstseinsstörung 227

8 Angst-, Zwangs-, Belastungs-, dissoziative und Persönlichkeitsstörungen 229
8.1 Angststörungen 230
8.2 Zwangsstörungen 236
8.3 Belastungsreaktionen 240
8.4 Dissoziative Störungen 246
8.5 Persönlichkeitsstörungen 248

9 Menschen mit herausfordernden Verhaltensweisen und langfristigem Unterstützungsbedarf 257
9.1 Herausfordernde Verhaltensweisen 258
9.2 Grundlegendes zum Umgang 258
9.3 Die richtige Arbeitsorganisation 258
9.4 Recovery 259
9.5 Das Gezeiten-Modell 261
9.6 Milieugestaltung 265
9.7 Weitere Grundsätze im Umgang mit herausfordernden Verhaltensweisen 270

10 Abhängigkeitserkrankungen 273
10.1 Übersicht 274
10.2 Alkoholabhängigkeit 282
10.3 Medikamentenabhängigkeit 288
10.4 Drogen 291

11 Forensische Psychiatrie 299
11.1 Epidemiologie 300
11.2 Schuldunfähigkeit beurteilen 301
11.3 Forensische Unterbringung 302
11.4 Therapiemöglichkeiten 305

11.5 Pflege 307
11.6 Abhängigkeitserkrankte untergebrachte Personen (§ 64 StGB) 311
11.7 Untergebrachte Personen ohne oder mit erheblich verminderter Schuldfähigkeit (§§ 20, 21, 63 StGB) 314

12 Kinder- und Jugendpsychiatrie 319
12.1 Allgemeiner Teil 320
12.2 Störungsbilder in verschiedenen Altersgruppen 321
12.3 Pflege- und Erziehungsdienst in der Kinder- und Jugendpsychiatrie 322
12.4 Kinder- und jugendpsychiatrische Diagnostik 329
12.5 Kinder- und jugendpsychiatrische Therapie 332
12.6 Auswahl wichtiger Störungen des Kindes- und Jugendalters 334
12.7 Auswahl wichtiger Störungen im Kindesalter 348
12.8 Auswahl wichtiger Störungen im Jugendalter 352
12.9 Spezifische Fragestellungen 362

13 Gerontopsychiatrie 371
13.1 Demenzielle Syndrome 374
13.2 Depressive Zustände 384
13.3 Paranoide Entwicklung 385
13.4 Schlafstörungen 386

14 Therapeutische Verfahren 391
14.1 Therapeutische Haltungen 392
14.2 Pflegerische Gruppen 402
14.3 Psychotherapie 403
14.4 Weitere therapeutische Verfahren 425
14.5 Somatische Therapien 428

15 Psychopharmaka 437
15.1 Antidepressiva 441
15.2 Antipsychotika 445
15.3 Beruhigungsmittel 449
15.4 Schlafmittel 452
15.5 Phasenprophylaktika 454
15.6 Medikamente zur Entgiftung/Entwöhnung 458
15.7 Anticholinergika 460
15.8 Stimulanzien 461
15.9 Nootropika 462
15.10 Antidementiva 462
15.11 Androgenantagonisten 463
15.12 Pflanzliche Mittel 464
15.13 Schmerzmittel 467

16 Notfälle 469
16.1 Psychiatrische Notfälle 470
16.2 Entweichen/Brandlegung/Zerstörung 488

17 **Ambulante Versorgung** 493
17.1 Ambulante psychiatrische Pflege 494
17.2 Soziotherapie 504
17.3 Stationsäquivalente Behandlung 506
17.4 Home Treatment 506
17.5 IT-gestützte Therapie 507

18 **Leistungen, Einrichtungen und Hilfen für psychisch kranke Menschen** 511
18.1 Leistungen zur Teilhabe und Gemeindepsychiatrie 512
18.2 Medizinische Behandlung und Pflege 522
18.3 Wohnen 527
18.4 Teilhabe an Arbeit 532
18.5 Freizeit- und Tagesstrukturierung 539

Literatur 545

Register 551

1 Grundlagen der psychiatrischen Pflege

Yvonne Brachtendorf, Daniel Burkhardt, Andrea Gasper, Markus Rohe, Holger Thiel, Yvonne Wegner

1

1.1 Aufnahme

Yvonne Brachtendorf

Dem Aufnahmegespräch kommt als Erstkontakt eine besondere Bedeutung zu. Ein kompetenter und vertrauenerweckender Eindruck kann entscheidend sein für die Qualität des therapeutischen Verhältnisses.

Begrüßung

- Sich dem Patienten und seinen Angehörigen mit Namen und Funktion vorstellen
- Überlegen, zu welcher Pflegefachperson und zu welchem Mitpatienten der neue Patient passen könnte
- Dem Patienten das Zimmer zeigen: Bett, Schrank, Telefon, Patienten-WLAN, Rufanlage etc.
- Mitpatienten unter Wahrung der Schweigepflicht vorstellen (▶ 1.11.10)
- Station zeigen: WC, Aufenthaltsräume, Funktionsräume etc.
- Falls nötig, beim Auspacken helfen

Patienten informieren

- Tagesablauf erklären: Mahlzeiten, Visiten-, Therapiezeiten
- Schriftlichen Stundenplan, Tages-/Wochenplan sowie Therapieplan anlegen, der vom Patienten ergänzt werden kann
- Therapieplan aushändigen
- Haus-, Stationsordnung übergeben und erläutern
- Wenn vorhanden, Informationsblatt über die Einrichtung geben
- Über Besuchszeiten und voraussichtliche Ausgangsregelung informieren
- Über weitere Maßnahmen informieren, z. B. wann der Arzt aufnimmt, ob und wann ein Richter kommt

! Bei Patienten mit verminderter Aufmerksamkeit die Informationen in mehreren Schritten geben; durch Nachfragen sicherstellen, dass alles verstanden wurde (▶ 3.3)

Sicherheit bedenken

- Auf geschlossenen Stationen je nach Sicherheitsstandard gefährliche Gegenstände gegen Quittung in Verwahrung nehmen oder Angehörigen mitgeben, z. B.:
  - Glas, Rasiermesser, Elektrokabel, Nagelfeilen
  - Alkoholhaltige Lösungen, z. B. Rasierwasser und Parfüms
  - Mitgebrachte Medikamente
- Notwendigkeit der Sicherheitsmaßnahmen nachvollziehbar erklären und um Verständnis werben
- Dem Patienten Gelegenheit geben „mitzudenken", welche Gegenstände ihm oder den Mitpatienten gefährlich werden könnten
- Mögliches Infektionsrisiko abklären (MRSA, COVID-19 etc.), eventuell Abstriche machen

Organisation

- Wertgegenstände gegen Quittung in Verwahrung nehmen oder den Angehörigen mitgeben
- Dinge, die der Patient nicht benötigt, den Angehörigen mit nach Hause geben
- Patientendaten erheben und der Aufnahme melden, Patientenkurve anlegen. Falls vorhanden, Patienten im Krankenhausinformationssystem (KIS) aufnehmen und eine elektronische Patientenakte anlegen.

Tipps, Tricks und Fallen

- Erregte Patienten (▶ 16.1.5) nicht mit zurzeit unwichtigen Fragen bedrängen, z. B. nach Religionsgemeinschaft, Kostform
- Scheint Patient einigermaßen kooperativ, Möglichkeit zum Rückzug geben, z. B. „erst einmal den Schrank einräumen lassen"
- Auf eigene Sicherheit achten (▶ 2.10)

1.2 Pflegeprozess/Pflegeplanung

Yvonne Brachtendorf

Pflegeprozess und Pflegeplanung dienen der individuellen, patientenbezogenen, geplanten Pflege und machen Erfolge und Misserfolge sichtbar. Qualifiziertes Personal und ein gutes Dokumentationssystem (▶ 1.3) sind Voraussetzung.

1.2.1 Pflegeanamnese/Erstgespräch

▶ Abb. 1.1

Sammlung von allen für die Pflege des Patienten relevanten Informationen. Ein Großteil der Informationssammlung erfolgt in einem Gespräch mit dem Patienten. Grundsätzlich ist das freie Gespräch einer systematischen Befragung vorzuziehen. Für Berufsanfänger oder neue Mitarbeiter kann die Zuhilfenahme eines stan-

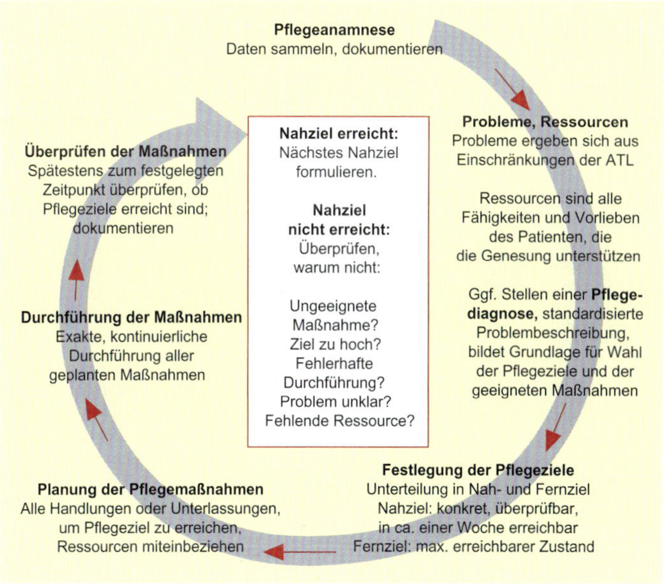

Abb. 1.1 Die Phasen des Pflegeprozesses nach Fiechter und Meier [G375, L157]

dardisierten Fragebogens aber dennoch sinnvoll sein. Dieser gibt Sicherheit und verhindert, dass evtl. relevante Informationen nicht abgefragt werden. Die aufnehmende Person soll möglichst passiv und zurückhaltend bleiben, den Patienten viel sprechen lassen und ihn aufmerksam beobachten. Fragen werden offen formuliert. Es werden aber auch Parameter erhoben, z. B. Vitalzeichen, Gewicht und BMI. Ebenfalls sind eine Hautinspektion und Einschätzungen mittels Screening-Instrumenten (Expertenstandards der Pflege, spezifische weitere Skalen wie z. B. für die Einschätzung traumatisierter Patienten, zur Suizidgefahr oder zum individuellen Gewaltpotenzial) angezeigt. Des Weiteren können pflegerelevante Phänomene auch beobachtet werden, die dann keiner weiteren Befragung bedürfen.

Bedingungen

- Patienten im Gespräch möglichst viel Freiraum geben
- Aktivität dem Patienten überlassen
- Patientenautonomie wahren, d. h., Patient darf Gesprächsinhalte ablehnen bzw. die Auskunft zu Themen verweigern
- Im Gespräch nicht drängen, keine Ungeduld, kein Zeitmangel
- Auf die Wünsche des Patienten nur so weit eingehen, wie es realistisch machbar ist; keine Versprechungen machen wie: „Morgen kommen Sie sicher auf eine offene Station."
- Mindestens eine halbe Stunde für das Erstgespräch veranschlagen
- Ruhige Atmosphäre schaffen, keine äußeren Störungen, z. B. Telefonanrufe; allgemeine Betriebsamkeit im Stationszimmer vermeiden

Gesprächshaltung im Interview

- Keine Kritik oder Verurteilung
- Konfrontationskurs des Patienten offen und sachlich begegnen
- Äußerungen des Patienten einen Sinn geben und diese durch Befragen überprüfen
- Interesse zeigen
- Tolerante Zurückhaltung, Diskretion
- Aktives Zuhören

! Tipps, Tricks und Fallen

- In vielen Fällen hat es sich bewährt, wenn Arzt und Pflegende das Aufnahmegespräch zusammen führen. Der Patient braucht nicht alles zu wiederholen und er erkennt Arzt und Pflege als interdisziplinäres Team.
- In akuter Aufnahmesituation, z. B. bei psychotischer Verwirrtheit, starker Erregung oder stark ablehnender Haltung, nur die Daten erheben, die für eine Einschätzung des Patienten und die ersten Behandlungsschritte benötigt werden:
  - Medikamentenunverträglichkeit, internistische Erkrankungen
  - Bezugsperson, Distanzmöglichkeiten des Patienten: Welche Angehörigen möchte der Patient sehen? Einzelne Therapieschritte absprechen, Behandlungsvertrag.

Personalien

- Name, Vorname, Geburtsdatum
- Wohnort, Krankenversicherung
- Hausarzt und Psychiater (Facharzt)
- Angehörige: Name, Telefon, ggf. Anschrift

- Bei bestehender Betreuung: Name des Betreuers, Telefon, Anschrift, Betreuungsbereiche
- Patientenverfügung, Vorsorgevollmacht erfragen

Art/Grund der Aufnahme

- Wie gelangte der Patient in die Klinik? Von Angehörigen oder Krankenwagen gebracht, fuhr selbst, kam mit öffentlichen Verkehrsmitteln etc.?
- Freiwillig, mit Betreuungsbeschluss (▶ 1.11.7), mit PsychKHG (▶ 1.11.12) von … bis …
- Nach Anmeldung, als Notfall
- Allein, in Begleitung
- Aktuelle Gründe, die zur Aufnahme führten

Bisheriger Krankheitsverlauf/zusätzliche Probleme

- Bisherige Krankenhausaufenthalte
- Bestehende körperliche Erkrankungen
- Allergien
- Familienanamnese: Erkrankungen in der Familie
- Ständige Medikation, z. B. Depot-Antipsychotika, Insulin, Antikoagulanzien
- Drogeneinnahme: Wann zuletzt, welche Drogen?
- Körperliche, geistige Behinderungen
- Verständigung und Kommunikation: zu allen vier Qualitäten orientiert (Person, Zeit, Ort, Situation), Sinnesorgane, Sprache, Bewusstseinslage
- Körperliche Selbstversorgung: Nahrung aufnehmen, Körper pflegen, an- und auskleiden, bewegen, ausscheiden
- Verhalten und Einstellung: Wie erlebt der Patient seine Erkrankung, hat er sich auf die Krankenhausaufnahme eingestellt?
- Prothesen und Hilfsmittel, Katheter und Anus praeter
- Wünsche des Patienten, z. B. Essenswünsche, welche Menschen will er (nicht) sehen?
- Essgewohnheiten: Diäten, Appetit, religiöse und weltanschauliche Vorschriften

Sozialer Hintergrund

- Biografie: allgemeiner Lebensweg, einschließlich sozialer Entwicklung
- Familienstand: verheiratet, ledig, geschieden, Anzahl der Kinder
- Religionszugehörigkeit
- Wohnsituation: alleine, in der Familie, Wohnheim, obdachlos, Kontakte
- Berufliche Situation: Schulbildung, Ausbildung, jetzige Tätigkeit
- Finanzielle Situation: unabhängig, abhängig, Sozialhilfeempfänger, Schulden
- Äußerliche Erscheinung: gepflegt, ungepflegt, verwahrlost
- Sozialkontakte und häusliche Versorgung: Besuch von Angehörigen, Freunden und Bekannten, Versorgung nach der Entlassung
- Soziale Veränderungen, die vor Kurzem passiert sind oder noch anstehen, z. B. Verlust des Arbeitsplatzes, Todesfall, Scheidung
- Besucher: Patient bekommt häufig, selten, keinen Besuch.

Psychische Basiswerte

Einweisungsdiagnose, Begleitschreiben, Vorbefunde, Gespräch mit Patienten und Begleitpersonen ergeben Rückschlüsse auf folgende Basiswerte (▶ Kap. 3):

- Bewusstsein, Orientierung
- Konzentration, Aufmerksamkeit, Gedächtnis

- Sinnestäuschungen, Wahrnehmung, Denken
- Antrieb, Kontakt, Stimmung, Affekt

Körperliche Basiswerte

- RR, Puls
- Größe, Gewicht
- Allgemein- und Ernährungszustand (BMI)
- Körperliche Unversehrtheit, z. B. Hämatome, Schnittwunden, Dekubitus (ggf. Fotodokumentation)
- Mobilität: vorhanden, eingeschränkt, immobil, mit/ohne Hilfsmittel

Besondere Risiken

Die Eigen- und Fremdanamnese, Vorgeschichte, Einweisungsdiagnose und Umstände der Aufnahme geben Hinweise auf besondere Risiken, z. B.:

- Suizidalität (▶ 16.1.2), Fremd- oder Eigenaggressivität (▶ 16.1.5)
- Drohender Entzug (▶ 10.2.2)
- Zerebrale Anfälle (▶ 7.4.8)
- Dekubitusrisiko
- Sturzrisiko
- Gewaltrisiko
- Risiko für Mangelernährung
- Schmerzrisiko etc.

! Tipps, Tricks und Fallen

- Gespräche nicht anhand einer Checkliste führen, sondern Checkliste für Gesprächsnotizen und während dem Gespräch zur Überprüfung nutzen
- Falls im ersten Gespräch Daten nicht oder nur teilweise zu erheben sind, später Angaben hinzufügen
- Ggf. Angehörige befragen (▶ 1.7)
- Ggf. andere Berufsgruppen hinzuziehen

1.2.2 Erkennen von Pflegeproblemen und Ressourcen/Pflegediagnosen

Pflegeprobleme

Pflegeprobleme sind alle Beeinträchtigungen der Selbstständigkeit des Patienten in einem oder mehreren Lebensbereichen.

- Ergeben sich aus der Pflegeanamnese und den Beobachtungen des Teams
- Nicht immer besteht Einigkeit zwischen Patienten und/oder therapeutischem Team über das Vorhandensein eines Problems, z. B. sieht ein Mensch mit einer Manie seine Distanzlosigkeit (▶ 4.2.2) nicht als Problem.
- Probleme möglichst objektiv, präzise und nicht wertend formulieren (▶ 3.1)
- Wenn bekannt oder möglich, Ursache des Problems mit angeben
- **Kurzfristig zu lösende Probleme:** benötigen keine Pflegeplanung, da sie durch einmalige Handlungen behebbar sind, z. B. Patient mit Durst bekommt etwas zu trinken.
- **Langfristig zu lösende Probleme:** benötigen geplante Pflege.
- **Potenzielle Probleme:** werden als Komplikation erwartet, z. B. Entzugserscheinungen: können durch prophylaktische Maßnahmen verhindert oder frühzeitig erkannt werden.

- **Hypothetische Probleme:** werden vom Team angenommen, vom Patienten nicht bestätigt, z. B. Verfolgungs-, Vergiftungsängste: erfordern gezielte Beobachtung (▶ 3).
- **Generelle Probleme:** treten bei allen Patienten mit gleicher Erkrankung auf, z. B. Unruhe bei Entzug, eignen sich besonders für Standardpflegepläne.
- **Individuelle Probleme:** erfordern spezielle Pflegeplanung.
- **Probleme durch irreversible Schäden** (z. B. Desorientiertheit bei hirnorganischem Psychosyndrom): Nicht der Patient, sondern die Umgebung muss sich zur Problemlösung anpassen (▶ 9).

! Eine Behinderung oder Störung ist wesentlich unproblematischer, wenn der Patient Bewältigungsstrategien entwickelt hat. Diese als Ressource berücksichtigen.

! Medizinische Diagnosen sind keine Pflegeprobleme.

Ressourcen

Alle Fähigkeiten, Verhaltensweisen oder sozialen Möglichkeiten, die zur Gesunderhaltung oder Genesung beitragen können, z. B. ein religiöser Patient findet Halt im Glauben, für einen streng katholischen Patienten ist Selbsttötung ein Tabu (▶ 16.1.2).

Aktive Ressource Problemlösungsstrategie, die vom Patienten selbst ausgeführt wird.

Passive Ressourcen Patient toleriert Verrichtungen.

Reaktive Ressource Patient macht auf Aufforderung oder unter Aufsicht mit.

- Ressourcen zu erkennen, erfordert eine sorgfältige Pflegeanamnese und einen ständigen Kontakt zum Patienten und seinen Angehörigen.
- Möglichst mit dem Patienten/seinen Angehörigen zu jedem Problem eine oder mehrere Ressourcen suchen und formulieren

! Ressourcen können nicht genutzt werden, wenn sie im Widerspruch zum Behandlungsplan stehen, z. B. wenn ein emotional instabiler Patient in bestimmten Situationen dissoziiert und parasuizidales Verhalten zeigt. Auch wenn der Patient Strategien entwickelt hat, um in die Realität zurückzukommen und Spannungen abzubauen, ist dieses Verhalten nicht tolerierbar, da es zu Verletzungen und Verstümmelungen führt.

Pflegediagnosen

Verbindliche und allgemein verständliche Umschreibung von Pflegeproblemen. Pflegediagnosen bilden die Grundlage für die Wahl der Pflegeziele und geeigneten Maßnahmen, um die Ziele zu erreichen. Informationssammlung und daraus abgeleitete Pflegeprobleme und Ressourcen können als diagnostischer Prozess bezeichnet werden.
Nach Auffassung der *North American Nursing Diagnosis Association* (NANDA International Nursing Diagnosis: Definitionen und Klassifizierung 2018–2020) besteht eine Pflegediagnose aus:

- **Pflegediagnosetitel und Definition:** Beschreibung eines Gesundheitsproblems oder des Gesundheitszustands eines Individuums, einer Familie oder einer Gemeinschaft
- **Kennzeichen/Symptome/Risikofaktoren:** unverwechselbare und eindeutige Merkmale bzw. Risikofaktoren, die der Pflegediagnose zugeordnet werden können
- Man unterscheidet hier:
  - Subjektive Symptome (Sicht des Patienten)
  - Objektive Symptome (Beobachtung der Pflege)

- **Ätiologische oder beeinflussende Faktoren:** Zusammenstellung von Faktoren, die ursächlich für dieses Problem verantwortlich sind oder mit ihm in Zusammenhang stehen und gleichzeitig Mittelpunkt der pflegerischen Behandlung sind

1.2.3 Festlegung der Pflegeziele

Zustände oder Verhaltensweisen, die der Patient nach einer Behandlung erreicht oder erlernt haben soll.

- Realistische Ziele setzen: Den Zustand zu erhalten oder zu mildern, kann auch ein Ziel sein.
- Zeitpunkt festlegen, an dem ein Ziel erreicht werden soll
- Ziele einteilen in
  - Nahziel: konkret, überprüfbar, in ca. einer Woche erreichbar
  - Fernziel: maximal erreichbarer Zustand
- Pflegeziele können im Widerspruch zu den geäußerten Bedürfnissen des Patienten stehen, z. B. depressiver Patient lehnt Aktivierung ab.

Hilfreich für die Zielformulierung ist die Beachtung der 1973 von der kalifornischen Medizinischen Gesellschaft entwickelten RUMBA-Regel.

- Ein formuliertes Pflegeziel soll sein:
  - **Relevant** – relevant
  - **Understandable** – verständlich
  - **Measurable** – messbar
  - **Behaviorable** – beeinflussbar/wahrnehmbar
  - **Achievable** – erreichbar

1.2.4 Planung der Pflegemaßnahmen

Alle Handlungen oder Unterlassungen, um ein Pflegeziel zu erreichen. Beim Festlegen von Maßnahmen die Ressourcen des Patienten einbeziehen. Die Maßnahmen können:

- Individuell oder als Standard formuliert sein
- Gegen den erklärten Willen des Patienten notwendig sein (▶ 1.11.2)
- Einen aktiven Beitrag des Patienten verlangen
- Als Anweisung an das Personal formuliert werden
- Eine Belohnung für bestimmtes Verhalten festlegen
- Einen Beobachtungsauftrag enthalten
- Eine Zeitangabe beinhalten
- Beschreiben, was der Patient oder das Personal **nicht** tun soll

Mit dem Patienten Maßnahmen festlegen, „Behandlungsvertrag" abschließen: Wer soll was tun, was ist der nächste Schritt? In gängigen Softwarelösungen können elektronische Maßnahmenkataloge aufgerufen werden. Über die Katalogauswahl bzw. über Freitextoptionen werden Maßnahmen elektronisch angelegt.

! Möglichst Maßnahmen planen, die auch am Wochenende und bei dünner Personaldecke durchführbar sind

! Mit Patienten Prioritäten setzen; dringende oder einfach zu lösende Probleme zuerst angehen, da Erfolg motiviert

! Maßnahmen, die gegen den ausdrücklichen Willen des Patienten durchgeführt werden, müssen sorgfältig erwogen, stichhaltig begründet werden sowie rechtlich abgesichert sein

- Die geplanten Maßnahmen sollten konkret und eindeutig formuliert und dokumentiert werden: Wer soll was tun und was soll die Maßnahme be-

wirken? In gängigen Softwarelösung wird dies automatisch bei der Planung der Pflegemaßnahme innerhalb eines Zyklusfensters festgelegt.
- Hierzu sollten folgende Qualitäten berücksichtigt werden:
  - Wo? – findet die Maßnahme statt?
  - Wer? – führt die Maßnahme durch?
  - Wann? – findet die Maßnahme statt?
  - Womit? – werden ggf. Materialien benötigt?
  - Wie lange? – dauert die geplante Maßnahme?

1.2.5 Durchführung der Pflegemaßnahmen

- Pflegeplanung im Team vorstellen, evtl. Korrekturen vornehmen. Nicht immer besteht Einigkeit, wie ein bestimmtes Problem zu lösen ist.
- Geplante Maßnahmen von allen Pflegenden konsequent durchführen und dokumentieren
- Zeitrahmen festlegen, wann Überprüfung stattfinden soll
- Maßnahmen bei Bedarf anpassen (wenn sich der Patientenzustand verändert)
- Veränderungen und Fortschritte aufgrund der Maßnahmen dokumentieren
- Irrelevante Pflegemaßnahmen wieder absetzen

1.2.6 Überprüfung der Maßnahmen

Spätestens zum festgelegten Zeitpunkt überprüfen, ob Pflegeziele erreicht sind; dokumentieren.

! Nahziel erreicht: nächsten Schritt als neues Nahziel festlegen

! Ist das Ziel nicht erreicht, klären:
  - Problem richtig erkannt?
  - Priorität richtig gesetzt?
  - Ziel zu hoch gesteckt?
  - Zeitrahmen zu kurz gesetzt?
  - Ressourcen falsch erkannt oder falsche Maßnahmen geplant?

Je nach Fehlerquelle in entsprechende Phase einsteigen und verändern, dokumentieren.

> **Tipps, Tricks und Fallen**
> Nicht bei jeder Schwierigkeit den Behandlungsplan infrage stellen!

1.3 Dokumentation

Yvonne Brachtendorf, Holger Thiel

Die Dokumentation ist eine gesetzliche Pflicht. In die Dokumentationsmappe gehören z. B. Stammblatt, pflegerische Verordnungen, ärztliche Anordnungen, Überwachungsplan, Medikamentenplan, Fieberkurve, Pflegebericht, Pflegeprozess. Die Qualität der Dokumentation und Informationsweitergabe beeinflusst die Qualität der Therapie entscheidend: das Dokumentationssystem ist auch Kommunikationssystem für beteiligte Mitarbeiter.

Mittlerweile bedienen sich viele Häuser einer **elektronischen Patientenakte.** Dies hat den Vorteil, dass alles hier Dokumentierte klar leserlich ist, ständig für alle vom Behandlungsteam zur Verfügung steht und alle Einträge und Änderungen dem entsprechenden Verfasser (inklusive Datum und Uhrzeit) klar zuzuordnen sind. Eine Planung des Pflegeprozesses mit Pflegediagnosen macht nur mittels Software Sinn.

Bereiche der Pflegedokumentation

- Allgemeine Verwaltung und Organisation der Station: Stationsmanagement, Rahmenbedingungen für die Therapie
- Pflegeaktivitäten, -planung und Behandlung der Patienten: patientenbezogene Dokumentation

Rechtliche Hinweise

- Immer mit Kugelschreiber schreiben. Bleistift ist nicht dokumentenecht.
- Nicht aufgezeichnete Maßnahmen gelten im Falle eines Zivil- oder Strafprozesses als nicht durchgeführt; Patient hat keine Nachweispflicht.
- Bei Wunsch des Patienten, seine Krankenunterlagen einzusehen, an den zuständigen Arzt verweisen. Grundsätzlich hat jeder Patient das Recht, seine vollständige Akte einzusehen, das kann ihm nur in wenigen Ausnahmefällen verweigert werden.
- Pflegedokumentation vor unbefugter Einsichtnahme schützen; Schweigepflicht (▶ 1.11.10)
- Keine Namen von Mitpatienten in der Akte erwähnen – Schweigepflicht!
- Auch die Verweigerung von Maßnahmen wie z. B. jedes Nichteinnehmen der Medikamente dokumentieren

Dokumentieren

- Nur behandlungsrelevante Informationen dokumentieren, subjektive Bewertungen vermeiden, präzise Angaben statt globaler Aussagen machen (z. B. „10-mal" statt „ständig")
- Die Dokumentation wird häufig später von Externen gelesen, z. B. bei Prüfung durch den Medizinischen Dienst oder bei Gerichtsverfahren.
- Wichtige Informationen schriftlich fixieren, oft zusätzliche mündliche Weitergabe nötig
- Nachträgliche Veränderungen: Anlass kenntlich machen. Ursprüngliche Dokumentation muss weiterhin lesbar bleiben, d. h. kein Tipp-Ex®, sondern durchstreichen. In Softwarelösungen sind Stornierungen von Eintragungen weiterhin aufrufbar.
- Ärztliche Anordnungen vom Arzt schriftlich mit Datum und Arzt-Handzeichen auf entsprechendem Formular bzw. im Krankenhausinformationssystem (KIS) festhalten
- Durchgeführte Maßnahmen mit Datum, ggf. Uhrzeit und Handzeichen der Pflegenden eintragen. Beobachtungen, Veränderungen, Auffälligkeiten schriftlich mit Handzeichen vermerken. Wird in Softwarelösungen als elektronische Signatur teilweise automatisch gesetzt.
- Pflegeanamnese, Basiswerte und Beobachtungen werden vom Interviewer ins Stammblatt bzw. Pflegeassessment des Patienten übertragen.

Information verarbeiten

Die Informationsverarbeitung (▶ Tab. 1.1) im Pflegedienst geschieht mit Dokumentationssystemen, z. B. von Hinz, Stocker, Optiplan, Kardex oder einem EDV-gestützten Informationssystem. Die Informationen werden hier dokumentiert, weitergeleitet und so verarbeitet. Die fixierten Informationen im Planungsteil und im Berichterstattungsteil müssen zu jedem Zeitpunkt verfügbar, nachprüfbar und verbindlich sein.

Tab. 1.1 Fünf Schritte der Informationsverarbeitung

Schritt	Information	Durchführung
1	Erfassen	Gemeinsam mit allen Mitarbeitern, die an der Behandlung beteiligt sind, Informationen sammeln
2	Sortieren	Relevante Informationen nach Bedeutung und nach Handlungsrelevanz sortieren: Wichtiges zuerst
3	Dokumentieren	Informationen zentral speichern, sodass alle Mitarbeiter Zugriff haben
4	Weitergeben	Sicherstellen, dass Informationen von einem Mitarbeiter zum anderen gelangen, z. B. durch regelmäßige Teambesprechungen
5	Bewerten	Aus den erfassten, sortierten und gespeicherten Informationen Pflegeplanung erstellen (▸ 1.2)

Pflegebericht

Der Pflegebericht muss kurz, präzise beschreibend, nicht diagnostisch und frei von Vorurteilen sein. Im Pflegebericht den Pflegeverlauf beschreiben. Dabei besonders achten auf:

- Veränderungen im Krankheitsbild
- Psychische und physische Verfassung
- Akute Ereignisse
- Verhalten des Patienten gegenüber allen Berufsgruppen, Mitpatienten, Angehörigen
- Aktivitäten außerhalb der Station
- Reaktion auf Medikamente
- Informationen berücksichtigen, die von anderen Berufsgruppen vermittelt werden

! Pflegebericht nicht nur aufgrund der eigenen Beobachtungen und Erlebnisse schreiben, sondern alle an der Pflege Beteiligten fragen, ob sie etwas Besonderes an dem Patienten beobachtet oder mit ihm erlebt haben

Schriftlicher Pflegebericht Auswahl von Informationen ist beschränkt, Qualität abhängig von der Fähigkeit des Schreibers, Inhalte zu Papier zu bringen. Schriftliche Kommunikation ist relativ langsam. Vorteilhaft ist die Art der Dokumentation mit der Möglichkeit, jederzeit Informationen nachzuschlagen. Viele Einrichtungen haben hier mittlerweile auf ein EDV-gestütztes Informationssystem umgestellt.

Mündlicher Pflegebericht Flexibler, oft alltagsnäher. Vorteile: direktes Nachfragen, Möglichkeit zu Rückmeldungen, schnellerer Informationsfluss besonders in kritischen Situationen und Übermitteln von Informationen, die noch nicht fertig/ausgereift oder im Fluss sind.

! Es müssen immer beide Formen weitergegeben werden.

Häufigkeit des Dokumentierens

- Am Ende jeder Schicht, z. B. wie wirkte der Patient, hat er sich aktiv am Stationsgeschehen beteiligt, hat er gegessen, gab es Auffälligkeiten in seiner Stimmung, eine Veränderung der Symptome?
- Akute Phase: zeitnah bei Bedarf, jedoch immer am Ende jeder Schicht
- Bei akuten Veränderungen, Auffälligkeiten, nach Durchführung einer Pflegemaßnahme
- Besonderheiten jederzeit dokumentieren

1

Leistungserfassung als gesonderte Dokumentation in der ambulanten Versorgung

Neben der bereits oben beschriebenen Dokumentation wird in der ambulanten häuslichen psychiatrischen Pflege eine gesonderte Dokumentation benötigt. Diese dient der Leistungserfassung, somit der Abrechnung mit den Krankenkassen, und wird von Sachbearbeitern eingesehen. Die Dokumentation sollte nur die Tätigkeiten vor Ort beschreiben, wie:

- Psychoedukation
- Planung/Begleitung im Übungsfeld „Training sozialer Kompetenzen"
- Aufdecken dysfunktionaler Strategien
- Motivation zur Eigeninitiative
- Familienkonferenz mit dem Ziel funktionalerer Bewältigungsmechanismen
- Reflexion erreichter Ziele

Tipps, Tricks und Fallen

- Eine pflegerische Maßnahme gilt erst dann als abgeschlossen, wenn sie dokumentiert ist.
- Eintragungen nur durch die Pflegenden, die die Maßnahme durchgeführt haben
- Selbst standardisierte Formblätter werden auf verschiedenen Stationen unterschiedlich gehandhabt.
- Sonderbericht, z. B. nach Suizidversuch oder aggressivem Verhalten, auch vom diensthabenden Arzt unterschreiben lassen

Defizitär orientierte Dokumentation

! Immer öfter wird die Pflegedokumentation auch vom Medizinischen Dienst (vormals MDK) herangezogen, um bei Abrechnungsprüfungen einen früheren Entlasszeitpunkt festzulegen, da die Dokumentation keine Begründung für einen Aufenthalt im Krankenhaus rechtfertigt. Einerseits lernen Pflegefachpersonen ressourcen- und prozessorientiert zu planen und zu dokumentieren. Andererseits erwartet die Klinikleitung eine Dokumentation, die eine optimale Verweildauer von Patienten unterstützt. Pflegeberichte sollen vorhandene Defizite beschreiben.

- Beispiel **Schizophrenie,** der unauffällige, zurückgezogene Patient: „Ich habe Sie in meinem Dienst heute kaum wahrgenommen. Bitte erzählen Sie mir, was Sie eventuell auf der Station stört."
- Beispiel **Angststörung,** der zurückgezogene Patient:
  - Patient beschäftigt sich über längere Zeit, evtl. mit Zeitangabe, mit seiner Angst, seinem niedrigen Selbstwertgefühl.
  - Patient kann seine Ängste nicht genau benennen und sperrt sich beim Versuch, diese zu konkretisieren.
  - Patient bleibt heute sehr zurückgezogen – eventuell Vermeidungsverhalten.
  - Patient hat heute Probleme, gelernte Strategien im Alltag einzusetzen.
  - Expositionsübungen werden vermieden: Beispiel geben.
- Beispiel **Persönlichkeitsstörung,** Umgang mit Beziehungsfallen und Beziehungstests:

  Auf Doppelbotschaften achten; Hilfe wird eingefordert, aber nicht angenommen. Wichtige Voraussetzung ist, Behandlungsziele aus der Therapie zu kennen und die Vereinbarungen, wie diese erreicht werden sollen. So muss bekannt sein, wann aufdeckend gearbeitet wird, wann der „VIP-Status" zurückgenommen wird. Absprachen, um Endlosdiskussionen zu umgehen oder es werden die „Kosten“ der Persönlichkeitsstörung identifiziert, die zur Aufnahme führten. Nicht selten beschweren sich Patienten an offizieller Stelle, z. B. wenn ein Gespräch nicht sofort stattfinden konnte. Sich zu beschweren, gehört jedoch zum Krankheitsbild und wird in der Dokumentation als Symptom beschrieben, z. B.: Patient konnte bisher noch keine tragfähige Beziehung zur Bezugspflegenden aufbauen. Bei Gesprächswunsch auf einen späteren Zeitpunkt vertröstet zu werden, erlebte der Patient als unlösbare Konfrontation.

- Patient versucht, sein System stabil zu halten, eine Änderungsmotivation ist nicht zu erkennen.
- Patient lässt kein Problembewusstsein erkennen.
- Patient hat noch eine sehr starke Beziehungsmotivation.
- Patient wünscht noch immer die Befriedigung seiner zentralen Beziehungsmotive.
- Die Unruhe auf der Station wird als Bedrohung erlebt.
- Patient hat nicht die Fähigkeit, etwas konkret zu benennen.
- Histrionische Patienten „klagen“ Sonderrechte ein (Sonder-, lange Termine).
- Narzisstische Patienten wollen einen „VIP-Status“.
- Dependente Patienten erwarten Entscheidungen.

1.4 Pflegeorganisation

Daniel Burkhardt

Pauschalierendes Entgelt für die Psychiatrie und Psychosomatik und PPP-RL

Einführung in das Pauschalierendes Entgelt für die Psychiatrie und Psychosomatik

Das Krankenhausfinanzierungsreformgesetz (KHRG) aus dem Jahr 2009 beschloss die Einführung eines pauschalierenden tagesbezogenen Entgeltsystems für psychiatrische und psychosomatische Einrichtungen ab dem Jahr 2013 (§ 17d KHG). Konkretisiert werden die Pläne im Gesetz zur „Einführung eines pauschalierenden Entgeltsystems für psychiatrische und psychosomatische Einrichtungen“ (PsychEntG).

Die Einführung erfolgte stufenweise durch folgenden **Zeitplan:**

- Budgetneutrale Phase (2013–2018)
- Optionsjahre, also Jahre der freiwilligen Anwendung des Systems (2013–2016)
- Verpflichtende Einführung (ab 2017)

Das **pauschalierende Entgeltsystem für die Psychiatrie und Psychosomatik (PEPP)** ist ein Patientenklassifikationssystem, welches auf Grundlage von tagesbezogenen Kostenkalkulationen die Art und Anzahl der behandelten Krankenhausfälle in Bezug zum Ressourcenverbrauch des Krankenhauses setzt. Die Vergütung der Leistung erfolgt mittels Bewertungsrelationen, die im PEPP-Katalog definiert sind. Um im PEPP-System die Vergütung eines Falles zu bestimmen, ist nach dem Ende des Aufenthalts nach medizinischer Freigabe der Diagnosen und Prozeduren ein sog. Grouper zu benutzen. Dieser prüft nach einem festgelegten Algorithmus verschiedene Merkmale und ermittelt das Entgelt.

Hierzu sind folgende **Materialien** in der jeweils gültigen Fassung anzuwenden:

- ICD-10-GM zur Diagnosenverschlüsselung
- OPS-Katalog zur Kodierung von Prozeduren wie Intensivbehandlung
- DKR-Psych. Die deutschen Kodierrichtlinien definieren die Kodierbarkeit z. B. von Haupt- oder Nebendiagnose für die Abrechnung.
- PEPPV legt die Abrechnungsregelungen fest.
- PEPP-Katalog stellt die Höhe der Vergütung eines Krankenhausaufenthalts mittels Bewertungsrelationen in den sog. PEPPs dar.

Der **PEPP-Katalog** unterteilt sich in mehrere Anlagen:

- Anlage 1a und 2a listen die bewerteten PEPPs für voll- und teilstationäre Fälle auf.
- Anlage 1b und 2b listen die unbewerteten PEPPs auf.
- Anlagen 3 und 4 enthalten bewertete bzw. unbewertete Zusatzentgelte, wie z. B. die Durchführung einer Elektrokrampftherapie, die Gabe von Paliperidon als einziges psychiatrisches Medikament oder besonders teure somatische Medikamente. Sollen unbewertete Leistungen vergütet werden, ist im Rahmen der Budgetverhandlung mit den Kostenträgern ein Preis zu vereinbaren.
- Anlage 5 bewertet die 2015 neu hinzugefügten tagesbezogenen Entgelte wie 1:1-Betreuung, Intensivbehandlung (Erwachsenen) sowie die intensive Betreuung einer Kleinstgruppe oder Einzelbetreuung (Kinder und Jugendliche)
- Anlage 6 weist die „stationsäquivalente Behandlung" als eigene Kategorie aus. Die Behandlung kann in medizinisch geeigneten Fällen anstelle einer vollstationären Behandlung im Krankenhaus in das häusliche Umfeld der Patientin verlagert werden. Hinsichtlich der Inhalte sowie der Flexibilität und Komplexität muss die Behandlung einer stationären Behandlung entsprechen.

Der **Aufbau einer PEPP** folgt dabei einem Muster:

- Festlegung der Strukturkategorie (voll-, teilstationäre oder stationsäquivalente Behandlung)
- Hauptdiagnosegruppe (z. B. Suchtdiagnose, affektive Störung, Schizophrenie)
- Ressourcenverbrauch (beeinflusst z. B. durch Alter, Begleiterkrankungen, Intensiveinstufung)

Beispielhaft soll eine PEPP im Detail vorgestellt werden (▶ Tab. 1.2).

Bis zum 21. Tag erfolgt die Vergütung degressiv in Abhängigkeit zur Verweildauer, was besagt, dass mit der fortschreitenden Dauer der Behandlung die Vergütung

Tab. 1.2 Ausschnitt aus dem PEPP-Katalog 2025 [X352]

PA04B Affektive, neurotische, Belastungs-, somatoforme und Schlafstörungen, Alter < 85 Jahre, ohne komplizierende Konstellation mit Mutter-/Vater-Kind-Setting oder mit komplizierender Diagnose oder mit erheblicher Pflegebedürftigkeit oder Alter > 64 Jahre	Anzahl Berechnungstage/ Vergütungsklasse	Bewertungsrelation je Tag
	1	1,3682
	2	1,1943
	3	1,1792
	4	1,1664
	5	1,1536
	6	1,1408
	7	1,1280
	8	1,1152
	...	...
	19	0,9744

pro Tag abnimmt. Ab dem 21. Tag werden dieselben Bewertungsrelationen mit den Tagen und dem Entgeltwert multipliziert, sodass ab dem letzten Tag der Vergütungsklasse keine Degression vorliegt. Langlieger werden angesichts dieser Berechnung mit demselben Tagessatz vergütet, wie jede Patientin, die mehr als 21 Tage in Behandlung ist. Die Struktur der einzelnen PEPPs unterscheidet sich im degressiven Verlauf z. T. erheblich, sodass das vorangegangene Beispiel bloß exemplarisch ist. Die beschriebene Degression ist, von wenigen Ausnahmen abgesehen, bei jeder PEPP im vollstationären Bereich zu finden, wohingegen tagesklinische PEPPs keine Degression aufweisen und dadurch tagegleich vergütet werden. Um den im Gesetz geforderten Tagesbezug zu stärken, wurden im Jahr 2015 die in Anlage 5 des PEPP-Katalogs beschriebenen ergänzenden **Tagesentgelte (ET)** eingeführt. Jene ermöglichen es, zusätzlich Bewertungsrelationen und folglich höhere Erlöse zu generieren. Die festgelegten ET sind:

- „*Erhöhter Betreuungsaufwand bei psychischen und psychosomatischen Störungen und Verhaltensstörungen bei Erwachsenen*", z. B. Betreuung fixierter Patientinnen
- „*Intensivbehandlung bei psychischen und psychosomatischen Störungen und Verhaltensstörungen bei Erwachsenen, bei Patientinnen mit mindestens 3 Merkmalen*"
  Die Merkmale sind: akute Fremdgefährdung, schwere Antriebsstörung (gesteigert oder reduziert), Anwendung von Sicherungsmaßnahmen, akute Selbstgefährdung durch Suizidalität oder schwer selbstschädigendes Verhalten, keine eigenständige Flüssigkeits-/Nahrungsaufnahme, akute Selbstgefährdung durch fehlende Orientierung oder Realitätsverkennung sowie eine Vitalgefährdung durch somatische Komplikationen.
- „*Intensive Beaufsichtigung mit Überwachung in einer Kleinstgruppe oder Einzelbetreuung bei psychischen und psychosomatischen Störungen und Verhaltensstörungen bei Kindern und Jugendlichen*"

All diese Maßnahmen sind an Mindestkriterien gebunden, welche dem **Katalog für Operationen- und Prozedurenschlüssel (OPS)** zu entnehmen sind. Die entsprechend durchgeführten Leistungen können jedoch nur vergütet werden, sofern die Erbringung nachweislich dokumentiert wurde.

Insofern ist die Vergütung eines Aufenthalts, welcher 25 Berechnungstage in Behandlung war und an einem Tag aufgrund einer Eigengefährdung einen erhöhten Betreuungsaufwand über 14 Stunden hat folgendermaßen zu ermitteln:

$$(\text{BWR PEPP } 0{,}9744 \times 25 \text{ Tage} + \text{BWR ET } 2{,}0314)$$
$$\times \text{krankenhausindividueller Basisentgeltwert (z. B. } 353{,}24\text{ €}) = 9.325{,}500\text{ €}$$

Das PEPP-System ist als lernendes System angelegt. Der radikale Umbau der Finanzierung von psychiatrischen und psychosomatischen Einrichtungen – weg von einer tagegleichen Vergütung hin zu einem leistungsorientierten Vergütungsmodell – ist infolge der verschiedenen (ökonomischen) Anreize ein komplexer Weg. Die Einrichtungen müssen sich kontinuierlich mit den umfassenden Gesetzen, Richtlinien und jährlichen Anpassungen auseinandersetzen, um die gesetzlichen Vorgaben zu erfüllen und ihre Erlöse sichern zu können.

Die im Text genannten Kataloge sind auf der Seite des InEK (www.g-drg.de) bzw. des BfArM (www.bfarm.de) kostenlos einsehbar.

Einführung in die PPP-RL

Die **Personalausstattung Psychiatrie und Psychosomatik-Richtlinie (PPP-RL)** wurde vom Gemeinsamen Bundesausschuss (G-BA) eingeführt, um die Qualität in der psychiatrischen und psychosomatischen Versorgung zu verbessern. Sie legt ver-

bindliche Mindestvorgaben für die Personalausstattung in psychiatrischen, kinder- und jugendpsychiatrischen sowie psychosomatischen Einrichtungen fest. Diese Richtlinie zielt darauf ab, sicherzustellen, dass ausreichend qualifiziertes Personal vorhanden ist, um eine angemessene Betreuung der Patientinnen zu gewährleisten. Basis wird die Regel- und Intensiveinstufung nach den OPS-Kriterien sein, was die Wichtigkeit einer konsistenten Dokumentation verdeutlicht.
Die Einführung der PPP-RL hat weitreichende Auswirkungen auf die Personalplanung und den Betrieb psychiatrischer und psychosomatischer Kliniken. Die wichtigsten Punkte sind:

- **Personalausstattung:** Die Richtlinie setzt klare Mindestvorgaben für die Anzahl und Qualifikation der Pflegefachpersonen und weiterer Berufsgruppen wie Ärztinnen, Psychologinnen, Spezialtherapeutinnen usw., die sowohl im Tages- als auch im Nachtdienst erfüllt werden müssen. Vom 1. Januar bis 30. Juni 2024 müssen die Mindestvorgaben zu 95 % erfüllt werden. Ab dem 1. Juli 2024 bis zum 31. Dezember 2026 müssen die Mindestvorgaben zu 90 % erfüllt werden. Dies bedeutet, dass im Jahr 2024 zwei unterschiedliche Einführungsstufen gelten: In den ersten beiden Quartalen des Jahres gilt die höhere Einführungsstufe von 95 %, im dritten und vierten Quartal 2024 gilt die niedrigere Stufe von 90 %. Dies ist auch entsprechend in der Dokumentation zu berücksichtigen. Die verschobene Einführungsstufe von 95 % kommt ab 1. Januar 2027 bis zum 31. Dezember 2028 erneut zur Anwendung. Zu 100 % müssen die Mindestvorgaben ab dem 1. Januar 2029 erfüllt werden.
- **Sanktionen bei Nichteinhaltung:** Werden die Mindestvorgaben nicht eingehalten, drohen den Kliniken empfindliche Sanktionen. Dies kann zu einem Vergütungswegfall führen.

Die PPP-RL erfordert eine detaillierte Dokumentation und Nachweisführung. Kliniken müssen monatlich die Personalbesetzung erfassen und quartalsweise nachweisen. Diese detaillierten Vorgaben stellen eine erhebliche bürokratische Belastung dar und erfordern eine minutengenaue Zuordnung des Personals zu den jeweiligen Stationen.

1.5 Qualitätsmanagement im Gesundheitswesen

Yvonne Wegner

Das moderne Qualitätsmanagement ist ein elementarer Bestandteil erfolgreicher Unternehmen. Unabhängig in welcher Branche das Unternehmen tätig ist, unterliegt es dem Qualitätsanspruch seiner Leistungsempfänger.

1.5.1 Was ist Qualität?

> **Tipps, Tricks und Fallen**
> Qualität ist nach DIN EN ISO 9000:2015:
> *„Grad, in dem ein Satz inhärenter Merkmale eines Objekts Anforderungen erfüllt"*

Qualität ist die Erfüllung von Anforderungen und Erwartungen. Der erste Schritt zu einem leistungsfähigen Qualitätsmanagement ist die Definition aller Interessen-

gruppen mit anschließendem Perspektivenwechsel: Wer nimmt Dienstleistungen der Einrichtung in Anspruch? Welche Anforderungen werden gestellt?
Im Gesundheitswesen können dies z. B. sein:

- Patientinnen und Klientinnen, die eine optimale Behandlung, kurze Wartezeiten, verschiedene Serviceleistungen und im stationären Setting ein schönes Zimmer erwarten
- Angehörige, denen Informationen, Besuchszeiten und Parkplätze wichtig sein können
- Einweisende Ärztinnen mit der Anforderung der guten telefonischen Erreichbarkeit, transparente Ansprechpartnerinnen und zeitnahe Übernahme der Patienten
- Weiterbehandelndes Fachpersonal erwartet eine Überleitung ohne Versorgungsbrüche und einen angemessenen Informationsfluss.

Mit Blick auf das psychiatrische Behandlungsfeld entstehen unausweichlich Spannungsfelder zwischen den Anforderungen der Klienten und den Behandlungsplänen oder sogar gesetzlichen Vorgaben zur Unterbringung, die es bei der Bewertung der Ergebnisse zu berücksichtigen gilt.

1.5.2 Gesetzliche Anforderungen

Im Gesundheitswesen ist das Vorhalten eines Qualitätsmanagements gesetzlich verankert. Nach SGB V „*sind Leistungserbringer der stationären, vertragsärztlichen, vertragspsychotherapeutischen und vertragszahnärztlichen Versorgung verpflichtet, ein* **einrichtungsinternes Qualitätsmanagement** *einzuführen und weiterzuentwickeln.*“ Konkretisiert werden die Anforderungen in der Qualitätsmanagementrichtlinie des Gemeinsamen Bundesausschusses (G-BA).
Nach Definition des G-BA „*dient das einrichtungsinterne Qualitätsmanagement einem fortlaufend und geplanten Vorgehen zur Erreichung der Qualitätsanforderungen oder Steigerung der Qualität. Ziel ist eine größtmögliche Patientensicherheit und bewusste Patientenorientierung. Die Maßnahmen zur Erreichung der Ziele sind in einem angemessenen personellen und strukturellen Umfang umzusetzen. Die Perspektiven der an der Gesundheitsversorgung beteiligten Akteure sollen berücksichtigt werden.*“ Der G-BA gibt mit dieser Richtlinie einen verpflichtenden Rahmen für das interne Qualitätsmanagement vor.
Neben der Festlegung und Überprüfung der internen Prozesse befasst sich das Qualitätsmanagement im Gesundheitswesen auch mit der ebenfalls im SGB V geforderten **einrichtungsübergreifenden Qualitätssicherung.** Hierbei sind unter anderem zugelassene Krankenhäuser verpflichtet, definierte Leistungsbereiche sowie deren entsprechende Ergebnisqualität transparent darzustellen. Dazugehörige Richtlinien erhalten **Vorgaben zur Strukturqualität** (Qualifikationen, Personalausstattung, räumliche und apparative Ausstattung), **der Prozessqualität** (Assessments und Screenings, Einsatz von Prophylaxen etc.) **sowie Messung der Ergebnisqualität** (z. B. die Anzahl stationär erworbener Dekubitalulzera).

! **Tipps, Tricks und Fallen**

Donabedian (1980) unterscheidet zwischen **Strukturqualität** der Unternehmung, **Prozessqualität** seiner Arbeitsabläufe und **Ergebnisqualität** seiner Leistungen.

- Die Strukturqualität umfasst alle personellen, materiellen, organisatorischen und technischen Voraussetzungen für die Leistungserbringung.

Eine gute Struktur garantiert nicht automatisch gut Ergebnisse, ist aber die Basis dafür.
- Die Prozessqualität definiert die Anforderungen, die an die Gestaltung des eigentlichen Prozesses der Leistungserbringung zu stellen sind. Es bezieht sich auf alles, was wir tun, um ein Ergebnis zu erzielen.
- Die Ergebnisqualität fokussiert die Qualitätsbetrachtung auf den Output des Prozesses der Leistungserbringung, z. B. die Behandlungsergebnisse.

Eine gesetzliche Verpflichtung zur Zertifizierung des Qualitätsmanagementsystems besteht derzeit nur im Bereich der stationären Rehabilitationsmaßnahmen nach SGB IX.

Kurz gefasst dient das Qualitätsmanagement
- der verlässlichen Qualität der Dienstleistung,
- dem Nachweis über die verlässliche Qualität und
- der Weiterentwicklung der Qualität und damit die Sicherung des Leistungsangebots.

1.5.3 Grundsätze des Qualitätsmanagements

- **Kundenorientierung:** Das Vertrauen von Kunden durch Erfüllung der Anforderungen gewinnen und bewahren. Hierbei ist zu beachten, dass sich die Erwartungen im Laufe der Zeit ändern, meist steigen.
- **Führung:** Die Führung gibt Strategien, Politiken, Prozesse und Ressourcen vor und schafft damit die Grundlage für die Erreichung der Qualitätsziele.
- **Engagement von Personen:** Engagierte und kompetente Mitarbeiterinnen sind ausschlaggebend für die Qualität der Leistungserbringung.
- **Prozessorientierter Ansatz:** Um beständige und vorhersehbare Ergebnisse erzielen zu können, werden Einzeltätigkeiten in übergreifende Prozesse mit festgelegten Methoden und Zuständigkeiten zusammengefasst.
- Verbesserung: Durch den Fokus auf die Verbesserung wird auf Veränderungen reagiert und das Leistungsniveau fortlaufend aufrechterhalten.
- **Faktengestützte Entscheidungsfindung:** Entscheidungsfindung auf Grundlage präziser Analyseergebnisse und Kennzahlen sowie Prozessergebnisse
- **Beziehungsmanagement zu relevanten interessierten Parteien:** Die Ergebnisqualität wird nicht nur durch die eigene Prozessleistung, sondern auch durch die Leistung von Lieferanten und Partnern beeinflusst.

1.5.4 Der PDCA-Zyklus

Alle Qualitätsmanagementsysteme haben ein Ziel, die Steigerung der Qualität. Wie im Pflegeprozess wird sich hier eines Regelkreises (▶ Abb. 1.2) bedient, um die durchgeführten Maßnahmen auf Wirksamkeit zu überprüfen und gegebenenfalls Anpassungen vorzunehmen.

1.5.5 Instrumente des Qualitätsmanagements

Der G-BA gibt in seiner Qualitätsmanagementrichtlinie ein Mindeststandard der einzusetzenden Instrumente und Methoden vor. Neben diesen sind weitere bereits fest im Qualitätsmanagement der Einrichtungen etabliert. Die Instrumente und Methoden lassen sich untergliedern in solche, die in der Regel von Qualitätsmanagementbeauftragten vorbereitet dem Management zur Analyse und Entschei-

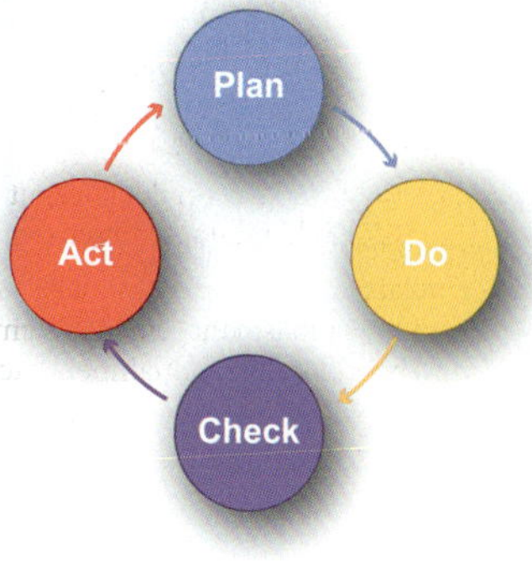

Plan = Qualitätsplanung
Ziele festlegen, Vorgehensweise und Ressourcen planen

Do = Qualitätslenkung
Planung ausführen und umsetzen

Check = Qualitätssicherung
Begutachten, Überprüfen, Kennzahlen erfassen, Ergebnisse sichern

Act = Qualitätsverbesserung
Gutes bestätigen und beibehalten oder Maßnahmen zur Verbesserung einleiten

Abb. 1.2 PDCA-Zyklus [M1497, L157]

dungsfindung dienen, und in Instrumente, die die Pflegenden in der praktischen Arbeit unterstützen.
Eine entscheidende Rolle in der Pflege nehmen beispielsweise folgende Instrumente ein:

- Expertenstandards in der Pflege
- Einrichtungsspezifische Pflegestandards
- Weitere Vorgabedokumente wie Prozessbeschreibungen, Verfahrensanweisungen, Dienstanweisungen
- Sicherheitschecklisten
- Einarbeitungschecklisten
- Teambesprechungen
- (Pflicht-)Fortbildungen
- Fehlermanagement und Fehlermeldesystem (CIRS = Critical Incident Reporting System)

Qualitätsmanagementbeauftragte stellen oben genannte Instrumente den Pflegenden zur Verfügung, halten die Dokumentation aktuell und überprüfen die Wirksamkeit in der Praxis. Sie erfassen für die Führung Kennzahlen, bereiten Analyseergebnisse aus internen Audits, Dokumentationen wie Checklisten und Befragungen auf und stellen die Ergebnisse dem Management zur Verfügung.

Praktischer Nutzen von Qualitätsmanagementinstrumenten

- Handlungssicherheit durch strukturierte und dokumentierte Abläufe
- Aufwandsminimierung durch festgelegte und etablierte Prozesse
- Qualitätsverbesserung durch einheitliche Verfahren (Behandlungsabläufe sind nicht dem Zufall überlassen)
- Erkennen von Risiken/Schwachstellen, Nutzen von Chancen
- Transparenz nach innen und außen
- Stärkung der eigenen Position des Standorts

1.6 Anträge und Bescheinigungen

Yvonne Brachtendorf

Testament ▶ 1.11.8

> **Tipps, Tricks und Fallen**
> - Korrektes Ausfüllen von Formularen verhindert Verwechslungen.
> - Sammelordner mit nicht geläufigen Formularen anlegen, Bezugsquelle und Ausfüllbeispiel anfügen

1.6.1 Spezielle Anträge/Bescheinigungen

Anträge auf Sozialleistungen

▶ 1.11.17

Ist ein Patient in keiner Krankenkasse, z. B. Personen ohne festen Wohnsitz und Arbeit oder Asylbewerber, muss ein Antrag auf Sozialleistung gestellt werden. Asylbewerber, deren Antrag noch nicht genehmigt ist, erhalten im Regelfall Leistungen nach dem Asylbewerberleistungsgesetz, worüber im Regelfall auch der Krankenhausaufenthalt finanziert wird. Anerkannte Asylbewerber erhalten dieselben Leistungen, wie deutsche Staatbürger. Der Sozialdienst unterstützt die Betroffenen bei den erforderlichen Anträgen.

Hilfsmittel

Orthopädische Geräte zum Ausgleichen oder zur Vorbeugung einer Behinderung oder zur Sicherung einer Heilbehandlung, z. B. Hörgeräte, Gehilfen, Rollstuhl, werden vom behandelnden Arzt bei der zuständigen Krankenkasse beantragt bzw. verordnet. Bei zeitweiligem Erfordernis besteht eventuell die Möglichkeit, Hilfsmittel auszuleihen. Information z. B. durch die Krankenkassen.

Entlassung gegen ärztlichen Rat

Entgegen ärztlichem Rat durchgeführte Urlaube und Entlassungen geschehen auf Risiko des Patienten und müssen von ihm auf einem entsprechenden Formblatt bescheinigt werden. Text: „Ich erkläre hiermit ausdrücklich, dass ich auf eigenen Wunsch gegen ärztlichen Rat am … die Station … des Krankenhauses … verlasse. Über die Risiken, die mein Verhalten mit sich bringt, wurde ich ausführlich aufgeklärt.“ Sollte der Patient diese Unterschrift ablehnen, dann sollten die Aufklärung und seine Ablehnung der Unterschrift dokumentiert werden.

Arbeitsunfähigkeits- und Aufenthaltsbescheinigung

Für die Dauer des Krankenhausaufenthalts, stationär oder teilstationär füllt der Stationsarzt dem Patienten eine Aufenthaltsbescheinigung aus.

> **Tipps, Tricks und Fallen**
> Erwartet ein Patient große Schwierigkeiten, wenn der Arbeitgeber im Stempel der Bescheinigung ein Wort wie „Nervenklinik, Psychiatrie“ liest, kann man zu Folgendem raten: Der Patient kann seine Aufenthaltsbescheinigung seinem Hausarzt zuschicken, der wiederum eine Arbeitsunfähigkeitsbescheinigung mit neutralem Stempel ausstellen kann. Dazu ist jedoch nicht jeder Hausarzt bereit.

Quittungen über Wertgegenstände

- Größere Geldbeträge und Wertgegenstände sollten Patienten wegen Diebstahlgefahr nicht in ihrem Nachtschrank deponieren. Entweder Angehörigen mit nach Hause geben oder gegen Quittung in Verwahrung nehmen.
- Gegebenenfalls vom Patienten mit Unterschrift bestätigen lassen, dass er seine Geldbeträge und Wertgegenstände in eigenen Gewahrsam nimmt
- Die Feststellung, dass der Patient in der Lage ist, die Verantwortung für sein Hab und Gut zu übernehmen, muss vom Arzt getroffen und dokumentiert werden. Kann der Patient diese Verantwortung nicht übernehmen, muss die hausübliche Handhabung von Patientengütern eingehalten werden. Auf entsprechende Dienstanweisungen achten.

1.6.2 Unfallanzeige

- Eine Unfallanzeige ist zu erstatten, wenn ein Arbeits- oder ein Wegeunfall eine Arbeitsunfähigkeit von mehr als 3 Kalendertagen oder den Tod eines Versicherten zur Folge hat.
- Anzeigepflichtig sind der Betrieb, die Dienststelle, der Arbeitgeber oder sein Stellvertreter.
- Die Unfallanzeigen gehen zum Träger der Unfallversicherung, an den Personal-/Betriebsrat, in die Personalabteilung und zu den eigenen Unterlagen.
- Die Unfallanzeige ist binnen 3 Tagen zu erstatten, nachdem der Unfall bekannt wurde.
  - Besonders schwere Unfälle sind sofort telefonisch oder per Fax dem zuständigen Unfallversicherungsträger zu melden.

! Die Schilderung des Unfallhergangs in der Unfallanzeige wird nicht vom Verunfallten ausgefüllt und unterschrieben: Sie wird von einer Schreibkraft ausgefüllt und vom Unternehmer und dem Personal- oder Betriebsrat unterschrieben. Es ist daher sinnvoll, wenn der Verunfallte die Schilderung des Unfalls mit der Schreibkraft durchspricht.

Unfall/Verletzung von Pflegenden auf der Station

Beispielsweise Verletzungen bei Fixierung oder Medikamentengabe, z. B. bei Nadelstichverletzung.

- Vom Augenblick des Unfalls an, fällt die Durchführung von Heilverfahren in den Verantwortungsbereich der gesetzlichen Unfallversicherung: den Berufsgenossenschaften. Hierzu gehören alle Maßnahmen, die zur Wiederherstellung der Arbeitsfähigkeit führen.
- Verletzungen, die voraussichtlich zu mehr als 3 Tagen Arbeitsunfähigkeit führen, müssen einem sog. D-Arzt (von der Berufsgenossenschaft zugelassener Durchgangsarzt) vorgestellt werden.
- Bei Verletzungen mit unklarer Prognose, z. B. Nadelstichverletzungen, sollte stets ein D-Arzt aufgesucht werden, um den Fall für spätere mögliche Komplikationen bereits erfasst zu haben.
- Verletzungen von Augen, Ohren oder Haut sind unverzüglich einem entsprechenden Facharzt vorzustellen.

1.7 Umgang mit Angehörigen

Yvonne Brachtendorf

! Die Hälfte aller Patienten wird in die Familie entlassen. Deren Haltung ist mit entscheidend für den Verlauf einer psychischen Erkrankung, deshalb benötigt sie Beachtung und Information.

! Chronisch psychisch kranke Menschen erhalten manchmal nur noch selten Besuch. Gegebenenfalls kann das Team Aktivitäten organisieren (z. B. Sommerfeste, Adventskaffee) und gezielt die Angehörigen dazu einladen.

Pflege

- Patienten- und Angehörigeninformationen bei der Klinikaufnahme aushändigen
- Patienten und Angehörige darüber informieren, dass Ärzte und Angehörige anderer Heilberufe einer grundsätzlichen Schweigepflicht unterliegen (§203 Abs. 1 StGB). Diese gilt auch gegenüber engen Familienangehörigen. Sogar gegenüber den eigenen Kindern oder dem Ehepartner. Gegebenenfalls auf eine schriftliche Schweigepflichtsentbindung verweisen.
- Auf dem Informationsblatt oder einer Infobroschüre auch mögliche Probleme, die der stationäre Aufenthalt mit sich bringt, aufführen

! Liste mit Dingen erstellen, welche während der stationären Behandlung geregelt werden müssen:
  - Soziale Sicherung, z. B. besteht Krankenversicherungsschutz, sind Mietzahlungen fällig, droht eine Kündigung?
  - Krankenhausaufenthalt: z. B. Kleidung für ca. 2 Wochen, ggf. Durchwahlnummern von Patiententelefon, Stationsarzt, Stationspersonal, zuständiger Sozialdienst. Wo und wann, sind die Angehörigen zu erreichen? Welche Hilfsmittel benötigt der Patient, Bargeld für die persönlichen Bedürfnisse des Patienten?
  - Angabe, wann die einzelnen Berufsgruppen (Ärzte, Sozialdienst) am besten zu erreichen sind
  - Soziale Situation, z. B. bestehen Kontakte zu anderen Einrichtungen, wie ambulanten Diensten? Besteht eine Betreuung oder ist eine beantragt? Lebensunterhalt, sind Haustiere und Pflanzen des Patienten versorgt? Termine bei Gericht, Polizei, Arbeitsamt?
  - Perspektiven, z. B. werden Reha-Maßnahmen durchgeführt oder sind sie von anderer Stelle beantragt? Sind konkrete Vorstellungen über weitere Perspektiven vorhanden?

Wichtige Fragen an die Angehörigen

- „Sind Sie über das Krankheitsbild Ihres kranken Angehörigen und über mögliche Krankheitsverläufe informiert?"
- „Sind Sie über die therapeutischen Möglichkeiten der stationären Einrichtungen informiert?"
- „Sind Sie über nachbetreuende und -behandelnde Dienste und Einrichtungen (▶ Kap. 18) informiert worden?"
- „Sind mit Ihnen sozialrechtliche Fragen, z. B. Ansprüche des kranken Angehörigen an das Sozialamt, die Krankenversicherung oder das Arbeitsamt, diskutiert worden?"
- „Ist mit Ihnen die Einrichtung einer Betreuung (▶ 1.11.11) oder deren Aufhebung diskutiert worden?"
- „Sind Sie über den Verlauf der Behandlung während des Klinikaufenthalts des kranken Angehörigen informiert worden?"

Angehörigenwegweiser

Dienen der Orientierung der Angehörigen, oft in Form eines Flyers. Der Umfang sollte nicht über eine DIN-A4-Seite hinausgehen und Folgendes beinhalten:

- Vorstellung des Basisteams (therapeutische Gemeinschaft)
- Ausgangszeiten
- Besuchszeiten
- Was benötigt der Patient:
  - Geld-/Wertsachen: wie viel, Aufbewahrungsmöglichkeiten im Haus?
  - Getränke, die erlaubt sind und nicht gestellt werden, welche gibt es umsonst auf Station?
  - Kleidung/Pflegeartikel: Besonderheiten, z. B. Sportkleidung, wetterfeste Jacke zum Spazierengehen; Waschmöglichkeiten
- Kosten des Krankenhausaufenthalts
- Krankmeldung/Aufenthaltsbescheinigung
- Terminabsprachemöglichkeiten, z. B. mit Arzt, Sozialdienst
- Medikamente: Sollen welche mitgebracht werden?
- Wichtige Telefonnummern: Klinik, Patiententelefon, ärztlicher Dienst, Pflegedienst, psychologischer Dienst, Sozialdienst
- Post, Telefon
- Infoangebote, z. B. Angehörigentreffen, Psychoseseminar
- Literaturtipps
  - Leichte Lesbarkeit bei wissenschaftlich fundiertem Inhalt
  - Bücher zwischen 100–250 Seiten (ca. 5–15 Euro)
- Weiterführende Adressen:
  - Sozialpsychiatrischer Dienst, psychosozialer Dienst
  - Landesverband für Angehörige psychisch kranker Menschen
  - Internetadressen

Häufige Fragen von Angehörigen

- „Wird mein Angehöriger wieder gesund?"
- „Wie ist der richtige Umgang mit meinem Angehörigen?"
- „Wie muss ich mich verhalten, wenn eine weitere psychische Krise kommt?"
- „Was kann ich tun, um Rückfälle zu vermeiden?"
- „Welche (unerwünschten) Wirkungen haben die Medikamente?"
- „Welche Möglichkeiten habe ich, den kranken Angehörigen während des Klinikaufenthalts zu unterstützen?"
- „Welche Möglichkeiten habe ich, mit den Mitarbeitern der Klinik zusammenzuarbeiten?"

! **Tipps, Tricks und Fallen**

- Über Kreisverwaltungen, Psychiatriekoordinationsstellen, die Gesundheitsämter oder Kontakt- und Informationsstellen für Selbsthilfe lassen sich aktuelle Adressen der Region erfassen und an Angehörige weiterleiten.
- Infobroschüren können gut über www.patienten-information.de bezogen werden.
- Angehörige und Patienten darauf hinweisen, dass Patienten sich ggf. gegenseitig Geld ausleihen, und zu bedenken geben, dass dies immer in Eigenverantwortung geschieht. Manche Patienten sind nicht in der Lage, das geliehene Geld zurückzubezahlen.

1.8 Umgang mit problematischen Situationen

Yvonne Brachtendorf

1.8.1 Distanzgeminderter Patient

Distanzminderung kommt bei folgenden Erkrankungen gehäuft vor: Manie, schizoaffektive Psychose, maniforme Psychosen aus dem schizophrenen Formenkreis, Persönlichkeitsstörungen, Minderbegabungen, Intelligenzdefizite, organische Wesensänderungen.

Patient bietet jedem gleich das „Du" an

- Patienten freundlich, aber bestimmt auf die eigenen Grenzen hinweisen

> **Tipps, Tricks und Fallen**
> Es ist nicht leicht, einem „Du-Angebot" aus dem Weg zu gehen. Eine mögliche Erklärung könnte sein: „Per Du zu sein, löst i. d. R. Grenzen auf. Verschwimmen die Grenzen im therapeutischen Setting, nehme ich möglicherweise Probleme von Ihnen mit in mein Privatleben. Am Ende kann ich meine Arbeit nicht mehr so gut machen".

Patienten verhalten sich sexuell anzüglich, aufdringlich oder beleidigend

- Sexuelle Anzüglichkeiten ruhig zurückweisen; Empörung ist unangemessen.
- Sich zu keinem verbalen Schlagabtausch provozieren lassen, auch nicht spaßeshalber, z. B. „Hallo, süße Schwester" – „Hallo, Sie Chauvi"
- Jedes sexuell aufdringliche Verhalten unbedingt im Team ansprechen. Keine falsche Scham, nur so können gemeinsame Maßnahmen beraten und durchgeführt werden. Dies bedeutet auch eine höhere Sicherheit im Falle falscher Beschuldigungen.
- Gleichgeschlechtliche Bezugsperson anbieten
- Vier-Augen-Kontakt vermeiden/einschränken
- Verhalten des Patienten und des Pflegepersonals ausführlich dokumentieren (▶ 1.3)

Patient ist im Stationszimmer/Personalaufenthaltsraum ständig präsent

- Feste Bezugsperson, wenn möglich; festgelegte Gesprächszeiten, evtl. Patientenzimmer als Gesprächsort festlegen
- Patienten erklären, warum seine Wünsche nicht jederzeit erfüllt werden können
- Patienten eindeutige Grenzen benennen, z. B. wann er sich im Stationszimmer aufhalten darf
- Beliebte Patienten nicht bevorzugt behandeln, z. B. zum Kaffee einladen
- Eins-zu-Eins-Ausgänge zum Klären nutzen oder für Unterstützung werben, z. B. „Ich würde mich freuen, wenn Sie bei hohem Arbeitsaufkommen Ihre Wünsche etwas zurückstellen könnten".

1.8.2 Kriminalität bei Patienten

Kriminalität ist bis zu einem gewissen Maße Teil des täglichen Erlebens in allen Bereichen der Psychiatrie (für die Forensik: ▶ Kap. 11). Sie kann Ausdruck verschiedener psychischer oder sozialer Störungen sein.

Kriminelle Handlungen in der Vorgeschichte

- Sollten die therapeutische Haltung (▶ 14.1) nicht beeinflussen
- Dem Patienten ein offenes Gespräch über dessen Straftaten anbieten

Kriminelle Handlungen außerhalb der Klinik während des stationären Aufenthalts

- Nach Ursachen fragen; nicht verurteilen oder bagatellisieren
- Je nach Schwere und Ursache der Tat zum Schutz des Patienten und der Umwelt Verlegung auf eine geschlossene Station; entscheidet der behandelnde Arzt.

Kriminelle Handlungen auf der Station

! Mitpatienten haben das Recht, Anzeige zu erstatten.
  - Bei Körperverletzung muss ein leitender Arzt den Vorgang zeitnah erfahren.
  - Bei Diebstahl finden sich die vereinbarten Vorgehensweisen häufig in der Hausordnung.
- Nach Ursachen und Hintergründen fragen
- Patienten zur Wiedergutmachung anhalten
- Mitpatienten schützen: abschließbare Schränke, eine Aufklärung über allgemeine Diebstahlgefahr und die Möglichkeit, Wertgegenstände zu deponieren
- Über disziplinarische Entlassungen entscheidet der leitende Arzt.

Kriminelle Handlungen gegen das Personal

Hier gilt die Schweigepflicht nur eingeschränkt. Jeder hat das Recht, seine eigenen Interessen zu wahren. Betroffene können also Anzeige erstatten. Angaben zur Diagnose des Patienten verbieten sich beim Stellen einer Strafanzeige jedoch.

! Abteilungs- oder Oberarzt einbeziehen, z. B. Beschreibung der Vorgänge mit unterschreiben lassen

Kriminelle Handlungen gegen die Klinik

- Auch hier hat die Klinik als Institution das Recht, sich zu schützen. Über eine Anzeige entscheidet die Klinikleitung.

> **Tipps, Tricks und Fallen**
> Tritt ein Mitglied des Pflegepersonals in juristischen Angelegenheiten, die die Klinik betreffen, bei der Polizei oder in einem Gerichtsverfahren als Zeuge auf, muss es sich vorher eine Aussagegenehmigung seines Arbeitgebers besorgen, meist beim Klinikdirektor.

1.8.3 Obdachloser/verwahrloster Patient

Bisweilen lösen Obdachlose und Verwahrloste durch ihre Lebensumstände und ihr Aussehen Abneigung aus. Man sollte sich deshalb immer vergegenwärtigen, dass kaum einer freiwillig in diese Lage gerät. Empathie muss auch hier Grundlage des professionellen Beziehungsaufbaus sein.

Patient löst durch sein Aussehen Ekel aus

- Bezugsperson bestimmen, die eine hohe Toleranzschwelle hat, um die Erstversorgung durchzuführen
- Reinigungsbad anbieten
- Baden gegen den Wunsch des Patienten muss rechtlich abgeklärt sein.

Patient lehnt Körperpflege ab

- Wenn tolerierbar, dem Patienten eine angemessene Zeit lassen, Vertrauen zu fassen
- Seine Wirkung auf andere deutlich machen, ohne zu verletzen

Parasitenbefall

Behandlung gegen den Willen des Patienten kann nur mit Genehmigung erfolgen.

Verfilzte/nicht kämmbare Haare

- Nur mit dem Einverständnis des Patienten abschneiden. Ausnahme: Parasiten nach ärztlicher Rücksprache und ggf. richterlicher Genehmigung, dann aber Haare so lang wie möglich lassen.
- Anbieten, später durch Friseur nachschneiden zu lassen

Schmutzige/beschädigte Kleidung

- Saubere Ersatzwäsche anbieten (▸ 2.2)
- Möglichkeit geben, eigene Kleidung zu waschen und auszubessern

Patient hat kein Geld/Wohnung

Sozialdienst einschalten (▸ 2.13). Viele Häuser haben eine Kasse, aus denen Patienten sich Geld leihen können, um ihre dringendsten Bedürfnisse zu befriedigen.

> **! Tipps, Tricks und Fallen**
> - Auch scheinbar unbrauchbare Dinge sind Eigentum des Patienten, deshalb nichts ohne Einverständnis des Patienten wegwerfen.
> - Kontakt zu Angehörigen oder Freunden unterstützen. Ein Telefonat oder Brief kann Hoffnung geben.

1.9 Konflikte und Lösungsstrategien

Holger Thiel

Konflikte gibt es in jeder Gruppe: Nicht die Anzahl der Konflikte sagt etwas über die Qualität der Gruppe aus, sondern die Strategien, mit denen Konflikte gelöst werden. Konflikte, die nicht gelöst werden, belasten das Arbeitsklima, stören die Kommunikation und verhindern eine effektive Teamarbeit.

Voraussetzung

- Offene Kommunikation, in der Gefühle und Probleme geäußert werden können (▸ 14.1.1)
- Grundsätzliche Akzeptanz der gegnerischen Person/Gruppe
- Dynamischer oder demokratischer Führungsstil
- Interesse am Erhalt der Gruppe vorhanden

Ungünstige Strategien

- Rückzug: nicht erkennen, ignorieren → führt zur Verlagerung des Konflikts.
- Durchsetzen und zustimmen: Mehrheit entscheidet, Minderheit muss sich fügen → führt zu Koalitionsbildung und Machtkampf, bestenfalls zu einem „Waffenstillstand".

Günstige Strategien

- Allianz: Konflikt wird nicht gelöst, um das gemeinsame Ziel aber nicht zu gefährden, wird die Lösung auf einen späteren Zeitpunkt verschoben.
- Kompromiss: Es werden Zugeständnisse an die Minderheit gemacht, um die Gruppe zu erhalten.
- Kooperation: Interessen werden gegeneinander abgewogen und diskutiert; es wird eine Lösung erarbeitet, die alle befriedigt.

1.9.1 Burn-out-Syndrom

Körperliche und seelische Erschöpfung durch andauernd hohe Energieabgabe bei geringer Wirkung und mangelnder Energiezufuhr. Wünsche, Ziele und Bedürfnisse können nicht oder nur durch hohe persönliche Verluste erreicht werden.

Persönliche Ursachen

- Geringe Stresstoleranz (▶ 1.9.3)
- Helfersyndrom (▶ 1.9.2)
- Private Probleme und ein wenig unterstützendes Umfeld
- Hang zum Perfektionismus, zu hochgesteckte Ziele
- Falsche Stress- und Konfliktbewältigung

Organisatorische Ursachen

Im Gegensatz zu früheren Thesen der Burn-out-Forschung scheinen organisatorische Ursachen eine größere Rolle zu spielen als bisher angenommen. Wirksam sind u. a.:

- Rollenkonflikte:
  - Durch unterschiedliche, z. T. widersprüchliche Erwartungen wird der Rollenträger hin- und hergerissen.
  - Es werden Erwartungen an ihn gestellt, die mit seiner inneren Einstellung kollidieren.
- Autonomieeinbußen: Das Gefühl, auf Entscheidungen keinen Einfluss zu haben und nicht selbst bestimmen zu können, was man wie und mit welchen Mitteln erreichen will, wird als persönliche Bedrohung erlebt.
- Unklare Zielvorgabe: Es werden Kräfte mobilisiert, ohne zu wissen, welches Ziel erreicht werden kann oder soll.
- Gestörter Handlungsablauf: Auf dem Weg zum Ziel treten Hindernisse auf, die das Erreichen erschweren oder unmöglich machen. Es besteht ein Missverhältnis zwischen aufgebrachter Energie und dem Erfolg; Gefühl des Versagens.

Burn-out-Stadien

1. Engagement und Überengagement, Gefühl von Wichtigkeit und Unentbehrlichkeit. Eigene Bedürfnisse werden verleugnet, Überstunden sind kein Problem.
2. Rückzug von anderen Menschen, Überdruss an der Arbeit, alles Neue macht Angst und wird abgewehrt. Handlungsmuster können nicht mehr variiert werden. Die Kreativität erlischt, der Dienst wird nach Vorschrift durchgeführt.
3. Desillusion, gleichzeitig kommt es zu Schuldzuweisungen an sich oder andere.
   a) Schuldzuweisungen an sich führen zu Depression, vermindertem Selbstwertgefühl, Selbstmitleid, Angst, Ohnmachtsgefühl, Dienst nach Vorschrift, Motivationslosigkeit.
   b) Schuldzuweisungen an andere führen zu Aggression, Verleugnung von eigenen Fehlern, Misstrauen gegen andere, Kompromissunfähigkeit.

1

Bewältigungsstrategien

Die wichtigste Prophylaxe ist das Bewusstmachen von Burn-out-fördernden Situationen und Handlungsmustern. Hier kann die Supervision einen wichtigen Beitrag leisten (▶ 1.9.6).

Personen, die an einem manifesten Burn-out leiden, sind nicht in der Lage, sich selbst zu helfen. Sie benötigen Unterstützung und Anteilnahme von anderen.

- Urlaub, um Abstand zu gewinnen und einer akuten Erschöpfung entgegenzuwirken (nicht mehr wirksam bei einer manifesten Depression)
- Ursachen in der Arbeitssituation erkennen und verändern, z. B. gerechtere Arbeitsverteilung, Überlastung benennen und beheben, Vorgesetzte informieren, Überstunden abbauen etc.
- Arbeitsstrukturen zu ändern, z. B. Versetzung, Teilzeit, kann vorübergehende Entlastung schaffen.
- Eigenen Perfektionismus hinterfragen
- Eigene Grenzen berücksichtigen, eigene Möglichkeiten in einen größeren Zusammenhang einordnen. In einem oft unterfinanzierten/unterbesetzten Gesundheitswesen kann z. B. ein einzelner die vorhandenen Defizite nicht ausgleichen. Chronische Erkrankungen lassen sich auch mit hohem persönlichem Engagement nur bedingt verbessern.
- Einzel- und Teamsupervision: Konflikte aufdecken, Handlungsmuster analysieren, falsche Coping-Strategien erkennen und ersetzen
- Mehr Fokus auf ausgleichende, nichtberufliche Aktivitäten: Entspannungsverfahren, Hobbys, Familie, Sport, Glaube etc.
- Training emotionaler Kompetenzen (TEK) nach Berking. TEK ist ein Intensivprogramm zur Verbesserung der Stress-, Selbstwert- und Emotionsregulation. Kern des Trainings ist die Vermittlung von 7 emotionalen Kompetenzen, die besonders wichtig für die psychische Gesundheit sind (▶ 14.3.10).

> **!** **Tipps, Tricks und Fallen**
> Ein Burn-out-Syndrom ist keine medizinische Diagnose. Anzeichen ähneln nicht selten den Symptomen einer depressiven Entwicklung. Daher ist es nicht selten, dass Menschen mit einer Depression von einem Burn-Out im Vorfeld der aktuellen Depression berichten.

1.9.2 Helfersyndrom

Das Wort „Helfersyndrom“ gehört nicht zur psychiatrischen Fachsprache. Dennoch ist es hier erwähnt, weil es in der Alltagssprache geläufig ist und anschaulich ein überdauerndes Verhalten beschreibt, das insbesondere bei Pflegepersonen potenziell gesundheitsschädlich ist.

Personen, die ein „Helfersyndrom“ haben, sind besonders Burn-out-gefährdet. Beim „Helfersyndrom“ handelt es sich um ein Verhaltensmuster, das überwiegend in der Kindheit erworben wurde. Eigene Bedürfnisse werden negiert oder nicht wahrgenommen, Bedürfnisse anderer Personen werden zu befriedigen gesucht, um sich selbst als wertvoll erleben zu können.

! Menschen mit einem „Helfersyndrom“ können selbst nur schlecht Hilfe annehmen, da dies ihrem Selbstbild widerspricht. Sie neigen zu Burn-out, Alkoholismus und Depression.

Auswirkungen

- Konflikte werden nicht offen angesprochen, da die eigenen Bedürfnisse als nicht legitim erlebt werden.
- Helfen wird als Ware gegen Zuwendung angeboten. Bleibt die Zuwendung aus, entstehen Frust und Enttäuschung.
- Nicht helfen zu können, z. B. chronisch kranken Menschen, wird als persönliche Niederlage empfunden.
- Andere Menschen werden in Abhängigkeit gehalten, um ihnen helfen zu können.

Lösungsmöglichkeit

Team- und Einzelsupervision mit den Zielen:

- Problematik erkennen
- Hilfe holen
- Nein-Sagen lernen, Verantwortung für Probleme anderer ablehnen können
- Akzeptieren, dass man selbst Hilfe benötigt
- Lernen, dass man als Mensch auch wertvoll ist, ohne die Probleme anderer Leute zu lösen
- Eigene Bedürfnisse akzeptieren
- Training emotionaler Kompetenzen (TEK)

1.9.3 Stress

Stress (genauer: Stress-Erleben) ist eine physiologische Reaktion auf als Bedrohung erlebte Situationen, um Kräfte zu mobilisieren. Stress wirkt sich auf der **kognitiven, emotionalen, vegetativen** und **motorischen Ebene** aus. Alle Ebenen sind miteinander vernetzt, sodass sich Stress auf einer Ebene auch auf die anderen drei Ebenen auswirkt.

! Stress ist nicht schädlich, sofern die bereitgestellte Energie nicht extrem hoch ist und durch anschließende Erholungspausen wieder zurückgewonnen werden kann.

Disstress

Hierbei handelt es sich um ein Missverhältnis zwischen Stressdosis, wahrgenommener Überforderung und anschließender Erholungsphase. Die Stressreaktionen werden schneller, länger und stärker ausgelöst. Die Belastbarkeit sinkt. Es kommt zu körperlichen und seelischen Erkrankungen:

- Verspannungen und Schmerzen
- Schlafstörungen, Reizbarkeit, Konzentrationsschwäche
- Sinkende Libido
- Herabgesetzte Abwehr, erhöhte Infektionsgefahr
- Herz-Kreislauf-Erkrankungen, Magen-Darm-Erkrankungen
- Burn-out-Syndrom

Stressbewältigung

Welche Belastung als Disstress empfunden wird, ist individuell unterschiedlich. Das persönliche Erleben ist entscheidend. Wird eine Situation von vielen Beteiligten als stressig empfunden, ist eine organisatorische Änderung nötig.

Eine Stressbewältigung kann auf allen vier Ebenen erfolgen. Hier gilt das Prinzip der Vernetzung genauso wie bei der Stressreaktion:

- Kognitiv: Konfliktlösung, Supervision (▶ 1.9.6)
- Emotional: Entspannung, z. B. Autogenes Training, progressive Muskelentspannung (▶ 14.3.6), positive Gefühle wie z. B. Freude, Achtsamkeit

- Motorisch: Sport, Spiel
- Vegetativ: Entspannung, Schlaf

1.9.4 Mobbing

Mobbing ist eine feindliche Kommunikation, die systematisch von einer oder mehreren Personen gegen eine andere Person gerichtet ist. Konflikte unter Kollegen eskalieren so, dass eine Person „fertiggemacht" wird. Dies kann Folgen bis zum Suizid haben.

Auslöser

- Unverarbeitete Konflikte zwischen den Parteien
- Mangelnde Kommunikation
- Unzufriedenheit, Stress
- Konkurrenz
- Zurückgewiesene sexuelle Annäherung (löst Frustration und Rachegefühle aus)
- Über- und Unterforderung

Hilfe

- Beratungsangebote nutzen, z. B. von Kirchen, Gewerkschaften
- Vorgesetzte und Kollegen ansprechen: Schweigen hilft nicht.
- Mobbing ist eine Straftat. Wenn eine Klärung nicht innerhalb der Organisation möglich ist, dann Rechtsberatung aufsuchen.
- Bei fortgesetzter Belästigung auf Versetzung des „Mobbers" drängen
- Notfalls neuen Arbeitsplatz suchen

! Von Mobbing betroffen zu sein, ist kein Ausdruck von Schwäche oder Unzulänglichkeit: Mobbing ist ein aggressives, unethisches und nicht zu rechtfertigendes Vorgehen.

1.9.5 Balint-Gruppe

Von Michael Balint ab 1957 entwickelte Gruppe für niedergelassene Ärzte. In dieser Gruppe sollten die Ärzte mithilfe eines Psychotherapeuten erfahren, dass viele vordergründig körperliche Erkrankungen ihre Ursache im psychosozialen Bereich haben und dass die Beziehungsgestaltung Arzt-Patient einen wesentlichen Einfluss auf den Verlauf der Erkrankung hat. In der Gruppe sollten mithilfe psychotherapeutischer Verfahren Übertragungs- und Gegenübertragungsphänomene aufgedeckt und deren therapeutische Bedeutung beleuchtet werden.
Balint hielt den Arzt selbst für ein wichtiges „Medikament", dessen ideale „Dosierung, Pharmakologie, Risiken und Nebenwirkungen" noch nicht bekannt seien. Die Balint-Gruppen wurden weiterentwickelt und für andere Berufsgruppen zu anderen Zwecken modifiziert. Eine dieser Weiterentwicklungen ist die Supervision, die mit ähnlichen Mitteln und Grundsätzen arbeitet.

1.9.6 Supervision

Im Gegensatz zur Balint-Gruppe können in der Supervision zusätzlich zu individuellen Themen auch team- oder institutionsbedingte Konflikte aufgedeckt und besprochen werden. Dadurch ist Supervision auch in der Lage, auf vorrangige Probleme des Teams zu reagieren.

Zweck

- Bietet Unterstützung in belastenden Situationen
- Stärkt die Selbst- und Fremdwahrnehmung
- Analysiert Konfliktsituationen
- Macht Abwehrmechanismen bewusst
- Hilft, neue Handlungsmöglichkeiten zu finden
- Deckt ungünstige Konfliktstrategien auf
- Beleuchtet die eigenen Gefühle und macht sie erklärbar

Unterscheidung

Patientenzentrierte Supervision

- Belastende Patientenbeziehungen werden analysiert, verstehbar gemacht und Lösungen erarbeitet.
- Gewohntes Pflegeverhalten wird in Frage gestellt und damit Möglichkeiten zur Verhaltensänderung eröffnet.
- Enttäuschung und Ärger können ausgesprochen werden und wirken dadurch weniger destruktiv.
- Pflegeziele werden realistischer, eigene Erwartungen können korrigiert werden.
- Bedeutung der eigenen Arbeit wird deutlich.

Teamzentrierte Supervision

- Die komplexen Beziehungen im Team werden durchschaubar gemacht.
- Belastende, destruktive Teamprozesse werden aufgedeckt und einer Lösung zugänglich gemacht.

Institutionszentrierte Supervision

- Entscheidungsprozesse werden beleuchtet und verständlich gemacht.
- Größere Zusammenhänge werden geschaffen, um die eigene Bedeutung realistisch einschätzen zu können.
- Der eigene Umgang mit organisationsbedingten Möglichkeiten wird aufgedeckt und kann ggf. korrigiert werden.

Regeln

- Der Supervisor wird vom Team mit ausgesucht.
- Regelmäßige Teilnahme möglichst von allen Teammitgliedern muss gewährleistet sein.
- Persönliche Probleme werden nur angesprochen, wenn sie ursächlich für die Konflikte sind und die betroffene Person Einverständnis signalisiert hat.
- Der Supervisor nimmt keinen direkten Einfluss auf die Entscheidungen des Teams, gibt keine Handlungsanweisung und bezieht nicht Partei.
- Verantwortung für das Handeln bleibt im Team.
- Besprochene Dinge bleiben in der Gruppe.

> **!** **Tipps, Tricks und Fallen**
> Über die Teamsupervision hinaus bietet die Einzelsupervision Möglichkeiten, persönliche Verhaltensmuster zu überprüfen.
> Eine kollegiale Teamintervision bietet die Schaffung einer „Kultur der Fehlbarkeit" und kann sehr entlastend sein.

1

1.10 Einarbeitung und Praxisanleitung

Yvonne Brachtendorf

Günstig für eine effektive Einarbeitung und Anleitung sind Mentoren mit spezieller Fortbildung, übergeordnete Praxisanleiter zur Koordination, Ausbildungshefte für Auszubildende, Lernzielkataloge auf der Station sowie Einarbeitungschecklisten.

1.10.1 Auszubildende anleiten

Vorgespräch

Planung des Gesprächs

Idealerweise bereits vor Beginn des Einsatzes.

- Dienstplanwünsche berücksichtigen
- Bezugsperson festlegen, mind. eine Woche gemeinsamen Dienst zu planen
- Auszubildende als zusätzliche Hilfe einplanen, nicht als Ersatz
- Termin für Zwischen- und Abschlussgespräch festlegen und im Kalender vormerken

Zwischen- und Abschlussgespräch dienen der gegenseitigen Kontrolle und Korrektur und geben dem Auszubildenden die Möglichkeit, Kritik zu üben und sich selbst einzuschätzen. Dabei die Wünsche und Beschwerden der Auszubildenden ernst nehmen.

Anleitungsrelevante Informationen austauschen

- Ausbildungsstand?
- Bisherige Einsätze? Welche Tätigkeiten wurden schon selbstständig oder unter Beobachtung durchgeführt? Welche fachspezifischen theoretischen Kenntnisse wurden bereits in der Schule vermittelt?
- Welche Fähigkeiten möchte der Auszubildende erwerben?
- Ausbildungsmöglichkeiten der Station vorstellen
- Schwerpunkt der Anleitung festlegen
- Lernziele festlegen:
  - Kognitive Lernziele: Wissen und intellektuelle Fertigkeiten
  - Psychomotorische Lernziele: physische, manuelle, motorische, sensorische oder technische Fertigkeiten
  - Habituelle Lernziele: Interesse, Einstellung, Haltungen
- Wünsche berücksichtigen

Ängste und Vorurteile bezüglich der Psychiatrie ansprechen und ernst nehmen. Auf eigene Erfahrungen verweisen.

Geplante Anleitung

Vorbereitung

- Lernzielwünsche des Auszubildenden mit Pflegebedarf der Patienten abstimmen
- Konkrete Lernziele festlegen, z. B. der Auszubildende kann eine Außenaktivität planen und durchführen.
- Lernziel aufschlüsseln in Teiltätigkeiten, z. B. der Auszubildende kann anhand der Dokumentation festlegen, welche Patienten an einer Außenaktivität teilnehmen.
- Festlegen, welche Tätigkeiten der Auszubildende, welche der Ausbilder übernimmt

Durchführung

- Alle Handlungen gut sichtbar durchführen
- Auf kritische Situationen hinweisen (▶ 16.1), Begründungen geben
- Tatsache bewusst machen, dass auch Einstellungen zu bestimmten Tätigkeiten oder Patienten oft nonverbal vermittelt werden
- Nur bei Gefahr für den Patienten oder (non-)verbaler Hilfesuche durch Auszubildenden eingreifen

Nachgespräch

- Auszubildenden Möglichkeit zu Kritik und Selbsteinschätzung geben
- Was war gut, sollte beibehalten werden?
- Was muss verändert werden?
- Wo wird nochmaliges Zeigen erwünscht?
- Was kann unter Aufsicht, mit Hilfe geübt werden?

Abschlussgespräch

Dient der Erstellung des Beurteilungsbogen und des Feedbacks für/durch den Auszubildenden.

- Beurteilungsbogen gemeinsam ausfüllen
- Selbsteinschätzung erfragen ggf. korrigieren
- Eintragungen begründen

! Nur ein objektiv ausgefüllter Bogen hilft dem Schüler.

Tipps, Tricks und Fallen

- Lob festigt positives Verhalten.
- Kritik immer konstruktiv äußern und begründen
- Wünsche und Beschwerden des Auszubildenden ernst nehmen

1.10.2 Neue Mitarbeiter einarbeiten

Eine effektive und schnelle Einarbeitung erhöht die Arbeitszufriedenheit und entlastet das Team. Organisation nach den gleichen Prinzipien wie Einarbeitung neuer Auszubildender.

Checkliste:

- Aufnahme, Entlassung
- Visite: Ärzte, Pflege
- Formulare
- Medikamente
- Dokumentation
- Pflegestandard, Pflegeorganisation
- Gesprächsführung
- Diagnostische Kriterien
- Therapeutische Maßnahmen
- Organigramm der Klinik
- Materialien anfordern und verwalten
- Nachtwachen
- Schüleranleitung
- Notfallkoffer
- Evakuierungsplan
- Hygieneplan

1.11 Rechtliche Grundlagen und Probleme

Andrea Gasper

Im Folgenden werden ein kurzer Abriss der wichtigsten Rechtsgrundlagen der Behandlung und der Rechtsstellung psychisch kranker Menschen gegeben sowie relevante Vorschriften für die Tätigkeit des Personals aufgezeigt. Grundsätzlich gilt, dass der Therapie psychisch kranker Personen die allgemeinen Rechtsgrundlagen der ärztlichen Tätigkeit, des Behandlungsvertrags sowie der ärztlichen Hilfspflicht in Notsituationen zugrunde liegen. 2013 wurden die Patientenrechte im Patientenrechtegesetz in den §§ 630a BGB ff. neu formuliert. Hier wird das Arzthaftungsrecht zusammengefasst und verbessert, z. T. wurde die Position der Patienten gegenüber Leistungsträgern, z. B. Ärzten, Krankenhäusern, Krankenkassen, gestärkt. Weiterhin fanden die Zielvorgaben von Inklusion und Anspruch auf gesellschaftliche Teilhabe von psychisch kranken Menschen in vielen Gesetzen und Regelungen ihren Niederschlag, vor allem im Bundesteilhabegesetz. Darüber hinaus bestehen Sonderregelungen zur Behandlung, wie nach den Landesunterbringungsgesetzen (▶ 1.11.12) und dem Betreuungsgesetz (▶ 1.11.11).

1.11.1 Grundlagen des Haftungsrechts

Haftung bedeutet grundsätzlich, dass jemand für einen Schaden einstehen muss. Die Haftung kann sich dabei aus Vertrag oder aus dem Gesetz ergeben. Meist setzt eine Haftung ein Verschulden (Vorsatz oder Fahrlässigkeit) voraus. Die Ansprüche aus Vertrag und Delikt können nebeneinander stehen. In beiden Fällen muss eine objektivierbare Sorgfaltspflichtverletzung erfolgt sein und eine hierdurch verursachte Schädigung der Patientinnen an Körper und Gesundheit.
Haftungsrechtliche Regelungen dienen dem Persönlichkeitsschutz der behandlungs- bzw. pflegebedürftigen Menschen. Dies wird im deutschen Recht über zwei verschiedene Ansätze gewährleistet:

- Der **zivilrechtliche Rechtsgüterschutz** ist motiviert durch die Regulierung der wirtschaftlichen Folgen schadensstiftender Rechtsgutverletzungen.
- Der **strafrechtliche Schutz** dagegen greift bei der Verletzung elementarer Verhaltensregeln und dient der Durchsetzung des Interesses der Gesellschaft und des Staates, dass sich die Mitglieder der Gesellschaft rechtskonform verhalten.

Zivilrechtliche Haftung

Zivilrechtliche Haftung bedeutet die Verpflichtung einer Person oder Institution (z. B. einer Ärztin/einer Pflegenden oder des Krankenhausträgers), die wirtschaftlichen Folgen schuldhaften und fehlerhaften Handelns durch Geldleistungen (z. B. Schadensersatz und Schmerzensgeld) an die Geschädigte (z. B. an die Patientin oder an deren Hinterbliebene) auszugleichen. Dies setzt voraus, dass der Träger einer Einrichtung/eines Krankenhauses oder das Pflegepersonal gegenüber der geschädigten Patientin/Pflegebedürftigen schuldhaft Pflichten verletzt und dadurch einen Schaden verursacht hat. Es werden vertragliche und deliktische Haftung unterschieden:

- **Vertragliche Trägerhaftung:** für eignes Verschulden bei Verletzung der Sorgfaltspflichten nach § 276 BGB; für fremdes Verschulden des Personals gemäß § 278 BGB
- **Vertragliche Mitarbeiterhaftung:** bei schuldhaft fehlerhaftem Tun/Unterlassen nach § 823 BGB (z. B. unterlassene Dekubitusprophylaxe)
- **Deliktische Mitarbeiterhaftung:** bei „unerlaubter Handlung"; Voraussetzung ist, dass nach §823 Abs. 1 BGB ein dort genanntes Rechtsgut (Leben, Körper

und Gesundheit) durch rechtswidriges und schuldhaftes Tun oder Unterlassen mit Schadensfolge verletzt wurde.
- **Deliktische Trägerhaftung:** für schuldhaften Schaden durch Mitarbeiterinnen (Verrichtungsgehilfe) bei Auswahl-, Anleitungs- oder Überwachungsfehler des Personals nach § 831 BGB; bei Organisationsverschulden wegen Verletzung von Verkehrssicherungspflichten nach §823 Abs. 1 BGB

Im Zivilprozess liegt die Beweislast grundsätzlich bei der Klägerin. Ausnahmen gelten bei groben Behandlungs- und Pflegefehlern, bei Nichterhebung von Befunden, bei Dokumentationsmängeln. In diesen Fällen kommt es zur Umkehr der Beweislast, vor allem bei groben Behandlungsfehlern. Dann müssen die Ärztin oder die Pflegefachperson sich vom Schuldvorwurf entlasten. Die Beweislastregelungen wurden 2013 in § 630h BGB normiert.
- Fehler bei der Dokumentation (▶ 1.3), z. B. falsche oder unzureichende Eintragungen; nicht dokumentierte Maßnahmen gelten als nicht durchgeführt.
- Versäumnis der Einholung der Einwilligung von der Patientin
- Aufklärungsfehler, z. B. Risiko der OP nicht angesprochen
- Bei groben Behandlungsfehlern wird vermutet, dass dieser ursächlich für den eingetretenen Schaden ist (Beweislast beim Behandelnden); gilt entsprechend bei groben Pflegefehlern, z. B. unterlassener Dekubitusprophylaxe oder unerlaubten Therapien.
- Organisationsfehler, z. B. Patientin mit Diabetes mellitus muss stundenlang auf eine Untersuchung warten und wird dabei hypoglykämisch.

Ansprüche aus zivilrechtlicher Haftung werden nur auf die Initiative/Klage der Geschädigten oder ihrer Angehörigen verfolgt. Zuständig für eine gerichtliche Entscheidung sind die Zivilgerichte.

Absicherung gegen die Folgen der zivilrechtlichen Haftung durch den Abschluss einer **Berufshaftpflichtversicherung.** In der Regel Abschluss für die Mitarbeiterinnen durch die Träger.

! Versicherungsrechtliche Lage überprüfen

! Berufshaftpflicht abdecken, z. B. über Berufsverbände (z. B. Deutscher Pflegeverband), Gewerkschaften, private Versicherungen

Strafrechtliche Haftung

Strafrechtliche Haftung bedeutet, dass eine Person bei Verstoß gegen eine Bestimmung des Strafgesetzbuchs (z. B. fahrlässige Körperverletzung, fahrlässige Tötung, Verletzung der Schweigepflicht) für die Folgen ihres Handelns mit Geld- oder Freiheitsstrafe zur Verantwortung gezogen wird.

Die Strafverfolgung tritt grundsätzlich auch unabhängig von der Initiative der Geschädigten ein (öffentliches Interesse an der Strafverfolgung). Der Angeklagten muss ihre Tat nachgewiesen werden. Gelingt dies nicht, ist sie freizusprechen, „im Zweifel für den Angeklagten".
- Versicherungsrechtlicher Schutz gegen die Folgen einer Straftat ist nicht möglich.
- Keine Haftungsfreistellung durch die Vorgesetzte oder Arbeitgeberin
- Strafrechtliche Haftung ist auch möglich, wenn wegen Aufsichtspflichtverletzung die Begehung einer Straftat durch die zu Beaufsichtigenden möglich wurde.
- Verurteilung im Strafverfahren kann zum Verlust der staatlichen Anerkennung führen, zu Arbeitsplatzverlust, Berufsverbot etc.
- Im Falle eines Haftungsprozesses kann Ersatz für folgende verschiedene Arten von Schäden geltend gemacht werden: immaterieller Schaden (z. B. Schmerzensgeld), materieller Schaden (z. B. Krankenhaus- und oder Pflegekosten).

Verhalten bei Haftungszwischenfällen

Als Beschuldigte ist man nicht verpflichtet, sich zu äußern. Das gilt auch bei einer Anhörung als Zeugin, wenn diese sich durch ihre Aussage selbst der Gefahr einer strafrechtlichen Verfolgung aussetzen würde (§ 55 StPO). Die Hinzuziehung einer Rechtsanwältin ist empfehlenswert, um taktische Fehler zu vermeiden.
Bei einem Pflege- oder Behandlungszwischenfall kann das Haftungsrisiko durch richtiges Verhalten gemindert werden:

- Jeden Vorfall, der Haftungsfolgen auslösen kann, sofort der unmittelbaren Vorgesetzten melden
- Bei Gesprächen mit Patientinnen oder ihren Angehörigen kein Schuldeingeständnis abgeben
- Derartige Gespräche auf das unvermeidbar notwendige Maß beschränken und möglichst nur unter Zeuginnen führen
- Vorsicht mit mündlichen Äußerungen in einem strafrechtlichen Ermittlungsverfahren
- Eventuelle Haftungsfälle umgehend der Berufshaftpflichtversicherung melden
- Patientinnen können sich bei einem vermuteten Behandlungsfehler an ihre (gesetzliche) Krankenkasse oder an eine Gutachterkommission oder Schlichtungsstelle wenden: Um ein Begutachtungsverfahren in die Wege zu leiten (i. d. R. durch den MD; www.aerztekammern-schlichten.de). Falls eine außergerichtliche Einigung nicht zustande oder in Frage kommt, kann Klage eingereicht werden.

Dokumentation

Ausführliche und lückenlose Dokumentation ist wichtig für den Nachweis richtigen Verhaltens, eine nicht dokumentierte Maßnahme kann u. U. als nicht durchgeführt gelten.

- Eigene Aufzeichnungen unmittelbar nach dem Vorfall als Gedächtnisstütze anfertigen
- Für die Pflegedienstleitung einen schriftlichen Bericht anfertigen
- Bei der Abfassung des Berichts auf Tatsachen beschränken und eigene Bewertungen oder gar Schuldzuweisungen unterlassen
- Zur Kontrolle eventuell den Bericht mit einer Vertrauensperson daraufhin überprüfen
- Kontaktaufnahme mit dem ärztlichen Dienst, um Berichte widersprüchlichen Inhalts zu vermeiden
- Beweissicherung durch Fotos von der Geschädigten oder durch Sicherstellung schadhaften Materials, das den Schaden verursacht hat
- Patientinnen sollten bei vermutetem Behandlungsfehler ein Gedächtnisprotokoll über den Behandlungsverlauf erstellen für bessere Beweisbarkeit.

1.11.2 Patientenrechtegesetz

2013 trat das Patientenrechtegesetz in Kraft, in dem wichtige Patientenrechte und Pflichten im Behandlungsprozess erstmals ausdrücklich zusammenfassend im Gesetz festgeschrieben und gebündelt wurden. Die Vorschriften zum medizinischen Behandlungsvertrag wurden im Bürgerlichen Gesetzbuch (BGB, §630 a–h) niedergelegt. Hierdurch soll die Rechtslage für die Patientinnen und auch für die Behandelnden eindeutiger und transparenter werden.
Durch den Behandlungsvertrag werden die Behandelnden verpflichtet, die versprochene Behandlung zu erbringen, die Patientinnen zur Leistung der vereinbarten Vergütung. Ein Recht auf Behandlungserfolg lässt sich hieraus nicht ableiten. Die

Rechte und Pflichten gelten für alle Patientinnen, unabhängig von der Versicherungsart (gesetzlich oder privat). Vor allem werden im BGB geregelt:

- Einsichtsrecht in die Behandlungsunterlagen
- Recht auf Aufklärung und Information
- Recht auf Selbstbestimmung, Einwilligung
- Zeitnahe Dokumentation der Behandlung
- Beweislast für Behandlungs- und Aufklärungsfehler beim Behandelnden

Tipps, Tricks und Fallen

Seit 01.10.2016 kann in Deutschland „Die Unabhängige Patientenberatung (UPD)" kostenfrei in Anspruch genommen werden (Hauptsitz in Berlin, Filialen in vielen Städten). Nach § 65b SGB V soll sie Verbrauchern sowie Patientinnen in gesundheitlichen und gesundheitsrechtlichen Fragen qualitätsgesichert und kostenfrei informieren und beraten: www.patientenberatung.de. Die Beratung erfolgt telefonisch, schriftlich, online und persönlich in den Beratungsstellen sowie in Beratungsmobilen. Auf den Internetseiten befinden sich Informationen, Erläuterungen und Tipps zu vielen patientenrelevanten Themen.

- Beratung und Information für Behandlung von EU-Ausländern in Deutschland und umgekehrt gibt die „Nationale Kontaktstelle für grenzüberschreitende Gesundheitsversorgung", www.eu-patienten.de, Tel 0228/9530–802
- Das Bundesgesundheitsministerium bietet ein kostenfreies Bürgertelefon zu Themen wie Krankenversicherung, Pflegeversicherung und Prävention an, auch in anderen Sprachen, Telefonnummern auf www.bundesgesundheitsministerium.de, es kann auch online Kontakt aufgenommen werden

1.11.3 Einwilligung

Grundsätze

- Jede ärztliche und pflegerische Maßnahme bedarf der Einwilligung der Patientin.
- Die Patientin kann die Einwilligung nur aufgrund einer ihm erteilten Aufklärung geben (▶ 1.11.4).
- Eine ohne Einwilligung vorgenommene Behandlung ist i. d. R. eine rechtswidrige Körperverletzung.
- Die Einwilligung rechtfertigt nur eine nach den Regeln der ärztlichen und pflegerischen Kunst vorgenommene Behandlung.
- Die Einwilligung setzt i. d. R. voraus, dass die Patientin geschäfts- und einwilligungsfähig ist; in bestimmten Situationen kann die Patientin vorübergehend oder auf Dauer hierzu nicht in der Lage sein (Kinder unter 14 Jahren, Berauschte, Verwirrte, akute Psychose etc.). Die Entscheidung über die Behandlung muss dann schnellstmöglich rechtlich legitimiert werden (über gesetzliche Vertreterinnen, spezifische Gesetze, ▶ 1.11.11).
- Einwilligungsfähigkeit kann im Einzelfall auch bei fehlender Geschäftsfähigkeit gegeben sein, wenn die natürliche Einsichts- und Steuerungsfähigkeit in Bezug auf eine konkrete Maßnahme vorhanden sind.

Einwilligungserklärung

Die Einwilligung in schwerwiegende therapeutische und diagnostische Verfahren muss ausdrücklich und schriftlich erteilt werden, z. B. bei Operationen. Eine Ein-

willigung in weniger belastende Verfahren und Therapien kann auch ohne ausdrückliche Erklärung angenommen werden, wenn die Patientin generell in die Krankenhausaufnahme eingewilligt hat (sog. **schlüssige Einwilligung**).
Bei Erklärungsunfähigkeit der Patientin, z. B. bei Bewusstseinsstörungen oder bei Suizidversuch, kann eine **mutmaßliche Einwilligung** angenommen werden, wenn bei objektiver Betrachtungsweise eine vernünftige, einsichtsfähige Patientin eingewilligt hätte. Sie kommt dann in Betracht, wenn sie aus tatsächlichen Gründen nicht erteilt werden konnte. Die Entscheidung hierüber obliegt der Ärztin.
Ist die Patientin aufgrund ihrer psychischen Erkrankung einwilligungsunfähig, z. B. bei fehlender Einsicht in die Notwendigkeit der Behandlung, kann eine Behandlung auch ohne das Einverständnis der Patientin gerechtfertigt sein. Die Behandlung insgesamt oder auch einzelne Maßnahmen müssen dann jedoch anderweitig rechtlich legitimiert sein, z. B. durch die Landesunterbringungsgesetze (▶ 1.11.12), das Betreuungsgesetz (▶ 1.11.11) oder die Maßregeln (▶ 11.3) der Besserung und Sicherung.

> **!** **Tipps, Tricks und Fallen**
> Eine Einwilligung, z. B. zur stationären Behandlung, kann jederzeit widerrufen werden, umgehend die Ärztin informieren.

1.11.4 Aufklärung

Grundsätze

Voraussetzung für eine rechtswirksame Einwilligung ist die Aufklärung: Nur die informierte Patientin kann die Tragweite ihrer Einwilligung abschätzen. Nach § 630e BGB muss die Behandelnde die Patientin über sämtliche für die Einwilligung wesentlichen Umstände aufklären, u. a. über Folgen, Risiken, Nebenwirkungen, Dringlichkeit, Notwendigkeit und Erfolgsaussichten der Maßnahmen sowie mögliche Alternativen. Schriftliche Aufklärungsvordrucke sind hilfreich, die Aufklärung erfolgt aber immer auch durch die Ärztin in einem persönlichen Gespräch. Dieses kann nicht durch schriftliche Formulare ersetzt werden. Das Aufklärungsgespräch sollte in für die Patientin verständlicher Sprache durchgeführt werden.
Das Aufklärungsgespräch und seinen wesentlichen Inhalt muss die Ärztin dokumentieren. Die Aufklärung muss rechtzeitig erfolgen, damit die Patientin Vor- und Nachteile einer medizinischen Maßnahme in Ruhe abwägen kann. Die Ärztin trägt immer die Beweispflicht für die stattgefundene, umfassende Aufklärung.

! Es gibt kein Aufklärungsrecht des Pflegepersonals, dieses ist nur zu Erläuterungen der ärztlichen Aufklärung berechtigt.

Verzicht auf die Aufklärung ist nur möglich, wenn …

- die Patientin bereits aufgeklärt ist,
- die Patientin ausdrücklich auf die Aufklärung verzichtet,
- die Aufklärung der Patientin im konkreten Falle einen schweren Schaden zufügen würde, z. B. Mitteilung einer Krebsdiagnose oder einer schwerwiegenden psychiatrischen Diagnose an eine suizidgefährdete Patientin.

> **!** **Tipps, Tricks und Fallen**
> - Bei fehlerhafter Einwilligung die Ärztin informieren
> - Bei Aufklärungswunsch der Patientin an die Ärztin verweisen
> - Hilfreich sind häufig Informationsvordrucke und Erläuterungen.
> - Bei fremdsprachigen Patientinnen muss ggf. eine Dolmetscherin hinzugezogen werden.

- Bei minderjährigen Patientinnen müssen grundsätzlich beide Elternteile aufgeklärt werden (bei kleineren Routinemaßnahmen nur ein Elternteil), bei geschiedenen Eltern entscheidet das Sorgerecht
- Bei willensunfähigen Personen (z. B. Bewusstlosigkeit, Unzurechnungsfähigkeit) ist abzuklären, ob bereits vorab eine Vertrauensperson durch eine Vorsorgevollmacht oder eine Betreuungsverfügung bevollmächtigt wurde oder ein Patiententestament vorliegt. Ansonsten muss ggf. eine gesetzliche Betreuung angeregt werden.
- Nichtärztliche Mitarbeiterinnen (z. B. im Arbeitskittel) müssen der Patientin erkennbar machen, dass sie keine Ärztin sind.

1.11.5 Einsichtsrecht

Die Patientin hat nach § 630 g BGB grundsätzlich das Recht **auf unverzügliche Einsicht in die vollständige** sie betreffende **Patientenakte,** insofern keine erheblichen therapeutischen Gründe oder Rechte Dritter entgegenstehen. Eine Ablehnung der Einsichtnahme muss die Behandelnde begründen.
Nach § 25 SGB X Abs. 1 gilt **grundsätzlich** für alle Sozialleistungsträger: „*Die Behörde hat den Beteiligten Einsicht in die das Verfahren betreffenden Akten zu gestatten, soweit deren Kenntnis zur Geltendmachung oder Verteidigung ihrer rechtlichen Interessen erforderlich ist […].*" Im Einzelfall kann der Sozialleistungsträger „*den Inhalt der Akten durch einen Arzt vermitteln lassen, soweit zu befürchten ist, dass die Akteneinsicht dem Beteiligten einen unverhältnismäßigen Nachteil, insbesondere an der Gesundheit, zufügen würde.*" (§ 25 SGB X Abs. 2). Auch während eines gerichtlichen Verfahrens, das sich an ein Verwaltungsverfahren anschließt, besteht der Anspruch auf Akteneinsicht gegenüber der Behörde fort.
Die Patientin hat grundsätzlich das Recht auf Einsicht in den Teil ihrer Krankenunterlagen (§ 25 SGB X Abs. 1), der Aufzeichnungen über **objektive physische Befunde und Behandlungsmaßnahmen** enthält, wie Medikation, Operation, elektrophysiologische Untersuchungsergebnisse. Die Patientin kann das Einsichtsrecht auch auf Vertrauenspersonen (Angehörige, andere Ärztin, Rechtsanwältin) übertragen, sofern eine Entbindung von der Schweigepflicht vorliegt. Grundsätzlich haben auch psychisch kranke Menschen ein Einsichtsrecht. Dieses kann jedoch teilweise oder vollständig eingeschränkt sein:

- Wenn erhebliche therapeutische Gründe vorliegen, vor allem wenn die Akteneinsicht zu einer gesundheitlichen Gefährdung führen könnte (z. B. Suizidgefährdung, Gefahr der Selbstschädigung, erhebliche Störung des Ärztin-Patientin-Verhältnisses).
- Wenn Rechte Dritter entgegenstehen (z. B. Aufzeichnungen von Angehörigen, Ehepartnern)
- Die Behandelnde muss eine Abwägung zwischen dem Informationsinteresse der Patientin und den therapeutischen Ablehnungsgründen der Einsichtnahme vornehmen.
- Gegebenenfalls müssen alternative mildere Form der Einsichtnahme erwogen werden, z. B. in Gegenwart von Behandelnden, Vertrauenspersonen, Betreuern.

Die Patientinnen sollen hierdurch vor Informationen geschützt werden, die ihnen psychisch gesundheitlich schaden könnten.
Typisch **psychiatrische Aufzeichnungen** wie Anamnese oder Verlaufsdokumentationen enthalten i. d. R. **subjektive** Einschätzungen und Wertungen sowie Verdachtsdiagnosen und Äußerungen Dritter. Hier besteht **keine** grundsätzliche Verpflichtung, Einsicht in die Krankenunterlagen zu gewähren, auch nicht nach

Abklingen der akuten Symptomatik. Hintergrund sind z. B. therapeutische Gründe, der gesundheitliche Schutz der Patientin, der Schutz des persönlichen Verhältnisses zwischen Ärztin und Patientin. Auf die Mitteilung von „objektiven" Befunden, wie z. B. Blutbild, hat auch der psychisch kranke Mensch i. d. R. ein Einsichtsrecht. Die Entscheidung, ob die Offenbarung der Krankenunterlagen medizinisch verantwortbar ist, obliegt der Ärztin. Sie kann die Einsichtnahme jedoch nicht pauschal und allgemein unter Hinweis auf ärztliche Bedenken ablehnen, sondern die entgegenstehenden Gründe müssen erkennbar sein, allerdings ohne die Verpflichtung hierbei ins Detail zu gehen (BVerfG NJW 1999, 1777). Im Normalfall wird die Ärztin das Informationsbedürfnis der Patientin durch Gespräche befriedigen können.
Seit 2006 besteht das Informationsfreiheitsgesetz (IFG), welches das Recht auf freien Zugang zu amtlichen Informationen der öffentlichen Stellen des Bundes regelt. Dies kann für chronisch kranke Menschen von Bedeutung sein, da z. B. auch die Herausgabe von internen Dienstanweisungen von Behörden gefordert werden kann, z. B. von der Bundesagentur für Arbeit, dem Deutschen Rentenversicherungsträger, den Krankenkassen oder den Sozialämtern.

! Das grundsätzliche Einsichtsrecht der Patientin erstreckt sich auch auf die gesamte Dokumentation aller Berufsgruppen (Ärztinnen, Psychologinnen, Pflege, Sozialdienst, Ergo-Physiotherapeutinnen, Kreativtherapeutinnen etc.). Nach Möglichkeit duale Pflegedokumentation mit getrennter Dokumentationsführung von objektivierbaren konkreten Befunden, Anordnungen und subjektiven Einschätzungen und Wertungen.

- Nach § 630 g BGB beinhaltet das Einsichtsrecht der Patientin Anspruch auf die unverzügliche Einsichtnahme in die vollständige Behandlungsdokumentation/Krankenakte. Die Form der Akte spielt keine Rolle, Einsichtsrecht besteht in elektronische Dokumentation, in Papierdokumente und auch handschriftliche Notizen.
- Gesetzliche Betreuerinnen und bevollmächtigte Angehörige haben ein von der Patientin abgeleitetes Einsichtsrecht. Einschränkungen der Akteneinsicht, die in der Person der Patientin liegen, müssen bei einer Person des Vertrauens (z. B. Anwältin, Betreuerin) nicht automatisch vorliegen.
- Bei Auskunftsverlangen durch einen Dritten muss eine eigenhändig unterzeichnete Schweigepflichtentbindungserklärung der Patientin eingeholt werden. In der Erklärung müssen der Name der zu entbindenden Ärztin/Therapeutin, der Grund der Schweigepflichtsentbindung sowie eine Widerrufsbelehrung benannt sein.

! Bei Wunsch der Patientin, Einsicht in die Krankenunterlagen zu nehmen, an die Ärztin/Psychologin verweisen.

- Bei Verweigerung in der Einsichtnahme in die Behandlungsunterlagen aus therapeutischen Gründen, muss die Entscheidung entsprechend gegenüber der Patientin begründet werden. Zu empfehlen ist, die Begründung schriftlich niederzulegen und in der Patientenakte zu hinterlegen.

! Die Patientin kann Kopien von objektiven Akteninhalten verlangen, hat aber keinen Anspruch auf die Herausgabe von Originalunterlagen, Kopien müssen bezahlt werden.

- Patientinnen Bereitschaft signalisieren, über Sinn, Inhalt und Verlauf der Behandlung auch mehrfach zu sprechen
- Patientinnen keine Konsilscheine in die Hand geben, in denen z. B. die Diagnose vermerkt ist: Diagnose darf nur die Ärztin mitteilen. Konsilscheine immer im verschlossenen Umschlag mitgeben.
- Angebote einrichten, z. B. Gesprächsgruppen, die Möglichkeiten zum Informationsaustausch und zur Auseinandersetzung mit der Erkrankung und deren Behandlung bieten (▶ 14.3.8).

Tipps, Tricks und Fallen
In einem Gerichtsverfahren kann die Anwältin einer Patientin auch Einsicht in sensible Aufzeichnungen wie persönliche Einschätzungen und Wertungen, Mitteilungen von Angehörigen erhalten.

1.11.6 Entlassmanagement

Grundlagen

Nach §39 Absatz 1a SGB V sind Krankenhäuser verpflichtet, ein effektives Entlassmanagement zur Unterstützung einer sektorübergreifenden Anschlussversorgung beim Übergang nach der Krankenhausbehandlung sicherzustellen. Hierdurch soll eine nahtlose bedarfsorientierte und kontinuierliche Versorgung mit erforderlichen Hilfen und Maßnahmen im unmittelbaren Anschluss an den Krankenhausaufenthalt sichergestellt werden.
Durch das GKV-Versorgungsstärkungsgesetz und den seit 1.10.2017 für alle Krankenhäuser verbindlichen Rahmenvertrag zum Entlassmanagement in der Fassung der 8. Änderungsvereinbarung vom 01.03.2022 zwischen dem GKV-Spitzenverband, der Kassenärztlichen Bundesvereinigung, und der Deutschen Krankenhausgesellschaft e. V. wurde das Entlassmanagement reformiert. Weitere Ziele und Aufgaben sind:

- Entlastung der Patientinnen und der Angehörigen, Bezugspersonen. Die Patientin soll sich unterstützt, verstanden und nicht allein gelassen fühlen.
- Umfassende und strukturierte Information und Beratung zu möglichen Unterstützungs- und Hilfemaßnahmen, rechtliche und finanzielle Ansprüche
- Optimierung einer reibungslosen und ineinandergreifenden Kommunikation und Handlungsabstimmung zwischen ambulanten und stationären Diensten und Trägern

Verfahren

- Das Krankenhaus kann und sollte nun Arznei-, Verband-, Heil- und Hilfsmittel, häusliche Krankenpflege und Soziotherapie **für bis zu 7 Tage nach Entlassung verordnen.** Ebenso kann es bis zu 7 Tage Arbeitsunfähigkeit bescheinigen.
- Die Krankenhäuser müssen einen nahtlosen Übergang in die nachfolgenden Versorgungs- und Betreuungsbereich gewährleisten. Hierzu sind **Assessments** anzuwenden, die den individuellen Bedarf möglichst frühzeitig erfassen und ein entsprechender **Entlassplan** ist aufzustellen.
- Für Personen mit komplexen Versorgungs- und Betreuungsbedarfen (bei Einschränkungen von Mobilität oder fehlenden körperlich, psychisch oder geistig bedingten Selbstversorgungsfähigkeiten) müssen **differenzierte Assessments** durchgeführt und der Versorgungsbedarf eruiert werden.
- So festgestellte erforderliche Anschlussbehandlungen und -hilfemaßnahmen müssen **zeitnah in die Wege geleitet** und sichergestellt werden, alle Beteiligten müssen rechtzeitig informiert werden (Umsetzung des Entlassplans). Zu vermittelnde Hilfen sind beispielsweise häusliche Krankenpflege, Haushaltshilfe, Hilfsmittelversorgung, ambulante häusliche Hilfen, Vermittlung in betreutes Wohnen (ambulant und stationär), Kurzzeitpflege, Rehabilitationseinleitung, Familienhilfen, gesetzliche Betreuung. Bei zu stellenden Leistungsanträgen, beispielsweise auf Rehabilitationsmaßnahmen, Pflegeleistungen oder Eingliederungshilfeleistungen erhält die Patientin tätliche Unterstützung.

- Der Unterstützungsbedarf und die Anschlussversorgung werden **anhand schriftlicher Standards durch ein multidisziplinäres Team** im Krankenhaus festgehalten.
- In das Entlassmanagement und die hiermit verbundene erforderliche Datenübermittlung an die weiterversorgenden Leistungserbringer, Dienste und Einrichtungen muss die Patientin **schriftlich einwilligen,** über Sinn und Zweck des Entlassmanagements muss sie informiert und aufgeklärt werden.
- Das Krankenhaus darf keine bestimmten stationären Anschlusseinrichtungen oder bestimmte ambulante Dienste und Leistungserbringer empfehlen. Die Beratung muss umfassend und wertneutral über alle Möglichkeiten sein, die Wahlentscheidung liegt bei den Patientinnen.
- Die Behandelnde führt ein Entlassgespräch mit der Patientin. Es wird ein Entlassbrief am Entlasstag ausgehändigt.

Tipps, Tricks und Fallen
Weitergehende Umsetzungshinweise finden sich auf der Internetseite der Deutschen Krankenhausgesellschaft, www.dkgev.de, und des Spitzenverbands der Gesetzlichen Krankenkassen, www.gkv-spitzenverband.de.

1.11.7 Geschäftsfähigkeit

Geschäftsfähigkeit ist die Fähigkeit, rechtlich bedeutsame Handlungen vorzunehmen. Grundsätzlich sind alle Menschen geschäftsfähig, d. h. fähig, durch eine Willenserklärung Rechtswirkungen herbeizuführen. Das Gesetz sagt in § 104 BGB nur, wer **nicht** geschäftsfähig ist, nämlich:

- Wer unter 7 Jahre alt ist
- Wer sich in einem die freie Willensbestimmung ausschließenden Dauerzustand krankhafter Störung der Geistestätigkeit befindet

Minderjährige zwischen 7 und 18 Jahren sind **beschränkt** geschäftsfähig, d. h., ihre Rechtsgeschäfte sind ohne vorherige Einwilligung oder nachträgliche Genehmigung der Sorgeberechtigten **schwebend unwirksam.** Beschränkt Geschäftsfähige können jedoch einseitige Willenserklärungen, die für sie vorteilhaft sind (z. B. Annahme von Schenkungen), auch ohne Zustimmung der Sorgeberechtigten abgeben sowie wirksam Rechtsgeschäfte mit Mitteln eingehen, die ihnen hierfür eigens zur freien Verfügung gestellt wurden (Taschengeld). Personen, die unter gesetzlicher Betreuung mit Einwilligungsvorbehalt stehen, gelten ebenfalls als beschränkt geschäftsfähig.
Geschäftsunfähigkeit muss stets positiv bewiesen werden, d. h., jeder gilt als geschäftsfähig, wenn nicht das Gegenteil bewiesen ist. Bei Nachweis der Geschäftsunfähigkeit sind Rechtsgeschäfte ungültig. So können z. B. die im Rahmen einer schweren psychischen Erkrankung vorgenommenen Rechtsgeschäfte annulliert werden, sodass keine nachteiligen Konsequenzen für die Patientin entstehen, auch bei Geschäften von Patientinnen untereinander. Dabei kann die Geschäftsunfähigkeit von Dauer (z. B. bei Demenz) oder von vorübergehender Natur sein (z. B. bei einer Manie nur während der akuten manischen Phase).

Geschäftsfähigkeit und Betreuung

Die Anordnung der Betreuung (▶ 1.11.11) hat grundsätzlich keinen Einfluss auf die Geschäftsfähigkeit, es sei denn, es wurde von Gericht ein „Einwilligungsvorbehalt" angeordnet (§ 1825 BGB). Dann muss die bestellte Betreuerin ihre Einwilligung zu Rechtshandlungen geben, damit sie wirksam werden. Nachträgliche Genehmigung durch die Betreuerin ist möglich. Regelmäßig sind aber „alltägliche" Bargeschäfte über geringwertige Gegenstände zustimmungsfrei, z. B. der Kauf von alsbald zum Verzehr bestimmten Lebensmitteln, Zigaretten. Solche Geschäfte kann die Betreute wirksam vornehmen (wie „beschränkt Geschäftsfähige").

- Bei Fragen der Geldabgabe von eigens eingerichteten Patientenkonten oder bei Ausgabe von auf Station deponiertem Geld mit der gesetzlichen Betreuerin, Vorsorgebevollmächtigten verbindliche Absprachen treffen
- Bei Zweifel an Geschäftsfähigkeit der Patientin Ärztin informieren, z. B. manische Patientin kommt mit großer Menge eigenen Geldes auf Station → evtl. Geld beim Pflegepersonal oder bei der Klinikkasse abgeben. Eventuell muss auch in Absprache mit den Verantwortlichen (Ärztin, Betreuerin) Geld eingeteilt werden, um größeren finanziellen Schaden von der Betroffenen in der akuten Krankheitsphase abzuwenden.

1.11.8 Testierfähigkeit

Fähigkeit, ein Testament rechtswirksam zu errichten, zu ändern oder aufzuheben. Testierunfähig sind:

- Minderjährige bis zum 16. Lebensjahr. Bis zur Volljährigkeit können diese nur ein Testament in notarieller Form errichten (§ 2247 Abs. 4 BGB).
- Personen, die wegen krankhafter Störung der Geistestätigkeit, wegen Geistesschwäche oder wegen Bewusstseinsstörung nicht in der Lage sind, die Bedeutung einer von ihnen abgegebenen Erklärung einzusehen und nach dieser Einsicht zu handeln (§ 2229 BGB)
  Störung der Geistestätigkeit ist eine Ausnahme, weshalb jede so lange als testierfähig anzusehen ist, bis nicht das Gegenteil positiv bewiesen ist.
- Bei Betreuung besteht die Testierfähigkeit fort.
- Persönlichkeitsstörungen, Rauschgiftsucht, Alkohol- und Medikamentenmissbrauch schließen Testierfähigkeit nicht aus. Bei Zerebralsklerose entscheidet das Gesamtbild; in lichten Momenten kann auch der kranke Mensch testierfähig sein.

! Tipps, Tricks und Fallen

- Das eigenhändig erstellte Testament muss ganz handschriftlich niedergelegt werden, soll Ort, Datum, Unterschrift enthalten.
- Das Testament kann in amtliche Verwahrung des Amtsgerichts gegeben werden, es besteht keine Ablieferungspflicht.
- Stumme, Schreibunkundige sowie gehörlose Analphabeten können nicht testieren.
- In Zweifelfällen: in Krankenpapieren gutachterliche psychiatrische Äußerung festhalten, evtl. an Notarin verweisen, die dann in die Klinik kommt. Notare bestätigen die Testierfähigkeit bei einer notariellen Niederlegung.

1.11.9 Schuldfähigkeit

Allgemeine Voraussetzung für die strafrechtliche Verantwortlichkeit. Bei seelischen Störungen kann die Schuldfähigkeit nach §§ 20, 21 StGB aufgehoben oder vermindert sein.
Dies hat Konsequenzen für die rechtliche Behandlung der Täterin: Strafminderung, Maßregel der Besserung und Sicherung (▶ 11.2). Im Verfahren wird zur Frage der Schuldunfähigkeit oder verminderten Schuldfähigkeit stets eine Sachverständige hinzugezogen.

1.11.10 Schweigepflicht

Grundzüge

Pflicht des Krankenhauspersonals (Ärztinnen und ihre berufsmäßig tätigen Gehilfinnen und Personen, die bei ihnen zur Vorbereitung auf den Beruf tätig sind), Patientengeheimnisse nicht unbefugt zu offenbaren (§ 203 StGB). In der Psychiatrie werden den am Behandlungsgeschehen beteiligten Mitarbeitenden zahlreiche Tatsachen über Patientinnen anvertraut und bekannt, an deren Geheimhaltung die Betroffenen ein schutzwürdiges Interesse haben. Die Vorschrift zur Schweigepflicht soll ein bestehendes Vertrauensverhältnis schützen. Die Verletzung der Schweigepflicht steht unter Strafandrohung mit Freiheits- oder Geldstrafe.
Die Schweigepflicht bezieht sich auf alle persönlichen und sachlichen Verhältnisse der betroffenen Patientin sowie auf alle medizinischen Daten: persönliche Daten, vergangene und bestehende Lebensverhältnisse, Tatsache der stationären Behandlung, Diagnose, Anamnese, Krankheitsverlauf. Sie betrifft Geheimnisse, welche jemand in der beruflichen Eigenschaft als Ärztin, Psychologin, Sozialarbeiterin etc. anvertraut werden. Schweigepflicht besteht gegenüber allen nicht am Behandlungsgeschehen beteiligten Personen, also auch Angehörigen, Vorgesetzten und Kolleginnen gegenüber. Die Schweigepflicht gilt über den Tod hinaus.
Auf die Schweigepflicht muss von der Dienstherrin hingewiesen werden. Schweigepflicht entfällt bzw. eine Offenbarungsbefugnis liegt vor bei vorliegenden Befreiungstatbeständen:

- Einwilligung der Patientin **(Entbindung von der Schweigepflicht):** Sie bezieht sich immer auf ausdrücklich genannte Personen oder Institutionen, z. B. Entbindung gegenüber Hausärztin, anderer Klinik. Sie muss nicht schriftlich erfolgen, wird aber zu Beweiszwecken i. d. R. schriftlich vorgenommen.
- Auch psychisch kranke Menschen können die Ärztin rechtwirksam von der Schweigepflicht entbinden, insofern Einsichtsfähigkeit vorliegt bei den Betroffenen.
- Bei fehlender Einsichtsfähigkeit von psychisch kranken Menschen kann eine gesetzlich bestellte Betreuerin die Entscheidung über eine Schweigepflichtentbindung treffen.
- Bei mutmaßlicher Einwilligung in die Offenbarung, wenn dies im Interesse der Betroffenen liegt, z. B. bei Bewusstlosigkeit
- Offenbarungsbefugnis oder gar -pflicht kann vorliegen aufgrund gesetzlicher Vorgaben, z. B. meldepflichtige Krankheiten.
- Anzeigepflicht besteht bei Kenntnis von der Planung bzw. dem Bevorstehen einer schweren Straftat (§ 138 StGB), bei Nichtanzeige droht Freiheitsstrafe.
- Zur Wahrung von Eigeninteressen, z. B. Selbstverteidigung vor Gericht (▶ 1.8.2)
- Offenbarungsbefugnis bei rechtfertigendem Notstand (§ 34 StGB), wenn das öffentliche Interesse das Schutzinteresse der Patientin (Güterabwägungsprinzip) überwiegt, z. B. bei gravierenden Straftaten wie Kindesmisshandlung
- Spezifische Offenbarungsbefugnisse nach dem SGB V an die Krankenversicherung, den medizinischen Dienst (z. B. Abrechnung, Qualitätssicherung, Krankmeldung)

Bedeutung

- Krankenakten vor unbefugtem Einblick schützen
- Auch eine Ärztin darf Krankenakten von anderen am akuten oder vergangenen Behandlungsgeschehen Beteiligten (andere Krankenhäuser, andere Ärztinnen) nur mit Zustimmung der Patientin anfordern.

- Auskünfte am Telefon nur, wenn die Identität der Anruferin einwandfrei feststeht und die Patientin ihre Einwilligung zur Auskunft gibt
- Die Schweigepflicht erstreckt sich auch auf die Tatsache des stationären Aufenthalts.
- Bei Anrufen von offiziellen Behörden kann die Identität durch Rückruf überprüft werden, z. B. Anruf bei der Polizeizentrale und sich mit der konkreten Mitarbeiterin verbinden lassen.
- Schweigepflicht gegenüber anderen Patientinnen beachten
- Schweigepflicht gegenüber Kolleginnen beachten, wenn diese nicht am Behandlungsgeschehen beteiligt sind. Nur so viele Informationen weitergeben, wie zur Zusammenarbeit und zum erfolgreichen Behandlungsverlauf erforderlich sind.
- Standardisierte Vordrucke zur Entbindung von der Schweigepflicht können hilfreich sein.
- Eine einmal erteilte Entbindung von der Schweigepflicht kann jederzeit widerrufen werden, auch hierüber muss die Patientin aufgeklärt werden.

1.11.11 Rechtliche Betreuung

Grundlagen

Am 1.1.1992 wurde das bisherige Vormundschafts- und Pflegschaftsrecht durch das Rechtsinstitut der Betreuung abgelöst, das Betreuungsrecht wurde zum 01.01.2023 durch die Betreuungsrechtsreform neu geregelt. Ziel der Neuregelung ist ein Paradigmenwechsel hin zur Stärkung der Selbstbestimmungs- und Mitwirkungsrechte im Sinne der UN-Behindertenrechtskonvention. Ziele sind

- Mehr Verbindlichkeit der Wünsche und Präferenzen der betreuten Person gegenüber dem Gericht und der Betreuerin
- Mehr Selbstbestimmung mit stärkerer Orientierung am Wunsch und Willen der betreuten Person
- Mehr Mitsprache und Kontakt, stärkere Einbeziehung in die Betreuungsprozesse
- Mehr Ausrichtung am mutmaßlichen Willen der Betreuten und nicht nach von außen betrachteten „objektiven" Begebenheiten
- Stärkung der Betreuten vor Gericht mit eigener Antragsstellung, eigenem Vorgehen gegen Gerichtsentscheidungen

Wesentliche Grundzüge

Erforderlichkeitsgrundsatz Eine Betreuerin wird nur bestellt, wenn dies erforderlich ist (§1814 Abs. 3 BGB), d. h., die erforderliche Unterstützung kann nicht durch Helferinnen wie Angehörige, soziale Dienste erbracht werden.

Subsidiaritätsgrundsatz Eine Betreuerin wird nicht bestellt, wenn die Betroffenen ihre Angelegenheiten durch eine Vorsorgevollmacht geregelt haben oder andere Hilfestellungen Defizite ausgleichen können.

Pflicht zur Wunschbefolgung Den Wünschen der betreuten Person hat die Betreuerin in den gesetzlich festgelegten Grenzen zu entsprechen und rechtlich zu unterstützen (§ 1821 BGB). Zur Feststellung dienen regemäßige persönliche Kontakte und Besprechungen.

Rehabilitationsprinzip Die Betreuung ist darauf ausgerichtet, der Betreuten ein möglichst selbstbestimmtes Leben nach ihren Wünschen zu ermöglichen.

- Niemand kann entmündigt werden.
- Betreuung hat keine Auswirkungen auf die Geschäftsfähigkeit; die Wirksamkeit von Erklärungen wird wie bei anderen Personen danach beurteilt, inwie-

weit Bedeutung und Tragweite der Willenserklärung eingesehen werden. Betreute können also auch geschäftsunfähig sein (▶ 1.11.7), unabhängig von der Betreuerbestellung.
- Teilnahme am Rechtsverkehr kann jedoch beschränkt werden, wenn das Vormundschaftsgericht einen **Einwilligungsvorbehalt** anordnet, um eine erhebliche Gefahr für die Person oder das Vermögen der Betreuten abzuwenden. Das heißt, dass die Betreute für die Rechtswirksamkeit einer Willenserklärung, die in den Aufgabenkreis der Betreuerin fällt, deren Einwilligung bedarf (§1825 BGB).
- Einwilligungsfähigkeit wird nicht automatisch eingeschränkt, sondern ist jeweils gesondert zu prüfen, z. B. wenn ärztliche Maßnahmen erfolgen sollen.
- Für Ehefähigkeit und Testierfähigkeit gibt es keinen Einwilligungsvorbehalt. Betreute können **heiraten** (außer wenn sie geschäftsunfähig sind, ▶ 1.11.7), ein **Testament** errichten (wenn sie testierfähig sind, ▶ 1.11.8) und **wählen** (außer wenn eine umfassende Betreuerbestellung für alle Angelegenheiten erfolgt ist).

Erweiterte Unterstützung Die Betreuungsbehörden sollen betroffene Personen in geeigneten Fällen so unterstützen, dass hierdurch eine rechtliche Betreuung entbehrlich wird (§ 8 Absatz 2 und § 11 Absatz 3 des neuen Betreuungsorganisationsgesetzes [BtOG]).

Gerichtliche Aufsicht Die Aufsichts- und Kontrollfunktion durch die Gerichte, dass den Wünschen der Betreuten entsprochen wird, wurde verstärkt. Hierdurch soll die **Qualität der Betreuung sichergestellt** werden. Bei Anhaltspunkten, dass dies nicht oder nicht in geeigneter Weise geschieht, besteht grundsätzlich die Pflicht der Gerichts, die betreute Person persönlich anzuhören (§§ 1862 BGB).

Betroffener Personenkreis

Das reformierte Betreuungsrecht orientiert sich am konkreten Unterstützungsbedarf der zu betreuenden Personen und stützt die Voraussetzung für eine gesetzliche Betreuung nicht mehr auf nur die medizinische Feststellung einer Krankheit oder Behinderung, durch die die betroffenen Menschen ihre Angelegenheiten ganz oder teilweise nicht besorgen können. Personen mit einem konkret zu definierenden Unterstützungsbedarf erhalten eine Betreuerin, wenn die Angelegenheiten nicht durch Bevollmächtigte oder sonstige Hilfen (wie familiäre Beziehungen, soziale Dienste) geregelt werden können.
- In der Regel wird eine Betreuung nur mit Einverständnis der Betreuten eingerichtet.
- Vorschlägen der Betreuten für eine bestimmte Betreuungsperson soll nach Möglichkeit gefolgt werden außer bei Nichteignung der Person.
- Die Betreuung ist wieder aufzuheben, wenn ihre Voraussetzungen wegfallen.

Auswahl des Betreuers

- Ganz vorrangig sollen Betreuungen von Privatpersonen (**natürliche Personen**), z. B. Angehörige, Bekannte, Ehrenamtliche, geführt werden.
- Es kommen auch anerkannte **Betreuungsvereine,** vertreten durch ihre haupt- und ehrenamtlichen Mitarbeiterinnen sowie Mitarbeiterinnen der Kreis- oder Stadtverwaltung als örtliche **Betreuungsbehörde** in Betracht.
- Es werden auch selbstständige **Berufsbetreuerinnen** bestellt, wenn keine andere geeignete Person zur Verfügung steht.

Das Vormundschaftsgericht kann mehrere Betreuerinnen bestellen, wenn die Angelegenheiten der Betreuten hierdurch besser besorgt werden können. In diesem Falle bestimmt es, welche Betreuerin mit welchem Aufgabenkreis betraut wird.

Aufgabenkreis und Umfang

Eine Betreuerin darf nur für den Aufgabenkreis bestellt werden, in dem eine Betreuung tatsächlich erforderlich ist. In seinem Aufgabenkreis vertritt die Betreuerin die Betreute gerichtlich und außergerichtlich. Dabei hat die Betreuerin so zu handeln, wie es dem Wohl der Betreuten entspricht. Die Betreuerin regelt Verwaltungsangelegenheiten zuverlässig und sachgerecht und pflegt im hierzu erforderlichen Umfange persönlichen Kontakt zur Betreuten. Der genaue Aufgabenkreis der Betreuerin wird vom Gericht festgelegt.

Sinn und Zweck des neuen Betreuungsrechts ist es in erster Linie, eine Unterstützung der betroffenen Person zur Ausübung der rechtlichen Handlungsfähigkeit (Bezeichnung: durch eigenes selbstbestimmtes Handeln) zu gewährleisten. Wichtig ist, dass künftig das Mittel der Stellvertretung durch die Betreuerin nur dann zum Einsatz kommen darf, wenn es zum Schutz der betroffenen Person erforderlich ist.

Kernaufgabenbereiche können sein:

- Vermögenssorge, Aufenthaltsbestimmung, Gesundheitsfürsorge
- Spezifischere Bereiche, z. B. Regelung von Wohnungsangelegenheiten, Behörden- und Postangelegenheiten, Heimunterbringung, Regelung von Erbschaftsangelegenheiten, Vertretung in persönlichen Angelegenheiten
- Die **Genehmigung des Vormundschaftsgerichts** ist in spezifischen Fällen erforderlich. Voraussetzung für die Erfordernis der gerichtlichen Genehmigung ist das Vorliegen von Einwilligungsunfähigkeit der Betreuten (kann die Notwendigkeit der Behandlung nicht erkennen oder nicht nach dieser Einsicht handeln) aufgrund einer psychischen Krankheit oder geistigen oder seelischen Behinderung in Bezug auf die angestrebte Maßnahme.
  - (Zivilrechtliche) **Unterbringung in Einrichtungen, die mit Freiheitsentziehung verbunden ist:** Unterbringung nach Betreuungsrecht ist nur bei Selbstgefährdung möglich, wenn also die Gefahr der Selbsttötung oder eines erheblichen selbst zugefügten gesundheitlichen Schadens besteht; bei Fremdgefährdung ist eine öffentlich-rechtliche Unterbringung erforderlich.
  - Bei **freiheitsentziehenden (unterbringungsähnlichen) Maßnahmen** in der Klinik oder auch in einem Wohnheim, z. B. Festbinden am Bett, nachts verschlossene Eingangstüren, Anbringen von Bettgittern (§ 1831 Abs.4 BGB)
  - Untersuchung des Gesundheitszustands, Heilbehandlung, ärztlicher Eingriff bei einwilligungsunfähigen Betreuten, wenn die Gefahr besteht, dass die Betreute ohne Durchführung dieser Maßnahme stirbt oder einen schweren oder dauerhaften gesundheitlichen Schaden erleidet (§1829 BGB). Die Genehmigungspflicht entfällt bei Einigkeit von Ärztin und Betreuerin, dass Maßnahme erklärtem oder mutmaßlichem Willen der Betreuten entspricht (Patientenverfügung, frühere Äußerungen).
  - Kündigung des Wohnraums
  - Die Sterilisation einer Person gegen ihren Willen ist nicht mehr möglich.

Betreuung einrichten

Eine Betreuung kann nur die Betroffene selbst **beantragen** oder sie kann von Amts wegen eingerichtet werden. Andere Personen können beim zuständigen Amtsgericht die Einrichtung einer Betreuung **anregen.** Dem Vorschlag der Betreuten zur Person der Betreuerin muss das Gericht entsprechen, wenn es dem Wohl der Betreffenden nicht zuwiderläuft. Das Gericht hört die Betroffene im Regelfall vor der Entscheidung über eine Betreuerbestellung persönlich an und kommt hierzu auch in die Klinik. Das Gericht holt ein Sachverständigengutachten einer Fachärztin für Psychiatrie ein (§§ 280 ff. FamFG). Bei Eilbedürftigkeit kann das Gericht durch einstweilige Anordnung eine vorläufige Betreuerin bestellen oder einen vorläufigen Einwilligungsvorbehalt anordnen.

Kosten

Die Betreuten müssen für die Kosten der Betreuungsführung aufkommen bzw. werden beteiligt, soweit sie nicht mittellos sind. Nach § 1880 BGB muss die betreute Person das Einkommen zur Finanzierung der Betreuervergütung einsetzen, soweit es die Freigrenzen der Sozialhilfe in besonderen Lebenslagen übersteigt. Für den Einsatz des Vermögens gelten die Schonbeträge des SGB XII. Für die betreute Person ist es bei vorhandenem Einkommen oder Vermögen daher finanziell wesentlich günstiger, wenn die Betreuung durch natürliche Personen geführt wird (Angehörige, Vertrauenspersonen, Ehrenamtliche).
Das Vormünder- und Betreuervergütungsgesetz (VBVG) regelt die Vergütung von beruflichen Betreuerinnen (selbstständige Betreuerinnen und Vereinsbetreuerinnen) nach festgelegten monatlichen Fallpauschalen. Dabei wird zwischen mittellosen und nicht mittellosen Betreuten unterschieden sowie nach dem Aufenthaltsort (in besonderen stationären oder gleichgestellten ambulanten Wohnformen oder zu Hause) und nach der Dauer der gesetzlichen Betreuung

Vorsorge zur Vermeidung einer Betreuung

Eine Betreuung kann durch Vorausverfügungen vermieden werden:

(Vorsorge-)Vollmacht In einer Vollmachterklärung können alle rechtlichen Aufgaben (z. B. Vermögensverwaltung, Bankgeschäfte, Heimverträge) sowie auch die Vertretung bei der Entscheidung über Heilbehandlung, Unterbringung etc. per Vollmacht einer Vertrauensperson übertragen werden.

- Es können sowohl spezielle Vollmachten für einzelne Aufgabenbereiche (z. B. nur Vermögensverwaltung) oder eine allgemeine umfassende Vollmacht (Generalvollmacht) erteilt werden. Bei einer Vorsorgevollmacht handelt es sich um eine vorsorglich erteilte Vollmacht, für den Fall, dass die Bevollmächtigende ihre Angelegenheiten nicht mehr selbst erledigen kann. Die Bevollmächtigte hat dann analoge Rechte und Pflichten wie eine gesetzliche Betreuerin.
- Zu den speziellen Vorsorgevollmachten gehört auch das **Patiententestament** bzw. die **Patientenverfügung,** worin vorab Vorstellungen und Wünsche bezüglich durchzuführender bzw. zu unterlassender Behandlungsmaßnahmen (z. B. keine lebensverlängernden Maßnahmen) festgehalten werden. Eine gesetzliche Betreuerin muss eine vorliegende Patientenverfügung berücksichtigen und prüfen, ob die dortigen Festlegungen auf die aktuelle Situation zutreffen (§ 1901a BGB).
- Für die Wirksamkeit einer Vollmacht ist die Geschäftsfähigkeit der Bevollmächtigenden zum Zeitpunkt der Vollmachterteilung Voraussetzung.
- Eine Bevollmächtigte benötigt für bestimmte Aufgaben (z. B. Unterbringung, unterbringungsähnliche Maßnahmen) ebenso eine vormundschaftsgerichtliche Genehmigung wie eine gesetzliche Betreuerin.

Betreuungsverfügung Enthält Vorschläge der Betroffenen für den Fall, dass ein Betreuungsverfahren eingeleitet wird (z. B. zur Person der Betreuerin), kann auch in Ergänzung zur Vorsorgevollmacht zusätzlich ratsam sein (Vollmacht deckt häufig nicht alle Aufgabenbereiche ab).

Notvertretungsrecht für Ehegatten Zeitlich beschränktes Recht der Ehegatten auf gegenseitige Vertretung in Angelegenheiten der Gesundheitssorge für höchstens 6

Monate nach § 1358 BGB. Greift, wenn eine Ehegattin aufgrund von Bewusstlosigkeit oder Krankheit ihre Gesundheitssorge nicht mehr ausüben kann, z. B. die Einwilligung in ärztliche Eingriffe und den Abschluss von Behandlungsverträgen. Eine gesetzliche Betreuung oder Vorsorgevollmacht geht der Ehegattennotvertretung vor.

Tipps, Tricks und Fallen

- Vollmacht wie Betreuungsverfügung sollten schriftlich niedergelegt und mit Datum und eigenhändiger Unterschrift versehen sein. Eine Beglaubigung bei der Notarin ist zumindest bei einer Vollmacht über größeres Vermögen empfehlenswert.
- Auch Urkundspersonen bei der Betreuungsbehörde sind befugt, Unterschriften auf Vorsorgevollmachten oder Betreuungsverfügungen zu beglaubigen (§ 6 Abs. 2 Betreuungsbehördengesetz).
- Eine Vorsorgevollmacht kann man beim Zentralen Vorsorgeregister der Bundesnotarkammer registrieren lassen: www.vorsorgeregister.de/
- Vollmacht und Betreuungsverfügung sollten sicher und auffindbar aufbewahrt oder einer Vertrauensperson gegeben werden.
- Betreuungsbehörden und Betreuungsvereine informieren über Vorsorgevollmachten und Betreuungsverfügungen.
- Für alle Verfügungen gilt, dass auf allgemeine Formulierungen soweit wie möglich verzichtet werden sollte und möglichst konkret beschrieben werden soll, in welchen Situationen die Verfügung gelten soll.
- Auf den Internetseiten des Bundeministeriums der Justiz und für Verbraucherschutz (www.bmjv.de) finden sich Vordrucke für Vorsorgevollmacht, Betreuungsverfügung, Patientenverfügung mit Erläuterungen, Anregungen und Formulierungshilfen sowie Informationsbroschüren zum Download. Das Ministerium empfiehlt, sich zusätzlich Beratung bei einer Ärztin oder einer anderen fachkundigen Person/Organisation einzuholen.

Bedeutung

- Bei nach dem Betreuungsgesetz untergebrachten Personen muss das regelmäßige Fixieren oder die Gabe von Psychopharmaka gegen den Willen der Betroffenen durch das Vormundschaftsgericht genehmigt werden.
- Bei Zwangsmedikation muss das Gericht das Gutachten eines externen Sachverständigen einholen.
- Die gesetzliche Betreuerin ist keine Hilfs- oder Pflegeperson, z. B. für Haushaltsführung, Körperpflege, hat aber bei Bedarf die erforderliche Unterstützung durch Dritte sicherzustellen und zu organisieren.
- Die Betreuerin über eine geplante Entlassung (▶ 1.12) oder Verlegung informieren, die weitere Zukunftsplanung für die Patientin mit ihr abstimmen
- Betreuerinnen mit Aufgabenbereich Vermögenssorge müssen sich um die finanzielle Versorgung der Patientin während des stationären Aufenthalts kümmern.
- Die Betreuerin weist sich mit einer Bestellungsurkunde aus. Eine Kopie sollte in den Krankenunterlagen enthalten sein.
- Die Betreuerin darf Zugang zu Post und zu Telefonaten der Betreuten nur dann haben, wenn es von Gericht ausdrücklich als Aufgabenkreis angeordnet wurde. Wichtige Behördenmitteilungen müssen zusätzlich auch immer persönlich an die Betreute gesandt werden.

- Anschrift und Telefonnummer der Betreuerin sollten in der Pflegedokumentation (▶ 1.3) immer schnell verfügbar sein.
- Wird ersichtlich, dass eine Patientin eine Betreuerin benötigt, mit der zuständigen Ärztin oder dem Sozialdienst sprechen, um Betreuung bei Gericht anzuregen.

Tipps, Tricks und Fallen

- In akuten Krankheitsphasen hadern Patientinnen häufig mit ihrer Betreuung, mit der sie bislang einverstanden waren. Sie fühlen sich entmündigt und/oder übervorteilt, wollen eventuell ihre Betreuung aufheben lassen. Patientinnen und ihre Gefühle ernst nehmen und Gespräche anbieten, ggf. Kontakt zwischen Patientin und Betreuerin herstellen sowie bei problematischen Verhältnissen Unterstützung bei der Kontaktaufnahme zur Betreuungsbehörde oder dem Bereuungsgericht geben.
- Verträge von Betreuten mit Einwilligungsvorbehalt sind schwebend unwirksam, so lange, bis die Betreuerin sie nachträglich genehmigt. Auch Willenserklärungen von Dritten, z. B. über medizinische Maßnahmen, gegenüber der Betreuten sind erst wirksam, wenn sie der Betreuerin zugegangen sind.
- Manche Patientinnen, die eigentlich einer Betreuung bedürften, lehnen diese u. a. auch aus finanziellen Gründen ab. Gespräch anbieten, um sich mit dem Für und Wider einer Betreuung für den weiteren Lebensverlauf auseinanderzusetzen.
- Mit der Betreuungsreform zum 1.1.2023 wurden die Bedeutung des Wunsches und der Selbstbestimmung der Betreuten sowie die „persönlichen Betreuung“ gestärkt und gleichzeitig wurde die Kontrolle der Qualität der Tätigkeiten und Abrechnungsmodalitäten für Berufsbetreuerinnen verstärkt. Betreuerinnen sind daher verpflichtet, sich regelmäßig einen persönlichen Eindruck von Befinden und Situation der Betreuten zu verschaffen, z. B. durch regelmäßige Besuche in der Klinik oder einer besonderen Wohnform (§ 1821 BGB), um wichtige Angelegenheiten mit der Betreuten besprechen und über Wünsche der Betreuten im Bilde zu sein. Sollte das direkte Gespräch mit der Betreuten nicht möglich oder erschwert sein, muss die Betreuerin andere Kommunikationsmöglichkeiten hinzuziehen wie andere Kontaktpersonen, Einrichtungspersonal etc.

1.11.12 Freiheitsentziehende Maßnahmen

Unterbringung psychisch kranker Menschen

Zivilrechtlich möglich durch einen Betreuer (▶ 1.1.11) sowie **öffentlich-rechtlich** nach Landesgesetz der Bundesländer, den Landesunterbringungsgesetzen (auch Psychisch-Kranken-Gesetz: **PsychKG**).

Hiernach kann, wer an einer psychischen Krankheit oder einer krankheitswertigen psychischen Störung leidet und darüber hinaus eine Gefahr für sich selbst oder die öffentliche Sicherheit und Ordnung darstellt, gegen seinen Willen auf eine geschlossene psychiatrische Station gebracht werden. Für eine Unterbringung gegen den Willen muss also eine **„Selbstgefährdung“** (Suizidalität, Selbstverletzungen) oder eine **„Fremdgefährdung“** (Gefahr für andere durch Aggressivität, Gewalttätigkeit gegen Personen oder Sachen) vorliegen. Wenn eine Person eine gesetzliche Betreuung hat und die Unterbringung ausschließlich wegen „Selbstgefährdung“

(ohne Vorliegen von Fremdgefährdung) erfolgt, wird das Unterbringungsverfahren vorzugsweise nach dem Betreuungsrecht geregelt, bei „Fremdgefährdung" ist regelhaft die Unterbringung nach den öffentlich-rechtlichen Landesgesetzen erforderlich. Eine Unterbringung bei Selbstgefährdung nach Psych-KG auch bei Bestehen einer Betreuung ist dennoch möglich, z. B. bei unterschiedlicher Auffassung von Ärztin und Betreuerin.

Voraussetzungen für die öffentlich-rechtliche Unterbringung

Die näheren Voraussetzungen regeln die erheblich unterschiedlichen Unterbringungsgesetze der einzelnen Bundesländer:

- In allen Bundesländern kann bei unmittelbarer Gefahr für den kranken Menschen (Eigengefährdung) oder für die Allgemeinheit (Fremdgefährdung) eine Unterbringung in einer geschlossen psychiatrischen Abteilung erfolgen. Behandlungsbedürftigkeit allein rechtfertigt keine Unterbringung.
- Es muss positiv nachgewiesen werden, dass die Gefahr auf andere Weise nicht abgewendet werden kann.
- Notwendigkeit der Gefahrenabwehr: Die Eigen- oder Fremdgefährdung muss unmittelbar gegeben sein.
- Grundsatz der Verhältnismäßigkeit: Unterbringung darf nur so lange und soweit erfolgen wie erforderlich, d. h., nach dem Wegfall von Eigen- oder Fremdgefährdung muss die Aufhebung des Unterbringungsbeschlusses unverzüglich in die Wege geleitet werden.
- Im Rahmen der Unterbringung sind bei akuter Eigen- oder Fremdgefährdung besondere (Sicherungs-)Maßnahmen erlaubt, z. B. Unterbringung in einer geschlossenen Abteilung, Wegnahme oder Vorenthalten von Gegenständen, Absonderung in einem besonderen Raum, Fixierung, körperliche Durchsuchung bei akuter Gefahr für die Sicherheit, unmittelbarer Zwang durch körperliche Gewalt und Hilfsmittel. Die Sicherungsmaßnahmen sind befristet anzuordnen, ärztlich zu überwachen und aufzuheben, sobald der Grund hierfür wegfällt. Bei Fixierungen ist eine ständige Beobachtung sicherzustellen.
- Nach einem Urteil des Bundesverfassungsgerichts vom 24.7.2018 stellen 5-Punkt- und Z-Punkt-Fixierungen eine Freiheitsentziehung dar, die durch die landesrechtliche Unterbringungsanordnung nicht abgedeckt ist. Die richterliche Genehmigung ist zeitnah nachzuholen, weshalb ein richterlicher Bereitschaftsdienst von 6:00 Uhr bis 21:00 Uhr (auch am Wochenende) vorgehalten werden muss. Die Fixierungsmaßnahme muss von einer Eins-zu-Eins-Betreuung personell begleitet werden und exakt dokumentiert werden in Bezug auf ihre Durchsetzung, Dauer und Art der Überwachung. Die Betroffenen können die Zulässigkeit der durchgeführten Fixierung gerichtlich prüfen lassen und müssen über diese Möglichkeit informiert werden.

Formales Unterbringungsverfahren

- Untere Verwaltungsbehörde, z. B. Polizei oder Ordnungsamt: stellt Antrag auf Unterbringung sowie Zuführung zum psychiatrischen Krankenhaus. Dem Antrag muss eine ärztliche Stellungnahme beigefügt werden, die Aussagen zur Diagnose und zum Gefährdungspotenzial enthält.
- Das Vormundschaftsgericht entscheidet über die Unterbringung; die Richterin muss die Betroffene anhören.
- Der betroffenen Patientin wird der Unterbringungsbeschluss schriftlich zugestellt.
- Der betroffenen Patientin wird eine Verfahrenspflegerin zur Vertretung der Interessen der Patientin zur Seite gestellt (§ 312 FamFG).

- Eine gesetzliche Betreuerin kann sich gemäß § 315 FamFG im Verfahren zur Unterbringung äußern (unabhängig von den bestellten Aufgabenkreisen).
- „Beschwerde" als Rechtsmittel gegen die Unterbringung: Überprüfung erfolgt durch das zuständige Landgericht. Gegen den Beschluss des Landgerichts ist die „Rechtsbeschwerde" möglich.
- Bei Wegfall der Voraussetzungen der Unterbringung ist diese wieder aufzuheben.

! In dringenden Fällen kann eine vorläufige Unterbringung ohne gerichtliche Entscheidung erfolgen. Diese muss dann unverzüglich bis zum Ablauf des folgenden Tages nachgeholt werden.

Bedeutung

Mit der Unterbringung alleine sind keineswegs Behandlungsrecht oder -pflicht gegen den Willen der Patientin in allen Bereichen abgedeckt. Die Bestimmungen hierzu sind je nach Bundesland unterschiedlich. Eindeutig erlaubt sind überall Maßnahmen zur unmittelbaren Gefahrenabwehr für Gesundheit und Leben für die Patientin selbst oder für andere.

- Gesetzliche Betreuerinnen sollten über eine erfolgte Unterbringung nach PsychKG informiert werden.
- Auf einer geschlossenen psychiatrischen Station können Patientinnen mit Unterbringungsbeschluss trotzdem Ausgang erhalten.
- Freiheitsentziehende Maßnahmen, z. B. Fixieren, exakt mit Begründung dokumentieren

Exkurs: Zwangsbehandlung in der Psychiatrie

Es bestehen rechtliche Unsicherheiten und große Meinungsverschiedenheiten zum Thema Zwangsbehandlung und -medikation in der Psychiatrie. 2013 wurde durch das „Gesetz zur Regelung der betreuungsrechtlichen Einwilligung in eine ärztliche Zwangsmaßnahme" die Zwangsbehandlung für unter gesetzlicher Betreuung stehende Patientinnen neu geregelt (§ 1831 BGB). Hiernach gilt:

- Der Einwilligung einer Betreuerin in eine Zwangsbehandlung muss das Betreuungsgericht zustimmen, notfalls im Eilverfahren.
- Eine Zwangsbehandlung kommt nur bei krankheitsbedingt einwilligungsunfähigen Betreuten in Betracht, z. B. wegen akuter Psychose.
- Die Zwangsbehandlung ist **Ultima Ratio,** sie muss zur Abwendung eines drohenden erheblichen gesundheitlichen Schadens erforderlich sein. Alternative Maßnahmen dürfen nicht bestehen.
- Der zu erwartende Nutzen der Zwangsbehandlung muss die Beeinträchtigungen (i. d. R. durch Psychopharmaka) deutlich übersteigen.
- Vor der Zwangsbehandlung muss ein psychiatrisches Gutachten von einem externen Gutachter eingeholt werden. In der Praxis bedeutet dies, dass bis zur wirksamen richterlichen Entscheidung massiv selbstgefährdete Patientinnen nicht medikamentös behandelt werden dürfen. Die Zeit muss durch andere Maßnahmen überbrückt werden, z. B. Fixierungen ohne Medikation (umstritten).
- Das Betreuungsgericht muss sich im Beschluss zu Art der Therapie, Wirkstoffen, Dosis, Therapiezielen konkret äußern sowie die Maßnahmen zeitlich befristen.
- Die Regelung gilt nur für einwilligungsunfähige Betreute, nicht für Unterbringungen nach PsychKG. Hier gelten nach wie vor die unterschiedlichen Landesgesetze. In einigen Bundesländern erlauben die PsychKG eine vorübergehende Zwangsmedikation bei massiver Selbst- oder Fremdgefährdung,

in vielen Bundesländern ist auch beim PsychKG für Zwangsbehandlungen die Genehmigung des Gerichts erforderlich.

Maßregelvollzug

Für psychisch kranke Rechtsbrecher gelten Sonderregelungen (§§ 61 ff. StGB: Maßregeln der Besserung und Sicherung). Bei **Schuldunfähigkeit** oder **verminderter Schuldfähigkeit** (▶ 11.2) zum Zeitpunkt einer rechtswidrigen Tat kann zum Schutz der Allgemeinheit die Unterbringung in einer geschlossenen Abteilung erfolgen:

- Nach **§ 63 StGB** Unterbringung psychisch kranker Straftäterinnen in einem psychiatrischen Krankenhaus
- Nach **§ 64 StGB** Unterbringung suchtkranker Menschen in einer Entziehungseinrichtung

Voraussetzung ist, dass infolge des Zustands der Täterin erhebliche rechtswidrige Taten zu erwarten sind. Die Unterbringung soll der Behandlung dienen. Der Maßregelvollzug wird nach landesrechtlich unterschiedlichen Maßregelvollzugsgesetzen in gesonderten psychiatrischen Einrichtungen durchgeführt (▶ 11.3).

Fahrerlaubnis

Der Entzug der Fahrerlaubnis durch das Gericht ist nicht gleichzusetzen mit einem Fahrverbot, das eine Verwaltungsbehörde erteilt (▶ 1.11.13). Der Entzug setzt eine rechtswidrige Tat im Zusammenhang mit dem Führen eines Kfz voraus. Die Fahrerlaubnis wird regelmäßig entzogen, wenn es sich um erhebliche Verkehrsdelikte handelt, z. B. Trunkenheit, unerlaubtes Entfernen vom Unfallort.

1.11.13 Fahrtauglichkeit

Grundlagen

Grundlage für die Beurteilung der Fahrtauglichkeit durch Ärztinnen sind die „Begutachtungsleitlinien zur Kraftfahrzeugeignung" vom 27.01.2014 (mittlerweile 15. Änderung). Dabei gibt es bis heute keine gesicherten Erkenntnisse, dass psychisch kranke Menschen generell nicht geeignet sind, ein Fahrzeug zu führen oder in erheblichem Umfang an der Verursachung von Verkehrsunfällen beteiligt wären. Die Fahrerlaubnis sollte daher nur bei erwiesener Fahruntüchtigkeit versagt werden. Eine psychische Erkrankung kann die Fahrtauglichkeit einer Betroffenen einschränken oder ganz ausschließen, wenn aufgrund des individuellen körperlich-geistigen Zustands eine Verkehrsgefährdung nachgewiesen werden kann. Die Annahme einer Verkehrsgefährdung ist dann berechtigt, wenn die hohe Wahrscheinlichkeit besteht, dass ein Schädigungsereignis (Selbst- oder Fremdgefährdung) eintritt.
Entscheidungen über die Erteilung, Erneuerung, Entziehung oder Einschränkung der Fahrerlaubnis treffen die Straßenverkehrsbehörden, im Zusammenhang mit Straftaten die Gerichte. Die Straßenverkehrsbehörden können die Fahrerlaubnis von bestimmten Auflagen abhängig machen, z. B. regelmäßige Untersuchungen durch Amts- oder Fachärzte, Sachverständige, medizinisch-psychologische Untersuchungsstellen oder Fahrproben. Die Straßenverkehrsbehörde veranlasst ggf. ärztliche oder sonstige Gutachten.
Ärztliche Gutachten haben eine beratende Funktion und dienen als Grundlage für die rechtliche Entscheidung der Behörden oder der Gerichte.

Ärztliche Beurteilung der Fahreignung

Die Beurteilung der Fahrtauglichkeit gehört allgemein zur ärztlichen Beratung. Die Ärztin hat zunächst nur die Pflicht zur Aufklärung der Patientin, inwieweit eine

Erkrankung oder deren Behandlung, z. B. die Verordnung von Psychopharmaka, dessen Fahrtauglichkeit beeinflusst.

Die Ärztin ist nicht zur Mitteilung an die Verwaltungsbehörden verpflichtet, hier gilt grundsätzlich die ärztliche Schweigepflicht. Andererseits sollte eine Ärztin die Behörde verständigen, wenn nach ihrer Überzeugung die Interessen der Sicherheit im Straßenverkehr gefährdet sind (vorbeugende Gefahrenabwehr), wenn z. B. begründete Zweifel bestehen, dass die Patientin sich an den ärztlichen Rat, kein Auto zu fahren, hält.

Die Patientin sollte über die geplante Benachrichtigung an die Behörde informiert werden. Wird ein ärztliches Gutachten zur Fahrtauglichkeit angefordert, muss die Betroffene die Begutachtung bezahlen.

Während der akuten Erkrankungsphase sind endogen wie exogen psychotisch kranke Menschen wegen der Symptomatik, z. B. Suizidneigung, Wahnideen, Sinnestäuschungen, Realitätsverkennungen, affektive Antriebs- und Denkstörungen, immer und generell als fahruntauglich anzusehen. Nach Abklingen der Symptomatik ist es i. d. R. wieder möglich, am Straßenverkehr teilzunehmen. Abhängig ist dies von Art und Prognose des Grundleidens. Bei Behandlung mit Psychopharmaka sind die gesundheitlich stabilisierende Wirkung und die möglichen Beeinträchtigungen durch Nebenwirkungen abzuwägen. So kann einerseits die regelmäßige Medikation auch wichtig sein für die stabile Gesundheit und damit die Fahrtüchtigkeit, während andererseits bestimmte Medikamente eine Fahrtüchtigkeit beeinträchtigen oder ausschließen können.

- Patientinnen bitten, die Autoschlüssel den Verwandten oder dem Pflegepersonal auszuhändigen, um nicht in die Versuchung zu kommen, heimlich zu fahren
- Äußerungen einer Patientin, die auf eine fehlende Einsicht in die Fahruntauglichkeit schließen lassen, der behandelnden Ärztin berichten und dokumentieren. Die Ärztin wird ihrerseits eine erfolgte Aufklärung der Patientin in Hinblick auf ihre Fahrtauglichkeit dokumentieren. Erfolgte Aufklärung schriftlich bestätigen lassen.
- Mit der Patientin zusammen Alternativen überlegen, wie sie nach der Entlassung ohne Kraftfahrzeug zurechtkommen kann, z. B. Anfahrt zum Arbeitsplatz; ggf. Sozialdienst einschalten (▶ 2.13)
- Wenn durch fehlende Fahrtauglichkeit der Erhalt des Arbeitsplatzes bedroht ist, Sozialdienst informieren. Dieser kann z. B. die Patientin an den berufsbegleitenden Integrationsfachdienst (▶ 18.4.1) weitervermitteln. Gegebenenfalls Schwerbehindertenausweis beantragen, Kontakt mit der Arbeitgeberin aufnehmen.

! Tipps, Tricks und Fallen

Bei Zweifel an der Fahrtauglichkeit Patientin an psychologischen Dienst der Klinik zur Testung vermitteln.

1.11.14 Bürgergeld

Bürgergeld und psychische Erkrankung

Viele psychisch kranke Menschen in stationärer psychiatrischer Behandlung gehen keiner Erwerbsfähigkeit nach und sind daher auf öffentliche finanzielle Unterstützung angewiesen. Ein nicht unerheblicher Teil der Klientinnen bezieht Bürgergeld, welches aus der Zusammenführung der ehemaligen Arbeitslosenhilfe und der Hilfe zum Lebensunterhalt des BSHG entstanden ist.

Grundzüge der Grundsicherung für Arbeitssuchende

- Zum 1. Januar 2023 hat das Bürgergeld das Arbeitslosengeld II abgelöst mit stärkerer Ausrichtung auf Qualifizierung, Weiterbildung und Arbeitsvermittlung.
- Bürgergeld nach dem Zweiten Sozialgesetzbuch (SGB II) kann erhalten, wer finanziell hilfebedürftig, **erwerbsfähig** und im Alter zwischen 15 und 65–67 Jahre alt ist sowie seinen gewöhnlichen Aufenthalt in der BRD hat. Als erwerbsfähig gilt, wer auf absehbare Zeit imstande ist, **mindestens 3 Stunden täglich** einer Erwerbstätigkeit unter den üblichen Bedingungen des allgemeinen Arbeitsmarkts nachzugehen (nicht erwerbsfähige Hilfebedürftige: ▶ 1.11.15, ▶ 1.11.16, Leistungen nach SGB XII); auch psychisch kranke Menschen fallen deshalb oft in den Bürgergeld-Bezug.
- Junge Erwachsene unter 25 Jahren können eigenständig nur dann volles Bürgergeld erhalten, wenn das Jobcenter einem Auszug aus dem Elternhaus zugestimmt hat wegen triftiger Gründe.
- Zuständige Leistungserbringer von Bürgergeld sind die örtlichen Jobcenter.
- Bürgergeld-Leistungen erhalten auch Personen, die mit einem erwerbsfähigen Leistungsberechtigten in einer **Bedarfsgemeinschaft** leben.
- Auch Erwerbstätige können Bürgergeld ergänzend beziehen, wenn ihr Einkommen nicht ausreichend ist.
- Die monatlich **pauschalierten Regelleistungen** werden zum Monatsanfang überwiesen und betragen im Jahr 2025 für Alleinstehende 563 Euro, für zwei volljährige Partnerinnen je 506 Euro, je Kind bis 5 Jahre 357 Euro, je Kind zwischen 6 und 13 Jahren 390 Euro, je Kind zwischen 14 und 17 Jahren 471 Euro, für erwachsene Kinder zwischen 18 und 25 Jahren 451 Euro, gleiches gilt für Personen in stationären Einrichtungen. Die Leistung mindert sich um Einkommen und Vermögen.
- Für bestimmte Lebenslagen gibt es Mehrbedarfszuschläge (z. B. aufwendige Ernährung).
- Einmalige Leistungen können gewährt werden für Erstausstattungen für die Wohnung, inklusive Haushaltsgeräte, Erstausstattungen für Bekleidung (inklusive Schwangerschaft und Geburt), Klassenfahrten für Kinder. In speziellen Fällen besteht auch die Möglichkeit einer einmaligen Hilfeleistung in Form eines Darlehens (z. B. bei Verlust von Dingen).
- Bezieherinnen von Bürgergeld werden in der **gesetzlichen Krankenversicherung** sowie der **Pflegeversicherung** pflichtversichert. Beiträge zur Rentenversicherung werden nicht entrichtet.
- Bürgergeld-Bezieherinnen haben auch Pflichten: eigene Schritte unternehmen, um aus der Hilfebedürftigkeit herauszukommen; sprich Arbeitssuche, zumutbare Arbeitsstellen annehmen, erreichbar sein für das Jobcenter, Termine im Jobcenter und zu ärztlichen und psychologischen Untersuchungen wahrnehmen. Das Jobcenter schließt einen Kooperationsvertrag mit der Kundin. Zeiten von Krankheit und Wiedereintritt in die Arbeitsfähigkeit sind unverzüglich anzuzeigen, ebenso Veränderungen in den wirtschaftlichen Verhältnissen. Bei Nichtbeachtung der Mitwirkungspflichten kann das Jobcenter die Leistungen sanktionieren, d. h. kürzen.
- Auch bei Bezug von Bürgergeld kann Vermögen angespart bzw. erhalten bleiben. Das **Schonvermögen** beträgt 15.000 Euro pro Person in der Bedarfsgemeinschaft. Im ersten Jahr des Bürgergeldbezugs gilt eine **Karenzzeit,** in der der Hauptantragstellerin 40.000 Euro Schonvermögen zusteht, danach 15.000.
- **Zuverdienst** ist möglich. Bis zu 100 Euro wird nichts angerechnet, zwischen 100 und 520 Euro werden 20 % nicht angerechnet, zwischen 520 und 1.000

Euro 30 % nicht. Schüler und Auszubildende dürfen bis zu 520 Euro dazuverdienen, in den Ferien unbegrenzt.

- Bürgergeld-Bezieher haben Anspruch auf ein angemessenes Kraftfahrzeug bis zu einem Wert von 1.500 Euro.
- Angemessenes Wohneigentum ist bis zu bestimmten Werten ebenfalls geschützt.

! Bei längerem stationärem Aufenthalt wird die Leistung Bürgergeld oft nach 6 Monaten eingestellt. Die Betroffenen müssen dann Grundsicherung oder Hilfe zum Lebensunterhalt beim kommunalen Sozialamt beantragen (▶ 1.11.15, ▶ 1.11.17).

1.11.15 Grundsicherung im Alter und bei Erwerbsminderung

Grundsicherung und psychische Erkrankung

Viele psychisch kranke Menschen haben keinen Anspruch auf Bürgergeld, wenn sie aus Alters- oder gesundheitlichen Gründen nicht mehr als erwerbsfähig gelten. Dann können sie bei finanzieller Bedürftigkeit eine Grundsicherung als eigenständige soziale Leistung nach § 41 ff. SGB XII vom zuständigen kommunalen Sozialamt erhalten. Die Grundsicherung soll den grundlegenden Bedarf für den Lebensunterhalt dauerhaft voll erwerbsgeminderter Personen sicherstellen.

Grundzüge der Grundsicherung im Alter und bei Erwerbsminderung

- Grundsicherung ist eine eigenständige Sozialleistung und vorrangig vor Hilfe zum Lebensunterhalt der Sozialhilfe. Die Leistung der Grundsicherung ist ins SGB XII eingeordnet, wird hier aber wegen der gewichtigen Bedeutung für Menschen mit psychischen Erkrankungen eigens behandelt.
- Grundsicherung erhalten Personen mit gewöhnlichem Aufenthalt in der Bundesrepublik Deutschland, die die Altersgrenze der Rente erreicht haben (65 bis 67. Lebensjahr je nach Geburtsjahr) haben oder die das 18. Lebensjahr vollendet haben, aber noch nicht die Altersgrenze erreicht haben und aus medizinischen Gründen dauerhaft voll erwerbsgemindert sind.
- Nach dem BGB werden unterhaltspflichtige Kinder oder Eltern nur dann zum Unterhalt für die Leistungsempfänger herangezogen, wenn ihr jährliches Gesamteinkommen über 100.000 Euro liegt.
- Art und Höhe der pauschalierten Regelleistungen sind identisch mit denen des Bürgergeldes.

1.11.16 Bundesteilhabegesetz (BTHG) und Eingliederungshilfe

BTHG: Grundlagen und Grundzüge

Am 23.12.2016 wurde mit dem Bundesteilhabegesetz (BTHG) das neunte Sozialgesetzbuch neu gefasst (SGB IX-Rehabilitation und Teilhabe von Menschen mit Behinderung). Es sieht umfassende Neuregelungen im Recht der Rehabilitation und Teilhabe von Menschen mit Behinderung in zeitlichen Reformstufen vor. Diese Regelungen gelten für alle **„Rehabilitationsträger“**, hier sind konkret gemeint: Sozialamt, Jugendamt, Rentenversicherung, Bundesagentur für Arbeit, Kranken- und Pflegekasse, Unfallkasse, Kriegsopferfürsorge, Berufsgenossenschaften.
Die Änderungen bedeuten einen Paradigmenwechsel, hin zu einer Verbesserung der Lebenssituation mit **mehr Selbstbestimmung und gleichberechtigte Teilhabe (also auch Inklusion) im Gemeinwesen** für Menschen mit Behinderung oder von

Behinderung bedrohte Menschen. Die Sozialhilfe soll aus dem „Fürsorgesystem" zu einem modernen Recht auf Teilhabe geführt werden. Die einzelnen Leistungsträger im Sozialrecht sind aufgefordert, den Menschen in den Mittelpunkt zu stellen, ihre Prozesse und Leistungsgewährungen zu harmonisieren, den Zugang zu Hilfeleistungen zu vereinfachen und umfassend zu gestalten.

Personenkreis

Mit dem BTHG soll die Sozialpolitik für beeinträchtigte Menschen in Einklang mit der UN-Behindertenrechtskonvention (Übereinkommen der Vereinten Nationen über die Rechte von Menschen mit Behinderungen) gebracht und weiterentwickelt werden.
Zum 1.1.2020 wurde in §2 SGBIX ein **neuer Behinderungsbegriff** eingeführt. Hiernach wird klargestellt, dass sich eine Behinderung erst durch eine defizitäre Interaktion mit der Umwelt entwickelt und manifestiert. Hilfen müssen daher auch hier ansetzen:
„Menschen mit Behinderungen sind Menschen, die körperliche, seelische, geistige oder Sinnesbeeinträchtigungen haben, die sie in Wechselwirkung mit einstellungs- und umweltbedingten Barrieren an der gleichberechtigten Teilhabe an der Gesellschaft mit hoher Wahrscheinlichkeit länger als sechs Monate hindern können". Der neue Begriff ist nicht mehr defizitär besetzt, sondern zielt nach dem „bio-psycho-sozialen Modell" der ICF der WHO (International Classification of Functioning and Health) auf die Behebung von Teilhabebeschränkungen. **Leistungsberechtigt** sind nach 99 SGB IX i. V. m. ehemaligem § 53 Abs. 1 SGB XII Menschen mit Behinderung, die in ihrer Fähigkeit, an der Gesellschaft teilzuhaben, eingeschränkt oder von einer solchen wesentlichen Behinderung bedroht sind, wenn Aussicht besteht, dass die Aufgabe der Eingliederungshilfe erfüllt werden kann.

Teilhabe- und Gesamtplanung

Dies bedeutet auch Veränderungen in den Grundsätzen und bisherigen Verfahrensregelungen der **Teilhabeplanung und Gesamtplanung** der Leistungsträger:

- Leistungen wie aus einer Hand: Die Teilhabeberechtigte stellt nur einmal einen Antrag bei einem Rehabilitationsträger (nur noch ein verantwortlicher Träger als Ansprechpartner für verschiedene zu koordinierte Hilfeleistungen).
- Der angegangene Leistungsträger bleibt zuständig und muss von sich aus proaktiv weitere mögliche Hilfen organisieren, andere Leistungsträger einbeziehen und alle Hilfeleistungen koordinieren.
- Alle Rehabilitationsträger führen verbindlich geltende Gesamtplan-/Teilhabeverfahren nach der Klassifikation nach ICF durch (▶ 18.1.6). Es ist nur noch ein Träger als „leistender Träger" bei trägerübergreifenden Teilhabeleistungen zuständig Dieser führt die Teilhabekonferenz durch. Inhalte des Teilhabeplans sind Regelungen von Zuständigkeiten und Erstattungsverfahren, individuelle Bedarfsermittlung, Teilhabeziele, die erforderlichen Hilfemaßnahmen.
- Der Reha-Träger muss den Teilhabeberechtigten umfassend beraten und tätlich bei Antragstellungen und Klärung von weiteren Leistungsansprüchen unterstützen. Bestehende Beratungsangebote werden um die „Ergänzende unabhängige Teilhabeberatung" (EUTB) ergänzt.
- Einheitliche Kriterien der Bedarfsermittlung für alle REHA-Träger
- Verbesserung der Einkommens- und Vermögenssituation, Erhöhung des Schonvermögens (aktuell 63.630 Euro), Partnereinkommen und -vermögen werden nicht herangezogen.
- Angebote im Sozialraum, Abbau von Barrieren insgesamt im kommunalen Gesellschaftsleben (beispielsweise Teilnahme an allgemeinen Kulturveranstaltungen ermöglichen)

1

Fachleistungen der Teilhabe

Mit der Neufassung des Behindertenbegriffs wurde die **Trennung von Fachleistungen der Eingliederungshilfe von existenzsichernden Leistungen** (Sozialhilfe, Bürgergeld) vollzogen.

- Das Recht der Eingliederungshilfe ist jetzt als Teil 2 des SGB IX in Kraft. Das Eingliederungshilfekapitel SGB XII (Sozialhilfe) wird nicht mehr angewendet.
- Zuständig für die Leistungsgewährung werden die neu zu bildenden Träger der Eingliederungshilfe.
- Gegenstand die Leistungsgewährung ist die jeweilige **„Fachleistung".** Existenzsichernde Leistungen werden über die Regelsysteme (SGB II und SGB XII) gewährt. Das SGB IX sieht keine „Stationären Einrichtungen" mehr vor. (Ehemalige Heimbewohnerinnen werden quasi Mieterinnen durch Überlassen von Wohnraum, hierüber wird ein gesonderter Vertrag mit dem Leistungsträger geschlossen, unabhängig vom Vertrag über die Fachleistung).
  - **Personenzentrierter Ansatz,** personenorientierte Fallsteuerung
  - **Assistenzleistungen für gleichberechtigte Teilhabe:** Abschied von der Unterscheidung der Unterstützungsleistung nach bestimmten Wohnformen (Abschied von stigmabehafteten Groß- und Sondereinrichtungen, Heimen). Die Betroffenen können selbst bestimmen, wo und wie sie leben möchten. Nach § 104 SGB IX soll eigenständiges Wohnen auch dann ermöglicht werden, wenn die Leistungen dadurch mehr Kosten verursachen. Mehr Orientierung an den Bedürfnissen im Sozialraum als an Wohnumfeld.
  - Vorrang des **persönlichen Budgets** (▶ 18.3.4)
- Die **existenzsichernden Leistungen** werden unabhängig von der Wohnform, wie bei Menschen ohne Behinderung, nach den Vorschriften des 4. Kapitels SGB XII (Grundsicherung im Alter oder bei Erwerbsminderung) erbracht. Für diese Leistungen gelten dann auch die Einkommens- und Vermögensgrenzen der jeweiligen Vorschriften, nicht die erhöhten Schonvermögensgrenzen. Das Einkommen und Vermögen der Ehe- und Lebenspartner werden bei der Bedarfsfeststellung bezüglich der Fachleistungen ab 2020 nicht mehr herangezogen.

Leistungsarten der Teilhabe

Aufgabe der Eingliederungshilfe ist es, eine drohende Behinderung zu verhindern oder eine Behinderung oder deren Folgen zu beseitigen oder zu mildern und die Menschen mit Behinderung in die Gesellschaft einzugliedern.
Die vielfältigen Leistungen wurden in Teil 2 des SGB IX zusammengeführt und in vier Fachleistungsgruppen unterteilt:

- Leistungen zur **medizinischen Rehabilitation** (§ 26 SGB IX), z. B. ambulante oder stationäre Behandlung, sonstige ärztliche oder ärztlich verordnete Maßnahmen zur Verhütung, Beseitigung oder Milderung der Behinderung, analog zu den Rehabilitationsleistungen der gesetzlichen Krankenversicherung
- Leistungen zur **Teilhabe am Arbeitsleben** (§ 111 SGB IX), um die Erwerbsfähigkeit von Menschen mit Behinderung oder von Behinderung bedrohter Menschen zu erhalten, zu verbessern, herzustellen oder wiederherzustellen, z. B. Hilfen zur Erlangung oder Erhaltung eines Arbeitsplatzes, Beratung, Vermittlung, Trainingsmaßnahmen, Weiterbildung, Umschulung, analog zu den Leistungen der Bundesagentur für Arbeit
- Leistungen zur **Teilhabe an Bildung** (§ 112 SGB IX): beispielsweise Hilfen zur schulischen und hochschulischen Bildung und deren Vorbereitung durch kommunikative, technische oder andere Hilfsmittel bis zur persönlichen Assistenz

- Leistungen zur **sozialen Teilhabe** (§ 113–116 SBG IX): z. B. Hilfsmittel; Hilfen bei Beschaffung, Ausstattung, Erhaltung einer behindertengerechten Wohnung; Hilfen zu selbstbestimmtem Leben in ambulant unterstützten Wohnmöglichkeiten; Hilfen zur Förderung der Verständigung mit der Umwelt (für Menschen mit Hör- und Sprachbehinderung); heilpädagogische Maßnahmen für noch nicht schulpflichtige Kinder; „Elternassistenz" für Betreuung in einer Pflegefamilie; Hilfen zum Besuch von geselligen und kulturellen Veranstaltungen und Einrichtungen; Leistungen zur Mobilität (z. B. Kraftfahrzeughilfe)

Seit 2020 erhalten Menschen mit Behinderung ihre existenzsichernden Leistungen (Grundsicherung/Hilfe zum Lebensunterhalt) direkt vom Sozialamt und müssen diese selbst verwalten. Barbetrag und Kleiderpauschale sind deshalb entfallen. Die auf Antrag gewährten Leistungen umfassen den Regelsatz, ggf. gewährte Mehrbedarfe und Bedarfe für Unterkunft und Heizung. Mit diesen Leistungen muss der Mensch mit Behinderung die ihm direkt von der besonderen Wohnform in Rechnung gestellten Entgelte wie Unterkunft, Heizung und Verpflegung bezahlen und alle Bedarfe, welche die besondere Wohnform nicht zur Verfügung stellt, z. B. persönliche Bedarfe wie Kleidung.

1.11.17 Sozialhilfe

Sozialhilfe und psychische Erkrankung

Nach wie vor wird ein Teil der notwendigen Behandlungs- und Betreuungsleistungen für psychisch kranke Menschen nicht als Bestandteil der medizinischen Leistungen durch Krankenkassen und andere Kostenträger der Rehabilitation und Eingliederungshilfe anerkannt. Die Finanzierung erfolgt dann durch das Sozialwesen, insbesondere die **Sozialhilfe.** Auch in Zukunft wird ein erheblicher Anteil von psychisch kranken Menschen auf Sozialhilfe angewiesen sein, vor allem wegen eines krankheitsbedingt erhöhten Risikos eines unzureichenden Erwerbseinkommens.

Am 19.12.2003 haben Bundestag und Bundesrat der Reform des Sozialhilferechts zugestimmt. Durch das „Gesetz zur Einordnung des Sozialhilferechts in das Sozialgesetzbuch" wurde das Sozialhilferecht modernisiert und in das Sozialgesetzbuch eingeordnet: SGB XII. Die Sozialhilfereform trat zum 1.1.2005 in Kraft und enthält folgende Eckpunkte:

- Transparente und bedarfsgerechte Weiterentwicklung der finanziellen Leistungen
- Aktivierende Instrumente werden gegenüber passiven Leistungen verbessert („Fördern"), u. a. durch mehr Beteiligung der Leistungsberechtigten, vor allem bei personenbezogenen Dienstleistungen.
- Mehr Selbstverantwortung der Hilfeempfängerinnen, die als Kooperationspartnerinnen angesehen werden und mehr Verantwortung für den Erfolg der Hilfe übernehmen müssen („Fordern")
- Mehr Transparenz und Vereinfachung der Verwaltungsvorgänge, u. a. durch stärkere Pauschalisierung bisheriger einmaliger Leistungen
- Gesellschaftliche Teilhabe von Menschen mit Behinderung soll gestärkt werden.

Grundzüge des Sozialhilferechts

- Sozialhilfe ist **nachrangig** gegenüber Selbsthilfefähigkeiten und Leistungen Dritter: *„Sozialhilfe erhält nicht, wer sich selbst helfen kann oder wer die erforderliche Hilfe von anderen, besonders von Angehörigen oder von Trägern anderer Sozialleistungen, erhält."* (§ 2 SGB XII)

- Sozialhilfe hängt damit ab von einer vorliegenden nachgewiesenen „Bedürftigkeit".
- Angehörige wie Eltern, Großeltern, Kinder werden daher gemäß ihrer Unterhaltspflicht nach BGB finanziell herangezogen, hierzu gibt es je nach Hilfeart verschiedene Einkommens- und Vermögensschongrenzen.
- **Individualisierungsgrundsatz:** Sozialhilfe ist auf einen konkreten individuellen Hilfebedarf und die Mittel und Kräfte des Hilfesuchenden abgestellt. Jede Person, die die Voraussetzungen für die Hilfegewährung erfüllt, hat einen Anspruch auf die Befriedigung ihres Bedarfs. Es müssen alle Besonderheiten des Einzelfalls unter Beachtung des Gleichheitsgrundsatzes berücksichtigt werden.
- Ambulante Leistungen haben Vorrang vor teilstationären und stationären Einrichtungen sowie teilstationäre vor stationären Leistungen. Dies gilt nicht, wenn eine ambulante Leistung mit unverhältnismäßigen Mehrkosten verbunden ist (§ 13 SGB XII).
- Im Sozialhilferecht gibt es Muss-Leistungen (… ist zu gewähren), Soll-Leistungen (nur begründete Verweigerung der Leistung möglich) und Kann-Leistungen (Leistungsgewährung nach pflichtgemäßem Ermessen).
- **Bedarfsdeckungsprinzip:** Die Gründe für die Notlage spielen keine Rolle. Sozialhilfe wird nicht für die Vergangenheit gewährt. Schulden werden nicht übernommen.
- Sozialhilfe wird in Form von Dienstleistung (Beratung, Unterstützung in sozialen Angelegenheiten), Geldleistungen und Sachleistungen erbracht. Geldleistungen haben Vorrang vor Sachleistungen (§ 10 SGB XII).
- Die Sozialhilfe wird von örtlichen und überörtlichen Sozialhilfeträgern gewährt. Örtliche Träger sind die kreisfreien Städte und Landkreise, sie können ihre Gemeinden und Gemeindeverbände zur Durchführung der Sozialhilfeaufgaben heranziehen; die überörtlichen Sozialhilfeträger werden durch die Länder bestimmt; die Aufteilung der Aufgaben zwischen örtlichem und überörtlichem Träger ergibt sich nach der sachlichen Zuständigkeit gemäß SGB XII.
- Der Anspruch auf die Leistungen setzt gemäß § 18 SGB XII mit dem Tag des Bekanntwerdens der Voraussetzungen für die Gewährung der Hilfe beim Sozialhilfeträger ein, eine Antragstellung ist prinzipiell nicht erforderlich. In der Regel wird dem Sozialamt die Bedürftigkeit durch einen mündlichen oder schriftlichen Antrag bekannt. Ein Antrag kann beim Sozialamt und auch bei anderen Sozialleistungsträgern, bei Gemeinden oder den Servicestellen der Rehabilitation erfolgen.
- Die Hilfeempfängerin hat eine **Mitwirkungspflicht,** d.h., sie hat alle Tatsachen anzugeben, die für die Leistung erheblich sind. Während des Bezugs von Leistungen sind Änderungen der Verhältnisse, soweit sie Art und Umfang der Leistung beeinflussen könnten, unverzüglich anzuzeigen (z.B. auch längere Krankenhausaufenthalte). Fehlende Mitwirkung kann zum Versagen der Hilfeleistung führen (ganz oder teilweise).

Hilfearten

Leistungen der Sozialhilfe werden in Form verschiedener Hilfearten gewährt, die sich nach der Besonderheit des Einzelfalls richten, insbesondere nach der Art des Bedarfs, den örtlichen Verhältnissen, den eigenen Kräften und Mitteln der Person oder des Haushalts bei der Hilfe zum Lebensunterhalt (§ 9 Abs. 1 SGB XII). Im Einzelnen sind zu nennen:

Hilfe zum Lebensunterhalt

- Ist nachrangig und kommt nur dann in Betracht, wenn die Betroffenen weder Anspruch auf Bürgergeld noch auf Grundsicherung im Alter oder wegen Erwerbsminderung haben. Dies sind z. B. Personen, die nur zeitlich befristet erwerbsgemindert sind (weniger als 3 Std. täglich erwerbsfähig); Personen unter 18 Jahren, die nicht mit einem Bezieher von ALG II in einer Bedarfsgemeinschaft leben (z. B. minderjährige Kinder mit Behinderung in Einrichtungen). Asylbewerberinnen erhalten Leistungen nach dem Asylbewerberleistungsgesetz, eine Art abgespeckte Hilfe zum Lebensunterhalt.
- Analog zum Bürgergeld werden Kosten der Unterkunft und der Heizung in Höhe der tatsächlichen Aufwendungen übernommen, der monatliche Bedarf zum Lebensunterhalt wird in pauschalierten Regelsätzen erbracht.
- Der notwendige Lebensunterhalt umfasst insbesondere Ernährung, Unterkunft, Kleidung, Körperpflege, Hausrat, Haushaltsenergie (ohne Heizung und Warmwasserzubereitung) und persönliche Bedürfnisse des täglichen Lebens. Zu den persönlichen Bedürfnissen des täglichen Lebens gehört in vertretbarem Umfang auch eine Teilnahme am sozialen und kulturellen Leben (§ 27a Abs. 1 SGB XII).
- Für bestimmte Bedarfe gibt es einmalige Leistungen, z. B. Erstausstattung einer Wohnung, Erstausstattung für Bekleidung.

Hilfe zur Gesundheit (nach §§ 47–52 SGB XII)

- Vorbeugende Gesundheitshilfe (medizinische Vorsorgeleistungen und Untersuchungen)
- Hilfe bei Krankheit (Leistungen zur Krankenbehandlung wie z. B. auch Krankenhausaufenthalt)
- Hilfen zur Familienplanung (ärztliche Beratung, Untersuchung, Kosten für empfängnisverhütende Mittel bei ärztlicher Verordnung)
- Hilfe bei Schwangerschaft und Mutterschaft
- Hilfe bei der Sterilisation

! Die Hilfen entsprechen den Leistungen der gesetzlichen Krankenversicherung.

Hilfe zur Pflege

Personen, die wegen einer körperlichen, geistigen oder seelischen Krankheit oder Behinderung für die gewöhnlichen und regelmäßig wiederkehrenden Verrichtungen im Ablauf des täglichen Lebens auf Dauer, voraussichtlich für mindestens 6 Monate, in erheblichem oder höherem Maß der Hilfe bedürfen, ist Hilfe zur Pflege zu leisten (§ 61 Abs. 1 Satz 1 SGB XII).

- Die Hilfe zur Pflege umfasst häusliche Pflege, Hilfsmittel, teilstationäre Pflege, Kurzzeitpflege und stationäre Pflege. Sozialhilfe deckt jedoch auch Hilfen für Personen ab, die keinen Anspruch auf Pflegegeld nach SGB IX haben, z. B. wenn andere, weitere Hilfeleistungen erforderlich sind oder der Hilfebedarf unterhalb der Pflegestufe I liegt.
- Der Inhalt der Leistungen bemisst sich analog den Regelungen der Pflegeversicherung.
- Die Hilfe zur Pflege kann auf Antrag auch als Teil eines trägerübergreifenden persönlichen Budgets erbracht werden (▶ 18.3.4).

Hilfe in besonderen sozialen Schwierigkeiten

Betrifft gemäß § 67 SGB XII Personen, bei denen besondere Lebensverhältnisse mit sozialen Schwierigkeiten verbunden sind, zu deren Überwindung sie aus eigener Kraft nicht fähig sind, z. B. Obdachlose, Nichtsesshafte. Zu den Hilfen zählen z. B. Beratung und persönliche Betreuung, Hilfen zur Ausbildung, Erlangung und Sicherstellung eines Arbeitsplatzes, Maßnahmen zur Beschaffung einer Wohnung. Die Hilfeempfängerinnen erhalten häufig von den Sozialämtern einen „Tagessatz" ausgezahlt.

Hilfe in anderen Lebenslagen
Hierzu zählen gemäß §§ 70 ff. SBG XII:

- Hilfe zur Weiterführung des Haushalts: persönliche Betreuung von Haushaltsangehörigen sowie sonstige zur Weiterführung des Haushalts erforderliche Tätigkeiten
- Altenhilfe, z. B. altengerechte Wohnung, Beratung und Unterstützung bei der Beschaffung eines geeigneten Heimplatzes, Besuch von Veranstaltungen oder Einrichtungen zur Unterhaltung, Geselligkeit, Bildung, Ermöglichung von Kontakten zu nahestehenden Personen
- Blindenhilfe
- Hilfe in sonstigen Lebenslagen
- Bestattungskosten

Pflege

- Bei Fragen zu Bürgergeld, Grundsicherung oder Sozialhilfe Krankenhaussozialdienst einschalten
- Patientinnen müssen im Rahmen ihrer Mitwirkungspflicht den Jobcentern, den Werkstätten und/oder dem Sozialhilfeträger Krankenhausaufenthalte mitteilen. Gegebenenfalls Bescheinigung über stationären Aufenthalt ausstellen, Telefonate ermöglichen, Aufenthaltsbescheinigung ausstellen.

1.11.18 Pflegeversicherung

Grundzüge

Rechtgrundlage ist das „Gesetz zur Sozialen Absicherung des Risikos der Pflegebedürftigkeit" (Pflegeversicherungsgesetz) vom 28.Mai 1994, heute im SGB XI eingefügt, modifiziert und verbessert durch die Pflegestärkungsgesetze I, II und III (aktuelle Fassung gültig seit 2020). Gemäß der Pflegereform 24 (PUEG) wurden weitere Verbesserungen der sachlichen und finanziellen Unterstützungsleistungen eingeführt, unter anderem die Erhöhung der Pflegesach- und Pflegegeldleistung um 5 %.
Die Pflegeversicherung kommt für Pflegeleistungen auf, welche nicht von den Krankenkassen als ärztlich verordnete Behandlungspflege übernommen werden (z. B. Verbandwechsel, Medikamente Stellen, Spritzen etc.).
„Pflegebedürftig … sind Personen, die gesundheitlich bedingte Beeinträchtigungen der Selbständigkeit oder der Fähigkeiten aufweisen und deshalb der Hilfe durch andere bedürfen. Es muss sich um Personen handeln, die körperliche, kognitive oder psychische Beeinträchtigungen oder gesundheitlich bedingte Belastungen oder Anforderungen nicht selbständig kompensieren oder bewältigen können." (§14 SGB XI) Die Pflegebedürftigkeit muss mindestens 6 Monate bestehen.
Zu den Leistungen der Pflegeversicherung gehören bis zu einem gewissen Umfang auch Tätigkeiten im Haushalt, die aufgrund der Pflegebedürftigkeit entstehen.
Trotz der Pflegestärkungsgesetze I und II bietet die Pflegeversicherung keine (am Bedarf ausgerichtete) Vollversicherung, sondern eine Art von Grundsicherung. Die Pflegebedürftigen müssen in der Regel aus ihrem eigenen Einkommen und Vermögen zuzahlen bzw. ergänzend Hilfe zur Pflege der Sozialhilfe beantragen.

- Leistungen werden pauschaliert nach Tabelle erbracht.
- Festgelegte Geld- oder Sachleistung entsprechend dem festgestellten Pflegegrad
- Ein Pflegegrad ist Voraussetzung für Leistungen der Pflegekasse.
- Angehörige haben Anspruch auf eine Pflegeberatung: Diese führen für die gesetzlichen Krankenkassen die örtlichen **Pflegestützpunkte** www.zqp.de/beratung-pflege sowie für die privaten Krankenkassen deren eigene Beratungsdienste wie „Compass" www.compass-pflegeberatung.de.

Pflegegrade

Es werden fünf Pflegegrade unterschieden (▶ Abb. 1.3). Hiernach richten sich auch Leistungshöhe und Leistungsumfang des Pflegegeldes. Der Pflegegrad wird vom Medizinischen Dienst der gesetzlichen und privaten Krankenkassen durch **Pflegegutachten** festgestellt. Hierbei werden von durch die Pflegekasse beauftragten Sachverständigen Beeinträchtigungen in sechs Lebensbereichen erhoben:

- Mobilität (z. B. Aspekte wie Treppensteigen, Positionswechsel im Bett, stabile Sitzposition, Balance)
- Kognitive und kommunikative Fähigkeiten (z. B. zeitliche und örtliche Orientierung, Verstehen von Kommunikation, Personenerkennung)
- Verhaltensweisen und psychische Probleme (z. B. Ängste, Wahnvorstellungen, Depressionen)

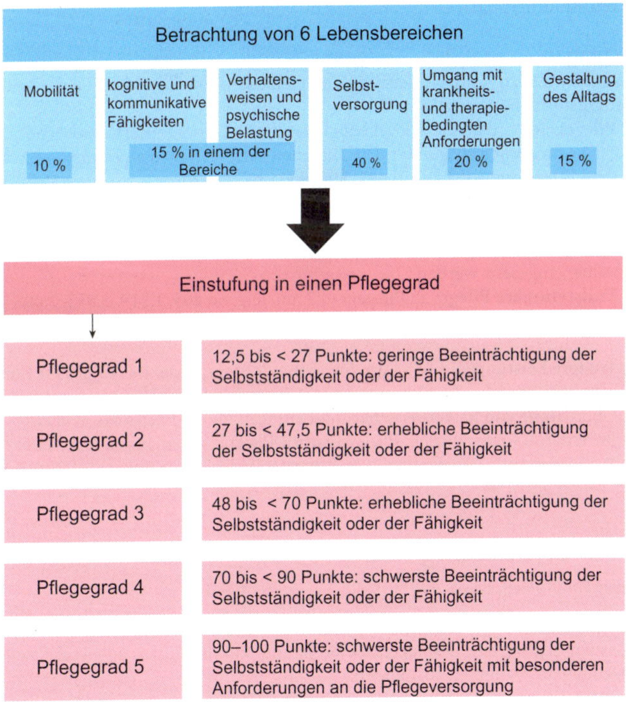

Abb. 1.3 Pflegegrade [L141]

- Selbstversorgung (z. B. Essen, Essenszubereitung, Benutzen der Toilette, Köperpflege)
- Bewältigung von/selbstständiger Umgang mit krankheits- oder therapiebedingten Anforderungen und Belastungen (z. B. Medikamenteneinnahme, Begleitung zur Ärztin, Messung und Deutung von Köperzuständen wie Blutdruck und Diabetes, Nutzung von Hilfsmitteln wie Rollstuhl, Prothesen)
- Gestaltung des Alltagslebens und sozialer Kontakte (z. B. Tagesablaufgestaltung, Interaktion mit direkten Kontaktpersonen, Kontaktpflege zu Familie und Freundinnen außerhalb des Umfelds)

Die Module und ihre einzelnen Unterpunkte werden unterschiedlich stark gewichtet, die Einstufung des Pflegegrades erfolgt nach einen Punktesystem. Unzureichenden Bewältigungsstrategien sowie psychischen und kognitiven Problemlagen werden seit dem Pflegestärkungsgesetz II deutlich mehr Bedeutung zugemessen als früher. Für Menschen mit psychiatrischen Erkrankungen kommen daher viel häufiger als früher Pflegeleistungen in Betracht, auch wenn keine körperlichen Einschränkungen vorliegen.

- **Pflegegrad 1:** geringe Beeinträchtigung der Selbstständigkeit
- **Pflegegrad 2:** erhebliche Beeinträchtigung der Selbstständigkeit
- **Pflegegrad 3:** schwere Beeinträchtigung der Selbstständigkeit
- **Pflegegrad 4:** schwerste Beeinträchtigung der Selbstständigkeit
- **Pflegegrad 5:** schwerste Beeinträchtigung der Selbstständigkeit mit besonderen Anforderungen an die pflegerische Versorgung

Leistungen

Es wird nach Geld- und Sachleistung unterschieden, eine Kombination der beiden Leistungsformen ist möglich.

- **Pflegegeld** wird an die Pflegebedürftigen für selbstorganisierte häusliche Pflege monatlich ausgezahlt. Die aktuellen Sätze betragen ab Pflegegrad 2 mit dem Pflegegrad aufsteigend 347, 599, 800 und 990 Euro.
- **Pflegesachleistungen** für häusliche Pflege durch einen **professionellen Pflegedienst:** ab Pflegegrad 2 aufsteigend 796, 1.497, 1.859, 2.299 Euro. Bis zu 40 % des Betrags können für anerkannte Angebote zur Unterstützung im Alltag eingesetzt werden.
- **Vollstationäre Pflege:** ab Pflegegrad 2 aufsteigend 805, 1.319, 1.855, 2.096 Euro, bei Eigenanteilsleistungen Zuschläge zwischen 15 und 75 % je nach Verweildauer
- **Weitere Leistungen:** 1.685 Euro für Verhinderungspflege, 1.854 Euro für Kurzzeitpflege pro Jahr. Bis 42 Euro Kosten von erforderlichen Verbrauchsmitteln. Übernahme von Rentenversicherungsbeiträgen für die Pflegeperson bei reduzierter Erwerbstätigkeit. Pflegekurse für Pflegpersonen. Bis zu 4.180 Euro für Wohnraumumbaumaßnahmen (z. B. barrierefreies Badezimmer, Treppenlift).

1.12 Entlassung

Yvonne Brachtendorf, Holger Thiel

Die Entlassung bedeutet für viele Patienten, besonders solche mit langen Krankenhausaufenthalten, eine erneute große Belastung. Vor der Entlassung ist die weitere Betreuung des Patienten abzuklären.

- Patienten und Angehörige frühzeitig informieren
- Entlassmanagement einleiten
- Notfall-/Krisenplan erstellen

- Wochenplan zusammen mit dem Patienten erarbeiten mit Möglichkeiten, wie die ersten Tage nach der Entlassung gestaltet werden können
- Bei Patienten, die betreut werden, sollten Arzt oder Sozialdienst den Betreuer über die Verlegung oder Entlassung informieren.
- Die Entlassung des Patienten gegen ärztlichen Rat geschieht auf eigenes Risiko, die Aufklärung (▶ 1.11.3) darüber muss vom Patienten unterschrieben werden. Falls der Patient nicht unterschreiben will, müssen die Aufklärung und die Verweigerung der Unterschrift gut dokumentiert werden.
- Formular zu den Akten geben (▶ 1.3)
- Patienten auf Eigenanteil und ggf. auf TV- und Telefongebühren hinweisen
- Wertsachen und Patienteneigentum zurückgeben, Rückgabe quittieren lassen

Entlassungsvorbereitung in Gruppen

Drei in sich geschlossene Themen werden in einer offenen Gruppe angeboten, d. h., dass jederzeit Patienten in die Gruppe kommen können. Die Themen der Entlassungsgruppe sind:

- **Anlauf- und Beratungsstellen:** Neben einer Übersicht von Anlauf- und Beratungsstellen werden die Teilnehmer in einen Erfahrungsaustausch geführt.
- **Lebensqualität entwickeln:** Dies ist die Sicht auf die subjektive Seite der Lebensqualität, inspiriert von der US-amerikanischen „Quality of Life"-Forschung (objektive und subjektive Aspekte und die individuell empfundene Lebensqualität).
- **Hilfe in Krise:** Thema Angst vor einer möglichen Krise. Wie notwendig ist die soziale Anbindung, welche allgemeinen Strategien sind hilfreich? Rolle der Arztwahl (Hausarzt versus Facharzt).

Die Gruppenleitung basiert auf der Technik der „themenzentrierten Interaktion" (TZI) nach Cohn (▶ 14.2, ▶ 14.3.8). Die TZI vermittelt als Moderationstechnik in besonderem Maße die Möglichkeit, mit den Erfahrungen der Betroffenen zu einem lebendigen Lernprozess geführt zu werden. TZI ist ein Verfahren, das mit dem Menschenbild der humanistischen Psychologie lebendiges Lernen, Stofflernen und Persönlichkeitsentwicklung miteinander verbindet und hilft vor allem, die besondere Gruppendynamik in der Akutpsychiatrie (Umgang mit „Problempatienten") zu moderieren.

> **!** **Tipps, Tricks und Fallen**
> Selbstverständlich ersetzt eine Entlassungsgruppe nicht die individuellen Entlassungsgespräche.

Selbstständiger Patient

- Abklären, wie der Patient nach Hause kommt: Taxi, Krankenwagen, öffentliche Verkehrsmittel, wird abgeholt, fährt allein.
- Auf Eigenanteil für Taxi, Krankenwagen hinweisen
- Sind Kleidung, Schuhe, Schlüssel vorhanden? Falls nicht, durch Angehörige bringen lassen
- Entlassungstermin so planen, dass der Patient Lebensmittel und Medikamente besorgen kann. Rezept nach Entlassmanagement mitgeben, notfalls Medikamente und Einnahmeanweisung bis zum nächsten Arzttermin.
- Bei Fahruntüchtigkeit auf Fahrverbot (▶ 1.11.13) hinweisen; Formblatt unterschreiben lassen
- Entlassungspapiere vorbereiten, vom Arzt ausfüllen lassen
- Eigentum und Wertsachen zurückgeben, quittieren lassen

- Auf Selbsthilfegruppen, Patientenclubs, Tagesstätten hinweisen. Ideal: Patient hat während des stationären Aufenthalts dort einen Informationsbesuch gemacht.

Ambulante Weiterversorgung

- Hausarzt und/oder Psychiater informieren, den Patienten oder seine Angehörigen möglichst frühzeitig einen Arzttermin vereinbaren lassen
- Ambulante Pflege vom Arzt verordnen und von Angehörigen oder Sozialdienst suchen lassen
- Ambulanten Pflegedienst über benötigte Pflegehilfsmittel informieren
- Kontaktaufnahme auf der Station ermöglichen
- Pflegeentlassungsbericht erstellen (Kopie in die Akte) und mitgeben
- Ambulante psychiatrische Pflege (▶ 17)
- Sozialpsychiatrischen Dienst (▶ 18.5.4), Betreuer (▶ 1.11.11) informieren

Ambulante häusliche psychiatrische Pflege

Siehe hierzu ▶ 17.

Teilstationäre Versorgung

Tagesklinik

▶ 18.2.2, zusätzlich:

- Prüfen, wie der Patient die Tagesklinik erreichen kann
- Übernahme von Fahrtkosten durch den Patienten klären lassen. Die tägliche Fahrt zur Behandlung in der nächstgelegenen Tagesklinik muss von der Krankenkasse (bzw. Beihilfe) bezahlt werden.
- Vor der Entlassung Besuch ermöglichen
- Arzt- und Pflegeentlassungsbericht mitgeben
- Wenn sich die Übernahme direkt an den stationären Aufenthalt anschließt, Rezept gemäß Entlassmanagement oder Medikamente bis zum ersten Tageskliniktag mitgeben.

Übergangs- und Dauerwohnheime/betreute Wohngemeinschaften

▶ 18.3

- Häufig bestehen lange Wartelisten: Patienten frühzeitig anmelden.
- Sozialdienst hilft, geeignete Häuser zu finden.
- Patient muss sich mit Lebenslauf, Sozial- und Arztbericht bewerben. Über die Aufnahme entscheidet das Heim.
- Labile Patienten zum Vorstellungsgespräch begleiten
- Probewohnen ermöglichen. Wiederaufnahme möglichst im gleichen Zimmer soll gesichert sein.
- Kostenübernahme durch Sozialdienst klären lassen

Alten- und Pflegeheime

▶ 18.3.1

Diese kommen infrage, wenn eine Wiedereingliederung oder häusliche Versorgung nicht möglich ist. Kostenübernahme muss geklärt sein. Ausführlichen Pflegeentlassungsbericht erstellen.

Verlegung

- Bei Verlegung innerhalb der Klinik Patientenakte mitgeben, sonst Pflegeentlassungsbericht schreiben oder ggf. Patienten aus dem Krankenhausinformationssystem (KIS) entlassen bzw. im KIS verlegen

- Mit dem Arzt klären, welche Befunde kopiert und mitgegeben werden sollen
- Transport, ggf. Begleitung organisieren
- Patienteneigentum und Wertsachen mitgeben

Geschlossen → offen

Wird vom Patienten meist als Verbesserung empfunden. Trotzdem treten nicht selten Ängste auf, das bekannte Milieu zu verlassen und den Schutz, den die geschlossene Station bietet, zu verlieren.

- Einige Besuche im Vorfeld und das Wissen, dass bereits bekannte Patienten dort untergebracht sind, können Ängste abbauen.
- Bei besonders ängstlichen, unsicheren Patienten Verlegung, wenn möglich, so organisieren, dass ein befreundeter Patient gleichzeitig auf dieselbe Station verlegt wird
- Verlegte Patienten auf suizidale Impulse beobachten
- Rückfallgefahr bei Suchtpatienten beachten

Offen → Geschlossen

Wird meist ungeplant notwendig und vom Patienten häufig als Rückschritt und Verschlechterung empfunden.

- Mit dem Patienten die Notwendigkeit der Verlegung besprechen. Ist dies mangels Einsicht vor der Verlegung nicht möglich, muss es später thematisiert werden.
- Verlegung gegen den Willen des Patienten muss gesetzlich legitimiert werden (▶ 1.11) und darf keinesfalls als Sanktion benutzt werden.
- Bei Verlegung von aggressiven Patienten gegen deren Willen gilt: je mehr Personal, desto besser. Häufig fügt sich der Patient der Übermacht und Kämpfe sowie Schäden für Personal und Patienten können vermieden werden. Notfalls zusätzlich Polizei alarmieren.

Pflegeentlassungsbericht

Wird immer ausgefüllt, wenn Pflege nach der Entlassung nötig ist, auch bei Verlegungen.

Ziele

- Über den bisherigen Verlauf informieren
- Kontinuierliche Pflege sicherstellen
- Zustand des Patienten bei der Entlassung nachweisen

Handhabung

- Erstellt von Bezugsperson oder zuletzt versorgende Pflegende
- Kopie für die Krankenakte
- Im verschlossenen Kuvert mitgeben
- Kann schon am Vortag erstellt werden
- Muss mit Datum und Handzeichen versehen werden

Inhalt

- Daten des Patienten, z. B. Adressaufkleber
- Pflegerische Situation des Patienten, benötigte Hilfestellung
- Zuletzt durchgeführte pflegerische Maßnahmen
- Benötigte Hilfsmittel
- Letzter Wechsel von Verbänden, Sonden, Drainagen mit genauer Bezeichnung der verwendeten Materialien

- Reaktionen des Patienten auf pflegerische/therapeutische Maßnahmen
- Beschreibung des bisherigen Verlaufs und Einschätzung der weiteren Entwicklung

1.13 Gesund bleiben für Profis

Markus Rohe

„Stellen Sie sich vor, Sie wären ein Leuchtturm. Die Kanzel leuchtet, damit können Sie den Schiffen eine Hilfe sein. Wenn die Kanzel nicht mehr leuchtet, können ***Sie*** *den Schiffen keine Hilfe mehr sein!"* (frei nach Juchli 2020). Juchli vergleicht Pflegende mit Leuchttürmen. Der Leuchtturm weist bei ruhiger See den Weg, bei Gefahr sendet er ein Hoffnungslicht. Wie aber soll ein Leuchtturm Hoffnung senden und den Weg weisen, wenn die Kanzel nicht leuchtet? Ausgebrannte Pflegende geben weder Licht noch Wärme. Juchli möchte ermuntern, sich selbst zu pflegen!
Der Wert der Gesundheit spielt im Alltag oftmals eine untergeordnete Rolle. Am Geburtstag jedoch wünscht jeder alles Gute und **Gesundheit.** An diesem Tag tritt der Wert mehr in den Vordergrund. Gesundheit ist nicht nur wichtig, damit die Rolle der Pflegenden erfüllt werden kann. Gesundheit ist für jede Rolle des Lebens wesentlich. Ein sehr guter Grund, für sich zu sorgen.

- *„Gesundheit entsteht dadurch, dass man sich um sich selbst und für andere sorgt."* (Miksch 2024)
- Die Profession Pflege ist gefährdet, beim Sorgen für andere die Sorge um sich selbst zu vernachlässigen.
- Gesundheit ist wertvoll.
- Einflussnahme auf die eigene Gesundheit ist möglich.

1.13.1 Gesundheitsfürsorge

- Gesundheitsfürsorge umfasst alle Bemühungen, die die Gesundheit erhalten und fördern.

Das Ziel von Gesundheitsfürsorge ist nach der Ottawa-Charta (WHO 1986): *„Die Art und Weise, wie eine Gesellschaft die Arbeit, die Arbeitsbedingungen und die Freizeit organisiert, sollte Quelle der Gesundheit und nicht der Krankheit sein. Gesundheitsförderung schafft sichere, anregende, befriedigende und angenehme Arbeits- und Lebensbedingungen."* Die Ottawa-Charta regt die Etablierung von Partizipationsorientierten Strukturen und Prozessen zur Gesundheitsförderung an. Für die Umsetzung von Gesundheitsförderung schafft die Unterscheidung in die Bereiche Arbeit, Arbeitsbedingungen und Freizeit Ansatzpunkte.

Bereich Arbeit und Arbeitsbedingungen

Einen wesentlichen Teil des Lebens verbringen Menschen bei der Arbeit. So liegt es nahe, die Gesundheitsförderung unter anderem dort zu platzieren. Gesundheitsförderung in den Bereichen Arbeit und Arbeitsbedingungen findet unter anderem im Rahmen des Betrieblichen Gesundheitsmanagements (BGM) Anwendung. *„BGM ist die Verankerung von Gesundheit und Leistungsfähigkeit als betriebliche Ziele […]"* (Hartung, Faller und Rosenbrock 2021). Dies reicht von einer Analyse der Arbeitssituation über Schutzimpfungen durch den Betriebsarzt hin zu Angeboten zur Stressbewältigung. Eine wissenschaftliche Überprüfung der Wirksamkeit und des Nutzens von BGM-Maßnahmen kommt zum Ergebnis, dass ganzheitliche Ansätze bessere Ergebnisse erzielen als monozentrische Ansätze (Barthelmes et al. 2019).

- Über BGM-Angebote informieren und diese bei Interesse und Eignung nutzen

Bereich Freizeit

- Auszeiten für Ruhe und Erholung schaffen
- ▶ Kasten „Tipps, Tricks und Fallen“

1.13.2 Selbstfürsorge

Begriffsklärung

Im Gegensatz zur Gesundheitsfürsorge, bei der die Verantwortung zur Gesundheit von außen (z. B. Arbeitgeber) übernommen wird, wird die Verantwortung bei der Selbstfürsorge von innen (Selbst) übernommen.

- Selbstfürsorge meint Pflege der eigenen Person.
- Selbstfürsorge lässt sich nur sehr bedingt delegieren.
- Selbstfürsorge beinhaltet physische und psychische Gesundheit.
- Selbstfürsorge beinhaltet Empowerment.
- Die Pflegetheorie nach Orem nutzt für Selbstfürsorge den ähnlichen Begriff der Selbstpflege.

! **Tipps, Tricks und Fallen**

Fürsorge orientiert sich an Bedürfnissen, wobei aus allgemeinen Bedürfnissen ein konkreter Bedarf abgeleitet wird. Es existieren unterschiedliche Modelle und Konzepte zu Bedürfnissen. Eines der bekanntesten, wenn auch wenig empirisch fundierten Modelle, ist die **Bedürfnispyramide nach Maslow** (▶ Abb. 1.4). Physiologische Bedürfnisse bilden die Grundlage. Dazu zählen Hunger, Durst, Bewegung. In stressigen Arbeitsschichten werden diese grundlegenden Bedürfnisse oft nicht gestillt, was die Gesundheit gefährdet. Nachfolgend weitere Vorschläge zur Selbstfürsorge:

- Physiologische Grundbedürfnisse (trinken, essen, schlafen, bewegen):
  - Trinken, essen und bewegen auch in stressigen Diensten
  - Hilfreich dabei: die Wasserflasche an den Arbeitsplatz stellen. So erinnert die Flasche an das regelmäßige Trinken.
  - Anschließend ausreichend schlafen, wenn möglich, regelmäßig
  - Achtsame Bewegungen machen: Kiefer entspannen, sich strecken, eigene Übungen
- Im Dienst:
  - Den Tag strukturieren
  - Aufgaben priorisieren
    - Pausen machen
  - Pausensignale des Körpers wahrnehmen und umsetzen. Pausensignale zeigen sich oftmals in Form von Bedürfnissen: Bedürfnis nach Bewegung, Bedürfnis nach Flüssigkeit, Nahrung oder Süßem, Bedürfnis nach Tagträumen.
  - Pausensignale ernst nehmen
  - Wenn es richtig stressig ist, kurz innehalten und Handlungen planen, um Zeit zu sparen
  - „Nein“ sagen
  - Lachen. Wenn alles nichts hilft, hilft meistens Humor!
  - Fortbildungen besuchen
- Arbeiten im Team:
  - Austausch und Diskussionen – Der Austausch mit Kollegen kann helfen, Belastungen zu teilen und gemeinsam Fragestellungen zu klären. ▶ 1.13.4.

  - Unterstützung suchen und fordern
  - Aufgaben delegieren (Pflegevorbehalt berücksichtigen)
- In der Freizeit:
  - Für stabile Beziehungen und Freundschaften sorgen
  - Sich nach dem Feierabend gemütlich machen
  - Abwechslungsreich und gut essen
  - Raus in die Natur gehen. Die Kraft der Terpene nutzen, Waldbaden ausprobieren. Am besten eine Umgebung mit Blau- und Grüntönen, diese Umgebungen haben einen entspannenden Effekt.
  - Regelmäßig bewegen. Bewegung ist eines der bewährtesten Mittel gegen Stress und für die Gesundheit.
  - Achtsamkeitstraining – viele Krankenkassen bieten eine Kostenübernahme für Kurse an.
  - Expressiv schreiben – Das Aufschreiben von Gedanken und Gefühlen kann helfen, emotionale Belastungen zu verarbeiten und Klarheit zu gewinnen.
  - Zeit mit (fachfremden) Freunden verbringen
  - Aktivitäten wie Sauna, Lesen, Lernen, Reisen, Sex, Singen etc. (Birkenbihl 2023)
  - Sich engagieren (in Vereinen, Politik, der Gemeinde etc.)
- Außerdem:
  - Um langfristig gesund zu bleiben, ist es sinnvoll, den eigenen Beruf nicht immer schlecht zu reden, sondern ebenso Positives zu benennen.
  - Nicht übertreiben – Gesundheit ist wichtig, aber sollte nicht als Dogma über allem stehen.
  - Für eine leichtere Integration von Selbstfürsorge in den eigenen Alltag ist es hilfreich, Zeit zu reservieren – einen Teil des Tages bzw. der Woche. Wichtig ist die Kontinuität.

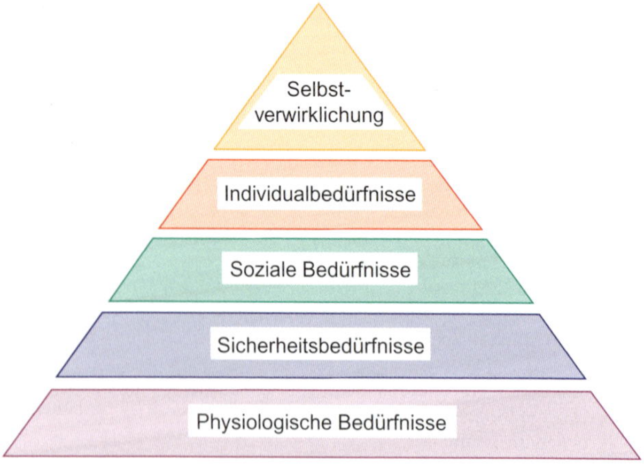

Abb. 1.4 Bedürfnispyramide nach Maslow [L143]

Stressampel nach Kaluza

Die Stressampel nach Kaluza ist eine Form, sich selbst beim Umgang mit Stress kennenzulernen (Kaluza 2018). Es gilt, die drei Sätze zu vervollständigen:

- „Ich gerate in Stress, wenn …"
  - mehrere Menschen gleichzeitig etwas wollen.
  - ich Zeitdruck habe.
  - …
- „Ich setze mich selbst unter Stress, indem …"
  - ich alles perfekt machen will.
  - ich alles selbst machen will.
  - …
- „Wenn ich im Stress bin, dann …"
  - werde ich hektisch und vergesse Dinge.
  - … achte ich nicht ausreichend auf meinen Körper und meine Bedürfnisse.
  - …

Sich selbst zu kennen, insbesondere beim Umgang mit Stress, bietet die Grundlage für Selbstentwicklung.

Selbstentwicklung

Selbstfürsorge kann langfristig nur funktionieren, wenn es ein eigenes wichtiges Ziel ist. Einen Rahmen für diese Entwicklung bieten die Inneren Entwicklungsziele (Inner Development Goals 2023). Dieser Rahmen enthält 23 Fertigkeiten, die zur Selbstentwicklung beitragen, das sind zum Beispiel:

- Gegenwärtigkeit
- Offenheit und Lernbereitschaft
- Kritisches Denken
- Einfühlungsvermögen und Mitgefühl
- Kommunikationsfähigkeiten
- Mitgestaltungsfähigkeiten
- Mut
- Kreativität

Dimensionen von Bewältigung

Bezogen auf den Grund für Bewältigung (Coping) kann auf zwei Dimensionen unterschieden werden – vergangene Schädigung vs. zukünftige Bedrohung und Gewissheit vs. Ungewissheit (Margraf, Schneider 2018). Daraus ergeben sich vier Copingformen (▶ Tab. 1.3).

Tab. 1.3 Vier Copingformen

Reaktives Coping	Bewältigung von gewissen vergangenen oder akuten Ereignissen, z. B. starkes Arbeitsaufkommen, Kritik von Vorgesetzten oder Patienten etc.
Antizipatorisches Coping	Umgang mit einer gewissen zukünftigen Herausforderung, z. B. Examens-/Abschlussprüfung, Ausfall eines Kollegen für die nächste Schicht etc.
Proaktives Coping	Aufbau von Bewältigungsressourcen, um mit gewissen zukünftigen Herausforderungen besser umgehen zu können, z. B. Resilienztraining, Reanimationstraining etc.
Präventives Coping	Gesundheitsverhalten, um das Risiko für ungewisse zukünftige Bedrohungen oder Krankheiten zu verringern, z. B. Vorsorgeuntersuchungen, (Betriebs-)Sport etc.

Selbstfürsorge ist am wirksamsten, wenn es ganzheitlich angewendet wird, also eine Balance zwischen allen Coping-Dimensionen erreicht wird.

1.13.3 Verhalten bei besonderen Vorkommnissen

- Als besonderes Vorkommnis werden Erfahrungen und Erlebnisse wie Suizid von Patienten, Übergriff und Fixierung verstanden. Dies sind Ausnahmesituationen, die als extremes Ereignis wahrgenommen werden können.
- Sich nach extremen Ereignissen belastet zu fühlen, ist eine normale und angemessene Reaktion auf ein unnormales Ereignis (https://psu-helpline.de/).
- Sollten Beschwerden länger anhalten und ein Ereignis zu überwältigend sein, sodass es trotz aller persönlichen Anstrengungen nicht bewältigt werden kann, sollte professionelle Hilfe aufgesucht werden. Bei besonderen Vorkommnissen während der Arbeit ist meist die BG/Unfallversicherung der Kostenträger (▶ 1.6.2).

Tipps, Tricks und Fallen

- Die eigene Tagesstruktur beibehalten
- Alkohol vermeiden
- Schlaf ist elementar.
- ▶ 1.13.2

Selbstfürsorge bei Schlafstörungen

- Wenn möglich, Schlafrhythmus beibehalten
- Meditation hilft bei Gedankenkreisen im Bett.
- Schlafrituale – heißer Tee, Lesen, Entspannungsmusik
- ▶ 6.3, ▶ 13.4

Selbstfürsorge bei Panik

- Bei Panik ist die Atmung zu schnell, daher ist die Atmung ein wirksamer Ansatzpunkt.
- Atemübung **„Boxatmung"** – einfach & effektiv!
  - 4 Sek. einatmen
  - 4 Sek. Luft anhalten
  - 4 Sek. ausatmen
  - 4 Sek. Luft anhalten
  - Wiederholen, bis der Fokus wieder da ist
- ▶ 8.1

Selbstfürsorge bei Angst

- Gezielt die Aufmerksamkeit auf etwas Greifbares lenken und es in die Hand nehmen
- Sich selbst sagen: „Ganz ruhig."
- Bauchatmung einsetzen
- ▶ 8.4

Selbstfürsorge bei Niedergeschlagenheit

- Bewegung ist sehr hilfreich.
- Sich austauschen (▶ 1.13.4)
- Mit Aktivitäten ablenken
- Familie und Freunde treffen

Selbstfürsorge bei Trauma

- Ein Trauma zu erleben, ist nicht gleichzusetzen mit einer psychischen Erkrankung. Erst die Zeit zeigt, ob eine Erkrankung entsteht oder nicht.
- Trauma: Situation oder Ereignis mit existenzieller Bedrohung und tiefgreifender Verunsicherung. Oftmals mit Gefühlen wie Ohnmacht, Angst, Hilflosigkeit verbunden.
- Geregelte Alltagsstruktur bringt Sicherheit zurück.
- Weg zum Umgang aktiv selbst suchen
- Selbst bestimmen, was gut tut
- Das Erleben nicht auf diese eine Erfahrung reduzieren. Stärken und Fähigkeiten in den Fokus rücken.
- Mit folgenden Fragen auf seine Ressourcen besinnen (Weber 2019):
  - Was hat Ihnen bereits in der Vergangenheit bei herausfordernden Situationen geholfen?
  - Was würde Ihnen in dieser Situation gut tun?
- ▶ 8.3

Kollegiale Hilfe

Das Konzept der kollegialen Hilfe bietet schnelle Hilfe auf Augenhöhe durch Kollegen. Es ist ein Angebot zur psychosozialen Unterstützung. Das Konzept findet in vielen Krankenhäusern intern Anwendung. Daneben existiert das Angebot der externen kollegialen Hilfe.

- Kollegiale Hilfe intern
- Kollegiale Hilfe extern: z. B. PSU-Helpline Tel. 0800 091912 (https://psu-helpline.de/)

1.13.4 Austausch

Über Herausforderungen, Stressoren und mögliche Lösungen mit Kollegen oder fachfremden Personen sprechen. Manchmal ist die Distanz einer fachfremden Person hilfreich.

- Eigenes Team als Ressource nutzen:
  - Beim Erkennen der Anzeichen von Stress
  - Beim Lernen und Ausbauen von Fertigkeiten gegen den Stress
- Kollegiale Beratung/Intervision:
  - Austausch und Unterstützung mit Kollegen auf Augenhöhe
  - Hilft, Belastungen zu teilen und gemeinsam Lösungen zu finden.
- Supervision:
  - Austausch mit einer externen Person mit Fachexpertise
  - Hilft, berufliche Herausforderungen zu reflektieren und Strategien zur Bewältigung zu entwickeln
- ▶ 1.9.6
- Austausch über Geschichten:
  - Geschichten ermöglichen es, Situationen mit Distanz zu betrachten.
  - Ermöglicht neue Einsichten und Lösungen.
- Austausch innerhalb von Verbänden und Interessenvertretungen
- Austausch auf Tagungen und Kongressen

1.13.5 Fehlerkultur/CIRS

- Fehler kommen vor, das ist normal. Es ist wichtig, aus Fehlern lernen zu wollen, damit sie nicht wieder auftreten. Dafür ist es erforderlich, darüber zu sprechen, was unangenehm sein kann, z. B. aus Scham oder Angst. Dennoch lohnt es sich, über Fehler zu sprechen und daraus zu lernen.
- Ein Weg, Fehler zu kommunizieren, ist das „Critical Incident Reporting System (CIRS)“, das in verschiedenen Varianten zu finden ist:

Critical Incident Reporting System (CIRS)

- Anonymes Meldeverfahren von Beinahe-Fehlern und/oder eingetretenen Fehlern (teilweise einrichtungsabhängig)
- Auf Grundlage der Meldungen erfolgt eine strukturierte Analyse.
- Aus der Analyse werden Maßnahmen evaluiert und weitere Maßnahmen abgeleitet.
- Aktiv mitarbeiten und das CIRS nutzen
- Um die Wiederholung des gleichen Fehlers in mehreren Krankenhäusern zu vermeiden, gibt es freiwillige Netzwerke, die unterschiedliche Fachrichtungen, Berufsgruppen, Institutionen oder Regionen verbinden.
  - z. B. KH-CIRS-Netz Deutschland
  - z. B. Schweizer CIRRNET

2

Beobachtung, Beurteilung und Intervention

Holger Thiel, Yvonne Brachtendorf

Pflegeplanung

- Präzise Pflegeziele werden hier nicht formuliert, da sie individuell für jeden Patienten erstellt werden, abhängig von der Ausprägung einer Störung, dem Coping-Verhalten (Krankheitsbewältigungsstrategie), seinen Ressourcen und von den Möglichkeiten der Einrichtung.
- Die beschriebenen Maßnahmen in den Pflegeabschnitten sind als Anregung und als Formulierungshilfen zu verstehen und müssen den vorgegebenen Therapiemöglichkeiten der Klinik entsprechend angepasst werden.
- Bei einigen Pflegeproblemen werden Ursachen beschrieben, die beispielhaft als Auslöser für das Problem gelten. Es können jedoch auch andere bzw. weitere Ursachen das Problem auslösen.

2.1 Sich bewegen

Pflegeanamnese

- Bewegungsfähigkeit des Patienten, mögliche Einschränkungen
- Physisch bedingte Einschränkungen
- Psychisch bedingte Einschränkungen
- Mechanische Einschränkung, z. B. Teilnahme am Sport fällt schwer.
- Ressourcen des Patienten, z. B. Entwicklung, Selbstständigkeit

Extrapyramidalsyndrom

Medikamentös bedingte Bewegungsstörung bei mittelhoch- und hochpotenten klassischen Antipsychotika (▶ 15.2).

Mögliche Haltungsveränderungen

- Hüft- und Kniegelenke in Beugestellung
- Ruhetremor, der bei Anspannung und Willkürbewegungen eher abnimmt
- „Zahnradphänomen“: Durch einen erhöhten Muskeltonus kommt es bei passiver Bewegung zu einem ruckartigen Nachgeben der Muskeln.
- Kopf zwischen den Schultern eingezogen, wird bei einer Drehung von Rumpf und Schultern mitbewegt.
- Rumpf nach vorne geneigt
- Arme angewinkelt, Mitbewegung beim Gehen bleibt aus.

Veränderung des Gangs

- Kleinschrittig, schlurfend
- Gangbild gebückt
- Akathisie (Bewegungsunruhe): motorische Unruhe; wenn der Patient sitzt, drängt es ihn, aufzustehen und umherzulaufen. Wenn er steht oder läuft, hat er das Gefühl, sich wieder hinsetzen zu müssen → Patient trippelt oft von einem Fuß auf den anderen.
- Tasikinese: motorische Unruhe, Patient läuft ständig hin und her.

Veränderungen von Bewegung/Mimik

- Unwillkürliche Bewegungen der Gesichtsmuskulatur (Spätdyskinesien)
- Zungen-, Schlund- und Blickkrämpfe
- Verkrampfte Halsmuskulatur, ähnlich dem Bild eines Schiefhalses
- Hypomimie/Amimie: starrer, teilnahmslos wirkender Gesichtsausdruck
- Eingeschränkte Willkürbewegungen: Hypokinese bis hin zur Akinese
- Beginn einer Bewegung ist ebenso erschwert wie ihre willkürliche Unterbrechung.

Dekubitusgefahr

Zum Einschätzen der Gefahr eines Dekubitus ist die fachliche Einschätzung bedeutender als die Anwendung einer Risikoskala, wie z. B. der Braden-Skala.

Pflegeproblem: Psychomotorische Unruhe

Symptome

- Bewegungsdrang
- Getriebensein (▶ 3.7)
- Sitzunruhe
- Beschäftigung, z. B. Beschäftigungstherapie (BT), Arbeitstherapie (AT), kann nur mit Unterbrechungen durchgehalten werden.

Pflegemaßnahmen

- Bisherige Strategien des Patienten bei Unruhe berücksichtigen
- Patienten durch Aufklärung beruhigen, Gespräche anbieten (▶ 14.1.1)
- Mitpatienten, z. B. in der Morgenrunde, um Verständnis bitten
- Zimmernachbar sollte nicht auch noch psychomotorisch unruhig sein.
- Patienten von lauten äußeren Reizen abraten, z. B. Musik, TV
- Bewegungsdrang sinnvoll kanalisieren
- Vor Überanstrengung schützen
- Bedarfsmedikation nach Anordnung geben
- Teilnahme an verordneten Therapien: Unregelmäßigkeiten, Eigeninitiative dokumentieren
- Mündliche Rückmeldungen aus den flankierenden Therapien dokumentieren und als gemeinsames Problem ansprechen

Pflegeproblem: Psychomotorische Verlangsamung

Symptome

- Minussymptomatik (▶ 5.1)
- Depressive Symptomatik
- Gehemmte Motorik
- Antriebslosigkeit, Mangel an Initiative
- Bettlägerigkeit bei katatonem Stupor (▶ 5.4), Schizophrenie

Pflegemaßnahmen

- Benötigte Hilfestellungen erfassen
- Patienten Zeit lassen
- Ressourcen erfassen, erhaltenes Interesse unterstützen und ausbauen
- Zu den verordneten Therapien motivieren, ggf. begleiten
- Gezielte Bewegungstherapie: Krankengymnastik (KG), Beschäftigungstherapie und andere Angebote des Hauses anbieten und ausprobieren lassen
- Prophylaxen nach allgemeinen Standards

Pflegeproblem: Mechanische Fixierung

Symptome/Problematik

- Soziale Isolation, da Patient aus Patientengemeinschaft ausgeschlossen wird
- Sehr eingeschränkte Mobilität → Thrombose-, Dekubitus-, Pneumoniegefahr
- Ängste vor mechanischer Fixierung, schlechte Erfahrungen aus vorangegangenen mechanischen Fixierungen

Pflegemaßnahmen

Vorgegebene Standards der Klinik beachten, z. B. für:

- Sitzwache
- Beobachtung
- Fixierprotokoll
- Thrombose-, Dekubitus- und Pneumonieprophylaxe

2

> **Tipps, Tricks und Fallen**
> Seit 2000 werden in Deutschland sog. Expertenstandards entwickelt vom Deutschen Netzwerk für Qualitätsentwicklung in der Pflege (DNQP).

Pflegeproblem: Seniorenstuhl mit Tischsperre

Symptom/Problematik

- Bewegungsfreiraum teilweise eingeschränkt
- Veränderung des Aufenthaltsorts nur mit Hilfe anderer möglich

Pflegemaßnahmen

- Zeitspannen für das Erfragen von Bedürfnissen festlegen:
  - Toilettengang z. B. stündlich erfragen
  - Essen und Trinken sind i. d. R. standardisiert zu erfassen.
- Mobilisation zu festgeschriebenen Zeiten und individuell gewährleisten (Protokoll)
- Beschäftigungsmöglichkeiten gewährleisten
- Gibt es einen „Lieblingsplatz"?
- Siehe auch Expertenstandard „Sturzprophylaxe"
- Beobachtung
- Fixierprotokoll

Pflegeproblem: Kein Ausgang

Symptom/Problematik

Bewegungsfreiraum eingeschränkt.

Pflegemaßnahmen

- Zu diagnostischen und therapeutischen Maßnahmen begleiten, auf ärztliche Anordnung achten
- Beschäftigung auf der Station gewährleisten (▶ 14.2)
- Spaziergänge in Begleitung; Überlegungen zur Begleitperson: männlich oder weiblich, examiniert, Auszubildender?
- Einzelausgang; gestaffelte Zeiten bis zum freien Ausgang
- Gründe für verweigerten Ausgang erklären, ohne ständig zu debattieren

2.2 Sich waschen/kleiden

- Ein häufiges Problem der Psychiatrie ist die Versorgung der Patienten mit frischer Kleidung und Toilettenartikeln. Bisweilen ist es schwierig, Angehörige oder Betreuer einzuschalten, die die fehlenden Sachen besorgen können (▶ 2.13).
- Die äußere Erscheinung eines Patienten ist seine persönliche Angelegenheit; i. d. R. sollte das Personal nur eine beratende Funktion einnehmen.
- Wird ein Patient auf mangelnde Körperpflege oder Wäschewechsel angesprochen, sollte dies in einem persönlichen Rahmen geschehen und nicht während der Visite oder der Stationsbesprechung.

Pflegeanamnese

- Mögliche Vernachlässigung der Körperpflege, z. B. durch gehemmte Handlungsfähigkeit, wahnhafte Begründung
- Hilfsbedarf bei der Körperpflege, Ressourcen, Fortschritte
- Veränderungen des Hautzustands
- Selbstwahrnehmung des Selbstpflegedefizits
- Fortschritte bei der Selbstpflegefähigkeit
- Häufigkeit des Waschens; bei zwanghaftem, sehr häufigem Waschen: Einhalten von Vereinbarungen und Absprachen (▶ 8.2)
- Fehlende Toilettenartikel, frische Kleidung → Angehörige, Bezugspersonen oder Betreuer benachrichtigen (▶ 2.13)
- Hilfsbedarf bei der Auswahl von der Tages- und Jahreszeit entsprechenden Kleidung
- Bei der Beratung der Körperpflege ist ein großer Altersunterschied oft kritisch, z. B. junge Pflegende und älterer Mann.

Pflegeproblem: Vernachlässigung der Körperpflege

- Die individuelle Körperpflege ist von vielen Faktoren (z. B. Alter, Erziehung, Mentalität) abhängig.

> **! Tipps, Tricks und Fallen**
>
> Den Standard einer vernachlässigten Körperpflege legt eine Abteilung fest (idealerweise abteilungsübergreifend). Hiermit wird vermieden, dass eine Einschätzung von einer Person oder Schicht, die gerade Dienst hat, abhängig ist und sich der Patient an sich ständig ändernde Bedingungen anpassen muss. Alle Bewegungseinschränkungen, vor allem die herbeigeführten, sind für Patienten hoch belastende und möglicherweise traumatisierende Situationen und sind nur unter sehr strengen Indikationen und mit richterlicher Genehmigung zulässig (▶ 1.11).

Symptome/Problematik

- Wahnhafte Motive, z. B. „Der Herr befiehlt es", „Es dringen sonst Strahlen in den Körper"
- Selbstpflegefähigkeit behindert, gesperrt, z. B. bei Katatonie, mechanischer Fixierung
- Patient „vergisst" die Körperpflege.
- Patient trägt zu viele Wäschestücke übereinander: mögliche Kreislaufüberlastung durch Hitzestau.
- Zu dünn bekleidet: Gefahr der Unterkühlung
- Unfähigkeit, die Körperpflege selbst durchzuführen

Pflegemaßnahmen

- Darauf achten, dass die tägliche Körperpflege bis zu einer abgesprochenen Zeit erledigt werden konnte. Erst wenn der Patient diese Absprache nicht einhalten kann, weitere besprochene Hilfestellungen anbieten.
- Beim gespannt-aggressiven Patienten kann eine vernachlässigte Körperpflege zeitweise toleriert werden. Der Zeitpunkt, wann ein Patient unter Zwang (▶ 1.11) gewaschen werden soll, wird im Team festgelegt.
- Ganzkörperpflege und Prophylaxen nach allgemeinen Standards, ggf. Körperpflege beaufsichtigen, übernehmen
- Ggf. bei der Auswahl der Kleidung helfen und beraten

- Auf entsprechende Kleidung achten (Witterung/Jahreszeit)
- Alle Pflegemaßnahmen mit dem Patienten besprechen
- Durch die erhöhte Lichtempfindlichkeit als Nebenwirkung bei einigen Antipsychotika kann es im Sommer leicht zum Sonnenbrand kommen.

Besonderheit: Pflegeprobleme bei Monatsblutung

Unsauberkeit, Unselbstständigkeit.

Pflegemaßnahmen

- Intimpflege von weiblichen Pflegenden durchführen lassen
- Hygienemaßnahmen erklären
- Entsorgung der benutzten Hygieneartikel erklären
- Einhaltung aller Hygienemaßnahmen dokumentieren

Pflegeproblem: Waschzwang

Symptome/Problematik

- Zwanghaftes Waschen (▶ 10.2)
- Patient kann keiner Beschäftigung über einen längeren Zeitraum zugewandt bleiben, unterbricht z. B. die Ergotherapie zum Händewaschen.
- Haut ist gereizt, der natürliche Schutz zerstört (▶ Abb. 2.1) → Infektionsgefahr, (Gefahr der) Hautschädigung.

Pflegemaßnahmen

- Häufigkeit des Waschens erfragen
- Hautzustand kontrollieren
- Absprachen bezüglich der Körperpflege treffen, auf Hinweise aus der Psychotherapie achten
- Hautpflege nach allgemein üblichen Standards durchführen

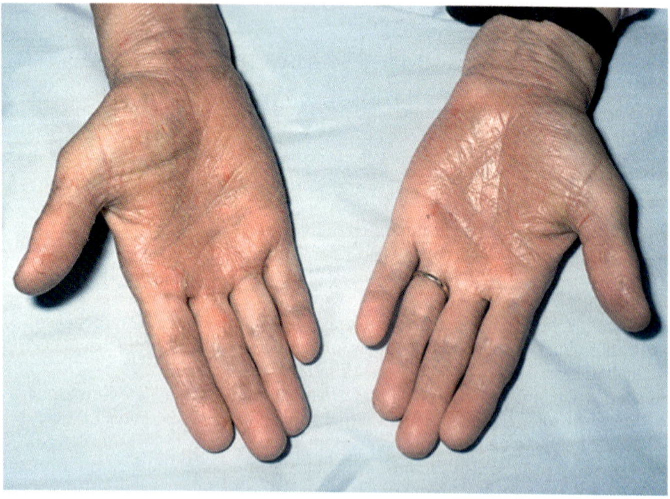

Abb. 2.1 Ekzematöse Hautschädigung durch einen Waschzwang [E426]

Pflegeproblem: Fehlen von Toilettenartikeln

Pflegemaßnahmen

- Angehörige oder Betreuer einschalten, fehlende Gegenstände anfordern (▶ 2.13)
- Kontingent an Zahnbürsten, Cremes etc. auf der Station bereithalten
- Wäschekammer: Verschiedene Kleidungsstücke werden dort gelagert und können vom Patienten ausgeliehen werden (viele Kliniken/Stationen haben einen Kleiderfundus, z. B. von den Mitarbeitern der Station).
- Sozialdienst für evtl. zustehendes Kleidergeld einschalten

Pflegeproblem: Ganzwaschung beim fixierten Patienten

Bei aggressiven und sehr unruhigen Patienten kann die Ganzwaschung ggf. in mechanischer Fixierung durchgeführt werden. Der Zeitpunkt einer Ganzwaschung im Bett ist sorgfältig zu wählen:

- Sind genügend Pflegende vorhanden, um mögliche Zwischenfälle abzufangen? Risiko einer Verletzung von Patienten oder Personal vermeiden
- Könnte der Patient durch die Körperpflege zusätzlich gereizt werden, erlebt er das Waschen als Machtdemonstration der Pflegenden?
- Bekommt der Patient ggf. vor der Waschung beruhigende Medikamente? Wann erreichen diese ihre Wirkspitze (▶ 18.3)?

Prinzipiell ist die Entscheidung für eine Ganzwaschung im Bett mit dem Patienten abzustimmen. Wenn der Patient sich bei einer solchen Maßnahme mit allen Mitteln wehrt, überlegen:

- Ist der Patient stark verschmutzt, hat er eingenässt, eingekotet?
- Ist in den nächsten 12–24 Std. eine Besserung des Gemütszustands zu erwarten und ein Verschieben der Maßnahme sinnvoll?

Kooperativer Patient

- Hat sich der Patient für die Durchführung einer Ganzwaschung im Bett entschieden, kann die mechanische Fixierung der Hände und Füße ggf. nacheinander oder insgesamt entfernt werden.
- Der Bauchgurt bleibt angelegt und wird durch Einschlagen eines Handtuchs vor Nässe geschützt.
- Patient kann sich, je nach Ausführung der Fixiermaterialien, im Bett aufsetzen oder auf der Bettkante sitzen.

Unkooperativer Patient

- Ist der Patient mit einer Ganzwaschung im Bett nicht einverstanden, diese jedoch unumgänglich, werden zuerst die erreichbaren Bereiche des Körpers gewaschen.
- Zum Waschen von Rücken und Gesäß die mechanische Fixierung von Hand und Fuß einer Seite lösen und auf der anderen Seite mitfixieren

2.3 Atmen

Pflegeanamnese

> **!** **Tipps, Tricks und Fallen**
> Atemfrequenz ohne Wissen des Patienten zählen, da sie willkürlich beeinflussbar ist. Auch die Tiefe der Atemzüge beobachten und dokumentieren.

Atemfrequenz

Normalfrequenz:

- Neugeborenes 40–45 Atemzüge/Min.
- Kleinkind 25–30 Atemzüge/Min.
- Erwachsener 16–20 Atemzüge/Min.

Pflegeproblem: Olfaktorische Halluzination

Symptom

Patient riecht z. B. nicht vorhandenes Gas, Verwesungs- oder sonstige belästigende Gerüche.

Pflegemaßnahmen

- Art der Geruchswahrnehmung (▶ 3.4), deren Auswirkung sowie Ablenkungsmöglichkeiten herausfinden. Bessert sich die Belästigung bei einem Spaziergang?
- Verständnisvoll über das Erleben des Patienten sprechen, gleichzeitig eigene Geruchswahrnehmung darstellen
- Durch Gespräche ablenken, die das Geruchserleben nicht berühren; Lieblingsthemen des Patienten bei den Pflegemaßnahmen aufführen
- Problemauslöser besprechen und Bewältigungsstrategien mit dem Patienten suchen
- Besprechen, inwieweit Geruchswahrnehmung Einfluss auf die Stimmung hat, z. B. Suizidalität

Pflegeproblem: Anfallsleiden

Beim epileptischen Anfall (Grand mal) kann es durch verkrampfte Zwerchfell- und Atemmuskulatur zu Atempausen kommen.

Häufige Symptome

- Zuckungen der Extremitäten
- Zyanose
- Einnässen
- Zungenbiss
- Andere Verletzungen

Pflegemaßnahmen

- Anfall beobachten: Zeitpunkt, Verlauf (Art des Beginns des Anfalls, Seitenbetonung), Dauer
- Auf Verletzungen achten
- Gefährliche Gegenstände wegräumen
- Ggf. medizinischen Notfall auslösen
- Gabe von Notfallmedikation z. B. Dormicum® oder Valium nach Arztanordnung
- Vitalzeichen kontrollieren
- Anfallskalender führen
- Zuverlässigkeit der Medikamentengabe bzw. -einnahme überprüfen, Medikamentenspiegel kontrollieren
- Anfallsprovozierende Umstände erfragen, z. B. Schlafentzug, unregelmäßiges Essen (Unterzuckerung), flackerndes Licht

Pflegeproblem: Hyperventilation

Pflegemaßnahmen

- S. Panikstörung: ▶ 8.1.4
- Möglichkeiten der Ablenkung besprechen, bisherige Methode der Linderung
- Persönlichen Krisenplan mit dem Patienten erarbeiten: Ab wann spürt er eine beginnende Krise und welche Techniken kann er vor dem „Point of no Return" anwenden?
- Atemübung (▶ 14.3.12)
- Entspannungstechniken (▶ 14.3.6)
- Im akuten Stadium Patienten in einen Papierbeutel atmen lassen → CO_2-Erhöhung. Dem Patienten erklären, was mit ihm geschieht und wozu der Beutel benutzt wird. Sonst kann dieser ihn sehr verängstigen und die Symptomatik verschlimmern.
- Sporttherapie, Körper erfahren (▶ 14.3.12)
- Gespräche über auslösende Faktoren erst in der „Manöverkritik" zur Prophylaxe

> **! Tipps, Tricks und Fallen**
> **Leichtes Hyperventilieren:** Aufklärungsprogramme wie das TEK (▶ 14.3.10) erklären sehr anschaulich, wie der Körper auf eine leichte Übersäuerung des Blutes mit beispielsweise Schwindel, Übelkeit oder Zittern reagiert.

Pflegeproblem: Atemdepression

Symptome

- Patient atmet nur flach.
- Atemfrequenz niedrig
- Bewusstsein meist gestört

Pflegemaßnahmen

- Sofort Arzt informieren, medizinischen Notfall auslösen
- Vitalzeichen überwachen
- Bewusstsein kontrollieren
- Kollegen dazu holen
- Zunächst keine weiteren Medikamente verabreichen
- Notfallkoffer holen, ggf. Notfallmedikamente richten
- Sauerstoff auf Anordnung geben

2.4 Körpertemperatur regulieren

Pflegeanamnese

- Anzeichen von erhöhter Temperatur beachten
- Temperatur messen

Ursachen

- Malignes Neuroleptisches Syndrom (▶ 16.1.10). Beim Malignen Neuroleptischen Syndrom keine weiteren Antipsychotika verabreichen: Infusion sofort abstellen.
- Infektionen
- Delir (▶ 10.2.2)

- Perniziöse Katatonie (▶ 3.7, ▶ 5.4)
- Temperaturanstieg als Folge einer psychischen Störung ist ein Alarmsignal; sofort den Arzt informieren.

Pflegemaßnahmen

- Flüssigkeitsbilanz: auf Austrocknungszeichen, wie stehende Hautfalten oder trockene Zunge, achten
- Wadenwickel (▶ Abb. 2.2), kühle Abwaschungen, absteigendes Bad; Zugluft vermeiden, gut abtrocknen
- Kleidung und Wäsche nach Bedarf wechseln
- Ruhe ermöglichen
- Zimmer gut lüften, Raumtemperatur: 17–19 °C
- Ernährung: Schwerpunkt zunächst auf Flüssigkeitszufuhr (kochsalzreich), später leicht verdaulich, fettarm, eiweißreich, kohlenhydratreich; Obstipationsprophylaxe
- Pflanzliche Mittel, z. B. Lindenblüten-, Stechpalmentee
- Ggf. Gabe von Infusionen und zusätzlichen Medikamenten nach Arztanordnung
- Sich selbst vor einer möglichen Ansteckung schützen

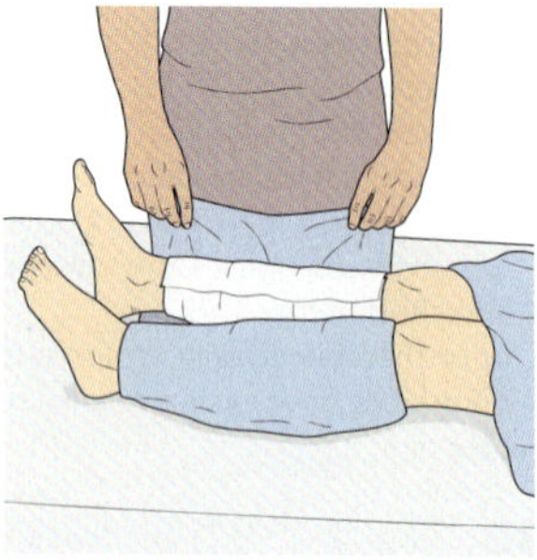

Abb. 2.2 Anlegen von Wadenwickeln [L264]

Verlauf dokumentieren

- Temperatur, Atmung, Herz-Kreislauf-Tätigkeit, Bewusstsein und Orientierung kontrollieren
- Reaktion auf Medikamente beobachten
- Physikalische Maßnahmen durchführen (z. B. Wadenwickel, kühle Abwaschungen), deren Auswirkung auf die Körpertemperatur dokumentieren

Medikamentöse Therapie

- Die medikamentöse Therapie (Antipyretika, z. B. Paracetamol, ASS, Metamizol) ist immer eine ärztliche Anordnung und muss schriftlich dokumentiert sein, ggf. kann auch Bedarfsmedikation angeordnet werden.
- Grunderkrankung behandeln, z. B. mit Antibiotika
- Beim Malignen Neuroleptischen Syndrom Antipsychotika absetzen
- Infusionen mit Glianimon® und Tavor® bei Katatonie

2.5 Essen und Trinken

Pflegeanamnese

- Essgewohnheiten, krankheitsbedingte Diäten und religiöse Besonderheiten
- Dauer des bestehenden Ess- oder Trinkproblems
- Vorlieben und Abneigungen bei den Mahlzeiten
- Menge der aufgenommenen Nahrung
- Hilfsbedarf bei der Nahrungsaufnahme

- Bestehende Möglichkeit der Defixation oder Teildefixation zu den Mahlzeiten
- Unerwünschte Wirkungen von Medikamenten: Schluck- und Kaustörungen. Patient schämt sich, im Gemeinschaftsraum zu essen, z. B. weil vermehrt Speichel aus dem Mund läuft.

Pflegeproblem: Vergiftungsideen

Symptome

- Patient glaubt, vergiftet zu werden (▶ 3.5).
- Patient schmeckt oder riecht verdorbenes, vergiftetes Essen (▶ 3.4).

Pflegemaßnahmen

- Ursache der Nahrungsverweigerung, z. B. Stimmen verbieten das Essen (▶ 3.4), und Gründe der Vergiftungsideen herausfinden
- „Hintertürchen" des chronisch schizophrenen Patienten herausfinden (z. B. verweigert ein Patient den Tee beim Abendessen, trinkt jedoch an einem bestimmten Wasserhahn in einem bestimmten Raum)
- Speisen und Getränke von Angehörigen mitbringen lassen
- Als Getränk Leitungswasser vorschlagen
- Verschlossene Getränke und Speisen, z. B. aus Tetra-Packs, anbieten
- Gemeinsam mit Patienten essen
- Patient ist bei der Zubereitung in der Stationsküche anwesend.
- Einfuhr, Gewicht kontrollieren
- Patient kauft seine eigenen Lebensmittel ein.
- Unauffällige und intensive Beobachtung des Patienten, ob er heimlich isst

Pflegeproblem: Verarmungsideen

Symptom

Patient glaubt z. B., das Essen nicht bezahlen zu können.

Pflegemaßnahmen

- Dem Patienten erklären, dass das Essen bezahlt ist, ggf. die Finanzierung durch die Krankenkassen erklären
- Hilfreich sind häufig auch Techniken, die im Konkreten bleiben, z. B. eine Rechnung aufstellen. Einen gewissen Nachdruck erreicht man mit der Tatsache: „Weil das Essen für jeden Patienten automatisch angeliefert wird, bleibt bei Nichtverzehr nur, es in den Müll zu werfen!"
- Eventuell Patienten bei der Patientenverwaltung oder Krankenkasse anrufen lassen
- Gemeinsam mit Patienten essen
- Einfuhr, Gewicht kontrollieren

Pflegeproblem: Aspirationsgefahr

- Vor allem bei Patienten mit Bewusstseins- und Schluckstörungen, z. B. bei Medikamentennebenwirkungen, besteht Aspirationsgefahr.

Symptome

- Patient schlingt das Essen.
- Patient schluckt große Stücke Fleisch, ohne vorher zu kauen.
- Patient hamstert Essen in den Wangentaschen.
- Schluckstörungen aufgrund physischer Probleme (z. B. bei Menschen mit Demenz, Extrapyramidales Syndrom [EPS], Zungen-/Schlundkrämpfe im Rahmen von Frühdyskinesien ▶ 16.1.9).

Pflegemaßnahmen

Esstraining:

- Mahlzeiten bei Bedarf beaufsichtigen
- Essensrhythmus bestimmen
- Mahlzeiten vorportionieren
- Mahlzeiten klein geschnitten servieren
- Aufsichtsperson bei allen Mahlzeiten
- Pürierte Kost anbieten
- Mit Patienten, die ebenfalls pürierte Kost essen, an einen Tisch setzen
- Patienten beim Essen anleiten, z. B. langsam Essen, gut kauen

Pflegeproblem: Vermindertes Kauvermögen

Ursache

Nicht passender oder fehlender Zahnersatz.

Pflegemaßnahmen

- Passierte Kost, Essen in kleine Stücke schneiden
- Getränk bei jedem Essen dazu reichen
- „Aufweichen“ von Brot
- Mit dem Patienten alle Maßnahmen besprechen

Pflegeproblem: Nahrungsverweigerung

Symptome/Problematik

- Patient hört Stimmen, die ihm das Essen verbieten (▶ 3.4).
- Patient denkt, dass er vergiftet wird.
- Abnehmendes Durst-/Hungergefühl im Alter
- Essenszeiten werden vergessen.

Pflegemaßnahmen

- Ursache der Nahrungsverweigerung, z. B. Stimmen verbieten das Essen (▶ 3.4), und Gründe der Vergiftungsideen herausfinden
- „Hintertürchen“ des Patienten herausfinden: Essen der Station wird verweigert, liegt jedoch z. B. „wie zufällig“ ein Apfel bereit, wird dieser gegessen.
- Ein- und Ausfuhr bilanzieren, Essen beobachten
- Gewichtskontrolle
- An die Mahlzeiten erinnern, Zwischenmahlzeiten anbieten
- Mehrere kleine Mahlzeiten anbieten, z. B. Joghurt, Dickmilch, Obst
- Lieblingsgetränk und Lieblingsspeisen besorgen, evtl. von den Angehörigen, Bezugspersonen
- Kurz vor den Mahlzeiten persönlich daran erinnern
- Essenszeiten des Patienten aufschreiben, evtl. auch auf der Therapiekarte
- Im Team entscheiden, wann der kritische Zeitpunkt erreicht ist, der zum Handeln zwingt, z. B. Ernährung über Magensonde oder Flüssigkeitszufuhr über Infusionen. Diese Maßnahmen werden vom Patienten nach ausführlicher Aufklärung oft besser toleriert als erwartet.
- Exsikkose kann zur Desorientierung führen.

Pflegeproblem: Untergewicht

Symptome/Problematik

- Nahrungsverweigerung bis zur Kachexie
- Selbstinduziertes Erbrechen nach dem Essen

- Starke Abmagerung, Body-Mass-Index (BMI) ≤ 17,5
- Erhöhter Grundumsatz
- Elektrolytstörung
- Einnahme von Appetitzüglern und Abführmitteln
- Exzessiver Sport

Pflegemaßnahmen

▶ 6.2

- Tägliche bzw. wöchentliche Gewichtskontrolle immer zur gleichen Uhrzeit vor dem Frühstück
- Nahrungsaufnahme beaufsichtigen bis halbe Stunde nach der Mahlzeit
- Gesprächstherapie, Psychotherapie (▶ 14, ▶ 14.1.1)

Pflegeproblem: Erbrechen

Ursachen

- Magen-Darm-Infekt
- Nüchternerbrechen bei chronischem Alkoholabusus
- Selbstinduziertes Erbrechen nach den Mahlzeiten, z. B. bei Anorexia nervosa, Bulimie (▶ 6.2.2)
- Selbstinduziertes Erbrechen nach der Medikamenteneinnahme

Pflegemaßnahmen

- Diät: Tee und Zwieback
- Auf Flüssigkeitsbilanz achten
- Gewichtskontrolle
- Beobachtung des Erbrochenen auf Farbe, Inhalt, Konsistenz etc.
- Ursache des Medikamentenerbrechens hinterfragen: absichtliches Herabsetzen der Medikamentenwirkung, unangenehmer Geschmack der Medikamente
- Nach dem Medikamentenerbrechen mit dem Patienten einen Zeitpunkt für die erneute Verabreichung oder eine andere Darreichungsform besprechen
- Komplikation: Aspiration

Pflegeproblem: Sondenernährung

Gründe/Ursachen

Nahrungsverweigerung bei:

- Wahnvorstellungen, z. B. Vergiftungswahn (▶ 3.5)
- Gustatorische und olfaktorische Halluzinationen (▶ 3.4)
- Demenzielles Syndrom (▶ 13.1)
- Anorexia (▶ 6.2.1)

Pflegemaßnahmen

- Zwangsernährung ist nur nach richterlichem Beschluss möglich. Magensonde (nasogastral) legen, Pflege nach Standard.
- Menge, Häufigkeit, Zusammensetzung der Sondenkost nach Arztverordnung, auf klinikeigene Standards achten
- Zufuhrgeschwindigkeit der Sondenkost der Verträglichkeit anpassen
- Nicht mit gesüßten Tees, Fruchtsäften und Früchtetees nachspülen
- Zufuhrrate erst nach 24 Std. Komplikationsfreiheit erhöhen (ärztliche Anordnung)
- Bei Unverträglichkeitsreaktionen wie Übelkeit, Erbrechen oder Durchfall die Zufuhrrate wieder zurückstufen oder Zufuhr stoppen, Arzt informieren

- Achtung bei verwirrten und gespannten Patienten: Verletzungen durch eigenständiges Ziehen der Magensonde möglich
- Gewichtskontrolle
- Bilanzierung der Einfuhr und ggf. der Ausfuhr

Pflegeproblem: Essen als Ersatzbefriedigung

Symptome/Anzeichen

- Patient schlingt das Essen.
- Patient isst Unmengen (Essattacken).
- Bei Spaziergängen im Park werden z. B. Beeren, Blüten oder Blätter gegessen.

Pflegemaßnahmen

- Menge, Konsistenz und Häufigkeit der Mahlzeiten festlegen
- Esstraining
- Esstempo bestimmen, Schlingen vermeiden
- Essenszeiten festlegen
- Bei Spaziergängen kleine Mahlzeiten wie Obst mitnehmen

Pflegeproblem: Übermäßiger Appetit

Symptome/Anzeichen

- Patient findet keinen Sättigungspunkt.
- Patient spürt ständiges Hungergefühl.

Pflegemaßnahmen

- Essensplan erstellen
- Falls es sich um eine Medikamentennebenwirkung handelt, darüber informieren und gemeinsam ein Maß an Gewichtszunahme bestimmen
- Ggf. Substanzgruppe wechseln
- Teilnahme an Trainingsgruppen zur Ernährung, z. B. BELA-Training

> **! Tipps, Tricks und Fallen**
> - Bestimmte Medikamente sind in ihrer Aufnahme sehr von der gleichzeitigen Fettaufnahme abhängig, z. B. Ziprasidon → bei den Mahlzeiten beachten, ggf. dazugeben.
> - Bei gespannt-aggressiven Patienten die Darreichung des Essens absprechen, evtl. auf einen späteren Zeitpunkt verschieben

Pflegeproblem: Mundtrockenheit

Ursache

Oft Nebenwirkung bestimmter Psychopharmaka

Pflegemaßnahmen

- Patient über unerwünschte Wirkungen aufklären
- Patienten ermuntern, nach eigenen Strategien zu suchen
- Bonbons oder Kaugummi anbieten

2.6 Ausscheiden

- Pflegeprobleme u. a. bei Patienten mit Anorexia nervosa, Bulimie (▶ 6.2.1, ▶ 6.2.2)
- **Cave:** Bei Fixation oder nach Gabe starker Beruhigungsmittel die Ausscheidung im Überwachungsbogen notieren! Patienten werden unruhig und können sich u. U. nicht melden. Harnverhalt (möglicherweise medikamentenbedingt) kann übersehen werden.
- Schamgefühl: Patient evtl. alleine lassen → erleichtert den Miktionsvorgang.
- Beim Umgang mit Ausscheidungen zum Schutz vor Infektionen grundsätzlich Einmalhandschuhe tragen

Pflegeanamnese

- Ausgewogene Ein- und Ausfuhr
- Art der abführenden Maßnahmen und deren Wirkungen
- Unerwünschte Wirkung von Arzneimitteln
- Benötigte Hilfestellungen bei Intimpflege → Hilfsmittel
- Leidensdruck des Patienten bei Inkontinenz, Obstipation

Pflegeproblem: Inkontinenz

Symptome/Problematik

- Patient kann Urin/Stuhl nicht halten.
- Menschen mit Demenz:
  - Aktive Inkontinenz (Störung der Harnblasenspeicherfunktion)
  - Patient findet die Toilette nicht.

Pflegemaßnahmen

- Patient in festgelegten Intervallen zur Toilette führen
- Mit Einlagen und ggf. nach Arztanordnung mit harnableitenden Systemen versorgen
- Hautpflege nach Plan
- Trinkgewohnheiten modifizieren, z. B. 2 Std. vor dem Schlafengehen nichts mehr trinken
- Mitpatienten und Zimmerkollegen, die mit dieser Verantwortung umgehen können, um Aufmerksamkeit bitten, wann sie das Gefühl haben, dass ein verwirrter Patient die Toilette sucht
- Mit Örtlichkeiten der Station vertraut machen
- Die wichtigsten Örtlichkeiten beschriften
- Bei nächtlichen Miktionsstörungen zu einer abgesprochenen Zeit Patienten wecken und zur Toilette führen
- Hilfsmittel anbieten, wie z. B. Urinflaschen
- Ausscheidung beobachten und dokumentieren
- Bei inkontinenten, bettlägerigen Patienten die erhöhte Dekubitusgefahr beachten.

Pflegeproblem: Obstipation

Ursachen

- Medikamentennebenwirkung
- Missbrauch von Abführmitteln

Pflegemaßnahmen

- Auf ausreichende Flüssigkeitszufuhr achten
- Ausgewogene, ballaststoffreiche Kost anbieten

2

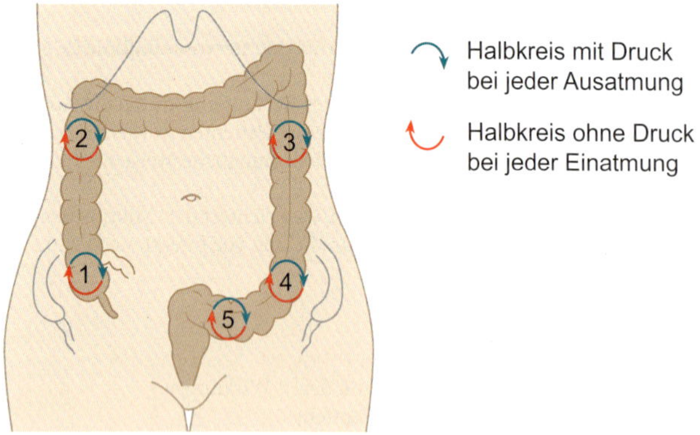

Abb. 2.3 Kolonmassage [L231]

- Zur Bewegung motivieren, Teilnahme an Bewegungstherapien wie Sporttherapie
- Ggf. Kolonmassage nach Plan bzw. Patienten zur Kolonmassage anleiten (▶ Abb. 2.3)
- Abführende Maßnahmen: Milchzucker, Trockenpflaumen, Leinsamen und Tees; Agiolax®, Klysma, Klistier und Einlauf nach ärztlicher Anordnung
- Unerwünschte Wirkungen der Medikamente besprechen
- Laxanzien und sonstige Maßnahmen bei Defäkationsstörungen nur nach Arztanordnung
- Ausscheidung beobachten und dokumentieren

Pflegeproblem: Vermehrter Speichelfluss

Ursachen

- Medikamentennebenwirkung, vor allem bei den klassischen Antipsychotika
- Morbus Parkinson

Pflegemaßnahmen

- Zusätzlich Handtuch aufs Kopfkissen legen
- Mundwinkel mit fetthaltiger Salbe versorgen
- Ernährungsgewohnheiten besprechen, z. B. speichelfördernde Süßspeisen vermeiden

> **!** **Tipps, Tricks und Fallen**
> Vermehrter Speichelfluss ist kaum bedrohlich, ggf. schämen sich die Patienten aber. In der Regel ist dieses Problem „dosisabhängig" und fordert vom Patienten ein hohes Maß an Geduld.

Pflegeproblem: Vermehrtes Schwitzen

Ursache

Medikamentennebenwirkung.

Pflegemaßnahmen

- Zugluft vermeiden
- Schweißabsorbierende Wäsche empfehlen
- Auf täglichen Wäschewechsel achten
- Tägliche Ganzkörperpflege anbieten
- Ausreichende Flüssigkeitszufuhr, u. U. Kochsalzzufuhr
- Flüssigkeit bilanzieren
- Wird ein stark schwitzender Patient bilanziert, muss die erhöhte Schweißabsonderung in die Bilanz einbezogen werden; normale Schweißsekretion ca. 500 ml/24 Std.

Pflegeproblem: Harnverhalt

Ursache

Medikamentennebenwirkung.

Pflegemaßnahmen

- Bei Harnverhalt den Arzt informieren, alle weiteren Maßnahmen nach entsprechender Anordnung
- Flüssigkeit bilanzieren
- Miktionsprobleme: Aufdrehen des Wasserhahns ist oft hilfreich.

2.7 Ruhen und Schlafen

Alle psychischen Störungen mit affektiver Komponente.

Pflegeanamnese

- Bewusstseinsveränderungen jeder Art
- Gabe und Wirkung von Schlafmitteln, Menge, Uhrzeit und Wirkungsdauer
- Art der Schlafstörung: Einschlaf-, Durchschlafstörungen, frühes Erwachen
- Art des Schlafes: ruhig, tief, unruhig, oberflächlich?
- Dauer des Schlafes: Anfang und Ende
- Abhängigkeitstendenzen: Werden regelmäßig Medikamente zum Schlafen erbeten?
- Wahrnehmung einer Beeinträchtigung, Hilfe oder Unwohlsein durch das Arzneimittel
- Aufnahmefähigkeit, Konzentration, Ausdauer bei reduziertem Schlafbedürfnis

Pflegeproblem: Schlaflosigkeit

Symptome

Je nach Ursache:

- Schizophrenie akute Phase (▶ 5.2): psychomotorische Unruhe, Getriebenheit, Gespanntheit
- Manie (▶ 4.2): vermindertes Schlafbedürfnis in manischer Phase
- Depressionen (▶ 4.1): Einschlaf- und Durchschlafstörungen, Früherwachen
- Therapeutischer Schlafentzug (▶ 14.5.1)

Pflegemaßnahmen

- Patienten möglichst alleine oder mit einem ruhigen Mitpatienten im Zimmer unterbringen
- Möglichkeiten zur Entspannung bieten, sich außerhalb von Zimmer, Station zu bewegen und zu beschäftigen (▶ 14.2)

- Bei Kontrollgängen unnötiges Licht und Geräusche vermeiden, Schlaf beobachten
- Tagsüber Spaziergänge, Sport-, Bewegungstherapie anbieten
- Entspannungstechniken vermitteln (▶ 14.3.6)
- Beruhigende Bäder am Abend
- Reizüberflutung vermeiden
- Anregende Getränke wie Kaffee, Tee, Cola einschränken, am Abend auf anregende Getränke gänzlich verzichten
- Ggf. warme Milch mit Honig anbieten
- Maximale Ruhezeiten tagsüber mit Patienten festlegen
- Tagsüber nicht schlafen
- Leichte Lektüre besorgen

Pflegeproblem: Nächtliche Unruhezustände

Pflegemaßnahmen

- Dafür sorgen, dass der Patient seine Mitpatienten nicht in ihrer Nachtruhe stört
- Nach ärztlicher Anordnung medikamentös reagieren
- Ggf. Einzelzimmer mit Sitzwache
- Bewusstsein, Orientierung beobachten

Pflegeproblem: Starke Rückzugstendenzen

▶ 5.5

Symptome

- Minussymptomatik (▶ 5.1)
- Ständig im Bett liegen

Pflegemaßnahmen

- Einbinden in Aktivitäten wie Gesellschaftsspiele, gemeinsame Ausflüge, Stationseinkäufe
- Strukturierten Tagesablauf besprechen
- Zu den rehabilitativen Therapien der Klinik motivieren

> **!** **Tipps, Tricks und Fallen**
> Die Motivation zu Aktivitäten und sozialer Interaktion ist nicht immer unproblematisch und sollte zwischen Bezugspflegefachperson und Patienten abgestimmt werden. Dabei ist es hilfreich, den Zusammenhang zwischen sozialer Isolation und Verschlechterung der Symptome zu besprechen.

Pflegeproblem: Vermindertes Schlafbedürfnis

Pflegemaßnahmen

- Ruhephasen tagsüber so kurz wie möglich halten, genau absprechen
- Beruhigendes Bad
- Ggf. warme Milch mit Honig anbieten
- Schlafanstoßende Medikamente nach ärztlicher Anordnung verabreichen
- Zum Abend anregende Substanzen wie Kaffee, schwarzer Tee, Cola vermeiden
- Gelegentlich schlafen alte Menschen nach einer Tasse Kaffee besser, weil die zerebrale Durchblutung steigt.

Pflegeproblem: „Hangover" durch dämpfende Medikamente

Kann auf niederpotente Antipsychotika, Tranquilizer, dämpfende Antidepressiva und andere sedierende Medikamente über Tag nicht verzichtet werden, sollten Ruhe- und Schlafbedürfnis am Tage berücksichtigt werden.

Pflegemaßnahmen

- Nach Rücksprache mit Arzt Medikamentendosis reduzieren
- Tag-Nacht-Rhythmus nicht umkehren, durch Aktivitäten am Tage gegensteuern
- Gewollte Wirkung der Medikamente erklären
- Mittagsschlaf, Zeitpunkt und Art des Weckens absprechen
- Spätesten Zeitpunkt der Medikamentenverabreichung beachten; den Patienten nach Möglichkeit ausschlafen lassen
- Bei Einnahme von Schlafmitteln werden häufig die REM-Phasen unterdrückt → wenig erholsamer Schlaf.

2.8 Kommunizieren

Die Kommunikation ist das wichtigste Instrument in der psychiatrischen Pflege. Bei Kontaktaufnahme registriert man bewusst und unbewusst Haltung, Bewegung, Sprache, Gestik und Mimik. Denkstörungen aller Art führen zu einem geschädigten Kommunikationsmuster, welches ein Grundproblem psychischen Krankseins ist. Haltung, therapeutisches Gespräch ▶ 14.1.2, Gesprächsführung ▶ 14.1.1, nonverbale Kommunikation ▶ 14.1.1

> **! Tipps, Tricks und Fallen**
> - Wachsam sein für nonverbale Signale, „Hilferufe" des Patienten
> - Betroffenheit zeigen können, z. B. durch Schweigen
> - Signale wie Mimik, Gestik, Tonfall, Tonhöhe und Lautstärke lassen z. B. Ironie, Freundlichkeit und Verärgerung erkennen
> - Ermutigende Gesten anwenden, wie z. B. freundliches Zunicken
> - Lob und Bestätigung zeigen: Blickkontakt, Lächeln, Kopfnicken, Augenzwinkern
> - Körperkontakt, wie Händeschütteln oder Hand auf die Schulter legen, sollte nur erfolgen, wenn dies die therapeutische Beziehung stabilisiert.

Pflegeanamnese

- Rückzug des Patienten, Kontakt zu Mitpatienten, Personal
- Vertrauens-, Bezugsperson
- Geäußerte Interessen und Wünsche
- Reaktion auf Kontaktaufnahme: abweisend, erleichtert, verschlossen
- Empfindung der gestörten Kommunikation, Verbalisierung durch den Patienten

Pflegeproblem: Inhaltliche Denkstörungen

▶ 3.5.1

Pflegemaßnahmen

- Eindeutigen Kommunikationsstil (▶ 14.1) bevorzugen: z. B. keine Ironie, keine Zweideutigkeit, keine Anspielungen, kein Flüstern, keine Fremdwörter
- Sich im Gespräch nicht in den Wahn des Patienten verwickeln lassen, eigene Meinung sachlich vertreten

- Ängste hinterfragen
- Gesprächsinhalte so wählen, dass sie vom Wahn wegführen

Pflegeproblem: Verändertes Ich-Erleben

▶ 3.8

Symptome

- Gedankenlautwerden, -ausbreiten
- Gedankenentzug
- Gedankeneingebung

Pflegemaßnahmen

- Patienten beruhigend versichern, dass seine Gedanken von keinem zu hören oder zu manipulieren sind, auch wenn er es nicht glaubt
- Offen ansprechen, ob das gestörte Ich-Erleben als quälend erlebt wird
- Suizidalität erfragen (▶ 16.1.2)

> **! Tipps, Tricks und Fallen**
> Im Gespräch wirken Menschen mit einem gestörten Ich-Erleben häufig so, als ob sie ein Geheimnis mit sich selbst verbindet.

Pflegeproblem: Formale Denkstörungen

▶ 3.5.2

Symptome

- Langsames Denken
- Am Thema haftend
- Umständliches Denken
- Grübeln
- Am Thema vorbeireden
- Beschleunigtes Denken
- Gedanken schießen schneller ein, als sie ausgesprochen werden können, Gedankendrängen.

Pflegemaßnahmen

- Einzelförderung, z. B. in der Ergotherapie
- Kleine Kontaktangebote, dabei nicht überfordern
- Auf nonverbale Kommunikationsversuche achten (▶ 14.1.1)
- Bei stark verlangsamtem Denken (▶ 3.5.2) einfache Fragen stellen, die mit Ja oder Nein zu beantworten sind
- Wenn im Gespräch mit offenen Fragen (▶ 3.5.1) gearbeitet wird, sollte ausreichend Zeit für die Antwort gegeben werden.
- Patienten nicht durch Zwischenfragen aus dem Konzept bringen
- Eher langsam sprechen
- Spiele und Beschäftigung zur Ablenkung auf zunächst niedrigem Niveau anbieten
- Vor einem Gespräch die Themen und den zeitlichen Rahmen festlegen
- Gespräche unter ruhigen Bedingungen, z. B. nicht im Fernsehraum, führen
- Patienten mit Geduld begegnen, nicht abweisend reagieren

Pflegeproblem: Introvertiertheit

Ursachen

- Sprachfehler, Mitteilungsschwierigkeiten; mangelnde Sprachkenntnisse bei ausländischen Patienten
- Depressive Stimmung (▶ 4.1)
- Katatone Zustände; sprachliche Mitteilung bleibt aus (▶ 5.4).

Pflegemaßnahmen

- Auf nonverbale Kommunikationsversuche achten (▶ 14.1.1)
- Immer wieder Gespräche anbieten
- Verbale Äußerungen nonverbal unterstützen
- Über allgemeine Themen oder Spiele und Beschäftigung in Kontakt treten
- Stille Patienten ins Stationsleben mit einbinden und dabei auf den Bedarf des geschützten Rahmens achten; in einer recht lebhaften Patientengruppe nicht allein zurücklassen
- Wenn ein Patient spricht, in erster Linie zuhören (▶ 14.1.1)
- In kurzen Sätzen reden
- Langsam und deutlich sprechen
- Dolmetscher hinzuziehen, Verzeichnis mehrsprachiger Kollegen anlegen

> **Tipps, Tricks und Fallen**
> Im Umgang mit Menschen, die nicht gut Deutsch sprechen, darauf achten, dass man nicht in eine Art „kindlicher" Sprache verfällt oder lauter spricht.

Pflegeproblem: Starke Minderbegabung

Oligophrenie ▶ Kap. 9

Pflegemaßnahmen

- Einfache Fragen stellen, die mit Ja oder Nein zu beantworten sind
- Patienten nicht überfordern
- Langsam und deutlich sprechen
- Zeichnungen, Bildmaterial zu Hilfe nehmen

Pflegeproblem: Schwerhörigkeit

Pflegemaßnahmen

- Hilfsmittel des Patienten verwenden, diese dokumentieren
- Langsam und deutlich sprechen, nicht zu laut
- Schwerhörigen beim Sprechen anschauen
- Evtl. nahe am Ohr sprechen
- Kurze, präzise W-Fragesätze (Wer? Wo?)
- Vor Untersuchungen einfache Verhaltensanweisungen besprechen. Um Ängsten und Misstrauen vorzubeugen, Maßnahmen und technische Geräte erklären.
- Wenn möglich, mit Schreibblock arbeiten

Pflegeproblem: Gehörlosigkeit

Pflegemaßnahmen

- Gehörlosigkeit nicht als Intelligenzmangel deuten
- Nicht voraussetzen, dass Gehörlose von den Lippen ablesen können
- Wenn Sprache nicht verstanden wird, das Nötige aufschreiben

Pflegeproblem: Sehbehinderung/Blindheit

Pflegemaßnahmen

- Beim Erstkontakt Schwere der Behinderung und erwünschte Hilfe erfragen
- Patienten immer persönlich mit Namen anreden und sich vorstellen
- Sich beim Nähern deutlich bemerkbar machen
- Darauf hinweisen, wenn man das Gespräch unterbrechen muss
- Um Misstrauen vorzubeugen, den Patienten beschreibend einbeziehen (z. B. bei der Blutentnahme)
- Keine persönlichen Gegenstände ohne Absprache weg- oder aufräumen

Räumliche Orientierung

- Mitpatienten vorstellen, Räumlichkeiten abgehen und ertasten lassen
- Beim Gehen Patienten auf Wunsch einhaken lassen
- Nicht ziehen oder schieben, einen halben Schritt vorausgehen
- Über Richtung informieren: auf- oder abwärts, links, rechts
- Menschen mit Sehbehinderung nicht wie unmündige Kinder behandeln

Pflegeproblem: Aphasie

Verlust der normalen Sprachfähigkeit, z. B. durch Schlaganfall oder Unfall.

Formen der Aphasie

- Wernicke: Verstehen stark beeinträchtigt, Sprechen kaum beeinträchtigt
- Broca: Verstehen kaum beeinträchtigt, Sprechen stark beeinträchtigt
- Amnestisch: hauptsächlich Wortfindungsstörungen
- Global: Verstehen und Sprechen stark beeinträchtigt

Pflegemaßnahmen

- Vermehrte Zuwendung und Geduld
- Selbst normal sprechen: kurze, einfache Sätze; durch Mimik, Gestik, Zeichen, Bilder unterstützen
- Rückfragen, ob man richtig verstanden wurde
- Ja-/Nein-Fragen stellen (geschlossene Fragen)
- Zum Sprechen ermuntern, nicht unterbrechen oder vorsagen
- Erinnerungshilfen geben
- Selbstständigkeit fördern
- Selbstbewusstsein stärken, z. B. durch Lob und Zuwendung
- Sprachbehinderung nicht mit Form der Demenz verwechseln
- Aphasie-Patienten brauchen Ansprache: nicht in Einzelzimmer, Mitpatienten und Angehörige ausreichend aufklären.

2.9 Sich beschäftigen

Pflegeanamnese

- Belastungsmöglichkeiten des Patienten: Welchen Anforderungen ist er gewachsen?
- Einbringen eigener Ideen und Initiative des Patienten
- Erfolge und Misserfolge: Umgang mit Misserfolgen, Motivation durch Erfolge
- Zunahme/Abnahme der Ressourcen
- Verhalten und Beziehungen in der Gruppe: Rückzug, Hilfsbereitschaft
- Art der Beschäftigung, Beziehung zur ausgeübten Tätigkeit
- Berichte aus Ergo-, Sport-, Kunst- und anderen stützenden Therapien anfordern

Pflegeproblem: Interesselosigkeit

Pflegemaßnahmen

- Bei Angehörigen nach früheren Hobbys und Interessen erkundigen und diese reaktivieren oder weiterentwickeln
- Einbinden in pflegetherapeutische Gruppen (▶ 14.2) wie Koch- und Zeitungsgruppe
- Weitere therapeutische Aktivitäten des Hauses anbieten, z. B. Kunst-, Ergo-, Bewegungs-, Sporttherapie
- Spaziergänge, Gesellschaftsspiele, Lektüre, Bastel- und Zeichenmaterial anbieten
- Medikamenteneinstellung überprüfen, Grad der Sedierung und deren Auswirkung beobachten und dokumentieren
- Möglichkeiten der Beschäftigung mit dem Patienten aussuchen
- Interessen und Fähigkeiten des Patienten unterstützen
- Liste möglicher positiver Aktivitäten anbieten

Pflegeproblem: Rasche Erschöpfung

Pflegemaßnahmen

- Kleine, überschaubare Aufgaben zuweisen, darauf achten, dass der Patient diese auch durchführt (▶ 14.2)
- Zugewiesene Aufgaben immer überprüfen: „Hausaufgaben, die keiner nachschaut, werden nicht gerne gemacht."
- Auf Insuffizienzgefühle achten
- Alle Erfolgserlebnisse erfassen und in Gruppennachbesprechungen positiv hervorheben
- Ruhephasen ermöglichen
- Anforderungen an die Leistungsfähigkeit anpassen

Pflegeproblem: Antriebslosigkeit

Pflegemaßnahmen

- Vom Patienten den geplanten Tagesablauf aufschreiben lassen. Auch bei Nichterreichen der Ziele Bereitschaft des Patienten honorieren und Mut machen für erneuten Versuch.
- Verstärkt in pflegetherapeutische Gruppen einbinden
- Mit dem Patienten gemeinsam planen und Ideen sammeln
- Kleine, überschaubare Aufgaben zuweisen. Darauf achten, dass der Patient diese auch durchführt (▶ 14.2).
- Auf die Gefahr von Insuffizienzgefühlen achten
- Tagesstrukturen vorgeben
- Alle Erfolgserlebnisse erfassen und in Gruppennachbesprechungen positiv hervorheben
- Interessen und Fähigkeiten des Patienten unterstützen

Pflegeproblem: Konzentrationsstörungen

Pflegemaßnahmen

- Konzentrationsübungen anbieten, z. B. Zeitung lesen und nacherzählen lassen (▶ 14.2). Die Länge des Artikels den Fähigkeiten des Patienten anpassen.
- Schweregrad der Beschäftigung langsam steigern
- Ruhephasen ermöglichen
- Patienten seinen Fähigkeiten entsprechend Zeit lassen
- Fördern der kognitiven Fähigkeiten durch entsprechende Programme (▶ 14.3.3)

- Anforderungen an die Leistungsfähigkeit anpassen
- Keinen Leistungsdruck ausüben, eigene Maßstäbe nicht auf den Patienten projizieren
- Patienten vor Überbewertung seiner Konzentrationsstörungen schützen, z. B. „Bei Ihrem Erkrankungsbild ist es normal, dass Sie (noch) Konzentrationsstörungen haben.“

Pflegeproblem: Ruhelosigkeit/Getriebensein

Symptome

- Patient kann einer Beschäftigung nicht lange nachgehen.
- Patient fängt viele Dinge gleichzeitig an.
- Patient überschätzt seine Leistungsfähigkeit.

Pflegemaßnahmen

- Patienten vor Selbstüberlastung schützen, mit kleinen und überschaubaren Aufgaben beginnen
- Aktivitäten auf eine bestimmte Anzahl begrenzen
- Klare Grenzen setzen. Beschäftigungen anbieten, deren Handlungsschritte in einem festen Rahmen vorgegeben sind.
- Ruhezeiten festlegen

Tipps, Tricks und Fallen

Sporttherapie wird oft als Möglichkeit für eine Ableitung von „überschüssiger Energie“ angesehen. Tatsächlich sind insbesondere manisch gestörte Menschen in diesen Gruppensituationen kaum zu führen und wollen unbedingt **allen** zeigen, was in ihnen steckt. Die Einzelbetreuung durch die Sporttherapie ist am Anfang häufig die bessere Wahl.

Pflegeproblem: Eingeschränkte Handlungsfähigkeit (geschlossene Station)

Pflegemaßnahmen

- Spaziergänge ermöglichen
- Kontakte zu Angehörigen und Freunden fördern und unterstützen
- Ergotherapie auf der Station
- Pflegetherapeutische Gruppenaktivitäten anbieten, z. B. Gesellschaftsspiele, gemeinsames Kochen, Backen (▶ 14.2)
- Helfende Kontakte zu Mitpatienten anbahnen, z. B. um Dinge (aus dem Ausgang) mitbringen zu lassen
- Einzelaktivitäten unterstützen, z. B. zeichnen, bbasteln, lesen
- Patienten um Vorschläge bitten, Interessen und Fähigkeiten erfragen

2.9.1 Lebenspraktische Fähigkeiten trainieren

Mit der Psychiatrie-Enquete von 1975 und der Entlassung von Langzeitpatienten traten neue Probleme in der Versorgung der Patienten auf. Es zeigte sich, dass viele Patienten durch Hospitalisierung und Chronifizierung verlernt hatten, im Alltag zurechtzukommen. Das Training von lebenspraktischen Fähigkeiten wurde über die Grundbedürfnisse hinaus zum Aufgabengebiet der psychiatrischen Pflege: Der Patient soll alle in seinem häuslichen Umfeld vorkommenden Tätigkeiten bei der Entlassung beherrschen. Verschiedene S3-Leitlinien, wie z. B. die S3-Leitlinie

Psychosoziale Therapien bei schweren psychischen Erkrankungen, heben das Training Lebenspraktischer Fähigkeiten hervor. Somit sind diese Interventionen bis heute von höchster Bedeutung und wissenschaftlich anerkannt.

Tag gestalten

Mit dem Patienten wird z. B. ein Stunden-/Tages-/Wochenplan erstellt, dabei Wechsel zwischen Ruhen und Aktivität berücksichtigen.

Umgang mit Geld

- Zur Bank gehen, gemeinsam Formulare ausfüllen
- Haushaltsbuch führen
- Geld ggf. einteilen; Summen und Zeitabstände stetig vergrößern

Einkaufen und Vorratshaltung

- Angebote in Zeitungen vergleichen
- Abschätzen, welche Mengen in welcher Zeit verbraucht werden
- Gemeinsam einkaufen gehen
- Einzeltraining
- Vorräte verwalten
- Kasse verwalten

Essen zubereiten

- Mit den Patienten kochen (▶ Abb. 2.4)
- Möglichkeit geben, auf der Station selbst kleine Mahlzeiten zuzubereiten

Wäsche waschen und instand halten

- Waschmaschine und Trockner, Bügelbrett und Bügeleisen auf der Station helfen dem Patienten, die Verantwortung für seine Wäsche zu übernehmen. Die Handhabung kann unter Anleitung (wieder) erlernt werden.

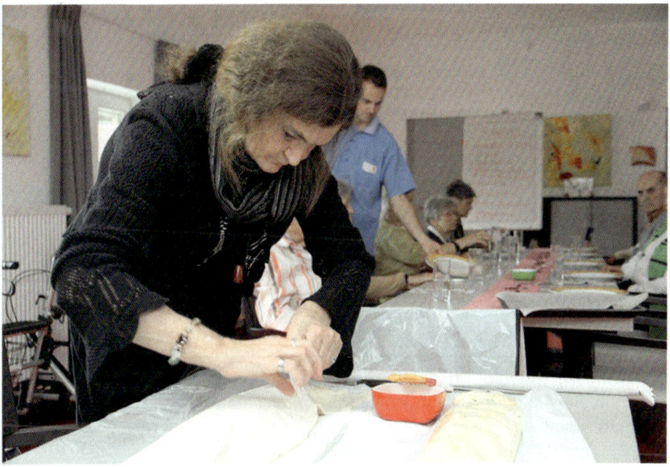

Abb. 2.4 Beim lebenspraktischen Training, hier Hauswirtschaftstraining, werden alltägliche Tätigkeiten geübt. [K333]

- Ein großer Spiegel ermöglicht dem Patienten, seine Wirkung auf andere zu erkennen und ggf. zu beeinflussen.

Freizeit sinnvoll gestalten

- Patienten mit verschiedenen kulturellen Einrichtungen vertraut machen. Auf Vorankündigungen in Zeitungen aufmerksam machen, planen (lassen) und (gemeinsam) durchführen.
- Veranstaltungen nach Interesse aussuchen und Wochenplan erstellen
- Anbindung an nachstationäre Einrichtungen kann das Zurückfallen in Inaktivität verhindern.

In der Umgebung orientieren

- Gemeinsame Spaziergänge, Besuche von Geschäften, Ämtern und Banken
- Busverbindungen heraussuchen
- Beurlaubungen mit zunehmender Länge, dabei Training der erworbenen Fähigkeiten

Pflichten als Mieter nachgehen können

- In Gesprächen bewusst machen, welche Verpflichtungen erfüllt werden müssen
- Mietverträge und Nebenkostenabrechnungen gemeinsam durchgehen
- Ggf. Haushaltshilfe organisieren

Informieren und Rechte wahrnehmen

Informationsmaterial anbieten, z. B. Adressen und Broschüren von Verbrauchervereinen, Mieterschutzbund.

Hilfe holen

- Besprechen, wer in schwierigen Situationen Hilfe anbietet, z. B. Angehörige, Bezugspersonen, psychosoziale Dienste, Ambulanzen, Selbsthilfegruppen
- Hemmungen und Ängste im Rollenspiel abbauen

Beziehungen aufbauen und halten

- Verhalten reflektieren: Wirkung auf andere
- Interpretation des Verhaltens anderer besprechen, ggf. korrigieren
- Konfliktlösungsmöglichkeiten anbieten
- In Stationsgruppen Kompromissfähigkeit und Durchsetzungsvermögen trainieren

> **!** **Tipps, Tricks und Fallen**
> Beim Training sozialer Kompetenzen wird auch eine Reihe von lebenspraktischen Fähigkeiten eingeübt.

2.9.2 Auf der Station beschäftigen

Vor allem für Patienten auf einer geschützten Station ohne Einzelausgang müssen sinnvolle Beschäftigungen auf der Station vorgehalten werden:

- Stationsämter:
  - Tische ein- und abdecken
  - Pflanzen pflegen
  - Ordnung in den Aufenthaltsräumen halten

- Feste organisieren und vorbereiten, z. B. Weihnachten, Karneval
- Station schmücken
- Bibliothek, Spielesammlung verwalten
- Kochen und backen
- Lesen:
  - Symptome wie Denkstörung, Konzentrationsstörung und die Einnahme von Psychopharmaka behindern die Fähigkeit des konzentrierten Lesens. Hierfür sollten einfache Literatur und Zeitschriften zur Verfügung stehen.
  - Auf die Themen der Literatur achten. Diese sollten nicht zum Wahnthema eines psychotischen Menschen hinführen.
- Gesellschaftsspiele
- Besorgungen für andere Patienten machen
- Handarbeiten
- Andere Patienten begleiten

Tipps, Tricks und Fallen

- Die wöchentliche Vergabe von sog. Stationsämtern, wie regelmäßiges Leeren der Aschenbecher oder das Eindecken der Tische, ist als tagesstrukturierende Maßnahme geeignet.
- Konflikte der Patienten untereinander bezüglich der Wahrnehmung der Stationsämter aufgreifen und gemeinsam „modellhaft" lösen
- Reinigungsarbeiten dürfen nur im Einvernehmen auf den Patienten übertragen werden und sollten auf keinen Fall dazu führen, dass sich Patienten als kostenlose Arbeitskräfte sehen.

2.10 Für Sicherheit sorgen

Suizidalität ▶ 16.1.2, Gewalt und Aggression ▶ 16.1.5, Fixation und Zwangsmedikation, Erregungszustände ▶ 16.1.5.

Pflegeanamnese

- Tendenzen zu Gewalt oder Selbstgefährdung, falls aus der Vorgeschichte bekannt
- Frühwarnsymptome
- Hilfsmittel, die für eine Ableitung von Spannungen sorgen
- Notwendigkeit der medikamentösen Beruhigung, Isolation, mechanischer Fixierung
- Einbindung von Personen in ein Wahnsystem
- Anzeichen von Reizüberflutung
- Suizidankündigungen, auffälliges Verhalten, Tendenzen (▶ 16.1.2)
- Kontaktfähigkeit zu Mitpatienten oder Pflegenden
- Benötigte Hilfe bei Orientierungsstörung, allgemeiner Gebrechlichkeit und Verwirrtheit

Pflegeproblem: Autoaggressivität

Symptome/Problematik

- Patienten schädigen sich selbst, z. B., um das „Gefühl der Gefühllosigkeit" zu durchbrechen und Schmerzen zu spüren.

- Angst oder Wahnreaktion des produktiven Patienten: „Stimmen“ befehlen den Tod oder andere Selbstverletzungen.
- Parasuizidales Verhalten (z. B. bei emotional instabiler Persönlichkeitsstörung)

Pflegemaßnahmen

- Erleben offen ansprechen
- Über Konsequenzen selbstschädigenden Verhaltens sprechen (Narbenbildung, Verstümmelungen). Eventuell mögliche Alternativen in einer Verhaltensanalyse gemeinsam erarbeiten, z. B. früher Hilfe suchen, keine Schneidwerkzeuge sammeln.
- Frühwarnsymptome explorieren
- Alternativen gemeinsam besprechen und konsequent anwenden, wie z. B. Riechmittel
- ▶ 8.4, ▶ 8.5.4.

Pflegeproblem: Manische Stimmungslage

Symptome/Problematik

- ▶ 4.2
- Patient provoziert Mitpatienten.
- Patient fordert Personal zum Kräfte- und Machtvergleich auf.
- Durch übersteigerte Geschäftigkeit entsteht ein unruhiges Gefüge oder eine Benachteiligung „schwacher“ Patienten auf Station.
- Ständig gereizte Stimmung überträgt sich auf Mitpatienten.
- Eventuell auftretende Aggressionsimpulse sind vom Patienten nicht mehr zu steuern.

Pflegemaßnahmen

- Mitpatienten in der Morgenrunde aufklären, z. B. um Verständnis werben. Beraten, wie sie sich verhalten können (Situation verlassen, Pflegepersonal rufen).
- Keine Geschäfte mit manisch erkrankten Patienten zulassen
- Auf keinen Vergleich einlassen
- Mittagsruhe auf Station durchsetzen
- Spaziergänge machen
- Distanz zu Mitpatienten schaffen

Pflegeproblem: Orientierungsstörung/Verwirrtheit

- Gefahr der unabsichtlichen Selbstschädigung
- Patient räumt Gegenstände (z. B. Eigentum anderer Mitpatienten) der Station von einem Platz zum anderen.

Pflegemaßnahmen

- Patienten nicht unbeaufsichtigt mit gefahrvollen Gegenständen hantieren lassen, z. B. bei Mithilfe in der Stationsküche mit einem scharfen Messer oder heißem Wasser
- Mitpatienten, Zimmernachbar auf die Problematik in der Morgenrunde hinweisen
- Orientierungshilfen für den Patienten geben (▶ 3.3)

Pflegeproblem: Gebrechlichkeit

Symptome

- Unsicherer Gang
- Beeinträchtigte Funktion der Sinnesorgane

Pflegemaßnahmen

- Gehübungen mehrmals täglich, evtl. mit Gehhilfen, durchführen, Physiotherapie einbinden
- Auf festes Schuhwerk, Brille und Hörgerät achten; ggf. Angehörige benachrichtigen, dass diese benötigte Hilfsmittel mitbringen
- Nicht allein im Zimmer lassen, z. B. mit Seniorenstuhl in Gemeinschaftsräume bringen. Wenn möglich, verantwortungsvolle Mitpatienten bitten, den Patienten zu beobachten.
- Ist Patient zusätzlich verwirrt, öfter nach ihm sehen (Protokoll mit Zeitangaben)
- Sozialdienst bei Neubeschaffung von Seh- und Hörhilfen hinzuziehen; Kostenfrage klären (lassen)

Besonderheit: Brandlegung auf der Station

Ursachen

Versehentliche Brandlegung Wegen Nichtbeachten der Sicherheitsvorschriften, z. B. werden heimlich gerauchte Zigaretten noch glühend in den Abfalleimer geworfen.

Vorsätzliche Brandlegung Häufig durch minderbegabte Menschen mit niedriger Frustrationstoleranz, die hoffen, durch das In-Brand-Setzen von Bett oder Abfalleimer Wünsche erfüllt zu bekommen, z. B. Nichtigkeiten wie die Wahl der Fernsehsendung.

Pflegemaßnahmen

- Wenn vorsätzlich: isolieren. Falls mechanische Fixierung erforderlich ist, dann nur mit richterlicher Anordnung.
- Umfeld und Kleidung auf Feuerzeuge und Streichhölzer durchsuchen
- Bei Aufenthalten außerhalb der Isolierung Begleitperson stellen
- Sonderbericht (▶ 1.3) an Klinikleitung, evtl. von dort auch zur Anzeige an die Polizei → forensisches Problem (▶ 11.2, ▶ 11.3)

2.11 Sinn finden

- Entscheidend ist nicht, was ein Patient erleidet, sondern wie er etwas erlebt oder wie er es bewertet.

Pflegeanamnese

- Absprachen bezüglich Zukunftsplanungen, Einhalten von Vereinbarungen
- Situationen, die Selbstvorwürfe, Minderwertigkeitsideen entstehen lassen
- Anzeichen von sozialem Rückzug (▶ 2.13)
- Vorhandene Fähigkeiten, die gefördert werden können
- Vornehmen neuer Zielvorstellung und die dazu benötigte Hilfe
- Erfüllung des Therapieplans

! **Tipps, Tricks und Fallen**

- Den Patienten akzeptieren, wie er ist
- Dem Patienten bei der Selbstakzeptanz und/oder Akzeptanz seiner Erkrankung helfen
- Toleranz: ernst nehmen, achten, unabhängig von Weltanschauungen
- Oft leidet der Patient erst durch die Reaktion seiner Umwelt
- Zuhören und Verständnis zeigen, auch bei Weinen und Schimpfen

Pflegeproblem: Fehlende Zielvorstellung

Pflegemaßnahmen

- Die Zukunftsplanung und -wünsche mit dem Patienten schriftlich festhalten und in festgelegten Zeitabständen evaluieren, Umfang der benötigten Begleitung konkret festlegen
- Bei erheblicher Entschlussunfähigkeit (Ambivalenz) übernimmt die Bezugspflegefachperson in abgesprochenen Situationen die Entscheidung.
- Langsames Steigern der Beschäftigungstherapie, auf Rückkehrmöglichkeit hinweisen und Patienten in dieser Situation auffangen. Enge Zusammenarbeit mit der Ergotherapie, Teilnahme an der BT mit der Bezugsperson zeitweilig anbieten.
- Stützende Gespräche (▶ 14.1.1)

> **! Tipps, Tricks und Fallen**
> - Bei Ziel- und Perspektivlosigkeit die Fantasie des Patienten ansprechen, z. B. „angenommen, Sie hätten bei einer Fee drei Wünsche frei …"
> - Netzwerktreffen/Familienkonferenz: Wünsche/Bestrebungen des Patienten auf eine breite Basis stellen, eine gemeinsame Realität finden

Pflegeproblem: Realitätsverkennung

Pflegemaßnahmen

- Patienten ernst nehmen, ihm aber klar machen, dass man selbst die Realität anders sieht
- Gesprächsinhalte auswählen, die nicht vom Wahn besetzt sind
- Selbstvorwürfe vom Patienten überprüfen lassen, z. B. Gedanken wie: „Ich kann nicht arbeiten, also tauge ich nichts."

Pflegeproblem: Pessimismus

Pflegemaßnahmen

- Alternativen erfragen oder erarbeiten
- Ängstliche und pessimistische Patienten zu den Aktivitäten begleiten, dabei Sicherheit und Zuversicht vermitteln
- Ausgeprägten Rückzug ins Bett vermeiden. Zu Beginn der Behandlung oder bei schweren Rückfällen kann der Rückzug ins Bett ggf. indiziert sein.
- Stützende Gespräche (▶ 14.1.1)
- Aktivitäten des Patienten positiv bewerten
- Aktivitäten auf Wochen-/Therapieplan eintragen

> **! Tipps, Tricks und Fallen**
> - Leistungsschwankungen im Wochen-/Therapieplan sind „normal". In Zeiten einer Verschlechterung können schriftlich erfasste Auf- und Abwärtsbewegungen im Krankheitsverlauf Hoffnung auf den kommenden „Aufwind" geben. Eine Abwärtsbewegung nicht als Beweis für einen kontinuierlichen Niedergang begreifen.
> - Wenn möglich, selbst „gesunden" Optimismus verbreiten

Pflegeproblem: Angst

▶ 8.1

Im Alltag psychiatrisch Tätiger erscheint Angst bei Patienten in zwei großen Bereichen: Auf der einen Seite treten immer wieder spezielle Angsterkrankungen wie Panikattacken, generalisierte Angststörungen oder spezifische Phobien auf. Auf der anderen Seite findet sich die Angst als wesentlicher Bestandteil anderer, oft schwerwiegender psychiatrischer Erkrankungen wie Depressionen, Suchterkrankungen, Psychosen oder körperlicher Erkrankungen.

Neben dem in seinem Stellenwert weiterhin wichtigen Element des Begleitens und des „Trost-Spendens" sind spezifische Techniken und Umgangsformen mit dem Phänomen der Angst unerlässlich. Die Vermeidung angstauslösender Situationen ist auf Dauer eine dysfunktionale Strategie.

Pflegemaßnahmen

- ▶ 8.1
- Verständnis entgegenbringen, Trösten unterstützt die Wahrnehmung des Patienten ggf. nur. Ist dies nicht möglich, ggf. Bezugspflegefachperson wechseln.
- Ängstliche und pessimistische Patienten zu den Aktivitäten begleiten, um Sicherheit und Zuwendung zu vermitteln
- Entspannungsmethoden (▶ 14.3.6)
- Stützende Gespräche (▶ 14.1.1)

Pflegeproblem: Minderwertigkeitsideen

Symptome/Problematik

- Depressionen
- Verlust der Selbstständigkeit
- Abgabe von Verantwortung

Pflegemaßnahmen

- ▶ 8.5.7
- Fähigkeiten fördern
- Durch Fragen die Willkürlichkeit und Dysfunktionalität der Bewertungsmaßstäbe erarbeiten
- Nicht nur an messbaren Erfolgen orientieren, sondern auch am Befinden des Patienten
- Eigenverantwortung des Patienten erhalten und fördern
- Soziale Kontakte fördern

! Tipps, Tricks und Fallen

- Oft ist es hilfreich, wenn der Patient sich mit anderen Menschen vergleicht, z. B.: „Würden Sie Ihre Tochter genau so streng beurteilen wie sich selbst?", „Welche Vorteile hat es, wenn Sie sich strenger beurteilen als andere? Welche Nachteile?"
- Angstbesetzte Situationen aufsuchen: Um einen Patienten hierzu zu motivieren, benötigt der Patient ein klares Ätiologiemodell.

Pflegeprobleme in der Gerontopsychiatrie

▶ 13

- Verwirrtheit (▶ 16.1.6, ▶ 13.1)
- Demenz (▶ 13.1)

2.12 Sich als Mann/Frau fühlen und verhalten

Die Intimsphäre ist in der Klinik generell eingeschränkt. Hinzu kommen medikamentös oder krankheitsbedingte Einschränkungen.

Pflegeanamnese

- Bezug des Patienten zu seiner Sexualität
- Art der Störung: Menstruationsstörung, Libidoverlust, Potenzstörung
- Missempfindungen des Patienten, Körperbeeinflussungen
- Peinliche Reaktion des Patienten beim Thema „Sich als Mann/Frau fühlen"
- Starke Gewichtsveränderung

! Tipps, Tricks und Fallen

- Intimität und Integrität des Patienten schützen
- Persönliche Gesprächssituationen herstellen
- Kein peinliches Ausfragen
- Die eigene Distanz zum Patienten reflektieren und ggf. verändern
- Unausgesprochene Signale erkennen und aufnehmen, z. B. der starke Leidensdruck bei psychotischem Erleben
- Den Körper und insbesondere Tabuzonen wie Gesicht, Hals, Brust, Genitalbereich nie ohne Erlaubnis des Patienten berühren
- Vor Berührung dies stets ankündigen und begründen, wann immer möglich, vorher fragen („Ich möchte Ihnen den Blutdruck messen, wäre das in Ordnung für Sie?")
- Eigenes Schamgefühl und Gefühle gegenüber dem Patienten wahrnehmen, nicht verdrängen, in Supervisions- oder Balint-Gruppen ansprechen

Pflegeproblem: Nachlassen der Libido

Ursachen

- Starker Gewichtsverlust
- Starke Gewichtszunahme
- Starke Beruhigungsmittelgabe
- Unerwünschte Medikamentennebenwirkung
- Depression (▶ 4.1)

Pflegemaßnahmen

- Aufklärungsgespräch über mögliche Ursachen im Einzelgespräch oder im Rahmen der Psychoedukation
- Ggf. Dreiergespräch initiieren: Arzt/Psychologe, Patient und Lebenspartner

Pflegeproblem: Potenzstörung

Ursachen

- Depression
- Unerwünschte Medikamentennebenwirkung

Pflegemaßnahmen

- Aufklärungsgespräch im Einzelgespräch oder im Rahmen der Psychoedukation
- Bezugspflegeperson weist ggf. vor einem geplanten Wochenendurlaub auf mögliche Komplikationen hin.
- Dreiergespräch: Patient, Lebenspartner, Arzt oder Bezugsperson aus dem Therapeutenteam

Pflegeproblem: Wahnhafte Körpermissempfindungen und Körperbeeinflussungserleben

Symptome

Beispielsweise:

- Anderes Geschlecht im Körper spüren
- Eine „fremde Macht" berührt den Patienten sexuell oder dringt (meist nachts) in den Körper des Patienten.
- Der Samen ist „schlecht", durch eine „fremde Macht" verdorben, vergiftet, entzogen.

Pflegemaßnahmen

- In der Regel finden Menschen mit wahnhaften Körpermissempfindungen/-beeinflussungserleben erst sehr spät den Weg in eine psychiatrische/psychotherapeutische Behandlung. Nicht selten stellt man einen hohen Grad einer Chronifizierung fest.
- Problematik, z. B. der damit verbundenen Ängste, ansprechen; nicht bedrängen
- Patienten in einem klärenden Gespräch die mögliche Ursache aufzeigen
- Validierendes, beruhigendes Gespräch (▶ 14.1)

Pflegeproblem: Prostitution von Menschen mit geistiger Behinderung

▶ 9

- „Geistig behindert" bedeutet nicht „sexuell behindert". Da aber das Ausleben von Sexualität oft erschwert ist, stellt der verzweifelte Weg in die Prostitution (oft für wenige Euro oder ein paar Zigaretten) häufig die einzige Möglichkeit auf Sexualität dar.

Pflegemaßnahmen

- Sexualaufklärung im Gespräch
- Im Umgang mit Verhütungsmitteln anleiten
- Regelmäßige Einnahme von Verhütungsmitteln kontrollieren

Besonderheit: Sexualität im Krankenhaus

Sexualität gehört zu den wichtigsten Bedürfnissen des Menschen. Dies wird weder für Patienten noch für Pflegende im Krankenhaus außer Kraft gesetzt. Sexuelle Bedürfnisse bleiben oft bis ins hohe Alter bestehen. Langzeitpatienten, chronisch kranke, behinderte oder alte Menschen sind nicht asexuell.

Möglichkeiten selbstverständlicher Akzeptanz

- (Homo-)Sexualität nicht tabuisieren
- Eigenes Rollenverhalten erkennen, um entkrampft und angstfrei mit dem eigenen und dem anderen Geschlecht umzugehen
- Gefühle zulassen, sie anderen verständlich machen und Probleme ansprechen
- Verständnis zeigen für gesellschaftlich akzeptierte Formen von Sexualität und Liebe
- Vorurteile, z. B. gegenüber Prostituierten, vermeiden
- Grenzen setzen, wo die eigene Würde und die Intimsphäre verletzt werden: z. B. bei anzüglichen, zweideutigen Bemerkungen, Anträgen, unerwünschten, ungefragten Berührungen (▶ 1.8.1)
- Auseinandersetzung mit den Themen Sexualität, Sinnlichkeit, Erotik

Gemischtgeschlechtliche Station

- Die Schwierigkeiten bei gemischtgeschlechtlicher Belegung einer Station sind meist geringer als in den Erwartungen der Mitarbeiter.
- Gemischtgeschlechtliches Personal vorhalten (möglichst ausgeglichen)
- Für gemeinsame Kontakte von Patienten bei Gruppenaktivitäten sorgen
- Getrennte Waschräume und Toiletten für Männer und Frauen sind gesetzlich vorgeschrieben und geregelt.
- Gespräche über die Befürchtungen und Sorgen der Mitarbeiter und die Auseinandersetzung mit der eigenen Einstellung zur Sexualität:
  - Welche Gefühle werden angesprochen, wenn ein Patientenpaar „schmust"?
  - Welche Gefühle entstehen bei den anderen Patienten?
  - Persönliche Reaktionen auf ein Paar (Neid oder Ablehnung)?
  - Werden hier Zärtlichkeiten zur Schau gestellt?
  - Besteht die Angst, als prüde zu gelten, wenn man eingreift?

! Tipps, Tricks und Fallen

- Es ist besser, sexuelle Beziehungen auf der Station anzusprechen, als schweigend abzuwarten, bis andere Patienten Eifersucht, Neid oder Angst zeigen.
- Im Akutbereich sollten sexuelle Beziehungen zwischen schwer kranken Menschenverhindert werden.
- Hinterfragen, welchen Einfluss eine Liebesbeziehung zwischen zwei Patienten auf die Therapie hat, und dies ggf. mit dem Patienten thematisieren (Frage nach therapieschädigendem Verhalten)
- Im Sucht-Reha-Bereich wird Beziehungsbildung häufig bereits im Behandlungsvertrag untersagt und führt in aller Regel zur disziplinarischen Entlassung.

2.13 Mit sozialen Problemen und Reaktionen umgehen

Das soziale Wohlbefinden ist oft entscheidend für Ausbruch, Heilung und Genesung einer seelischen Erkrankung. In der Definition von „Krankheit" der WHO ist die Wichtigkeit der sozialen Problematik ausgedrückt: „Gesundheit ist ein Zustand vollkommenen körperlichen, geistigen und sozialen Wohlbefindens". Soziale Probleme sind nicht an ein Krankheitsbild gebunden und können praktisch bei allen Patienten vorkommen. Die häufigsten Probleme sind:

- Arbeitslosigkeit
- Bezugslosigkeit: kein soziales Netz (Familie, Partner, Freunde)
- Familiäre Konflikte, z. B. erzwungener Auszug von zu Hause oder belastender „Kampf" um die Kinder bei Trennungen
- Obdachlosigkeit
- Mittellosigkeit
- Wohnungsprobleme: Mietfortzahlung, Kündigung der Wohnung
- Wichtige Termine auf Ämtern oder bei Institutionen können krankheitsbedingt nicht wahrgenommen werden.

Verlaufsdokumentation

- Verlauf der sozialen Problematik, mögliche Auswirkungen auf den Krankheitsverlauf, z. B. Rückfall in die Depression, Psychose
- Pflegetätigkeiten, die den sozialen Bereich des Patienten berühren, z. B. Angehörige anrufen, Sozialdienst informieren
- Patienten, die Angst vor einer gemeinsamen Aussprache mit den Angehörigen haben (→ Suizidgefahr erhöht, stressbedingte Verschlechterung der psychischen Grunderkrankung).

Pflegeproblem: Verminderte soziale Beziehungen

Symptome/Problematik

- Angehörige können das Geschehen nicht verstehen, wissen eventuell nichts über die Erkrankung.
- Familie distanziert sich vom Patienten.
- Familie hat vom Aufenthalt des Patienten keine Kenntnis.

Pflegemaßnahmen

- Angehörige sind in der therapeutischen Kette eines der wichtigsten Bindeglieder und mitentscheidend für den mittel- und langfristigen Verlauf.
- Netzwerkkonferenz, Familiengespräche, -therapie (▶ 14.3.8)
- Angehörigengespräche, -gruppen (▶ 1.7)
- Dreier- oder Gruppengespräche mit Vertretern des Behandlungsteams
- Angehörige auf Wunsch des Patienten benachrichtigen
- Vermittlung von Selbsthilfegruppen (▶ 1.7)

Pflegeproblem: Sozialer Rückzug

Symptome

- Verminderung zwischenmenschlicher Kontakte/Beziehungen
- Unfähigkeit, Gesellschaft zu ertragen

Pflegemaßnahmen

- Bezugspflege
- Stufenweise in pflegetherapeutische Gruppenaktivitäten einbinden:
  - Kochtraining
  - Einkaufstraining
  - Praktische Lebensführung trainieren
- Patient nicht drängen oder Kontakte aufzwingen
- Angehörige aufklären, in die Bezugspflege einbeziehen
- Besteht der soziale Rückzug bereits seit Langem, ist das Gruppentraining sozialer Kompetenzen (GSK) hilfreich.

> **!** **Tipps, Tricks und Fallen**
> Die Beziehungsarbeit mit sozial zurückgezogenen Menschen ist für psychiatrisch Tätige eine der größten Herausforderungen. Für psychiatrische Pflegende eignen sich dabei Techniken aus der Verhaltenstherapie wie der sog. **Sokratische Dialog.** Die Strukturiertheit des Verfahrens ermöglicht auch psychotherapeutisch weniger erfahrenen Mitarbeitern einen raschen Einstieg in die Technik. Bei dieser geht es nicht um Überzeugungskraft, sondern um didaktisch geschickt verpackte und lenkende Fragen, die dysfunktionale Kognitionen aufdecken helfen.

Pflegeproblem: Unangepasstes Sozialverhalten

Symptome

- Übermäßig viele, jedoch oberflächliche Sozialkontakte
- Verhalten: distanzlos, klebrig, haftend, klammernd, querulatorisch

Pflegemaßnahmen

- Bezugspflege, Umgang mit Patienten wird besprochen und geübt.
- Patienten erklären und trainieren, wo die persönlichen Grenzen des anderen sind und dass er sie wahren und akzeptieren muss. Standardisierte Manuale verwenden.
- Mitpatienten um Verständnis bitten
- Außenstehende vor Distanzlosigkeit schützen (▶ 1.8.1)
- Konsequentes Verhalten im Team besprechen

> **!** **Tipps, Tricks und Fallen**
> - Zusätzlich zur schriftlichen Dokumentation ist der „kurze" (mündliche) Weg oft nötig bei Patienten, die alle Mitglieder des Teams um denselben Gefallen bitten.
> - Patienten bei der Regelung seiner sozialen Probleme so weit wie möglich mit einbinden
> - Arbeits- und Wohnungslosigkeit führen Patienten, die schon einmal in einer psychiatrischen Klinik waren, auch „grundlos" ohne Krankheitsverschlechterung erneut in die Klinik. Offenes Ansprechen, ohne den Patienten als „Schnorrer" zu behandeln. Vorrangiges Unterstützen bei den sozialen Problemen.
> - Nähe und Distanz im Team absprechen. Patient könnte das Behandlungsteam gegeneinander ausspielen.
> - Junge und unerfahrene Teammitglieder im Umgang mit sozial unangepassten Patienten beraten/unterstützen

Sozialdienst einbeziehen

In Abhängigkeit vom Gesundheitszustand des Patienten und vom vorliegenden Therapieziel, z. B. Verstärken der Selbstständigkeit, kann bei nachfolgenden Problemen der Sozialdienst eingeschaltet werden.

- Den Sozialdienst nicht auf Verwaltungsangelegenheiten reduzieren

Berufliche Situation

- Arbeitslosigkeit
- Bevorstehender Termin auf dem Arbeitsamt kann aufgrund des Klinikaufenthalts nicht wahrgenommen werden.
- Arbeitgeber hat keine Kenntnis über den Aufenthalt des Patienten.
- Arbeitgeber droht mit Kündigung.

Aufgaben des Sozialdienstes

- Mit Arbeitsamt, Arbeitgeber oder dem psychosozialen Dienst (PSD) in Verbindung setzen
- Termine auf Ämtern verschieben
- Patienten im Verhalten gegenüber dem Arbeitgeber beraten
- Für den Patienten Kontakt mit dem Arbeitgeber aufnehmen
- Allgemeine Rechtsfragen besprechen
- Anwalt vermitteln

Private Verpflichtungen

- Lebenspartner ist allein und ebenfalls hilfebedürftig.
- Kinder, die nicht versorgt sind

Aufgaben des Sozialdienstes

- Einschalten, Mitteilung an Sozialstation, Kurzzeit-, Haushaltshilfen
- Zuständige Institutionen benachrichtigen, z. B. Sozialamt

Wohnung

- Patient hat keine Wohnung.
- Patient kann seine Wohnung auf Dauer nicht halten: schlechte lebenspraktische Fähigkeiten, Miete zu teuer.
- In der Wohnung sind Tiere, die versorgt werden müssen.

Aufgaben des Sozialdienstes

- An Obdachlosenunterkünfte vermitteln
- Vorstellung, Vermittlung, z. B. an Übergangswohnheime, Betreutes Wohnen
- Je nach Gesundheitszustand und Compliance Reha-Maßnahmen vermitteln
- Ggf. Tierheim informieren

Finanzielle Situation

- Patient hat, bedingt durch seine Krankheit, bereits vor seiner Einweisung einige finanzielle Verpflichtungen nicht mehr erledigen können.
- Patient ist ohne Einkommen.
- Patient hat Schulden gemacht.

Aufgaben des Sozialdienstes

- Antrag auf Sozialhilfe
- Antrag auf Übernahme von Schulden durch das Sozialamt ist selten erfolgreich.
- An Schuldnerberatungsstellen vermitteln
- Antrag auf Taschengeld stellen

Versicherungsrechtliche Fragen

Patient ist nicht krankenversichert.

Aufgaben des Sozialdienstes

- Sozialhilfeantrag stellen
- Abklären, ob Patient versichert werden kann: freiwillige Weiterversicherung, Familienversicherung

3 Befunderhebung in der Psychiatrie

Holger Thiel, Siegfried Traxler

Beim psychisch kranken Menschen umfasst die Patientenbeobachtung die allgemeine Beurteilung des **körperlichen Zustands** und der körperlichen Pflegebedürftigkeit wie Vitalzeichen, Ausscheidungen, Allgemeinzustand, Ernährungszustand und Behinderungen, besonders jedoch die sorgfältige Beobachtung des **Verhaltens** (▶ Abb. 3.1) allein und in der Gruppe.

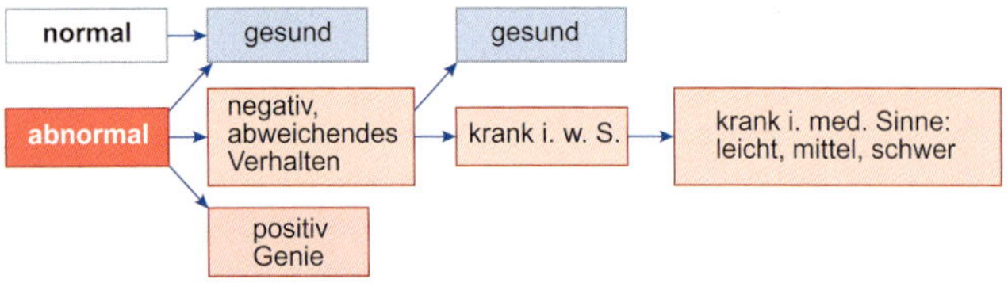

3

Abb. 3.1 Schema normales/abnormales Verhalten [L157]

Es gibt keine verbindliche Norm (lat. *norma:* Maß, Regel, Vorschrift) für das Verhalten von Menschen, dennoch muss eine Entscheidung über Vorhandensein oder Fehlen eines psychopathologischen Merkmals mit Sicherheit gefällt werden. Besonders schwierig ist die Objektivierung von Merkmalen, die einen fließenden Übergang von Störung zum Gesunden haben. Zur Dokumentation psychiatrischer Diagnosen und Befunde wurde das ICD (International Statistical Classification of Diseases and Related Health Problems, www.dimdi.de) geschaffen sowie das **AMDP**-System, herausgegeben von der **A**rbeitsgemeinschaft für **M**ethodik und **D**okumentation in der **P**sychiatrie.

Beeinflussende Faktoren

Die Wahrnehmung und Beurteilung der Patientin durch Pflegefachpersonen wird z. B. beeinflusst durch:

- Stress auf Station → wirkt auf Beobachterin und Patientin
- Dauer der Bekanntschaft mit der Patientin
- Privaten oder beruflichen Ärger
- Frühere gute/schlechte Erfahrungen in ähnlichen Situationen oder mit ähnlichen Personen
- Sympathie und Antipathie (▶ 14.1.4)
- Unbewusste Vorurteile

Regelmäßige Psychohygiene (▶ 1.9.6), z. B. durch Teambesprechungen, -supervision, Intervision oder Fallbesprechungen, bringt die unterschiedliche Sicht in der Beurteilung der Patientinnen, näher zueinander.

Reihenfolge bei der Dokumentation

Die Befunderhebung anhand der psychopathologischen Kriterien versucht, abstrahierend und dennoch in genügend konkreter Weise, ein Bild vom aktuellen seelischen Zustand der Patientin zu geben. Die Reihenfolge der Dokumentation:

- Positive Befunde an den Anfang stellen, defizitäre Dokumentation (▶ 1.3)
- Wichtiges beschreibend hervorheben
- Mit Augenfälligem beginnen:
  - Aussehen, äußere Aufmachung, einschließlich Kleidung, Frisur und Körperpflege
  - Bewegungsweise, Gang, Mimik, Gestik
  - Konkretes Verhalten in der Aufnahmesituation
  - Ggf. eingehen auf Veränderungen der Bewusstseinslage, Aufmerksamkeit, Auffassung, Orientierung und des Gedächtnisses

- Affektivität und Dynamik: Kontakt, Grundstimmung, Stimmungsschwankungen
- Ich-Gefühl (▶ 3.8) und Realitätskontrolle
- Wahrnehmung der Patientin
- Denken und sprachlicher Ausdruck: formale und inhaltliche Besonderheiten
- Persönlichkeitsstruktur
- Einstellungen und Interessen

- Detailliert und anschaulich schildern, wörtliche Zitate verwenden, die auf das Verhalten der Patientin auf der Station schließen lassen, besonders Einordnen in den Stationsalltag, Verhalten gegenüber Mitpatientinnen, Personal, Angehörigen und Bekannten

! Immer für alle verständlich schreiben. Nicht wer die meisten Fremdworte in seinen Berichten verwendet, schreibt die informativsten Berichte. So müssen sich auch Schülerinnen in der Dokumentation zurechtfinden.

- Bedenken, dass die Dokumentation oftmals auch viel später noch gelesen werden kann, z. B. von der Patientin selbst, vom MD oder bei Gerichtsverfahren von allen Beteiligten

Tab. 3.1 Zu befundende Kriterien

Kriterium	Beispiele
Bewusstseinslage	Wach, benommen, somnolent, Sopor, Stupor, Präkoma, Koma, delirant
Orientierung	Orientiert, desorientiert in Bezug auf Zeit, Ort, Situation, zur eigenen Person
Gedächtnis	Merk- und Erinnerungsstörungen, ultrakurz-, kurz- oder langzeitig
Denken	Normal, schnell, verlangsamt, sprunghaft, umständlich, Denkstörung inhaltlich und formal
Antrieb	Normal, gesteigert, gedämpft
Kontaktfähigkeit	Kontaktlos, kontaktarm, kontaktfreudig, aufdringlich, distanzlos
Stimmungslage	Angepasst, ängstlich, euphorisch, depressiv, gereizt, dysphorisch, inadäquat
Sprache	Tempo, Sprachfehler, Artikulation, Tonfall, Sprachschwierigkeit durch Dialekt/Schwerhörigkeit, Wortfindungsstörungen
Geistige Regsamkeit	Anteilnahme, Nichtanteilnahme an der Umgebung, Konzentrations(un)fähigkeit, -dauer, Flexibilität
Intelligenz	Normal, unter oder über Norm
Psychomotorik	Gesteigert, gehemmt, Haltung, Gang, Mimik, Gestik
Beschäftigung	Womit beschäftigt sich die Patientin, wie lange, alleine oder in der Gruppe
Ausdauer	Gut, normal, gering
Ermüden	Ermüdet rasch, wie schnell erholt sie sich?
Verhalten in der Gruppe	Wenig Kontakt, isoliert sich, Kontakt mit einzelnen oder allen, stellt sich in den Vordergrund
Einstellung zur Krankheit	Starker Leidensdruck, Resignation, Gleichgültigkeit, positiver Krankheitsgewinn
Reaktion auf Medikamente und deren Einnahme	Akzeptanz der Medikamente, Compliance (positive oder negative Haltung der Patientin beim Befolgen therapeutischer Anweisungen)

Psychopathologische Kriterien

Die Psychopathologie als die Lehre von den Auffälligkeiten der Seele ist eine Teildisziplin der Psychiatrie und gleichzeitig deren Handwerkszeug. Sie befasst sich mit der Beschreibung, Klassifizierung und Ordnung psychischer Symptome und Syndrome. Bei der Beobachtung und Beschreibung einer Patientin nach psychopathologischen Kriterien (▶ Tab. 3.1) erfolgt zunächst eine Unterteilung in einzelne Qualitäten wie Bewusstsein, Orientierung, Wahrnehmung, Denken. Diese Einteilung ist jedoch nur ein Hilfsmittel, um alle für die an der Patientin zu beobachtenden wichtigen Aspekte systematisch zu erfassen.

Tipps, Tricks und Fallen

Keine medizinischen Diagnosen vergeben, z. B. „Die Patientin hat eine Katatonie“, „die Patientin leidet an Depressionen“, sondern Symptome beschreiben, die zu einer Pflegediagnose führen.

3

3.1 Bewusstseinsstörungen

Bewusstseinsstörungen (▶ Tab. 3.2) werden in quantitative (benommen bis Koma) und qualitative Störungen (z. B. verwirrt) unterteilt.

Tab. 3.2 Einteilung von Bewusstseinsstörungen

Benommenheit: leichter Grad der Bewusstseinstrübung	• Verlangsamtes, oft unpräzises Denken und Handeln • Erschwerte Auffassungskraft • Gestörte Aufmerksamkeit • Vermehrtes Schlafbedürfnis • Leichte Sprachstörung • Häufig mürrisch-gereizte Stimmungslage • Orientierung zu Person, Zeit und Ort meist erhalten
Somnolenz: stärkere Benommenheit	• Deutliche Schläfrigkeit • Erschwerte Weckbarkeit und Ansprechbarkeit (durch leichtes Ansprechen oder Berühren vorübergehend begrenzte Ansprechbarkeit) • Verständigung nur bedingt möglich • Unfähigkeit zu konzentriertem Denken und Handeln • Orientierung zu Zeit und Ort gestört • Schleppende, verwaschene Sprache • Koordinationsstörungen • Wechsel zwischen Apathie und Aggressivität
Sopor: tiefschlafähnlicher Zustand	• Nur durch starke Reize vorübergehend weckbar • Bewusstlosigkeit mit erhaltenen motorischen Abwehrbewegungen (gezielt oder ungezielt) und Lallen auf Schmerzreize (Kneifen und Pieken) • Verminderter Schutzreflex • Zu spontanen Aktivitäten nicht mehr fähig
Präkoma: tiefe Bewusstseinstrübung, die dem Koma vorausgeht	• Patientin nicht mehr erweckbar • Abwehrbewegungen nur auf starke Reize
Koma: stärkster Grad der Bewusstseineintrübung, Lebensgefahr	• Reaktions- und Bewegungslosigkeit • Keine Kontrolle über Darm- und Blasenentleerung • Meist Atemstörungen • Reflexverhalten kann sehr verschieden sein

3.1.1 Quantitative Bewusstseinsstörungen

Es bestehen eine Über- oder Unterempfindlichkeit auf Sinnesreize. Das Tempo der Wahrnehmungsvorgänge ist meist gleichzeitig gestört, eine sog. gestörte Wachheit. Die Patientin kann nur eine bestimmte Menge an Informationen wahrnehmen.

Vorkommen

- Stoffwechselstörungen (▶ 7.4.11), z. B. Leberkoma, Urämie, Hypoglykämie
- Toxische Hirnschädigung, z. B. Schlafmittel-, Alkohol-, Narkotika- und Kohlenmonoxidvergiftungen; schwere Infektionskrankheiten, z. B. Typhus
- Durchblutungsstörungen (Ischämie), z. B. bei Arteriosklerose, Apoplexie, Blutung aus einem Hirngefäß
- Sauerstoffmangel, z. B. bei Strangulation, Kohlendioxidvergiftung, starkem Blutverlust, Kollaps
- Schwere Entzündungen des Gehirns (Enzephalitis, ▶ 7.4.7) und seiner Häute (Meningitis)
- Hirndrucksteigerung (▶ 7.4.6), z. B. bei Tumor oder intrakranieller Blutung
- Gehirnerschütterung (Commotio cerebri), Gehirnquetschung (Contusio cerebri)

Patienten beobachten

Bewusstseinslage

- Kontrolle der Bewusstseinslage:
  - Ansprechen
  - Hand geben
  - Zunge zeigen lassen
  - Schmerzreiz
  - Ausweich- und Abwehrbewegungen kontrollieren
- Bei der täglichen Pflege immer auf Veränderung der Bewusstseinslage achten
- Patientin nickt bei jeder Gelegenheit ein (Einschlafneigung); Patientin ist verwundert oder ratlos beim erneuten Ansprechen (Somnolenz bis Sopor).
- Bei allen Gelegenheiten, bei denen mit der Patientin in Beziehung getreten wird, Bewusstseinslage erfassen

! Der Übergang von einer mäßigen zur schweren Bewusstseinsstörung ist fließend. Das Nichtreagieren auf Schmerzreize erfordert eine Intensivüberwachung.

Geistige Regsamkeit

- Wirkt die Patientin unspontan und verlangsamt, verhangen, dösig oder benommen?
- Auf Anteilnahme an der Umgebung achten: Wie lange bleibt die Patientin bei einer angefangenen Sache, z. B. bei Gesellschaftsspielen, Therapien?

Orientierung

- Ist die Patientin ganz oder nur teilweise desorientiert (Zeit, Ort, zur Person, zu den Umständen)?
- Geordnete Zuwendung nach Ansprache möglich?

Sprache

- Murmeln
- Unverständliches Lallen bis zum Ausbleiben der verbalen Äußerungen

Stimmungslage

- Die Patientin ist ängstlich beim Betten; aus Furcht, aus dem Bett zu fallen, hält sich die Patientin an allem fest.
- ! Bei pflegerischen Maßnahmen mit gereizten bis aggressiven Gegenmaßnahmen der Patientin rechnen

Umgang

- Auch bei schwerer Bewusstseinsstörung davon ausgehen, dass die Patientin ihre Umwelt durchaus wahrnimmt, selbst wenn sie nicht reagiert. Das Gespräch mehrmals täglich mit der Patientin suchen.
- Keine negativen Gespräche bei der Patientin über sie
- Dem Grad der Bewusstseinsstörung entsprechende Prophylaxen durchführen

Tipps, Tricks und Fallen

- Jede **neu** auftretende Bewusstseinsstörung, besonders wenn die Ursache nicht bekannt ist, der Ärztin umgehend mitteilen
- Eine Bewusstseinstrübung kann kontinuierlich bestehen oder intermittierend sein.
- Der schwere depressive Stupor kann einer ausgeprägten quantitativen Bewusstseinsstörung täuschend ähnlich sein (▶ 2.8, ▶ 16.1.7).

3.1.2 Qualitative Bewusstseinsstörungen

Neben einer meist geringer ausgeprägten quantitativen Bewusstseinsstörung kommen produktiv-psychotische, halluzinatorische oder wahnhafte Symptome hinzu. Hier ist die Art der Wahrnehmung verändert: das „Wie“, nicht das „Was“.

Vorkommen

- Delir (▶ 16.1.6)
- Paranoid-halluzinatorische Psychose (▶ 5.2)
- Epilepsie, Dämmerzustände (▶ 7.4.8)
- Pathologischer Rausch (▶ 10.2)
- Intoxikation, insbesondere bewusstseinsverändernde Drogen (▶ 10.4)
- Meditation, Ekstase
- Hirnorganische Psychosyndrome, z. B. Morbus Alzheimer
- Entgleister Diabetes mellitus
- Schweres Leberleiden, Urämie
- Schwerer grippaler Infekt

Symptomatik/Syndrome

Delir

Tiefere Bewusstseinsstörungen quantitativer und qualitativer Art mit gesteigerter psychomotorischer Aktivität (▶ 16.1.6, ▶ 8.2).

- Partielle oder totale Desorientierung (▶ 3.3)
- Häufig optische Halluzinationen (▶ 3.4) suggerierbar: Patientinnen können u. U. vom leeren Blatt einen Brief, z. B. von der Mutter, vorlesen; Patientin übernimmt einen imaginären Faden.
- Verkennen von Personen
- Oft beeindruckende illusionäre Verkennung (▶ 3.4) der Umgebung, z. B. werden im Krankenzimmer Gegenstände von zu Hause gesehen

- Halluzinationen verschiedener Sinnesreize, z. B. körperliche Missempfindungen, optische und akustische Halluzinationen
- Inkohärenz des Denkens (▶ 3.5)
- Delire beginnen häufig abends.
- Meist besteht eine Amnesie für die Zeit des Delirs.

! Vegetative Entgleisungen wie Hyperthermie oder Kreislaufstörungen wie Hypertonie oder Tachykardie machen das Delir zu einer bedrohlichen Situation.

Dämmerzustand

Bewusstseinseinengung mit Ausrichtung auf das innere Erleben. Beobachten der Umwelt ist beeinträchtigt bis aufgehoben. Dämmerzustände sind in aller Regel von kurzer Dauer und gehen vielfach in Schlaf über.

- Hilflose Person
- Vermindert ansprechbar auf Außenreize
- Illusionäre Verkennung (▶ 3.4) der Umgebung
- Unklares Denken bis zur Verwirrung (▶ 3.5)
- Häufig Halluzinationen auf verschiedenen Sinnesgebieten (▶ 3.4)
- Einengung von Denkinhalt, Vorstellung, Erleben und Handlungsweise
- Für den Zeitraum der Bewusstseinseinengung besteht meist Amnesie.
- Ängstliche oder ausgelassene Stimmung möglich

Oneiroid

Traumartiger, desorientiert-verworrener Zustand. Abgrenzung gegenüber dem Dämmerzustand ist unscharf.

- Bei starker gefühlsmäßiger Anteilnahme häufig überwältigende und fantastisch ausgestaltete Halluzinationen; oft Elemente der Umgebung mit einbezogen und illusionär verkannt
- Bei energischem Anreden sind Patientinnen meist ratlos, desorientiert.
- Stimmung kann angstvoll (Erleben von Katastrophen, Schlachten, Himmel und Hölle), aber auch glücklich sein.

Verwirrtheit

Schwere Denkverworrenheit (Inkohärenz, ▶ 3.5).

- Gestörte Orientierung (▶ 3.3)
- Gestörte Aufmerksamkeit, Auffassung, Merkfähigkeit (▶ 3.2)
- Sprechen verlangsamt und eingeengt, gelegentlich auch Rededrang
- Kontinuierliches Verzögern des Denkablaufs: schleppend, mühsam
- Widerspruchsvoller Gedankengang, formale und inhaltliche Denkstörungen (▶ 3.5)

Patienten beobachten

- Quantitative Bewusstseinslage, Orientierung
- Aufmerksamkeit, Gedächtnis
- Sinnestäuschung, Wahrnehmungsveränderung
- Gedankeninhalte

! Bei Durchgangssyndromen sind Dämmerzustände ohne Bewusstseinstrübung möglich, man spricht dann von sog. geordneten oder orientierten Dämmerzuständen.

Umgang

- Im Gespräch und bei anderen Aktivitäten genügend Zeit lassen
- Umgebung und Atmosphäre schaffen, in der die Patientin sich leicht zurechtfindet, z. B. Namensschilder an Tür, Bett, Schrank und Nachtschränkchen

- Anregen, Kontakt mit ihrer Umgebung aufzunehmen
- Vertrautes wirkt beruhigend, keinen starken Veränderungen aussetzen: nicht häufig in andere Zimmer verlegen, Bezugsperson nicht ständig wechseln.
- Starken Gefühlsausbrüchen mit Ruhe begegnen
- In Abhängigkeit des Grades der Störung besonders achten auf Sicherheit, Ausscheiden, Kommunizieren, Ruhe und Schlaf, Beschäftigen, Waschen und Kleidung

Tipps, Tricks und Fallen

- Die Symptome können starken Schwankungen unterworfen sein und innerhalb von Stunden, ja sogar von Minuten kann die Stimmung von ängstlich-depressiv bis euphorisch-enthemmt, die emotionale Reaktionsfähigkeit von stumpfer Apathie bis zornmütiger Erregbarkeit wechseln; in gleichem Maße können auch die Aufmerksamkeit, Auffassung und Orientierung innerhalb kurzer Zeit erheblich schwanken.
- Patientinnen können sich nicht mehr auf Tätigkeiten des allgemeinen Lebens konzentrieren, z. B. weiß eine Patientin plötzlich nicht mehr, warum sie eigentlich einen Waschlappen in der Hand hält, sie hat vergessen, dass sie bei der Körperpflege war.

3.2 Aufmerksamkeitsstörungen/ Gedächtnisstörungen

Das **Gedächtnis** (*-mnesie:* Nachsilbe mit der Bedeutung „Gedächtnis") ermöglicht, Erfahrenes zu behalten und wieder hervorzuholen und zu vergegenwärtigen. Ohne Gedächtnis gibt es kein erkennendes Wahrnehmen. Gedächtnisstörungen sollten immer an eine organische Ursache denken lassen. Mit **Aufmerksamkeit** ist das Ausrichten des Bewusstseins auf Erfahrenes gemeint (Konzentration).

Vorkommen

- Amnesien (inhaltlich oder zeitlich begrenzte Erinnerungslücken) nach Hirntraumen, Bewusstseinsstörungen, abnormen Erlebnisreaktionen
- Degenerative Hirnerkrankungen: senile Demenz (▶ 14.1), Korsakow-Syndrom (▶ 7.5.5), Arteriosklerose
- Wahnhafte Erinnerungsumstellung
- Pseudologia phantastica: phantastisches Lügen von Inhalten, an deren Wirklichkeit der Betreffende schließlich (beinahe) selbst glaubt; Persönlichkeitsstörung
- Déjà-vu-Erlebnis (Gefühl, Gegenwärtiges schon einmal erlebt zu haben): temporale Epilepsie, im Zustand der Ermüdung und bei verschiedenen psychischen Erkrankungen
- Merkfähigkeitsstörungen: bei schweren organischen Hirnschädigungen, Intoxikationen

Symptome

Auffassungsstörungen

Gestörte Fähigkeit, Wahrnehmungen in ihrer Bedeutung zu erfassen und sinnvoll miteinander in Verbindung zu bringen.

- Falsches Auffassen und Deuten von Erlebnissen führt zu Fehlverhalten.
- Verlangsamtes Auffassen, Schwerbesinnlichkeit

- Fehlende Auffassung lässt die Patientinnen eine Gefahr nicht erkennen, z. B. erkennt sie eine dampfende Suppe nicht als heiß.

Konzentrationsstörungen

Unfähigkeit, die Aufmerksamkeit auf einen Sachverhalt oder Gegenstand auszurichten oder zu sammeln.

- Patientin hat bei einer Aktivität nach kurzer Zeit keine Lust mehr, z. B. bei Gesellschaftsspielen.
- Hinweise aus der Ergotherapie beachten: Patientin hat keine Ausdauer, kann sich ihrer Aufgabe nicht lange zuwenden.

Merkfähigkeitsstörungen/Gedächtnisstörungen

Herabsetzung, Aufhebung der Fähigkeit, sich neu Erfahrenes zu merken. Die Merkfähigkeit ist die Grundvoraussetzung für die Gedächtnisfunktion.

- Patientin weiß bereits einige Minuten nach dem Mittagessen nicht mehr genau, was sie gegessen hat.
- Angehörige waren am Vormittag zu Besuch, was am Nachmittag nicht mehr erinnert wird.
- Patientin kann niemanden vom Pflegepersonal mit Namen nennen.

Konfabulation

Erzählen von Vorgängen, die entweder nur in der Fantasie des Kranken existieren oder in keinem Zusammenhang mit der gegebenen Situation stehen. Die Patientin hat eine starke subjektive Überzeugung von der Richtigkeit des Gesagten.

- Patientin füllt Erinnerungslücken mit Inhalten, die sie selbst für Erinnerungen hält.
- Kein Argument kann die Überzeugung erschüttern.

Paramnesien

Gedächtnistäuschung, Falsch-, Trugerinnerung.

- Erinnerungen werden im Sinne eines Wahns umgeändert: Wahnerinnerung
- Patientin glaubt fälschlicherweise, das gerade Wahrgenommene schon einmal gesehen (Déjà-vu), gehört (Déjà-entendu) oder erlebt (Déjà-vécu) zu haben.
- Patientin erlebt sich in der Vergangenheit (Ekmnesie); häufig im geriatrischen Bereich zu finden. Beispielsweise will eine Dame über 80 Jahre für ihre Mutter Milch kaufen gehen.
- Gesteigerte Erinnerung (Hypermnesie); Beispiel: Katastrophenereignis (z. B. Tsunami) wird bis ins Detail erinnert und wieder erlebt, während alle sonstigen Erinnerungen, z. B. aus dem letzten Urlaub, nicht mehr präsent sind.

Amnesie

Inhaltlich oder zeitlich begrenzte Erinnerungslücken. Patientin kann sich an Gegebenheiten während einer bestimmten Zeit nicht erinnern, obwohl sie von Angehörigen, z. B. für den besagten Zeitraum, als wach beschrieben wird.

Patienten beobachten

Gedächtnis

Prüfung des Gedächtnisses offen und nicht verdeckt vornehmen: der Patientin erklären, dass die folgende Befragung der Prüfung der Erinnerungsfähigkeit und des Konzentrationsvermögens dient.

! Am Ende möglichst mit einer Frage enden, die die Patientin beantworten kann

Ultrakurzzeitgedächtnis Eine soeben vorgesprochene, etwa 6-stellige Telefonnummer nachsprechen lassen.

Frischgedächtnis (Merkfähigkeit, ~ 30–60 Min.): Ereignisse, die nicht länger als einige Stunden vergangen sind, z. B. die letzte Mahlzeit, erfragen. Wiedererkennen von Gegenständen: die Patientin kleine Geschichten nacherzählen lassen.

Altgedächtnis Ereignisse aus früheren Lebensabschnitten, z. B. Beruf, Kinder, erfragen.

- Schwierigkeitsgrad der Fragen langsam vermindern: die letzten Fragen sollten leicht von der Patientin zu beantworten sein; dies gibt der Patientin am Ende der Befragung nicht das Gefühl, versagt zu haben.
- Erinnerungen auslösen: „Sie hatten doch gestern eine Feier in der BT. Welchen Kuchen gab es denn?"
- Im freien Gespräch erinnern: „Sie sprechen vom letzten Urlaub, wann genau war der?"
- Kann die Patientin Namen von Mitpatientinnen und Personal zuordnen?
- Werden Erinnerungslücken durch Erfundenes ersetzt: Konfabulieren?

Denken

- Auffassungsstörungen, z. B. den Inhalt eines Sprichwortes deuten lassen
- Kann die Patientin bei der Sache bleiben? Schweift sie ab?

Stimmung

- Reagiert die Patientin beim Abfragen des Gedächtnisses gereizt? Erkennt sie eventuelle Gedächtnisstörungen, wie geht sie damit um, belastet sie das?
- Reaktion auf Stress im Stationsalltag, Urteils- und Kritikfähigkeit dokumentieren

Orientierung

Gibt es Situationen, bei denen die Orientierung besonders nachlässt, z. B. wenn die Patientin aufgeregt ist?

Verhalten in der Gruppe

Persönliche Beteiligung, Aufmerksamkeit, Ablenkbarkeit im Gruppengeschehen. Leistungsvermögen ist gut in den Ergotherapien zu erfragen.

Umgang

- Sorgfältige Auswahl der Beschäftigung, da bei erheblichen mnestischen Störungen die Gefahr der meist unabsichtlichen Selbstschädigung beim Hantieren mit problematischen Gegenständen besteht, z. B. Bastelschere oder Zange
- Essen, Trinken und Körperpflege beobachten; Patientinnen vergessen diese Tätigkeiten häufig.
- Sicherstellen, dass Angst und Unsicherheit nicht als Gedächtnisstörung fehlinterpretiert werden; Auslöser können schon geringfügige Anlässe sein, z. B. barsches Anreden, Änderungen in der gewohnten Umgebung wie eine Verlegung.

! Tipps, Tricks und Fallen

- Konzentration, Auffassung, Merkfähigkeit und Gedächtnis sind nur schwer getrennt voneinander zu prüfen, da sie sich z. T. gegenseitig bedingen.

- Die Prüfung der mnestischen Funktion sollte von erfahrenen Kolleginnen mit Feingefühl durchgeführt werden, um Bloßstellen und gereiztes Reagieren der Patientin zu vermeiden.
- Bei der Überprüfung des Ultrakurzzeitgedächtnisses empfiehlt sich, eine Telefonnummer zu nutzen, die man selbst kennt. Kann die Patientin diese nicht wiederholen, ist es für sie entlastend, wenn sie erfährt, dass die Fragende eine ihr bekannte Telefonnummer genommen hat.
- Objektive Tests ▶ 3.10

3.3 Orientierungsstörungen

Orientierung beschreibt das Bescheid-Wissen und Sich-Zurechtfinden in der zeitlichen und räumlichen Situation und in persönlichen gegenwärtigen Gegebenheiten. Alle Orientierungsstörungen sind wichtige Hinweise für das mögliche Vorliegen einer organisch fassbaren Hirnschädigung.
Ein Orientierungsausfall muss nicht alle Bereiche betreffen. Als Erstes leidet meist die Orientierung in der Zeit, dann zum Ort, zuletzt zur Situation und zur eigenen Person.

Vorkomen

- Alle Bewusstseinsstörungen
- Organisch bedingte psychische Störungen (▶ 7)
- Dissoziationen (▶ 8.4)
- Akute Belastungsreaktion (▶ 8.3)

Einteilung und Symptome

Zeit

Bezogen auf Tageszeit, Datum, Wochentag, Jahreszeit, Monat und Jahr.

- Der Wegfall der Kenntnis von Tages- und Jahreszeit wiegt schwerer als die Unkenntnis von Datum und Wochentag.
- Zeitliche Orientierung ist leicht störbar im Gegensatz zur Orientierung zur eigenen Person.
- Das genaue Datum wird oft auch von zeitlich Orientierten nicht genau gewusst.
- Das Unvermögen, die Lebensgeschichte nicht mehr genau zeitlich geordnet wiederzugeben, ist nicht zwingend für eine Orientierungsstörung; man spricht hierbei von Zeitgitterstörungen.

Situation

Störung der Fähigkeit, sich innerhalb der gegebenen Situation zu orientieren, z. B. Ärztin, Pflegepersonal und Krankenzimmer als solches zu erkennen.

Zur eigenen Person

Störung der Fähigkeit, richtige Angaben zur eigenen Person zu machen, wie Nachname, Vorname, Geburtsdatum, Beruf.

Gestörte räumliche Orientierung

Störung der Fähigkeit zur Orientierung innerhalb eines geometrischen Raums.

Patienten beobachten

Orientierung

Sich in Gesprächen über die Qualität der Orientierung informieren:

- Zeit: Tageszeit, Datum, Monat, Jahr, Jahreszeit (als Hilfe für das Erfassen der Jahreszeit kann man die Patientin aus dem Fenster schauen lassen)
- Situation: Art der derzeitigen Umgebung, Tätigkeit
- Ort: Raum, Stadt, Land. Bei einer Überprüfung muss sichergestellt sein, dass die Patientin Gelegenheit hatte, zu erfahren, in welche Stadt oder in welches Krankenhaus sie gebracht wurde.
- Person: alle persönlichen Daten, z. B. Name, Geburtstag, Beruf, Familienstand und persönliche Lebensgeschichte
- Räumliche Orientierung: Findet die Patientin sich auf der Station zurecht?
- Sind der Patientin bekannte Besucherinnen vertraut?
- Beeinflusst Stress ihre Orientierung?

Kontaktfähigkeit

- Haftet die Patientin an Kontaktpersonen, z. B. Personal oder Mitpatientinnen?
- Besteht das starke Verlangen, mit Angehörigen nach Hause zu fahren? In diesen Situationen kommt es oft zu emotionalen Entgleisungen und es kann vorübergehend zu verstärkten Orientierungsstörungen kommen.
- Bei schweren Orientierungsstörungen sind oft Ratlosigkeit und Rückzug in sich selbst zu beobachten.

Geistige Regsamkeit

- Gefährliche Situationen werden nicht sofort erkannt.
- Verlangsamte Reaktion auf Außenreize (eine Patientin bemerkt einen Streit, den sie selbst ausgelöst hat, nicht oder nicht sofort)
- Patientin wirkt mit ihrer Orientierungsstörung oft unsicher und unbeholfen.

Beschäftigung

- Sorgt Beschäftigungstherapie, Miteinbeziehen ins Stationsgeschehen für Ausgeglichenheit oder eher für Stimmungsschwankungen?
- Ist die Beschäftigung z. B. auf Essen, Trinken und Schlafen reduziert?

Umgang

- Ein guter Gesprächskontakt hilft der Patientin, sich zu orientieren: Sie traut sich zu fragen, bekommt oft Dinge erklärt.
- Beobachten, wie eine Patientin mit Hilfsangeboten umgeht. Ein guter Umgang mit Hilfsangeboten wird in der Pflegeplanung als Ressource erfasst.

! Erneute Desorientiertheit nach Vertraut-Werden mit dem Umfeld ist schwerwiegend und bedarf einer erweiterten intensiveren Beobachtung.

Tipps, Tricks und Fallen

- Leichte Orientierungsstörungen werden schnell übersehen.
- Theoretische Desorientiertheit wiegt weniger als praktische, z. B. der alleinige Spaziergang im Klinikgelände verläuft problemlos, auf Befragen ist jedoch eine Beschreibung der Wegstrecke nicht möglich.
- Bei unsicherer oder fehlender Orientierung kann es zu einer fabulierten Orientierung kommen: Die Patientin erlebt sich in einer Umgebung, die sie zu kennen glaubt.

3.4 Sinnestäuschungen/Wahrnehmungsveränderungen

Betreffen Intensitäts- und Qualitätsverschiebungen der Sinneswahrnehmung.

Vorkommen

- Psychosen: endogen, organisch, akute Halluzinose, Genuss von Rauschmitteln wie LSD, Kräutermischungen, Cannabis
- Delirante Zustandsbilder bei Hirngefäßprozessen, Durchgangssyndrome
- Psychomotorische Anfälle, Epilepsie
- Digitalisüberdosierung
- Übermüdung

Wahrnehmungsveränderungen

Bei den einfachen Wahrnehmungsveränderungen handelt es sich um Intensitäts- und Qualitätsverschiebungen der verschiedenen Sinneseindrücke. Symptome sind z. B.:

- Verschwommen-Sehen bei Übermüdung
- Farbig-Sehen bei Einnahme von LSD oder Cannabis
- Akustische Wahrnehmungsveränderung, z. B. Lauter- oder Leiser-Hören
- Mikropsie: Kleiner-Sehen von Gegenständen
- Makropsie: Größer-Sehen von Gegenständen
- Metamorphosie: Verzerrt-Sehen von Gegenständen

Halluzinationen

In allen Sinnesbereichen vorkommende Sinnestäuschungen mit Wahrnehmungen ohne reales Objekt: optische (das Sehen betreffende), akustische (das Hören betreffende), olfaktorische (den Geruchssinn betreffende), gustatorische (den Geschmackssinn betreffende), haptische (den Tastsinn betreffende) und zönästhetische Halluzinationen (Leibhalluzinationen).
Beispiele:

- Patientin sieht szenenhafte Abläufe, z. B. im Delir viele kleine Tiere.
- Akustische Halluzinationen, z. B. Klirren, Klopfen, Zirpen, Zischen
- Zum Beispiel riecht Essen nach Kot oder schmeckt bitter.
- Gas, giftige Dämpfe werden wahrgenommen, häufig an ungewöhnlichen Stellen.
- Patientin spürt Strom auf der Haut.
- „In der Nacht wird mir von einem fremden Wesen Blut entnommen."

Illusionäre Verkennungen

Illusionäre Verkennungen sind dadurch gekennzeichnet, dass etwas gegenständlich Vorhandenes für etwas anderes gehalten wird. Die Patientin ist in der Lage, von einer ganz kurz erlebten Szene eine große Menge an Details wiederzugeben, auch nach einem längeren Zeitraum.

- Pareidolien: einer realen Wahrnehmung wird etwas hinzugefügt.
- Eidetisches Phänomen: bildhafte Vorstellungen, z. B. Bäume werden für bedrohliche Monster gehalten.

Patienten beobachten

Da manche Patientinnen ihre Wahrnehmungsveränderungen verheimlichen, ergibt sich der pflegerische Befund häufig aus der sorgfältigen Verhaltensbeobachtung.

Stimmung

- Wenn zu erkennen ist, dass die Patientin unter Sinnestäuschungen und Wahrnehmungsveränderungen leidet, ist ein Gespräch über die Wahrnehmung oft schon entlastend.
- Werden Stimmen oder Geräusche gehört? Erfragen, was die Stimmen sagen, ob sie „gut" oder „böse" sind; Stimmen können die Patientin bis zu suizidalem oder aggressivem Verhalten treiben.
- Wie stark ist die Geruchsbelästigung bei olfaktorischen Halluzinationen?
- Bestehen Vergiftungsängste, hat das Essen einen schlechten Geschmack? Häufig ist dies eine mögliche Ursache für die Nahrungsverweigerung der akut psychotischen Patientin.

Geistige Regsamkeit

- Gestörte Anteilnahme an der Umgebung, Verwirrtheit, Konzentrationsstörung; Realitätsurteil kann eingeschränkt bis aufgehoben sein.
- Scheinbare Konzentrationsstörungen, z. B. hört eine Patientin, die akustisch halluziniert, im Gespräch plötzlich weg.

Psychomotorik

Gefühlsleben nach außen hin meist gut erkennbar, z. B. sind Leibmissempfindungen wie Schmerzen an der Mimik zu erkennen.

Verhalten in der Gruppe

Patientin mit Trugwahrnehmung leben oft ganz in ihrer Welt. Verhalten wirkt fremd, bisweilen bizarr.

Umgang

- Kontakte fördern, z. B. in der Ergotherapie, dabei Reizüberflutung vermeiden
- Neben Antipsychotika sind beruhigende Gespräche oft gleichwertige Hilfen; Patientinnen hilft oft die Bestätigung vom Personal, dass deren Wahrnehmung eine andere ist.
- Durch Ansprache nicht betroffener Sinnesbereiche ablenken. Einer Patientin mit optischen Halluzinationen darf nicht als einzige Ablenkung das Fernsehen zur Verfügung stehen.
- Erfragen/beobachten, wie sehr die Stimmung von der Wahrnehmung beeinflusst wird
- Überempfindlichkeit der Sinnesreize beachten, z. B. löst im Tagesraum Lärm, Unordnung oder der Fernseher Unbehagen aus
- Geschwindigkeit der Wahrnehmung in die Pflege einbeziehen. So wird die demente Patientin eine deutlich verlangsamte Wahrnehmung haben und braucht z. B. beim Essen oder Waschen mehr Zeit.
- Unübliche, auch leicht störende Verhaltensweisen, die der Patientin helfen, tolerieren; z. B. das Tragen eines Walkmans mit größerer Lautstärke, um demütigende Stimmen zu übertönen
- Nicht immer wünschen sich Betroffene den Rückweg in unsere Realität. Aufenthalt in reizüberfluteten Räumen kann sich auch als Wunsch nach Beibehaltung der Symptome herausstellen.

! Vergiftungsängste/negative Geruchs- und/oder Geschmacksbelästigungen: Die Betroffene fragen, ob sie das schon einmal erlebt hat und ob sie Wege kennt, damit umzugehen, z. B. luftdicht verschlossen Nahrungsmittel wie nahrhafte Getränke oder Konserven anbieten.

3.5 Denkstörungen

Als eine geistige Tätigkeit ist das Denken darauf ausgerichtet, Bedeutungen zu erkennen und Beziehungen herzustellen. Der Denkablauf ist auf Begriffe, Urteile und Schlüsse angewiesen und dem Gesetz der Logik (formaler Ablauf des Denkens) unterworfen. Dazu gehören Konzentration, Nachdenken, Erkennen und Wiedererkennen, Einordnen und Verbinden nach logischen Kategorien. Denkstörungen werden in inhaltliche und formale Störungen unterteilt.

3.5.1 Inhaltliche Denkstörungen

Wahn Eine inhaltlich falsche, krankhaft entstandene Überzeugung, die mit absoluter Gewissheit (Evidenz) auftritt und an der die Patientin trotz aller vernünftiger Gegengründe unbeirrbar und unzugänglich festhält, auch dann noch, wenn eine Unvereinbarkeit mit ihren bisherigen Erfahrungen besteht und eine objektive Nachprüfbarkeit der Realität möglich ist (▶ Abb. 3.2).

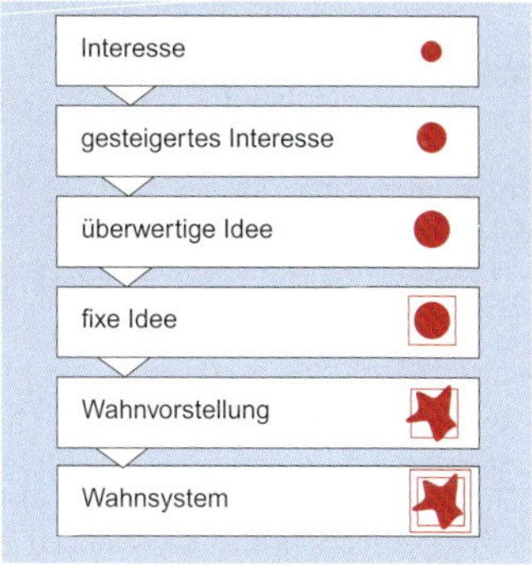

Abb. 3.2 Vom Thema zum Wahn [L157]

Überwertige Ideen Gedanken und Vorstellungen, die die Patientin beherrschen, jedoch noch nicht wahnhaft.

Zwang Eine Vorstellung oder Handlung kann nicht unterdrückt werden, obwohl sie von der Patientin als unsinnig erkannt wird. Die Vorstellungen und Handlungen werden **nicht** als von außen gemacht oder von außen aufgedrängt erlebt.

! Bei der zwanghaften Persönlichkeitsstruktur wird der Zwang als Ich-synton erlebt. Das Ausleben zwanghafter Ordnungsliebe wird als stabilisierend und richtig erlebt.

Phobien Angstgefühle, die sich auf bestimmte Situationen oder Objekte beziehen, z. B. Klaustrophobie (Angst in zu engen Räumen).

Vorkommen

- Schizophrene Psychosen (▶ 5)
- Affektive Psychosen (▶ 4)
- Organische psychische Störungen (▶ 7)
- Erlebnisreaktive Entwicklung, z. B. bei Schwerhörigkeit, körperlichen Schwächen, Vereinsamung, politisch Verfolgten und Inhaftierten
- Einnahme von bewusstseinsverändernden Substanzen (Halluzinogene)

Wahnkriterien

- Wahnhafte Überzeugung: wird mit einer subjektiven Gewissheit erlebt, die die normale Gewissheit übertrifft.
- Auf dem Höhepunkt der Erkrankung besteht eine Unbeeinflussbarkeit trotz Erfahrungen der Patientin, die zu einer anderen Erkenntnis zwingen müssten.
- Der Wahn ist eine lebensbestimmende Wirklichkeit für die Patientin.
- Der Inhalt des Wahns wird von jedem Außenstehenden als falsch beurteilt und mit niemandem geteilt, man spricht auch von einer „Privatwirklichkeit" der Patientin.

Wahnsymptome/Wahnthemen

Wahnstimmung

Vorstufe des Wahns, Wahn ohne Wahnidee. Die Patientin wähnt, „dass etwas im Gange ist". Sie spürt etwas Bedrohliches, Unheimliches, kann dies aber nicht genau erklären. Selten werden angenehme oder Glücksgefühle erlebt.

Wahnwahrnehmung

Objektiv Vorhandenes erhält in der „Privatwahrnehmung" eine abnorme Bedeutung.

Wahngedanken/Wahneinfall

Der Wahneinfall braucht keine wahnhafte Wahrnehmung, der erste Denkakt enthält im Gegensatz zur Wahnwahrnehmung bereits den Wahn.

Wahnhafte Personenverkennung

Verkennung bekannter und unbekannter Personen.

Beziehungswahn

Belanglose Ereignisse werden wahnhaft auf die eigene Person bezogen. Die Betroffene glaubt, vieles passiere ihretwegen und sei nur für sie von Bedeutung, oft auch für sie gemacht.

Beeinträchtigungswahn

Das Fühlen, Denken und Handeln der Betroffenen werden aus ihrer Sicht von außen negativ beeinflusst (typisch für schizophrene Ich-Störung). Im Gegensatz zum Beziehungswahn ist für die Betroffene hier nicht nur alles auf sich bezogen, sondern zudem noch gegen sie gerichtet. Bezeichnend ist die Überzeugung der Patientin, sie würde überall ungerecht behandelt, z. B. bei Beförderungen im Beruf oder auf Ämtern.

Verfolgungswahn

Ereignisse, die an sich harmlos sind, werden als Bedrohung oder Verfolgung empfunden → Steigerung des Beeinträchtigungswahns. Die ganze Umwelt, einschließlich der Familie, kann hier als Verfolger oder deren Hintermänner wahrgenommen werden. Die Betroffene spricht diesen Verdacht häufig nicht aus.

Bedeutungswahn

Gegenstände, Vorgänge und Gesprochenes bekommen in Bezug auf die Patientin eine besondere Bedeutung.

Eifersuchtswahn

Wahnhafte Überzeugung, vom Lebenspartner betrogen zu werden, auch wenn keinerlei Beweise dafür vorhanden sind.

Größenwahn

Die Betroffene überschätzt ihre gesellschaftliche Bedeutung, ihre eigenen Fähigkeiten und Leistungen. Die Wahninhalte können im Bereich des Realen bleiben, gehen aber oftmals weit darüber hinaus bis hin zu Vorstellungen, man hätte ungeheure Macht oder Reichtum, man wäre fähig, die Welt zu ändern durch Erfindungen oder Revolutionen.

Nichtigkeitswahn

Gegenteil von Größenwahn. Die Betroffene sieht sich als machtlos, verloren und nichtig. Manche Patientinnen berichten, sie würden tatsächlich immer kleiner, leben nur noch zum Schein. In der schwersten Form leugnet die Patientin ihre Existenz und auch die ihrer Familie (nihilistischer Wahn).

Versündigungswahn

Die Patientin glaubt, große Schuld auf sich geladen zu haben, ohne dass es einen adäquaten Grund dafür gibt. Sie glaubt z. B., dass die Menschen Kriege führen, weil sie in ihrem Leben gesündigt hat. Es können auch Befürchtungen auftreten, z. B. durch eine stattgefundene Abtreibung, eine große Schuld zu tragen. Kleine Bagatellvergehen oder Notlügen werden vollkommen überbewertet (häufig bei Depressionen).

Verarmungswahn

Die Patientin glaubt sich völlig verarmt, nichts mehr zu besitzen, ihren Lebensunterhalt nicht mehr bestreiten zu können, hat panische Angst, verhungern zu müssen oder ihre ganze Familie ins Unglück zu stürzen (häufig bei agitierten Depressionen).

Hypochondrischer Wahn

Wahnhafte Überzeugung, krank zu sein (häufig bei Depressionen: eine unheilbare Krankheit wird für die Stimmung verantwortlich gemacht, die Depression häufig abgestritten).

Patienten beobachten

Stimmung

Setzt die Patientin harmlose Vorkommnisse auf der Station, die nichts mit ihr zu tun haben, mit sich in Beziehung? Deutet sie diese gegen sich gerichtet? Häufiger Streit mit Mitpatientinnen ist ein möglicher Parameter.

Kontaktfähigkeit

- Häufiger, in seiner Ursache nicht nachvollziehbarer Streit mit Mitpatientinnen als Hinweis für Beeinträchtigungserleben
- Welche privaten, beruflichen Bereiche betrifft die Störung? Welche Reaktion ruft sie hervor? Führt sie z. B. zu Vereinsamung, Kontaktarmut?

Verhalten in der Gruppe

- Wie stark machen sich die Beeinträchtigungen, Erlebnisse im Stationsalltag bemerkbar? Wird die Patientin aus der Gemeinschaft ausgeschlossen? Isoliert sie sich?
- Bizarre Verhaltensweisen führen zu Ausgrenzungen.
- Wirkt Mimik oder Sprache der Patientin, als ob sie etwas bedroht?
- Wie ist das Verhalten, wenn die Patientin sich unbeobachtet fühlt?

Mimik

Gesichtsausdruck: überrascht, gequält, ängstlich bis ratlos?

Einstellung zur Krankheit

- Werden von der Patientin Versuche unternommen, das Wahnerleben zu überprüfen?
- Wird Aufklärung über die Krankheit angenommen/gewünscht (Edukation, ▶ 14.3.7)

Umgang

- Die Nähe, Wirklichkeit, Echtheit des Erlebten alle 1–2 Tage erfragen; Zweifel der Patientin an der Richtigkeit des Wahnerlebens überprüfen
- Offenes Nachfragen der Wahninhalte entlastet die Patientin und hilft, ihre Gesamtsituation qualifizierter einzuschätzen, z. B. Suizidalität bei Schuld- und Versündigungswahn.

- Durch Beobachtungen in der Gruppe Fremdaggression einschätzen, besonders bei Verfolgungs-, Beeinträchtigungs-, Eifersuchtswahn
- Bei Verfolgungserleben der Patientin die Sicherheit der Station zeigen, z. B. dass die Türen verschlossen sind, in der Nacht eine Pflegefachperson regelmäßig durch die Zimmer geht
- Nach dem ersten Abklingen der akuten Symptomatik helfende Gespräche (▶ 14.1.1) führen
- Auf chronisch „Wahnhaftes" eingehen

Tipps, Tricks und Fallen

- Mancher Wahn hat sich schon als Wahrheit entpuppt, z. B. Eifersuchtswahn.
- Übersinnliche Wahnformen sind grundsätzlich nicht nachprüfbar.
- Größenwahn, krankhafte Selbstüberschätzung: Ein Gespräch mit der Oberärztin oder Chefärztin ist für die Patientin häufig bedeutungsvoller.
- Der Mensch erlebt bedeutungsgebend, interpretierend und sinngebend, jeder Mensch ist grundsätzlich wahnfähig.
- Die Warnung, in das Wahnsystem einer Patientin zu geraten, wird allzu häufig ausgesprochen. Weitaus häufiger führt diese Warnung dazu, dass einer Patientin mit einer übertriebenen Distanz begegnet wird.

Zwangssymptome

- **Zwangsgedanken:** quälendes Grübeln, Vorstellen, Erinnern oder Befürchten, das als unsinnig erkannt wird; die Patientin leidet meist unter Zweifeln und Befürchtungen, die sich ihrem Bewusstsein aufdrängen. Sie kann diese Gedanken nicht abschütteln, auch nicht durch starke Willensanspannung.
- **Zwangshandlung:** unwiderstehlicher Drang, gegen oder ohne den eigenen Willen eine Handlung ausführen zu müssen, z. B. Kontroll-, Ordnungs-, Waschzwang. „Neutralisieren einer inneren Spannung" durch Handlungen, oft ritualisiert.
- **Zwangsimpuls:** quälender innerer Antrieb, eine gefährliche oder sinnlose Handlung auszuführen

Patienten beobachten

- **Verhalten in der Gruppe:** Abkapselung der Patientin; quälendes Grübeln gibt der Patientin kaum Gelegenheit zu einer Unterhaltung.
- **Einstellung zur Krankheit:** Auffälligkeiten im näheren Umfeld
- **Stimmung:** erfragen, wie die Patientin mit ihren als unangenehm empfundenen Zwängen zurechtkommt: „sehr quälend", „geht so", „furchtbar"

Umgang

- ▶ 8
- Starke Ordnungsliebe einer Patientin beim Ordnungszwang nicht belächeln
- Für Patientinnen mit einem Ordnungszwang ist ein nachlässiger Zimmer- oder Tischnachbar u. U. eine große Qual. Dies kann erst unter kontrollierten/begleitenden Bedingungen, nach dem Vermitteln eines Ätiologiemodells und den verstandenen Expositionsregeln, möglich werden.
- Kontrolle der erarbeiteten Bewältigungsstrategie, Aufnahme in die Pflegeplanung; z. B. beim Waschzwang: Zu welchen Gelegenheiten kann die Patientin die Hände waschen?

3.5.2 Formale Denkstörungen/Störung des Denkablaufs

Häufige, meist krankheitsunspezifische Störungen des Gedankenablaufs. Bei den schizophrenen Psychosen (▶ 5) stehen die formalen Denkstörungen als Grundsymptom an erster Stelle.

Vorkommen

- Schizophrene Psychosen (▶ 5)
- Affektive Psychosen (▶ 4)
- Organische psychische Störungen (▶ 7)
- Bewusstseinstrübung

Symptome

Gehemmtes/verlangsamtes Denken

Verlangsamter Ablauf des Denkens, inhaltliche Verarmung auf wenige Themen, jedoch klar und in sich geordnet. Häufiges Symptom bei Depressionen. Die Patientin ist nicht in der Lage, die Hemmung im Denken zu beseitigen und leidet erheblich darunter. Sie berichtet häufig über ihre Schwierigkeiten, wirkt insgesamt verlangsamt.

Umständliches Denken

Unfähigkeit, nebensächliche Details zu übergehen, z. B. wird im Gespräch das eigentliche Ziel über den Umweg einiger Nebensächlichkeiten erreicht.

Eingeengtes Denken

Auf wenige Themen beschränktes Denken. Die Patientin spricht immer wieder über dieselben Themen. Oft macht es den Anschein, als sei ihr das Thema spontan eingefallen.

Gedankendrängen

Übermäßig viele Einfälle. Die Menge an Einfällen und das häufige Wiederkehren der Gedanken werden eher als belastend empfunden.

Beschleunigtes/ideenflüchtiges Denken

Ununterbrochenes Denken und Reden. Ständig werden neue Einfälle, die in lockeren Wort- oder Klangassoziationen mit den vorhergehenden verknüpft sind, vorgebracht.

- Durch das Einschießen vieler Gedanken wird ein Satz durch einen neuen unterbrochen.
- Patientin verliert sich immer wieder im Unwesentlichen.
- Ein längerer und umfassender Gedankengang kann nicht zu Ende gebracht werden, der enorme Ideenreichtum kann nicht sinnvoll verwertet werden.

Vorbeireden

Es werden unabsichtlich falsche Antworten gegeben. Im Gespräch oder aus der Situation heraus ist ersichtlich, dass die Frage verstanden wurde, die Antwort geht jedoch unbeabsichtigt daneben.

Gedankensperrung/Gedankenabreißen

Den Gedanken nicht zu Ende bringen, als ob der Gedanke von einem genommen würde. Der zunächst flüssige Gedankengang wird gelegentlich auch mitten im Satz unterbrochen. Diese Denkstörung ist der Patientin meist quälend bewusst.

Inkohärentes/zerfahrenes Denken

▶ 4.2

Zusammenhangloses Denken. Es können keinerlei Beziehung zwischen den einzelnen Denkgliedern gefunden werden.

Neologismen

Wortneubildung: neue, im Sprachgebrauch nicht vorkommende Wörter, die für die Patientin eine Bedeutung haben. Beispiel: „Ich war gelaufsohlt" = Ich war mit Sportschuhen joggen.

Begriffsverschiebung

- **Konkretismus:** übertragene Sinnzusammenhänge werden schlecht erkannt, der Sinn eines Sprichworts kann von der Patientin nicht erklärt werden. Die Patientin bleibt am Konkreten haften. Beispiel: „Der Apfel fällt nicht weit vom Stamm."
- **Symboldenken:** Das Preisschild auf der Packung eines Artikels im Supermarkt (11,09 €) führt zur Panik, es werde eine Katastrophe (11. September 2001) passieren.

Demenzielles Denken

Schwerster Grad der Denkstörung. Auf ein Minimum reduzierte Urteils- und Kritikfähigkeit und die Unfähigkeit, sich neue Sachverhalte und Erkenntnisse zu merken, machen die Patientin zu einer hilflosen Person. Es besteht Eigengefährdung.

Patienten beobachten

Geistige Regsamkeit

- Begriffsverschiebungen können bei psychotischen Patientinnen zu erheblichen Missverständnissen führen.
- Zwanghaftes Ausführen von „Ritualen"

Beschäftigung

Werden logische Abläufe korrekt und in angemessener Zeit durchgeführt (Gedankendrängen, beschleunigtes und ideenflüchtiges Denken, umständliches Denken)?

Verhalten in der Gruppe

Durch Begriffsverschiebungen und Neologismen kommt es bei Gruppenaktivitäten teilweise zu Missverständnissen.

Orientierung

Führt eine Verlegung innerhalb der Station zu Orientierungsstörungen?

Stimmung

Leidet die Patientin daran, die ständig wiederkehrenden Gedanken nicht bearbeitet oder erledigt zu bekommen (Perseveration)? Stimmungswechsel, z. B. von ängstlich-getrieben zu ängstlich-zurückgezogen?

Einstellung zur Krankheit

- Versteckt sich die Patientin hinter ihrer Erkrankung, benutzt sie diese als Entschuldigung, stellt sie sie zur Schau?
- Beschäftigt sich die Patientin ständig mit sich selbst?
- Macht es den Anschein, als wolle die Patientin nicht, dass es ihr besser geht?
- Kann die Patientin die Inhalte des Denkens bewusst steuern, sucht sie die Reizüberflutung oder die Ruhe?
- Kämpft die Patientin offensichtlich gegen ihre Denkstörung an? Verlangt sie Strukturierungshilfen wie Therapieplan oder Tagesordnung?

Umgang

- Steht die Angst im Vordergrund, sind neben der medikamentösen Therapie ein beruhigender Umgang und eine gezielte Ablenkung der Patientin von Vorteil?
- Auf steigenden Leidensdruck achten → Suizidrisiko
- Auf andere Gedanken bringen, Patientin in den Stationsablauf einbinden, z. B. Mithilfe in der Küche
- Mit früheren Hobbys und Interessen hat man einen guten Gesprächseinstieg und manchmal einen Hinweis für eine Beschäftigung im Stationsalltag (▶ 14.2).
- Gehemmtes, verlangsamtes Denken:
  - Keine langen Gespräche führen
  - Patientin Zeit lassen, den Gedanken beenden zu können
  - Im Gespräch nicht vorgreifen; Patientin fühlt sich dadurch vom Gesprächspartner gehetzt.
- Weitschweifiges, sich verlierendes Denken: behutsame Rückführung zum Thema, z. B. durch Handzeichen „Time out“
- Ideenflüchtiges, beschleunigtes Denken:
  - Themen, über die gesprochen wird, vor einem Gespräch genau absprechen; Patientin ist dadurch im Gespräch leichter zu führen.
  - Evtl. Zeitlimit setzen
  - Nur gezielte Fragen stellen
  - Ablenkung vermeiden, in einen ruhigen Raum zurückziehen
- Inkohärentes Denken: Es ist fraglich, ob ein Gespräch sinnvoll ist, wenn man in dessen Verlauf keinerlei Zusammenhang erkennt. Der Patientin erklären, dass ein Gespräch auf einen späteren Zeitpunkt verschoben werden sollte; nonverbale Kommunikation (▶ 14.1.1) ist oft hilfreich. Bei einem gemeinsamen Spaziergang können unverstandene Sätze einfach mal stehenbleiben.
- Konkretismus: keine Redensarten im Gespräch verwenden, sie verwirren die Patientin oft.

! Tipps, Tricks und Fallen

- Der Inhalt von zwanghaften Vorstellungen muss nicht pathologisch sein, meist stört aber die quälende Penetranz.
- Zwanghaftigkeit von Sucht abgrenzen
- Zwangshandlungen dienen der Neutralisierung inneren Drucks.
- Merkfähigkeits- oder Konzentrationsstörungen der denkgehemmten Patientin bedeuten keine intellektuelle Minderbegabung.

3.6 Stimmungsstörungen/Affektstörungen

Unter Stimmung und Affektivität (Emotionalität) versteht man die Gesamtheit des Gefühls-, Gemüts- und Stimmungslebens. Auch die Emotionalität ist selbstverständlich nicht isoliert zu betrachten, sie steht in engem Zusammenhang mit dem Antrieb und wirkt sich auf andere Funktionen wie Denken und Gedächtnis aus.

- Stimmung: langfristiger und gleichmäßiger Gefühlszustand
- Affekt: kurz dauernde Gefühlswallung wie Wut, Ärger, Angst, Verzweiflung, Freude

Vorkommen

- Affektive und schizophrene Erkrankungen (▶ 4, ▶ 5)
- Demenz (▶ 13.1), schwere geistige Behinderung (▶ 9)
- Organische Hirnerkrankung
- Körperliche und seelische Erschöpfung

Symptome

Affektlabilität

Rascher Wechsel der Affektlage. Beeindruckend sind überschießende Stimmungswechsel in schneller Folge schon bei geringen Anlässen von einem Extrem zum anderen. Selten ist der Wechsel zwischen normaler und extremer Affektivität.

Affektinkontinenz

Fehlende Beherrschung: Die Patientin ist nur schwer in der Lage, ihre Gefühls- und Affektäußerungen zu steuern. Schon bei geringen Anlässen zur Freude oder Trauer schießt ein extremes Maß an Gemütsregung hervor. Affektinkontinenz und Affektlabilität bestehen meist gleichzeitig.

Affektverflachung

Die Gefühlswelt wird schwer erreicht, es besteht eine mangelnde Ansprechbarkeit der Gefühle. Bei der Hebephrenie (▶ 5.3) kommt es häufig zu einem läppischen Verhalten.

Depressivität

Niedergeschlagene Stimmung, leidend, traurig verstimmt. Patientin zieht sich zurück, spricht kaum, fühlt sich traurig oder sogar leer.

Euphorie

Heitere Stimmung in Form von Sorglosigkeit, Optimismus und subjektivem Wohlbefinden. Kommt bei vielen organischen Hirnerkrankungen vor.

Apathie

Es fehlt jegliche spontane Aktivität bei nach außen sichtbarer völliger Gefühl- und Teilnahmslosigkeit.

Dysphorie

Gereizte, freudlose, bedrückte Verstimmtheit. Die Patientin ist unzufrieden mit sich und der Welt, die Zukunft wird pessimistisch beurteilt. Positive Erlebnisse können die Verstimmtheit teilweise ausgleichen, negative wirken in jedem Fall verstärkend. Patientin ist griesgrämig, motzig.

Ambivalenz

Gleichzeitig bestehende, miteinander unvereinbare gegensätzliche Gefühle, Zwiespältigkeit; bezieht sich auf das Wollen, Denken (in einem Satz wird eine Ansicht und deren Gegenteil geäußert) und Fühlen (für dieselbe Person wird Liebe und Hass empfunden). Wird i. d. R. von der Patientin als quälend empfunden.

Parathymie

Gedankeninhalt stimmt nicht mit der sichtbaren Gefühlsäußerung überein.

Gefühl der Gefühllosigkeit

Vom Gefühl der Gefühllosigkeit sprechen Patientinnen mit schweren Depressionen. Qualvolles Erleben einer Gemütsleere, Absterben der Gefühle, Verlust von affektiver Schwingungsfähigkeit.

Vitalstörungen

Negativ getöntes Lebensgefühl. Die Patientin erlebt ihr leibliches Gemeinempfinden (Hunger, Durst, geschlechtliche Erregung) als darniederliegend/nicht existent.

Angst

Affektzustand, bei dem sich die Psyche bereits auf eine Gefahr, die erwartet wird, eingestellt hat. Die Ursache der Angst ist für die Symptomatik nicht entscheidend, sehr wohl jedoch bei der Therapie.

Anfallsartig auftretende Angstattacke/Panik

▶ 8.1.4

Unbestimmte Angst im Gegensatz zur Realangst, Furcht.

Phobie

Sich aufdrängende Angst vor bestimmten Gegenständen oder Situationen. Häufige Themen sind: Angst vor freien Plätzen (Agoraphobie), vor geschlossenen Räumen (Klaustrophobie) oder vor Tieren (z. B. Arachnophobie, die Angst vor Spinnen).

Patienten beobachten

Stimmung

- Deckt sich die Stimmung mit dem Gesprächsthema?
- Welche Bereiche werden durch die Stimmungslage beeinflusst, z. B. Kontaktfähigkeit, geistige Regsamkeit, Antrieb, Gruppenverhalten und Mimik?
- Ist die Patientin in der Lage, ihre Gefühle zu zeigen?
- Kommt es bei ständig gehobener Stimmung zu unvernünftigen Handlungen, z. B. Überlastungstendenzen beim Sport?
- Wie leibnah werden Gefühle empfunden?
- Zustand des Selbstwertgefühls, Gefühl von Überlegenheit oder Scham, Reue, Verlegenheit

Geistige Regsamkeit

- Wie gestaltet die Patientin ihr persönliches Umfeld?
- Wie werden Nachrichten aufgenommen?

Antrieb

- Kommen Affektstörungen spontan oder reaktiv?
- Vitalgefühl gedrückt, gehoben?
- Findet die Patientin keine Ruhe, fühlt sie sich getrieben?
- Hat die Patientin an einer Beschäftigung Spaß oder will sie nur im Bett liegen?
- Wird eine Antriebsminderung von der Patientin als belastend empfunden?

Einstellung zur Krankheit

Zeigt die Patientin Gesprächsbereitschaft bezüglich ihres Gefühlslebens oder weicht sie eher aus?

Kontaktfähigkeit

- Wie ändert sich die Kontaktfähigkeit mit den Stimmungsschwankungen?
- Haben Mitpatientinnen Angst vor der Patientin? Kümmert sie sich um andere Patientinnen? Ist die Patientin stumpf in sich gekehrt?

Sprache

- Sprache monoton, z. B. bei Depressionen
- Untermalt mit Gestikulieren, z. B. ausgeprägt bei Manien, oder eigentümlich überzogen, z. B. bei schizophrenen Psychosen

- Tempo: langsam-gleichmäßig, sich überschlagend, Gedanken sind schneller als das Aussprechen.
- Tonfall, voller Höhen und Tiefen, leise-monoton

Psychomotorik

- Ist die Haltung in sich zusammengesunken oder sportlich-vital?
- Psychomotorisch gehemmt oder gesteigert, agitiert, erregt, geschäftig, betriebsam

Mimik

- Eingefrorene Mimik, Gefühle werden nicht sichtbar.
- Lebhafte Mimik, voller Manieriertheiten

Umgang

- Die Patientin nicht bedrängen, wenn sie nicht über ihre Gefühle sprechen will
- Hinterfragen, ob die sichtbare affektive Reaktion, z. B. Mimik, mit der Stimmungslage übereinstimmt
- Patientinnen wissen häufig selbst, was gut für sie ist. Auf Wünsche wie Spaziergänge, Gespräche, Gesellschaftsspiele eingehen.
- Affektinkontinente Patientin mit fehlender Beherrschung vor möglichen Reizüberflutungen schützen; nicht mit unruhigen Mitpatientinnen in ein Zimmer legen

> **!** **Tipps, Tricks und Fallen**
> **Parathymie:** Beim Überbringen einer schlechten Nachricht, bei der eine Patientin ihre Gemütslage nicht zeigen kann, sind die daraus folgenden Handlungen oft nicht absehbar. Ein offenes Nachfragen schafft mehr Klarheit.

3.7 Antriebsstörungen

Der Antrieb, umgangssprachlich auch als Lebenskraft oder Power bezeichnet, ist die Kraft, die allen psychischen und motorischen Vorgängen zugrunde liegt. Diese Energiequelle steht hinter all unserem Denken und Handeln.

Vorkommen

- Affektive und schizophrene Psychosen (▶ 5, ▶ 6)
- Belastungsstörungen
- Verschiedene Formen der Oligophrenie
- Belastungs- und Anpassungsstörungen (▶ 8.3)
- Stoffwechselstörungen (▶ 7.4.11)
- Hirntumoren

Symptome

Antriebsminderung/Antriebsmangel/Antriebsverarmung

Der Spontanantrieb fehlt oder ist herabgesetzt, einmal vorhandener Antrieb schwindet. Die Patientin ist interesselos und träge, wobei sie häufig reaktiv verstimmt ist. Eine Steigerung bis zum Stupor ist möglich. Eine Besserung entsteht oft durch Fremdantrieb, wie BT, AT, Sport.

Antriebshemmung
Mehr oder minder stark herabgesetzter Antrieb, wobei die Patientin darunter leidet. Die Patientin wünscht sich oft einen stärkeren Antrieb, kann diesen jedoch durch eigene Willenskraft nicht erreichen. Als ein typisches Symptom einer Depression kann sich eine mehr oder minder ausgeprägte Einschränkung der Entschluss- und Handlungsfähigkeit bis hin zum depressiven Stupor ausdehnen (▶ 4.1.4).

Antriebssperre
Schlagartiges, spontanes Innehalten einer momentanen Tätigkeit; kann u. U. plötzlich wieder aufgehoben sein.

Mutismus
Beharrliches Schweigen bei intaktem Sprechorgan; kann beabsichtigt sein oder eine krankhafte Ursache haben, z. B. psychogener Stupor, Schrecklähmung, heftige Gemütsbewegung, Katatonie.

Antriebssteigerung
Vermehrter spontaner Antrieb bis hin zum unkontrollierten gesteigerten Antrieb. Die Patientin fühlt sich unruhig, rastlos und getrieben, in schweren Fällen bis zum plötzlichen Einschießen von Impulshandlungen.

Akinese/Hypokinese
Bewegungslosigkeit. Unfähigkeit zu willkürlichen Bewegungen.

Stupor
Fehlen jeglicher körperlicher oder sichtbarer psychischer Aktivität. Trotz Bewusstseinsklarheit kann die Betroffene keinerlei körperliche oder psychische Aktivitäten ausführen. Der Gesichtsausdruck ist amimisch, auch auf Schmerzreize folgt meist keine Reaktion. Künstliche Ernährung kann erforderlich werden.

Katalepsie
Starrsucht. Außerordentlich langes Einhalten einer Körperhaltung mit Erhöhung des Muskeltonus.

Katatonie
Störung der Willkürbewegungen. Die Symptomatik umfasst zwei entgegengesetzte Formen: den katatonen Sperrungszustand (Stupor) und den katatonen Erregungszustand.

Perniziöse Katatonie
Akutester Ausbruch der Katatonie (▶ 5.4): stumme Erregung und schwere Akrozyanose (blaurote Verfärbung der Akren = Körperenden). Fieber, Kreislaufstörungen, Unterhautblutungen, Erregungszustände, Kreatinkinase-Anstieg, Myoglobinurie.

Stereotypien
Ständiges Wiederholen einzelner Verhaltensweisen wie Gesten, Bewegungen und Formulierungen.

Beschäftigungszwang
Quälender Zwang zu ununterbrochener Beschäftigung. Der rastlose Drang, sich zu beschäftigen, führt oft zu unproduktiven Tätigkeiten.

Raptus
Lat. *rapere:* „hinreißen". Gewaltsame Handlung mit ungeordnetem Bewegungsdrang, die plötzlich und aus völliger Ruhe heraus auftritt.

Erregung

Zustand gesteigerter psychischer oder motorischer Funktionen. Die Erregung kann sich z. B. durch Schreien, Lärmen, Schlagen, Purzelbaum schlagen, Über-die-Betten-Springen äußern.

Patienten beobachten

Antrieb

- Hat die Patientin Eigeninitiative oder muss sie motiviert werden? Fragt sie nach Therapieangeboten?
- Leidet sie unter seiner Antriebsstörung?
- Wird eine Antriebssteigerung kanalisiert, wird nach Entlastungsmöglichkeiten gesucht?
- Wo liegt der „Normbereich" des Antriebs für die Patientin? Fremdanamnese einholen
- Versucht eine Patientin, ihre Antriebssteigerung auf andere Mitpatientinnen zu übertragen?
- Innehalten einer momentanen Tätigkeit. Dieses Phänomen ist von Absencen (▶ 7) abzugrenzen.

Geistige Regsamkeit

- Unruhe, rastlos, ständiges Sprechen
- Impulshandlungen
- Psychomotorische oder sprachliche Erregungszustände

Psychomotorik

- Verlangsamte Bewegungsabläufe, schlagartiges Innehalten bei der Tätigkeit
- Empfindet die Patientin einen quälenden Drang, sich ständig zu beschäftigen, z. B. bei Anorexia nervosa und Manie?

Stimmung

- Hängt die Antriebsstörung mit äußeren Einflüssen zusammen?
- Ist eine innere Unruhe, Getriebenheit nach außen hin sichtbar?

Einstellung zur Krankheit

Leidet die Patientin unter starker Antriebsminderung, wünscht sie sich mehr Antrieb?

Umgang

- Antriebsgeminderte Patientin motivieren, z. B. BT, AT, Sport. Antriebsanreize von außen bessern häufig die Antriebsminderung.
- Katalepsie, das ständige Einhalten einer unbequemen Stellung über Stunden bis Wochen führt zu Organschäden. Beachte: hohe Dekubitusgefahr!
- Beobachten, dokumentieren, weitergeben, wie die Patientin oder Therapeutin den Antrieb der Patientin am besten beeinflussen kann

> **!** **Tipps, Tricks und Fallen**
> Der gesperrte Patient nimmt bei der katatonen Form der Schizophrenie seine Umgebung voll und ganz wahr.

3.8 Gestörtes Ich-Erleben

Ich-Störungen liegen vor, wenn die eigenen seelischen Vorgänge als von anderen gemacht, gelenkt und kontrolliert erlebt werden. Hierzu gehören die Phänomene des Gedankenentzugs, der Gedankeneingebung, der Beeinflussung des Fühlens, Wollens und Denkens.

Vorkommen

- Schizophrene Psychosen (▶ 5); häufig als Anfangssymptom
- Alle Formen der Depressionen
- Organische Psychosen (▶ 7)
- Zwangsneurosen, Phobien (▶ 8.2.2)
- Persönlichkeitsstörungen
- Bei Gesunden in seelisch oder geistig sehr belastenden Situationen

Symptome

Entfremdungserleben

- Derealisation: Die Umgebung erscheint unwirklich, fremdartig, u. U. auch räumlich verfälscht. Die Umwelt wirkt unvertraut, sonderbar („Patientin ist im falschen Film“).
- Depersonalisation: dem eigenen Ich fremd gegenüberstehen, Gefühl der Veränderung von Körper oder Körperteilen. Patientinnen erleben sich als fremd, unlebendig, ihr Handeln als automatisch.

Transitivismus

Projektion eigenen Krankseins auf andere. Die Patientin ist davon überzeugt, dass alle um sie herum krank sind, z. B. die Angehörigen, die sie in die Klinik gebracht haben.

Gedankenausbreitung

Gefühl, dass die eigenen Gedanken von anderen gelesen werden können. Die Patientin klagt, dass ihr ihre Gedanken nicht mehr allein gehören, andere haben Anteil an ihren Gedanken. Sie wissen, was sie denkt (Gedankenlesen).

Gedankenlautwerden

Wahnhaftes Gedankenlautwerden. Die Patientin ist überzeugt, dass ihre Gedanken laut werden und ähnlich wie beim Gedankenausbreiten von anderen mitgehört werden. Dies schließt sie aus den Äußerungen anderer Menschen.

Gedankenentzug

Die Gedanken der Patientin werden aus ihrer Sicht von anderen, von einer fremden Macht entzogen. Ein flüssiger Gedankengang reißt plötzlich mitten im Satz ab. Diese Denkstörung wird von der Patientin oft als sehr quälend wahrgenommen. Sie berichtet häufig von ihrer Unfähigkeit, einen Gedanken zu Ende denken zu können.

Gedankeneingebung

Gefühl, dass die Gedanken von anderen gedacht werden und der Patientin anschließend eingegeben werden. Die Patientin glaubt, dass ihre Gedanken und Vorstellungen von außen gemacht, aufgedrängt, gelenkt, gesteuert oder eingegeben werden. Sie muss mitdenken, was andere denken.

Andere Fremdbeeinflussungserlebnisse

Außer dem Beeinflussungserleben in Bezug auf die Gedanken ist eine Beeinflussung auch in den Bereichen des Fühlens, Strebens, Wollens und Handelns möglich.

Beispiel: Patientin berichtet, sie müsse etwas Bestimmtes sprechen, dieses in einer vorgeschriebenen Weise vortragen. Manche Patientinnen „müssen" schreien, brüllen oder auf eine genau festgelegte Art handeln, z. B. toben.

Patienten beobachten

Stimmung

- Patientinnen mit Fremdheitsgefühlen wirken häufig ratlos, verloren, gequält, in die Enge getrieben.
- Wie erlebt die Patientin ihr Fühlen, Denken und Handeln: bedrohlich, gespannt, ängstlich?
- Fühlt sich die Patientin bedroht, von außen gesteuert?

Kontaktfähigkeit

- Gibt sich die Patientin im Gespräch geheimnisvoll, als ob man ein gemeinsames Geheimnis hätte?
- Rückzug aus dem Stationsgeschehen durch Misstrauen?

Verhalten in der Gruppe

- Wie fügt sich die Patientin ins Stationsleben ein, z. B. bei Beeinflussungen durch das Fernsehen oder dem Gefühl, dass andere ihre Gedanken lesen können. Meidet die Patientin den Fernseh-, Gruppenraum?
- Bei starker Belästigung durch Fremdbeeinflussungserleben auf Hinweise zur Eigen- und Fremdgefährdung achten: Kommt es häufig zu Streitigkeiten in den Gruppen, mit der Zimmerkollegin?

Einstellung zur Krankheit

- Fühlt sich die Patientin krank oder distanziert sie sich von ihrem Erleben?
- Macht die Patientin die Ursache, die sie in die Klinik brachte, an ihrer eigenen Person fest oder macht sie andere dafür verantwortlich?
- Bei manchen psychoseerfahrenen Menschen führt das Abreißen der Gedanken zu einer wahnhaften Erklärung. Sie machen andere Personen für das Wegnehmen oder Entziehen ihrer Gedanken verantwortlich.

Umgang

- Patientin Zeit lassen, (wieder) Vertrauen in ihre Umgebung zu erlangen
- Patientin mit ihrer Umgebung bekannt machen
- Speziell mit den gesunden Anteilen der Patientin arbeiten, z. B. Ergotherapie
- Gespräche anbieten, um der Patientin durch Erklären der Phänomene die Angst zu nehmen (Psychoedukation, ▶ 14.3.7)
- Patientin mit ihren Befürchtungen ernst nehmen, jedoch verständlich machen, dass z. B. ihre Gedanken für andere nicht nachvollziehbar sind. Häufiges Diskutieren über das unterschiedliche Erleben ist jedoch in der akuten Phase einer paranoid-halluzinatorischen Psychose wenig hilfreich.
- Hinterfragen, was die Auslöser für ein beängstigendes Erleben sein könnten. Bei Beeinflussungen aus Radio und Fernsehen ist ein Gespräch abseits vom Tagesraum eine gute Ablenkung.

! Der Patientin nicht beweisen wollen, dass ihr Erleben „nicht normal/nachvollziehbar" ist.

3.9 Störungen der Intelligenz

Intelligenz ist die angeborene Fähigkeit, Erfahrungen zu sammeln und sinnvoll zu verwerten. Man unterscheidet die praktische Intelligenz (Fähigkeit zur Lösung von Lebensaufgaben) von der theoretischen (Begriffs- und Urteilsbildung). Ein Intelligenzdefekt kann angeboren (Oligophrenie) oder frühkindlich erworben sein. In der Klinik sind die Minusvarianten (Intelligenzminderungen) von Interesse. Eine geistige Behinderung besteht nicht grundsätzlich lebenslang, sondern nur bezogen auf die jeweilige Situation und das jeweilige Alter.

Die Einteilung der Intelligenz nach Wechsler ist die gängige Klassifikation in der Praxis (▶ Tab. 3.3). Dabei kann die Tabelle die Einteilung der Intelligenz nur grob und allgemein darstellen. Im pflegerischen Umgang interessieren die individuellen Unterschiede mehr als zahlenmäßige Generalisierungen (▶ 9).

Der Normbereich liegt zwischen 85 und 115. Werte über 115 sind überdurchschnittlich, Personen mit Werten über 130 zählen zu den hochintelligenten Menschen.

Tab. 3.3 Einteilung der Intelligenz nach ICD-10 [W798]

Klassifikation	IQ-Grenze
Schwerste Intelligenzminderung	< 20
Schwere Intelligenzminderung	20–34
Mittelgradige Intelligenzminderung	35–49
Leichte Intelligenzminderung	50–69
Unterdurchschnittliche Intelligenz	70–85

Vorkommen

▶ 9.1

- Genetisch, z. B. bei Stoffwechselstörungen wie Phenylketonurie, Chromosomenanomalien wie Trisomie 21
- Pränatal erworben, z. B. bei Lues, Alkohol, Toxoplasmose, Stoffwechselerkrankungen der Mutter während der Schwangerschaft
- Peri-, postnatal erworben, z. B. bei Sauerstoffmangel, schweren Infektionskrankheiten im Säuglings- und Kleinkindalter, traumatische Hirnschäden
- Psychogen, z. B. keine Förderung bei Verwahrlosung

Symptome/Patienten beobachten

Orientierung

Störung in Bezug auf Zeit, Ort, Situation und Person.

- Findet die Patientin sich mit den Örtlichkeiten der Station zurecht?
- Sind ihr bekannte Besucherinnen vertraut?
- Beeinflusst Stress die Orientierung?

Kontaktfähigkeit

Gestörtes Verhalten in der Kontaktaufnahme mit der Umwelt.

- Welche Art von Interesse zeigt die Patientin an ihrer Umwelt?
- Wird Geborgenheit durch Körpernähe gesucht? Was passiert, wenn sie diese nicht bekommt?

Denken

Geschwindigkeit, Sukzession (Reihenfolge) und Logik des Denkens sind gestört. Denken verlangsamt, erfolgt in Bildern, nicht in Begriffen, mangelnde Abstraktionsfähigkeit.

- Denken weitschweifig, rigide, einfallsarm, umständlich
- Geistige Schwerfälligkeit, geringe innere Beweglichkeit

Sprache

Tempo, Sprachfehler, Artikulation, Tonfall, Sprachschwierigkeit durch Dialekt oder Schwerhörigkeit, Wortfindungsstörungen, Ausbleiben der sprachlichen Mitteilung.

- Kindlich, stockend, Tonfall leiernd, weinerlich
- Unbestimmte Artikulationsstörung, ähnlich der manierierten Sprache des chronisch psychotischen Menschen
- Aussprachestörungen
- Ausdrucksschwierigkeiten

Geistige Regsamkeit

Anteilnahme, Nichtanteilnahme an der Umgebung, Konzentrationsfähigkeit/-dauer, Flexibilität.

- Wahrnehmung verlangsamt und lückenhaft
- Temperament: affektive Erregbarkeit erhöht, vermindert

Intelligenzgrad

- Der gemessene Grad der Intelligenz ist nicht ausreichend als Kriterium für eine Förderung (▶ 9).
- Aus welcher Lebenssituation kommt die Patientin, kann sie ihr Leben meistern?

! Testpsychologische Untersuchungen geben Aufschluss auf den IQ einer Patientin. Eine reine Schätzung birgt die Gefahr der Fehleinschätzung.

Psychomotorik

Gesteigert, gehemmt; Haltung, Gang, Mimik, Gestik.

- Wirkt Motorik, Bewegung, Mimik, Gestik plump, unbeholfen?
- Wiederholt sich ständig der gleiche Bewegungs-, Handlungsablauf?

Beschäftigung

- Womit beschäftigt sich die Patientin und wie lange, hat sie spezielle Fähigkeiten?
- Fertigkeiten beim Essen, Ankleiden, bei einfachsten Handarbeiten
- Wie interessiert wendet sie sich einer Beschäftigung zu? Gibt es eine Vorliebe, ist diese die einzige Beschäftigung?

Verhalten in der Gruppe

Von Rückzug und völliger Isolation bis zum ständigen In-den-Mittelpunkt-Stellen und zur Neigung von Primitivreaktionen.

- Primitivreaktionen, spontan ohne Zwischenschaltung einer Kontrollinstanz wie Wille, Verstand, Gewissen
- Wirkt das Verhalten in der Gruppe argwöhnisch, scheint die Patientin paranoid, sind Reaktionen gereizt oder dysphorisch?
- Ist die Reaktion in Konfliktsituationen altersentsprechend, wirkt sie kindlich?
- Verhalten beim Essen: Stopft die Patientin ihr Essen außergewöhnlich schnell in sich hinein?

Umgang

▶ 9.2

Niemand ist in allen Bereichen gleich eingeschränkt, d. h., jede hat auch Stärken.

- Bei kurzfristiger therapeutischer Beziehung (Aufnahmestation) soll bei Patientinnen mit niedriger bis sehr niedriger Intelligenz eine deutliche, professionelle Distanz gewahrt werden:
  - Junge Patientin verlieben sich häufig in junge Pflegende.
  - Patientin erkennen sehr schnell, wer vom Team „einen Narren an ihnen gefressen hat". Möglicherweise wird dies umgedeutet oder gar ausgenutzt, um das Team gegeneinander auszuspielen.
  - Werden Geschenke vom Personal angenommen (z. B. abgelegte Kleider), ohne deren Bedeutung mit der Patientin zu besprechen, kann das für die Patientin als ein Erwidern der Gefühle gewertet werden.
- Besonders wichtig ist eine Kontinuität in der Pflege mittels pädagogisch-verhaltenstherapeutisch orientiertem Vorgehen.
- Bei Verlegungen Umgang mit Patientin genau beschreiben; gleichbleibendes Verhalten vom Pflegepersonal (was darf die Patientin und was nicht) verhindert ggf. bei der Patientin das Zurückfallen in frühere Verhaltensmuster → Pflegeüberleitung.
- Diagnostik der Minderbegabung ist wichtig zum Schutz vor Unter- und Überforderung.
- Akzeptanz gegenüber Patientin und Behinderung erkennen lassen
- Pflege auf Intelligenzalter, nicht auf Lebensalter ausrichten
- Strukturierter Tagesablauf, z. B. durch Beschäftigungs-, Arbeitstherapie; Zusammenarbeit von Station und Therapie ist wichtig.
- Kontinuität im Team (Dienst-, Fallbesprechungen)

! Zu viel Pflege stellt eine Unterforderung dar.

Bei starker Minderbegabung

- Verlegung stark minderbegabter Patientin in einen Akutbereich nur bei Notwendigkeit einer Krisenintervention
- Belohnung wird von der Patientin eher verstanden als Strafe. Die Grundhaltung soll gütig-konsequent sein.
  - Sofortiges Lob als positiver Verstärker führt eher zu positiver Verhaltensänderung.
  - Bei leicht störendem Verhalten auch mal mit „Nichtbeachtung" reagieren
- Schutz vor Angriffen anderer bei unerwünschten Verhaltensweisen
- Bei Trainingsmaßnahmen in kleinen Schritten vorgehen

Tipps, Tricks und Fallen

- Verhaltensstörung ist oft Ausdruck von Streben nach Anpassung oder Abgrenzung von den Erwartungen der Umwelt.
- Es ist ein weit verbreiteter Irrglaube, dass Genie und Wahnsinn im Sinne einer Schizophrenie nah beieinander liegen; 1–2 % der Weltbevölkerung sind schizophren, ob intelligent oder weniger intelligent.
- Überprüfen eigener „Behinderungen", z. B. Gedächtnisschwäche, „sportliche Niete", Unvermögen, Wünsche oder Kritik zu äußern; überprüfen der Reaktionen anderer auf die Entdeckung dieser „Behinderungen". Die Kenntnis eigener Behinderungen erleichtert den Umgang mit Behinderung anderer.

3.10 Testpsychologische Untersuchung

Siegfried Traxler

Testpsychologische Verfahren sind wissenschaftliche Routineverfahren, die die individuelle Merkmalsausprägung abgrenzbarer Persönlichkeitsmerkmale messen. Geeignete Tests müssen standardisiert in der Vorgabe, Auswertung und Interpretation sein, damit eine routinemäßige Anwendung möglich wird (▶ Tab. 3.4). Die Vergleichbarkeit und Bewertung von Testergebnissen wird über den Vergleich eines Einzeltestwerts mit den Werten aus adäquaten, möglichst umfangreichen Vergleichsgruppen möglich.

- Durchführen, Auswerten und Interpretation der Tests erfordern eine testmethodische und psychodiagnostische Ausbildung, die durch ein Psychologiestudium erworben wird.
- Testwerte können eine messtechnisch nicht vorhandene Präzision vorgeben. Sie hängen auch stark von der Bereitschaft ab, sich testen zu lassen. Die totale „Messbarkeit" des Menschen ist fragwürdig.
- Die Anwendung von Tests muss sich an den Interessen des zu Testenden orientieren. Die Testabsicht sollte dem zu Testenden kommuniziert und nicht vorenthalten werden.

Tab. 3.4 Gütekriterium für psychologische Tests: Objektivität, Reliabilität und Validität

Kriterium	Beschreibung
Objektivität	Durchführung, Auswertung und Interpretation muss unabhängig von der Person des Testleiters sein (durch Standardisierung der Durchführung, Auswertung und Interpretation)
Zuverlässigkeit (Reliabilität)	Formale Genauigkeit, mit der ein Merkmal gemessen wird; Maß für die Messgenauigkeit kann z. B. durch Testwiederholungen in längeren Zeitabständen gewonnen werden, bei Wiederholung der Messung unter gleichen Rahmenbedingungen müsste das gleiche Ergebnis erzielt werden
Gültigkeit (Validität)	Grad der inhaltlichen Genauigkeit, mit dem der Test das zu erfassende Merkmal misst (ein Konzentrationstest darf z. B. nur die Konzentration und nicht die Intelligenz messen); Überprüfung der Gültigkeit z. B. durch Vergleich mit bereits als gültig bekannten Tests oder mit einen möglichst objektiven Außenkriterium

Indikationen

Testpsychologische Untersuchungen werden eingesetzt, wenn klinische Beobachtungen, Intuition, Menschenkenntnis und berufliche Erfahrung nicht ausreichen, um bestimmte Fragestellungen beantworten zu können. Erfahrungsgemäß kann das z. B. sein:

- Sprachvermögen nach einem Schlaganfall
- Intellektuelle Leistungsfähigkeit nach einem Unfall
- Ausmaß der depressiven Verstimmung nach einem kritischen Lebensereignis
- Fahrtüchtigkeit bei einer laufenden Psychopharmakotherapie
- Indikation für die Teilnahme an einem kognitiven Training
- Differenzialdiagnostik, um z. B. konfliktbedingte von hirnorganischen Störungen zu unterscheiden

- Allgemeines Persönlichkeitsbild erstellen, z. B. Intelligenz, Fähigkeiten, Interessen, Emotionalität
- Allgemeine und spezielle Leistungsfähigkeit bestimmen, z. B. berufliche Eignung
- Hinweise auf therapeutische Indikationen, z. B. welche psychotherapeutische Methode ist dem Patienten und seiner Störung angemessen?
- Psychische Beeinträchtigungen bei hirnorganischen Störungen objektivieren, z. B. Status, Veränderungen durch Therapie und Reha-Maßnahmen, Eignungen für andere Tätigkeiten
- Wissenschaftliche Untersuchungen, z. B. Studien zur Pharmakopsychologie, Therapiekontrollstudien

Aufbau

Tests bestehen aus einzelnen Testaufgaben oder Fragen, den sog. **Items.** Gruppen von Items werden zu einem **Untertest** oder einer **Testskala** zusammengefasst. Der **Gesamttest** besteht aus den verschiedenen Teilbereichen des zu messenden Merkmals.

Normierung und Auswerten

Alle guten klinischen Tests haben **Normen,** die dem Befundersteller in Normwerttabellen zur Verfügung stehen, z. B. Intelligenzquotient(IQ)-Norm (▶ 3.9), dessen Durchschnittswerte bei 85–115 liegen oder Prozentrangwerten von 25–75 entsprechen.
Die Vielzahl der Tests kann inhaltlich eingeteilt werden in die Gruppen Leistungstests, klinische Tests, psychometrische Persönlichkeitstests sowie sog. projektive Tests.

3.10.1 Leistungstests

Aus den registrierten Leistungen wird auf Fähigkeiten geschlossen. Aus Antworten, Ergebnissen und Testverhalten soll auf Verhalten außerhalb der Testsituation geschlossen werden. Die Testergebnisse werden meist in einer Maßzahl ausgedrückt.

Entwicklungstests

- Wiener-Entwicklungstest: erfasst den allgemeinen Entwicklungsstand
- Frostig Entwicklungstest: Beurteilung der Entwicklung der visuellen Wahrnehmung
- Lincoln-Oseretzky-Skala: Quantifizierung des motorischen Entwicklungstands

Intelligenztests

- Wechsler-Intelligenz-Tests: Einzelfalluntersuchung der allgemeinen Intelligenz
- Matrizentests: Untersuchung des sprachfreien Intelligenzpotenzials, Grundintelligenz; relativ „kulturfairer" Test, da er keine sprachlichen Leistungen verlangt
- Kurztest für Allgemeine Intelligenz: Erfassung des aktuellen, fluiden Intelligenzniveaus
- Wortschatz-Intelligenz-Test: Erfassung der verbalen Intelligenz, auch als Hinweis auf prämorbide (frühere) geistige Leistungsfähigkeit

Spezielle Leistungstests

- Aufmerksamkeits- und Konzentrationstest: konzentrative Ausdauer, Leistungsqualität, Schnelligkeit und Genauigkeit bei konzentrativer Arbeit
- Hand-Dominanz-Test: Ausprägungsgrad der Händigkeit
- Körper-Koordinationstest für Kinder: Entwicklungsstand der Körperkontrolle und Koordinationsfähigkeit
- Farbe-Wort-Interferenztest: Informationsverarbeitung
- Benton-Test: unmittelbares Gedächtnis, visuelle Merkfähigkeit

3.10.2 Klinische Tests

Zur Erfassung psychopathologischer Phänomene:

- Minnesota Multiphasic Personality Inventory (MMPI): psychische Auffälligkeiten und Ausprägung von Persönlichkeitszügen (ein früher viel verwendeter Test)
- Beschwerden-Liste: subjektive Beeinträchtigung durch erlebte Beschwerden
- Befindlichkeits-Skala: Ausmaß der momentanen subjektiven Beeinträchtigung
- Hamilton-Angstskala: Intensität von Angstsymptomen
- Paranoid-Depressivitätsskala: Ausmaß depressiver und psychotischer Erlebnisse
- Beck-Depressions-Inventar: Schweregrad depressiver Verstimmung
- Münchner Alkoholismus-Test: Selbst- und Fremdbeurteilung von Alkoholsymptomen
- Nürnberger-Altersinventar: Erfassung der kognitiven Leistungsfähigkeit, des Verhaltens, der Befindlichkeit und des Selbstbilds im höheren Lebensalter
- Diagnostisches Interview für das Borderline-Syndrom: Hinweis auf Bereiche der Borderline-Störung wie Anpassung, Impulsivität, Affektivität, Psychose und Interaktion
- Diagnosticum für Cerebralschädigung: Erfassung von Gedächtnis- und Merkfähigkeit nach Hirnschädigungen
- Mini-Mental-Status-Test: Screening-Verfahren zur Erfassung kognitiver Strukturen bei Demenzverdacht
- Göttinger Formreproduktions-Test: Hilfsmittel zur Diagnose der Hirnschädigung
- Strukturiertes Interview zur Diagnose von Demenzen (SIDAM): Messung und Quantifizierung verschiedener Demenzsyndrome
- Aachener Aphasie-Test: Hilfsmittel zur Diagnose von Sprachstörungen nach Hirnschädigungen
- Hamburger Zwangsinventar: Erfassung von Zwangsgedanken und Zwangshandlungen

3.10.3 Psychometrische Persönlichkeitstests

Meist Fragebögen, die bestimmte Einstellungen, Interessen oder Persönlichkeitszüge wie Ausprägung von Nervosität, Extra-/Introversion, Angst, Offenheit messen können.

Persönlichkeitsstrukturtests

- Freiburger Persönlichkeitsinventar: Ausprägung bestimmter Persönlichkeitszüge wie Gehemmtheit, Erregbarkeit, Aggressivität, Offenheit, Extraversion, Emotionalität

- Gießen-Test: Selbst-, Fremdbild über das Ausmaß von Dominanz, Kontrolle, Stimmung
- Fragebogen zur Erfassung von Aggressivität: Ausmaß von nach innen oder außen gerichteten Aggressionszügen
- Persönlichkeits-Stil-und-Störungs-Inventar: Erfassung von Persönlichkeitsstilen und Persönlichkeitsstörungen
- Trierer Integriertes Persönlichkeitsinventar: seelische Gesundheit und Verhaltenskontrolle als wesentliche Dimensionen der Persönlichkeit

Einstellungstests/Interessentests

- Berufs-Interessen-Test: Einschätzung beruflicher Interessen
- Differenzieller Interessen-Test: Erfassung der Stärke von Berufs- und Freizeitinteressen

3.10.4 Persönlichkeitsentfaltungsverfahren (projektive Tests)

Ein Gesamtbild der Persönlichkeit soll sich aus dem Testverhalten erschließen lassen.

- Formdeut-Verfahren nach Rorschach (Rorschach-Test): Persönlichkeit, Charakter, psychopathologische Hinweise
- Verbal-thematische Verfahren → Thematischer Apperzeptions-Test (TAT): individuelle Bedürfnisse, Abwehrhaltungen und Befürchtungen
- Zeichnerische und Gestaltungsverfahren
  - Familie in Tieren: innerfamiliäre Dynamik
  - Satzergänzungstest: subjektiv wichtige Erlebnisbereiche
  - Mann-Zeichen-Test: diagnostisches Hilfsmittel zur Beurteilung der Schulreife
  - Scenotest: Diagnostik von innerseelischen Konflikten, Erfassung unbewusster Probleme mit Spielmaterial

3.10.5 Häufig eingesetzte (Test-)Verfahren in der Psychiatrie

▸ Tab. 3.5

Tipps, Tricks und Fallen

- Veranlassen, dass Patienten zur Testung notwendige Hilfsmittel wie Schreibwerkzeuge, Seh- und Hörhilfen zur Verfügung haben
- Patienten bei der Testbearbeitung nicht beraten oder beeinflussen
- Bereitstellung ungestörter Testbearbeitung
- Auf Wunsch des Patienten Rücksprachemöglichkeit mit dem Tester veranlassen

Tab. 3.5 Häufig eingesetzte (Test-)Verfahren zur Diagnose, Schweregraderfassung und Verlaufsdokumentation in der Psychiatrie

Generelle psychiatrische Diagnostik	Diagnostisches Interview bei psychischen Störungen (DIPS)	Klassifikation psychischer Störungen nach ICD-10 (und DSM-5)
	Symptom-Checklist-90 (SCL-90-S)	Messung subjektiv empfundener Beeinträchtigung durch psychische und körperliche Symptome
	AMPD-System (AMPD)	Erfassung der individuellen Psychopathologie
Demenz	Uhrentest	Orientierender Zeichentest zur Einschätzung einer kognitiven Beeinträchtigung im Sinne einer Demenz
	Dem Tect A Dem Tect B	Leistungstest zur Überprüfung der aktuellen kognitiven Leistungshöhe; geeignet zur Unterstützung der Demenz-Diagnostik und zur Verlaufsdokumentation eines kognitiven Abbaus
	Mini-Mental-Status-Test (MMST)	Erfassung der Leistungshöhe von Orientierung, Gedächtnis, Aufmerksamkeit, Rechnen und Sprache. Screening zur Schweregradeinstufung einer Demenz.
	Test zur Früherkennung der Demenz mit Depressionsabgrenzung (TFDD)	Cut-off Werte für Demenz-und Depressionsteil. Fremd- und Selbstbeurteilung.
Depressionen	Hamilton-Depressions-Ratingskala (HADRS)	Schweregradeinstufung einer Depression, Fremdbeurteilungsverfahren zur Verlaufsdokumentation und Schweregradmessung, 17-und 21-Item-Versionen
	Beck-Depressions-Inventar Revision (BDI-II)	Selbstbeurteilung durch Patienten, Hinweise auf den Grad der depressiven Verstimmung, Verlaufskontrolle
	Montgomery-Asberg-Depression Rating-Scale (MADRS)	Fremdbeurteilungsskala zur quantitativen Einschätzung eines depressiven Syndroms
Manie	Young Mania Rating Scale (YMRS)	Fremdbeurteilungsverfahren durch Bewertung von 11 Verhaltensdimensionen
Schizophrenie	Positive and Negative Syndrome Scale (PANSS)	Fremdbeurteilungsverfahren zur Schweregradmessung der Positiv- und Negativsymptomatik und zur Verlaufsdokumentation
	Brief Psychiatric Rating Scale (BPRS)	Fremdbeurteilungsverfahren zur Beurteilung des Zustandes, zur Verlaufsdokumentation anhand von 18 Dimensionen
Alkohol-erkrankung	Alcohol Use Disorders Identification Test (AUDIT) (Fragebogen zur Einschätzung der Art des Alkoholkonsums)	Screening-Test zur Beurteilung der Schwere des Alkoholkonsums durch 10 Fragen zum Alkoholgebrauch
	Münchener Alkoholismustest (MALT)	Selbst- und Fremdbeurteilung zur Erfassung alkoholbedingter Beeinträchtigungen

Tab. 3.5 Häufig eingesetzte (Test-)Verfahren zur Diagnose, Schweregraderfassung und Verlaufsdokumentation in der Psychiatrie *(Forts.)*

Angsterkrankungen	Hamilton-Angst-Skala (HAMA)	Fremdbeurteilung und Verlaufskontrolle, Ausmaß und Schweregradbeurteilung unabhängig von Ätiologie
	Panik- und Agoraphobie-Skala (PAS)	Selbst- und Fremdbeurteilungsverfahren zum Schweregrad einer Panik- oder Agoraphobie-Störung
Zwangserkrankungen	Yale-Brown Obsessive Compulsive Scale (Y-BOCS)	Fremdbeurteilung des Schweregrads und Verlaufs anhand von 10 Kategorien zwanghaften Erlebens- und Verhaltens
	Obsessive-Compulsive-Inventory (OCI-R)	Selbsteinschätzung zur Erfassung der Schwere einer Zwangsstörung
ADHS	Homburger ADHS-Skalen für Erwachsene (HASE)	Zur Diagnostik der Aufmerksamkeitsdefizit-/Hyperaktivitäts-Störung im Erwachsenenalter
Persönlichkeitsstörungen	Borderline-Persönlichkeits-Inventar (BPI)	Selbstbeurteilungsverfahren zur Erfassung der Borderlinepersönlichkeit
	Strukturiertes Klinisches Interview für DSM-5-Persönlichkeitsstörungen (SCID-5-PD)	Erfassung von Persönlichkeitsstörungen nach DSM-5. Interviewverfahren
Nicht stoffgebundene Süchte	Computerspielabhängigkeitsskala (KFN-CAS-II)	Erfassung von Computerspielabhängigkeit, Selbstbeurteilungsverfahren
	Internetsuchtskala (ISS)	Selbstbeurteilungsverfahren zur Erfassung von Internetsucht
Essstörungen	Eating Disorder Inventory II (EDI-2)	Erfassung der Merkmale essgestörter Patienten, Schweregradbestimmung nach Selbsteinschätzung
Schlafstörungen	Pittsburger Schlafqualitäts-Index (PSQI)	Erfassung verschiedener Schlafdimensionen, Selbst- und Fremdbeurteilung zur Erstellung eines globalen Urteils

4 Affektive Störungen

Dirk Arenz

4.1 Depressionen

Prognose

Die Prognose der Depression ist in großem Maße von deren Ursachen und Auslöser abhängig. In der überwiegenden Mehrzahl der Fälle klingt das depressive Zustandsbild weitgehend bis vollständig ab. Es kann jedoch erneut auftreten: Depressionen neigen zu phasenhaften Verläufen. Dauerhafte Schäden oder Defizite, wie z. B. bei manchen Verläufen der Schizophrenie **(Residualsymptome)**, sind i. d. R. nicht zu erwarten. Chronisch depressive Verläufe mit milderen Symptomen werden **„Dysthyme Störung"** genannt.

4.1.1 Epidemiologie/Einteilung

Lat. *deprimere:* herunterdrücken. Seelisch-körperliches Gemütsleiden unterschiedlicher Ursachen, das mit psychischen, psychomotorischen und vegetativ-somatischen Symptomen einhergeht.

Epidemiologie

Depressionen gehören zu den häufigsten seelischen Erkrankungen. Das weibliche Geschlecht überwiegt bei depressiv Erkrankten; keine wesentlichen Unterschiede nach sozialer Schicht. Aber: Armut und Arbeitslosigkeit können zu Depressionen führen. Etwa jeder 3.–10. Mensch erkrankt mindestens einmal an einer behandlungsbedürftigen Depression. Die durchschnittliche Dauer einer (unbehandelten) Depression beträgt ca. 4–6 Monate. Die Behandlung der Depression erfordert somit oft Geduld und Ausdauer.

Erscheinungsbilder

- Gehemmt-apathisch
- Gehemmt-ängstlich
- Agitiert-ängstlich
- Larviert: Depression, die sich hinter körperlichen Beschwerden verbirgt

Das Einordnen der Depression in die vier typischen Erscheinungsformen ist für die Auswahl des Antidepressivums von großer Bedeutung, weil aktivierende oder dämpfende Antidepressiva eingesetzt werden können (▶ 15.1).

Einteilung

- Depression bei manisch-depressiver Erkrankung (▶ 4.1.4)
- Altersdepression (▶ 13.2)
- Reaktive Depression
- Saisonal abhängige Depression
- Wochenbettdepression
- Larvierte Depression
- Körperlich begründbare Depression (▶ 7)
- Neurotische Depression (▶ 8.2.1)
- Depressionen bei schizoaffektiven Psychosen (▶ 4.3)

4.1.2 Symptome

Häufig haben sich depressive Patienten über Wochen oder Monate vor Aufnahme mit einer Vielzahl von Beschwerden herumgeplagt, die von den Betroffenen oder Angehörigen z. B. mit Stress oder Überforderung erklärt – und somit oft verharmlost –

werden. Bei vielen Patienten mit somatischen Erkrankungen wie Tinnitus, Schlaganfall, Darmerkrankungen oder mit Schmerzsyndromen werden Depressionen hinter dem Hauptleiden häufig verkannt.

Die ICD-10 und die ICD-11 benennen u. a. folgende Symptome:

- Verminderte Konzentration und Aufmerksamkeit
- Depressive Stimmung
- Antriebsminderung
- Interessensverlust oder Verlust der Freude an normalerweise angenehmen Aktivitäten
- Mangelnde Fähigkeit, auf eine freundliche Umgebung oder freudige Ereignisse emotional zu reagieren
- Vermindertes Selbstwertgefühl und Selbstvertrauen
- Schuldgefühle und Gefühle der Wertlosigkeit (sogar bei leichten depressiven Syndromen)
- Negative und pessimistische Zukunftsperspektiven
- Suizidgedanken, erfolgte Selbstverletzung oder Suizidhandlungen
- Schlafstörungen
- Verminderter Appetit

Die häufigsten geäußerten vegetativ-somatischen Störungen sind:

- Frühmorgendliches Erwachen, ≥ 2 Std. vor der gewohnten Zeit
- Morgentief
- Objektiver Befund einer psychomotorischen Hemmung oder Agitiertheit
- Deutlicher Appetitverlust
- Gewichtsverlust, häufig mehr als 5 % des Körpergewichts im vergangenen Monat
- Deutlicher Libidoverlust

Patienten beobachten

- Gebeugte Haltung, schwerer Gang
- Verarmte Mimik, starrer Blick, gequälter Gesichtsausdruck (▶ Abb. 4.1)

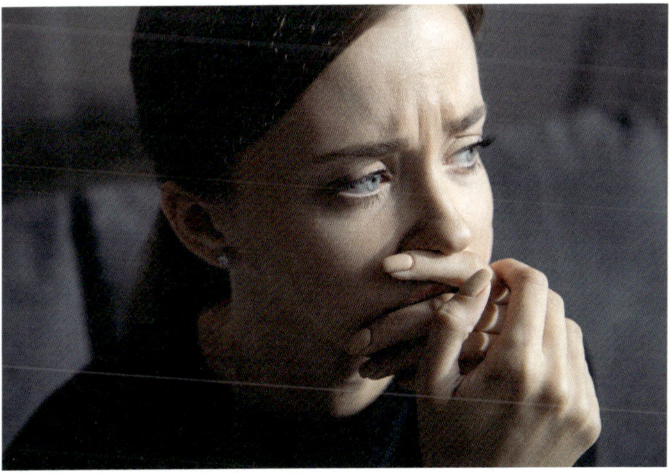

Abb. 4.1 Patientin mit Depression [J787-248]

- Leise und monotone Stimme
- Matte, fahrige Gestik
- Patienten erscheinen oft vorgealtert.
- Blasse, schlaffe oder welke Haut, sprödes und glanzloses Haar
- Bisweilen ungepflegt, unrasiert, nachlässig gekleidet

Bei agitierten Depressionen wirken die Patienten ruhelos getrieben, jammernd. Dabei bringen sie oft unablässig ihre depressiven Ideen vor. Viele Patienten, die als gewissenhaft, pflichtbewusst, korrekt sowie pünktlich, ordentlich, fleißig und einsatzwillig galten (sog. „Typus melancholicus“), haben plötzlich Mühe, diese Eigenschaften aufrechtzuerhalten.

Eigen- und Fremdanamnese

- Erschöpfungszustand: Dauerbelastung, z. B. in Partnerschaft, Familie oder im Beruf (vgl. auch „Burn-out“ als „Erschöpfungsdepression“)
- Organische oder medikamentöse Ursachen, z. B. körperlich begründbare oder pharmakogene Depression
- Reaktive Faktoren: seelisch belastende Ereignisse im Leben des Patienten (Scheidung, Tod eines Angehörigen, Jahres- oder Gedenktage, Krankheit, Umzug, aber auch Überforderungsreaktionen, z. B. nach beruflicher Beförderung)
- Verlauf: depressive oder manische Phase im zeitlichen Vorfeld
- Bei Frauen Frage nach Schwangerschaften und Wechseljahren
- Vererbbarkeit, Disposition: Vorbelastung bei Verwandten, Suizide in der Blutsverwandtschaft oder unklare Todesfälle
- Suizidgefahr (▶ 16.1.2), bereits versuchter Suizid

Somatisches Erscheinungsbild

Somatische Beschwerden bei der Depression können alle Organsysteme betreffen. Sie sind Leitsymptome der larvierten Depression:

- **Schlafstörungen:** trotz Müdigkeit Ein- und Durchschlafstörungen, frühes Erwachen (nicht selten zwischen 3:00–5:00 Uhr), schwere Träume; gelegentlich auch gesteigertes Schlafbedürfnis, insbesondere bei der „atypischen Depression“; tagsüber meist Müdigkeit
- **Appetitstörungen:** sehr häufig Appetitlosigkeit mit Gewichtsverlust, gelegentlich aber auch Gewichtszunahme mit Heißhunger, v. a. bei der „atypischen Depression“
- **Gastrointestinale Beschwerden:** Obstipation, Übelkeit, Brechreiz, Völlegefühl, Meteorismus, Sodbrennen
- **Kopfschmerzen:** diffuser Kopfdruck oder Kopfschmerzen unterschiedlicher Lokalisation; meist Druck über Augen, Stirn oder Hinterhaupt, Spannungskopfschmerz mit Muskelverspannung
- **Zahnbereich:** Zahnschmerzen ohne auffälligen Befund, z. B. aufgrund nächtlichen Zähneknirschens. Die Prothese passt – oft auch aufgrund starker Gewichtsabnahme – nicht mehr.
- **HNO-Bereich:** Kloßgefühl (Globusgefühl), Würgegefühl im Hals, Druckgefühl auf beiden Ohren, Ohrengeräusche wie Klingen, Sausen
- **Atmung:** Enge im Brustkorb bis in den Hals reichend, Atemkorsett, psychogener Hustenreiz
- **Herzsensationen:** Schmerzen in der Herzgegend (Stechen, Brennen, Klopfen); Tachykardie, Extrasystolen, Arrhythmie, Kreislaufstörung mit Flimmern vor den Augen, Schwindel und Kollapsneigung

- **Muskulatur des Skelettsystems:** muskuläre Verspannungen im Schulter- und Armbereich, im Rücken mit Nackenschmerzen, Gelenk- und Muskelschmerzen; allgemeine Missempfindungen wie Ziehen, Zerren, Reißen, Stechen wie mit Nadeln
- **Haut- und Schleimhäute:** Zungenbrennen, Mundgeruch, Trockenheit der Vaginalschleimhaut, unklarer Juckreiz, reduzierter Turgor
- **Vegetativum:** Hitzewallungen, Kälteschauer, Zittern, leichtes Erröten, Blutdruckschwankungen, Versiegen der Tränensekretion („Tränenloses Weinen")
- **Sexualität:** Libido- und Potenzstörungen, Schmerzen beim Geschlechtsverkehr

Psychische Symptome

Depressive zeigen affektive, Antriebs-, Denk- und Wahrnehmungsstörungen.

Affektive Symptome

- **Traurigkeit, Freudlosigkeit:** verstimmt, resigniert, hoffnungslos, unglücklich, bedrückt, trostlos, deprimiert, genussunfähig, überdrüssig, lustlos. Frage: „Haben Sie an schönen Dingen, wie z. B. Ihrem Hobby oder den Enkelkindern noch die gewohnte Freude? Könnten Sie sich freuen, wenn ich Ihnen jetzt theoretisch 10.000 Euro schenken würde?"
- **Interesselosigkeit:** Frage: „Gibt es noch Dinge, z. B. Hobbys wie Sport, Musik, Vereinstätigkeit, denen Sie sich gerne widmen oder die Ihnen gut von der Hand gehen? Wann sind Sie Ihrem Hobby zuletzt nachgegangen?"
- **Glaubensverlust:** Nachlassen der religiösen Glaubensfähigkeit, z. B. Gebet, Kirchgang, Beichte. Frage: „Kann Ihnen der Glaube noch Trost geben?"
- **Mutlosigkeit:** Frage: „Können Sie sich vorstellen, dass es Ihnen einmal besser gehen wird?"
- **Hilflosigkeit:** Frage: „Können Sie sich vorstellen, dass Ihr Zustand sich (noch) bessert, dass diese schwere Phase einmal vorbeigeht oder dass Sie selbst zur Besserung etwas beitragen können?"
- **Minderwertigkeitsgefühle:** allgemeine Unsicherheit, mangelndes Selbstwertgefühl, negative Selbsteinschätzung. Frage: „Trauen Sie sich immer weniger zu, fangen Sie noch neue Aufgaben an? Wie steht es mit Ihrem Selbstwertgefühl?"
- **Angstzustände:** innere Verunsicherung, Angst. Frage: „Haben Sie vermehrt Angstgefühle, kommen diese Ängste schleichend oder vielleicht überfallartig?"

! Depression, Angst und Zwang treten häufig gleichzeitig auf. Bessert sich die Depression, so bessern sich Zwang und Ängste ebenfalls häufig.

- **Empfindlichkeit:** sensibel, leicht verletzlich, kränkbar, unzufrieden, vorwurfsvoll. Frage: „Sind Sie in letzter Zeit empfindlicher, dünnhäutiger geworden?"
- **Innere Leere:** Absterben aller Gefühle, Gefühl der Gefühllosigkeit. Frage: „Haben Sie das Gefühl, innerlich kalt oder leer zu sein, haben Sie überhaupt noch ein Gefühl in sich?"
- **Lebensüberdruss, Suizidgefahr** (▶ 16.1.2): überdrüssige Lebenseinstellung bis hin zur Lebensverneinung; Wunsch nach Abstand, Vergessen, Ruhe, Pause, Schlaf; konkretere Suizidgedanken. Frage: „Wird Ihnen manchmal alles zu viel? Haben Sie das Gefühl, einfach nur weg sein zu wollen, nur schlafen zu wollen? Kommt der Gedanke: Wenn ich tot wäre, wäre es auch nicht schlimm, dann hätte ich es hinter mir? Sind Ihre Gedanken so schwermütig, dass Sie manchmal daran denken, aus dem Leben scheiden zu wollen?"

! Viele Depressive reden aufgrund (falscher) Scham nicht von sich aus über ihre Gefühle. Hier gilt es, gezielt nachzufragen, auch wenn der Patient wortkarg, einsilbig und scheinbar abwehrend erscheint. Zeit lassen im Gespräch. Die allermeisten Patienten sind froh über geduldige Zuwendung, auch wenn es viele aufgrund von Selbstunsicherheit oder Selbstabwertung nicht sofort zeigen können.

! Tränen sind bei schweren depressiven Zuständen eher selten. Die Möglichkeit zum entlastenden Weinen stellt sich häufig erst im Laufe der Behandlung ein. Tränen sind dann eher ein prognostisch günstiges Zeichen, auch wenn sie von Angehörigen bisweilen als Verschlechterung missdeutet werden.

Tipps, Tricks und Fallen

Bei der medikamentösen Therapie mit Antidepressiva tritt die Stimmungsaufhellung erst nach ungefähr 2–3 Wochen ein. Vorher steigt aber meist das medikamentös bedingte Antriebsverhalten, das bei manchen Patienten bei weiter bestehender Hoffnungslosigkeit zu ernsthaften Suizidversuchen führen kann. Bei schweren, gehemmten Depressionen sollte daher bei einer Neueinstellung auf ein antriebsförderndes Antidepressivum immer in der Einstellungsphase auch eine beruhigende, entspannende Medikation erfolgen!

Antriebs- und Denkstörungen

- **Energielosigkeit:** passiv, schwach, kraftlos, schnell ermüdbar. Frage: „Fühlen Sie sich müde, schwunglos, abgeschlagen, ohne dass Sie einer entsprechenden Belastung ausgesetzt waren? Inwieweit sind Sie belastbar?"
- **Aufmerksamkeit/Konzentration:** Frage: „Haben Sie Schwierigkeiten im Beruf, im Haushalt? Können Sie Zeitung lesen, Fernsehfilmen folgen?"
- **Innere Unruhe:** nervös, fahrig, vibrierend, gespannt, jammerig, klagsam. Frage: „Verspüren Sie eine innere Unruhe, ein ‚inneres Beben', obwohl Sie äußerlich ganz ruhig sind?"
- **Reaktionsfähigkeit:** Frage: „Brauchen Sie in letzter Zeit länger, um sich auf neue Situationen einzustellen?"
- **Denkstörung:** verlangsamtes, gehemmtes, umständliches, zähflüssiges, mühsames Denken, Gedankenkreisen, sog. „Grübelsucht". Frage: „Erscheint Ihnen das Tempo Ihrer Gedanken verlangsamt? Kommen die Gedanken ganz zäh? Neigen Sie zum Grübeln?"
- **Beziehungsstörung:** Rückgang oder Verlust emotionaler Beziehungen und Gefühle zu anderen (emotionale Leere), Distanz zur Umwelt. Frage: „Haben Sie das Gefühl, wie in einem Loch zu sitzen, wie hinter einer Glaswand oder unter einer Glasglocke?"

Wahnhafte Störungen

- **Nihilistischer Wahn (Cotard-Syndrom):** Überzeugung, nichts wert zu sein. Frage: „Haben Sie das Gefühl, nichts wert zu sein, ein Niemand zu sein, sowieso überflüssig zu sein?" Manche Patienten äußern gar, ihre Organe würden nicht mehr funktionieren, sie wären schon gestorben (Ahasver-Syndrom).
- **Hypochondrischer Wahn:** unerschütterliche Gewissheit, körperlich sehr krank zu sein. Frage: „Machen Sie sich Gedanken um Ihre Gesundheit? Haben Sie das Gefühl, sehr krank zu sein, womöglich unheilbar krank?"
- **Verarmungswahn:** Frage: „Haben Sie die Befürchtung, mit Ihrem Geld nicht mehr auszukommen, den Krankenhausaufenthalt nicht mehr bezahlt zu bekommen oder dass die Rente nicht mehr reicht?"

- **Schuldwahn:** Überbewertung meist geringfügiger Verfehlungen, auch aus der Vergangenheit. Selbstanschuldigungen. Frage: „Leiden Sie unter dem Gefühl, Dinge falsch zu machen oder früher falsch gemacht zu haben? Machen Sie sich deswegen Vorwürfe? Glauben Sie, Schuld auf sich geladen zu haben?"

Wahrnehmungsstörungen

- **Akustische Halluzinationen:** innere Stimme, Stimme des Gewissens, diffamierende oder anklagende Stimmen. Frage: „Hören Sie eine Stimme oder Stimmen in Ihrem Kopf, die zu Ihnen sprechen oder vielleicht Schlechtes über Sie sprechen, obwohl niemand im Raum ist?"
- **Körperliche Missempfindungen:** Druck- und Zuggefühle im Körperinneren oder an der Körperoberfläche. Frage: „Spüren Sie Ihre gedrückte Stimmungslage auch körperlich? Spüren Sie Druckgefühle, Missempfindungen, Schmerzen, besonders im Bereich von Brust, Kopf oder Rücken?" Qualitativ eigenartige Missempfindungen werden auch „Coenästhesien" genannt.
- **Zeitdehnung:** Frage: „Erscheinen Ihnen die Vorgänge des täglichen Lebens als sich endlos lang hinziehend, nicht endend wollend?"
- **Entfremdungserlebnisse:** Depersonalisation, Derealisation. Frage: „Kommen Sie sich unwirklich und fremd vor? Kommt Ihnen Ihre Umwelt verändert, anders, fremd vor?"

Psychosoziale Folgen

Die in unserem Kulturkreis am häufigsten beklagten depressiven Inhalte sind die drei klassischen Themen:

- Leistungsinsuffizienz
- Selbstvorwürfe, -anklagen und Schuldbewusstsein
- Minderwertigkeits- und Kleinheitsgefühle

Aus diesen drei Themenkreisen entwickelt sich oft ein Teufelskreis, der sowohl den privaten Bereich als auch das Berufliche umfasst, häufig mit endlosem Grübeln verbunden. Am Ende dieser Entwicklung stehen oft suizidale Gedanken oder Handlungen.

Privat

Minderung der Kontaktfähigkeit bei anfangs noch vorhandenem Kontaktwunsch zu Partner, Kindern, Eltern, Freunden, Verwandten. Dadurch besteht die Gefahr der emotionalen Vereinsamung und des Rückzugs von der Umwelt. Die Depression verstärkt sich an dieser Stelle durch Fehlen positiver Ereignisse oft noch.

! Diese vom Patienten oft ängstlich registrierte Entwicklung sollte offen mit ihm besprochen werden – mit dem Hinweis, dass sich die Kontakte nach Besserung der Erkrankung i. d. R. neu aufbauen lassen können.

Beruflich

Unvermögen, alltägliche Aufgaben und bisher problemlos gelöste Schwierigkeiten zu bewältigen → Angst, am Arbeitsplatz herabgesetzt, versetzt zu werden oder die Arbeitsstelle zu verlieren. Bisweilen erfolgt die Kündigung auch ohne äußeren Druck durch den Depressiven selbst: „Ich bin sowieso ein Versager."

! Patienten auf den ursächlichen Zusammenhang zwischen beruflicher Leistungsminderung und der akuten Erkrankung hinweisen

- Patienten sollten in der schweren Depression keine wesentlich lebensverändernden Entscheidungen fällen, z. B. selbst den Arbeitsplatz kündigen, sich plötzlich scheiden lassen, ihr Hab und Gut verkaufen/verschenken etc.

4

4.1.3 Therapie und Pflege

Therapie

Eine wesentliche Grundlage für die Behandlung der meisten mittelgradig bis schwer ausgeprägten Depressionen ist die Pharmakotherapie, auch wenn in den letzten Jahren das Wissen um Neben- und Wechselwirkungen stark zugenommen hat. Eine sinnvoll eingesetzte Pharmakotherapie ermöglicht in vielen Fällen erst die Anwendung der übrigen unten genannten ergänzenden Therapieverfahren. Stehen z. B. starke Konzentrationsstörungen und depressiver Wahn im Vordergrund, werden alle verfrühten intensiven psychotherapeutischen Maßnahmen oder manchmal auch die Ergotherapie wenig Erfolg haben, im Gegenteil: Es kann durch das Gefühl der Überforderung gar zu einer Verschlimmerung der depressiven Symptomatik kommen. Eine liebevolle und geduldige persönliche Zuwendung seitens therapeutischer Bezugspersonen ist in der akuten Frühphase der Depression ist oft sinnvoller als die Anwendung spezieller psychotherapeutischer Techniken.

Oft ist es im weiteren Verlauf der Depressionen hilfreich, verschiedene Therapieformen miteinander zu kombinieren:

- Pharmakotherapie: Antidepressiva (▶ 15.1), Sedativa (▶ 15.3), Antipsychotika (▶ 15.2)
- Psychotherapie (▶ 14.3)
- Ergo- und Arbeitstherapie (▶ 14.4.1)
- Schlafentzug (▶ 14.5.1)
- Sporttherapie (▶ 14.3.12)
- Elektrokrampftherapie (▶ 14.5.3)
- Lichttherapie (▶ 14.5.2)
- Musiktherapie (▶ 14.4.4)
- Transkranielle Magnetstimulation (▶ 14.5.4)
- Selbsthilfegruppen
- Andere soziotherapeutische Maßnahmen, z. B. Angehörigengespräch, Gespräch mit Arbeitgeber

Pflege

Bei den meisten Pflegemaßnahmen muss der Mittelweg zwischen Aktivierung und Überforderung des Patienten gefunden werden.

Depressive Menschen sind häufig sehr sensibel und verletzbar. Sie sind durch ihre Erkrankung oft weniger wehrhaft. Sie brauchen manchmal bei Konflikten auf der Station die Pflegenden als „Anwalt", da sie krankheitsbedingt ihre Interessen nicht immer wahrnehmen können.

Traurigkeit/depressive Stimmungslage

! Zum Patienten eine tragfähige Beziehung herstellen

Den Depressiven durch Gespräch und Trost entlasten. Dabei vorhandenes Leid anerkennen, ohne es zu verstärken. Wichtig: Dem Patienten wird mit der Fürsorge die Depression nicht genommen → deshalb nicht enttäuscht sein, wenn sich nach dem engagierten Zuhören und Zureden die Depression nicht verflüchtigt hat. Die meisten Patienten beschreiben nach der Besserung, dass die Gespräche ihnen „einfach gut getan" haben.

- Bei Gefühlen von Hoffnungslosigkeit den Patienten immer wieder darauf hinweisen, dass seine Erkrankung nur eine Phase ist, dass alle depressiven Patienten da wieder herauskommen, auch wenn die Erkrankten das zunächst nicht glauben können

- Keinen billigen Trost spenden nach dem Motto: „Das ist alles nicht so schlimm."
- Spontane Heiterkeit der Mitpatienten kann auf Depressive bedrückend wirken: dem Depressiven Rückzugsmöglichkeiten bieten.

Interessensverlust

Patienten haben häufig „wenig Lust", Besuch zu bekommen oder sich mit diesem zu unterhalten. Viele depressive Menschen leiden an einem ausgeprägten Morgentief. In der ersten Behandlungszeit kann der Patient regredieren und sich besonders morgens in sein Bett zurückziehen.

Die Frage nach einer realistischen Alternative hat sich bei der Motivation der Patienten bewährt. Beispiel: „Tut es Ihnen wirklich besser, im Bett zu liegen und zu grübeln als sich eine halbe Stunde in der Beschäftigungstherapie dazuzusetzen?"

- Patienten zu leichten Aktivitäten ermuntern, z. B. mit in den Park zu gehen
- Sich selbst als Hilfe bei Aktivitäten anbieten
- Auf Überforderung achten
- Besucher darauf hinweisen, dass die Ablehnung des Patienten am ehesten krankheitsbedingt ist
- Patienten ausführlich über den Stationsablauf und über die Gegebenheiten auf Station informieren, auch wenn er desinteressiert erscheint
- Patienten zu allen Stationsveranstaltungen einladen, sonst fühlt er sich schnell als Außenseiter
- Nicht mit zu großem Druck in die Beschäftigungstherapie oder zum Sport drängen

Antriebsarmut

Sind die Patienten gehemmt-depressiv, ist die Gefahr sehr groß, sie zu „überpflegen" und sie wie kleine Kinder zu behandeln. Man nimmt ihnen so die letzte Selbstständigkeit. Die Langsamkeit des depressiven Patienten ist krankheitsbedingt, deshalb nicht ungeduldig werden.

Vernachlässigte Körperpflege Zur Körperpflege anhalten und ermuntern. In Extremfällen eine Teil- oder Ganzkörperwäsche durchführen (▶ 2.2).

Verminderte Nahrungs- und Flüssigkeitsaufnahme

- Turgor kontrollieren: stehende Hautfalten (▶ 2.5)
- Zunge kontrollieren: trocken
- Gewicht kontrollieren
- Auf wahnhaftes Gedankengut achten
- Bei sehr schweren Verläufen und progredienter Verschlechterung der Nahrungs- oder Flüssigkeitszufuhr nach ärztlicher Anordnung ggf. Magensonde/Verweilkanüle legen. Patienten sind in vielen Fällen erleichtert, wenn ihnen jemand die Entscheidung abnimmt, ob sie essen sollen oder nicht.

Obstipation

- Viele Antidepressiva wirken, besonders bei der Bewegungsarmut des Depressiven, obstipierend (anticholinerge Wirkung): Stuhlgang genau erfragen und dokumentieren.
- Patienten über (noch) normalen Stuhlgang aufklären

> **!** **Tipps, Tricks und Fallen**
> Religiös gebundene depressive Patienten finden oft Trost im Glauben → wenn gewünscht, den Kontakt zum Klinikseelsorger anbahnen.

4.1.4 Spezielle Formen

Neurotische Depression ▶ 8.2.1, Depressionen bei schizoaffektiven Psychosen ▶ 4.3.

Depression bei manisch-depressiver Erkrankung (früher: „Zyklothymie")

Depressive Episode, rezidivierende depressive Störungen.

Phasenverteilung

- Monopolare Verläufe mit ausschließlich depressiven Phasen: ~ 66 %
- Bipolare Verläufe mit depressiven und manischen Phasen: ~ 25 %
- Monopolare Verläufe mit ausschließlich manischen Phasen: 3–6 %

Die bipolaren Störungen werden in **Bipolar I** und **Bipolar II** unterschieden, je nachdem, ob die gehobene, euphorische oder gereizte Stimmung das Vollbild einer Manie erreicht (Bipolar I) oder nur als Hypomanie (Bipolar II) zu bezeichnen ist. Selten werden noch weitere Bipolare Störungen abgegrenzt:

- **Bipolar III:** wiederkehrende Depressionen ohne Hypomanien, aber mit hyperthymem Grundtemperament (überdurchschnittlich psychomotorische Aktivität)
- **Bipolar IV:** wiederkehrende Depression ohne Hypomanien, aber mit bipolar Erkrankten in der Blutsverwandtschaft

4

Epidemiologie

0,4 % der Bevölkerung, 62 % Frauen, 38 % Männer. Die Depression tritt fast immer ohne adäquaten äußeren Anlass auf. Bei den bipolaren Störungen insgesamt (manische und depressive Phasen) ist das Geschlechterverhältnis nahezu ausgeglichen.

Erkrankungsalte

- Bei Frauen gibt es zwei Gipfel: im 30. und 50.–60. Lj.
- Bei Männern besteht ein eindeutiger Altersgipfel im 50.–60. Lj.
- Involutions- oder Spätdepression: erste depressive Phase nach dem 50. Lj.

Ätiologie

Erbliche Komponente Wenn ein eineiiger Zwilling manisch-depressiv erkrankt, hat der andere eine Wahrscheinlichkeit von 70 %, die gleiche Erkrankung zu bekommen, auch wenn beide in verschiedenen Umgebungen aufwachsen. Findet sich in einer Familie ein manisch-depressiv Erkrankter, steigt die Erkrankungswahrscheinlichkeit auf das 18-Fache im Vergleich zu einer Familie ohne dieses Krankheitsbild.

Biochemische Komponente Sichere biochemische und psychophysiologische Parameter als Indikatorfunktion für die therapeutische Ansprechbarkeit eines Antidepressivums ließen sich bis heute nicht finden. Als gesichert gilt jedoch eine Störung des serotonergen und/oder des noradrenergen Botenstoffsystems im Gehirn.

Altersdepression

Treten Depressionen nach dem 65. Lj. auf, bezeichnet man sie als Altersdepression. **Dauer:** mehrere Wochen bis Monate. (▶ 13.2).

Therapie

Die medikamentöse Therapie steht oft im Vordergrund, auch wenn zunehmend psychotherapeutische Verfahren angewandt werden. Durch Besserung des Krankheitsbildes unter Medikamenten wird es oft erst ermöglicht, dass eine Öffnung für psychotherapeutische Gespräche erfolgt. Weitere Therapien:

- Ergo-, Sport-, Musiktherapie
- Physiotherapie, z. B. Massagen, um die Entspannung des Patienten zu fördern

- Schlafentzug, Lichttherapie
- Soziotherapeutische Maßnahmen, z. B. Angehörigengespräche

Reaktive Depression

Depressive Reaktion, akute depressive Belastungsreaktion, depressive Anpassungsstörungen, abnorme Verlustreaktion (▶ 8.3). Bei den reaktiven Depressionen steht die Pharmakotherapie oft nicht im Vordergrund, kann aber bei entsprechender Schwere dennoch notwendig sein.

Merkmale

- Ausgelöst durch ein schmerzliches Ereignis (meist Verlusterlebnis, massive Kränkungen oder akute Überforderung): inhaltlich auf dieses Erlebnis zentriert
- Auftreten zwischen Pubertät und mittlerem Lebensalter, beim weiblichen Geschlecht zudem häufig im Präklimakterium, beim Mann häufig in den letzten Jahren vor Abschluss der beruflichen Laufbahn
- Dauer: zwischen einigen Tagen und mehreren Monaten, im höheren Lebensalter auch länger, was die Differenzialdiagnose erschwert
- Verlauf: von einer leichten depressiven Verstimmung bis zu schwersten Verläufen

Ursachen

- Stark belastende Ereignisse, z. B. Tod des Partners, Unfall, Enttäuschungen in Partnerschaft oder Ehe- und Liebesbeziehungen
- Berufliche Probleme wie Mobbing, Arbeitsplatzverlust, ausgebliebene Beförderung (manchmal aber auch eine überfordernde Beförderung), unbefriedigende Arbeitslage, finanzielle Sorgen, familiäre Schwierigkeiten
- Überforderung in der Pflege Angehöriger

Therapie

- Krisenintervention
- Gesprächspsychotherapie (▶ 14.3)
- Soziotherapeutische Maßnahmen

Bei ausgeprägter Symptomatik:

- Vorsichtig dosierte antidepressive Medikation (▶ 15.1)
- Bei agitierten Depressionen niederpotente Antipsychotika (▶ 15.2)
- Notfalls kurzfristiger Einsatz eines Tranquilizers vom Benzodiazepin-Typ (▶ 15.3.1)
- Zu körperlicher Aktivität anregen, nicht unter einer Stunde und möglichst bei Tageslicht

Saisonal abhängige Depression (SAD)

Merkmale

- An Herbst- und Wintermonate gebunden
- Vermehrtes Schlafbedürfnis
- Gesteigerter Appetit
- Regelmäßige Phasen

Ätiopathologie

Gestörte Melanin-Serotoninproduktion.

Therapie

- Antidepressive Medikation
- Lichttherapie (▶ 14.5.2)

Wochenbettdepression

Während der Schwangerschaft und in den ersten Tagen bis Wochen nach der Entbindung kommt es gehäuft zu depressiven Störungen. Das Maximum liegt am 7.–10. Tag nach der Entbindung. Dauer: einige Stunden bis wenige Tage.

Symptome

- Ausgeprägte Verstimmung
- Schwere Schlafstörung
- Umtriebigkeit oder psychomotorische Erstarrung (▶ Abb. 4.2)
- Depressive Selbstvorwürfe wegen der durch die Depression mangelnden emotionalen Bindung an das Kind, die sich zum Schuld- und Versündigungswahn steigern können

4

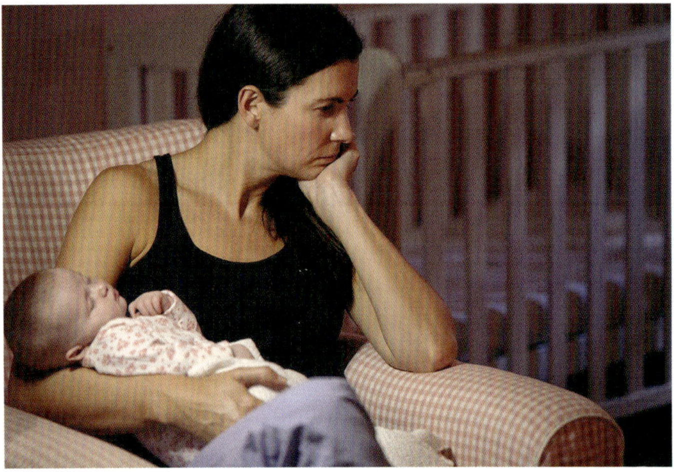

Abb. 4.2 Mutter mit Wochenbettdepression [J787]

Verlauf

- Übergänge zu paranoiden Symptomen sind möglich; psychotische Wochenbettdepressionen können mit verstärkter Suizidgefahr einhergehen.
- Besondere Gefährdung: erweiterter Suizid mit dem Neugeborenen

! „Heultag“: Bei einem Viertel aller Wöchnerinnen kommt es um den 3. Tag post partum zu einer leichten bis mittelgradigen, kurzzeitigen depressiven Episode.

Larvierte Depression

Bei der larvierten Depression prägen vegetative Symptome zusammen mit leiblichen Missempfindungen das Bild. Die depressive Verstimmtheit tritt hinter den körperlichen Beschwerden häufig ganz in den Hintergrund. Häufig zeigt der Patient eine starke – meist nicht adäquate – Fixierung auf die körperlichen Symptome.

Symptome

- Allgemeine Abgeschlagenheit, andauernde Müdigkeit und keine Erholung durch den Schlaf, Einschlaf-, Durchschlafstörungen
- Obstipation, selten Diarrhö
- Druckgefühl auf der Brust oder im Bauch, zugeschnürte Kehle, Kloß im Hals
- Schwerer Kopf, Gefühl eines „Reifens" um den Kopf
- Organisch nicht aufklärbare Zahn-, Kiefer- und Beißbeschwerden
- Beklemmungsgefühl, Unruhe, Fremdheitsgefühl

Therapie

- Medikamente (▶ 15)
- Psychotherapie (▶ 14.3)
- Körperwahrnehmungsübungen (▶ 14.3.12)

Körperlich begründbare Depressionen

▶ 7

Symptomatische Depression als Begleitdepression einer körperlichen Erkrankung wie Herzinfarkt, Schlaganfall (oft auch bei guten körperlichen Heilungsverläufen) oder Hypothyreose. Hierzu gehören auch Depressionen unter Medikamenten (pharmakogene Depressionen), besonders durch Antipsychotika oder andere psychotrope Substanzen. Aber auch eine Vielzahl anderer Medikamente, z. B. H_2-Blocker, Betablocker und andere Medikamente können eine Depression auslösen.

4.2 Manische Verläufe

4.2.1 Epidemiologie/Einteilung

Griech. *mania:* „Raserei, Wut, Wahnsinn", aber auch „Begeisterung". Affektive Erkrankung mit pathologischer Antriebssteigerung, Größenideen und Hochgefühlen.

Epidemiologie

Relativ häufige Erkrankung, ca. 0,6–0,9 % der Bevölkerung bekommen im Leben eine manisch-depressive Erkrankung. Bei den bipolaren Verläufen sind beide Geschlechter gleich häufig betroffen, im Gegensatz zu den unipolaren Depressionen (s. o.), bei denen das weibliche Geschlecht deutlich dominiert.

Vorkommen manischer Zustände

- Manie im Rahmen einer Bipolaren Störung (früher auch „Zyklothymie" genannt). Auch wenn im Verlauf keine depressiven, sondern nur manische Phasen auftreten, wird diese eher seltene Variante (3–6 %) formal zu den „Bipolaren Störungen" gerechnet.
- Schizoaffektive Psychosen (▶ 4.3) mit z. B. bipolarem Verlauf
- Medikamente, z. B. anabole Steroide, Amphetamine, Antiparkinsonmedikamente, Antidepressiva, Glukokortikoide, MAO-Hemmer, antriebssteigernde Rauschgifte (Speed, Pep, Kokain, Chrystal Meth, Crack etc.)
- Körperliche Erkrankungen, z. B. Hirntumoren, progressive Paralyse

Besondere Formen der Bipolaren Störung

Rapid-Cycler-Syndrom Jährlich mindestens vier Phasen, die monopolar manisch oder monopolar depressiv sein können, oder zwei bipolare Krankheitszyklen.

Ultra-Rapid-Cycler-Syndrom Phasenwechsel innerhalb von 48 Std., meist kurze Phasendauer.

Im Anschluss an eine depressive Phase kommt es oft zu **hypomanischen Nachschwankungen** mit geringer Intensität. Umgekehrt schließt sich an eine manische Phase oft eine leicht depressive **(subdepressive) Nachschwankung** an.

! Suizidale Tendenzen werden leicht übersehen.

Je nach Schwere der Nachschwankung muss medikamentös darauf reagiert werden. Hinweise auf depressive Nachschwankungen: Patient wird deutlich stiller, er beginnt, über seine Erkrankung zu grübeln. Die Spezifika der Bipolar-I- und Bipolar-II-Störung wurden im ▶ Kap. 4.1.4 besprochen.

4.2.2 Symptome/Pflege

Gehobene Stimmung

- **Heitere Manie:** Patienten neigen zu grundloser Heiterkeit, Scherzhaftigkeit, sind gute Unterhalter sowie übermütig, strahlend, optimistisch.
- **Gereizte Manie:** Patienten sind schnell reizbar, beleidigt, können aggressiv werden.
- Krankheitseinsicht fehlt meist.
- Patienten zeitweise enthemmt

4

Pflege

- Patienten eine möglichst reizarme Umgebung bieten; nicht zwei Menschen in der manischen Phase in dasselbe Zimmer legen
- Von gereizt manischen Patienten, die teilweise sehr witzig und treffend ironisch sein können, nicht provozieren lassen
- Nicht in die manische Atmosphäre hineinziehen lassen (Gegenübertragung), nicht selbst laut werden oder selbst „Sprüche machen"
- Patienten bei fehlendem Leidensdruck und fehlender Behandlungseinsicht Verhaltensweisen und Defizite vor Augen führen, die möglicherweise auch für ihn auffällig sind. Beispiel: „Sie müssen doch zugeben, dass 3 Std. Schlaf sehr ungewöhnlich sind. Keine Ihrer vielen Ideen ist bis jetzt umgesetzt worden".

Antriebssteigerung und Schlafstörungen

Unermüdliche Betriebsamkeit, oft über Tage nur wenige Stunden Schlaf. Im Gegensatz zu depressiven Patienten, die auch unter Schlafstörungen leiden, fühlen sich Maniker jedoch nach nur wenigen Stunden Schlaf frisch, ausgeruht und voller Tatendrang.

Pflege

Patienten nicht um jeden Preis zum Schlafen bringen wollen. Patient kann sich möglicherweise auch mal nachts im Aufenthaltsraum aufhalten oder sich zu den Nachtwachen setzen, wenn die Ordnung der Station und der Schlaf der Mitpatienten gewahrt bleiben. Schlafstörungen sind bei Wiederaufflammen der Symptomatik diagnostisch wichtig → genau dokumentieren.

Formales Denken gelockert/Ideenflucht

- Patienten springen von einem Thema zum anderen, bringen nichts zu Ende, sind unübertroffen im Einfallsreichtum, wechseln ständig das Denkziel (▶ 3.5.2).

- Oft deutlich gesteigerter Rededrang (Logorrhö)
- Patienten sind von Mitpatienten, Geräuschen und Szenen in der Umgebung vermehrt ablenkbar.

Geordnete Manie Keine Ideenflucht, Patienten schlafen wenig, unternehmen viel, sind häufig sehr effektiv im Arbeiten, z. T. sehr kreativ. Der Zustand wird auch als **Hypomanie** bezeichnet. Chronische Zustände können Ausdruck eines (nicht pathologischen) hyperthymen Temperaments als überdauernde Eigenschaft der Persönlichkeit sein.

Verworrene Manie Ideensprünge sind nicht mehr nachvollziehbar, aus der Ideenflucht wird Denkzerfahrenheit oder Denkinkohärenz (▶ 3.5.2).

Überkochende Manie Halluzinatorische, paranoide und katatone Symptome gesellen sich auf dem Gipfel einer manischen Phase zu den o. g. Symptomen hinzu.

Pflege

Dem Patienten Freiräume zum Reden und Erklären lassen. Zum anderen aber klare Grenzen aufzeigen.

Psychomotorische Erregung

- Rede-, Bewegungs- und Betätigungsdrang
- Patienten sind ständig unterwegs, sprechen Mitpatienten und Pflegepersonal oft an.
- Häufig Weg- bzw. in neuer Terminologie Hinlauftendenzen, zielloses „Abhauen"

! Oft ist es hilfreich, den Patienten von Gruppentherapien zu befreien, um kein weiteres Stimulationsfeld zu bieten.

Gehobene Vitalgefühle

- Patienten fühlen sich ungewöhnlich gesund und leistungsfähig.
- Patienten haben ausdrucksstarke Mimik, schminken sich verstärkt, legen viel Schmuck oder phantasiereiche Kleidung an.

! Bei einem Teil der Patienten besteht eine Hypersexualität mit gesteigerter sexueller Ansprechbarkeit und mutigerem bis distanzgemindertem Kontaktverhalten.

Pflege

- Manche Patienten streben ein Kräftemessen durch Bestätigungsdrang an → nicht darauf einlassen.
- Manische Patienten schließen auf Station bisweilen Geschäfte ab, die sie im Nachhinein bereuen → Geschäfte durch ein aufklärendes Gespräch unter Wahrung der Schweigepflicht in der Patientenversammlung mit anderen Patienten von vornherein erschweren. Weitreichende Geschäfte können u. U. aufgrund aufgehobener Einsichts- oder Steuerungsfähigkeit (Schuldunfähigkeit, aufgehobene Geschäftsfähigkeit) rückgängig gemacht werden.
- Dem Patienten nach Möglichkeit kleine Aufgaben im Stationsalltag übertragen

Kritikminderung

Einschränkungen der Fähigkeit zur kritischen Selbsteinschätzung und Minderung der Distanz zum eigenen Erleben. Patienten sind nicht in der Lage, ihr Handeln und die Folgen ihres Handelns realistisch einzuschätzen. Die unrealistische Einschätzung des eigenen Handelns führt nach der akuten Erkrankungsphase oft zu großen sozialen oder finanziellen Problemen.

Pflege

Ist der Patient krankheitsbedingt nicht in der Lage, bestimmte pflegerische Maßnahmen oder ärztliche Anordnungen einzusehen, sollten keine endlosen Diskussionen geführt werden. Diese reizen den Patienten oft noch stärker und sind in den seltensten Fällen von Erfolg gekrönt. In dieser Krankheitsphase klare Strukturen geben.

! Anordnungen von hierarchisch höher gestellten Personen (Chefarzt, leitender Abteilungsarzt) werden von vielen Patienten mit Manie „aufgrund der krankheitsbedingt empfundenen Gleichrangigkeit" eher angenommen.

Ein Patient, der sich aufgrund sprunghaften Denkens und Ideenflucht schwer konzentrieren kann, ist in einer für ihn schwierigen Entscheidungssituation meist nicht in der Lage, seine Energie auf ein gegebenes Versprechen, z. B. vernünftig zu sein, zu lenken.

Größenideen/-wahn

- Patienten geben meist unhaltbare Versprechungen, prahlen.
- Leben oft über ihre finanziellen Verhältnisse:
  - Kaufen Unmengen ein, z. T. Dinge, die nicht gebraucht werden
  - Sind spendierfreudig
  - Frönen der Spielleidenschaft
  - Besuchen entfernte Verwandte, aber auch Politiker und Künstler
- Es kann auf dem Boden der Selbstüberschätzung zum Größenwahn kommen.
- Oft gesteigerte Libido oder sexuelle Taktlosigkeiten bis hin zu sexueller Enthemmung

4

Pflege

Sind das formale Denken sowie die Kritikfähigkeit des Patienten stark gestört, kann seinen Versprechungen kein Vertrauen entgegengebracht werden, weil es ihm krankheitsbedingt nicht möglich ist, Versprechungen einzuhalten. Dem Patienten vermitteln, dass man ihm keine Täuschungsabsichten unterstellt, wenn man an seinen Versprechungen Zweifel hegt. Ihm die Gründe für die Zweifel mitteilen.

> **! Tipps, Tricks und Fallen**
> Es ist sinnvoll, sich während der ersten Behandlungszeit eines manischen Patienten auf eine störungsreiche Zeit einzurichten.

4.2.3 Therapie und Prophylaxe

Grundregeln

- Ausführliche Aufklärung des Patienten über Verlauf, Frühsymptome wie Schlafstörungen, Gefahren der Erkrankung, mögliche Auslösesituationen sowie über Chancen und Risiken der Prophylaxe
- Gespräche mit Angehörigen, damit diese die auf sie zukommenden krankheitsbedingten Belastungen thematisieren können. Angehörige fühlen sich häufig „in der Zwickmühle", weil sie zwischen dem Patienten und seiner aufgebrachten Umgebung vermitteln müssen. Sie belasten sich häufig mit einem schlechten Gewissen, da sie den Patienten möglicherweise gegen seinen Willen in die Klinik gebracht haben.
- Die Einrichtung einer gesetzlichen Betreuung kann bei chronischen oder rasch rezidivierenden Verläufen sinnvoll sein, möglicherweise mit der Einrichtung eines Einwilligungsvorbehalts für finanzielle Angelegenheiten. In der

Manie getätigte Rechtsgeschäfte können dann leichter rückgängig gemacht werden.
- Manische Patienten sollten in ihrer Krankheitsphase keine Entscheidungen mit weitreichenden beruflichen oder privaten Konsequenzen fällen. Dies auch mit den Angehörigen besprechen.

Medikamente

Antipsychotika

▶ 15.2

Meist werden hochpotente und niederpotente Antipsychotika kombiniert:
- Stehen im therapeutischen Alltag aufgrund schneller Wirksamkeit an erster Stelle
- Bei hoch erregten, aggressiven Patienten ist die i. v.- oder i. m.-Gabe häufig unumgänglich.
- Einnahme der Medikation gründlich kontrollieren, weil Patienten in ihrem Krankheitsbild eine Vielzahl von Tricks entwickeln, um der Medikation zu entgehen

Neuroleptische Nebenwirkungen
- Stark sedierende Wirkung
- Extrapyramidale Nebenwirkungen bei Kombinationsbehandlung (können als „neuroleptische Vollbremsung“ empfunden werden)
- Extrapyramidale Störungen wie Dyskinesien und Bewegungsunruhe; können zu einer Zunahme der Agitiertheit führen → rechtzeitig Biperiden (Akineton®) geben oder das Antipsychotikum wechseln

Lithium ▶ 15.5.1. Eine der wichtigsten Behandlungsmethoden in der akuten manischen Phase und zur Phasenprophylaxe. (Eine Phasenprophylaxe soll das Wiederauftreten der Erkrankung verhindern, wird also auch nach einer Remission dauerhaft weiter verabreicht.) Kann in der Akutbehandlung bei leicht bis mittelstark ausgeprägten Manien ausreichen. Führt in zwei Dritteln der Fälle zum Erfolg.
- Wirkt bei ausreichender Dosierung i. d. R. nach 4–10 Tagen
- Bei der akuten Manie werden höhere Lithiumserumkonzentrationen als bei der Phasenprophylaxe angestrebt: ~ 1,0 mmol/l. Bei der Phasenprophylaxe werden 0,5–0,8 mmol/l angestrebt.

Valproat ▶ 15.5.3. Im Regelfall schnelles und zuverlässiges Ansprechen auf manische Verläufe. In den letzten Jahren in der Praxis zunehmend die erste Behandlungsoption bei Manien. Blutspiegel von 50–100 µg/ml angestrebt. Vorsicht ist jedoch bei jungen Frauen in gebärfähigem Alter geboten, hier bestehen Einschränkungen (sog. „Rote-Hand-Brief“).

Carbamazepin ▶ 15.5.2. Gilt in Deutschland mittlerweile als nachrangiges Mittel nach Valproat und Lithium. Bei kooperativen Patienten kann eine schnelle Aufsättigung mit angestrebtem Serumspiegel von 8–10 µg/ml erfolgen. Aufsättigung in der unretardierten Suspensionsform hat sich in der Praxis bewährt.

Benzodiazepine ▶ 15.4.1. Sind aufgrund ihrer angst- und erregungslösenden, sedierenden Eigenschaften bei guter klinischer Verträglichkeit besonders zur initialen Sedierung und Schlafförderung geeignet. Im Gegensatz zu depressiven Störungen und Angststörungen ist bei manischen Patienten die Benzodiazepinabhängigkeit geringer. Grundsätzlich ist jedoch auch hier bei längerer Gabe die Abhängigkeit erzeugende Wirkung zu bedenken.

Prophylaxe der manisch-depressiven Erkrankung

Ein Verhindern von erneuten Phasen ist eminent wichtig. Die phasenprophylaktische Medikation ist bei guter Zusammenarbeit des Patienten sehr wirksam und nur selten mit stärkeren unerwünschten Wirkungen behaftet → Patienten motivieren.

Lithiumprophylaxe Intoxikationssymptome ▶ 15.5.1.

- Verringert sowohl die Anzahl und Dauer der Phasen als auch die Schwere des Verlaufs
- Bei nahezu 75 % aller Patienten Besserung
- Reduziert Suizide
- Zahl der Wiedererkrankungen ist umso höher, je mehr Krankheitsphasen bereits abgelaufen sind und je kürzer der Abstand zwischen den beiden letzten Phasen war
- Da Lithium eine geringe therapeutische Breite hat, muss die richtige Dosierung anhand des Plasmaspiegels eingestellt werden → zunächst wöchentliche Lithiumserumkontrollen.
- Angestrebter Plasmaspiegel: 0,5–0,8 mmol/l
- Unerwünschte Wirkungen: Tremor der Hände, Gewichtszunahme, Übelkeit, Diarrhö, Schwitzen, Vergrößerung der Schilddrüse, Knöchel- und Gesichtsödeme

4

Tipps, Tricks und Fallen

- Lithiumserumspiegelkontrollen sollten immer 12 Std. nach der letzten Einnahme erfolgen → darauf achten, dass der Patient zu dieser Zeit auf Station ist. Andere Spiegelbestimmungen sind nicht aussagekräftig.
- Lithiumserumspiegel wird stark durch Durchfall und Erbrechen beeinflusst → genau dokumentieren.

Carbamazepin Carbamazepin (▶ 15.5.2) kommt als Phasenprophylaxe zum Einsatz, wenn sich Lithium oder Valproinsäure (**Cave:** Valproat nicht bei Frauen im gebärfähigen Alter!) als nicht ausreichend wirksam erwiesen haben oder wenn gravierende unerwünschte Wirkungen unter Valproinsäure oder Lithium auftraten oder Kontraindikationen bestehen.

Valproat Auch dieses Medikament hat in der Phasenprophylaxe gute Wirkung und hatte in den letzten Jahren dem Carbamazepin den Rang abgelaufen. Wie bei anderen Medikamenten auch, muss bei einer auftretenden Schwangerschaft auf besondere Risiken geachtet bzw. das Medikament bereits im Vorfeld pausiert oder umgestellt werden. Bei Valproat müssen die Risiken besonders sorgfältig bei Frauen im gebärfähigen Alter beachtet und eine Nutzen-Risiko-Analyse vorgenommen werden (s. „Rote-Hand-Brief").

Lamotrigin Auch das Antiepilepticum Lamotrigin erhielt die Zulassung zur Phasenprophylaxe, allerdings nur für die depressiven Phasen bei bipolaren Störungen, was die Handhabung etwas verkompliziert.

Antipsychotika In den vergangenen Jahren erhielten einige der neueren „atypischen" Antipsychotika (sie werden „atypisch" genannt, weil sie keine oder weniger motorischen Nebenwirkungen bewirken als die älteren, „typischen" Antipsychotika) die Zulassung für die Phasenprophylaxe bei bipolaren Störungen.

4.3 Schizoaffektive Psychosen

Episodische Erkrankungen, bei denen sowohl affektive als auch schizophrene Symptome in derselben Krankheitsphase auftreten, meistens gleichzeitig oder höchstens durch einige Tage getrennt.

Formen

- **Schizomanische Episode:** schizoaffektive Störung, gegenwärtig manisch
- **Schizodepressive Episode:** schizoaffektive Störung, gegenwärtig depressiv

Verlauf

- **Monopolarer Verlauf:** Patient hat rein schizodepressive oder rein schizomanische Episoden.
- **Bipolarer Verlauf:** Patient hat sowohl schizodepressive als auch schizomanische Episoden.

Prognose

Patienten, die unter mehrfachen schizoaffektiven Episoden leiden, besonders solche, deren Symptome eher manisch als depressiv sind, zeigen gewöhnlich eine vollständige Remission und entwickeln nur selten ein Residuum. Schizomanische und bipolar schizoaffektive Patienten weisen eine fast doppelt so hohe Phasenzahl auf wie monopolare schizodepressive Psychosen.

4

4.3.1 Schizomanische Psychose

Psychose, bei der sowohl schizophrene als auch manische Symptome in derselben Krankheitsepisode auftreten. Ersterkrankung meist um das 28. Lj. Meist floride Psychosen mit akutem Beginn. Verhalten ist oft stark gestört, aber es kommt im Allgemeinen innerhalb weniger Wochen zur vollständigen Rückbildung.

Symptome

Affektiver Anteil

- Gehobene Stimmung
- Vermehrtes Selbstbewusstsein und Größenideen
- Gelegentlich Erregung und Gereiztheit mit aggressivem Verhalten und Verfolgungsideen
- Antriebssteigerung, Überaktivität, Konzentrationsstörungen und Distanzlosigkeit; Beziehungs-, Größen- oder Verfolgungswahn können vorhanden sein.

Schizophrener Anteil

- Gedankenausbreiten, Gedankenabreißen
- Beeinflussungserleben, Gefühle des Gemachten
- Kommentierende und dialogisierende Stimmen
- Bizarre Wahnideen, die nicht nur als Größen- oder Verfolgungswahn anzusehen sind

Akuttherapie

- Hochpotente Antipsychotika als Mittel der Wahl (▶ 15.2)
- Bei starker Erregung mit niederpotenten Antipsychotika kombinieren
- Die Wirksamkeit von Lithium als Monotherapie ist wissenschaftlich nicht gesichert. Nur zu verwenden bei leichten schizomanischen Episoden mit überwiegend affektiver Komponente. In Kombination mit Antipsychotika besonders bei Erkrankungen mit starkem manischen Pol sinnvoll.

Prophylaxe

- Bei affektdominanten schizoaffektiven Psychosen (Schwerpunkt auf dem manischen oder depressiven Pol) scheint die Valproat- bzw. Lithiumprophylaxe annähernd gleich effektiv zu sein wie bei affektiven Psychosen.
- Bei den schizodominanten schizoaffektiven Psychosen (Schwerpunkt auf dem schizophrenen Pol) hat sich die Kombination von Valproat (Einschränkungen beachten!) oder Lithium und Antipsychotika als Prophylaxe bewährt. Der Trend geht hierbei unter Beachtung der jeweils individuellen Nutzen-Risiko-Analyse zum phasenprophylaktischen Einsatz atypischer Antipsychotika in moderater Dosierung.
- Bei Lithium- oder Valproatunverträglichkeit und bei Patienten, die darauf keine Wirkung im Krankheitsverlauf zeigen, kommt Carbamazepin als Ersatz infrage.

Tipps, Tricks und Fallen

Schizomanische Patienten, die vom schizophrenen Anteil in ihrem Erleben erzählen, wirken durch ihre manische Art gelegentlich, als würden sie scherzen oder nur eine besonders bilderreiche Sprache verwenden. Deshalb genau zuhören, nachfragen und den Patienten bezüglich möglicher Ich-Störungen, Verfolgungserleben oder Halluzinationen aufmerksam beobachten.

4.3.2 Schizodepressive Psychose

Psychose, bei der sowohl schizophrene als auch depressive Symptome während derselben Krankheitsepisode auftreten. Ersterkrankung statistisch meist um das 38. Lj.

! Behandlung sollte wegen des **äußerst hohen Suizidrisikos** stationär erfolgen.

Symptome

Affektiver Anteil

- Depressiver Affekt
- Verlangsamung, Schlaflosigkeit
- Antriebs-, Appetit- oder Gewichtsverlust
- Verringerung der üblichen Interessen
- Konzentrationsstörung, Schuldgefühl
- Gefühle der Hoffnungslosigkeit und Suizidgedanken

Schizophrener Anteil

- Gedankenausbreiten
- Gedanken werden von außen blockiert.
- Verfolgungswahn, z. B. Angst, ausspioniert zu werden; Befürchtung, dass ein Komplott im Gang ist
- Akustische Halluzinationen, z. B. Stimmen befehlen den Suizid oder kommentierende Stimmen

Akuttherapie

- Medikamente: hochpotente Antipsychotika (▶ 15.2) und Antidepressiva (▶ 15.1); bei schizomanischen Verläufen häufig auch Lithium
- Die Anwendung von Benzodiazepinen kann hilfreich sein, wenn Spannungs- und Angstzustände vorliegen.

Prophylaxe

Neben der sehr hohen Rückfallgefährdung der schizoaffektiven Psychosen ist wegen der sehr hohen Suizidrate bei Patienten mit schizodepressiver Erkrankung die Prophylaxe mit Lithium, aber auch Valproat (unter Beachtung der Einschränkung der Anwendung bei Frauen im gebärfähigen Alter) oder bei Unverträglichkeit Carbamazepin oder atypischen Antipsychotika von besonderer Bedeutung. Eine bedenkenswerte Alternative kann bei der Gruppe der schizodepressiven Patienten auch Lamotrigin sein.

5 Schizophrene Psychosen

Holger Thiel

5.1 Übersicht

Griech. *schizo* „gespalten", *phrein* „Zwerchfell, Seele". Der schizophren erkrankte Mensch kennt zwei Wirklichkeiten, die als reale und die als private Wirklichkeit bezeichnet werden können, er ist aber nicht in zwei Persönlichkeiten gespalten.
Die Häufigkeit der schizophrenen Psychosen beträgt ~ 0,4–1 % der Bevölkerung, ohne ethnische Unterschiede, es besteht keine Zunahme in den letzten Jahrzehnten.

Mögliche Entstehungsfaktoren

Eigentliche Ursache ist unbekannt → Krankheitsentstehung vermutlich multifaktoriell, d. h. durch viele Ursachen:

- Genetische Faktoren
- Neurochemische Faktoren: Hinweise auf mesolimbische dopaminerge Überaktivität (sog. Plus- oder Positivsymptomatik) und Unteraktivität (sog. Minus- oder Negativsymptomatik) mesofrontokortikaler dopaminerger Neurone
- Psychosoziale Faktoren
- Vulnerabilität (Verletzbarkeit): Treten zu den genannten Faktoren zusätzliche Stressfaktoren auf (z. B. individuell kritische Ereignisse/Belastungen/Konflikte), lassen sie die Störung über die Manifestationsschwelle treten. Als „Arbeitsmodell" hat sich das Vulnerabilitäts-Stress-Coping-Modell bewährt (▶ Abb. 5.1).

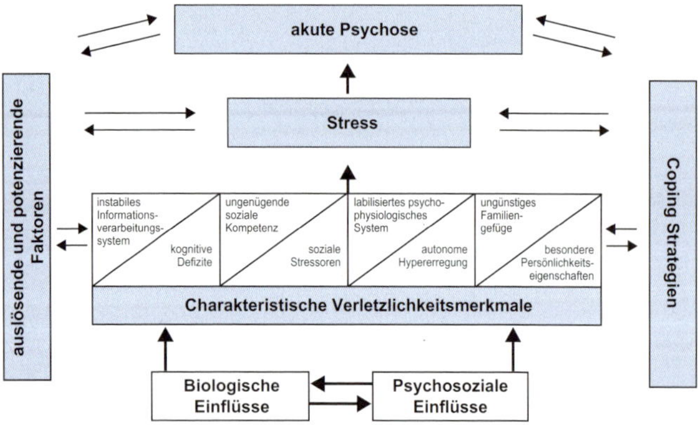

Abb. 5.1 Vulnerabilitäts-Stress-Coping-Modell (nach Krausz et al. 2000) [L157]

Symptome

Unterschieden werden Plus- und Minussymptome (▶ Tab. 5.1).

ICD-10-Diagnostik

Teilt die Symptome in Kernsymptome I und II (▶ Tab. 5.2).

Diagnostik nach Schneider

Symptome ersten Ranges

- Wahnwahrnehmung (▶ 3.5)
- Akustische Halluzinationen; dialogisierende und kommentierende Stimmen sowie Gedankenlautwerden (▶ 3.4)

Tab. 5.1 Plus- und Minussymptome

Plussymptome	Minussymptome
Denkstörungen (▶ 3.5)	Verarmtes Gefühlsleben, innere Leere
Erregung und Anspannung (▶ 3.7)	Niedergeschlagenheit
Wahnerlebnisse, Wahnstimmung (▶ 3.5)	Mut- und Hoffnungslosigkeit
Halluzinationen (▶ 3.4)	Minderwertigkeitsgefühle
Ich-Störungen (▶ 3.8)	Antriebslosigkeit, fehlende Spontaneität
	Rückzugsverhalten und Kontaktverarmung

Tab. 5.2 Kernsymptome der schizophrenen Psychosen laut ICD-10-Diagnostik [W798]

Kernsymptome (I)	Kernsymptome (II): anhaltende Halluzinationen jeder Sinnesmodalität
• Gedankenlautwerden • Gedankeneingebung • Gedankenausbreitung • Gestörtes Ich-Erleben (▶ 3.8)	• Denkstörungen (▶ 3.5) • Gedankenabreißen • Zerfahrenheit • Danebenreden oder Neologismen
• Kontrollwahn • Beeinflussungswahn mit dem Gefühl des Gemachtwerdens • Wahnwahrnehmung (▶ 3.5)	• Katatone Symptome (▶ 3.7)
• Kommentierende oder dialogische Stimmen (▶ 3.4)	„Negativsymptome“: • Auffällige Apathie • Sprachverarmung • Verflachte oder inadäquate Affekte, zumeist mit sozialem Rückzug und verminderter sozialer Leistungsfähigkeit
Anhaltender, kulturell unangemessener oder unrealistischer bizarrer Wahn	
Erforderlich für die Diagnose „Schizophrenie“ ist mindestens ein eindeutiges Symptom, wenn weniger eindeutig, zwei oder mehr der Kernsymptome (I) oder mindestens zwei Kernsymptome (II). Diese Symptome müssen fast ständig während eines Monats oder länger deutlich vorhanden gewesen sein.	

- Leibliche Halluzinationen (▶ 3.4)
- Ich-Störungen: von außen gelenkt (▶ 3.8)

Symptome zweiten Ranges Sonstige Halluzinationen wie weitere akustische, optische, olfaktorische und gustatorische Halluzinationen:

- Zönästhesien, vitale Leibempfindungen
- Wahneinfall (▶ 3.5)

Abnorme Ausdruckssymptome Häufige Symptome bei der Schizophrenie, die nicht zu Symptomen des ersten oder zweiten Ranges gezählt werden können, z. B. katatone Störungen (▶ 3.7).

Diagnostik nach Bleuler

Grundsymptome

- Denkstörungen (▶ 3.5); zerfahrenes Denken (▶ 3.5.2), inkohärentes Denken (▶ 3.5.2), Sperrung des Denkens, Begriffszerfall des Denkens, Vorbeireden, gestörtes Abstraktionsvermögen, Symboldenken, Gedankenabreißen
- Affektstörungen (▶ 3.6)

- Antriebsstörungen (▶ 3.7); Autismus, Stupor, Mutismus, Katalepsie, Haltungsstereotypien, Negativismus
- Ambivalenz und Ambitendenz (▶ 3.6)

Akzessorische Symptome Sinnestäuschungen, Verfolgungs-, Vergiftungswahn (▶ 3.5).

Häufigkeit der Symptome
Symptome der akuten und der chronischen Schizophrenie (nach WHO und Creer und Winc, Auszug) sind im Folgenden aufgeführt (▶ Tab. 5.3).

Tab. 5.3 Symptome der Schizophrenie [W798]

Symptom	Häufigkeit (%)
Akute Schizophrenie	
Mangel an Krankheitseinsicht	97
Akustische Halluzinationen	74
Beziehungsideen	70
Misstrauen	66
Affektverflachung	66
Stimmenhören	65
Wahnstimmung	64
Verfolgungswahn	64
Gedankeneingebung	52
Gedankenlautwerden	50
Chronische Schizophrenie	
Sozialer Rückzug	74
Verminderte Aktivität	56
Verarmung des Sprechens	54
Wenig Freizeitinteressen	50
Verlangsamung	48
Depression	34
Vernachlässigung des Äußeren	30
Seltsame Haltungen und Bewegungsabläufe	25

5

Untergruppen
Die Untergruppen werden nach der im Vordergrund stehenden Symptomatik unterteilt; sie dienen lediglich zur Orientierung, ihre Grenzen sind fließend:
- Paranoid-halluzinatorische Schizophrenie (▶ 5.2)
- Hebephrene Schizophrenie (▶ 5.3)
- Katatone Schizophrenie (▶ 5.4)
- Schizophrenes Residuum (▶ 5.5)
- Undifferenzierte Schizophrenie (wenn die Kriterien der übrigen Schizophrenieformen nicht eindeutig erfüllt werden).

Untersuchungsmethoden
- Psychiatrische Untersuchung
- Eigen-, Fremdanamnese (▶ 3, ▶ 14.1.1)
- Psychologische Testverfahren (▶ 3.10)

Zum Ausschluss einer organischen Ursache:
- Körperliche Untersuchung
- Labor
- EEG, CCT, NMR, Liquorpunktion
- EKG, Rö-Thorax

Behandlungsverfahren

Medikamente

- Klassische Antipsychotika vorwiegend gegen Plussymptome (▶ 15.2), atypische Antipsychotika beeinflussen häufiger zusätzlich die Minussymptomatik positiv (▶ 15.2).
- Antidepressiva gegen Depressionen und bei Minussymptomatik (▶ 15.1)
- Benzodiazepine gegen Angst, Schlafstörungen, Unruhezustände (▶ 15.3.1)
- Antiparkinsonmittel beim Auftreten von unerwünschten Wirkungen hochpotenter Antipsychotika, Anticholinergika (▶ 15.7)

> **Tipps, Tricks und Fallen**
> Die Behandlung mit Psychopharmaka ist fast immer notwendig, jedoch nicht ausreichend.

Psychotherapie

- Entspannungsverfahren (▶ 14.3.6)
- Stützende Psychotherapie (▶ 14.3)
- Verhaltenstherapeutische Verfahren (▶ 4.3.3), z. B. Training sozialer Fertigkeiten, metakognitive Therapie
- Familientherapie (▶ 14.3.8)

Psychoedukative Verfahren (▶ 14.3.7) sind für den Langzeitverlauf der Erkrankung enorm wichtig:

- Patientengerechte Information zur Erkrankung:
  - Erarbeiten eines Krankheitskonzepts
  - Rolle der Psychopharmaka-Behandlung
  - Rückfallvorbeugung und Krisenbewältigungsplan
- Seelische Unterstützung durch Gespräche und persönlichen Beistand
- Krankheitskonzept-Bildung mit Compliance-Förderung
- Einbinden der Familie: Familienkonferenz mit Behandelnden (▶ 14.3.7)
- Hilfestellung, um die Erlebnisse während der akuten Erkrankung zu verstehen
- Unterstützung in der längerfristigen Auseinandersetzung mit der Erkrankung

Flankierende Therapie

- Ergo- (▶ 14.4.1), Kunsttherapie (▶ 14.4.2)
- Sport- (▶ 14.3.12), Musik- (▶ 14.4.4) und Tanztherapie (▶ 14.3.12)
- Physiotherapie
- Elektrokrampftherapie (▶ 14.5.3) (sehr selten bei der perniziösen Katatonie)

Pflege

▶ Tab. 5.4

- **Merke:** Pflegerische Interventionen wie Edukation (▶ 14.3.7), Soziotherapie (▶ 17.2) oder ambulante Pflege (▶ 17.1) bauen auf der Wirkung der pharmakologischen Behandlung auf und tragen zur Stabilisierung bei.
- Bereits in der Akutphase sollte der Patientin die Frage nach einem angemessenen Verständnis ihrer Erkrankung gestellt werden. Natürlich nur dann, wenn sie ihre Krankheitszeichen einschätzen kann.

Grundsätzlich gilt: Alle pflegerischen Tätigkeiten müssen auf die Schwere der Erkrankung abgestimmt sein.

- Ängste und Spannungen der Patientin wahrnehmen und Hilfestellung bei der Teilnahme am Stationsleben geben, z. B. bei Ängsten vor einer bestimmten Patientin ein Dreiergespräch führen

5

Tab. 5.4 Behandlungsaufgaben der Pflege bei an Schizophrenie erkrankten Menschen

Mögliche Probleme in den verschiedenen Phasen der Erkrankung	Behandlungsaufgaben der Pflege
Liegen leichte Positivsymptome, Denk- und/oder Wahrnehmungsstörungen vor, steigt das Risiko, erneut an einer Psychose zu erkranken	Prävention eines erneuten Rezidivs. Ableitbar aus den ersten Stufen des Krisenplans (Psychoedukation, ▶ 14.3.7), z. B. für einen erholsamen Schlaf sorgen, Reizüberflutung minimieren
Positivsymptomatik bei Akutphasen	Behandlungskooperation sicherstellen. Das Hilfesystem informieren, entlasten. Symptome erkennen und bewältigen.
Beeinträchtigungen in der Stabilisierungsphase Minussymptome, Beeinträchtigungen im Alltag durch kognitive und soziale Beeinträchtigungen	Behandlungskooperation bei Patientin und deren Angehörigen durch einen integrativen Krisenplan (Bifokale Psychoedukation, ▶ 14.3.7). Fördern einer „gelassenen Wachsamkeit" gegenüber Frühwarnsymptome und Alltagsstress.

- Halluzinationen und Wahnideen akzeptieren, jedoch nicht näher darauf eingehen, z. B. „Wir sind uns einig, dass wir eine unterschiedliche Wahrnehmung haben."
- Aktivierungspflege, um Rückzugstendenzen entgegenzuwirken
- Hilfe bei der Kontaktaufnahme, z. B. Begleitung zu externen Therapien wie Sport- und Beschäftigungstherapie, bei Begleitung in die Gemeinschaftsräume die Patientinnen nicht sofort alleine lassen
- Bei den Anforderungen des täglichen Lebens unterstützen → hilft, die gesunden Persönlichkeitsanteile zu stärken
- Körperliches Wohlbefinden durch sportliche Aktivitäten oder einen entspannten Spaziergang steigern → wirkt Störungen der Körperwahrnehmung entgegen
- Gespräche über Themen führen, die nicht den Wahninhalt der Patientin berühren (Biografie erfragen)
- Regeln, die gemeinsam mit der Patientin aufgestellt wurden, müssen von der Patientin und dem Personal eingehalten werden.
- Klare Absprachen über die Wünsche der Patientin nach Abgrenzung, z. B. welche Angehörigen über den Aufenthalt und das allgemeine Befinden der Patientin Auskunft erhalten dürfen (Schweigepflicht ▶ 1.11.10)
- Mit der Patientin einen detaillierten Tagesplan erstellen und an die Hand geben. Allgemeiner Plan gut sichtbar im Stationsbereich, individuellen Therapieplan der Patientin aushändigen, z. B. Therapiekarte. Im späteren Verlauf Wochenplan → hieraus sollte die Patientin die Anforderungen an sie, z. B. Kontakte und Regeln, erkennen können.

Behandlungsaufgaben über die stationäre Versorgung hinaus

- Die ambulante Pflege (▶ 17.1) oder die Versorgung durch die Soziotherapie (▶ 17.2) startet günstigstenfalls in der Klinik. Der Kontakt sollte vor der Entlassung durch das Entlassmanagement angestoßen werden.

▶ Abb. 5.2

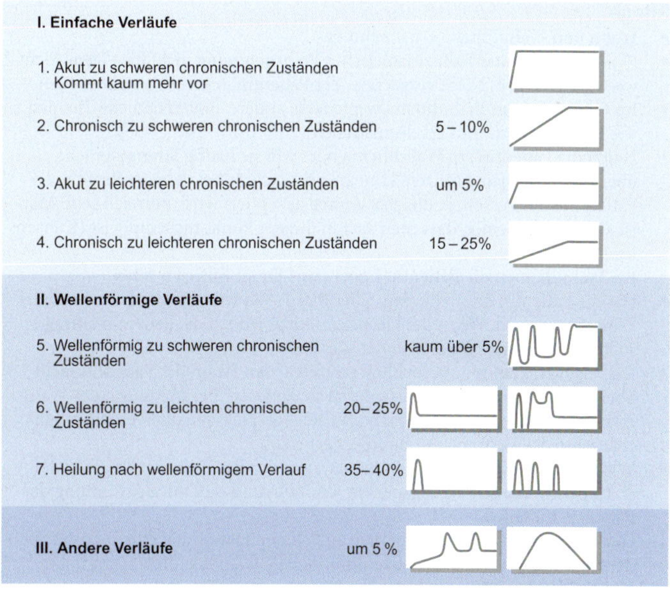

Abb. 5.2 Verlaufsformen schizophrener Psychosen [L157]

5.2 Paranoid-halluzinatorische Schizophrenie

In nahezu allen Ländern ist die paranoid-halluzinatorische Schizophrenie die häufigste Form der Schizophrenie. Schubförmiger Verlauf. Häufigster Krankheitsbeginn bei Männern um das 22. Lj., bei Frauen um das 29. Lj. Nach dem 40. Lj. spricht man von einer Spätschizophrenie, ab dem 60. Lj. von einer Altersschizophrenie.

Prognose Bei etwa 20 % der Betroffenen kann es zu einer Remission ohne späteres Rezidiv und bei etwa zwei Dritteln der Betroffenen kann es zu einem episodischen Verlauf mit erneuten psychotischen Episoden kommen. Bei etwa 5–10 % der Betroffenen kommt es zu chronisch-progredienten Verläufen ohne abgrenzbare einzelne Krankheitsepisoden.
Die Lebenserwartung ist um ca. 15 Jahre verringert, auch bedingt durch eine erhöhte Rate an Suiziden und Unfällen mit Todesfolge. Häufigste Komorbidität ist der Substanzmissbrauch mit 50–80 %, die Geschlechterverteilung ist annähernd gleich.

Symptome

- Wahnwahrnehmung, Verfolgungswahn, gelegentlich systematisierter Wahn (▶ 3.5)
- Ich-Störungen: Gefühl des Von-Außen-Gemachtwerdens (▶ 3.8)
- Akustische Halluzinationen: Stimmenhören, z. B. imperativ, dialogisierend, kommentierend (▶ 3.4)
- Gestörte Affektivität (▶ 3.6)

Beim abklingenden Schub distanziert sich die Patientin ganz allmählich von ihren Wahninhalten. Häufig bildet sich die Ambivalenz später noch zurück.

Pflege

- Wahn und Wahninhalte ernst nehmen
- Patientin bei akuter halluzinatorischer Wahrnehmung nicht die eigene Sichtweise aufzwingen. Nicht versuchen, der Patientin ihren Wahn auszureden.
- Im Gespräch vom Wahnthema weglenken; andere, unverfängliche Themen wie Hobbys, Sport und Spiele anstreben
- Haftet die Patientin am Wahnthema oder will sie häufig Streitgespräche über ihr Wahnthema führen, können Absprachen, bei dem die Realität der Patientin vom Personal zunächst einmal akzeptiert wird, hilfreich sein. Man ist sich darüber einig, dass man sich in diesem Punkt nicht einig ist (Konsens im Dissens).
- Bei Wahnthemen die Patientin fragen, was für sie hilfreich wäre
- Hat die Patientin das Bedürfnis, über ihren Wahn zu sprechen, ist wertfreies Zuhören sinnvoll. Wenn der Gesprächsinhalt jedoch die Patientin aufregt, sollte das Gespräch zügig beendet werden.
- Den eigenen Standpunkt sachlich vertreten, den Wahn der Patientin nicht übernehmen, jedoch zunächst einmal akzeptieren (bei Abklingen des Wahns erkennt die Patientin, wenn man „Theater" gespielt hat, und verliert möglicherweise das Vertrauen in ihre Bezugsperson)
- Wird die Bezugsperson in das Wahnsystem der Patientin mit eingebunden: dokumentieren, evtl. Bezugsperson wechseln und dies mit Begründung der Patientin mitteilen.

! Generelle Gesprächsregeln können auch hier angewandt werden: Lösen Schilderungen der Patientin negative Emotionen aus, sollten diese nicht unbegrenzt Zeit eingeräumt bekommen. Die letzten zwei Drittel der Gesprächszeit sollten neutrale oder positive Emotionen nach sich ziehen.

5

Tipps, Tricks und Fallen

- Viele Wahnthemen führen das Pflegepersonal dazu, in der Akutphase zu improvisieren: Wenn eine Patientin glaubt, ihr Essen sei vergiftet, kann die Flasche Sondenkost vor ihren Augen geöffnet werden. Vielleicht nimmt ihr dies die Angst vor einer Vergiftung.
- Sprechen über das Erleben in der akuten Phase einer schizophrenen Psychose ist nicht grundsätzlich schlecht: Es muss in einem geschützten und professionellen Rahmen stattfinden (psychoedukative Verfahren, ▶ 14.3.7). Schafft der offene Umgang mit dem Erleben Erleichterung für die Patientin, ist das Gespräch jederzeit sinnvoll.

5.3 Hebephrene Schizophrenie

Früher Krankheitsbeginn zwischen 15. und 25. Lj. Halluzinationen und Wahnvorstellungen sind nur selten vorhanden und dürfen nicht das Krankheitsbild prägen.

Prognose Eher ungünstig, durch meist schnelle Entwicklung der Minussymptomatik, besonders Affektverflachung und Antriebsverlust.

Symptome

- Affektive Veränderungen (▶ 3.6)
- Verhalten: läppisch, verantwortungslos, unvorhersehbar, manieriert, unangepasst, grimassierend

- Formale Denkstörung: oft weitschweifig, auch paralogisch (▶ 3.5)
- Stimmung flach, den Situationen nicht immer entsprechend, oft von Kichern begleitet
- Ziel- und planloses Verhalten, frühere Lebensziele und Vorstellungen gehen verloren.

Pflege

- In sich versunkene Patientinnen in den Stationsablauf einbinden, z. B. Mithilfe bei Stationsarbeiten, andere Therapieangebote (▶ 2.9)
- Enthemmtes oder läppisches und albernes Verhalten der Patientin nicht durch ähnliches Verhalten verstärken
- Unangepasste, läppisch-distanzlose Patientinnen von aggressionsbereiten Patientinnen abschirmen, z. B. Extraspaziergang, unterschiedliche Therapieangebote geben
- Bei weitschweifigen und zerfahrenen Patientinnen im Gespräch Zeit und Thema vorgeben

5.4 Katatone Schizophrenie

Krankheitsbeginn um das 25. Lj.

Prognose Die Rate der vollständigen Rückbildung ist doppelt so hoch wie bei den übrigen Schizophrenien, jedoch ist die Prognose für jugendliche Patientinnen eher ungünstig.

Symptome

- Stupor: Verminderung der Reaktionen auf die Umgebung sowie Verminderung spontaner Bewegungen und Aktivitäten
- Episodenhafte Erregungszustände: motorische Aktivitäten, die nicht durch äußere Reize hervorgerufen und beeinflussbar sind
- Haltungsstereotypien: freiwilliges Einnehmen und Beibehalten ungewöhnlicher Haltungen
- Negativismus: anscheinend unmotivierter Widerstand gegenüber allen Aufforderungen oder Versuchen, bewegt zu werden, oder Bewegung in die entgegengesetzte Richtung
- Rigidität: starre Haltung wird bei Versuchen, bewegt zu werden, beibehalten.
- Biegsamkeit, Verharren der Glieder oder des Körpers in Haltungen, die von außen auferlegt sind (Flexibilitas cerea = wächserne Biegsamkeit)
- Wechsel zwischen Erregung und Stupor, zwischen Befehlsautomatismus und Negativismus
- Patientinnen berichten nach katatonen Zuständen von traumähnlichen, lebhaften, szenischen Halluzinationen.

Pflege

Leitsatz ist das gemeinsame Vergegenwärtigen des Krankheitsbildes.

- Bleibt die Patientin auch ohne Reaktion, so ist sie dennoch bei wachem Bewusstsein. Patientinnen berichten in der Genesungsphase von Gesprächen, die an ihrem Bett über sie gemacht wurden.
- Schülerinnen und neuen Mitarbeiterinnen die Symptome der negativistischen Patientin erklären. Häufig Fehleinschätzung, da die Patientin „störrisch" erscheint. Hilfestellungen werden oft scheinbar bewusst abgelehnt.

- Zwangsmittel verstärken die Angstsymptomatik und sollten so weit wie möglich vermieden werden.
- Lang anhaltende bizarre Haltungen der Ärztin mitteilen, Organschäden können die Folge sein.
- Kontrolle und Hilfestellung bei der Körperpflege, Nahrungsaufnahme und Medikamenteneinnahme
- Fremdantrieb wie Beschäftigungstherapie und Krankengymnastik bedeuten für die Patientin ersten Kontakt zur Außenwelt.
- Bei bevorstehender Bedrohung durch einen starken Erregungszustand für die Sicherheit von Patientinnen und Pflegeteam sorgen, häufig werden starke Kräfte entwickelt (▶ 5.1).
- Keine gefährlichen Gegenstände wie Glasflaschen, Aschenbecher oder Scheren in Reichweite der Patientin

Tipps, Tricks und Fallen

- Katatone Symptome bestätigen noch keine Schizophreniediagnose. Ursache können auch Gehirnerkrankungen, Stoffwechselstörungen, Alkohol und Drogen sein.
- Vorübergehende isolierte katatone Symptome können bei jeder anderen Schizophrenieunterform auftreten.
- Teilweise überschießender Bewegungsdrang der Patientin führt zu pflegerisch schwierigen Situationen (▶ 5.1). In Krisenzeiten ist die enge Anbindung im Rahmen einer Bezugspflege nötig. Der sich i. d. R. anbahnende überschießende Bewegungsdrang kann früh erkannt und Gegenmaßnahmen können so vorbereitet werden.

5.5 Schizophrenes Residuum

Nach vielen Schüben ist bei einem Teil der Patientinnen, ca. einem Drittel, ein Zustand erreicht, der mit den unten aufgeführten Symptomen beschrieben werden kann. Die Patientin findet sich nur schwer alleine zurecht. Selten akute Symptomatik.

Prognose Das schizophrene Residuum kann zeitlich begrenzt vorkommen, z. B. im Übergang von der akuten Phase zur vollständigen Remission, oder kontinuierlich über viele Jahre mit oder ohne akute Verschlimmerung.

Symptome

- Kognitive Störungen, z. B. Aufmerksamkeits-, Konzentrations- und Denkstörung
- Schnelle körperliche und geistige Ermüdung
- Störungen des Allgemeinbefindens
- Ausdauer, Energie, Geduld und Spannkraft lassen nach.
- Rückgang affektiver Schwingungsfähigkeit
- Verarmung der Sprachfähigkeit
- Unfähigkeit, Lust und Freude zu empfinden (Anhedonie)
- Intoleranz gegen Stress
- Reduzierung der Mimik (Amimik)
- Schlafstörungen, vegetative Störungen

Pflege

Den größten Raum der pflegerischen Maßnahmen nimmt die kontinuierliche Aktivierung der Patientinnen ein. Das Absinken der körperlichen und geistigen Fähigkeiten wird in einer Gratwanderung zwischen Unter- und Überforderung verhindert.

- Patientinnen bei einer möglichen Eigenständigkeit und Selbstverantwortung, z. B. bei der Körperpflege, unterstützen
- Möglichst gleichmäßiges und freundliches Verhalten
- Emotionale Übererregung vermeiden
- Überbeschützendes Verhalten vermeiden
- Adäquates Maß an Freizeitbeschäftigung anbieten (▶ 2.9), z. B. Ausflüge, Spaziergänge, Arbeits- und Beschäftigungstherapie

6 Psychosomatische Störungen

Frithjof Niegot

Lange Zeit wurden Psyche und Soma klar getrennt, somit wurden auch psychische Störungen von körperlichen Erkrankungen unterschieden, die jeweils wenig miteinander zu tun haben sollten. Diese Trennung ist aber obsolet. Das Zusammenspiel zwischen der Psyche und dem Körper ist stattdessen sehr komplex und erst in Ansätzen erforscht.
Heute ist bekannt, dass psychische Störungen auch körperliche Veränderungen nach sich ziehen, die sich chronifizieren und verstärken können. Zum Beispiel haben Menschen mit Depressionen eine höhere Wahrscheinlichkeit, kardiovaskuläre Erkrankungen zu entwickeln. Andererseits können auch körperliche Erkrankungen psychische Störungen nach sich ziehen; viele Patienten entwickeln erst nach einem Herzinfarkt Angststörungen und Depressionen. Auch ist die Heilungsprognose bei chirurgischen Eingriffen besser, wenn die betroffene Person besserer Stimmung ist und mehr Hoffnung hat.
Somit lassen sich alle körperlichen und psychischen Störungen aus einem psychosomatischen Blickwinkel betrachten.
Dieses Kapitel beschränkt sich auf die Darstellung von somatoformen Störungen, Ess- und Schlafstörungen.

6.1 Somatoforme Störungen

Somatoforme Störungen sind psychische Störungen, bei denen somatische Symptome berichtet werden, ohne dass eine hinreichende körperliche Ursache für diese Symptome vorliegt. Sofern eine körperliche Störung vorhanden ist, erklärt sie nicht das Ausmaß der berichteten Symptome oder die Belastung dadurch. Meist werden zahlreiche medizinische Untersuchungen ohne erkennbaren organischen Befund durchgeführt, bei einigen Patienten erleben eine jahrelange Ärzte-Odyssee, bevor die richtige Diagnose gestellt wird. Ein großer Teil der Patienten in Hausarztpraxen oder auch in somatischen Krankenhäusern leidet unter somatoformen Störungen; viele Krankschreibungen und Frühberentungen sind darauf zurückzuführen.
Die Symptome werden nicht absichtlich erzeugt oder vorgetäuscht, sondern tatsächlich von den Patienten erlebt. Aufgrund des Leidensdrucks wünschen viele Patienten weitere somatische Abklärungen oder Behandlungen, einige lehnen zunächst eine psychosomatische Behandlung ab. Somatoforme Störungen treten oft gemeinsam mit anderen psychischen Störungen auf, z. B. mit Depressionen, posttraumatischen Belastungsstörungen und Ängsten.
Patienten mit somatoformen Störungen haben oft sehr belastende Erlebnisse in ihrer Vorgeschichte, z. B. körperliche oder sexuelle Gewalt, alkohol- oder drogenabhängige Eltern, Armut, Immigration.

6.1.1 Somatisierungsstörungen

Symptome

- Verschiedene, häufig wechselnde körperliche Symptome
- Die Symptome können in jeder Körperregion auftreten und sehr unterschiedlich sein (z. B. Durchfall, Schmerzen, Übelkeit, leichte Erschöpfbarkeit, Müdigkeit, Kälte- oder Hitzewallungen, Taubheitsgefühle).
- Die Störung besteht seit mindestens 2 Jahren (F45.0), gelegentlich wird sie bereits vor dem Ablauf von 2 Jahren festgestellt oder ist etwas schwächer ausgeprägt (F45.1).
- Viele Patienten sind seit Jahren bei verschiedenen Haus- und Fachärzten (auch in Kliniken) zu diversen explorativen Untersuchungen und Operationen, jeweils ohne organischen Befund.

- In der Folge können verschiedene Lebensbereiche beeinträchtigt sein (Familie, Beruf, Freizeit). Somatisierungsstörungen verursachen oft ein Vielfaches der üblichen Krankheitskosten (durch Arztbesuche, Untersuchungen, Krankschreibungen, Frühberentungen).
- Eine vorausgehende systematische Abklärung der Beschwerden zum Ausschluss organischer Ursachen ist zwingend erforderlich.

6.1.2 Hypochondrische Störungen

Anhaltende Beschäftigung mit der Möglichkeit, eine oder mehrere schwere körperliche Erkrankungen zu haben, auch normale körperliche Symptome werden von den Patienten als Hinweis für das Vorliegen einer körperlichen Erkrankung gesehen. Meist werden nur ein oder zwei Organe oder Organsysteme als betroffen angesehen.

Symptome

- Übermäßige Angst vor Krankheiten, insbesondere vor schweren Krankheiten
- Wiederholte Schilderung der körperlichen Symptome trotz zuvor ausgeschlossener organischer Ursachen
- Interpretation der Symptome als Hinweis auf eine schwere Erkrankung
- Subjektive Beeinträchtigung durch die Symptome
- Übermäßige Beobachtung und Prüfung der körperlichen Symptome („Checking")
- Häufiges Bitten um weitere Untersuchungen
- Übermäßige Beschäftigung mit dem Thema „Gesundheit"
- In der Folge Beeinträchtigung in anderen Bereichen (Partnerschaft, Freizeit, Arbeit etc.)

6.1.3 Somatoforme autonome Funktionsstörungen

Die Beschwerden werden vom Patienten so geschildert, als ob sie durch eine Erkrankung eines Organs oder Organsystems hervorgerufen werden, das vegetativ innerviert wird. Viele Menschen haben eine niedrigere Wahrnehmungsschwelle für körperliche Symptome als andere, sodass sie bereits kleinere Veränderungen der körperlichen Funktionen als bedrohlich erleben. Gleichzeitig geht mit der Erkrankung oft eine erhöhte Stressbelastung einher, sodass normale Stresssymptome häufiger auftreten.

6

Symptome

- Subjektive Symptome (flüchtige Schmerzen, Brennen, Schwere- oder Engegefühle), die der Patient auf eine körperliche Erkrankung zurückführt
- Sichtbare oder messbare Symptome (Herzklopfen, Schwitzen, Erröten, Zittern), die infolge der Angst vor der Beeinträchtigung durch die Symptome auftreten
- Viele Patienten nehmen eine Schonhaltung ein und vermeiden Situationen, in denen die Symptome auftreten können, z. B. Sport oder soziale Kontakte.

Einige Beispielsymptome sind in ▶ Tab. 6.1 aufgeführt.

Tab. 6.1 Psychosomatische Symptome

Organsystem	ICD-Nr.	Beispielsymptome
Herz-Kreislauf-System	F45.30	Herzklopfen, Herzrasen, Beklemmungen, Stechen in der Brust, Erröten
Oberes Verdauungssystem	F45.31	Mundtrockenheit, Schluckstörungen, Kloßgefühl, Aerophagie (Luftschlucken), Pylorospasmen, Völlegefühl, Aufstoßen, Übelkeit, Erbrechen
Unteres Verdauungssystem	F45.32	Verstopfung, Durchfall, Blähungen, Schmerzen, Stuhldrang
Atmungssystem	F45.33	Schwindel, Luftnot, Husten, Engegefühl, Schluckauf
Urogenitalsystem	F45.34	Harnverhalt, Pollakisurie (häufiges Wasserlassen), Zyklus-, Sexualstörungen

6.1.4 Anhaltende Schmerzstörung (F45.4)

Die anhaltende Schmerzstörung wird in zwei Formen unterschieden:
- Anhaltende somatoforme Schmerzstörung (F45.40) und
- chronische Schmerzstörung mit somatischen und psychischen Faktoren (F45.41)

Symptome

- Anhaltender, ausgeprägter und quälender körperlicher Schmerz, der durch körperliche Ursachen nicht hinreichend erklärt werden kann
- Hauptursache zu Beginn der Schmerzstörung:
  - Emotionale oder psychosoziale Belastung (bei der anhaltenden somatoformen Schmerzstörung F45.40)
  - Körperliche Erkrankung (bei der chronischen Schmerzstörung mit somatischen und psychischen Faktoren F45.41)
- Emotionale oder psychosoziale Belastungen gehen mit beiden Störungsformen einher und beeinflussen Schweregrad, Exazerbationen oder Aufrechterhaltung der Schmerzen.
- In der Folge sind verschiedene Lebensbereiche beeinträchtigt und es werden viele medizinische oder soziale Hilfen in Anspruch genommen.
- Schmerz ist nicht absichtlich erzeugt oder vorgetäuscht.

Wissenswertes

- Die anhaltende Schmerzstörung ist zu unterscheiden von akutem Schmerz, der durch Fehlbelastungen, Verletzungen oder Infektionen hervorgerufen wird und einen Hinweis auf diese körperlichen Ursachen liefert. Chronischer Schmerz hingegen kommt oft ohne nachweisbare körperliche Ursache aus.
- Schmerzwahrnehmung ist ein komplexer Prozess, bei dem Signale zunächst in der Peripherie mittels Nozizeptoren registriert, dann über Nervenbahnen an das ZNS übermittelt, dort mit Nervenbahnen aus anderen Regionen verschaltet und schließlich bewusst wahrgenommen werden.
- Auf Schmerzwahrnehmung folgt eine Reaktion auf verschiedenen Ebenen, z. B. im Verhalten (Haltungsänderungen, Druck auf die schmerzende Stelle, Äußerung des Schmerzes, Vermeidung schmerzassoziierter Situationen, Rückzug) oder emotional (Hilflosigkeit, Ärger).
- An vielen Stellen dieses komplexen Prozesses kann es zu Störungen kommen, meist treten Mischbilder auf.

- Somit treten auch Schmerzen auf, ohne dass es eine Gewebe- oder Nervenschädigung gibt. Auch diese Schmerzen sind keine Einbildung, z. B. werden bei herabgesetzter Schmerzschwelle eigentlich harmlose Empfindungen bereits als schmerzhaft wahrgenommen.
- Chronischer Schmerz ist häufig assoziiert mit Angst, Depressionen und posttraumatischen Belastungsstörungen.
- Anhaltender Schmerz stellt immer eine erhebliche psychische Belastung dar, durch anhaltenden und als qualvoll erlebten Schmerz kann es zu Persönlichkeitsveränderungen kommen (F62.80).
- Ziel bei der Behandlung von chronischen Schmerzen: vor allem die Besserung der Lebensqualität; eine vollständige Beseitigung der Schmerzen ist meist nicht zu erwarten.
- Mit dem Patienten sollte ein realistisches Ziel besprochen werden: Reduktion der Schmerzen (statt Schmerzfreiheit), Verbesserung der Lebensqualität, andere „Lebensthemen" als Schmerz. Trotz Schmerzen kann die Lebensqualität dennoch gut sein.
- Viele Patienten sind vom andauernden Schmerz im Laufe der Zeit zermürbt, hoffnungslos und dysphorisch.
  - Verständnis äußern, die Schmerzen nicht als „Einbildung" abwerten, auch wenn keine Gewebe- oder Nervenschädigung vorliegt, Empfindungen des Patienten validieren
  - Wiederholt ermutigen und langfristig den Fokus von der (meist aussichtslosen) Schmerzbekämpfung lenken auf die (erfolgversprechende) Verbesserung der Lebensqualität
  - Übellaunigkeit nicht persönlich nehmen, aber auch freundlich und bestimmt darauf hinweisen, wenn eigene Grenzen überschritten werden
- Medikation:
  - Bei funktionellen Schmerzen können Antidepressiva teilweise erfolgreich eingesetzt werden.
  - Medikamente nur nach ärztlich vorgegebenem Schema, Medikamentenübergebrauch und -missbrauch vermeiden
  - Analgetika können bei Über- oder Dauermedikation zu erheblichen Schäden führen, z. B. an Nieren oder Magen, aber auch zu schmerzmittelinduziertem Kopfschmerz.
- Neben der Medikation, Physiotherapie und physikalischen Maßnahmen (Wärme oder Kälte) sind psychosoziale und psychotherapeutische Ansätze bedeutsam für die erfolgreiche Schmerzbewältigung.
  - Förderung der Therapieadhärenz: Patienten ermutigen, die Medikamente wie verordnet einzunehmen, Physiotherapie wahrzunehmen und die selbstständigen Übungen durchzuführen
  - Entspannungstechniken (insbesondere PMR, ▶ 14.3.6)
  - Techniken der Aufmerksamkeitslenkung, z. B. spezielle Traumreisen
  - Achtsamkeitstechniken (▶ 14.3.11)
  - Aufrechterhaltende Faktoren reduzieren: z. B. Schonhaltung, die selbst wieder Schmerzen verursacht, häufiges Checken des Schmerzstatus („Was macht mein Schmerz im Moment?")
  - Aktivierung, schrittweiser (Wieder-)Aufbau körperlicher Kondition, schrittweise Rückkehr ins gesellschaftliche Leben, z. B. mit Aktivierungsplänen
  - Bei der Aktivierung nur in kleinen Schritten vorgehen, viele Patienten neigen dazu, sich selbst zu überfordern und sind dann anschließend tagelang mehr eingeschränkt als zuvor.

- Patienten empfehlen, in sozialen Kontakten den Schmerz nur in Ausnahmefällen anzusprechen
- Stressbewältigung
- Planung angenehmer Aktivitäten, Genusstraining
- Behandlung der Komorbiditäten (z. B. Angst, Depression, posttraumatische Belastungsstörung)

6.1.5 Sonstige somatoforme Störungen

Störungen von Wahrnehmung, Körperfunktionen oder des Krankheitsverhaltens, die nicht über das vegetative Nervensystem vermittelt werden. Beispiele sind Regelschmerzen (Dysmenorrhö), Schluckbeschwerden (Dysphagie), psychogener Juckreiz (Pruritus), Zähneknirschen (Bruxismus).

6.1.6 Pflege bei somatoformen Störungen

Die Patienten sind zunächst überzeugt, dass ihre Symptome eine organische Ursache haben, eine psychosomatische Erklärung ist ihnen meist unbekannt. Menschen mit somatoformen Störungen benötigen krankheitsbedingt oft viel Aufmerksamkeit und Geduld. Die Möglichkeiten der Pflege hängen insbesondere von der zur Verfügung stehenden Zeit ab.

Störungsmodell

- Organische Ursachen müssen vorab systematisch abgeklärt und ausgeschlossen sein, damit die Diagnose gestellt werden kann.
- Körperliche Symptome und die daraus resultierende subjektive Belastung ernst nehmen. Viele Betroffene fürchten, als Simulanten oder „eingebildete Kranke" stigmatisiert zu werden, was sie beides nicht sind.
- Den Hinweis „Sie haben nichts" haben die Patienten meist schon oft gehört, er widerspricht aber ihrer eigenen Wahrnehmung und hilft somit nicht.
- Diese Furcht vor Stigmatisierung kann reduziert werden, indem der Patient als krank und behandlungsbedürftig bestätigt wird **(Validierung).** Tatsächlich hat er eine behandlungsbedürftige, oft quälende Erkrankung, wenn auch in anderer Form als er bisher erwartet hatte.
- Die meisten Patienten lehnen anfangs eine psychische Ursache ab, zum Verständnis der komplexen psychosomatischen Zusammenhänge brauchen sie Zeit. Einige Patienten brechen eine psychosomatische Behandlung zunächst ab.
- Unterstützen können schriftliche Informationen, z. B. Patientenleitlinie „Funktionelle Körperbeschwerden" (www.awmf.de), Broschüren, Symptomtagebücher.

Ursachensuche

- Patienten trotz wiederholter Schilderung seiner Beschwerden aufmerksam zuhören
- Nicht mit den Patienten über mögliche Ursachen diskutieren, sondern wiederholt auf mögliche alternative Erklärungen für die Symptome hinweisen. Gleichzeitig kann an die bereits erfolgten Untersuchungen erinnert werden, bei denen keine organische Erkrankung gefunden wurde.
- Im Gespräch stattdessen vorausgehende belastende Ereignisse (Konflikte, Belastungen etc.), Gefühle (Angst, Ärger, Einsamkeit, Trauer etc.) oder Verhaltensweisen (Checking-Verhalten: Suche nach Symptomen) explorieren
- Die vom Patienten erlebten körperlichen Beschwerden lösen ihrerseits wieder Angst, Ärger, Hilflosigkeit oder andere Emotionen aus, die erneut zu einer Verschlechterung der Symptomatik führen („Teufelskreis").

- Gelegentlich helfen Redewendungen bei der Exploration: Was schlägt Ihnen denn auf den Magen? Was geht Ihnen unter die Haut? Worüber zerbrechen Sie sich den Kopf?
- Ursachensuche und Behandlung sollten eher einladend und aufmunternd erfolgen, also als Chance und Angebot, auf das sich der Patient einlassen kann, aber nicht muss.
- Symptomprotokolltechniken

Körperliche Untersuchungen und Medikamente

- Oft werden weitere organmedizinische Untersuchungen und Behandlungen vom Patienten gewünscht oder eingefordert. Diese erzeugen dann eine kurzfristige Erleichterung, wenn wieder keine organische Ursache gefunden wird. Die Untersuchungen tragen langfristig jedoch zur weiteren Chronifizierung bei.
- In Absprache mit Arzt und Psychologen sollten ärztliche Untersuchungen nicht mehr nach der Schilderung der Symptome erfolgen (oder wenn der Patient eine Untersuchung wünscht), sondern in einer vorab gemeinsam mit dem Arzt festgelegten und dem Patienten mitgeteilten Regelmäßigkeit.
- Auch Blutdruck- und Pulsmessungen nur bei klarer Indikation zusätzlich zu den routinemäßigen Messungen vornehmen
- Einnahme von Bedarfsmedikation ist ebenso meist kontraindiziert; vielfach werden Medikamente eingesetzt oder auch eingefordert, die für ähnlich erscheinende Erkrankungen vorgesehen sind (z. B. Antiarrhythmika, Nitro-Spray), hier aber nicht oder kaum helfen oder sogar einen gegenteiligen Effekt haben können (Sympathikomimetika). Stattdessen sollte vom Arzt geprüft werden, ob eine Dauermedikation indiziert ist.
- Auch bei somatoformen autonomen Funktionsstörungen gilt die Patientenautonomie, d. h., der Patient kann und darf sich gegen eine angemessene Behandlung entscheiden.
- Andererseits müssen die Behandler nicht jeden Behandlungs- und Untersuchungswunsch erfüllen, sofern dieser nicht aus fachlicher Sicht indiziert ist.

Behandlung

- Die Behandlung wird teilweise vom Patienten vorerst nur probehalber wahrgenommen, Compliance/Adhärenz ist also nicht Voraussetzung, sondern Ziel der Behandlung.
- Das genannte Verfahren sollten also als Einladung formuliert werden, etwas anderes auszuprobieren, oder auch, um die aus den körperlichen Beschwerden resultierenden Belastungen zu verringern.
- Zur Senkung des allgemeinen Stressniveaus → Entspannungstechniken, vor allem Progressive Muskelrelaxation (PMR ▶ 14.3.6)
- Zur Aufmerksamkeitslenkung und Distanzierung von Fehlinterpretationen der Symptome → Achtsamkeitstechniken (▶ 14.3.11)
- Unterstützung bei der Behebung der psychischen Ursachen der körperlichen Symptome → z. B. Training emotionaler Kompetenzen (TEK, ▶ 14.3.10) bei emotionalen Ursachen und Training sozialer Kompetenzen bei interpersonellen Ursachen
- Reduktion belastender Umstände oder übermäßiger Verantwortungsübernahme
- Reduktion der Schonhaltung, behutsamer Aufbau von Kondition, sozialen Kontakten und Aktionsradius
- Förderung ausgleichender, entspannender Aktivitäten
- Behandlung zugrunde liegender anderer psychischer Störungen
- Stressbewältigungstraining

- **Cave:** Auch Menschen mit somatoformen Störungen können eine ernsthafte körperliche Erkrankung entwickeln, daher bei deutlichen Veränderungen der Symptomatik den behandelnden Arzt oder Psychologen einschalten.

> **Tipps, Tricks und Fallen**
> Nach Absprache mit dem Arzt sollte ein regelmäßiger Besuch der Sprechstunde bzw. Visite zu vorab festgelegten Zeitpunkten erfolgen und in der Regel nicht auf Bitten des Patienten. Dadurch werden eine iatrogene Verstärkung und Chronifizierung verringert. Dieses festgelegte Zeitschema sollte gut dokumentiert und mit dem Patienten besprochen werden. Mit dem Arzt muss dann geklärt werden, in welchen Fällen abweichend von der Regel ein früherer Arztbesuch erfolgen sollte.

6.1.7 Essstörungen

Oft führen die verschiedenen Essstörungen zu erheblichen psychischen, sozialen oder gesundheitlichen Schäden. Dennoch suchen die Betroffenen meist nicht oder erst sehr spät eine Behandlung auf. Stattdessen werden viele Essstörungen erst entdeckt, wenn sich die Patienten wegen einer anderen Erkrankung in Behandlung befinden. Daher ist die Beobachtung insbesondere durch die Pflegenden enorm wichtig bei der Entdeckung von komorbiden Essstörungen.

> **Tipps, Tricks und Fallen**
> Zur Früherkennung sollte bei folgenden Personen an eine Essstörung gedacht werden (zitiert nach S3-Leitlinie „Diagnostik und Therapie der Essstörungen", 2018, S. 16 f.):
> - *„Patientinnen mit niedrigem Körpergewicht oder starkem Gewichtsverlust*
> - *Patientinnen mit Adipositas und/oder starker Gewichtszunahme*
> - *Patientinnen mit Amenorrhö oder Infertilität*
> - *Patientinnen mit Zahnschäden*
> - *Patientinnen, die mit Sorgen über ihr Gewicht in die Sprechstunde kommen, aber normalgewichtig sind*
> - *Übergewichtige Patientinnen*
> - *Patienten mit gastrointestinalen Störungen, die nicht eindeutig einer anderen medizinischen Ursache zugeordnet werden können*
> - *Kinder und Jugendliche mit Wachstumsverzögerung*
> - *Patientinnen, die im Unterhaltungsbereich, in der Mode- oder Ernährungsbranche arbeiten*
> - *Leistungssportlerinnen*
> - *Kinder und Jugendliche, deren Eltern besorgt sind über Gewicht und Essverhalten."*
>
> Für Männer gilt Entsprechendes, nur sind sie deutlich seltener betroffen. Bei allen genannten Hinweisen sollte an eine Essstörung gedacht werden, dennoch können alle Hinweise auch auf andere Ursachen zurückgeführt werden.

6

Ein wichtiger Hinweis auf eine Essstörung ist eine ungewöhnlich ausgeprägte Beschäftigung mit Essen, Nahrungsmittelzusammensetzung und Gewicht. Die spezifischen Symptome werden im Folgenden ausführlicher bei den einzelnen Essstörungen beschrieben. Zu Essstörungen bei Kindern und Jugendlichen s. ▶ Kap. 12.8.1.

Tab. 6.2 Einordnung des BMI bei Erwachsenen (mod. nach BfArM 2023 und S3-Leitlinie Diagnostik und Behandlung der Essstörungen 2018)

BMI	Bezeichnung
Unter 16 kg/m² **Unterteilung:** • 13 bis unter 16 • Unter 13	Hochgradiges Untergewicht • Hochgradiges Untergewicht Grad I • Hochgradiges Untergewicht Grad II (**Cave:** deutlich erhöhte Mortalität!)
16 bis unter 17 kg/m²	Mäßiggradiges Untergewicht
17 bis unter 18,5 kg/m²	Leichtgradiges Untergewicht
18,5 bis unter 25 kg/m²	Normalbereich
25 bis unter 30 kg/m²	Übergewicht
30 bis unter 35 kg/m²	Adipositas Grad I
35 bis unter 40 kg/m²	Adipositas Grad II
40 bis unter 50 kg/m²	Adipositas Grad III, Adipositas permagna
Ab 50 bis unter 60 kg/m²	Adipositas Grad III, Adipositas permagna
Ab 60 kg/m²	Adipositas Grad III, Adipositas permagna

Der BMI (▶ Kasten und ▶ Tab. 6.2) ist ein wichtiger Indikator für einige (nicht alle) Essstörungen. Für die Diagnose einer Essstörung sind jedoch auch andere Symptome entscheidend, die in den einzelnen Unterkapiteln aufgeführt sind.

Tipps, Tricks und Fallen
Berechnung des Body-Mass-Index (BMI)

$$\text{BMI} = \frac{\text{Körpergewicht (in Kilogramm)}}{\text{Körpergröße (in Meter)}^2}$$

Beispiel: Eine Person mit einem Körpergewicht von 43 kg bei einer Körpergröße von 1,62 m:

$$\text{BMI} = \frac{43\,\text{kg}}{(1{,}62\,\text{m})^2} = 16{,}4\,\frac{\text{kg}}{\text{m}^2}$$

Im Internet gibt es viele kostenlose BMI-Rechner.

6.1.8 Anorexia nervosa

Menschen mit Anorexia nervosa (AN) wollen ein deutlich reduziertes Gewicht herbeiführen oder beibehalten und nehmen dafür Folgeschäden in Kauf. Viele Menschen glauben zu dick zu sein, aber die essgestörten Menschen verbringen weit mehr Zeit mit dieser Vorstellung und können diese auch nicht gelassen oder kritisch betrachten.

Symptome

- Selbst herbeigeführtes oder beibehaltenes Untergewicht (BMI bei Erwachsenen < 17,5 kg/m²)
- Sekundär endokrine und metabolische Veränderungen und andere körperliche Störungen, z. B. (▶ Abb. 6.1):
  - Amenorrhö (Ausbleiben der Menstruation)
  - Wachstumsverzögerung bei Kindern

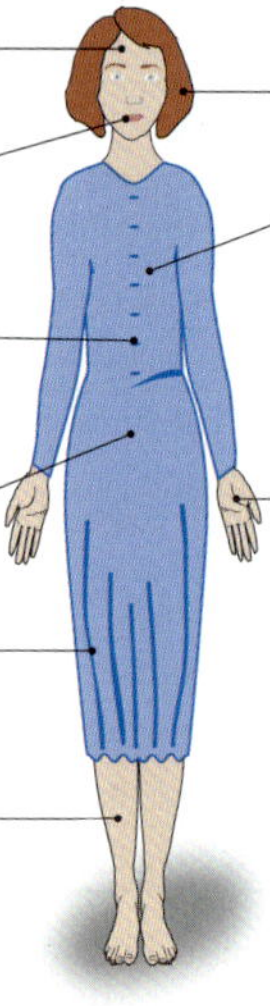

Abb. 6.1 Mögliche körperliche Folgen der Anorexie (mod. nach de Zwaan et al. 2024). [M1588, L157]

6

  - Zahnschäden insbesondere an den Schneidezähnen, bei vielen Patienten wurden diese schon ersetzt.
  - Trockene Haut, Haarausfall, Juckreiz, Akne, Gelbfärbung und häufige Infektionen der Haut
- Weit übertriebene Angst, zu dick zu sein
- Übermäßige Beschäftigung mit Ernährung, Nahrungsmittelzusammensetzung und Kaloriengehalt
- Eingeschränkte Nahrungsmittelauswahl und/oder übertriebener Sport
- In einigen Fällen verringerte Trinkmenge
- Häufiges Wiegen
- Absichtlich herbeigeführtes Erbrechen und Abführen
- Abusus von Appetitzüglern, Laxanzien, Diuretika oder Schilddrüsenhormonen

Wissenswertes

- AN ist bisher nur schwer behandelbar, häufig kommt es zu einer Chronifizierung.
- Überwiegend sind Jugendliche und junge Erwachsene betroffen, jedoch können auch Kinder und ältere Erwachsene erkranken (▶ 12.8.1).
- Nach 12 Jahren sind ca. 10 % der Erkrankten verstorben, somit ist diese Essstörung potenziell letal. Dies ist die höchste Mortalitätsrate unter den psychischen Störungen bei jungen Menschen, noch vor Depression und Schizophrenie. Ursachen sind medizinische Komplikationen und Suizide.

- Infolge der AN kommt es meist zu erheblichen Problemen in Schule, Beruf und Privatleben sowie zu weiteren gesundheitlichen Schäden.
- Risikofaktoren sind: weibliches Geschlecht, Überangepasstheit, geringes Selbstwert- und Körpergefühl, Perfektionismus, beruflich bedingter Fokus auf ein niedriges Gewicht (Fitnesstrainerinnen, Balletttänzerinnen, Models, Jockeys, weitere Sportarten wie Ski- und Hochsprung), wiederholte Reduktionsdiäten.
- Eine besondere Schwierigkeit bei Diagnostik und Behandlung ist, dass die AN ich-synton ist (die Krankheit wird von den Patienten nicht als fremd und nicht als Krankheit, sondern zur Person zugehörig und als gesund erlebt) und die Patienten daher nicht den Wunsch verspüren, die Erkrankung behandeln zu lassen. Viele begeben sich nur auf Druck von Angehörigen oder aufgrund anderer Erkrankungen in Behandlung.

Pflege

Medizinische Überwachung

Eine regelmäßige Kontrolle und zudem regelmäßige Arztbesuche sind erforderlich. Je nach BMI und Gesundheitsstatus ist eine ambulante, ggf. aber auch eine teilstationäre, stationäre oder sogar intensivmedizinische Überwachung nötig. Die Häufigkeit der Kontrollen muss individuell vom Arzt festgelegt werden.

Regelmäßig kontrollieren

- Körpergewicht:
  - Regelmäßiges Wiegen in leichter Bekleidung ohne Schuhe. Der Wert muss von der Pflegeperson abgelesen werden, weil einige Betroffene versuchen, das tatsächliche Gewicht zu verschleiern.
  - Wiegen in festgelegten Abständen, in teil-/vollstationären Einrichtungen meist wöchentlich zum gleichen Zeitpunkt, bei deutlicher Kachexie häufiger. Zusätzliches Wiegen auf Wunsch der Patienten sollte vermieden werden.
  - Darauf achten, dass die Patienten nicht kurz zuvor große Mengen Flüssigkeit zu sich nehmen. Auch Ödeme können zu Fehleinschätzungen führen.
  - Insbesondere ein schneller Gewichtsverlust erhöht das Risiko schwerer kardiovaskulärer Erkrankungen, bedeutsam ist also nicht nur das Gewicht selbst, sondern auch der Gewichtsverlauf.
  - Bei einem Erwachsenen mit BMI unter 15 sollte (falls nicht schon erfolgt) eine Krankenhausbehandlung erwogen und der Arzt verständigt werden.
  - Bei einem BMI unter 13 besteht eine deutlich erhöhte Mortalitätsgefahr, die Überwachung muss engmaschig, ggf. auf einer geeigneten Intensivstation, erfolgen, ggf. Sondenernährung.
  - Für Kinder und Jugendliche ▶ 12.8.1
- Vitalfunktionen:
  - Brady- und Tachykardie, niedriger Blutdruck sowie Hypothermie sind häufig. Eine stationäre Behandlung sollte erwogen werden bei folgenden Werten: Bradykardie unter 40 oder Tachykardie in Ruhe über 110, Blutdruck unter 90/60 mmHg.
  - Zentral gemessene Temperatur von 36 °C oder weniger
- Glukose: hohe Gefahr einer Hypoglykämie, vor allem bei gleichzeitiger Infektion
- Laborwerte (vor allem Elektrolyte, Leberwerte), auch bei jungen Menschen können schwere Herz-, Nieren-, Leber- und Gehirnschäden auftreten.
- EKG

Patientenautonomie

Nach aktueller Rechtslage dürfen Untersuchungen und Behandlungen nur mit Einverständnis des Patienten (bzw. der Sorgeberechtigten) erfolgen.

- Auch mündliches Einverständnis wiederholt dokumentieren
- Bei Ablehnung von Untersuchung oder Behandlung den Arzt verständigen, dokumentieren
- Im ambulanten Bereich bei akuter Selbstgefährdung auch den ärztlichen Notdienst oder Notarzt, ggf. den Betreuer oder gemeinsam mit dem Arzt das Amtsgericht einschalten
- Eine Zwangsbehandlung darf nur durch einen Richter genehmigt werden! Nur bei akuter Gefahr darf ein Arzt Zwangsbehandlungen ohne vorherige Genehmigung durchführen (lassen), dann muss anschließend das zuständige Gericht eingeschaltet werden (▶ 1.11.12).

Therapie

Beziehung

- Besonders wichtig ist eine gute therapeutische Beziehung zum Patienten.
- Eine Änderung von Gewohnheiten fällt jedem schwer, nicht nur, aber auch Patienten mit Essstörungen. Es ist normal, dass während der Therapie Frust, Ärger und Rückfälle auftreten. Hier kann die Pflegeperson sehr unterstützen, indem sie dies als normal betrachtet, Verständnis äußert und anschließend zum Weitermachen ermuntert.
- Empathisch, wertschätzend und freundlich bleiben
- Auf Vorwürfe verzichten
- Stattdessen Verständnis äußern, dass es schwerfällt, über das Essen und die damit zusammenhängenden Themen zu sprechen
- Geduldig bleiben, eine erfolgreiche Behandlung dauert sehr lang, oft sind Intervallbehandlungen über Jahre nötig.
- Gelassen bleiben auch bei Auftreten der Symptomatik, es sei denn, es besteht eine akute Gefährdung
- Auch schon bei kleinen Fortschritten Patienten loben
- Versuche des Patienten, einige Tatsachen zu verschleiern, insbesondere das tatsächliche Untergewicht, nicht persönlich nehmen, ggf. Verständnis äußern
- Grenzüberschreitungen auf der anderen Seite deutlich ansprechen, z. B. dass die Pflegeperson sich Sorgen macht, wenn der Patient sich mit Hungern gefährdet oder nicht zu vereinbarten Terminen erscheint
- Letztendlich trifft der Patient die Entscheidung, ob und welche Therapie er in Anspruch nehmen möchte. Eine wiederholte ermunternde Erinnerung an diese Autonomie und Selbstverantwortung kann die Beziehung und die Adhärenz verbessern. Das therapeutische Team, einschließlich der Pflegenden, kann den Patienten auf seinem Weg nur begleiten.
- Eine Zwangsbehandlung sollte, wann immer möglich, vermieden werden. Wenn akute Gefahr besteht und der Patient dennoch eine Gewichtszunahme ablehnt, sollte der behandelnde Arzt das Amtsgericht einschalten. Sofern sich eine Zwangsbehandlung nicht mehr abwenden lässt, sollte der Patient zumindest im Rahmen der dann noch vorhandenen Möglichkeiten entscheiden. Eine Zwangsmaßnahme ist für den betroffenen Patienten stets eine extreme Belastungssituation, daher mit sehr viel Verständnis, Freundlichkeit, Respekt und Würde behandeln. Auch für die betroffenen Pflegenden stellt eine Zwangsbehandlung eine besondere Belastung dar, sie sollte daher in enger Abstimmung im Behandlungsteam erfolgen und währenddessen, mindestens aber im Nachhinein, in einer Supervision besprochen werden.

Ziel

- Als Gesamtbehandlungsziel steht nicht primär eine Gewichtszunahme, sondern mehr Lebensqualität, Lebensfreude, Teilhabe an der Gesellschaft etc. im Vordergrund.
- Bei kurzer Erkrankungsdauer Vermeidung von Chronifizierung anstreben
- Über das Ziel muss zwischen Patienten und Behandlern Konsens bestehen, später kann der Patient immer wieder an sein eigenes Ziel erinnert werden.
- Vor- und Nachteile einer Normalisierung des Essverhaltens besprechen. Zu Beginn überwiegen aus Sicht des Patienten meist die Nachteile, daher auch diese ausführlich besprechen, ernst nehmen und würdigen.
- Behandlungsziel und -plan möglichst schriftlich festhalten, möglichst auch vom Patienten unterschreiben lassen
- Auch bei Erwachsenen ist es oft sinnvoll, Angehörige mit einzubeziehen, allerdings nur mit ausdrücklicher Zustimmung des Patienten.
- Die Compliance zur Gewichtszunahme ist also nicht Voraussetzung, sondern Ziel der Behandlung.
- Dennoch ist bei ausgeprägter Kachexie ein erstes Teilziel das Erreichen eines ausreichenden Gewichts, damit der Patient kognitiv in der Lage ist, den weiteren Therapiebausteinen zu folgen. Ein permanenter Hungerzustand verhindert die Beschäftigung mit anderen Themen.

Vorgehen

- In der Regel ist eine langfristige Therapie, auch als Intervalltherapie, erforderlich. In den Zeiten zwischen den Intervallen sollte zumindest das Gewicht stabil bleiben und das ebenso wie die o. g. Parameter möglichst überwacht werden.
- Alle beteiligten Berufsgruppen – Pflegende, Therapeuten, Ärzte, Ernährungsberater – stimmen sich regelmäßig genau über das Vorgehen ab.
- Der Patient wird vor jedem Behandlungsschritt darüber informiert, im besten Fall kann er selbst unter verschiedenen Alternativen auswählen.

Das genaue Vorgehen hängt vom Stadium der Erkrankung ab. Die Übergänge zwischen diesen Stadien sind fließend, im Einzelfall ist ein Abweichen von der genannten Reihenfolge notwendig.

- Bei starkem Untergewicht:
  - Keine Konfrontations- oder aufdeckenden Therapien in diesem Stadium
  - Nur Gewichtsaufbau (im ambulanten Bereich 200–500 g/Woche, stationär 500–1.000 g/Woche)
  - Aufbau einer positiven therapeutischen Beziehung
  - Ess- und Trinkmenge kontrollieren, im Einzelfall kann Sondenernährung nötig sein.
  - Medikamenten-Abusus nach Möglichkeit verhindern, ggf. vom Patienten Medikamentenverstecke zeigen und Medikamente aushändigen lassen
  - Bei Verdacht auf Suizidalität sofort Arzt oder Psychologen verständigen
- Bei ausreichendem Gewicht:
  - Vermittlung von Informationen über die Erkrankung, z. B. unterstützt mit Broschüren (z. B. www.bzga-essstoerungen.de) oder durch Ernährungsberatung (Erfahrung mit Essstörungen erforderlich)
  - Information, dass das Gehirn bei ausgeprägter Unterernährung nicht leistungs- und therapiefähig ist
  - Nachteile von selbst induziertem Erbrechen (u. a. auf die Zähne) oder von Medikamentenmissbrauch können wiederholt benannt werden.
  - Weiter regelmäßig die positive therapeutische Beziehung pflegen

- Änderungen des Verhaltens können als Experimente auf Zeit dargestellt werden, so fällt es leichter, etwas Neues auszuprobieren.
- Anfangs bereits für kleine Fortschritte und die dafür notwendige Überwindung loben
- „Normales" Essverhalten trainieren: gemeinsam kochen, essen, später auch mit den Angehörigen, gelegentlich Restaurantbesuche. Ziel ist eine angemessene Häufigkeit, Auswahl und Menge des Essens. Dies ist besonders anfangs für Patienten sehr schwer und ähnlich einer Konfrontationsübung bei Ängsten (▶ 10.1). Ein gestuftes Vorgehen mit anfangs geringeren, später größeren Herausforderungen ist sinnvoll.
- Ausweitung des Speiseplans, indem jede Woche eine bisher „verbotene" Speise gegessen wird

- Am Ende der Behandlung:
  - Rückfälle sind normal, den Patienten darauf hinweisen und mit ihm erarbeiten, wie er die erlernten Techniken oder Verhaltensweisen anwenden kann.
  - Im ambulanten Bereich Behandlung am Ende mit abnehmender Frequenz, um einen langsamen Übergang zu ermöglichen.

6.1.9 Bulimia nervosa

Bei der Bulimia nervosa (BN) ist ein ähnliches Vorgehen indiziert wie bei der Anorexia nervosa (AN). Auch hier ist die Behandlungsmotivation oft ambivalent; der Aufbau einer tragfähigen therapeutischen Beziehung ist wichtig in der Anfangsphase, sollte aber auch in späteren Behandlungsphasen immer wieder berücksichtigt werden.

Symptome

- Wiederholter Heißhunger und übermäßige Beschäftigung mit dem Körpergewicht
- Häufige Essanfälle, bei denen in kurzer Zeit große Mengen an Nahrungsmitteln aufgenommen werden und anschließend mit verschiedenen Methoden versucht wird, wieder abzunehmen
- Meist selbstinduziertes Erbrechen, manchmal auch Laxanzien-Abusus
- ▶ Abb. 6.2

6

Wissenswertes

Bei der BN ist oft der Selbstwert abhängig von Gewicht und Figur. Die selbst gesteckten Ziele für Gewicht und Essverhalten können nicht eingehalten werden, sodass es immer wieder zu Selbstabwertungen kommt.
Zu Essanfällen kommt es, wenn längere Zeit nichts gegessen wurde und der Patient durch übermäßigen Hunger die Kontrolle über die Nahrungsmenge verliert. Andere Auslöser sind häufig unangenehme Gefühle wie z. B. Einsamkeit, Traurigkeit oder Scham. Auch Stresserleben kann durch übermäßige Nahrungsaufnahme reduziert werden.

Therapie und Pflege

Vorgehen s. AN (▶ 6.2.1). Zusätzlich bei der BN jedoch:

- Den Patienten über seine Erkrankung und über gesunde Ernährung informieren, auch um falsche Vorstellungen von angemessenen Nahrungsmitteln und -mengen zu revidieren
- Regelmäßige Mahlzeiten statt Hungerphasen mit anschließenden Essattacken. Den Patienten wiederholt darauf hinweisen, dass Essattacken eine natürliche

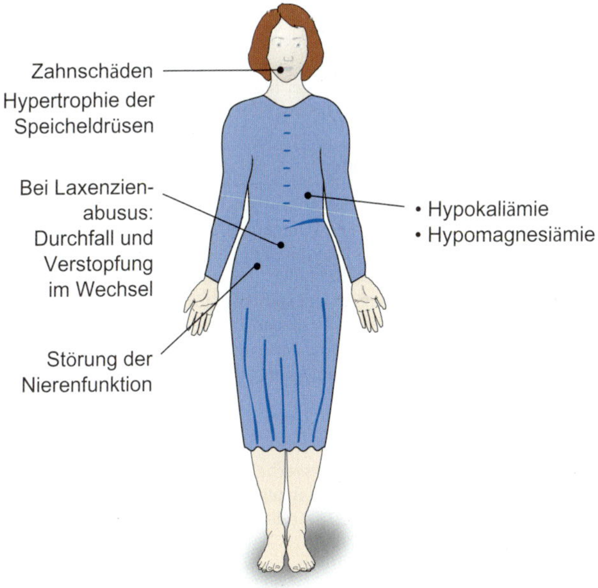

Abb. 6.2 Mögliche körperliche Folgen der Bulimia nervosa (mod. nach S3-Leitlinie „Diagnostik und Behandlung von Essstörungen" 2015) [M1588, L157]

6

Reaktion des Organismus sind, wenn er längere Zeit hungern musste (entpathologisieren).

- Statt wiederholter Diäten ist ein ausgewogener, gesunder und individuell angepasster Speiseplan sinnvoll. Diäten gelten als wichtige Mitauslöser einer Essstörung.
- Dazu ist ein Essprotokoll hilfreich, bei dem jede Mahlzeit, die Speisen und die ungefähre Menge vom Patienten dokumentiert werden.
- Ergänzend kann im Essprotokoll aufgeführt werden, in oder nach welcher Situation gegessen wird, um Hinweise auf die Auslöser zu bekommen. Wenn die Auslöser erarbeitet wurden oder bereits bekannt sind, können Alternativen erarbeitet werden.
  - Skills als Alternative zu Essattacken
  - Bei Gefühlen als Auslöser: TEK (▶ 14.3.10)
  - Bei interpersonellen Problemen: Training sozialer Kompetenzen
  - Bei Stress: Entspannungstechniken (▶ 14.3.6), Stressbewältigungstechniken wie z. B. Aufgabenplanung, Achtsamkeit, Abgeben von unnötigen Aufgaben
  - Bei anhaltenden sozialen Problemen wie z. B. Arbeitslosigkeit oder Armut, wenn möglich, eine Sozialberatung initiieren
  - Zugrunde liegende andere psychische Störungen behandeln, z. B. posttraumatische Belastungsstörung (▶ 8.3.2) oder Borderline-Persönlichkeitsstörung (▶ 8.5.7)

- Essen in Gemeinschaft, auch zusammen mit den Pflegenden, hilft bei der Normalisierung des Essverhaltens.
- Das Genießen von Speisen kann trainiert werden, u. a. durch langsames, achtsames Essen.
- Zudem kann durch Genusstraining der Fokus vom Essen auf andere Sinne erweitert werden: Riechen, Fühlen, Sehen, Hören.

6.1.10 Binge-Eating-Störung

Eine Binge-Eating-Störung (BES) ist gekennzeichnet durch häufige Essanfälle, bei denen in begrenzter Zeit große Mengen gegessen werden und die von den Betroffenen als unkontrolliert erlebt werden. Zur Diagnostik wird häufig zusätzlich angegeben, dass nur solche Essanfälle zählen, die unter denselben Umständen bei den meisten anderen Menschen nicht zu Essanfällen führen. Somit soll nicht jedem eine BES attestiert werden, der nur zu Festtagen große Mengen isst. Im Unterschied zur Bulimia nervosa (BN) werden von den Patienten keine Gegenmaßnahmen ergriffen, die das Gewicht anschließend wieder reduzieren sollen.

Pflege

▶ 6.2.1, ▶ 6.2.2, ▶ 6.2.4

Ziele sind eine Normalisierung des Essverhaltens, regelmäßige Mahlzeiten und Erarbeiten von Alternativen zu den Essattacken, z. B. Entspannungs- und Stressbewältigungstechniken, TEK (▶ 14.3.10) oder Training sozialer Kompetenzen.

6.1.11 Adipositas

Übergewicht und Adipositas sind weit verbreitet. In Deutschland sind 60 % der Männer und 43 % der Frauen übergewichtig, davon sind 16 % der Männer und 14 % der Frauen adipös; in den USA liegen die Zahlen noch deutlich höher.

Zugrunde gelegt wird der Body-Mass-Index (▶ Tab. 6.2).

Bei Sportlern kann es manchmal zu Fehleinschätzungen kommen, da diese bei gleichem Fettanteil einen höheren BMI aufweisen, sie somit eher als übergewichtig eingeschätzt werden.

Die Ursachen einer Adipositas sind vielfältig, nur selten lässt sich eine einzelne Ursache identifizieren (z. B. Prader-Willi-Syndrom oder medikamenteninduzierte Adipositas).

- Manche Menschen benötigen weniger Energie als andere, die überflüssige Energie wird dann „eingelagert". Über Jahrtausende war es ein entwicklungsbiologischer Vorteil, überschüssige Nahrung einzulagern und in Notzeiten davon zu zehren. Da heute in der westlichen Welt stets ausreichend Nahrung zur Verfügung steht, ist die natürliche Einlagerung überflüssig und sie wird aufgrund fehlender Hungerzeiten nicht mehr abgebaut.
- Zusätzlich ist die natürliche Bewegung und damit der Kalorienverbrauch in Zeiten von Büroarbeitsplätzen, Smartphones und Fahrstühlen deutlich geringer als in früheren Zeiten.
- Genetische Faktoren spielen ebenso eine Rolle wie im Elternhaus gelernte Essgewohnheiten.
- Einige Medikamente, auch verschiedene Antidepressiva und Antipsychotika, können zu Appetit- und Gewichtszunahme führen (▶ 15).
- Verschiedene psychische Störungen (z. B. Depression [▶ 4.1], Binge-Eating-Störung [▶ 6.2.3]) oder körperliche Erkrankungen (z. B. der Schilddrüse) können eine Adipositas auslösen oder begünstigen.

Pflege

Menschen mit Adipositas werden oft ausgegrenzt oder abgewertet, meist wird ihnen mangelnde Disziplin unterstellt. In der Pflege dieser Patienten sollte diese Stigmatisierung vermieden werden, den Patienten sollte ebenso mit Würde, Respekt und Verständnis begegnet werden wie anderen Patienten auch.

Ziel der Therapie ist eine langfristige Gewichtsreduktion und später eine Stabilisierung auf dem erreichten Niveau. Ein kurzfristiges radikales Fasten ist nicht indiziert und führt zum befürchteten „Jo-Jo-Effekt" mit oftmals anschließend höherem Gewicht. Die langfristige Normalisierung des Gewichts ist nur mittels einer „Lebensstilumstellung" möglich. Eine längere Therapiedauer hat sich als günstig erwiesen. Dennoch gelingt nur etwa einem Viertel der Behandelten, langfristig ein reduziertes Gewicht zu halten.

Die Behandlung sollte folgende Bausteine umfassen (nach Giel und Zipfel, 2024):

- Psychoedukation und Motivationsaufbau:
  - Informieren über Ursachen, Bedingungen und Folgen der Erkrankung. Dazu Ratgeber, Bücher und Ernährungsberatungen heranziehen.
  - Informieren über (un-)gesunde Ernährung, Bewegung
  - Argumente für und gegen eine (schwierige, anstrengende und langwierige) Gewichtsreduktion erarbeiten und notieren
- Vereinbarung von Zielen:
  - Realistische Gewichtsziele
  - Gewichtsunabhängige Ziele, z. B. Lebensqualität, Teilnahme am gesellschaftlichen Leben, körperliche Aktivitäten
  - Verantwortlichkeiten in der Therapie klären
- Selbstbeobachtung:
  - Zeit, Menge und Art des Essens und der Bewegung protokollieren (Symptomprotokolle)
  - Zusätzlich können vorausgehende Situationen, Auslöser und Gefühle notiert werden.
  - Regelmäßiges Wiegen und Anlegen einer Gewichtskurve
- Umstellung von Einkaufen und Essen:
  - Strukturierte Einkaufs- und Esspläne, Einkaufen in sattem Zustand, Essen immer am gleichen Ort, wenig Speisevorräte
  - Aufmerksamkeit auf das Essen lenken, achtsames Essen, Ablenkungen durch Computer, Zeitung, Smartphone etc. beenden
- Kognitive Umstrukturierung: Ursachen des Essverhaltens benennen, Rechtfertigungen für das Essverhalten herausfinden, Verbesserung von Selbst- und Körperbild
- Erlernen von Alternativen zum Essen: Umgang mit Stress → z. B. Training sozialer Kompetenzen, Emotionen anders regulieren als über das Essen (TEK; [▶ 14.3.10]), Genusstraining
- Rückfallprophylaxe (was kann zu Rückfällen führen? Werkzeuge für solche Situationen, Umgang mit Rückfällen)

Angesichts der mühsamen Umstellung des alltäglichen Verhaltens kommt der Pflege eine besondere Bedeutung zu. Meist sind – wenn überhaupt – nur die Pflegepersonen häufig genug bei den alltäglichen Aktivitäten zugegen. Somit können die Patienten bei Einkäufen, der Essenszubereitung und den Mahlzeiten begleitet werden. Ebenso ist eine behutsame Steigerung der körperlichen Aktivität ratsam, je nach Kondition und körperlichen Möglichkeiten zunächst kleine Spaziergänge, später nach ärztlicher Beratung auch Sport. Je nach körperlichem Status und ärztlicher Verordnung ist Physiotherapie notwendig.

Wissenswertes

Mit zunehmender Häufigkeit werden auch chirurgische Maßnahmen der Adipositas-Behandlung durchgeführt. Mit verschiedenen Ansätzen werden i. d. R. Verkleinerungen des Magens vorgenommen, sodass eine frühere Sättigung eintritt. Zur Vermeidung einer Mangelernährung müssen dann oft verschiedene Nährstoffe, z. B. Vitamine, lebenslang zusätzlich substituiert werden.
Seit 2023 sind in Deutschland erstmals Medikamente zur Gewichtsreduktion zugelassen. Mit der „Abnehmspritze" sind erste Erfolge zu verzeichnen, es wird vielfach davon ausgegangen, dass es in Zukunft verschiedene und noch wirksamere Medikamente geben wird (Eckert, 2023).

6.2 Schlafstörungen

Schlafstörungen zählen zu den wichtigsten Begleiterscheinungen von psychischen, oft aber auch körperlichen Erkrankungen. Einerseits können Schlafstörungen psychische Symptome erzeugen (z. B. depressive Symptome durch Schlafapnoe), andererseits können psychische Erkrankungen Schlafstörungen zur Folge haben (z. B. Insomnien bei Depressionen).
Schlafstörungen werden von den Betroffenen oft als sehr belastend erlebt und führen auch tagsüber zu erheblichen Einschränkungen in Lebensqualität und Leistungsfähigkeit. In der Folge können neben Tagesschläfrigkeit auch Konzentrationsstörungen, Reizbarkeit, Depressivität, Angst und Ruhelosigkeit auftreten, vielfach ist die Teilhabe am beruflichen und privaten Leben eingeschränkt. Einige der Schlafstörungen können bereits durch kleinere Maßnahmen behoben oder verbessert werden, einige bedürfen spezifischer Diagnostik und Therapie.

Nichtorganische und organische Schlafstörungen (Auswahl)

- Insomnien (Ein-/Durchschlafstörungen, Früherwachen, nicht erholsamer Schlaf)
- Hypersomnien (z. B. Narkolepsie)
- Störungen des Schlaf-wach-Rhythmus
- Parasomnien (Pollmächter, Wetter, 2024):
  - Arousal-Störungen: Somnambulismus (Schlafwandeln), Pavor nocturnus, Schlaftrunkenheit, schlafbezogene Essstörung
  - REM-Schlaf-assoziierte Parasomnien: Albträume, REM-Schlaf-Verhaltensstörung, rezidivierende isolierte Schlafparalyse
  - Andere Parasomnien: schlafbezogene dissoziative Störungen, Enuresis nocturna, schlafbezogenes Stöhnen, Exploding-Head-Syndrom, schlafbezogene Halluzinationen, schlafbezogene Essstörung, primäres Schnarchen
- Schlafbezogene Atmungsstörungen (z. B. Schlafapnoe)
- Schlafbezogene Bewegungsstörungen (Restless-Legs-Syndrom, Periodic-Limb-Movement-Disorder, schlafbezogene Beinmuskelkrämpfe, Bruxismus)

Wissenswertes

Die durchschnittliche Schlafdauer beträgt 7 Std., wobei es deutliche Unterschiede gibt. Im Laufe des Lebens nimmt die Schlafdauer ab: Säuglinge benötigen am meisten Schlaf, Jugendliche liegen auch noch weit über der durchschnittlichen Dauer von 7 Std., während gesunde Senioren meist mit wesentlich weniger Schlaf auskommen. Viele psychische und körperliche Funktionen folgen regelmäßigen Schwankungen, die ungefähr einen Tag dauern (zirkadianer Rhythmus). Damit der Körper immer wieder an die geophysikalische Dauer eines Tages angepasst werden kann, sind

externe Taktgeber, insbesondere Licht, erforderlich. Dieser natürliche Rhythmus kann aber auch gestört werden durch fehlendes Tageslicht oder einen veränderten Rhythmus, z. B. bei Schichtarbeitern (auch Pflegende). Eine wichtige Maßnahme bei Schlafstörungen ist daher die Einhaltung des Tag-Nacht-Rhythmus.
Einzelne Nächte mit weniger Schlaf sind meist unproblematisch. Von Schlafstörungen wird oft erst gesprochen, wenn diese mindestens einen Monat andauern (z. B. Riemann et al., 2017).
30 % in der Allgemeinbevölkerung berichten von Schlafstörungen, bei Patienten mit psychiatrischen Erkrankungen erreichen 30 % sogar die Diagnosekriterien für chronische Schlafstörungen (Nissen und Hertenstein, 2024).
Die Schlafstörungen sollten zunächst vom Arzt oder Psychologen genauer diagnostiziert werden. In den meisten Fällen reicht es, dazu den Patienten genau zu befragen und im besten Fall Beobachtungen anderer einzuholen, z. B. der Ehepartner, im stationären Bereich auch Beobachtungen des Nachtdienstes. Bei Unklarheit ist eine **Polysomnografie** (Messung physiologischer Parameter während des Schlafes) zum Ausschluss organischer Ursachen erforderlich, in einfachen Fällen kann dies beim Patienten zu Hause mit einem entsprechenden Gerät erfolgen, in schwierigeren Fällen ist eine Untersuchung im Schlaflabor nötig. Aber: Schlafstörungen sind subjektive Störungen und können auch vorliegen, wenn sie nicht von außen beobachtet oder gemessen werden können.

Pflege

Im folgenden Text wird primär auf die **nichtorganische Insomnie** eingegangen, die einen hohen Stellenwert in der psychiatrischen Pflege hat.

- Auf Schlafhygiene achten (▶ Tab. 6.3). Insbesondere im stationären Bereich können nicht alle Regeln zur Schlafhygiene eingehalten werden, aber es sollte zumindest eine weitgehende Annäherung versucht werden.
- Häufigeres Aufwachen ist normal, Schlafgesunde schlafen aber sofort wieder ein, sodass sie sich an das Aufwachen anschließend nicht mehr erinnern. Bei Schlafstörungen hält oft der Ärger über das Aufwachen oder die Angst vor dem Nicht-Einschlafen von dem Wiedereinschlafen ab.
- Im Nachtdienst:
  - Ohrstöpsel bei Geräuschen anbieten
  - Keine emotionalen oder tiefgreifenden Therapiegespräche, allenfalls beruhigende Gespräche, im Hier und Jetzt bleiben (was kann der Patient jetzt für sich tun?), einen Tee anbieten, für alles Weitere auf den nächsten Tag verweisen
  - Möglichkeit zum Anhören beruhigender Affirmationen zum Einschlafen bereithalten
  - Anleitung zu beruhigenden Skills (z. B. Gedankenübungen wie Aufzählen von Frauennamen mit A, B, C, … o. ä.).
- Informieren über Schlafstörungen (Broschüren z. B. unter www.dgsm.de, www.patienten-information.de)
- Schlafprotokoll (ebenfalls unter www.dgsm.de)
- Digitale Gesundheitsanwendung (DiGa): somnio, somnovia (▶ 17.5.1)
- Bei persistierenden Schlafstörungen: Medikation (▶ 15.4)

Tab. 6.3 Regeln zur Schlafhygiene (vgl. z. B. www.dgsm.de)

Tagsüber	• Regelmäßige körperliche Aktivität • Tagschlaf vermeiden • Ab Nachmittag keine koffeinhaltigen Getränke mehr (Kaffee, schwarzer Tee, Cola, Energydrinks) • Wenig, besser kein Alkohol • Keine Appetitzügler
Abends	• Keine schweren Mahlzeiten • Am späteren Abend keine geistigen oder körperlichen Anstrengungen, nicht mehr fernsehen • Kein helles kaltes Licht (auch nicht am Bildschirm/Smartphone) • Nur bei Müdigkeit ins Bett gehen • Einschlafritual einführen (vor dem Einschlafen ein Gebet, eine Entspannungsübung oder lesen, kuscheln, langsam zur Ruhe kommen)
Nachts	• Angenehme Atmosphäre im Schlafzimmer • Kühl, aber nicht zu kalt, dunkel, ruhig • Nachts auch beim Aufwachen nicht auf die Uhr schauen • Bei Schlafunterbrechungen nichts Anregendes tun (nicht: essen, rauchen, fernsehen, Gespräche über Probleme etc.) • Im Bett nichts tun außer schlafen (nicht: fernsehen, lesen, streiten, grübeln etc.). Ausnahme: sexuelle Aktivität. • 10-Minuten-Regel: nach 10 Min. im Bett ohne einzuschlafen (geschätzt, nicht auf die Uhr sehen!), aufstehen, in ein anderes Zimmer gehen und etwas Ruhiges machen (lesen, Handarbeit, Entspannungsübung, Puzzle), erst bei ausreichender Müdigkeit wieder ins Bett. Bei Bedarf wiederholen. • Regelmäßige Bettzeiten, um den zirkadianen Rhythmus wieder herzustellen, bei ausgeprägten Schlafstörungen ohne Ausnahme
Morgens	• Licht, möglichst Tageslicht • Wenn möglich, zumindest leichte körperliche Tätigkeit (Workout) zum Wachwerden
Weitere Maßnahmen gegen Schlafstörungen	• Entspannungs- und Achtsamkeitsübungen • Schlafrestriktion: Meist verbringen Menschen mit Schlafstörungen weit mehr Zeit im Bett als die reine Schlafzeit, somit verbleibt viel Zeit zum Grübeln, Sich-Ärgern etc. Bei der Schlafrestriktion soll der Patient schätzen, wie viel Zeit er insgesamt tatsächlich schläft und dann in der nächsten Zeit nur noch genau so lange im Bett verbringen (Beispiel: geschätzte 5 Std. Schlaf → nur noch 5 Std. jede Nacht im Bett verbringen). Der so verloren gegangene Schlaf darf tagsüber nicht nachgeholt werden. Die ersten Tage ist das sehr schwierig, nach einigen Tagen jedoch ist der Schlafdruck in den meisten Fällen so hoch, dass die Patienten sehr müde ins Bett gehen und dann auch durchschlafen. • Bei nächtlichem Grübeln: Grübelinstruktionen (Patienten sollen sich tagsüber Zeit nehmen zum Grübeln, eine Methode der Symptomverschreibung)

7

Organisch bedingte psychische Störung (OPS)

Franz Bossong, Thomas Luedtke

Synonym: Organisches Psychosyndrom, körperlich begründbare oder symptomatische Psychose, exogene Psychose

7.1 Definition/Einteilung

Dieses Kapitel hat zum Ziel, Sie als Pflegeperson zu sensibilisieren und zu befähigen, akuten Handlungsbedarf zu erkennen, der sich aus vielen organischen Ursachen für psychische Veränderungen ergeben kann. Ihre gezielte Patientenbeobachtung ist entscheidend für die Einleitung einer frühzeitigen Diagnostik in Zusammenarbeit mit anderen Fachabteilungen. Die in diesem Kapitel erwähnten Diagnosen und Therapien stellen lediglich eine Orientierungshilfe dar. Die tatsächliche Diagnostik und Therapie erfolgen durch die individuell behandelnde Ärztin unter Berücksichtigung aktueller Leitlinien der Fachgesellschaften.
Diagnostische Grundregel: Jede psychische Störung einer Kranken – und ggf. auch einer bereits bekannten psychiatrischen Patientin vor allem mit Erkrankungen aus dem schizophrenen und bipolaren (frühere Bezeichnung: manisch-depressiven) Formenkreis (sog. endogene Psychosen) – gilt prinzipiell so lange als organisch bzw. durch eine körperliche Krankheit bedingt, bis eine körperliche Erkrankung als Ursache der psychischen Störung ärztlicherseits ausgeschlossen ist.

Tipps, Tricks und Fallen

Allgemeine therapeutische Grundregeln im Umgang mit Kranken, die infolge einer organisch bedingten psychischen Störung typischerweise körperlich sowie seelisch (d. h. psycho-physisch) **verlangsamt** und **umstellungserschwert** sind:

- Mit ihr möglichst in ihrem Sprech- bzw. Denktempo sprechen, damit sie nicht durch für sie zu schnelles Sprechen des Krankenhauspersonals (fragen, beraten, auffordern) in überforderungsbedingte Anspannung oder Erregung („Katastrophenreaktion") gerät.
- Bei jeder – ggf. auch von außen nur geringfügig erscheinenden – Hirnschädigung eines kranken Menschen beachten, dass dieser infolge
  - verminderter psycho-physischer Belastbarkeit,
  - schnellerer Erschöpfbarkeit und dadurch
  - verminderter Leistungsfähigkeit

  ggf. schon bei geringer Anforderung überfordert wird. Dieses Überfordern ist zu vermeiden, da es bei organisch bedingt psychisch kranken Menschen (z. B. seit 2019 bei/nach pandemischer Coronavirusinfektion im Sinne eines Long- oder Post-COVID-Syndroms) – anders als bei endogen Erkrankten! – in der Regel zu Zustandsverschlechterungen führt.

Begriffe

Die organische psychische Störung (OPS) stellt einen Oberbegriff für verschiedene, sich z. T. überschneidende Krankheitsbezeichnungen dar, die grundsätzlich in **akute und chronische Formen** zu unterscheiden sind und als Syndrom oft mit dem vorherrschenden psychischen oder neurologischen Krankheitssymptom (z. B. Amnestisches Syndrom, Dämmerzustand, Epilepsie, Halluzinose) bezeichnet werden. Die häufigste akute OPS ist das Delirium (Syn. Delir) (▶ Tab. 7.1).

Tab. 7.1 Einteilung und Symptome des Deliriums

Einteilung	Symptome/zugehörige Begriffe
Leicht	• Wachheit erhalten • Distanzminderung, Selbstüberschätzung • Unruhe, Antriebsstörung (▶ 3.7) • Stimmung ängstlich, depressiv, Affekt unpassend, wechselhaft (▶ 3.6) • Abnehmende Ausdauer und Konzentration (▶ 3.2) • Merkfähigkeit und Kurzzeitgedächtnis nehmen ab (▶ 3.3) • Schlaf-wach-Störungen (nicht verwechseln mit Bewusstseinsstörungen!)
Mittelschwer	• Alle Störungen nehmen zu • Leichtgradige Bewusstseinsstörungen (wechselnd; bei Ansprache meist klares Bewusstsein) • Schwere Merkfähigkeitsstörung • Konfabulieren: spontanes Ersetzen fehlender Gedächtnisinhalte • Verlangsamung, Umstellungserschwerung • Plussymptome (▶ 5.1): Wahnideen wie Verfolgung, seltener Größenwahn, optische, akustische u. a. Wahrnehmungsstörungen
Mittelschwer bis schwer	• Benommene (dämmerige) oder fluktuierende Bewusstseinsstörung: Informationsaufnahme und -verarbeitung sind eingeschränkt (▶ 3.1) • Erstarrung (Stupor): als extreme Form der Antriebsstörung bei erhaltener Wachheit • Störung der Wachheit: • Mit Schläfrigkeit (Somnolenz: Patientin ist schläfrig, aber erweckbar) (▶ 3.1) • Oder mit tiefer Schläfrigkeit (Sopor: Patientin schläft und ist durch starke Reize inkomplett kurzzeitig erweckbar) (▶ 3.1)
Schwer	• **Koma:** Bewusstlosigkeit, seelisch-geistige Aktivität erloschen, nicht erweckbar (▶ 3.1) • Hirnstammsyndrome (▶ 7.4.3)

Ursachen

- Hirnschädigung durch Minderdurchblutung: Ischämie im Sinne einer transitorisch-ischämischer Attacke [TIA] oder eines Hirninfarkts
- Sauerstoffmangel: Hypoxie, z. B. bei Herzstillstand
- Blutung im Schädel oder innerhalb des Gehirns
- Entzündung bzw. Infektion: durch Bakterien, Viren, Einzeller, Prione
- Vergiftung: durch Alkohol, Drogen, Kohlenmonoxid u. a.
- Verletzung: z. B. Schädel-Hirn-Trauma
- Hirntumor
- Krankheit außerhalb des Gehirns: z. B. infolge Stoffwechselstörung bei Leber- oder Niereninsuffizienz (hepatische Enzephalopathie, Urämie)

Lokalisation

- **Diffuse Hirnschädigung:** betrifft das ganze Gehirn bei Vergiftung, Flüssigkeitsmangel (Exsikkose), Stoffwechselentgleisung, Unterzuckerung (Hypoglykämie), Sauerstoffmangel (Hypoxie), Hirnschwellung (Hirnödem)
- **Herdförmige (fokale, lokale) Hirnschädigung:** an einer oder mehreren Stellen im Gehirn lokalisiert (Hirninfarkt, Blutung, Tumor, Entzündung, Abszess, Quetschung, perifokales Ödem)

7.2 Symptome

- Bewusstseinsstörung: zeitweiliges Wegdämmern oder Versinken in Erleben teils mit Schläfrigkeit:
  - Teils mit ängstlicher Erregung, z. B. Wegwischen halluzinierter Insekten von Bettdecke, Nesteln oder Greifen nach halluzinierten Gegenständen in der Luft
  - Oder mit Beschäftigung im Sinne eines Beschäftigungsdelirs, z. B. Nähbewegungen mit halluziniertem Faden, Abfüllen aus halluziniertem Weinfass in Flaschen
- Verlangsamung, Schreckhaftigkeit
- Unruhe und Rededrang können Ausdruck einer leichten OPS sein. **Vorsicht:** Wenn diese Symptome langsam verschwinden, kann dies eine Besserung, aber auch eine Verschlechterung im Sinne einer Bewusstseinsminderung bedeuten → Patientin trotz scheinbarer Besserung weiter beobachten, Ärztin informieren.
- Vegetative Symptome wie Schwitzen, Zittern (z. B. „nasses" Delirium tremens bei Alkoholentzug) oder Schweißlosigkeit (z. B. „trockenes" Delirium bei Vergiftung mit anticholinergen Substanzen)
- Gedächtnisstörungen: Kurzzeitgedächtnis 10 Min., Merkfähigkeit ~ 10 Sek.
- Persönlichkeitsveränderung (z. B. Enthemmung, Apathie)

Akute OPS

Die neu auftretende akute OPS ist ein Notfall:

- Genau beobachten: Bewusstsein (▶ 3.1), Reaktion auf äußere Reize, körperliche Veränderungen, z. B. Lähmung, Pupillenveränderungen
- Der Ärztin, die klinisch untersucht und weitere diagnostische Schritte veranlasst, Beobachtungen mitteilen

Chronische OPS

- Die chronische OPS (▶ Tab. 7.2) ist zumeist bekannt und vordiagnostiziert; sie stellt in erster Linie eine pflegerische Aufgabe dar.

Tab. 7.2 Einteilung und Symptome der chronischen OPS

Einteilung	Beispiele und Symptome
Leichte chronische OPS	• Antriebsminderung • Verlangsamung • Hirnleistungsschwäche • „Reizbare Schwäche": veränderte affektive Reaktion, u. a. gesteigerte Erregbarkeit • Asthenie: Konzentrationsschwäche, abnormes Ermüden • Differenzierte Charaktermerkmale schwächen sich ab • „Haftenbleiben" an Themen oder Stichwörtern, Umstellungserschwerung • Persönlichkeitszuspitzung, z. B. Sparsamkeit wird zu Geiz, Genauigkeit zu Pedanterie
Schwere chronische OPS	• Demenz (▶ 13.1): Merkfähigkeit und Kurzzeitgedächtnis gestört; intellektueller Abbau betrifft Logik, Kombinationsfähigkeit, Auffassung, Kritik • Wachkoma (apallisches Syndrom): Wachheit ohne Bewusstsein, keine Reaktion auf äußere Reize, Patientin kann dabei wach erscheinen oder schlafen; Prognose ungünstig, abhängig von Ursache und Alter; Vorsicht: nicht verwechseln mit „Locked-in-Syndrom" (erhaltenes Bewusstsein bei bis auf Augenbeweglichkeit kompletter Lähmung inkl. Lidhebung)

7

- Bei der leichten chronischen OPS kann die Patientin ihre Veränderung noch bemerken und darunter leiden → der Patientin beistehen, mit ihr sprechen, sie nicht überfordern.

7.3 Patientenbeobachtung

Bei der Beobachtung der psychiatrischen Patientin müssen auch Veränderungen schnell auffallen, die auf eine nichtpsychiatrische Krankheit hindeuten, damit diese schnellstmöglich therapiert werden kann und nicht zu Komplikationen führt.

Grundregeln

- Man kann niemals vom psychopathologischen Bild auf eine bestimmte Grundkrankheit schließen → beobachten, aber keine Diagnose stellen!
- Eine psychiatrische Patientin mit bekannter endogener Psychose kann wie jeder andere Mensch auch an einer OPS als Ausdruck einer körperlichen Störung erkranken.
- Bekannte Patientinnen ebenso beobachten wie Neuaufnahmen
- Oft genügen ein kurzes Gespräch mit kleinem Gedächtnistest bei der Patientin, um den Verdacht auf eine OPS auszuräumen oder zu bestätigen.

7.4 Wichtige neurologische Syndrome und Krankheiten

7.4.1 Halbseiten-Syndrom

Ursachen

- Hirninfarkt: Durchblutungsminderung (Ischämie) mit Gewebsuntergang (Gehirnzellen benötigen zur ungestörten Funktion vor allem Sauerstoff und Glukose, erhalten dies über arterielles Blut!), Notfall! (▶ 7.4.6)
- Transitorische ischämische Attacke (TIA): kurzdauernde, geringgradige Durchblutungsstörung einer Hirnregion ohne Gewebeuntergang, spontane Besserungstendenz, rückläufig innerhalb weniger Stunden (▶ 7.4.6)
- Tumor in einer Hirnhälfte (▶ 7.4.10)
- Blutung in die Hirnsubstanz (▶ 7.4.6)
- Intrakranielle Blutung außerhalb der Hirnsubstanz (▶ 7.4.6)
- Entzündung in einer Hirnhälfte, z. B. Herpes-Enzephalitis
- Verletzung in einer Hirnhälfte (Kompression, Kontusion)

Symptome

Hemiparese Halbseitenlähmung meist auf der der Hirnschädigung (Herd) entgegengesetzten (= kontralateralen) Seite.

Hemihypästhesie Halbseitige Gefühlsminderung, Taubheit der Haut (sensible Hemi-Symptomatik), auch meist kontralateral.

Aphasie Störung des Sprachverständnisses oder der Sprachproduktion bei Herd auf sprachdominanter Hirnhälfte. Nicht mit Sprechstörung (Dysarthrie, Dysarthrophonie als Störung der Lautbildung) verwechseln.

Hemianopsie Einseitiger Gesichtsfeldausfall (z. B. bei großen Herden im hinteren Hirnbereich); bei V. a. Sehstörung Augen getrennt testen. Bei Herden der vorderen Hirnabschnitte ober an der Hirnbasis ergeben sich andere Gesichtsfelddefekte, z. B. nasal beiderseits oder temporal beiderseits.

7.4.2 Sprachstörungen (Aphasien)

Bei mehr als 90 % der Menschen, auch bei den meisten Linkshändern, ist die linke Hirnhälfte sprachdominant, d. h. für Sprache zuständig → bei Aphasie liegt der Herd zu 90 % in der linken Hemisphäre. Betrifft neben Sprachproduktion und -verständnis auch Lesen und Schreiben.

Die wichtigsten Sprachstörungen

Broca-Aphasie – nicht-flüssige Aphasie

- Große Sprachanstrengung
- Erheblich verlangsamter Sprachfluss, meist telegrammartig
- Schwere Störung des Satzbaus (Agrammatismus)
- Falsche Lautbildung (Phonematische Paraphasien)
- Sprachverständnis nicht oder nur mäßig beeinträchtigt
- Störungsbewusstsein mit hohem Leidensdruck

Wernicke-Aphasie – flüssige Aphasie

- Häufig überschießende Sprachproduktion
- Erhaltener Sprachfluss
- Leichtgradige Störung des Satzbaus (Para- oder Dysgrammatismus)
- Falsche Wortwahl
- Viele phonematische und semantische Paraphasien, teilweise grobe Abweichungen bis hin zu Wortneuschöpfungen (Neologismen)
- Sprachautomatismen mit Wiederholung von Silben und Wörtern
- Sprachverständnis erheblich gestört
- Geringes oder kein Störungsbewusstsein

Globale Aphasie

- Sprachproduktion stark beeinträchtigt
- Sprachfluss stockend
- Große Sprechanstrengung
- Sprachverständnis stark eingeschränkt
- Meist schlechte Artikulation und Satzmelodie
- Sprachautomatismen

Dysarthrophonie, Dysarthrie

Keine Aphasie, sondern Störung der Lautbildung; deutet auf Schädigung des Hirnstamms oder Kleinhirns hin:

- Patientin spricht verwaschen, ist schwer zu verstehen.
- Versteht selbst alles.
- Bildet normale Sätze und Wörter.
- Kann normal schreiben, wenn motorisch möglich (keine Arm-, Handlähmung).

Pflege

Abgrenzen vom OPS (Schriftsprache, Sprachverständnis, Denkvermögen, Kooperation).

- Geduld, Stress abbauen
- Aphasiker sind nicht schwerhörig, daher hilft lautes Sprechen nicht.

- Beim Sprechen mit Aphasiker einfachen Satzbau, einfache Wörter wählen
- Ja-/Nein-Fragen stellen
- Ein Thema nach dem anderen besprechen
- Rückmeldung einholen, ob alles verstanden wurde
- Kompensation durch Gestik, Zeichen und Zeichnen ermöglichen
- Schriftsprache als Unterstützung benutzen bzw. versuchen
- Anbieten, die Kommunikation zu einem späteren Zeitpunkt fortzusetzen

7.4.3 Diffuse Hirnschädigungen

Ursachen

- Hypoxie: nach Herzstillstand, Reanimation, Strangulationsversuch, Narkosezwischenfall, Komplikation von Langzeitbeatmung, Thrombose der A. basilaris (hinterer Hirnkreislauf)
- Hirndruckerhöhung durch raumfordernde Erkrankung (z. B. infolge Hirnblutung, Ödem nach Hirninfarkt, Tumor mit Begleitödem).
  - Obere Einklemmung: Bei einer Raumforderung im Großhirnbereich weicht das Hirngewebe nach unten in den Tentoriumschlitz (zeltartig aufgespannte Faserplatte, die das Hinterhauptshirn vom darunter liegenden Kleinhirn abgrenzt) aus.
  - Untere Einklemmung: Bei erhöhtem Hirndruck im Hirnstamm- oder Kleinhirnbereich weicht das Hirngewebes in die Schädelhauptöffnung an der Schädelbasis (Foramen magnum) aus.

  Danach kommt es zur fortschreitenden Drucksteigerung im Schädel durch die Liquor-Abflussstörung. Dies führt unbehandelt zum Tod (durch Schädigung der Kreislauf, Atmung und Körpertemperatur regulierenden Hirnbereiche Mittelhirn und Hirnstamm).
- Schweres Schädel-Hirn-Trauma (▶ 7.4.9)
- Entzündung des Gehirns (Enzephalitis) bzw. von Hirnhäuten und Hirn (Meningoenzephalitis) (▶ 7.4.7)
- Vergiftung (Intoxikation)
- Erweiterung der Nervenwasserkammern (Hydrocephalus) z. B. Hydrocephalus malresorptivus

Begriffe

Wachkoma (Coma vigile, apallisches Syndrom): Abkopplung des Großhirns vom Hirnstamm, daher wirkt der Patient wach, ist aber bewusstlos, reagiert nicht auf Ansprache, variabel auf Schmerzreize.

Koma Unerweckbare Bewusstlosigkeit.

Glasgow Coma Scale (GCS) (▶ 16.1.8): Punkte-Schema, mit dessen Hilfe eine quantitative Bewertung von Hirnfunktionsstörungen möglich ist.

7

> **!** **Tipps, Tricks und Fallen**
> Bei Hirndruck infolge eines Tumors der hinteren Schädelgrube darf keine Nervenwasserentnahme durch Lumbalpunktion (LP) vorgenommen werden. Wird der Tumor übersehen und die LP durchgeführt, kann es durch diese Hirndruckentlastung von unten zu einem plötzlichen Kollaps des Nervenwasserkanals zwischen der III. und IV. Hirnkammer kommen → der Druck im Schädelinneren überwiegt und verschließt das „Ventil" immer fester. Der

Hirnstamm wird in das Foramen magnum gepresst, vegetative Funktionen wie die Atmung kommen zum Erliegen. Unbehandelt führt diese Hirneinklemmung zum Tod.
Lebensrettende Maßnahmen bei Hirndruck: möglichst frühzeitiges Erkennen und im Verlauf engmaschiges Beobachten von Wachheit, Pupillenweite und -funktion, Augenbewegungen, Bewegungsstörungen (z. B. Streckspastik), Vitalparameter (Atmung, Puls, Blutdruck, Temperatur).

7.4.4 Frontalhirnsyndrom

Ursachen

Tumor oder Infarkt/Blutung in einem oder beiden Frontallappen.

Symptome

- Symptome z. T. unterschiedlich bei Schädigung von Stirnhirnkonvexität oder frontoorbitaler Stirnhirnbasis
- Psychomotorische Antriebsminderung (eher bei Konvexitätssyndrom) oder Antriebssteigerung (eher bei Frontoorbitalhirn-Syndrom) (▶ 3.7)
- Verflachte Gefühle oder ungewöhnlich schwankende Gefühle (Affektlabilität) (▶ 3.6)
- Unkontrollierte Gefühlsäußerungen (Affektinkontinenz) (▶ 3.6).
- Kritiklosigkeit, das Urteilsvermögen geht verloren, Krankheitseinsicht fehlt.
- Reizbare Verstimmung, Kritik von außen führt zu Aggression (▶ 5.1.5).
- Epileptischer Anfall, z. T. mit sexualisierten Verhaltensauffälligkeiten. Wegen der schwierigen Abgrenzbarkeit von psychogenen Anfällen sollte eine sinnvolle weitergehende Diagnostik am ehesten in einer auf Epilepsie spezialisierten Klinik durchgeführt werden.
- Geringe oder fehlende Distanz im Umgang mit anderen Menschen

Gestörte Fähigkeiten

- Gedächtnis: Merkfähigkeit, Kurzzeitgedächtnis
- Vorausschauend organisieren und planen
- Abstrahieren und Konzepte bilden, z. B. Wichtiges von Unwichtigem unterscheiden
- Regeln erkennen und befolgen → die Patientin für „richtiges" Verhalten belohnen. Pflegeperson wird zur Bezugsperson, daher häufige Wechsel in der Pflege oder Neuerungen wie Stationswechsel möglichst vermeiden.

! Tipps, Tricks und Fallen
Das Frontalhirnsyndrom ist nur schwer von einer diffusen Hirnschädigung (z. B. bei Vergiftung) und nichtorganischen psychischen Störungen (z. B. der endogenen, d. h. affektiven oder schizophrenen Psychose) zu unterscheiden. Vegetative Symptome sind hierbei eher untypisch.

7.4.5 Parkinson-Syndrom

Pathophysiologie

Untergang von Zellen im motorischen Steuerungssystem (Substantia nigra; ▶ Abb. 7.1), dadurch relativer Mangel des Überträgerstoffes Dopamin. In der

Psychiatrie mögliche Nebenwirkung von Psychopharmaka (Parkinsonoid: vor allem verursacht durch Neuroleptika der 1. Generation) oder Drogen (insbes. Designerdrogen).

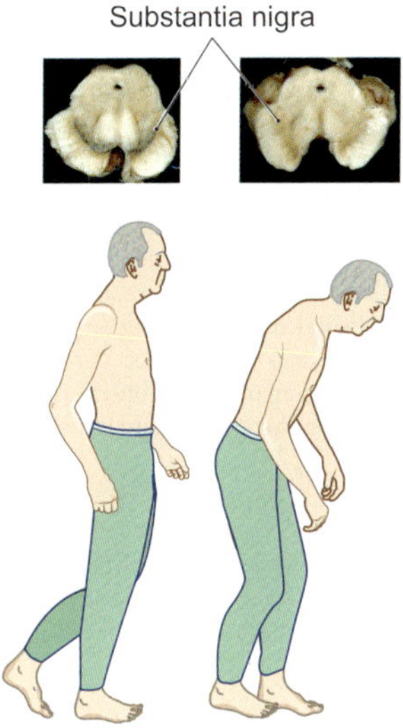

Abb. 7.1 Gesunder (links) und Parkinson-Kranker (rechts) [L141]

Symptome

- Psychomotorische Verlangsamung (aber meist nicht des Denkens)
- **Rigor:** anhaltende gleichzeitige Anspannung von Streck- und Beugemuskeln, was in einer sehr zähen Beweglichkeit resultiert, kleinschrittiges Gehen, kleine Schrift (▶ Abb. 7.1)
- **Ruhetremor:** Zittern (besonders der Hände) mit einer Frequenz von 4–7/Sek., das in Ruhe besonders ausgeprägt ist und bei aktiven Bewegungen nachlässt
- **Hypo- bis Akinese:** Bewegung gebunden, große und oft unüberwindliche Schwierigkeit, eine Bewegung in Gang zu bringen und zu Ende zu führen (auch „Freezing“ genannt)
- **Hypomimie:** unbewegliche Gesichtszüge, Maskengesicht, Akinese der Gesichtsmuskeln
- Oft Depressive Verstimmung
- **Demenz** und affektive Verflachung (in 30–40 % bei Morbus Parkinson), Parkinson-Syndrom auch bei Übergangsformen zu Demenz-Erkrankungen (▶ 14.1)

Pflege

- Körperpflege: viel Zeit geben für Waschen, Ankleiden (▶ 2.2); die Patientin möglichst viel selbst machen lassen
- Geduldiges Trainieren der Bewegungsabläufe (▶ 2.1). Da die Krankengymnastik auf eine kurze Zeit des Tages beschränkt ist, eng mit den Physiotherapeutinnen zusammenarbeiten.
- Beweglichkeit regelmäßig beobachten und erfragen (Beobachtungsbogen)
- Unwillkürliche überschießende Bewegung (Hyperkinese) wird durch die Patientin zwar oft positiv erlebt, erschöpft diese aber auch sehr stark.
- Auf Flüssigkeitszufuhr achten, aber Vorsicht bei Herz- oder Niereninsuffizienz und Schluckstörungen
- Nahrungsaufnahme: während des Essens Pausen einlegen lassen, dann darauf achten, dass keine Speisen im Mund verbleiben; nach der Mahlzeit Mundpflege (▶ 2.5)
- Medikamente nach Rücksprache mit der Ärztin vor oder zur Mahlzeit geben
- Bei Bettlägerigkeit Dekubitusprophylaxe

7.4.6 Zerebrale Durchblutungsstörungen

Abhängig von Lokalisation und Ausdehnung können Hirninfarkte und intrazerebrale Blutungen besonders im akuten Stadium neben anderen neurologischen Ausfällen zu Bewusstseinsstörungen oder zu deliranter Symptomatik führen. Später stellt sich oft eine Depression (▶ 4.1.4) ein. Bei akuter neurologischer Herdsymptomatik besteht der Verdacht auf einen Schlaganfall (Apoplex: Sammelbegriff für Hirninfarkt und Hirnblutung) (▶ Abb. 7.2).

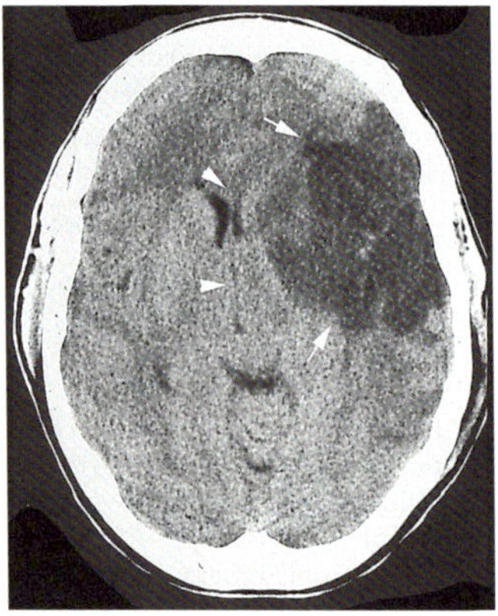

Abb. 7.2 Bei einem Schlaganfall geht Hirngewebe durch eine Störung der Durchblutung zugrunde. Häufigste Ursache ist ein Verschluss einer großen Hirnarterie. Seltener sind Blutungen aus einer Hirnarterie der Grund für einen Schlaganfall. [S008-3]

Ursachen

Meist zerebrale Ischämie (Hirninfarkt), seltener intrazerebrale Blutung. Es gibt auch Hirninfarkte mit Einblutungen.

Tipps, Tricks und Fallen

Innerhalb weniger Stunden nach Beginn der Krankheitszeichen, je früher desto besser, kann eine verschlossene Hirnarterie ggf. medikamentös (Lyse: Auflösen eines Blutgerinnsels, s. u.), radiologisch-interventionell oder operativ eröffnet werden, sodass bleibende Schäden verhindert oder verringert werden. Daher ist der akute Schlaganfall immer ein **Notfall,** der die Kompetenz einer Schlaganfallstation **(Stroke Unit)** erfordert, wo das angemessene Vorgehen (zuerst Hirnblutungsausschluss mittels CT) festgelegt wird. Bei stark raumfordernden Infarkten oder Massenblutungen muss die Patientin notfallmäßig neurochirurgisch (z. B. operative Blutungsstillung, Druckentlastung durch Schädeldeckelentfernung, Ventrikeldrainage = künstlicher Abfluss des Liquors) versorgt werden.

- Das rasche Beurteilen des Krankheitsbeginns ist entscheidend für Behandlung und Heilungschancen. Daher kritisch-detektivisches Befragen der Angehörigen/Ersthelfer zur genauen Zeitpunktermittlung der ersten Symptome nach **FAST-Test:**
- F(ace): Hängender Mundwinkel?
- A(rm): Armlähmungszeichen?
- S(peech = Sprache): Sprachstörung?
- T(ime): Zeitpunkt des Beginns?

Die Lyse, d. h. die medikamentöse Auflösung des Blutgerinnsels, innerhalb eines Zeitfensters von 4,5 Std. bewirkt die Arterienwiedereröffnung meist ohne Komplikationen! Eine Lyse nach mehr als 4,5 Std. ist deutlich risikobehafteter hinsichtlich Blutungen mit Todesfolge.

Pflege

- Von Beginn an Blutdruck, Puls, Atmung, Blutzucker überwachen und ggf. regulieren
- Bewusstsein überwachen
- Transport organisieren, Aufklärungsbögen für i. v. Lyse, radiologische Intervention, Operation vorbereiten
- Verlegungsbericht, Röntgenbilder (Computertomographie, Kernspin bzw. MRT) bereithalten
- Patientin beruhigen, Angst lindern

Sekundärprophylaxe des Hirninfarkts

- Bei erhöhtem Blutdruck (RR) diesen anfangs zwischen 140 und 180 mmHg systolisch halten, später langsam normalisieren
- Blutzucker (BZ) einstellen
- Relevante Gefäßstenosen operieren oder mit einem Stent versorgen
- Ggf. medikamentöse Hemmung der Thrombozytenfunktion
- Bei Nachweis einer Quelle für Blutgerinnsel (z. B. bei Vorhofflimmern) Medikation mit oralen Antikoagulanzien
- Alle Patienten erhalten eine speziell zugeschnittene Rehabilitation.

Subarachnoidalblutung (SAB)

Akute arterielle Blutung (in die Hirnhautbereiche der Arachnoidea, d. h. Spinnwebenhaut; ▶ Abb. 7.3). Ursache: Zerreißen eines meist angeborenen arteriellen Aneurysmas. Von 100.000 Einwohnern sind in Mitteleuropa und USA 6–9/Jahr betroffen.

Symptome Plötzlicher stärkster Kopfschmerz, Erbrechen, Nackensteifigkeit, neurologische Herdausfälle, Bewusstseinstrübung bis Koma (▶ 16.1.8).

Vorgehen Intensive Überwachung, Schmerzbehandlung. Blutdruck einstellen; je nach Schweregrad bzw. nach Abschwellen des Gehirns Operation nach Angiografie.

Prognose Lebensgefährlich. Unbehandelt sterben 75 %, davon 25 % in der 1. Woche.

Komplikationen Rezidivblutung, Nachblutung, Vasospasmus (reflektorisches Zusammenziehen des Gefäßes mit funktionellem Engpass, d. h. Hirnischämie).

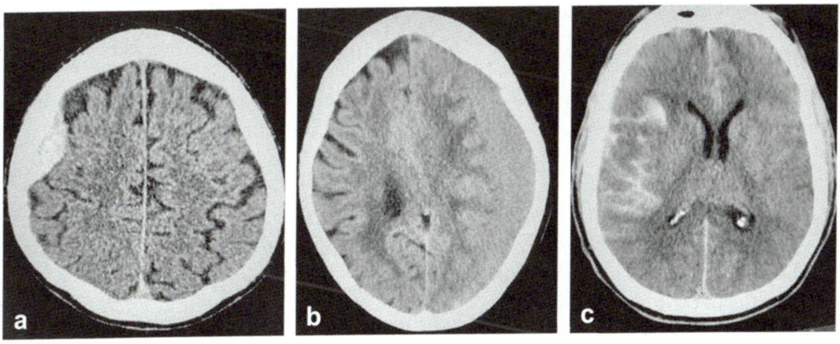

Abb. 7.3 cCT, transversale Schnittebene. a) Epidurale Blutung, b) subdurale Blutung, c) subarachnoidale Blutung. [T796]

Epidurale Blutung

Akute arterielle Blutung zwischen Kalotte und äußerer Hirnhaut (Dura mater) durch Zerreißen einer Hirnhautarterie bei Trauma mit und ohne Schädelbruch (▶ Abb. 7.3).

Symptome Bewusstseinsverlust → Aufklaren → nach Stunden wieder Eintrüben, Halbseitensymptomatik, Hirndruckzeichen (▶ 7.4.3).

Vorgehen In Neurochirurgie verlegen; dort notfallmäßige Schädeleröffnung, Absaugen der Blutung; Hirndruckbehandlung.

Subdurale Blutung

Venöse Sickerblutung zwischen Dura und Arachnoidea (mittlere Hirnhaut) nach oft nur geringem Trauma (▶ Abb. 7.3). Häufig bei älteren Menschen, Alkoholikern.

Symptome Oft erst nach Wochen (Trauma oft nicht erinnerlich) Kopfschmerz, Persönlichkeitsveränderung, Halbseitensymptomatik, Bewusstseinstrübung, Schläfrigkeit, Hirndruckzeichen.

Vorgehen Kraniale Bildgebung, neurochirurgisches Vorgehen, Rehabilitation.

Kontusionsblutung

Blutung traumatisch durch Hirnquetschung (Contusio) oder als Komplikation bei Gerinnungsstörung, Antikoagulation, Gerinnungshemmung. Nachweis sofort im CCT.

Symptome Neurologischer Herdausfall, z. B. zentrale Lähmungen, Aphasie; Bewusstseinstrübung, Bewusstlosigkeit, Orientierungsstörung.

Therapie Bei Raumforderung neurochirurgisches Vorgehen. Kreislaufparameter, Temperatur, Atmung, Labor, BZ überwachen.

7.4.7 Zerebrale Entzündungen

Akute Entzündungen

- Enzephalitis: Entzündung der Hirnsubstanz
- Meningitis: Entzündung der Hirnhäute
- Meningoenzephalitis: Entzündung betrifft Hirnhäute und Hirnsubstanz

Können schnell zum Delir oder zu Bewusstseinsstörungen führen, lebensbedrohlich sein oder zu bleibenden Schäden führen.

Häufige Ursachen

Viren (z. B. auch Influenza- oder Coronaviren), Bakterien (eitrige Infektion), Einzeller (z. B. Toxoplasmose), Prione, Autoimmunerkrankung. Oft ungeklärt.

Diagnostik

- Anamnese, klinische Untersuchung
- Zerebrale Computer- oder Magnetresonanztomografie (CT, MRT)
- Liquorpunktion (Lumbalpunktion)
- Erregernachweis anstreben:
  - Antigen-, Antikörpernachweis im Blut
  - Blutkulturen (aerob: mit Lufteinlass, anaerob: luftdicht) zum Bakteriennachweis
  - Möglichst Erregernachweis im Liquor
  - Für Kulturen immer richtige Scheine (oft für auswärtige Labore) mitgeben

- EEG, z. B. typische Veränderungen über den Schläfenlappen bei Herpes-Enzephalitis, sonst Allgemeinveränderung, abhängig vom Ausmaß der Schädigung

Symptome

- **Enzephalitis:** Kopfschmerz, Erbrechen, Fieber; Bewusstseinsstörung (▶ 16.1.8), akutes Psychosyndrom (▶ 7.3); neurologische Herdausfälle, Hirndruckzeichen (▶ 7.4.3)
- **Meningitis:** Meningismus (Nackensteifigkeit); heftiger Kopfschmerz, Lichtempfindlichkeit; Fieber, bei bakterieller Meningitis steht ein delirantes Syndrom im Vordergrund.

Vorgehen

- Vitalfunktionen sichern, ggf. auf Intensivstation verlegen
- Verdacht auf bakterielle Ursache: Antibiose
- Verdacht auf virale Ursache (häufiger): sicherheitshalber Antibiose; Verdacht auf Herpes simplex- oder -zostermeningoenzephalitis → antivirale Medikamente i. v.
- Schmerz bekämpfen, epileptische Zustände behandeln
- Fieber symptomatisch senken
- Wenn nötig, Hirndruck senken: Oberkörper um 30° hochlagern
- Isolieren bei akuter Enzephalitis oder Meningitis: abhängig von Art und Schwere der vermuteten Infektion. Bei unklaren Fällen mind. 2 Tage Einzelzimmer, kein Besuch von Kindern < 14 J. oder Schwangeren. Mit einwilligungsfähiger Patientin besprechen, im Zimmer zu bleiben; Besuche ggf. einschränken.

Chronische Entzündungen

Chronische Entzündungen können nach längerer Krankheitsdauer zu Wesensänderung oder Demenz führen: z. B. **HIV, Syphilis (Lues)** oder **Creutzfeldt-Jakob-Erkrankung** (▶ 13.1) Nach Überleben einer schweren Meningoenzephalitis können ggf. dauerhafte Defektzustände bleiben (z. B. Enzephalitis lethargica nach pandemischer „Spanischer Grippe" 1918).

Pflege

- Immungeschwächte Patienten nicht in ein Zimmer mit infektiösen Patientinnen legen, vor zusätzlichen Infektionen schützen
- Handschuhe tragen beim Kontakt mit Körperflüssigkeiten
- Bettwäsche als infektiös kennzeichnen
- Medizinische Geräte patientenbezogen verwenden, Einwegmaterial verwenden
- Nadelstichverletzungen melden: Vorgehen nach betriebsärztlichen Richtlinien

Lues (Stadium III)

Synonyme Neurolues, Neurosyphilis. Spätes Stadium der unbehandelten Lues. Progressive Paralyse: tritt 8–10 Jahre nach Infektionsbeginn auf, schleichender Beginn.

Symptome Enzephalitis des Stirnhirns, schleichender Beginn, führt zu Demenz (▶ 13.1), motorische Entdifferenzierung, Dysarthrie, Robertson-Phänomen: kleine, entrundete, lichtstarre Pupillen; Rigor.

Therapie Penicillin oder Erythromycin über 2 Wochen.

Creutzfeldt-Jakob-Erkrankung (Prion-Erkrankung)

Ursache Slow-Virus-Infektion, mit dem Erreger der Rinderseuche BSE (Bovine spongiöse Enzephalopathie) verwandt. Inkubationszeit: bis zu mehrere Jahrzehnte.

Symptome Beginnt mit Aphasie, Lesestörung, Dysarthrie; vertikale Blickparese, zentrale Paresen der Extremitäten, ataktische Gangstörung, Muskelzuckungen, choreatische Hyperkinesen (überschießende Bewegungen), Demenz im mittleren Lebensalter (▶ 13.1).

Therapie Keine ursächliche Therapie bisher möglich.

> **Tipps, Tricks und Fallen**
> Aufgrund der jahrzehntelangen Inkubationszeit ist die Infektiosität der Krankheit schwer einzuschätzen: je nach Befunden Isolierungsmanagement festlegen, Vorsicht im Kontakt mit Körperflüssigkeiten.

Myalgische Enzephalopathie (ME)/Chronisches Fatigue-Syndrom (CFS) und Long-COVID

Langdauernde Müdigkeit (Fatigue) gehört zu vielen Erkrankungen und ist häufig. Meist gelingt eine Heilung bzw. Linderung durch Besserung der Grunderkrankung. ME/CFS ist eine eigenständige Erkrankung, die noch nicht ganz erforscht ist. Vermutet wird als Ursache eine vorausgegangene Virusinfektion. Seit der Corona-Pandemie besteht eine deutlich erhöhte Inzidenz von ME/CFS, oft auch nach zunächst leichtem Verlauf der Corona-Infektion; nur sehr selten nach einer Corona-Impfung ohne Infektion.

Symptome

- Ausgeprägte Müdigkeit
- Erhebliche Verschlechterung der Symptomatik und/oder Auftreten neuer Symptome nach körperlicher, psychischer oder geistiger Anstrengung, teilweise erst einige Tage nach der Anstrengung (Postexertionelle Malaise, PEM), teilweise tage- oder monatelang anhaltend
- Deutliche Leistungsminderung bis hin zu Bettlägerigkeit
- Subjektive kognitive Einschränkungen möglich (Brain fog)

> **Tipps, Tricks und Fallen**
> **Cave:** Anstrengung ist bei ME/CFS kontraindiziert! Daher bei ME/CFS keine Konfrontationsbehandlung, keinen Konditionsaufbau, keine Mobilisierung versuchen! Stattdessen Anstrengungen, wenn möglich, bereits weit vor der individuellen Belastungsgrenze beenden („Pacing"), um eine kurz- und langfristige Verschlechterung durch wiederholte PEM zu verhindern.

7.4.8 Epileptische (Zerebrale) Anfälle/Epilepsie (Synonym: Konvulsion, Iktus, Paroxysmus)

Epilepsien sind Anfallskrankheiten mit spontaner, sich unkontrolliert ausbreitender elektrischer Aktivität von Nervenzellen des Gehirns (▶ Tab. 7.3).

Vorkommen

0,5 % aller Menschen leiden an wiederholten epileptischen Anfällen („Anfallsleiden"): 4–5 % aller Menschen erleiden im Leben einen oder mehrere epileptische Anfälle (z. B. Fieberkrämpfe im Kindesalter).

Tab. 7.3 Systematik epileptischer Anfälle

Anfallsart	Erklärung
Petit mal	Primär generalisierte zerebrale Anfälle bei Kindern oder Jugendlichen, verschiedene Anfallsarten (mit und ohne Bewusstseinsstörung), typisch für verschiedene Altersgruppen
Grand mal	„Großer Anfall"; meist plötzlich, manchmal mit Vorboten (= fokal) beginnend (z. B. Initialschrei); kann sich aus einem fokalen Anfall entwickeln. • Epileptische Aktivität betrifft das ganze Gehirn (im EEG sichtbar) • Patientin stürzt bewusstlos zu Boden: Verletzungsgefahr • Augen offen und oft verdreht, keine Pupillenreaktion • Blaue Lippen (Zyanose) durch Atemstörung • Motorische Aktivität, zuerst angespannt (tonisch), dann rhythmisch (klonisch) • Seitlicher Zungenbiss, Einnässen • Anschließend (postiktal) meist Schlaf
Fokaler Anfall	Epileptische Aktivität bleibt auf Teil des Gehirns beschränkt, beruht meist auf lokalisierter Hirnschädigung
Einfacher fokaler Anfall	Keine Bewusstseinsstörung, lokale Symptomatik: motorisch, sensibel, sensorisch (z. B. halluzinatorisch), vegetativ, psychisch
Komplex-fokaler Anfall	Fokaler Anfall mit Bewusstseinsstörung; typisches Beispiel: Temporallappenanfall: • Beginnt mit Aura: Wahrnehmungen, die mit der Zeit für die Patientin so typisch sind, dass sie weiß, dass ein Anfall kommt • Bewusstseinstrübung mit begrenzt erhaltener Reaktionsfähigkeit, Dauer ½–2 Min., kein Sturz, stereotype Handlungen, Automatismen wie Schmatzen, Zupfen • Anschließend für die Zeit des Anfalls Gedächtnislücke
Status epilepticus (konvulsiv, d. h. mit motorischen Erscheinungen oder non-konvulsiv, d. h. ohne motorische Erscheinungen)	Mind. 2 Anfälle in 1 Std., zwischen denen das Bewusstsein nicht wiedererlangt wird; Verdacht, wenn Anfall länger als 5 Min. dauert; Grand-mal-Status: **Lebensgefahr** → Notruf auslösen
Psychogener Anfall	• Nichtepileptisch, kommt aber oft auch bei „echten" Epileptikern vor; Zukneifen der Augen, Abstützen beim Sturz; keine Zyanose, kein Einnässen; Zungenbiss vorne oder fehlend • Zu vermuten, wenn häufige Anfälle sich nicht durch medikamentöse Therapie bessern

Ein erster epileptischer Anfall beim Erwachsenen muss dringend diagnostisch abgeklärt werden, da er Symptom einer lebensgefährlichen Hirnerkrankung (z. B. Hirndurchblutungsstörung, Entzündung, Tumor o. ä.) sein kann.

Organische psychische Störung bei epileptischen Anfällen

Nonkonvulsiver Status epilepticus (Bewusstseinsstörung während des Anfalls)

- Patientin zeigt keine typischen motorischen Zeichen eines Anfalls.
- Unklares Psychosyndrom in unterschiedlicher Ausprägung (z. B. Dämmerzustand oder andere exogene Psychose)

- EEG notwendig, um Zustand als epileptisch oder nichtepileptisch identifizieren und passende Medikation einleiten zu können

Postparoxysmaler (postiktaler) Dämmerzustand

Oft im Anschluss an epileptische Anfälle.

- Bewusstsein getrübt (▶ 16.1.8)
- Denken verlangsamt
- Patientin verkennt Situation und Gegenstände, reagiert überschießend, z. B. auf Berührung und andere grobe Reize, auf Ansprache oft gar nicht, versteht den Aufforderungscharakter nicht.
- Ratlosigkeit, Ruhelosigkeit, ängstliche Flucht oder aggressive Abwehr
- Dauer: Stunden bis Tage (selten länger), für die später keine Erinnerung besteht

Veränderung genau dokumentieren, damit der Dämmerzustand als solcher erkannt und richtig behandelt wird.

- Die Patientin im Dämmerzustand kann für sich und andere gefährlich werden, z. B. indem sie Auto fährt oder gewalttätig wird.
- Bei zunehmendem Eintrüben notfallmäßige Diagnostik
- Intoxikationen ausschließen

Epileptische Wesensänderung

Ursachen Hirnschaden durch häufige Anfälle (Differentialdiagnostisch: Überdosierung der antiepileptischen Medikamente).

Symptome Denken und Handeln langsam und umständlich, im Gespräch weitschweifig, an unwichtigen Dingen haftend, „klebrig"; reizbar, selbstgerecht, pedantisch; später Übergang in Demenz → Medikamenteneinnahme beaufsichtigen.

Pflege während des Anfalls

- Notfallmäßig Ärztin rufen, Notfallkoffer inkl. venöser Zugang, Sauerstoff bereitstellen
- Genau beobachten, um den Anfall beschreiben/einordnen zu können
- Wenn Anfall nicht innerhalb von 5 Min. endet oder erneut beginnt, droht lebensgefährlicher Status epilepticus, daher:
  - Uhrzeit, Anfallsverlauf und Medikation dokumentieren
  - Patientin nicht alleinlassen
  - Vitalfunktionen aufrechterhalten: Luftwege freihalten, Mund ausräumen, möglichst stabile Seitenlage, kein großes Kissen im Bett (Erstickungsgefahr)
  - 4–6 l/Min. Sauerstoff geben
  - Kreislauf überwachen
  - Verletzungsgefahr herabsetzen, Polster zwischen harte Gegenstände und Patientin

Pflege nach dem Anfall

- Bei häufigen Anfällen Verletzungsgefahr herabsetzen: Bettgitter abpolstern, Patientin ins Bad begleiten, im Extremfall Helm
- Die Patientin zum Führen eines Anfallskalenders anleiten
- Angehörige zum genauen Beobachten weiterer Anfälle anhalten
- Ggf. Medikation überwachen

Langzeittherapie

- Anfallskalender führen lassen
- Lebensführung regulieren (z. B. Schlafentzug bzw. Nachtarbeit vermeiden)
- Antiepileptische Therapie ab dem 2. Anfall; bei bekannter Ursache, d. h. bei Wiederholungsrisiko, ab dem 1. Anfall
- Bei epilepsieverdächtigen Abläufen im EEG ohne Anfall → keine antiepileptische Therapie
- Bei lebensbedrohlichen Komplikationen während des 1. Anfalls → antiepileptische Therapie
- Alle häufigeren Anfälle → antiepileptische Therapie
- Dauer der Medikation: abhängig vom Verlauf, oft Einzelfallentscheidung

7.4.9 Schädel-Hirn-Trauma (SHT)

Merkmale

- Das SHT geht mit Bewusstseinsstörungen (▶ 16.1.8) und vegetativen Begleitsymptomen wie Erbrechen und mit heftigem Kopfschmerz einher.
- Dauert die Bewusstlosigkeit > 30 Min., ist i. d. R. mit bleibenden Funktionsstörungen des Gehirns zu rechnen.
- Je nachdem, ob eine Verbindung zwischen Liquorraum und Außenwelt besteht, unterscheidet man zwischen offenem oder geschlossenem SHT.
- Diagnostik der Bewusstlosigkeit: Glasgow Coma Scale – GCS (▶ 16.1.8, ▶ Tab. 7.4).
- ▶ Abb. 7.4

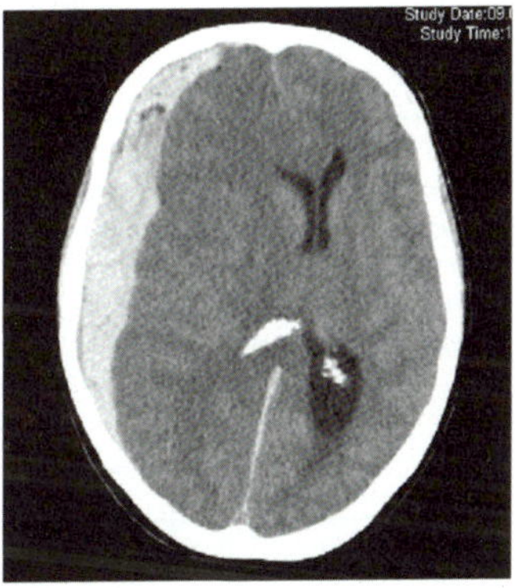

Abb. 7.4 cCT: Schädel-Hirn-Trauma mit traumatischem Subduralhämatom rechts hemisphärisch [T1399]

Tab. 7.4 Klassifikation des SHT nach der GCS [F210-010]

Einteilung	Glasgow Coma Scale
Leicht	13–15 Punkte
Mittelschwer	9–12 Punkte
Schwer	3–8 Punkte

Sofortmaßnahmen

- RR, Puls, Atmung kontrollieren; falls nötig, auf Intensivstation verlegen
- Bewusstseinslage, Pupillen kontrollieren: Weite, Reaktion, Symmetrie
- Oberkörper um 30° hochgestellt positionieren
- Schmerz bekämpfen, nicht sofort sedieren

Pflege

- Transport zu cCT/cMRT/Neurochirurgie mit Anforderungsscheinen vorbereiten
- Verlegung auf die Intensivstation, Neurologie oder Neurochirurgie vorbereiten, Doku kopieren oder ausdrucken, ggf. Transport bestellen

- Bei leichtem SHT ohne Verlegungsbedarf: regelmäßig Patientin beobachten
  - Beobachten der Bewusstseinslage ist am wichtigsten, Patientin auch nachts regelmäßig wecken. Sekundäres Eintrüben spricht für Hirnstammeinklemmung (▶ 7.4.3) oder epidurales Hämatom (▶ 7.4.6).
  - Pupillen untersuchen: Weite, Symmetrie, Reaktion auf Licht
  - Zeichen für Schädelfraktur, z. B. Liquorfluss aus Nase oder Ohr
  - RR, Puls, Atmung, Temperatur (zentrales Fieber) kontrollieren

! Tipps, Tricks und Fallen

- Schmerzbekämpfung: Vorsicht mit sedierenden Mitteln → Bewusstseinslage ist oft danach nicht mehr zu beurteilen.
- Auch bei einer „einfachen" Gehirnerschütterung kann es durch Erbrechen und Bewusstseinsstörung zur Aspiration mit Aspirationspneumonie oder Ersticken kommen.

7.4.10 Hirntumoren

▶ Tab. 7.5

Alle Hirntumoren können je nach Lokalisation eine OPS verursachen. Frontale Tumoren führen zum Frontalhirnsyndrom mit Wesensänderung. Tumoren der hinteren Hirnanteile können zur Einklemmungssymptomatik (▶ 7.4.3) mit Bewusstseinsstörung oder Koma führen. Die Symptomatik wird vom perifokalen Ödem (Flüssigkeit um den Tumor herum) verstärkt.

Tab. 7.5 Die häufigsten Hirntumoren

Tumorart (Anteil %)	Merkmale/Lokalisation	Symptomatik/Verlauf
Astrozytom Grad I–III	Wächst verdrängend u. a. im Stirnhirn, gutartig, 10 % entarten zum Glioblastom	Früh zerebrale Anfälle, Frontalhirnsyndrom (▶ 7.4.4)
Glioblastom = Astrozytom Grad IV	Bösartig, wächst infiltrierend in allen Hirnanteilen außer im Kleinhirn, metastasiert im Gehirn, Einblutungen, ▶ Abb. 7.5	Herdsymptomatik, oft plötzlich, zerebrale Anfälle, Kopfschmerz oft erst sehr spät oder gar nicht
Meningeom	Wächst langsam, die Hirnrinde verdrängend, geht von Arachnoidea aus, gutartig	Herdausfälle entsprechend der Lokalisation, epileptische Anfälle
Akustikusneurinom	Meist vom N. vestibularis (Teil des VIII. Hirnnervs) ausgehend, wächst langsam über viele Jahre im inneren Gehörgang	Einseitige Hörminderung; Fallneigung zur Seite des Tumors, Ausfall anderer Hirnnerven: Gesichtssensibilität und -motorik, Ataxie
Hypophysenadenom	Von verschiedenen Hypophysenvorderlappenteilen ausgehend	Beiderseitiger schläfenwärts (temporal) gerichteter Gesichtsfeldausfall, multiple Hormonstörungen
Metastasen	Häufig von Bronchial-, Mamma-, Schilddrüsen-, Uro-Genital-, Magenkarzinom ausgehend	Herdsymptomatik je nach Lokalisation, epileptische Anfälle

7

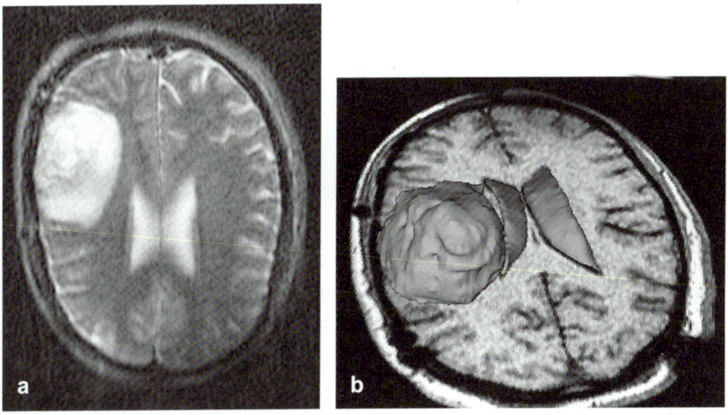

Abb. 7.5 a) Die T2-gewichtete MRT zeigt ein großes Astrozytom in der linken Großhirnhemisphäre. b) Die 3D-Rekonstruktion erleichtert die OP-Planung. [E595]

Vorgehen

Wenn Tumor oder Raumforderung mit Begleitödem in MRT (oder CT mit/ohne Kontrastmittel) nachgewiesen:

- Operationsindikation abklären
- Patientin zur Verlegung auf Neurologie, Neurochirurgie oder Intensivstation vorbereiten: im Zweifel mit Kopien der Dokumentation, Datenträger mit CT/MRT-Bildern
- Transport organisieren

! Tipps, Tricks und Fallen

- Kopfschmerz ist als erstes Symptom für Hirntumoren nicht typisch, eher epileptische Anfälle oder andere neurologische Herdsymptomatik.
- Hirnmetastasen machen oft früher Beschwerden als ihr Primärtumor (z. B. in Lunge, Mamma etc.) → Primärtumor suchen.

7.4.11 Stoffwechselentgleisung

Leberkoma (Synonym: hepatische Enzephalopathie)

Durch Leberfunktionsstörung oder über Umgehungskreisläufe gelangen toxische Substanzen ohne Entgiftung in der Leber zum Gehirn.

Ursachen

- Leberzerfallskoma: bei Hepatitis, Vergiftung (mit Knollenblätterpilz, Alkoholexzess, Medikamenten-, Drogenvergiftung)
- Leberausfallskoma: endogene Vergiftung mit Ammoniak bei Leberzirrhose, Lebertumoren, Operationen

Symptome

- Ikterus (Gelbfärbung der Haut)
- Akutes Erbrechen
- Grobschlägiger Tremor, bei Alkohol feinschlägig

- Typischer Mundgeruch: süßlich, wie feuchte Erde (Ammoniakgeruch)
- Hirnleistungsstörung, Bewusstseinsstörung bis Koma (▶ 16.1.8), selten Delir (▶ 16.1.6)

Vorgehen

- Ursache beseitigen
- Eiweißzufuhr beschränken, ggf. Ammoniakbildung im Darm verringern
- In schweren Fällen eiweißfreie parenterale Ernährung; ggf. Lebertransplantation

Diabetische Entgleisung

Zu hoher Blutzuckerspiegel (Hyperglykämie). Bei der Diabetikerin meist durch erhöhten Insulinbedarf (z. B. bei Infekt) oder durch Insulindosierungsfehler ausgelöste Stoffwechsel- und Kreislaufentgleisung. ▶ Tab. 7.6.

Tab. 7.6 Formen diabetischer Entgleisung

	Ketoazidotisch	Hyperosmolar
Ursache	Osmotisch (wasseranziehend) wirkende Substanzen vermehrt im Blut; Ansäuerung des Bluts meist bei Typ-1-Diabetes	Exzessive Blutzuckererhöhung → Zuckerausscheidung über Niere → Zucker nimmt Flüssigkeit mit → Exsikkose meist bei Typ-2-Diabetes
Symptomatik	• Entwicklung über Stunden bis Tage • BZ > 300 mg/dl • Übersäuerung (Azidose) mit Azetongeruch, Übelkeit, Erbrechen, Schwäche, Durst, vertiefte Atmung	• Entwicklung in Tagen bis Wochen • BZ > 700 mg/dl • Vermehrte Harnausscheidung → starker Durst, Austrocknen, trockene, heiße Haut, RR-Abfall
Komplikation	Schock mit verminderter oder fehlender Ausscheidung, Fieber, Reflexe abgeschwächt, Bewusstseinsstörung bis Koma	
Labor	BZ, Blutgase, Elektrolyte, Serumosmolarität, Azeton im Urin	

Vorgehen

- Krankenbeobachtung; engmaschig BZ, Elektrolyte, BGA, RR, Puls, Temperatur, Atmung, Bewusstsein kontrollieren, Flüssigkeit bilanzieren
- Aspiration vermeiden, bei Erbrechen Magensonde
- Dekubitus- und Thromboseprophylaxe
- Therapie nach ärztlicher Anordnung

Hypoglykämie

Zu niedriger Blutzuckerspiegel (< 50 mg/dl). Akute Hypoglykämie → hypoglykämischer Schock → Koma; chronische Hypoglykämie → leichte bis mittelschwere OPS, epileptische Anfälle.

Ursachen

- Beginnender Diabetes
- Überdosierung von Insulin oder oralen Antidiabetika
- Diabetikerin hat Zwischenmahlzeit vergessen.
- Insulinproduzierender Tumor (z. B. Insulinom)
- Alkoholmissbrauch (Lebensgefahr bei Kindern)

7

Symptome
- Entwicklung innerhalb von Minuten
- Heißhunger
- Unruhe, Tremor, Apathie, Halluzinationen, Erregungszustände, Krampfanfälle, Koma
- Blasse, kalt-schweißige Haut
- Erhöhter Puls, RR-Abfall → Schock

Vorgehen
- Bei unklarem Koma Traubenzucker geben und Wirkung beobachten – schadet bei Hyperglykämie nicht. Insulingabe bei Hypoglykämie ist lebensgefährlich.
- Sturz-, Verletzungsgefahr (v. a. bei älteren Menschen) verringern
- Leichte Hypoglykämie: orale Kohlenhydrate, z. B. Traubenzucker, Zuckerwürfel, süßer Saft
- Schwere Hypoglykämie: nach ärztlicher Anordnung

7.5 Bewusstseinsstörungen durch Alkohol

7.5.1 Pathologischer Rausch

Synonym: qualitativ abnormer Rausch
Plötzlich auftretender Dämmerzustand (Psychose) mit möglichem persönlichkeitsfremdem Verhalten.

Ursache Alkoholunverträglichkeit.

Symptome Dauert Minuten bis Stunden; Beginn und Ende ggf. mit epileptischem Anfall; danach depressives Erschöpfungsstadium, Schlaf, Gedächtnislücke (Amnesie) für das Ereignis.

Therapie Im Notfall dämpfende Antipsychotika.

7.5.2 Alkoholhalluzinose

- Bei Alkoholabhängigkeit (chron. Alkoholismus) 1–2 Wo. nach Alkoholexzess
- Vielfältig schizophrenieartige Psychose: vorwiegend akustische und szenische Halluzinationen (▶ 3.4): Stimmen in Rede und Gegenrede, z. T. kommentierend (sehr oft abwertend bzgl. Alkoholabhängigkeit)
- Ängstlicher Verfolgungswahn (▶ 3.5.1)
- Keine Bewusstseins- oder Orientierungsstörungen
- Klingt innerhalb von Stunden bis Monaten ab; wenn kein Abklingen: Schizophrenie wahrscheinlich
- Therapie: antipsychotische neuroleptische Medikamente
- Auf Flüssigkeitszufuhr und ausgewogene Ernährung achten bzw. alkoholismusbedingte Mangelernährung ausgleichen

7.5.3 Alkoholentzug

Prädelir

Setzt 10 Std. bis 1 Woche – meist innerhalb 2 Tagen – nach letztem Alkoholkonsum ein.

Symptome

- Angst
- Schlafstörung
- Vegetative Übererregbarkeit mit Schwitzen und Tremor (Händezittern): 6–8-mal/Sek.
- Kurze, ungeformte halluzinatorische Phasen
- Illusionäre Verkennungen
- Erweiterte Pupillen (Mydriasis), vegetative Überaktivität, gesteigerte Reflexe

Vorgehen

- Information „Prädelir" an alle weitergeben
- Eine Pflegeperson muss die Patientin beobachten, sie beruhigen, zum Trinken und Essen (erhöhter Kalorienbedarf im Prädelir/Delirium!) anregen
- Kein Ausgang, keine Entlassung
- Großzügig Bedarfsarznei geben, solange die Patientin sie noch freiwillig nimmt

Therapie

Antidelirant und antiepileptisch wirkende Medikamente: v.a. Clomethiazol (▶ 18.6.1), Benzodiazepine (▶ 16.3.1), Carbamazepin (▶ 15.5.2) und Antipsychotika (▶ 15.2).

Entzugsdelir (Delirium tremens)

10 % der Patientinnen und Patienten mit Prädelir „rutschen" ins Delir. Das voll ausgeprägte „nasse", d. h. mit starkem Schwitzen einhergehende Alkoholentzugsdelir ist ein lebensbedrohlicher Zustand, der ohne Therapie in bis zu 25 % der Fälle zum Tod (in der Regel durch Herz-Kreislauf-Versagen, ggf. auch Epilepsie, Suizid) führt. Das typische Alkoholentzugsdelirium dauert nicht länger als ca. 10 Tage. Längere Deliriumsdauer weist auf zusätzliche Verursachungen oder Komplikationen hin.

Symptome

- Bewusstseinsstörung: von verminderter Aufmerksamkeit bis Koma
- Wahrnehmungsstörung: von überlautem Hören (zuschlagende Tür wird als Kanonendonner gehört) bis Halluzinationen (vor allem optische) und illusionäre Verkennung
- Beeinträchtigtes logisches Denken, flüchtige Wahnideen
- Gestörtes Kurzzeitgedächtnis, Langzeitgedächtnis erhalten; meist Gedächtnislücke für die Zeit des Delirs
- Desorientierung (oft auch zur Zeit)
- Erhöhte Suggestibilität (Patientin lässt sich leicht Dinge einreden)
- Gestörte Psychomotorik: Wechsel zwischen Unter- und Überaktivität, verstärkte Schreckhaftigkeit, verlängerte Reaktionszeit
- Schlaf-Wach-Rhythmus gestört, Albträume (die sich mit Wahnideen vermischen)
- Angst, Depression, Euphorie, Reizbarkeit, staunende Ratlosigkeit
- Häufig epileptische Anfälle
- Erhöhte Temperatur, Herz-Kreislauf-Versagen, Schwitzen, Atemstörungen
- Akute Degeneration quergestreifter Muskulatur (Rhabdomyolyse)

Vorgehen

- Ziel: Versetzen der Patientin in einen leichten Schlafzustand, aus dem sie erweckbar, durch Getränk- und Essenanreichung ernährbar und durch Medikamentengabe verlässlich behandelbar ist

- Antidelirant und antiepileptisch wirkende Medikamente: Clomethiazol (▶ 15.6.1), Benzodiazepine (▶ 15.3.1) evtl. kombiniert mit Neuroleptika nach Schema unter engmaschiger Überwachung bzw. in Abhängigkeit von Vitalparametern
- Zur Vorbeugung einer Wernicke-Enzephalopathie Gabe von Vitamin B_1 (Thiamin)

7.5.4 Wernicke-Enzephalopathie

Schweres Krankheitsbild mit hoher Mortalität. Vitamin-B_1-Mangel durch langdauernde Fehlernährung → Glykolysestörung (Zucker, der Brennstoff des Gehirns, kann vom Organismus nicht mehr verwertet werden).

Symptome

- Augenmuskel- und Blicklähmung, enge Pupillen, Nystagmus (Augenzittern); Augensymptome bilden sich i. d. R. schnell zurück.
- Kleinhirnataxie mit torkelndem Gang und unsicherem Stand
- Epileptische Anfälle
- Absinken von Körpertemperatur und Blutdruck
- Psychisch: Auffassung, Orientierung, Psychomotorik gestört
- Bewusstseinsstörung bis Koma, Verwirrtheit kann bis zu Wochen andauern.

Vorgehen

Vitamin-B_1-Gabe, bis Patientin normal essen kann. Eine Zusatztherapie mit einem Multivitaminpräparat wird empfohlen.

7.5.5 Korsakow-Syndrom (Syn. alkoholtoxisch bedingtes amnestisches Syndrom)

Sowohl vorübergehend als auch als dauerhafter Defektzustand. Vitamin-B_1-Mangel durch langdauernde Fehlernährung. Beginnt häufig mit einer Wernicke-Enzephalopathie.

Symptome

- Erhebliche Merkfähigkeitsstörung, Kurzzeitgedächtnisstörung
- Orientierungsstörung
- Konfabulieren: fehlende Gedächtnisinhalte werden durch freie Erfindungen ersetzt.

Vorgehen

- Wie bei Wernicke-Enzephalopathie. Striktes Vermeiden von Alkoholkonsum, Gedächtnistraining
- Prognose: ggf. innerhalb von Tagen bis Monaten reversibel

7.6 Fahreignung nach Bewusstseinsstörung

- Nach jeder Art von Bewusstseinsstörung (wie auch bei vielen anderen Krankheiten) besteht eine Einschränkung der Fahreignung.
- Die Fahreignungsbeurteilung beruht auf der Risikoabschätzung durch ein Expertinnengremium.

- Es gelten die „Begutachtungsleitlinien zur Kraftfahreignung“ in der jeweils neuesten Fassung (www.bast.de).
- Die einwilligungsfähige Patientin muss vor Entlassung aus ärztlicher Behandlung schriftlich über Einschränkungen aufgeklärt werden, sonst haften im Falle von Unfällen möglicherweise das Krankenhaus, die Praxis oder einzelne Mitarbeiterinnen.
- Immer an Aufklärung denken! Hierzu bieten sich vorgefertigte Aufklärungsbögen mit Möglichkeit (und Erfordernis) freier Formulierungen an. Nötigenfalls kann Aufklärung auch in freier Form in der Patientendokumentation erfolgen.
- Wenn die Unterschrift verweigert wird, unterschreiben mindestens zwei aufklärende Personen, z. B. Ärztin und Pflegeperson.

Weiterführende Literatur

Wie zu Beginn des Kapitels bereits erwähnt, erfolgen Diagnostik und Therapie gemäß den jeweilig aktuellen Leitlinien der medizinischen Fachgesellschaften und können dort in weitaus detaillierterer und aktuellerer Form nachgelesen werden, als es dieses Kapitel darzustellen vermag: www.awmf.org/leitlinien/aktuelle-leitlinien.html

Verwiesen wird in diesem Zusammenhang besonders auf die Leitlinien der neurologischen, neurochirurgischen, radiologischen und internistischen Fachgesellschaften.

8 Angst-, Zwangs-, Belastungs-, dissoziative und Persönlichkeitsstörungen

Frithjof Niegot

8.1 Angststörungen

Tipps, Tricks und Fallen

Angst gehört zu den wichtigsten Emotionen bei Menschen und Tieren. Sie tritt auf in Gefahrensituationen und schützt vor körperlichen oder psychischen Verletzungen. Einfaches Lampenfieber, Angst vor dem Fallschirmspringen oder leichte Angst vor einem bellenden Hund gehören daher zum normalen Erlebensspektrum und zählen nicht zu den Angststörungen. Nur wenn die Angst übersteigert ist oder in nahezu ungefährlichen Situationen auftritt, dann handelt es sich um eine Störung. Die Angststörungen gehören zu den häufigsten psychischen Erkrankungen.

Symptome

- Übermäßige Angst
- In eigentlich ungefährlichen, spezifischen Situationen (F40 Phobische Störungen) oder ohne auf spezifische Situationen bezogen zu sein (F41 Andere Angststörungen)
- Die angstbesetzten Situationen werden vermieden oder nur unter Angst ertragen.
- Körperreaktionen: Herzklopfen, Schwächegefühl, Zittern etc.
- Angst zu sterben, verrückt zu werden oder die Kontrolle zu verlieren

8.1.1 Agoraphobie ohne Panikstörung (F40.00) oder mit Panikstörung (F40.01)

- Angst, das Haus zu verlassen, einzukaufen, in Menschenmengen oder auf öffentlichen Plätzen zu sein, in Bus, Bahn oder Flugzeug zu reisen. Bei einigen Patienten treten die Ängste kaum auf, weil sie die angstbesetzten Situationen vollständig vermeiden.
- Behandlung mit kognitiver Verhaltenstherapie (KVT), insbesondere Expositionstherapie, Psychoedukation (z. B. nach Schneider und Margraf)
- Entspannungsverfahren, z. B. Progressive Muskelrelaxation (PMR ▶ 14.3.6), Stressreduktion
- Medikation (▶ 15): bei schweren Verläufen oder auf Wunsch des Patienten selektive Serotonin-Wiederaufnahmehemmer (SSRI) oder Serotonin-Noradrenalin-Wiederaufnahmehemmer (SNRI) (mögliche Nebenwirkungen u. a. Unruhe und Schlafstörungen), nur in seltenen Ausnahmefällen (z. B. schwere kardiale Komorbiditäten): Benzodiazepine
- Die Medikation sollte auch nach Abklingen der Symptome noch mind. 6–12 Monate weiter genommen werden, bei komplizierten oder schweren Angststörungen länger. Das Absetzen sollte ausschleichend erfolgen.
- Sport, Selbsthilfebücher und -gruppen können unterstützen.
- Weitere Verfahren wie Klopftechniken oder Hypnose können helfen, sind aber noch nicht ausreichend wissenschaftlich untersucht.

Pflege

- Vertrauensvolle Beziehung zum Patienten herstellen, z. B. Verständnis zeigen, freundlich sein, alle Schritte erklären
- Grundlage für alle Behandlungsschritte ist, dass der Patient über seine Erkrankung informiert und aufgeklärt ist, sodass er allen Maßnahmen informiert zustimmen kann.

- Planung und Begleitung der Expositionstherapie nach Absprache mit Arzt oder Psychologen
- Auch während einer akuten Panikattacke nur in seltenen Ausnahmefällen nach strenger Indikation Benzodiazepine. Dementsprechende Wünsche des Patienten zurückweisen, an den Arzt verweisen.
- Zur Selbstbehandlung nehmen viele Patienten Alkohol oder Benzodiazepine: Hinweise auf Alkohol- und Medikamentenabusus beachten.

Expositionstherapie

Eine der wichtigsten und erfolgreichsten Methoden in der Psychotherapie ist die Expositionstherapie mit Reaktionsverhinderung (▶ Abb. 8.1). Folgende Formen werden unterschieden:

- **In sensu:** Die Konfrontation mit der angstauslösenden Situation erfolgt nur in der Vorstellung des Patienten, der Therapeut hilft, die Vorstellung möglichst bildhaft auszumalen. Die Konfrontation in sensu erfolgt vor einer realen Exposition oder falls aus verschiedenen Gründen eine reale Exposition nicht möglich ist
- **In vivo:** Die Konfrontation mit der angstauslösenden Situation erfolgt tatsächlich, z. B. wird der Supermarkt oder die Brücke tatsächlich betreten.

Weiterhin werden die verschiedenen Vorgehensweisen Flooding (Beginnen mit stark angstauslösenden Situationen) und Systematische Desensibilisierung (schrittweises Vorgehen, Beginn mit nur leicht angstauslösenden Situationen) unterschieden:

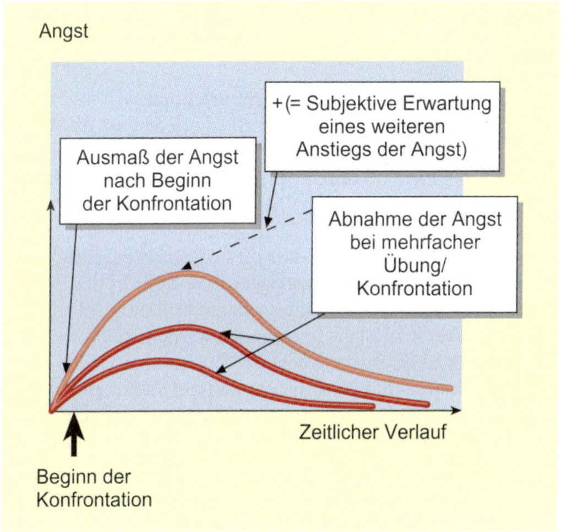

Abb. 8.1 Abnahme von Angst im Verlauf der Expositionsbehandlung [L235]

Flooding

Der Patient wird mit angstbesetzten Situationen „überflutet", d. h., er begibt sich gleich in Situationen, in denen er hohe Angst hat. Mehrere dieser stark angstbesetzten Situationen folgen aufeinander, sodass die Exposition mehrere Stunden andauern kann. **Beispiel:** Ein Patient mit Angst in öffentlichen Verkehrsmitteln

(Agoraphobie) fährt mit dem Zug nach Berlin, dort vom Bahnhof mit dem Bus zum Flughafen, mit dem Flugzeug nach Köln und von dort mit dem Zug wieder zurück. Vorteil: Die Ängste sind schnell überwunden und die Behandlungsergebnisse bleiben sehr stabil. Nachteil: Viele Patienten brechen die Behandlung ab, weil sie sich schon durch die Vorstellung des Floodings überfordert fühlen, zudem ist dieses Vorgehen vergleichsweise aufwendig.

Systematische Desensibilisierung

- Gemeinsam mit dem Patienten wird eine Liste mit Situationen erstellt, die unrealistisch hohe Angst auslösen. Die Beispiele sollten möglichst konkret sein (z. B. allein in den Supermarkt um die Ecke, mit dem Ehemann an einem Samstag in ein großes Möbelhaus in der Nähe).
- Der Patient schätzt ein, wie viel Angst diese Situationen jeweils auslösen (Skala: 0–10).
- Beginnend mit den leichteren Situationen sucht der Patient diese Situationen gezielt auf (z. B. die Situationen mit einer Angst von 4) und hält die dann auftretende Angst aus, bis sie deutlich weniger geworden ist (Habituation). Bei Angststörungen sollte die Angst nach 20–30 Min. bereits deutlich geringer sein.
- Während der Konfrontation wird der Patient wiederholt gelobt, vor allem für den Mut, sich seinen Ängsten zu stellen, und zum weiteren Aushalten ermutigt.
- Vor, mehrmals während und nach der Konfrontation erfragt der Therapeut das Ausmaß der Angst vom Patienten (Skala: 1–10).
- Die Umgebung sollte so ausgewählt sein, dass der Patient auf die gestellten Fragen zu Angst und Angstsymptomen antworten kann, ohne dass ein Dritter mithören kann.
- Meist sind die Patienten anschließend sehr erschöpft.
- Der Effekt stellt sich nur ein, wenn der Patient erlebt, dass die Angst in der Situation abnimmt. Der Patient sollte daher nicht aus der Situation flüchten.
- Auch ein „inneres Flüchten“ durch Ablenkung (zählen, beten, lesen o. Ä.) oder Hilfsmittel (Medikamente oder Mobiltelefon in der Tasche) verringert den Erfolg.
- Daher Patienten vorher aufklären, dass dies eine anstrengende, aber sehr erfolgreiche Methode zur Reduktion der Ängste ist. Falls der Patient während der Konfrontation flüchten will, sollte er daran erinnert und zum Durchhalten ermutigt, aber keinesfalls festgehalten werden.
- Nach erfolgreicher Konfrontation geht der Patient über zu den nächstschwereren Situationen und konfrontiert sich mit diesen, bis auch hier die Angst deutlich nachgelassen hat. So kann sich der Patient schrittweise seinen Lebensraum zurückerobern.
- Die Konfrontationsübungen können alleine oder in Begleitung eines Therapeuten stattfinden; einige Studienergebnisse zeigen, dass die Therapie erfolgreicher ist, wenn die ersten Konfrontationsübungen vom Therapeuten begleitet werden.

Pflege bei der Expositionstherapie

- Dem Patienten helfen beim Ausfüllen eines Symptomtagebuchs und beim Erstellen der Angsthierarchie
- In verschiedenen Situationen das Ausmaß der aktuellen Angst einschätzen lassen (Skala: 0–10), damit der Patient besser zwischen verschiedenen Stufen der Angst differenzieren lernt

- Den Patienten wiederholt ermutigen, sich zu konfrontieren, dabei an das gewünschte Ziel (langfristig weniger Angst zu haben) erinnern
- In Absprache mit dem Psychologen oder Arzt die Konfrontationen des Patienten begleiten:
  - Dabei ermutigen, loben und selbst die gezeigte Angst des Patienten aushalten
  - Zwischendurch nach den körperlichen Symptomen und den automatischen Gedanken fragen
  - Auch bei kleinen Übungen für den Mut loben, sich damit zu konfrontieren
- Die auftretenden Angstsymptome für den Patienten als solche benennen („Das ist nur die Angst“, „Das ist ganz normal“, „Das ist nur ein Gedanke“ etc.)
- Bei Hyperventilation siehe Abschnitt „Panikstörungen“ (▶ 8.1.4)
- Rückschläge und Vermeidung nicht persönlich nehmen
- Im weiteren Verlauf an die ersten Erfolge erinnern
- Vor allem bei schwierigen Konfrontationen mit dem Patienten besprechen, wie er sich anschließend selbst belohnen kann
- Beraten bei der Rückkehr ins Leben: soziale Kontakte (wieder) aufbauen, Hobbys pflegen, Genusstraining, Freizeitgestaltung. Bei fehlenden Ideen: Liste angenehmer Aktivitäten (Internet).

! Tipps, Tricks und Fallen

- Ruhe bewahren: Oft überträgt sich die Angst des Patienten auf den Begleiter.
- Freundlich und unterstützend bleiben. Die Konfrontation erfolgt stets freiwillig.
- Die Konfrontationstherapie ist für Patienten sehr belastend, daher sind im Vorfeld viel Aufklärung und Psychoedukation notwendig, nach erfolgreicher Konfrontation entsprechend viel (Selbst-)Lob.

8.1.2 Soziale Phobie (F40.1)

- Angst, von anderen (negativ) bewertet bzw. betrachtet zu werden; Angst vor Erröten, Zittern, Übelkeit. Gleichzeitig niedriges Selbstwertgefühl, Angst vor Kritik
- Therapie: KVT mit Exposition, Entspannungsverfahren und Training sozialer Kompetenzen
- Medikation: SSRI oder SNRI
- Selbsthilfegruppen

Pflege

- Wie bei Agoraphobie: Die Expositionstherapie erfolgt in sozialen Situationen, insbesondere wenn der Betroffene das Gefühl hat, den Blicken anderer Leute ausgesetzt zu sein.
- Patienten mit einer sozialen Phobie sind besonders angewiesen auf eine freundliche, wohlwollende Behandlung durch die Pflegenden.
- Im Gespräch ggf. etwas mehr Zeit für die Antworten lassen, da die Patienten ihre Aussagen vorher oft mehrfach überdenken
- Nicht die Situationen lösen die Angst aus, sondern die Gedanken über die Situation. Für den Umgang ist es hilfreich, die in der Einzeltherapie heraus-

gefundenen negativen Gedanken ebenso wie die angestrebten positiven Gedanken zu kennen.
- Mit dem Patienten Entspannungsverfahren (▶ 14.3.6) und Verhalten in sozialen Situationen üben (Training sozialer Kompetenzen), Achtsamkeitsübungen

8.1.3 Spezifische Phobie (F40.2)

Angst vor eng umschriebenen Situationen, z. B. Hunde, Spinnen, Höhe, Donner, Dunkelheit, geschlossene Räume, Benutzung öffentlicher Toiletten, Zahnarztbehandlung, Blut.

Pflege

Wie bei Agoraphobie (▶ 8.1.1), insbesondere Expositionstherapie (▶ 8.1.1).

8.1.4 Panikstörung (episodisch paroxysmale Angst) (F41.0)

- Schwere Panikattacken, die nicht in bestimmten Situationen, sondern für den Patienten weitgehend unberechenbar auftreten
- Panikattacken kommen bei vielen psychischen oder körperlichen Problemen vor.

Symptome

Herzklopfen, Herzrasen, Brustschmerz, Erstickungsgefühle, Schwindel, Schweißausbrüche, Mundtrockenheit, Depersonalisation, Derealisation (▶ 8.4), sekundär auch Angst zu sterben, die Kontrolle zu verlieren oder verrückt zu werden; bei einigen Patienten zusätzlich Hyperventilation.

Hyperventilation

- Übermäßige Atmung, zu schnelle und zu tiefe Atmung, dadurch sinkt der Kohlendioxid-Gehalt im Blut und der pH-Wert steigt (respiratorische Alkalose).
- **Symptome:** Schwindel, Kaltschweißigkeit (Schwitzen bei kalter Haut an den Extremitäten), Sehstörungen („Sterne sehen"), Atemnot, Druck auf der Brust, Muskelkrämpfe bis zur Pfötchenstellung der Hände (▶ Abb. 8.2), Missempfindungen („Kribbeln"). Alle Symptome bilden sich nach der Hyperventilation wieder zurück. Selten kommt es zu einer vorübergehenden Bewusstlosigkeit, in der ebenfalls die normale Atmung wieder eintritt und die Symptome zurückgehen.
- **Cave:** Eine Hyperventilation muss zwingend zunächst organisch abgeklärt werden, denn ähnliche Symptome treten auch bei schwerwiegenden organischen Erkrankungen auf (z. B. Herzinsuffizienz oder -infarkt, Enzephalitis, Asthmaanfall, Hypoglykämie). Bei bekannten Komorbiditäten

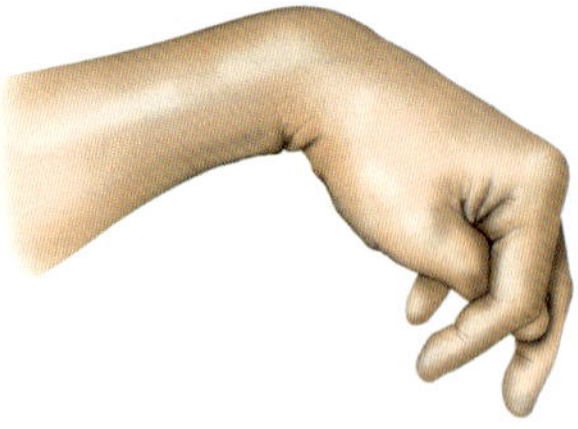

Abb. 8.2 Typische Pfötchenstellung bei Hyperventilationstetanie. Durch das gesteigerte Atemvolumen kommt es zu Störungen im Säure-Basen-Haushalt. Es resultiert eine Hypokalzämie mit Muskelkrämpfen. [E494]

(Herzerkrankung, Asthma, Diabetes) muss das Vorgehen mit dem zuständigen Facharzt abgestimmt werden (Beispiel: BZ- oder Peakflow-Messung).

Pflege

- Bei bekannter Hyperventilation: ruhig bleiben; Patienten beruhigen; sagen, dass es eine Hyperventilation ist, die vorübergeht.
- Für die Atmung klare Anweisungen geben: ausatmen, einatmen. Dabei sollte insbesondere das Ausatmen verlängert werden, den Patienten anleiten, seine Atmung schrittweise zu verlangsamen. Atmung etwas langsamer vormachen als der Patient selbst atmet.
- **Lippenbremse:** nur durch einen kleinen Spalt zwischen den Lippen ausatmen, um die Atmung zu bremsen
- Zur Verdeutlichung kann die Pflegeperson zusätzlich ihre Hände in der entsprechenden Geschwindigkeit vor dem Körper auf- und abbewegen.

> **! Tipps, Tricks und Fallen**
> Falls keine der Maßnahmen erfolgreich ist, kann der Patient in eine Papier- oder Kunststofftüte (notfalls Dokumentenhülle) atmen. Dadurch wird wieder mehr Kohlendioxid eingeatmet und die Zusammensetzung des Blutes normalisiert sich.

- In der Nachbearbeitung (Stunden oder einen Tag später): Auslöser explorieren, Frühwarnzeichen herausarbeiten
- Vorbeugend können u. a. Entspannungstherapien (▶ 14.3.6) und Atemtraining (▶ 14.3.12) eingesetzt werden.

8.1.5 Generalisierte Angststörung (F41.1)

- Dauerhaft anhaltende Angst, die nicht auf bestimmte Situationen beschränkt ist, ständige Nervosität, Zittern, Anspannung, Schwitzen, Herzklopfen, Schwindel, Hypervigilanz. Anhaltende und übertriebene Sorgen (um die eigene Gesundheit oder die von Angehörigen, vor Unfällen, Geldnot etc.)
- Aufmerksamkeit einseitig auf Bedrohliches fixiert
- Sorgenvermeidungs- und Rückversicherungsverhalten, z. B. häufige Anrufe bei der Familie, um sicherzustellen, dass nichts passiert ist

Therapie

- KVT mit Sorgenexposition, Entspannung, Aufbau von Alternativen zum Grübeln, Problemlösetraining, kognitive und metakognitive Verfahren (z. B. nach Beck und Ellis, siehe z. B. de Jong-Meyer 2018, Exner & Hansmeier 2020)
- **Beispiel Sorgenexposition:**
  - Ähnlich wie bei der Exposition (▶ 8.1.1) erstellt der Patient eine Liste der wichtigsten Sorgen.
  - Der Patient schätzt die Belastung durch die Sorgen auf einer Skala (1–100) ein.
  - Die Hauptsorge wird ausgewählt und über diese ca. 30 Min. nachgedacht. Der Patient versucht währenddessen, sich den schlimmsten Ausgang der Sorge auszumalen, bei dieser Sorge zu bleiben und nicht auszuweichen.
  - Vor, mehrmals während und nach der Sorgenexposition schätzt der Patient das Ausmaß der Belastung ein (Skala: 1–100).

  - Wenn ein Therapeut oder eine Pflegefachperson bei der Sorgenexposition anwesend ist, dann kann zum Verbalisieren der Sorge ermuntert und wiederholt an diese Sorge erinnert werden. Im Rahmen der Konfrontation aber nicht beruhigend auf den Patienten einreden. Wenn der Patient alleine ist, kann er sich die Sorge aufschreiben und immer wieder lesen, um sich selbst daran zu erinnern und beim Thema zu bleiben.
- Medikation: SSRI, SNRI oder Pregabalin

Pflege

Wie bei Agoraphobie (▶ 8.1.1). Zusätzlich:
- Anleitung zur Sorgenexposition
- Reorientierung im Hier und Jetzt (Achtsamkeitsübungen, s. auch ▶ 8.4 Dissoziationen)
- Reflexion der Sorgen: Wie viel Zeit verbringen Sie mit den Gedanken? Mit welchem Erfolg? Lohnt sich der Einsatz von so viel Zeit? Was verpassen Sie dadurch? (vgl. auch metakognitive Therapie, ▶ 14.3.3)
- Bei der Differenzierung helfen:
  - Zeiten zum Nachdenken vs. Zeiten, in denen das Grübeln nur stört
  - Tatsachen vs. Gedanken, vorgestellte Katastrophen sollten nicht genauso ängstigen wie echte Katastrophen.
- Genusstraining, Problemlösetraining
- Unterstützen beim Aufbau alternativer Verhaltensweisen, alle Versuche in Richtung „Handeln statt Denken" verstärken
- Bei Überlastung des Patienten kann eine Hilfe beim Zeitmanagement nötig sein: Liste an Aufgaben erstellen, Prioritäten setzen (was muss zunächst gemacht werden, was kann warten?), Aufgaben und Verantwortung abgeben
- Patienten suchen Rückversicherung oft auch bei den Pflegenden: anfangs beruhigen, später den Patienten darauf hinweisen, dass es sich um Rückversicherungsverhalten handelt, welches ihm langfristig nicht hilft

8.2 Zwangsstörungen

Zwangsstörungen sind entweder Zwangshandlungen oder Zwangsgedanken, die meisten Patienten haben beides. Wenn beides gleichermaßen vorherrscht, dann wird als Diagnose „Zwangsgedanken und -handlungen, gemischt" (F42.2) angenommen.

8.2.1 Zwangshandlungen (F42.1)

Zwangshandlungen können einen oder mehrere Bereiche umfassen:
- Übertriebene Reinlichkeit (z. B. Händewaschen)
- Übertriebene Ordnung oder Sauberkeit (z. B. mehrmals täglich Putzen der Wohnung, stundenlanges Sortieren von Kleidung nach Farben)
- Kontrollieren von vorherigen Handlungen (z. B. Tür, Fenster oder Auto verschließen, Herd ausstellen, Dusche abdrehen, erneutes Befahren derselben Straße, um sicherzustellen, dass kein Unfall verursacht wurde)
- Stereotype Rituale, die oft vom Patienten selbst als sinnlos erachtet, aber dennoch stets durchgeführt werden (z. B. Lesen von Etiketten in einer festgelegten Reihenfolge vor dem Ankleiden, Zählen von Gegenständen bis zum Erreichen einer bestimmten Zahl)
- Pathologisches Horten (in der ICD-10 noch nicht aufgeführt), umgangssprachlich „Messie-Syndrom": Schwierigkeit, sich von (fast) Nutzlosem (z. B.

Werbeprospekte) zu trennen; dies in einem Ausmaß, dass verschiedene Lebensbereiche dadurch beeinträchtigt werden

Wissenswertes

Zwangshandlungen dienen meist dazu, unangenehme Gefühle (z. B. Angst oder Unsicherheit) zu reduzieren (▶ Abb. 8.3). Kurzfristig wirken die Zwangshandlungen tatsächlich erleichternd, langfristig bleibt das Problem erhalten oder verschärft sich sogar.

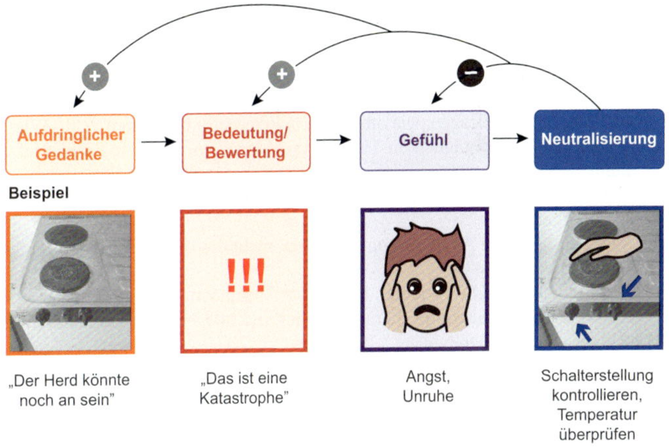

Abb. 8.3 Kognitives Modell der Zwangsstörung [L157, J787]

Patienten mit Zwangsstörungen haben häufiger stereotype Denk- und Verhaltensmuster, sie können diese Muster schlechter beenden und überschätzen das Risiko, dass sie die Gedanken in die Tat umsetzen oder dass etwas Unerwünschtes passiert. Gleichzeitig haben sie ein übertriebenes Verantwortungsgefühl.
Viele Zwangsstörungen werden erst spät diagnostiziert, meist dadurch, dass sich die Betroffenen aufgrund einer anderen Erkrankung in Behandlung begeben (z. B. zum Dermatologen nach Waschzwängen).
Einige Erkrankungen (z. B. Tourette-Syndrom [▶ 12.6.6], Asperger [▶ 12.6.7], Schizophrenie [▶ 5], posttraumatische Belastungsstörung [▶ 8.3.2]) führen gehäuft zu sekundären Zwangserkrankungen; insbesondere dann müssen die einzelnen Behandlungsschritte und deren Reihenfolge mit dem Psychologen oder Arzt abgesprochen werden.

Therapie

- Die wichtigste Therapieform ist die **Expositionstherapie** (▶ 8.1.1), insbesondere die systematische Desensibilisierung. Bis sich aber während der Exposition eine Habituation einstellt, also die Gefühle von Angst und Unsicherheit auch ohne Zwangshandlungen und -gedanken weniger werden, dauert es oft mehrere Stunden, entsprechend muss eine längere Dauer der Exposition eingeplant werden.
- Weitere Maßnahmen: kognitive Umstrukturierung, Entspannungstechniken, Achtsamkeit, Genusstraining, Behandlung der Primärerkrankung

- Metakognitionen (Einstellungen über Gedanken, ▶ 14.3.3) reflektieren: „Welche Konsequenzen hat der Gedanke?", „Wie wahrscheinlich ist das?", „Wie oft hatten Sie diesen Gedanken und wie oft ist die Konsequenz wirklich eingetreten?"
- Medikation: SSRI, meist in hohen Dosierungen, die Wirkung tritt i. d. R. später ein als bei Depressionen.

Pflege

- Aus Scham verheimlichen viele Patienten ihre Zwangshandlungen, daher bei Verdacht beobachten und den Psychologen oder Arzt informieren: Zeigt ein Patient stereotype Verhaltensweisen, wie oft wäscht er sich die Hände, wie lange braucht er, um das Zimmer zu verlassen, kehrt er mehrmals zurück, wirkt er übertrieben ordentlich oder gründlich?
- Bei Verdacht: nachfragen, wie oft die Verhaltensweisen auftreten (z. B. „Wie oft waschen Sie sich täglich die Hände? Wie lange benötigen Sie für einmal Hände waschen?")
- Wenn ein Patient Zwangshandlungen oder -gedanken berichtet: bedanken für die Offenheit
- Die oft ausgeprägte Anspannung aushalten, nicht die Belastung des Patienten übernehmen
- Geduldig bleiben: Die Patienten haben ihre Zwänge meist schon sehr lange und können diese auch mit therapeutischer und pflegerischer Unterstützung nur langsam reduzieren.
- Individuelles Vorgehen mit Psychologen oder Arzt absprechen
- Patienten nach seinen persönlichen Zielen fragen: Was möchte er ändern, was beibehalten? Die persönlichen Ziele respektieren, sofern sie nicht negativ für andere sind oder die eigenen moralischen Grenzen überschreiten. Oft sind die Patienten gründlicher, genauer, nachdenklicher als andere; das können sie auch nach der Therapie bleiben.
- Begleitung bei der Exposition, am besten im realen Umfeld des Patienten, sofern möglich mehrere Stunden einplanen (s. Hillebrand und Niedermeier, 2014), ggf. auch mit Videoübertragung (▶ 17.5 Telemedizin)
- Wichtig: nicht durch eigenes Verhalten die Exposition stören, z. B. anstelle des Patienten das Sicherheitsverhalten ausüben (wie die Fenster kontrollieren oder den Patienten beruhigen), sodass der Patient die für die Exposition notwendigen Gefühle wie Angst, Ekel, Unsicherheit bis zur Habituation aufrechterhalten kann
- Entspannungs- und Achtsamkeitsübungen, Genusstraining
- Training im Alltag des Patienten, dabei als positives Vorbild wirken
- Stärken hervorheben: Gründlichkeit, Sauberkeit, Planung, Ordnung können in bestimmten Situationen hilfreich und notwendig sein, solange es nicht übertrieben oder in unpassenden Situationen eingesetzt wird.
- Immer wieder ermutigen, auch bei sehr kleinen Fortschritten
- Wiederholt Hoffnung auf das langfristige Ziel machen
- Wiederholt darauf hinweisen, dass der Erfolg längere Zeit benötigt, gleichzeitig die einzelnen Schritte zum Erfolg betonen und positiv hervorheben
- Zwangssymptome beherrschen oft den Alltag. Für viele Patienten ist es daher nötig, dass sie Ideen entwickeln, was sie mit ihrer Zeit anfangen, wenn sie weniger Zwänge haben → beraten (z. B. Genusstraining, Freundschaften und Hobbys wieder aufnehmen, Ehrenamt, Selbsthilfegruppe).

8.2.2 Zwangsgedanken (F42.0)

- Zwanghafte Ideen, bildhafte Vorstellungen oder Zwangsimpulse, die stereotyp auftreten; diese werden meist als unwillkürlich und quälend empfunden.
- Inhalt der Zwangsgedanken oft vorgestellte Aggressionen, Sexualität, Verschmutzung oder magisches Denken
- Oft fast endloses Überlegen
- Manchmal kann der Alltag wegen der Zwangsgedanken nicht mehr vollständig bewältigt werden.
- **Grübelzwang** tritt oft bei Depressionen (▶ 4.1) auf, wird aber nur dann als eigene Diagnose festgestellt, wenn das ausgeprägte Grübeln auch außerhalb der Depression aufgetreten ist.
- Beispiele: „Ich könnte mein Kind mit einem Messer töten", „wenn ich etwas Negatives denke, passiert eine Katastrophe."

Wissenswertes

Heute geht man davon aus, dass die Zwangsgedanken der Betroffenen auch in der Allgemeinbevölkerung auftreten, zumindest was Inhalt und Häufigkeit betrifft. Allerdings werden die Gedanken von Zwangspatienten als weitaus bedrohlicher eingeschätzt und sie überschätzen ihre eigene Verantwortung für das Ergebnis. Somit sind nicht die Gedanken das Problem, sondern der Umgang damit. Derzeit geht man davon aus, dass neben Lernerfahrungen auch genetische und neurophysiologische Ursachen zur Entwicklung von Zwangsgedanken beitragen.

Therapie

- Exposition, bei Zwangsgedanken Konfrontation mit diesen Gedanken wie bei der Sorgenexposition (generalisierte Angststörung, ▶ 8.1.5), auch Aufsuchen von Situationen, die Zwangsgedanken auslösen
- Zusätzlich Zwangsgedanken aufschreiben, den Patienten wiederholt vorlesen lassen, als Audiodatei aufnehmen (z. B. mit Mobiltelefon des Patienten), dem Patienten den Zwangsgedanken als Audiodatei in Endlosschleife vorspielen lassen, bis Habituation eintritt, weitere metakognitive Verfahren (Exner und Hansmeier 2020, Fricke 2016)
- Mit Klopftechniken sowie Hypnose gibt es gute Erfahrungen, jedoch noch keine ausreichende systematische Forschung.

Pflege

Wie bei Zwangshandlungen (▶ 8.2.1).

- Unterstützung bei der Exposition nach Absprache mit dem Psychologen oder Arzt: Zwangsgedanken vorlesen lassen; Hilfestellung: die Zwangsgedanken als Audiodatei aufnehmen und anhören (über Mobiltelefon des Patienten)
- Zur Exposition können auch mit dem Patienten Situationen aufgesucht werden, die Zwangsgedanken auslösen.
- Beim Unterscheiden helfen durch Nachfragen: Was sind Tatsachen und was passiert nur „im Kopf"?
- Entspannungs- und Achtsamkeitsübungen, Genusstraining

! **Tipps, Tricks und Fallen**

Zwangsgedanken müssen von wahnhaften Gedanken unterschieden werden (▶ 3.5, ▶ 5 Befund und Schizophrenie), eine gründliche Diagnostik muss daher vorab durch einen Experten erfolgen. Zwangsgedanken werden zumindest teilweise und auf Nachfrage von den Betroffenen selbst als unsinnig erachtet. Zwangsgedanken können infrage gestellt werden; z. B. kann die Pflegefachperson sagen, dass sie den Gedanken für unwahrscheinlich hält und alternative Bewertungen vorschlagen. Wahn hingegen zeichnet sich aus durch die Unkorrigierbarkeit, über die Inhalte sollte daher nicht diskutiert werden.

8.3 Belastungsreaktionen

8.3.1 Akute Belastungsreaktion (F43.0)

Vorübergehende Reaktion auf eine außergewöhnliche physische oder psychische Belastung (Betroffener oder Zeuge eines Unfalls, einer akuten Erkrankung oder von Gewalt, Erhalten einer Nachricht vom Tod eines Angehörigen, einer Kündigung, bei stationären Patienten auch Zeuge eines psychischen Erregungszustands oder einer Zwangseinweisung eines Mitpatienten, Suizid eines Mitpatienten). Eine ähnliche Reaktion kann auch auftreten, wenn belastende Erinnerungen berichtet werden (▶ 16).

Symptome

Die Symptome treten kurz nach dem belastenden Ereignis auf und gehen nach Minuten, i. d. R. spätestens nach 1–2 Tagen zurück (▶ Abb. 8.4).

- „Betäubung", Bewusstseinseinengung, eingeschränkte Aufmerksamkeit, Unfähigkeit Reize zu verarbeiten, Desorientiertheit
- Panik, Angst
- Rückzug aus der Situation bis hin zu dissoziativem Stupor (F44.2) oder Unruhe, Überaktivität bis hin zur Fluchtreaktion oder Fugue (F44.1)
- Vegetativ: Tachykardie, Schwitzen, Erröten oder Blässe, Zittern
- Dissoziative Bewegungsstörungen, z. B. unfähig, die Hände zu bewegen, in die Hand gegebenes Glas fällt aus der Hand, Beine versagen
- Aphonie: Stimme versagt.
- Dysarthrie und Ataxie: Patient lallt, geht wie betrunken → gegen Alkohol- oder Tablettenintoxikation abgrenzen.
- Dissoziative Krampfanfälle → gegen zerebrale Anfälle abgrenzen

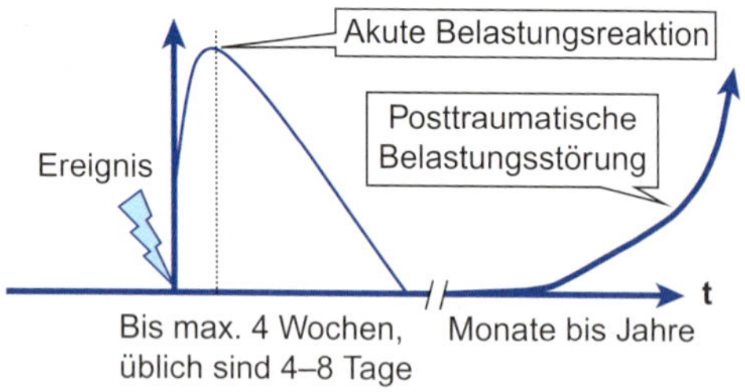

Abb. 8.4 Akute Belastungsreaktion versus posttraumatische Belastungsstörung [M234]

- Dissoziative Sensibilitätsstörungen wie Taubheitsgefühle, dissoziative Blindheit, dissoziative Taubheit → gegen Halluzinationen bei schizophrenen Patienten abgrenzen
- Dissoziative Amnesie: Patient erinnert sich später nicht mehr an die Situation.

Pflege

- Sofort abschirmen: Patient evtl. mit einer Begleitperson seines Vertrauens in ein ruhiges, vor Blicken von Mitpatienten geschütztes Zimmer führen. Weitere Begleitpersonen oder z. B. Journalisten freundlich, aber bestimmt anweisen, vor der Tür zu warten; auch Polizei muss warten, bis akute Notfallsituation behoben ist.
- Patienten davon abhalten, sich im Ausnahmezustand in weitere Gefahr zu bringen (z. B. Fenster schließen, versuchen daran zu hindern, auf eine vielbefahrene Straße zu gehen), dabei auf eigene Sicherheit achten
- Personalien evtl. durch Begleitpersonen aufnehmen lassen; Patient ist in der Notfallsituation möglicherweise nicht dazu fähig.
- Patienten nicht alleine lassen. Auch wenn Begleitperson dabei ist: beim Patienten bleiben, bis der Arzt da ist.

Kontakt aufnehmen

- In beruhigendem Ton zum Patienten sprechen
- Sich dem Patienten vorstellen
- Reorientieren: „Sie sind jetzt in Sicherheit“, „Sie sind jetzt im Krankenhaus XY.“
- In kurzen Sätzen sagen, was jetzt gemacht wird: „Ich messe Ihnen jetzt den Blutdruck“, „der Arzt kommt gleich“, „ich bringe Sie in ein ruhiges Zimmer.“
- Dem Patienten immer erklären, was man macht, auch wenn er nicht wahrzunehmen scheint, was man sagt
- Keine plumpen Beschwichtigungsversuche; lieber vorerst nichts zu dem belastenden Ereignis sagen als es zu banalisieren
- Vorsichtig dem Patienten die Hand anbieten, er kann dann selbst entscheiden, ob er sie halten will. Keinen anderen Körperkontakt, keine Umarmung etc.
- Wenn Patient vor der Hand zurückschreckt, seine Grenzen respektieren, nicht aufdringlich sein, die Reaktion nicht persönlich nehmen
- Einfache Maßnahmen wie Puls- oder Blutdruckmessungen können als „Placebo-Behandlungen“ bereits beruhigend wirken
- Seitlich vom Patienten stehen, nicht direkt vor ihm

Erste Maßnahmen

- Bei körperlichen Schocksymptomen: Beine hochlagern, Patienten zudecken
- Wenn Patient zittert: Decke anbieten; das Einhüllen in eine Decke vermittelt Geborgenheit.
- Trinken und Essen anbieten; wird meistens zunächst abgelehnt, nicht insistieren, Getränk bereitstellen
- Fragen, ob Patient zur Toilette oder die Hände waschen möchte, und ihn ggf. begleiten. Patienten im seelischen Schock können schlecht für sich selbst sorgen und nehmen manchmal die eigenen Bedürfnisse nicht wahr.
- Nicht für das Ereignis, aber für die Reaktion des Patienten Verständnis äußern

8.3.2 Posttraumatische Belastungsstörung (PTBS) (F43.1)

Verzögerte Reaktion auf ein Ereignis oder eine Situation mit *„außergewöhnlicher Bedrohung oder katastrophenartigem Ausmaß"* (ICD-10) (▶ Abb. 8.4). Die PTBS ist nur eine von mehreren möglichen Traumafolgestörungen.
Beispiele: Erleben körperlicher oder sexualisierter Gewalt an sich oder anderen, Entführung, Terroranschlag, Krieg, Gefangenschaft, Folter, Natur- oder durch Menschen verursachte Katastrophen, Unfälle, Diagnose einer lebensbedrohlichen Erkrankung, psychische oder physische Vernachlässigung.

Symptome

- Sich aufdrängende, belastende Erinnerungen an das Trauma in Form von inneren Bildern und/oder Filmen (Intrusionen, Albträume), teilweise zusätzlich sensorische Erinnerungen (Flashback)
- Andauerndes Gefühl von Betäubt-Sein, emotionale Stumpfheit, Freezing (körperlich wie „eingefroren")
- Bedrohungsgefühl, Angstzustände, Panikattacken
- Allgemeiner Rückzug, Interesseverlust
- Gleichgültigkeit gegenüber anderen, Teilnahmslosigkeit, Freudlosigkeit
- Vegetative Übererregtheit: erhöhte Vigilanz, Schreckhaftigkeit, Schlaf-, Konzentrationsstörungen, Reizbarkeit, Unruhe, häufiges Erleben von Reizüberflutung
- Oft auch Ängste und Depressionen, Suizidgedanken, Scham- und Schuldgefühle
- Vermeidung von Situationen oder Aktivitäten, die an das Trauma erinnern
- Trigger: Auslöser für Erinnerungen an das Trauma (Flashbacks)
- Symptome treten einige Wochen oder Monate, manchmal aber auch erst Jahrzehnte nach dem Ereignis auf.
- Bei den meisten Menschen mit PTBS gehen die Symptome innerhalb einiger Monate wieder zurück. Bei einigen PTBS-Betroffenen bleiben die Symptome jedoch über viele Jahre bestehen.
- Dissoziationen (▶ 8.4) können auftreten.
- Symptome können als normale Reaktion auf unnormale Ereignisse aufgefasst werden.
- Bei besonders schwerwiegenden und/oder wiederholten Traumaerfahrungen kann es zur Entwicklung einer komplexen PTBS kommen, bei der zusätzliche Symptome auftreten: tiefgreifende Probleme mit der Emotionsregulation, negatives Selbstkonzept, Probleme in zwischenmenschlichen Beziehungen (Schäfer et al. 2019).

Eine akute Belastungsreaktion tritt kurz nach einem belastenden Ereignis auf, eine posttraumatische Belastungsstörung erst mit einiger Verzögerung (▶ Abb. 8.4); häufig zeigt sich nur eine der beiden psychischen Reaktionen nach einem Ereignis. Posttraumatische Belastungsstörungen können nach Extremereignissen, akute Belastungsreaktionen nach Extremereignissen, aber auch nach weniger extremen Belastungen auftreten.

Wissenswertes

Oft wird eine Traumatisierung nicht berichtet oder nicht mit den aktuellen Symptomen in Verbindung gebracht. Die meisten Patienten leiden unter komorbiden Störungen, viele begeben sich erst durch die Folgestörungen in Behandlung. Häufige Folgestörungen sind Depression, Angst, Somatisierung, Sucht, Schmerzsyndrome, Persönlichkeits-, Ess- und Entwicklungsstörungen.

Traumatische Ereignisse werden unterschieden in zufällig vs. intendiert („man made") bzw. kurz/einmalig (Typ I) vs. lang andauernd/mehrfach (Typ II) (nach Frommberger, Maercker und Steil, 2024). Intendierte und Typ-II-Traumen führen eher zur Entwicklung einer PTBS. Entscheidend ist ein erlebter Kontrollverlust, der anfangs zu Hilflosigkeit, Angst und Entsetzen führt, später u. U. zur Infragestellung des bisherigen Wertesystems.

Therapie

- Früh nach einem Trauma: keine Traumatherapie, kein „Debriefing" (Bengel et al., 2019)! In den meisten Fällen bildet sich die Symptomatik zurück. Stattdessen beobachten und abwarten, auf die Wünsche des Patienten eingehen, grundlegende Bedürfnisse (essen, trinken, schlafen, Ruhe, Geborgenheit) beachten.
- Falls die Symptomatik nach mehreren Monaten noch besteht:
  - Spezifische Traumatherapie durch qualifizierte Psychotherapeuten und Co-Therapeuten (5 Phasen, s. ▶ Abschnitt „Pflege")
  - Medikation nur adjuvant zur Psychotherapie: SSRI, SNRI oder symptomorientiert, niedrig dosierte Antipsychotika zur Flashback-Reduktion
  - Benzodiazepine kurz nach dem Trauma helfen zwar kurzfristig, die spätere Entwicklung einer PTBS ist aber wahrscheinlicher.

> **! Tipps, Tricks und Fallen**
> Fragen zum Trauma und Berichte darüber können zu Retraumatisierung führen – daher niemals nachfragen!
> Berichte des Patienten über das Trauma oder auch Nachfragen von Mitpatienten sollten unterbunden werden. Eine Exploration des Traumas darf nur innerhalb der Einzeltherapie zu einem vorher vereinbarten Zeitpunkt, im Rahmen eines Behandlungsplans und von einem qualifizierten Psychotherapeuten erfolgen.

Pflege

Allgemein:

- Substanzmissbrauch ist häufig → auf Hinweise achten.
- Häufig Suizidalität → Suizidgedanken aktiv erfragen, im Zweifel Psychologen oder Arzt hinzuziehen
- Spezifische Gespräche über das Trauma dürfen nur innerhalb der Einzel-Psychotherapie beim qualifizierten Psychotherapeuten erfolgen → Fragen zum genauen Hergang des Traumas vermeiden. Ablauf in folgenden Phasen:

Sicherheit herstellen

Sicherheit herstellen, weitere Traumatisierung verhindern, Beziehungsaufbau, erste Informationsvermittlung.

- Kurz nach einem außergewöhnlich belastenden Ereignis → akute Belastungsreaktion (▶ 8.3.1), Notfall (▶ 16)
- Bei noch anhaltender Belastungssituation (z. B. Gewalt in der Ehe oder Stalking durch den Täter): wenn möglich, Herstellen einer sicheren Umgebung, Psychologe oder Arzt, bei akuter Gefahr auch Polizei informieren, auf eigene Sicherheit achten, sich selbst nicht in Gefahr begeben
- Patienten bei Bedarf helfen, sich an Polizei, Rechtsanwalt oder Hilfsorganisationen zu wenden (Frauenhaus, Weißer Ring u. a.), keinesfalls zur Anzeige drängen wegen des Risikos der Retraumatisierung
- Patienten haben ein verstärktes Bedürfnis, wieder Sicherheit und Kontrolle zu erlangen → möglichst viel Entscheidungsspielraum lassen → bei nötigem Kör-

perkontakt (Verbandswechsel, Blutdruckmessung etc.) vorher erklären, nach Möglichkeit um Erlaubnis bitten, ggf. anderen Zeitpunkt verabreden
- Patienten benötigen oft sehr lange, um eine vertrauensvolle Beziehung entwickeln zu können → freundlich und geduldig bleiben. Misstrauen ist eine normale Folge der Traumatisierung und sollte nicht persönlich genommen werden.
- Patienten mit wiederholter Traumatisierung können eigene Grenzen und die von anderen teilweise nicht richtig einschätzen → körperliche Distanz eher etwas größer als üblich wählen, Patienten nicht überfordern, vor überzogenen Forderungen durch Mitpatienten schützen, Modell für gesunde Grenzen sein.
- Bei Intrusionen oder Dissoziationen in Absprache mit dem Traumatherapeuten Unterstützung bei der Reorientierung an der Gegenwart:
  - Skills/Grounding-Techniken ▶ 8.4, → Borderline-Persönlichkeitsstörung
  - Nonverbale Techniken (z. B. Klopftechniken)
  - Imaginative Techniken (z. B. „sicherer Ort")

Diese Techniken müssen vom Patienten oft trainiert werden – vor allem in Phasen mit guter oder neutraler Stimmung –, um sie später selbstständig und erfolgreich einsetzen zu können. Nach mehreren Versuchen stellt sich meist heraus, welche Technik bei welchem Patienten erfolgreich eingesetzt werden kann.

Stabilisierungsphase

Stabilisierungstechniken, Triggeridentifikation, Affektregulation (z. B. Training emotionaler Kompetenzen: TEK, ▶ 14.3.10), Symptomkontrolle (z. B. Distanzierungstechniken), Skillstraining.
- Mögliche spezifische Trigger (Auslöser für Flashbacks) benennen, wenn sie als solche erkannt werden, anfangs möglichst reduzieren
- Soweit möglich, vermeiden: Auslöser für Angst- oder Schreckreaktionen (laute Geräusche wie Türenknallen, laute Streitgespräche, unnötige Gespräche oder Konsum von Medien über Gewalt, Krieg, Horror etc.)
- In dieser Phase lernen Patienten das Krankheitsbild der PTBS kennen → auftretende Symptome in Zusammenhang bringen mit der PTBS (Angst, Schreckhaftigkeit etc. als normale Reaktion auf unnormale Ereignisse)
- Stets in „Überschriften" bleiben, keine Details des Traumas erwähnen oder erfragen, sprechen Sie von „Dissoziation", „Trigger" und „Trauma" statt von den individuellen Inhalten
- Atem- und Entspannungstechniken vermitteln
- Reorientierungstechniken
- Achtsamkeit
- Imaginationsübungen, z. B. „sicherer Ort"
- Aktivierung (Sport, Spaziergänge, positive Aktivitäten)

Konfrontationsphase

- Traumakonfrontation nur durch qualifizierte ärztliche oder psychologische Psychotherapeuten, Gefahr der Retraumatisierung
- Exposition nur im Rahmen der qualifizierten Einzeltherapie, Retraumatisierung vermeiden, auch Befragungen durch Polizei oder Journalisten können retraumatisieren.
- Flankierend werden weiter die in Phase 2 gelernten Maßnahmen angewendet.

8

Weitere Maßnahmen

- TEK (▶ 14.3.10)
- Entspannungsverfahren (▶ 14.3.6, besser kurze Verfahren, meist gelingt die Entspannung besser bei geöffneten Augen, individuell anpassen)
- Gefahrensituationen adäquat einzuschätzen lernen

- Bei Trauer vorgehen wie bei Anpassungsstörungen (▶ 8.3.3)
- Nach Gewalttaten besteht ggf. Anspruch auf Opferentschädigung (nicht zur Anzeige drängen, Gefahr der Retraumatisierung, zur Beratung an Opfer-Hilfsorganisationen verweisen).

Reintegration
- Hilfe bei der Entwicklung von Zukunftsperspektiven, Sozialberatung initiieren
- Nachsorge einleiten

8.3.3 Anpassungsstörungen (F43.2)

Nach entscheidenden Lebensveränderungen oder belastenden Lebensereignissen (Verlust eines Angehörigen durch Trennung oder Tod, Umzug, Migration), bei üblichen Übergängen in einen neuen Lebensabschnitt (Ausbildungsbeginn, Rente, Elternschaft) oder anderen Lebensveränderungen (Erreichen eines wichtigen Ziels, Misserfolg). Verschiedene Reaktionen sind möglich: leichte depressive Reaktion, Ängste, Gefühl von Überforderung oder Trauer. Professionelle Hilfe ist meist nur erforderlich, wenn die Reaktion besonders stark oder außergewöhnlich lang anhaltend ist. Als wichtiges Beispiel einer Anpassungsstörung wird hier die Trauer erläutert.

Trauer
- Eine häufige und wichtige Reaktion auf einen Verlust ist Trauer.
- Trauer wird in unterschiedlichen Kulturen unterschiedlich ausgelebt.
- Trauer nach einem Verlust ist eine natürliche Reaktion, nach dem Tod eines nahestehenden Angehörigen gilt eine Trauerzeit von 1–2 Jahren als normal.
- Professionelle Hilfe ist nur erforderlich bei extrem starker oder lang anhaltender Trauerreaktion (Rosner, 2024), Selbst- oder Fremdgefährdung oder Komorbiditäten, z. B. Depressionen (▶ 4.1), Psychosen (▶ 5), posttraumatische Belastungsstörung (▶ 8.3.2), Substanzmissbrauch (▶ 10).

Pflege
Bei akuter Trauer (Traurigkeit), wenn der Patient weint:
- Einen ungestörten Raum aufsuchen
- Taschentücher reichen, beim Patienten bleiben, den Patienten einige Minuten schweigend weinen lassen, Zeit lassen
- Nachfragen, was der Patient als traurig empfindet
- Traurigkeit als angemessenes Gefühl bestätigen („das, was Sie erzählen, ist ja auch traurig“)
- Individuelles Trauern zulassen, nicht normiertes Trauern fordern („es muss geweint werden“)
- Fragen, ob der Patient mehr erzählen möchte, falls ja: Zeit lassen, ggf. nach der verlorenen Person/Situation fragen
- Keinesfalls traumatische Erlebnisse erfragen (▶ 8.3.2)
- Ein Glas Wasser anbieten
- Wenn die Traurigkeit nachlässt: erfragen, was jetzt gut tun würde (Spaziergang, Gespräch mit anderen, Ablenkung)
- Wenn die Traurigkeit nicht nachlässt: ggf. Suizidalität erfragen, dem Patienten zu einer Pause von der Trauer raten, aufrecht hinstellen lassen, mit dem Patienten spazieren gehen, Reorientierung an der Gegenwart („sehen Sie sich hier im Raum um, welche Gegenstände sehen Sie“ etc., ▶ 8.4), bei weiterem Anhalten ausgeprägter Traurigkeit: Arzt oder Psychologen einschalten.

8.4 Dissoziative Störungen

- Störungen der psychischen Integrität
- Verschiedene Bereiche können betroffen sein: Gedächtnis, Wahrnehmung des eigenen Körpers, der eigenen Person und der Umwelt, Identitäts- und Selbstempfinden.
- Treten auf in Form von Amnesien, pseudoneurologischen Störungen, Depersonalisation und Derealisation, verschiedenen Selbst- und Identitätszuständen
- Gehen meist nach einigen Wochen oder Monaten wieder zurück
- Oft infolge traumatischer Erlebnisse, anhaltender Konflikte oder gestörter Beziehungen, traumatische Erfahrungen aber nicht immer vorausgehend
- Häufige, natürliche Reaktion in extrem belastenden Situationen, in denen weder Kampf noch Flucht möglich sind, möglicherweise als Schutzreaktion
- Körperliche Ursachen, Schizophrenien und bewusste Täuschung müssen ausgeschlossen werden.
- Schlaf- oder Flüssigkeitsmangel und affektive Erregung wirken mitauslösend.
- Oft bei anderen psychischen Störungen, v. a. Borderline-Persönlichkeitsstörung (▶ 8.5.4), posttraumatische Belastungsstörung (▶ 8.3.2)

Pflege

- Bei Dissoziationen benennen („Sie dissoziieren jetzt") und entkatastrophisieren, beruhigen
- Erklären als von der Natur vorgesehene Schutzreaktion in belastenden Situationen

! Nicht nach möglichen traumatischen Auslösern fragen (Gefahr der Retraumatisierung, ▶ 8.3.2)

Tipps, Tricks und Fallen

Unterbrechung akuter dissoziativer Zustände mit **„Grounding-Techniken" (Kontakt zur gegenwärtigen Umgebung herstellen):**

- Mit Namen, ggf. laut ansprechen; Ort, Situation, Datum, Zeit benennen („Sie sind hier im Krankenhaus XY"); anbieten, mit Patienten zusammen aus dem Raum/Gebäude zu gehen, begleiten
- Schlüssel fallen lassen, in die Hände klatschen
- Starke Sinnesreize bereithalten und anbieten (aber keinesfalls aufzwingen):
  - Schmecken: kaltes Wasser trinken, Wasabi, Ingwer, Chilischoten, Zitrone, saure oder scharfe Bonbons, Kaugummis, Eiswürfel zerkauen
  - Hören: laute Musik, Trillerpfeife
  - Riechen: Ammoniak, Duftöle, Tigerbalsam
  - Sehen: Augenbewegungen, wie beim EMDR (Eye Movement Desensitization and Reprocessing, s. z. B. Shapiro, 2022) den Zeigefinger vor den Augen hin und her bewegen, dem Zeiger eines Metronoms folgen, Gegenstände im Raum benennen (z. B. zehn grüne Gegenstände im Raum benennen)
  - Fühlen: Igelball, Ice-Pack, kleine Steine im Schuh, kalt duschen (nicht heiß: Verbrühungsgefahr! Nozizeption ist meist reduziert.)
- Denken: Hirn-Flick-Flacks (von 1.000 in 17er-Schritten abwärts rechnen; 10 Frauennamen nennen, die mit A beginnen; 20 Länder mit deren Hauptstädten aufzählen)
- Körper: aufrecht hinstellen, einige Schritte gehen, Treppen laufen, Kniebeugen
- **Nicht berühren**

Vorbeugung von Dissoziationen

- Psychoedukation (▶ 14.3.7)
- Dem Patienten helfen, einen „Notfallkoffer" mit Skills gegen Dissoziationen zusammenzustellen
- Emotionale Verwundbarkeit reduzieren: ausreichend trinken, schlafen, angemessen und regelmäßig essen, körperliche Bewegung, Schlaf-wach-Rhythmus, Grunderkrankung behandeln (z. B. PTBS)
- Verringern: Substanzmissbrauch (auch Koffein), Reizüberflutung (Soziale Medien, Radio, viele Menschen), Überforderung
- Auslöser und Frühwarnzeichen herausfinden durch Beobachtung oder Symptomtagebücher
- TEK (▶ 14.3.10) oder Training sozialer Kompetenzen zur Vorbeugung von Dissoziationen bei emotionaler Erregung

Dissoziative Amnesie

- Amnesie meist bezüglich wichtiger Ereignisse
- Wenn nicht durch übliches Vergessen, Ermüdung, Erschöpfung, Intoxikation, hirnorganische Erkrankung etc. erklärbar
- **Beispiele:** Ein Patient kann sich an einen großen Teil seiner Kindheit nicht erinnern oder ein Unfall kann nur bruchstückhaft erinnert werden, obwohl der Betroffene keine Verletzung hatte.

Dissoziative Fugue

- Unerwartete, aber zielgerichtete Ortsveränderung mit anschließender Amnesie, das Verhalten kann von außen betrachtet unauffällig sein und komplexe Abläufe wie Fahrkartenkauf, Zimmer mieten etc. beinhalten.
- Kann über mehrere Tage andauern

Dissoziativer Stupor

Kaum oder keine willkürlichen Bewegungen, keine willentliche Reaktion auf äußere Reize wie Licht, Berührung, Ansprechen.

Trance- und Besessenheitszustände

- Vorübergehender Verlust des Identitätsempfindens und der Wahrnehmung der Umgebung
- Unfreiwillig und nicht in religiösem Zusammenhang, nicht durch Intoxikation, Psychose, hirnorganische Ursachen

Dissoziative Bewegungsstörungen

- Ganzer oder teilweiser Verlust der Bewegungsfähigkeit einzelner oder mehrerer Körperglieder
- Ähnelt verschiedenen Formen von Ataxie, Apraxie, Akinesie, Aphonie, Dysarthrie, Dyskinesie, Anfällen, Lähmungen

Dissoziative Krampfanfälle

- Ähnlich epileptischen Anfällen
- Zungenbiss, Verletzungen beim Sturz oder Einnässen treten nur sehr selten auf.

Dissoziative Sensibilitäts- und Empfindungsstörungen

- Ausfälle oder deutliche Beeinträchtigung einzelner oder mehrerer Sinne (Seh-, Hör-, Riechverlust)

- Oder ausgeprägte Taubheitsgefühle in verschiedenen Körperregionen oder ein Nicht-mehr-Spüren der Körperregionen
- Anästhetische Hautareale oft anders als durch sensorische Innervierung zu erwarten

Depersonalisation, Derealisation

- Der Patient hat zeitweise das Gefühl, als ob jemand anderes die Geschehnisse erlebe, als ob er selbst nur zuschaue (Depersonalisation).
- Die Umgebung fühlt sich unwirklich und fremd an (Derealisation).
- Häufig vorübergehend auftretend nach belastenden Situationen oder im Rahmen anderer psychischer Störungen

Multiple Persönlichkeitsstörung

- Dissoziative Identitätsstörung
- Der Patient empfindet verschiedene Identitäten in sich, die er teilweise mit unterschiedlichen Namen benennt und die sich in einem inneren Dialog befinden können.
- Die unterschiedlichen Identitäten haben unterschiedliche Vorlieben, Erinnerungen, Verhaltensweisen und haben zu verschiedenen Zeiten die Kontrolle über die Person.
- **Cave:** keine suggestiven Fragen (können weitere Identitäten induzieren), nicht durch gezeigtes Interesse die Symptomatik „belohnen" und damit verschlechtern!

8.5 Persönlichkeitsstörungen

Persönlichkeitsstörungen (PS) sind lang anhaltende Auffälligkeiten in der Beziehung zu sich selbst und zu anderen, im Wahrnehmen, Denken und Fühlen. Die Patienten reagieren mit starren Verhaltensmustern auf verschiedene Situationen und in unterschiedlichen Lebensbereichen. Die Verhaltensmuster unterscheiden sich deutlich von denen der Mehrheit der Bevölkerung, meist ist der Beginn schon in Kindheit und Jugend, manchmal auch erst später. Die Patienten sind persönlich und sozial fast immer beeinträchtigt, die Probleme in der Interaktion mit anderen Menschen zeigen sich meist auch gegenüber den Pflegenden.

! **Tipps, Tricks und Fallen**

Die ursprünglich von Marsha M. Linehan (z. B. 2008) für Patienten mit einer Borderline-Persönlichkeitsstörung entwickelte **Hierarchie der Behandlungsziele** kann auch auf andere Persönlichkeitsstörungen übertragen werden (nach Deutsche Gesellschaft für Psychiatrie, Psychotherapie und Nervenheilkunde):

1. Selbst- und Fremdgefährdung (z. B. Suizidalität)
2. Gefährdung der Therapie (z. B. Noncompliance, Abwertung des Therapeuten)
3. Störungen der Verhaltenskontrolle:
   a) Schwerwiegend: z. B. Kriminalität, akute Psychose, ausgeprägte Formen von Substanzabusus, Essstörungen, Depressionen, Dissoziationen, Selbstverletzungen
   b) Weniger schwerwiegend: leichtere Ausprägungen von Substanzabusus, Essstörungen, Depressionen, Dissoziationen, Selbstverletzungen, sozialer Rückzug, mangelnde Problemlösefähigkeiten

4. Störungen des emotionalen Erlebens (Verhalten kann bereits kontrolliert werden, jedoch werden starke negative Emotionen erlebt, z. B. Angst, Ärger)
5. Probleme der Lebensgestaltung (z. B. Arbeitsplatz, Schulden, Partnerschaft, Freundschaften, Lebensplanung)

Der Behandlungsfokus richtet sich immer auf die aktuell höchste Hierarchieebene, wenn z. B. ein Patient akut suizidal ist, dann muss zunächst dieses Problem gelöst werden, alle anderen vorhandenen Probleme werden auf einen späteren Zeitpunkt vertagt, es sei denn, dass ein anderes Problem zur Suizidalität geführt hat. Der Behandlungsfokus wechselt im Laufe der Behandlung mehrmals und richtet sich nach den aktuellen Begebenheiten.

Therapie

Für einige Persönlichkeitsstörungen sind spezielle Therapien entwickelt und empirisch untersucht worden, so für die Borderline-Persönlichkeitsstörung (Dialektisch Behaviorale Therapie: DBT nach Linehan, 2008), Dissoziale Persönlichkeitsstörung (Reasoning and Rehabilitation Program, Ross und Ross, 1995).

Inzwischen können Persönlichkeitsstörungen gut und nachhaltig behandelt werden. Bausteine einer Therapie:

- Therapievereinbarung, -zielformulierung
- Aufbau einer therapeutischen Beziehung
- Psychoedukation über die Persönlichkeitsstörung (z. B. nach Schmitz et al. 2001)
- Training sozialer Kompetenzen
- Änderungen im psychosozialen Umfeld
- Veränderung dysfunktionaler Verhaltensmuster
- Veränderung dysfunktionaler Denkmuster (z. B. dichotomes Denken, Verallgemeinerung)
- Psychopharmakotherapie: nur symptomorientiert

Pflege

Die starren Verhaltensmuster führen bei den meisten Patienten immer wieder zu Problemen mit anderen Menschen. Dies zeigt sich meist auch bald in der Interaktion mit dem Pflegepersonal.

- Klare und transparente Regeln, möglichst in Form eines Behandlungsvertrags (Behandlungsziele, -methoden, Dauer, Teilnahme, Pünktlichkeit, Schweigepflicht, Verzicht auf Drogen und Alkohol etc.)
- Ressourcenaktivierung: wertschätzend bleiben
- Dabei hilft, die spezifischen Eigenschaften der Persönlichkeitsstörungen als positiv wertzuschätzen (z. B. Gründlichkeit bei der anankastischen PS, Selbstbewusstsein bei der narzisstischen PS), die nur bei übertriebenen und starren Verhaltensweisen zu Schwierigkeiten führen.
- Aufbau einer positiven Beziehung
- Misstrauen, Abwerten der Beziehung durch den Patienten nicht persönlich nehmen, da dies meist Teil der Störung ist
- Ziel: Abschwächung und Flexibilisierung der Persönlichkeitseigenschaften
- Differenzieren helfen: Die Verhaltensweisen haben früher oft geholfen oder waren sogar lebensnotwendig, dieselben Verhaltensweisen sind heute aber dysfunktional.
- Genaues Wissen über Persönlichkeitsstörungen und Behandlungskonzepte reduzieren unrealistische Erwartungen, Frustration und „Burn-out“ beim Pflegepersonal.

8.5.1 Emotional instabile Persönlichkeitsstörung (F60.3-)

Impulsiver Typ

- Impulse können nicht kontrolliert werden und werden ohne Rücksicht auf Konsequenzen ausgelebt.
- Stark wechselnde Stimmungen, emotionale Ausbrüche
- Häufiger Streit

Borderline-Typ (Borderline-Persönlichkeitsstörung, BPS)

Wie impulsiver Typ, zusätzlich:

- Störung des Selbstbilds
- Chronisches Gefühl von Leere
- Zustände von extremer Anspannung, die nicht einer bestimmten Emotion zugeordnet werden können
- Intensive, aber unbeständige Beziehungen
- Häufiges selbstdestruktives Verhalten (Selbstverletzungen, gefährliche Sportarten, Drogen- und Alkoholabusus oder häufig wechselnde Sexualpartner)
- Häufig Suizidversuche
- Muster von instabilen und intensiven zwischenmenschlichen Beziehungen
- Überdurchschnittlich oft betroffen von: Gewalterfahrungen, finanziellen Problemen, Obdachlosigkeit, Kontakt mit Jugendamt, langen stationären Behandlungen, schlechter sozialer Integration, weiteren psychischen Störungen
- Störung der Affektregulation:
  - Bereits kleine Auslöser führen zu sehr schnellen, sehr starken emotionalen Reaktionen, die dann lang anhaltend sind.
  - Die Patienten können in diesen Zuständen oft nicht unterscheiden, welche Emotion sie empfinden, sondern nehmen nur einen extremen und qualvollen Spannungszustand wahr.
  - Diesen quälenden Spannungszustand beenden sie durch Selbstschädigungen (sich schneiden, brennen, schlagen) oder aggressive Durchbrüche.
  - Eine BPS kann bereits im Jugendalter auftreten.

Pflege

- Die Behandlung der BPS ist komplex und sollte störungsspezifisch sein (z. B. DBT nach Linehan, z. B. Bohus, 2019, [▶ 8.5], Schematherapie nach Young, Arntz und van Genderen, 2022).
- Dabei sollten alle Mitglieder des Behandlungsteams eng kooperieren. Unstimmigkeiten werden von den zwischenmenschlich oft sehr sensiblen Patienten schnell entdeckt, gelangen in den Fokus und verhindern die Fokussierung auf die Probleme des Patienten → regelmäßige Teamabsprachen und Supervision.
- Klare Regeln, Vereinbarungen, Therapieverträge: Umgang mit Suizidalität, Krisen, Störungen der Therapie; wenn möglich, schriftlich vereinbaren und unbedingt daran halten
- Dazu gehört die Fokussierung der Behandlung auf die aktuelle Hierarchieebene.
- Den Patienten unterstützen, persönliche Skills zu sammeln:
  - In Hochspannungsphasen statt Selbstverletzungen anbieten: starke Sinnesreize (▶ 8.4)
  - In anderen Phasen: angenehme Aktivitäten, Freunde anrufen etc.
  - Achtsamkeit, TEK, soziale Kompetenz

  - Psychoedukation über die BPS (z. B. nach Bohus und Reicherzer, 2020)
  - Mit dem Patienten gemeinsam einen Koffer/Ordner/Karton erstellen, in dem er alle Skills und Informationen sammelt, sodass diese unter Stress schnell gefunden werden
- Bei Selbstverletzungen: ruhig und besonnen bleiben, die meisten Patienten haben schon viele Selbstverletzungen hinter sich, an das vorab vereinbarte Vorgehen halten, Arzt rufen (▶ 16).

Tipps, Tricks und Fallen

- Im Internet finden sich für die verschiedenen Ausprägungen der Anspannung umfangreiche Listen möglicher Skills, die von Betroffenen als Alternative zu Selbstverletzungen ausprobiert werden können.
- Für Borderline-Patienten lohnt es sich oft, bei ihnen erfolgreiche Skills für die Bereiche Hochspannung, mittlere Anspannung und wenig Anspannung aufzuschreiben.
- Damit die Skills in diesen Phasen auch verfügbar sind, erstellt sich der Patient einen eigenen Notfallkoffer, in dem die Notizen und idealerweise auch Material aufbewahrt werden (z. B. Igelball, saure Bonbons, Trillerpfeife etc., mehr Beispiele s. auch ▶ 8.4).

8.5.2 Paranoide Persönlichkeitsstörung (F60.0)

- Übertriebene Empfindlichkeit gegenüber Zurückweisung
- Nachtragen von Kränkungen, Misstrauen
- Neutrale oder freundliche Handlungen anderer werden als feindlich oder verächtlich missverstanden.
- Streitsucht, beharrliches Bestehen auf eigenen Rechten
- Unterscheidung gegenüber Psychosen (▶ 5)
- Patienten kommen i. d. R. nur wegen Schwierigkeiten mit anderen Menschen oder resultierender Probleme in Behandlung.

Pflege

- Besonders wichtig: die Ziele des Patienten genau erfragen und schriftlich festhalten
- Maximale Transparenz und Autonomie: den Patienten über alle geplanten Schritte ausführlich informieren und mit ihm abstimmen
- Mitmenschen reagieren oft mit eskalierenden Konflikten oder Rückzug → bei Kritik oder Fragen des Patienten sachlich bleiben
- Konfliktmanagement, Patienten coachen bei der Lösung von Konflikten, dabei an langfristige Ziele erinnern, sachlich nach alternativen Lösungen suchen
- Ablehnung und Missverständnisse nicht persönlich nehmen, das eigene Verhalten stattdessen ausführlicher begründen als üblich
- Bei Konflikten weniger die Schuldfrage klären, mehr den Fokus auf eine Beilegung des Konflikts legen.

8.5.3 Schizoide Persönlichkeitsstörung (F60.1)

- Kaum soziale Kontakte, Einzelgänger, in sich gekehrt, zurückhaltend, kein Wunsch nach Beziehungen
- Vorliebe für Fantasie

- Patienten können Gefühle schlecht ausdrücken und Freude nur eingeschränkt erleben.
- Wirken passiv und reagieren kaum auf positives oder negatives Feedback

Pflege

- Meist kommen die Patienten nur aufgrund sekundärer Erkrankungen (Depressionen, Ängste, Depersonalisationserleben) → sekundäre Erkrankungen behandeln.
- Für den Patienten die zunächst notwendige Distanz lassen
- Wiederholt Angebote zu gemeinsamen Aktivitäten und zur Verbesserung der therapeutischen Beziehung machen
- Ablehnungen nicht persönlich nehmen, Kontakte nicht forcieren
- Dem Patienten mehr Möglichkeiten zum Rückzug lassen
- Unterstützen beim Aufbau positiver und Abbau negativer Beziehungen
- Unterstützen bei der aktiven Gestaltung von Alleinsein, z. B. Aufbau positiver Aktivitäten

8.5.4 Dissoziale Persönlichkeitsstörung (F60.2)

- Soziale Verpflichtungen und übliche moralische Normen werden missachtet.
- Kriminelles, unverantwortliches und aggressives Verhalten
- Unfähigkeit zu Mitgefühl, Mangel an Schuldgefühl und Furcht
- Unehrlichkeit, Schönfärberei
- Keine Änderung des Verhaltens durch negative Erlebnisse, z. B. Bestrafung
- Geringe Frustrationstoleranz, niedrige Schwelle für Aggressionen und Gewalt
- Schuld wird bei anderen gesucht, Rationalisierungen für das eigene Verhalten.
- Orientierung an kurzfristigen Vorteilen, Vernachlässigung langfristiger Ziele
- Oft Gewalterfahrung in der Kindheit, Eltern als schlechte Vorbilder, kein verlässliches Erziehungsumfeld
- Als Erwachsene auch oft schlechte soziale Einbindung (Geldnot, kein Beruf, keine Perspektiven, kriminelles Umfeld)

Pflege

- ▶ 16, ▶ 11
- Sicherheit geht vor: eigene Sicherheit und die der Mitpatienten beachten.
- Klare, transparente Regeln aufstellen und einhalten
- Krankheitsbedingt werden die Regeln von den betroffenen Patienten allenfalls vorübergehend eingehalten.
- Ziel ist der Aufbau langfristiger Lebensziele, am besten aufschreiben.
- Im Sinne eines Problemlösetrainings Strategien erarbeiten, wie diese Ziele erreicht werden können, z. B. Umgang mit Impulsivität, Bedürfnisse ohne Aggression durchsetzen (TEK, Achtsamkeit)
- Verbesserung des Umfelds: soziale Absicherung, Wohnung, Trennen von dissozialen Freunden, Angehörige einbeziehen
- Persönlichkeitseigenschaften nach Möglichkeit als Kompetenz nutzen: Spontaneität, Angstfreiheit
- Weiterbehandlung sicherstellen

8.5.5 Histrionische Persönlichkeitsstörung (F60.4)

- Oberflächliche und labile Affektivität
- Dramatisierung, theatralischer Ausdruck von Gefühlen
- Suggestibilität, Egozentrik, Genusssucht, Kränkbarkeit
- Dauerndes Verlangen nach Anerkennung, Aufmerksamkeit („ich bin der Wichtigste") und äußeren Reizen
- Dabei die Überzeugung, dass die erhöhte Aufmerksamkeit berechtigt ist
- Das Verhalten war für den Patienten meist in der Kindheit notwendig und wurde in jener Zeit gelernt, heute wird das Verhalten in ganz anderen Situationen stereotyp und meist unpassend wiederholt.

Pflege

- Vorab festgelegte Regeln einhalten: Zeiten einhalten, nicht überziehen, keine privaten Telefonnummern weitergeben, keine Sondertermine
- Innerhalb dieser Regeln aber komplementär verhalten: Patienten wollen im Mittelpunkt stehen und uneingeschränkte Aufmerksamkeit haben → sich den Patienten zu festgelegten Zeiten uneingeschränkt widmen, aufmerksam zuhören.
- Leiden, Probleme und Anliegen des Patienten ernst nehmen
- Nicht bagatellisieren oder den Patienten abwerten
- Regeln nicht diskutieren, höchstens kurz begründen
- Komplementäres Verhalten wird oft „getestet" → stets an die Regeln halten, nicht die vielfach wiederholten und pathologischen Muster des Patienten mitmachen.
- Bei ausreichend guter Therapiebeziehung und in Absprache mit dem Psychologen oder Arzt Konfrontation mit den Schemata des Patienten:
  - Verständnis für das Bedürfnis nach Aufmerksamkeit zeigen, aber auch über die Konsequenzen (Kosten) informieren: Andere fühlen sich eingeengt, gehen noch mehr auf Abstand, Beziehungen scheitern, Patient wird nie zufrieden, ihm muss es weiter schlecht gehen, damit er weiter Aufmerksamkeit bekommt.
  - Behutsam sollte der Patient lernen, dass er sich intransparent und strategisch verhält und welche Strategien er verwendet. Diese Strategien waren in der Kindheit meist notwendig.
  - Dabei stets die Ressourcen im Blick behalten und benennen: Angestrebte Aufmerksamkeit ist grundsätzlich verständlich, aber in geringerem Ausmaß wünschenswert. Die Strategien waren in anderen Situationen erfolgreich und notwendig, jede kleine Änderung positiv hervorheben und mit Aufmerksamkeit verfolgen.

8.5.6 Anankastische (zwanghafte) Persönlichkeitsstörung (F60.5)

- Übertriebener Perfektionismus, Gewissenhaftigkeit, ständige Kontrollen, Vorsicht, starre Verhaltensmuster
- Wichtiges kann oft nicht mehr von Unwichtigem unterschieden werden, Patienten verzetteln sich in Kleinigkeiten.
- Im Gegensatz zu Menschen mit Zwangsstörungen (▶ 8.2) leiden die Patienten mit anankastischer Persönlichkeitsstörung nicht unter ihrem Verhalten, sondern unter den Folgen.
- Mögliche Folgen: erhöhtes Stresserleben, psychosomatische Erkrankungen, Depressionen, Ausgrenzung durch andere

Pflege

- Wie bei allen anderen Persönlichkeitsstörungen klare Behandlungsziele definieren, die Patienten bei zu großer Detailverliebtheit wiederholt an übergeordnete Ziele erinnern
- Gegebenenfalls nachfragen, was ihnen wirklich wichtiger ist
- Nicht die eigenen Maßstäbe anlegen
- Fürs Erreichen der Ziele ist das Verlassen der bisherigen Strategien erforderlich → zu kleineren Abweichungen und neuen Erfahrungen ermutigen
- Kurze Ausnahmen absprechen: eine Stunde Pause vom Perfektionismus machen
- „Zeitkuchen" mit dem Patienten erstellen: Wie viel Zeit verbringt er pro Woche mit Pflichten (Kontrolle, Aufräumen etc.) und mit angenehmen Aktivitäten (Genuss, Freunde treffen, Selbstfürsorge, Sport), wie viel soll es in Zukunft sein?
- Genusstraining, Entspannungsverfahren (▶ 14.3.6), Achtsamkeit
- Liste angenehmer Aktivitäten anbieten (zu finden im Internet oder in der Fachliteratur zu Depression)
- Falls möglich: kognitive Verfahren zur Modifikation der rigiden Regeln
- Hilfe bei der Suche nach einem Arbeitsplatz, an dem Gründlichkeit gewünscht ist (Buchhaltung, Qualitätssicherung, Programmierung etc.), ggf. Sozialberatung initiieren

8.5.7 Ängstlich-vermeidende Persönlichkeitsstörung (F60.6)

- Ständige Anspannung, Unsicherheit, Besorgtheit
- Gefühl von Minderwertigkeit
- Potenzielle Gefahren und alltägliche Risiken werden deutlich überschätzt, viele Situationen und Aktivitäten werden daher vermieden.
- Angst vor Versagen

Pflege

- Den Patienten an für ihn bisher unbekannte Orte (Geschäfte, Cafés) begleiten, andere Aktivitäten ausprobieren (Sport, Spaziergänge, Kino)
- Zu kleinen Änderungen im Alltag ermutigen, z. B. im Tagesablauf
- Auch kleinere Fortschritte positiv hervorheben
- Daran erinnern, dass die wahrgenommene Unsicherheit oder Angst ein Gefühl ist, das im Patienten entsteht und nicht aus der Situation resultiert
- Orientierung an der gewünschten Zukunft: „Wie würden Sie sich jetzt verhalten, wenn Sie schon mutiger wären?"
- Entspannungsverfahren (▶ 14.3.6), Expositionsübungen (▶ 8.1)

8.5.8 Abhängige (asthenische) Persönlichkeitsstörung (F60.7)

- Kleinere und größere Entscheidungen werden anderen überlassen.
- Gleichzeitig Erleben von Hilflosigkeit, Trennungsangst
- Selbstwahrnehmung als inkompetent und schwach
- Tendenz, sich anderen unterzuordnen, eigene Bedürfnisse zu negieren
- Verantwortung wird anderen zugeschrieben.
- Bei der Behandlung organischer Erkrankungen oft besonders compliant

Pflege

- Auf die abhängige Persönlichkeitsstörung reagieren viele Interaktionspartner entweder mit Überheblichkeit und übernehmen die Führung oder sie reagieren mit Ärger und Rückzug → professionell bleiben, zu Beginn weniger, später mehr Entscheidungen an den Patienten zurückgeben.
- Auf die eigenen Grenzen achten, sich selbst nicht von den Patienten überfordern lassen
- Betonen, dass vor allem das Üben kleinerer Entscheidungen zu einer insgesamt größeren Selbstständigkeit und höherer Lebensqualität führt
- Wiederholt auf eigene Leistungen, Entscheidungen des Patienten hinweisen, ggf. aufschreiben lassen
- Zu Änderungen im sprachlichen Ausdruck ermuntern: statt „ich kann nicht" eher „ich kann **noch** nicht."
- Bei appellativem Verhalten: unausgesprochene Wünsche und Bedürfnisse erfragen, direkte Kommunikation statt indirekter fördern
- Training sozialer Kompetenzen, Entspannungstechniken (▶ 14.3.6)

8.5.9 Narzisstische Persönlichkeitsstörung

- Umstrittene, aber häufig vergebene Diagnose
- Zählt im ICD10 zu den Sonstigen spezifischen Persönlichkeitsstörungen (F60.8).
- Selbstbild und Bewertung im Vordergrund: übertrieben positive Selbsteinschätzung bei gleichzeitiger Abwertung anderer, bei negativem Selbstbild extrem negative Selbsteinschätzung
- Patient betont, kein Problem und alles im Griff zu haben, oder er hat als Einziger ein echtes Problem.
- Erwartung einer Sonderstellung
- Mangelhafte Empathie, anderen gegenüber wenig Aufmerksamkeit
- Sehr kritikempfindlich, kann keine Schwächen zeigen
- Vermeidung von negativen Aspekten des Selbstbilds

Pflege

- Komplementär verhalten:
  - Selbstbild „füttern", oft betonen, dass man den Patienten für kompetent, klug, erfolgreich hält, ausführlich loben
  - Ressourcen, Wissen, Kenntnisse des Patienten erkennen und anerkennen
- Nicht in einen Kompetenzwettbewerb mit dem Patienten treten, nicht streiten, wer was besser kann
- Stattdessen mit eigener fachlicher Kompetenz überzeugen
- Oft werden hierarchisch Höhergestellte (Chefarzt, Oberarzt, leitender Psychologe) eher als „ebenbürtig" anerkannt und ernst genommen.
- **Cave:** Bei negativen Erfahrungen kann das Selbstbild schnell kippen in eine extreme Selbstabwertung → erhöhte Suizidgefahr!
- Blamieren oder Bloßstellen vermeiden
- Erst bei ausreichend guter Therapiebeziehung behutsam die Kosten des Verhaltens thematisieren: Wirkung auf andere, Distanzierung durch andere, eigene Zufriedenheit ausschließlich abhängig vom Selbstwert, Depression, Substanzabusus etc.

9 Menschen mit herausfordernden Verhaltensweisen und langfristigem Unterstützungsbedarf

Daniel Sahm

In diesem Kapitel wird die Leserin einen Überblick erhalten, wie Pflegende Menschen mit herausfordernden Verhaltensweisen innerhalb eines langfristigen Hilfe- und Unterstützungsbedarfs zielgerichtet und wirksam unterstützen können. Herausfordernde Situationen meistern zu können, hängt im Wesentlichen von zwei Komponenten ab:

- Professionelle Beziehungsgestaltung:
  - Rasche Aufnahme
  - Verlässliche Kontinuität
  - Befähigung zur Selbstwirksamkeit
- Gestaltung von Umwelteinflüssen:
  - Milieutherapeutisches Wirken

9.1 Herausfordernde Verhaltensweisen

Herausfordernde Verhaltensweisen können sehr vielfältig sein:

- Lautstarkes und übertönendes Reden und Schreien
- Non-compliantes Verhalten (z. B. Verweigerung der Medikation)
- Verbale Bedrohungen oder entsprechende Gestiken
- Handgreiflichkeiten
- Selbstverletzungen

Im Arbeitsalltag kommt es immer wieder vor, dass Pflegende angesichts herausfordernden Verhaltens von Patientinnen nicht mehr weiterwissen. Die im Folgenden dargestellten Interventionen, Strukturen und Modelle haben sich in der Praxis als geeignete Hilfsmittel bewährt und sind grundsätzlich für jedes pflege-psychiatrische Setting anwendbar.

9.2 Grundlegendes zum Umgang

- Richten Sie den Fokus nicht darauf, was die Patientin eigentlich tun sollte.
- Stellen Sie sicher, dass die Patientin in der Lage ist, die an sie geknüpften Erwartungen zu erfüllen.
- Bevor Sie überlegen, wie und ob Sie eine Patientin ruhigstellen oder eindämmen, sollten Sie versuchen, ihre Situation zu verstehen und Alternativen diskutieren.
- Pflegende sind Dienstleistungserbringende. Patientinnen sind Dienstleistungsempfangende und haben den Bedarf der soziotherapeutischen/psychiatrischen Unterstützung. Für missglückte Dienstleistung sollte niemals der Patientin die Verantwortung übertragen werden.

9.3 Die richtige Arbeitsorganisation

Die beste Arbeitsorganisation, um in der psychiatrischen Pflege Menschen mit herausfordernden Verhaltensweisen zu unterstützen, ist die **Bezugspflege,** auch **Primary Nursing** genannt. Bezugspflege ermöglicht, …

- Patientinnen mit herausfordernden Verhaltensweisen in ihrem Erleben ganzheitlich und systemisch erfassen zu können.
- Menschen mit herausfordernden Verhaltensweisen direkt in die Gestaltung der Pflegeplanung als Partnerinnen mit einzubeziehen **(Konkordanz)** und so Verbindlichkeiten für beide Seiten herzustellen **(Adhärenz).**

- dass die Patientin wahrnimmt, dass Pflegende ihre Interessen anwaltschaftlich vor dem Behandlungsteam vertreten **(Advokatenfunktion).**
- dass Pflegende durch die stark personenorientierte Ausrichtung eine tiefgreifende, professionelle Beziehungsgestaltung eingehen können.

Tipps, Tricks und Fallen

Pflegende diskutieren häufig, ob sie genug Distanz zu gewissen Patientinnen einhalten. Mindestens genauso wichtig ist es allerdings auch die Frage zu stellen, ob ausreichend persönliche Nähe hergestellt wurde. Die Bezugspflege ist ein hervorragendes Instrument, um diesen Drahtseilakt sicher zu gestalten.

In der Arbeitspraxis wird häufig von **Bezugspflegesystemen** gesprochen. Sie liegen allerdings erst vor, wenn die folgenden vier grundlegenden Elemente erfüllt wurden:

1. Übertragung der persönlichen Verantwortung für das Treffen von pflegerischen Entscheidungen auf eine benannte Pflegende sowie die Akzeptanz der Zuständigkeit durch das Team
2. Tägliche Arbeitszuweisung nach der Fallmethode. Die Zuständigkeiten ergeben sich personenorientiert.
3. Direkte Kommunikation von Mensch zu Mensch, d. h. mit den Betroffenen und allen Akteurinnen der Versorgung
4. Übernahme der Verantwortung für die Qualität der für eine Patientin erbrachten Pflege durch eine Person, und zwar 24 Std. am Tag, 7 Tage die Woche

Gemeinsam beschreiben diese vier Elemente, dass Bezugspflegepersonen den ihnen anvertrauten Pflegeprozess fachlich leiten und verantworten.

- Bezugspflege stellt ein wichtiges Gerüst dar, um inhaltliche Pflege zu erbringen.
- Bezugspflege ist nicht mehr oder weniger als eine Struktur, nach der die pflegerische Arbeit organisiert wird.
- Bezugspflege stellt den optimalen Rahmen dar, um fachlich-inhaltliche Modelle in die Pflegepraxis zu implementieren.
- Bezugspflege schafft Verbindlichkeiten auf Seiten der Patientin und der Professionellen und stellt somit eine wirksame Methode dar, um Adhärenz herzustellen – selbst bei Menschen mit herausfordernden Verhaltensweisen.

9.4 Recovery

Recovery-orientierte Psychiatrie lässt sich am besten auf der Grundlage eines Bezugspflegesystems erbringen und steht für moderne psychiatrische Versorgung. Auf den ersten Blick kann es schwierig sein, das Konzept Recovery auf Anhieb zu verstehen. Vereinfacht gesprochen bedeutet Recovery-orientiert zu pflegen: Hilfen zur Stärkung der psychosozialen Gesundheit aus der Rolle eines professionellen Begleiters anzubieten. Recovery-geprägte Fachleistungen bestehen weniger aus kompensatorischen Hilfen.

Definition von Recovery

Die einfachste Beschreibung von Recovery lautet: **„Wieder in Gang kommen.“**

- Für Recovery gibt es viele, teilweise komplexe Definitionen, die zunächst etwas abstrakt wirken.
- Viel wichtiger als eine lange und schwerfällige Beschreibung auswendig zu lernen, ist, dass psychiatrische Pflegepersonen ein eigenes Verständnis von Recovery entwickeln.

„Recovery ist ein zutiefst persönlicher, einzigartiger Veränderungsprozess der Haltung, Werte, Gefühle, Ziele, Fähigkeiten und Rollen. Es ist ein Weg, um trotz der durch die psychische Krankheit verursachten Einschränkungen ein befriedigendes, hoffnungsvolles und konstruktives Leben zu leben. Recovery beinhaltet die Entwicklung eines neuen Sinns und einer neuen Aufgabe im Leben, während man gleichzeitig über die katastrophalen Auswirkungen von psychischer Krankheit hinauswächst.“

(Anthony 1993)

- Wörtlich übersetzt bedeutet Recovery „Genesung“, „Gesundung“ oder „Wiederherstellung“ – doch alle deutschen Übersetzungen treffen nicht das psychiatrische Verständnis.
- Recovery beschreibt nicht die Beseitigung oder das Kontrollieren von Symptomen einer psychischen Erkrankung.
- Recovery setzt das Erleben einer Person in den Fokus und ist auf Hoffnung, Erwartungen und die persönlichen Ziele einer Person ausgerichtet.
- Recovery bedeutet, die psychosoziale Gesundheit einer Person zu stärken.

Psychosoziale Gesundheit

Psychosoziale Gesundheit meint in diesem Zusammenhang nicht das Gegenteil oder die Abwesenheit von Krankheit, sondern, …

- dass eine Person die Last psychischer Gesundheitsprobleme als endlich empfinden kann.
- dass eine Person sich als teilhabendes Mitglied einer Gesellschaft verstehen kann.
- dass eine Person hoffnungsvoll persönliche Ziele festgelegt hat, in der Erwartung, diese erreichen zu können.

! Tipps, Tricks und Fallen

Pflegende sollten Patientinnen darin unterstützen, sich im Allgemeinen auch trotz Vorhandensein von klinischen Anzeichen gesund fühlen zu dürfen bzw. können. Gesundheit sollte nicht objektiviert werden, sondern ganz individuell gesucht und gefunden werden. Recovery-orientierte Pflegende unterstützen die Patientin in diesem Findungsprozess.

Eine Pflegende arbeitet Recovery-orientiert, wenn sie …

- sich ganzheitlich und auf eine personenzentrierte Weise einer Patientin mit psychischen Gesundheitsproblemen annimmt und sie sozial einbettet.
- sicherstellen kann, dass ihr professionelles Handeln wertegeleitet ist und ihre Interaktion auch persönliche Züge aufweist.
- ihre zwischenmenschlichen Fähigkeiten nutzt, um eine professionelle Beziehung aufzubauen.
- Personen dabei unterstützt, zu lernen mit psychiatrischen/psychosozialen Hilfeangeboten umzugehen.
- Hoffnung vermittelt und weiß, dass Veränderung erst mit dem Glauben an ein sinnvolles und befriedigendes Leben erreicht werden kann.
- bereit ist, mit Risiken kreativ umzugehen, da sie weiß, dass Chancenreichtum und Risikomanagement wichtig sind, sich aber nicht gegenseitig blockieren dürfen.

Recovery im Pflegeprozess

- Der Pflegeprozess sollte in erster Linie der Patientin mit ihren gesundheitlichen Bedürfnissen gerecht werden und nicht zur „objektiven“ Sammelstelle psychiatrisch explorierter Symptome genutzt werden.

- Recovery-orientierte Pflegeprozesse bilden die Identität einer Patientin ab und vermeiden die Festigung der Rollenidentität, stattdessen betonen sie die Persönlichkeit.
- Recovery wird im Pflegeprozess nicht als ein abzuschließendes, entlassungsrelevantes Endziel definiert, sondern als ein kontinuierlicher Verlauf, der weit über die episodische Behandlung hinausgeht.

! Tipps, Tricks und Fallen

Nutzen Sie im Pflegeprozess Formulierungen wie: „Mit **Frau Müller** wurde vereinbart, dass …" anstelle von „**Patientin** soll/hat/muss …".

Mögliche Zielsetzungen der Recovery-orientierten Pflege

- Herstellen und Stärken des Wohlbefindens
- Erreichen eines adhärenten Arbeitsbündnisses
- Ermöglichen von Chancengleichheit gegenüber Menschen ohne psychische Einschränkungen
- Befähigung zur Selbsthilfe
- Hoffnungsvolle Zukunftsperspektiven entstehen lassen
- Sinnbehaftete Identitätsentwicklung anstoßen

Wie Pflegende Recovery-Prozesse stärken können

- Sich als positiv eingestellte und beständige Sozialpartnerin anbieten
- Zur Selbstwirksamkeit befähigen
- Hilfestellung, um wieder in Lohnarbeit zu kommen
- Die Mündigkeit einer Person anerkennen
- Für ein geordnetes und therapeutisches Umfeld sorgen (Milieutherapie)
- Respekt Wertschätzung und Empathie, besonders in herausfordernden Situationen ausstrahlen

9.5 Das Gezeiten-Modell

Das Gezeiten-Modell stellt eine international anerkannte Theorie für die Recovery-Praxis dar und bietet Pflegenden sehr mächtige Werkzeuge, um Menschen mit herausfordernden Gesundheitsproblemen zu unterstützen.

Das Gezeiten-Modell ist eine Herangehensweise, um …

- die Potenziale psychischer Gesundheit zu entdecken und zurückzugewinnen.
- die Lebensgeschichte einer Person zu erkennen und zu nutzen.
- beim Umgang mit seelischen Problemen zu helfen.
- einen Weg der Genesung zu finden.
- humanistische Werte in der psychiatrischen Arbeit zu leben.
- Sicherheit zu vermitteln.
- herausfordernden Verhaltensweisen professionell zu begegnen.

Die Begründer des Gezeiten-Modells, Phil Barker und Poppy Buchanan-Barker (2020), haben 10 Werte definiert, die im Umgang mit Patientinnen sehr hilfreich sind und Pflegenden helfen, herausfordernde Situationen zu meistern.

Die persönliche Stimme wertschätzen

- Lebensgeschichte einer Person steht im Fokus der Begegnung.
- Ziele und Vereinbarungen beziehen sich auf die Lebensgeschichte.

Hinweis für die Praxis Hören Sie der Geschichte aktiv zu und zeigen Sie Engagement, der Person zu helfen die Erzählung in eigene Worte zu fassen.

Die Sprache respektieren

- Die Sprache einer Person kann ggf. ungewöhnlich sein (Grammatik, Wortwahl etc.), dennoch sollte sie nach Möglichkeit beibehalten werden.
- Nicht professionell in eine medizinische Fachsprache umformulieren

Hinweis für die Praxis Als Pflegefachperson unterstützen Sie die Person jederzeit, sich in ihrer eigenen Sprache auszudrücken und eigene Geschichten, Anekdoten und Metaphern herzuleiten.

Ehrliche Neugierde entwickeln

- Nicht versuchen, Menschen von außen wie ein offenes Buch zu lesen
- Lebensgeschichte eher erzählen lassen, statt sie zu lesen
- Ehrliches Interesse zeigen
- Erlebniswelt erfragen

Hinweis für die Praxis Zeigen Sie Interesse an der persönlichen Geschichte einer Person, wenn Sie nach der ersten Klärung bestimmter Punkte nach weiteren Beispielen und Einzelheiten fragen. Hierbei sollten Sie allerdings das Tempo der Person nicht überreizen.

Zum Lehrling werden

- Den Menschen als Expertin ihrer eigenen Lebensgeschichte verstehen
- Sich von dieser Expertin leiten lassen

Hinweis für die Praxis Versuchen Sie ausdrücklich, die Wünsche, Begehren und Bedürfnisse der Person im Pflegeprozess aufzunehmen und befähigen Sie die Person, Ihnen über die spezifischen Probleme des täglichen Lebens zu berichten.

Verfügbare Mittel und Wege nutzen

- Herausfinden, was in der Vergangenheit geholfen hat
- Gemeinsam überlegen, was in Zukunft helfen könnte
- Beispiele aus der Lebensgeschichte der Person nutzen

Hinweis für die Praxis Versuchen Sie, die Wahrnehmung einer Person zu schärfen, welche Handlungen oder Menschen bisher geholfen haben und wer oder was weniger hilfreich war.

Den nächsten Schritt gestalten

- Feststellen, was **nun** getan werden muss
- Einigkeit herstellen, wie die nächsten Schritte aussehen könnten

Hinweis für die Praxis Überlegen Sie regelmäßig gemeinsam mit der Patientin, welche Veränderungen für den nächsten Schritt erfolgen müssten, und definieren Sie gemeinsam kleinschrittige, gut erreichbare Ziele bis hin zu einer angestrebten Veränderung.

Zeit schenken

- Gemeinsame Zeit ist der Grundstein für Wandlungsprozesse.
- Gemeinsamer Zeit Bedeutung geben

Hinweis für die Praxis Machen Sie der Patientin bewusst, dass ihr Zeit geschenkt wird, und wertschätzen Sie die Zeit, die sich die Patientin für die Zusammenarbeit nimmt.

Wissen, dass Veränderung fortlaufend stattfindet

- Veränderungen sind unvermeidlich im Leben.
- Persönliches Wachstum entsteht nicht von selbst.
- Wachstum setzt voraus, dass Entscheidungen bewusst getroffen werden.

Hinweis für die Praxis Unterstützen Sie die Patientin dabei, ein Bewusstsein für Veränderungen – in Gedanken, Gefühlen oder Handlungen – zu entwickeln. Im nächsten Schritt sollte es dann um die Identifizierung gehen, welche Umstände diese Veränderungen angestoßen haben und künftig anstoßen werden.

Transparent sein

- Die Patientin als Teampartnerin ansehen
- Vertrauen vorleben und wachsen lassen
- Immer nachvollziehbar darstellen, was Professionelle tun und warum sie so handeln

Hinweis für die Praxis Prüfen Sie regelmäßig, ob der Patientin die Ziele und Maßnahmen im Pflegeprozess bekannt und schlüssig sind.

Persönliche Lebensweisheit enthüllen

- Die Patientin verfügt über eigene Lebensweisheiten.
- Das Bewusstsein für Stärken und Schwächen kann Orientierung geben.

Hinweis für die Praxis Unterstützen Sie die Patientin, einen Glauben an sich selbst zu entwickeln, somit fördern Sie ihre Fähigkeit, sich selbst zu helfen.

> **!** **Tipps, Tricks und Fallen**
> Nutzen Sie die zentrale Gezeiten-Frage, um Menschen mit herausfordernden Verhaltensweisen zu unterstützen:
> **„Wie können wir einer Person helfen, ihre psychischen Gesundheitsprobleme anzugehen, sie zu überwinden oder sich mit ihnen zu arrangieren?"**

Um diese Frage therapeutisch wirksam beantworten zu können, müssen wir zulassen, dass die Person uns etwas über ihre Erfahrungen erklärt. Denn die Fähigkeit, als Pflegende zur „Schülerin" zu werden, ist äußerst wichtig, um im Rahmen der Zusammenarbeit herauszufinden, was im Umgang mit den psychischen Gesundheitsproblemen wirklich hilft.

9.5.1 Monitoring-Assessment

- Hilft Patientinnen und Pflegenden, den eigenen Gefährdungsstatus zu erkennen
- Stellt eine einfache Messgröße des wahrgenommen Gefährdungsgrads dar
- Berücksichtigt die Wahrnehmung von Patientinnen und Pflegenden
- Zeigt auf, was helfen kann, den Gefährdungsgrad zu senken

Zur Durchführung eines Monitoring-Assessments unterstützen Pflegende die Patientin bei der Beantwortung der folgenden neun Fragen:

1. Wie fühle ich mich?
2. Wie sicher und geborgen fühle ich mich (1 bis 10)?
3. Was hilft mir jetzt?
4. Wie hoch ist die Wahrscheinlichkeit, dass ich zu Schaden komme (1 bis 10)?
5. Könnte man mir helfen, mich geborgener zu fühlen (1 bis 10)?
6. Was könnte sonst noch hilfreich sein?

7. Wie zuversichtlich bin ich (1 bis 10)?
8. Wie zuversichtlich ist die Pflegende?
9. Gemeinsam haben wir vereinbart: …

Tipps, Tricks und Fallen
Die Antwort auf die Frage 8 sollte der Person mitgeteilt werden. Wenn die Einschätzung von der der Patientin abweicht (Frage 7), sollte dies erörtert werden. Das Ziel besteht nicht in der Übereinstimmung, sondern in einem offenen Gespräch über die jeweilige Einschätzung.
Auch wenn bei anzunehmenden Gefährdungslagen letztlich die Pflegefachperson eine Entscheidung treffen muss, wie es weitergeht, ist der ehrliche und offene Dialog mit der Patientin unbedingt vorher zu führen.

Nutzen Sie das Monitoring-Assessment, wenn …
- eine Person für sich selbst eine Gefährdung darstellen könnte.
- eine Person für andere Personen eine Gefährdung darstellen könnte.
- Sie einen persönlichen Sicherheitsplan für die Patientin erstellen möchten.

9.5.2 Persönlicher Sicherheitsplan

Mithilfe eines persönlichen Sicherheitsplans können Sie Patientinnen helfen, wie sie sich selbst und andere vor ernsthaften Gefährdungen schützen können.
Ein persönlicher Sicherheitsplan hilft dabei zu verstehen, …
- wie Personen zu mehr emotionaler Sicherheit gelangen können.
- was eine Person für sich selbst tun kann.
- was Pflegende tun können, um während einer Krise zu unterstützen.

Bei der Erstellung eines persönlichen Sicherheitsplans müssen folgende Aspekte geklärt werden:
- Was hat der Person früher geholfen?
- Was tut die Person jetzt?
- Welche Unterstützung bieten Dritte?
- Welche persönlichen Ressourcen liegen aktuell vor?

Tipps, Tricks und Fallen
Der persönliche Sicherheitsplan sollte als ein lernendes Instrument verstanden werden, das regelmäßig aktualisiert wird.
Fragen Sie im Gespräch nicht, ob die Patientin mit gewissen Situationen oder Gedanken umgehen kann, sondern immer, wie sie damit umgeht.

Fassen Sie Ihr Gespräch gemeinsam mit der Patientin über zwei Fragen zusammen:
- Was kann ich tun, das mir helfen könnte, mich sicherer und geborgener zu fühlen?
- Was können andere tun, das mir helfen könnte, mich sicherer und geborgener zu fühlen?

Vorgehen beim Erstellen des persönlichen Sicherheitsplans:
- Nehmen Sie sich ausreichend Zeit.
- Lassen Sie sich viele Beispiele geben.
- Reden Sie über Annahmen.
- Verschriftlichen Sie den persönlichen Sicherheitsplan.
- Stellen Sie der Patientin und dem Team Kopien zur Verfügung.

9.5.3 Komplementäre Beziehungsgestaltung

Unterscheiden Sie zwischen der „Spielebene" und der „Motivebene" in der Kommunikation:

- **Spielebene:** offensichtliche, oft problematische Verhaltensweisen
- **Motivebene:** dahinterliegende, oft verborgene Motive für Verhaltensweisen

Reagieren Sie komplementär zur Motivebene, nicht zur Spielebene: Hinter dem Wunsch nach ständiger Anerkennung (Spielebene) kann ein Bedürfnis nach Sicherheit und Wertschätzung stehen (Motivebene).

Tipps, Tricks und Fallen
In begrenztem Maß kann es unter Umständen notwendig sein, auf die Spielebene einzugehen, um überhaupt erst eine Vertrauensbasis aufbauen zu könne.

9.6 Milieugestaltung

Bei der Pflege von Patientinnen mit herausfordernden Verhaltensweisen kommt es immer wieder zu Konflikten und daraus resultierenden Eindämmungsmaßnahmen. ▶ Tab. 9.1 zeigt einige Beispiele:

Tab. 9.1 Mögliche Eindämmungsmaßmahmen bei Konflikten in der Pflege

Konflikte	Eindämmungsmaßnahmen (Beispiele)
Aggressionen	Zwangsmaßnahmen
Selbstverletzungen	Isolation
Suizidversuche	Fixierung
Entweichungen	1:1-Betreuung

Konflikte und Eindämmungsmaßnahmen haben sich immer gegenseitig in der Hand und können im Ursprung in mindestens einem der folgenden Bereiche entstehen:

- Mitarbeiterinnenteam
- Räumliche Umgebung
- Externe Faktoren
- Patientinnengruppe
- Patientinneneigenschaften
- Regulatorische Rahmenbedingungen

Das Safewards-Modell

Das Safewards-Modell kann grundsätzlich in jedem psychiatrischen Setting wirkungsvoll eingesetzt werden und überzeugt besonders bei der langfristigen Versorgung von Menschen mit herausfordernden Verhaltensweisen (Löhr et al. 2020).

Safewards besagt, dass …

- Pflegende befähigt werden können, auf Krisenherde positiv einzuwirken.
- der Umgang mit Krisenherden den Übergang zu Konflikten verhindern kann.
- sich Pflegende in vielen Fällen gegen eindämmende Maßnahmen entscheiden können.
- Menschen, die sich in der Vergangenheit aggressiv gezeigt haben, zu weiterem Konfliktverhalten neigen.
- Stationen mit hohen Raten an Eindämmungsmaßnahmen auch häufig im Nachhinein viele und schwere Konfliktsituationen bearbeiten müssen.

Somit bietet Safewards …

- eine systematische Beschreibung für die Entstehung von Gewalt und Aggression.
- zehn Interventionen zur Verbesserung der Sicherheit von Patientinnen und Mitarbeitenden.

Das vereinfachte Safewards-Modell (▶ Abb. 9.1):

- **Mitarbeiterinnenmodifikatoren:** Eigenschaften, Handlungen und Haltungen der Pflegefachpersonen im Umgang mit Krisenherden und Konflikten
- **Patientinnenmodifikatoren:** Umgang der Patientinnen untereinander mit Einfluss auf Konflikte und Eindämmungsmaßnahmen
- **Krisenherd:** Zuspitzung von sozialen und psychologischen Situationen, die zu Konflikten führen können

Das Modell zeigt, dass …

- Pflegende das Auftreten von Konflikten und Eindämmungen vor, während und nach ihrer eigentlichen Entstehung beeinflussen können.
- die zehn Safewards-Interventionen Pflegenden bereits helfen, Einfluss auf die Ursprungsfaktoren von Konflikten zu nehmen – und diese zu verhindern.

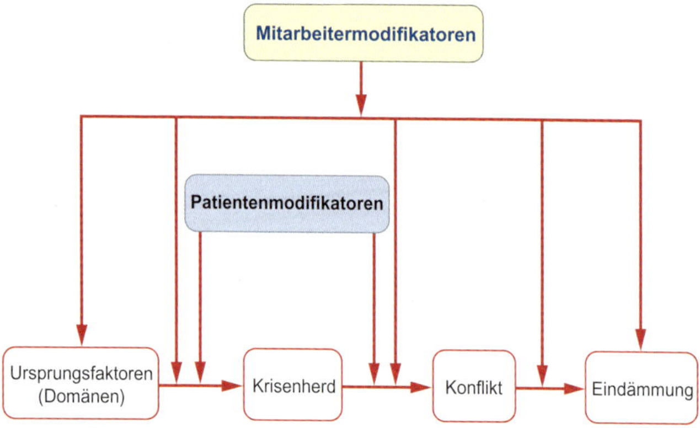

Abb. 9.1 Vereinfachte Darstellung des Safewards-Modells (Bowers 2014) [F1063-001, L157]

Die zehn Safewards-Interventionen

Gegenseitige Erwartungen klären

Inhalt

- Patientinnen hilft es, wenn sie verbindlich wissen, was von ihnen erwartet wird und was sie von Pflegefachpersonen erwarten können. Vor allem uneinheitliche Erwartungshaltungen des Teams können Patientinnen verunsichern.

Praxis

- Teamdiskussion über alle offiziellen und inoffiziellen Stationsregeln
- Umformulierung der Erwartungen: Welche Regeln braucht man wirklich? Ist eine Reduktion möglich?
- Diskutieren Sie diese Erwartungen mit den Patientinnen und nehmen Sie Anregungen und Wünsche auf. Welche Erwartungen werden an Mitarbeiterinnen gestellt?

- Entwerfen Sie ein Poster von den gemeinsam formulierten Erwartungen.
- Integrieren Sie das Poster in jedes Aufnahmeprozedere, sodass allen Patientinnen der Inhalt bekannt ist.
- Beziehen Sie sich auf die gegenseitigen Erwartungen, wenn Sie reflektierend mit Kolleginnen oder Patientinnen über bestimmte Verhaltensweisen sprechen.
- Motivieren Sie Patientinnen, sich auf die gegenseitigen Erwartungen zu beziehen, wenn Sie Schwierigkeiten mit dem Verhalten von Mitarbeiterinnen haben.

Verständnisvolle Kommunikation

Inhalt

- Es ist nicht immer möglich, alle Bitten und Wünsche einer Patientin zu erfüllen. Um Krisenherden und Konflikten dennoch vorbeugen zu können, ist eine verständnisvolle Gesprächsführung äußerst wichtig.

Praxis

- Es werden Poster mit „Botschaften des Tages“ regelmäßig gewechselt.
- Die Poster beinhalten Tipps zur Kommunikation und werden im Stationsbüro aufgehängt.

Positive Kommunikation

Inhalt

- Hilft dem Team, systematisch in eine positive Gesprächskultur zu gelangen.
- Positive Eigenschaften und Veränderungen werden im Alltag hervorgehoben.

Praxis

- Standardisieren Sie, dass in jeder Dienstübergabe immer auch etwas Positives über jeden Patienten gesagt wird.
- Sollte es einmal nichts Positives geben, sollte wenigstens das positive Verhalten der Mitarbeiterinnen gegenüber einer herausfordernden Patientin betont werden.

Deeskalierende Gesprächsführung

Inhalt

- Je früher sich zuspitzende Situationen erkannt werden, desto wahrscheinlicher wird eine Deeskalation gelingen (▶ Abb. 9.2).

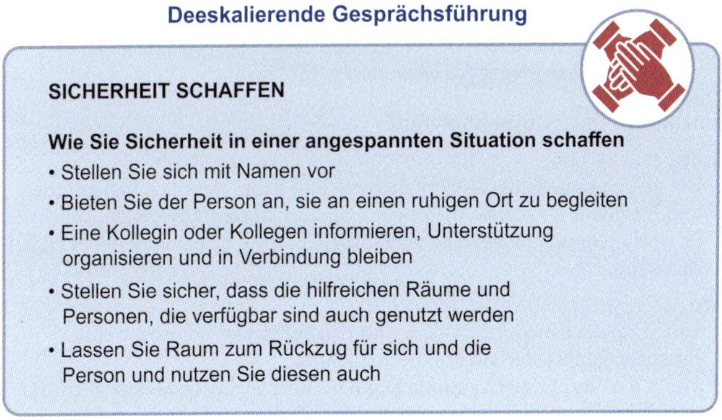

Abb. 9.2 Prüf- und Handlungsschritte zur Deeskalation [M1498, L157]

Praxis

- Ein vom Safewards-Team entwickeltes Poster zur deeskalierenden Gesprächsführung wird in einem hochfrequentierten Bereich gut sichtbar ausgehängt.
- Jede Mitarbeiterin wird nach der Struktur des Posters von einer erfahrenen Kollegin geschult.

Unterstützung bei unerfreulichen Nachrichten

Inhalt

- Vor allem wenn Patientinnen unerfreuliche Nachrichten erhalten, besteht eine erhöhte Wahrscheinlichkeit, dass Krisenherde und Konflikte auftreten können.

Praxis

- Das Team überlegt täglich, ob eine Patientin eine unerfreuliche Nachricht erhalten wird und wie die Patientin in einem solchen Fall begleitet werden kann.

Gegenseitiges Kennenlernen

Inhalt

- Beim Beziehungsaufbau kann es sehr hilfreich sein, dass auch Patientinnen ein paar persönliche Dinge über die Mitarbeiterinnen wissen.
- Gemeinsame Interessen und Gesprächsthemen, die außerhalb von Problemen und Krankheiten liegen, sind wichtig für einen vertiefenden Beziehungsaufbau.

Praxis

- Haben Sie keine Scheu, persönliche Informationen zu teilen: Dinge, die Sie als Menschen ausmachen.
- Legen Sie eine für Patientinnen gut zugängliche Kennenlern-Mappe mit Fotos an, in der die Mitarbeiterinnen persönliche Fragen beantwortet haben.
- Fragen, die problemlos alle Mitarbeiterinnen teilen können:
  - Welche Musik hören Sie gerne?
  - Spielen Sie ein Instrument?
  - Hören Sie gerne Radio? Welchen Sender?
  - Haben Sie einen Lieblingsfilm, -serie? Wenn ja, welche?
  - Interessieren Sie sich für Sport? Wenn ja, für welche Sportarten, welche Mannschaften oder Sportlerin?
  - Haben Sie Vorbilder?
  - Welche Tiere mögen Sie besonders gerne?

Gemeinsame Unterstützerkonferenz

Inhalt

- Die gemeinsame Unterstützerkonferenz hilft dabei, dass sich Patientinnen und Pflegende als soziale/therapeutische Gemeinschaft begreifen.
- Es wird mehrfach in der Woche besprochen, wie eine der anderen behilflich sein kann.

Praxis

- Laden Sie die Patientinnen aktiv und persönlich zur Teilnahme ein.
- Bitten Sie ggf. wiederholt um die Teilnahme.
- Wenn die Gruppe zu Beginn nicht gut besucht ist, lassen Sie sich nicht verunsichern, das ist durchaus normal.

- Halten Sie die Struktur ein: Danksagungsrunde, Nachrichtenrunde, Vorschlagsrunde, Wünsche- und Angebotsrunde.

Methoden zur Beruhigung

Inhalt
- Häufig sind erfahrene Pflegende in der Lage, schon sehr früh zu erkennen, wenn Patientinnen unruhig werden.
- Bereits in dieser frühen Phase sollten individuelle Angebote zur Regulation von Anspannung und Stress gemacht werden.

Praxis
- Stellen Sie eine Box mit Gegenständen zusammen, die helfen können, Stress abzubauen.
- Erneuern und ergänzen Sie die Box regelmäßig.
- Verweisen Sie aktiv auf eine mögliche Inanspruchnahme.
- Bewährte Inhalte:
  - Duftende Tücher
  - MP3-Bluetooth-Box mit klassischer, Lounge- oder Entspannungsmusik
  - Briefmappen
  - Schlafmasken und Ohrstöpsel
  - Lichterkette
  - Kuscheltiere
  - Teesorten
  - Kaugummi
  - Gewichtdecken

Sicherheit bieten

Inhalt
- Es wird nicht immer gelingen, Konflikte zu verhindern.
- Besteht ein Konflikt, ist es wichtig, Sicherheit für alle Beteiligten herstellen zu können.
- Es geht um die verständnisvolle, beruhigende und empathische Begleitung der Patientinnen in herausfordernden Situationen.

Praxis
- Suchen Sie nach jeder potenziell belastenden Situation das Gespräch mit den Patientinnen.
- Fragen Sie nach, wie sich die Patientin die Situation erklärt und welche Wirkung es auf sie hat.
- Bieten Sie immer auch eine Erklärung für das Geschehene an.
- Stellen Sie sicher, dass sich Pflegefachpersonen im Nachhinein präsent zeigen und ansprechbar sind.

Entlassnachrichten

Inhalt
- Zu Beginn einer Behandlung/(Lebens-)Krise sollte Patientinnen Hoffnung vermittelt werden.
- Eine große Unterstützung können positive und ermutigende Botschaften von ehemaligen Patientinnen sein.

Praxis

- Befindet sich eine Patientin in einer Krise, drücken Sie ehrliches Interesse, aufrichtige Anteilnahme aus und schenken Sie Zeit.
- Nutzen Sie Beispiele früherer Patientinnen und verdeutlichen Sie, dass Krisen vorbeigehen.
- Nutzen Sie Flächen, an denen Sie Botschaften von ehemaligen Patientinnen sammeln und beziehen Sie sich auf einzelne positive Behandlungsabschlüsse.

Dies sind die zehn Safewards-Interventionen, die darauf abzielen, die Sicherheit auf psychiatrischen Stationen zu verbessern und Konflikte zu reduzieren. Jede dieser Interventionen trägt dazu bei, eine positive und unterstützende Umgebung für Patientinnen und Pflegende zu schaffen. Safewards liegt in der Praxis nur dann vor, wenn alle zehn Interventionen in der Praxis auch tatsächlich umgesetzt wurden.

9.7 Weitere Grundsätze im Umgang mit herausfordernden Verhaltensweisen

Herausfordernde Verhaltensweisen ...

- deuten immer auch auf eine Orientierungs- und Hilflosigkeit hin.
- können in persönlichen Krisen zu erheblichen Gefährdungslagen führen.
- sind häufig für Eskalationsspiralen (Aktion – Reaktion) verantwortlich.
- sollten als ein Hinweis für das Befinden einer Person gesehen werden.

Im Umgang mit herausfordernden Verhaltensweisen sollten die folgenden **11 Prinzipien von Hejlskov Elvén und Abild McFarlane** (2024) berücksichtigt werden:

Prüfen Sie zuerst immer, wer tatsächlich das Problem hat

- Bestimmte Verhaltensweisen sind oft nur für Pflegende ein Problem.
- Die Patientin könnte darin eine Lösung sehen.

Hinweis für die Praxis Versuchen Sie, in einer Konfliktsituation immer auch die Sichtweise der Patientin zu erfragen.

Menschen verhalten sich gut, wenn sie dazu in der Lage sind

- Zu hohe Erwartungen können ggf. nicht erfüllt werden.
- Die Verantwortung dafür, dass zu hoch gestellte Erwartungen nicht erfüllt wurden, kann nicht der Patientin zugeschoben werden.

Hinweise für die Praxis An die folgenden Fähigkeiten könnten überhöhte Erwartungen gestellt werden:

- Die Kompetenz, Handlungen abzuschätzen
- Aktivitäten zu planen und zu vollenden
- Die Kontrolle, Impulsen und Bedürfnissen zu widerstehen
- Ausdauer und Geduld zu haben
- Empathie zu zeigen
- Mit Stress umgehen zu können
- Flexibel und tolerant zu sein
- Bedürfnisse klar äußern zu können

Menschen tun das, was ihnen sinnvoll erscheint

- Dieses Prinzip ist stark an das Safewards-Modell geknüpft.
- Je weniger Regeln Sie haben, desto weniger Regelverstöße gilt es zu ahnden.

Hinweise für die Praxis Einige Patientinnen, die herausfordernde Verhaltensweisen zeigen, tun dies, weil sie sich ggf. im Allgemeinen schwertun, Regeln einzuhalten, die für sie wenig sinnvoll sind. Appelle, dies oder jenes zu unterlassen, sind hier wenig hilfreich. Lösen Sie das Problem stattdessen strategisch, über Empathie und Beziehungsarbeit.

Wer Verantwortung übernimmt, kann etwas bewirken

- Als Pflegendesollte man immer die Verantwortung für den Umgang mit herausfordernden Situationen übernehmen.
- Machtlosigkeit entsteht, wenn Verantwortung nicht übernommen, sondern der Patientin zugeschoben wird.
- Machtlosigkeit ist ein großes Problem und Hindernis im Umgang mit herausfordernden Verhaltensweisen.

Hinweise für die Praxis Glauben Sie nicht, ein unerwünschtes Verhalten bei einer Patientin durch negative Konsequenzen nachhaltig abstellen zu können, – langfristig verstärken Sie das Problem damit nur. Verzichten Sie daher grundsätzlich auf Bestrafung, negative Konsequenzen und Zurechtweisungen und übernehmen Sie stattdessen selbst die Verantwortung zum Handeln.

Wer an Misserfolge gewöhnt ist, lernt nichts aus neuen Misserfolgen

- Erst wenn Menschen etwas häufiger gelingt als misslingt, lernen sie aus Fehlern.
- Menschen, die herausfordernde Verhaltensweisen zeigen, haben in der Vergangenheit häufig mehr Misserfolge als Erfolge erlebt.

Hinweise für die Praxis Menschen mit herausfordernden Verhaltensweisen lernen vielleicht nicht aus Fehlern, dafür aus Erfolgen. Schaffen Sie im Umgang einen positiven äußeren Rahmen, der auf die Fähigkeiten einer Person eingeht. Positives Erleben wird zu Fortschritt und Veränderung führen.

Kooperation erfordert Selbstbeherrschung

- Es hilft nicht, angespannten und gereizten Menschen einfach nur zu sagen, ruhig zu bleiben.
- Überhöhte Erwartungen an die Geduld können eine Zusammenarbeit erschweren.

Hinweise für die Praxis Versuchen Sie nicht, über irgendwelche Methoden Kontrolle über eine Patientin zu erlangen, die sich herausfordernd verhält. Haben Sie sich selbst im Griff und ermöglichen Sie der Patientin, selbst Kontrolle zu erlangen – machen Sie faire Angebote.

Wir alle tun unser Bestes, um nicht die Beherrschung zu verlieren

- Herausfordernde Verhaltensweisen sind ggf. für die Patientin der Versuch einer Lösung.
- Wenn die Strategie der Patientin bekämpft wird, kann sich das Problemverhalten verstärken.

Hinweise für die Praxis Manchmal hilft es schon, die Patientin ruhig zu fragen, warum sie sich in bestimmten Situationen entsprechend verhält. Fragen Sie dann nach eventuellen besseren Lösungen und bieten Sie kreative Ideen an.

Gefühle sind ansteckend

- Menschen neigen zu guter Laune, wenn sie von gut gelaunten Menschen umgeben sind.
- Menschen sind ruhig und gelassen, wenn sie mit entspannten Personen zusammen sind.

Hinweise für die Praxis Was Affekte angeht, ernten Pflegende häufig, was sie säen. Stellen Sie im Umgang eine gute Blaupause dar, sie wirkt ansteckend:

- Suchen Sie nicht verbissen den Blickkontakt.
- Halten Sie den Blickkontakt nicht länger als 30 Sek. ununterbrochen.
- Gehen Sie in Konflikten immer auch einen Schritt zurück, seien Sie nachgiebig.
- Nehmen Sie auch in angespannten Situationen eine entspannte Körperhaltung ein (sitzen oder gegen die Wand gelehnt).
- Setzen Sie auf Ablenkung, statt auf Konfrontation.
- Halten Sie die Patientin nicht mit angespannten Muskeln fest.

Konflikte bestehen aus unwirksamen Lösungsversuchen und bei Versagen brauchen wir einen Handlungsplan

- Konflikte entstehen aus einer Verkettung von unwirksamen Lösungsversuchen.
- Manchmal versucht jeder, die Probleme zu lösen, die der jeweils andere verursacht.
- Solche Probleme lassen sich nur mit einer Lösung klären, die auch für das Gegenüber kein Problem darstellt.

Hinweise für die Praxis Wenn es wiederholt nicht gelingt, neue Konflikte zu verhindern, dann häufig, weil der verkrampfte Versuch unternommen wird, eine Person zu verändern. Stattdessen sollte der Fokus darauf gelegt werden, keine weiteren Probleme für alle Beteiligten zu verursachen.

Wir stellen Anforderungen, die die Patientinnen nie an sich selbst gestellt hätten – aber so, dass es machbar ist

- Es kann viel Sinn machen, Anforderungen an eine Person zu stellen, die sie nicht an sich selbst stellen würde.
- Wenig Sinn macht es allerdings, Anforderungen an eine Person zu stellen, die sie nicht erfüllen kann.

Hinweise für die Praxis Es kann helfen, gewisse Verhaltensweisen als klare No-Gos zu definieren und als nicht wählbar zu benennen. Beispielsweise kann der Wunsch von einer Patientin, die gefährdet erscheint, alleingelassen zu werden, von Pflegefachpersonen abgelehnt werden. Jedoch soll die Entscheidung, in welcher Form die Sicherung erfolgt, der Patientin überlassen werden.

Wir besitzen Autorität, wenn jemand freiwillig auf uns hört

- Autorität besitzen Pflegende nur, wenn Patientinnen ihnen diese zuerkennen.
- Autoritär zu führen bedeutet, Menschen das Gefühl der Teilhabe und Beachtung zu vermitteln.

Hinweise für die Praxis Machen Sie es den Patientinnen leicht, Ihnen Autorität zu verleihen. Dies erreichen Sie, indem Sie sie gut behandeln und dafür sorgen, dass sie wohlauf sind und gerecht behandelt werden.

> **!** **Tipps, Tricks und Fallen:**
> Alle elf Prinzipien von Hejlskov Elvén und Abild McFarlane (2024) für den Umgang mit herausfordernden Verhaltensweisen bieten einen wertvollen Rahmen für Pflegende, um effektiv und empathisch mit Patientinnen umzugehen, die herausfordernde Verhaltensweisen zeigen.

9

10 Abhängigkeitserkrankungen

Frank Vilsmeier

10

10.1 Übersicht

10.1.1 Einteilung, Symptome

Definitionen

Abhängigkeit (ugs. „Sucht"): übermächtiges und unwiderstehliches Verlangen, psychotrope Substanzen wiederholt einzunehmen (psychische Abhängigkeit). Weitere Merkmale sind Dosissteigerungen und das Auftreten von Entzugserscheinungen bei Weglassen der Substanz (physische Abhängigkeit). Der Begriff „Abhängigkeit" bezieht sich auf die stoffgebundene „Sucht" (▶ Tab. 10.1).

Tab. 10.1 Substanztypen

Typ	Substanzen	Abhängigkeit
Alkoholika	Alkoholhaltige Getränke	Physisch und psychisch
Sedativa	Opiate z. B.: Hydromorphon, Oxycodon, Fentanyl, Tilidium, Codein, Buprenorphin, Subutex, Methadon, Heroin Benzodiazipine, z. B. Diazepam, Lorazepam, Flunitrazepam, Bromazepam, Oxazepam Nichtbenzodiazepin-Agonisten Barbiturate	Stark psychisch und physisch
Stimulanzien	Kokain, Amphetamine, Piperanzine, Piperidine, „Designerdrogen", z. B. MDMA (Ecstasy), Metamphetamin (Crystal Meth), Crack (Kokain und Natron)	Stark psychisch
Cannabis	Weibliche Blüten: „Gras", „Weed", „Marihuana" Harz: „Haschisch", Wirkstoff: THC (Tetrahydrocannabinol)	Psychisch
Halluzinogene	Lysergsäurediethylamid (LSD), Meskalin (mexikanischer Kaktus), Psylocybin (Kleiner Wiesenpilz), Phencyclidin (PCP, „Angel Dust")	Psychisch

Toleranz (ugs. „Gewöhnung"): Die Wirkung einer Substanz lässt bei gleichbleibender Dosierung nach. Um den gewünschten Effekt aufrechtzuerhalten, muss eine höhere Dosis als die ursprünglich wirksame eingenommen werden (Dosissteigerung).

Gewohnheitsbildung Psychischer Zwang, die Einnahme einer Substanz fortzusetzen, jedoch ohne Tendenz zur Dosissteigerung. Auftreten psychischer Abhängigkeit ohne physische Folgeschäden.

Schädlicher Gebrauch (ugs. „Missbrauch"): der über das normale Maß oder eine medizinische Indikation hinausgehende schädliche Konsum von Substanzen, der zu Gesundheitsschädigungen geführt hat.

Polytoxikomanie Mehrfachabhängigkeit oder „Multipler Substanzgebrauch". Wiederholte – häufig wahllose – Einnahme von mehreren psychotropen Substanzen über einen Zeitraum von mindestens 6 Monaten, wobei keine Substanz für sich alleine den Konsum dominiert.

Entzug Körperliche Entgiftung von Substanzen mit spezifischen physischen und/oder psychischen Entzugssymptomen. Dauer 1–4 Wochen, i. d. R. als stationäre Krankenhausbehandlung.

Entwöhnung Eine langfristig (mehrwöchig) angelegte stationäre Behandlung der psychischen Abhängigkeit, meist in Fachkliniken. Teilstationäre und ambulante Entwöhnung ist bei stabiler Primärpersönlichkeit möglich. Ziele sind der Erhalt, die Verbesserung oder Wiederherstellung der Selbststeuerung sowie Funktions- und Leistungsfähigkeit des Abhängigkeitserkrankten.

Komorbidität Beschreibt in der Behandlung von Abhängigkeitsstörungen das Vorhandensein von einer psychiatrisch relevanten Diagnose bei gleichzeitigem Substanzgebrauch (▸ 10.4.5).

Diagnose einer Abhängigkeit

- Häufige oder lange Einnahme von großen Mengen des Mittels entgegen der ursprünglichen Absicht des Konsumenten
- Einschränkungen oder Kontrolle des Konsums sind erfolglos geblieben.
- Hoher Zeitaufwand für die Beschaffung und den Konsum oder zur Erholung von den Wirkungen des Mittels
- Rauscherleben oder Entzugserscheinungen während der Alltagsbeschäftigungen, z. B. in Beruf, Schule, Haushalt, Verkehr
- Berufliche, soziale oder Freizeitaktivitäten werden wegen des Mittelgebrauchs reduziert oder aufgegeben.
- Fortsetzung des Mittelgebrauchs trotz besseren Wissens um die sozialen, psychischen und körperlichen Folgeerscheinungen
- Toleranzsteigerung: Verbrauchssteigerung um mindestens 50 %, um die gewünschte Wirkung zu erzielen
- Psychische und/oder körperliche Entzugserscheinungen
- Einnahme des Mittels, um Entzugserscheinungen zu bekämpfen

Die Diagnose „Abhängigkeit" kann gestellt werden, wenn mindestens drei der Symptome in Verbindung mit einem schädlichen Substanzgebrauch vorhanden sind und diese sich häufiger wiederholen oder mindestens einen Monat bestehen.

Co-Abhängigkeit

Bezugspersonen können die Abhängigkeit fördern oder beziehungsabhängig mitleiden. Typisch für eine Co-Abhängigkeit ist, dass Angehörige versuchen, negative Konsequenzen für den Abhängigen zu vermeiden (z. B. stellvertretende Krankmeldung, Substanzbeschaffung, finanzielle Unterstützung).

! Tipps, Tricks und Fallen

Das unmittelbare soziale Umfeld der Abhängigen muss aufgeklärt, beraten und durch Hilfsangebote unterstützt werden, um sie von eigenen Schuldvorwürfen zu entlasten und ihnen eine angemessen Nähe-Distanz-Regulation zum Abhängigkeitserkrankten zu ermöglichen. Die Erfolgsprognose der Behandlung steigt mit der Einbeziehung von Angehörigen.

! Angehörige sind immer Mitbetroffene; ihnen sollen z. B. Angehörigengruppen, Familientherapie, Paartherapie, Selbsthilfegruppen angeboten werden.

Abhängigkeitsrisiko

Ist in allen Bevölkerungsschichten vorhanden, auch gehäuft in helfenden Berufen. Zu den Suchtgefahren zählen:

- Psychische Belastungen, Leistungsminderung, Stress
- Traumatische Belastungsstörung

- Mangelnde Konfliktbewältigungsstrategien, reduzierte Resilienz gegenüber Stress
- Neugier, Interesse, Wunsch nach Veränderung des subjektiven Erlebens
- Wunsch nach Steigerung von Lustempfinden oder Verminderung von Unlustgefühlen
- Mangelnde Konfliktbewältigungsstrategien
- Peer Groups (Bezugsgruppen) mit schädlichem Suchtmittelkonsum
- Leichte Verfügbarkeit von befindlichkeitsverändernden Substanzen
- Soziale bzw. genetische Disposition aufgrund abhängigkeitserkrankter Eltern

Tipps, Tricks und Fallen
Suchtgefahren offen ansprechen. Verfügbarkeit von Suchtstoffen einschränken. Geregelte und schriftlich dokumentierte Übergabe des Schlüssels vom Medikamentenschrank auf Station (▶ 1.3).

10.1.2 Umgang mit Abhängigen

! Vertrauen ist gut, Kontrolle ist sinnvoller. Alcotest® (▶ 10.1.3), Drogenscreening (▶ 10.1.3), Kontrolle der Abhängigen/ihres Eigentums (▶ 10.1.3).

Pflegefachliches Ziel ist, deutlich zu machen, dass der Verlust der Abhängigkeit die Möglichkeit bietet, andere Wege der Lebensgestaltung zu entdecken oder wiederzuerlangen. Die Bezugspflege dient der individuellen Bewältigung der Krankheitsfolgen sowie dem Aufzeigen und Einüben von Denk- und Verhaltensweisen, die an die Stelle des süchtigen Verhaltens treten können.

- Abhängigkeit ist eine chronisch rezidivierende Erkrankung.
- Das Suchtmittel hat für die Abhängigen einen Zweck erfüllt: die körperliche und/oder psychische Befindlichkeitssteuerung. Ohne Suchtmittel benötigen Abhängige Alternativstrategien (z. B. Hobbys) und positive Verstärker aus dem sozialen Umfeld.
- Veränderungen sind nur mit einem anziehendem Veränderungswunsch/-ziel möglich.

Grundhaltungen

- Keine Abwertung des Substanzgebrauchs bzw. des Verhaltens des Abhängigen
- Keine Moralpredigt halten und keine Schuldvorwürfe machen: Abhängige erleben sich wie fremdgesteuert und sind nicht grundsätzlich als Schuldige für ihr Abhängigkeitsverhalten zu sehen. Mögliche Folgen negativ bewertender Vorwürfe:
  - Sozialer Rückzug und Rückfall in den Suchtmittelkonsum
  - Der Aufwand zur Abwehr der Vorwürfe verringert die Bereitschaft zur konstruktiven Beschäftigung mit Lösungsstrategien und das Erkennen von Problemzusammenhängen.
- Der psychische/physische Zwang, alles für den Erhalt der Subtanzwirkung zu tun, führt insbesondere bei illegalem Drogenkonsum zu Beschaffungskriminalität und zweckgerichtetem Ausnutzen des sozialen Umfelds.
- Entzugsakzeptanz herstellen, respektvoller und wertschätzender Umgang zu Abhängigkeitserkrankten als Mensch
- Klare, offene und eindeutige Kommunikation. Konsequenzen nur ankündigen, wenn sie umgesetzt werden können.

Rückfall

- Ist lebenslang möglich
- Niedrigschwellige Behandlung des Rückfalls verbessert die Prognose.
- Wertfrei und nicht prophezeiend kommunizieren, keine Vorhaltungen nach einem Rückfall machen
- Rückfall als Abhängigkeitssymptom verstehen; dessen Rahmenbedingungen in die Behandlung einbeziehen

Störungsspezifischer Umgang mit Abhängigen

Verantwortungsfähigkeit vermitteln

Damit die Abhängigen wieder Verantwortungen für sich selbst übernehmen können, werden sie vom therapeutischen Team und den Angehörigen nur **supportiv** begleitet. Die Verantwortung für die Regelung der persönlichen Angelegenheiten wird gezielt an die Abhängigkeitserkrankten zurückgegeben/delegiert. Das Verhältnis von Unterstützung und Übergabe an die Selbstverantwortung verändert sich im Behandlungsverlauf. Keine Übernahme von Telefonaten, Erledigungen oder anderen Tätigkeiten, die von Abhängigkeitserkrankten selbst durchgeführt werden können, auch wenn das für sie unangenehm ist.

- **Abhängige:** tragen die Verantwortung für die Akzeptanz der Behandlung und dessen jeweiligen Rahmenbedingungen.
- **Pflegende:** tragen die Mitverantwortung für eine wertschätzende, respektvolle Beziehungsgestaltung, ein förderndes therapeutisches Milieu und für eine zeitgemäße, an den neuesten Erkenntnissen orientierte fachpflegerische Behandlung, die einen individuellen störungsspezifischen Umgang mit Abhängigkeitserkrankten ermöglicht.

Frustrationstoleranz entwickeln

Das unmittelbare Befinden und Empfinden stehen für Abhängigkeitserkrankte im Vordergrund der persönlichen Wahrnehmung. Je länger die Abhängigkeit besteht, desto stärker ist ein Gegenwartsdenken (hier/heute/jetzt) ausgeprägt.

- Rückfall und Behandlungsabbruch sind in den ersten Tagen am häufigsten.
- **Zunächst** den Abhängigen im Hier und Jetzt begegnen: Wünsche und Bedürfnisse nach Möglichkeit rasch befriedigen („Zuwendung forte"), z. B. Gesprächswünsche unmittelbar ermöglichen, umfangreiche Hilfestellungen zur Bewältigung der Beschwerden, unverzügliche Gabe der Bedarfsmedikation
- Erst **im Verlauf** der Behandlung mit Frustration konfrontieren, z. B. Gesprächstermine vereinbaren, nichtmedikamentöse Bewältigungsstrategien vermitteln, Pflichtteilnahme am Stations- und Therapieprogramm, den persönlichen und allgemeinen Bereich aufräumen und reinigen

Sozialisationsdefizite tolerieren

Je früher Abhängige mit dem schädlichen Gebrauch begonnen haben, desto mehr entwicklungspsychologische Defizite (verzögerte Identitätsbildung) sind zu vermuten. Das kann dazu führen, dass sich Erwachsene in Konfliktsituationen emotional/sozial unreif verhalten.

- Das Alter der Abhängigen nicht als Maßstab für das zu erwartende Verhalten nehmen
- Ihrem Verhalten innerhalb der jeweiligen Biografie und ihrem sozialen Umfeld den angemessenen Stellenwert einräumen

Konflikte aushalten

Mit dem Substanzgebrauch gab es meist einen Ausweg aus Situationen, die unangenehm empfunden wurden. Konfliktbewältigungsstrategien müssen erst wieder antrainiert werden.

- Konflikte und Frustrationen gezielt einsetzen, z. B. Hilfe langsam zurücknehmen; den Abhängigen aufzeigen, dass Krisen und Konflikte konstruktiv bewältigt werden können
- Auseinandersetzungen sachlich, ruhig und sinnvoll erklärend führen

Beziehung gestalten

Menschen im unmittelbaren Umfeld dienen häufig der Aufrechterhaltung des Substanzkonsums oder des persönlichen Wohlbefindens. Abhängigkeitserkrankte sind krankheitsbedingt häufig darauf angewiesen, das soziale Umfeld für abhängigkeitsbezogene Zwecke zu nutzen. Unehrlichkeit sich selbst und anderen gegenüber kann eine soziale Beziehung behindern oder zerstören.

- In der Bezugspflege auf ein ausgewogenes Nähe-Distanz-Verhältnis achten und die gleichen Anforderungen an die Abhängigkeitserkrankten stellen
- Lob an die eigene Person und Aufwertung gegenüber anderen Teammitgliedern ignorieren
- Grundsätzlich eine respektvolle Beziehungsgestaltung anstreben, notfalls wiederholt

Selbstwertgefühl stärken

Die mehrfach erlebte Unfähigkeit, sich selbst zu steuern, sowie negativ erfahrene Stigmatisierungen beeinträchtigen das Selbstwertgefühl und führen bei Abhängigen zu Scham- und Schuldgefühlen. Die Bereitschaft, einer (therapeutischen) Vereinbarung zuzustimmen, ist zunächst hoch und wird im weiteren Verlauf wieder von der Abhängigkeit beeinflusst und dadurch ggf. nicht umgesetzt.

- Vereinbarungen mit Wahlmöglichkeiten haben größere Aussicht auf die Annahme und Aufrechterhaltung seitens der Abhängigkeitserkrankten. Sie geben das Gefühl, selbstbestimmt bzw. selbstwirksam zu handeln.
- Abhängigkeitserkrankte als Mitmenschen achten, ihre Würde wahren und in kleinen Schritten (*step by step*) Selbstachtung gewinnen lassen

10.1.3 Entzugsbehandlung

Ziele der Behandlung

▶ Tab. 10.2

Tab. 10.2 Entzugsformen

Form	Beschreibung
„Kalt“	Plötzliches Absetzen einer Substanz mit physischer Abhängigkeit (Cold Turkey)
Symptomatisch	Gegen die Entzugsbeschwerden werden symptomorientiert Medikamente eingesetzt
Substituiert „Warm“	Ersatzstoffe oder kreuztolerante Medikamente werden absteigend zur Linderung der Entzugssymptome eingesetzt
Selektiv	Nur der Beikonsum wird entgiftet; z. B. in der Substitution mit Levomethadon, Methadon oder Buprenorphin
Fraktioniert	Die Substanz wird in absteigender Dosierung ausgeschlichen (z. B. Benzodiazepin)

Harm Reduction Phasenorientierte, individuelle Zielorientierung in der Behandlung und Therapie von Abhängigkeitserkrankten mit schadensmindernden Maßnahmen, die Leid und Folgeschäden durch Drogenkonsum verhindern oder mildern, sollen (hierarchisch geordnet):

1. Überleben sichern
2. Möglichst gesundes Überleben sichern
3. Suchtmittelkonsum und Kontrollverluste reduzieren
4. Suchtmittelfreie Perioden verlängern
5. Dauerhafte Abstinenz ermöglichen
6. Zufriedenstellende Lebensgestaltung und -bewältigung erreichen

Rahmenbedingungen

Suchtmittelfreier Raum

- Eingangskontrolle auf mitgebrachte Substanzen
- Abhängige während der Behandlung unangekündigt auf Suchtmittelgebrauch kontrollieren
- Geschütztes Setting während des Entzugs; Ausgangsregelungen erst nach Bewältigung der akuten Entzugsphase
- Konsequenzen bei Einnahme von Suchtstoffen während der Behandlung müssen zuvor explizit geklärt sein.

Regeln

Eine beiderseitig verbindliche Vereinbarung zu den Rahmenbedingungen der Behandlung (Therapieplan, Hausordnung) sollte vorhanden sein.

Ausreichende Personalbemessung

In der psychiatrischen Krankenhausbehandlung sind Drogenabhängige für die Dauer des Entzugs in die Behandlungskategorie S2 der PPP-RL einzugruppieren (▶ 1.4).

Qualifizierte Entzugsbehandlung

Ziele der qualifizierten Entzugsbehandlung sind die medizinische und psychiatrische Diagnostik, die Entgiftung, die Förderung des Krankheitsverständnisses und die Veränderungsmotivation. Hierzu dienen:

- Therapiezielorientierte Behandlung durch ein multidisziplinär zusammengesetztes Behandlungsteam (Ärzte, Psychologische Psychotherapeuten oder Suchttherapeuten, Sozialpädagogen, Physiotherapeuten, Ergotherapeuten, Pflegefachpersonen)
- Differenzierte somatische und psychiatrische Befunderhebung mit Diagnostik und Behandlung von Folge- und Begleiterkrankungen
- Leitlinienbasiertes, standardisiertes suchtmedizinisches und soziales Assessment
- Information und Aufklärung über Abhängigkeitserkrankungen, Förderung von Veränderungsbereitschaft, soziale Stabilisierung, Motivierung zur problemspezifischen Weiterbehandlung
- Ressourcen- und lösungsorientiertes Therapiemanagement unter Einsatz differenzierter Therapieelemente, in Kombination von Gruppen- und Einzeltherapie: z. B. psychoedukative Informationsgruppen, medizinische Informationsgruppen, themenzentrierte Einzel- und Gruppentherapie, Ergotherapie, Krankengymnastik/Bewegungstherapie, Entspannungsverfahren, Akupunktur nach dem NADA-Protokoll
- Ggf. Angehörigeninformation und -beratung

- Information über externe Selbsthilfegruppen, ggf. Informationsveranstaltungen von Einrichtungen des Suchthilfesystems
- Eingliederung in das bestehende regionale Suchthilfesystem

Aufnahme

▶ 1.1

Der erste Eindruck prägt die Einstellung des Abhängigkeitskranken zur Behandlung:

- Freundliche, wertschätzende und respektvolle Ansprache
- Ruhig auftreten, geduldig sein
- Ruhe, Sicherheit und Struktur vermitteln
- Sensibel auf die akzeptierte interpersonelle Distanz achten
- Relevante Fremdinformationen einholen: Angehörige, Sanitäter, Begleitung
- Vigilanz und Vitalzeichen prüfen – notwendige Maßnahmen abschätzen und veranlassen
- Über die Station, Bezugspersonen, Regeln, Tages- und Wochenstrukturen aufklären

Abhängiger wünscht Sonderbehandlungen

- Keine Zusagen machen, die vom nicht vom Team mitgetragen werden können
- Darauf hinweisen, dass zunächst den gegebenen Rahmenbedingungen zugestimmt werden muss und individuelle Entscheidungen im Pflege- und Behandlungsteam getroffen werden

Atemalkoholkonzentration prüfen (Alkotest)

Selbst nach Alkoholkonsum ist evtl. keine Alkoholfahne zu bemerken, z. B. wenn …

- starker, hochprozentiger Alkohol getrunken wurde.
- der Alkohol wenig oder keine Aromastoffe enthielt, z. B. Wodka.
- flach geatmet wird.
- das Riechvermögen der Pflegenden beeinträchtigt ist, z. B. bei Erkältung.

Messgeräte bieten mehr Sicherheit zur Feststellung eines Alkoholkonsums. Atemalkohol-Testgeräte können zur Orientierung eingesetzt werden. Die Werte sind individuell und zeitabhängig. Verwertbare Ergebnisse sind erst 30 Min. nach dem letzten Konsum zu erhalten. Sie sind strafrechtlich nicht zugelassen. Nur eine Blutentnahme liefert gesicherte Ergebnisse zum konkreten Alkoholspiegel. Dabei ist zu beachten:

- Vor der Messung: Rauchen, Einnahme von Nahrung oder Flüssigkeit unterbinden
- Kurze, hechelnde Atemzüge untersagen
- Gleichmäßig pusten lassen

Abhängiger gibt zu hohe Dosierungen an

Gründe, warum Drogenabhängige höhere Dosierungen angeben, als tatsächlich eingenommen wurden:

- Abhängiger war bei Aufnahme intoxikiert; nach der Detoxikation Befragung wiederholen.
- Abhängige neigen gelegentlich zu Übertreibungen: nicht überbewerten.
- Versuch, höhere Dosierungen einer Entzugsmedikation zu erhalten

→ Im Team die in verschiedenen Einzelgesprächen erfragten Mengenangaben austauschen

Drogenscreening

Die Messung einer Einnahme von Substanzen wie Amphetamine, Benzodiazepine, Barbiturate, Cannabinoide, Opiate, Kokain und Methadon erfolgt i. d. R. über eine Urinprobe.

Durchführung Es bedarf keiner besonderen Vorbereitung des Abhängigen, der Urin kann jederzeit in Empfang genommen werden.

- Urinabgabe erfolgt nur unter Aufsicht und Ausschluss jeglicher Manipulationsmöglichkeiten:
  - Urinprobe könnte z. B. mit Tee, Wasser, Apfelsaft verdünnt werden.
  - Es wird Fremdurin (verborgen in Latexhandschuhen/Kondomen etc.) abgegeben.
  - Urin enthält Zusätze, die zu einem falsch negativen Ergebnis führen können. Abhängig von der Messmethode z. B. flüssiger Süßstoff, Augentropfen.
- Bei Unsicherheiten Temperatur des Urins messen:
  - Temperatur muss 32–36,5 °C betragen.
  - Rasche Abkühlung kann nach kurzer Zeit Werte um 31 °C ergeben: sofort nach Abgabe messen.
  - Urinproben < 30 °C nicht akzeptieren; bei > 37,0 °C Körpertemperatur messen
- Aufbewahrung der Urinprobe muss bei ca. 4 °C im Kühlschrank erfolgen.
- Auf Hygiene achten; Handschuhe bei Entgegennahme und Verarbeiten des Urins tragen

Bewerten

Schwankungsmöglichkeiten berücksichtigen, z. B. durch:

- Individueller Abbau der Substanz bei Cannabis, Benzodiazepinen, Amphetaminen
- Konzentrationsschwankungen: je höher die Konzentration des Urins, desto höher das Messergebnis
- pH-Wert

Sowohl falsch positive als auch falsch negative Ergebnisse sind möglich: bei Unsicherheiten immer eine Zweitprobe analysieren lassen.

> **! Tipps, Tricks und Fallen**
> - Opiatwerte für Heroin, Codein, Morphin müssen immer absteigend sein.
> - Nach dem Verzehr von Mohnkuchen ist ein Anstieg der Opiatwerte möglich.

Kontrolle der Abhängigen/des Gepäcks

Die genaue Durchsuchung des Abhängigkeitserkrankten und der mitgebrachten Sachen erhält vor allem im Drogenentzug einen besonderen Stellenwert: Die Versuchung ist groß, auftretende Entzugsbeschwerden selbst behandeln zu können. Es muss im Team vereinbart und vor Aufnahme bekannt sein, welche Sachen zum Entzug mitgebracht werden dürfen.

- Substanzen haben ein geringes Volumen, sie können praktisch überall versteckt werden. Sie können als Pulver (weiß bis bräunlich), gepresst (Plättchen, Tabletten, Dragees) oder als Flüssigkeit eingeschmuggelt werden.
- Werkzeuge, Waffen, Messer, Suchtstoffe oder andere zu missbrauchende Substanzen (z. B. Rasierwasser, Klebstoff) einbehalten

! Umsichtig vorgehen: Verletzungsgefahr durch offene Kanülen

Gepäck

- Sämtliche Kleidungsstücke kontrollieren, besonders Säume, Nähte, offene und versteckte Taschen
- Alle mitgebrachten Papiere auseinanderfalten, Bücher durchblättern
- Hygieneartikel auf ungebrauchtem Verschluss und Unversehrtheit prüfen, z. B. Tubenfalz bei der Zahnpasta oder den Inhalt durchsuchen, z. B. mit einem Spatel umrühren
- Hohlräume in Verschlussdeckeln beachten
- Bodenabdeckungen von Koffern und Sporttaschen anheben, auf Hohlräume prüfen
- Schuhe genau kontrollieren, z. B. lose Einlagen, kleine Taschen in Sportschuhen
- Mitgebrachte Getränke und Nahrungsmittel auf Originalverschlüsse untersuchen
- Offene Waren, einschließlich Zigaretten und Tabak, einziehen und bis zur Entlassung aufbewahren
- Schreibgeräte öffnen

Abhängige

- Sie bitten, sich zu entkleiden; Strümpfe umdrehen lassen, Kleidung kontrollieren, Körper äußerlich betrachten
- Große Fingerringe auf Hohlräume untersuchen
- Haarzöpfe öffnen lassen
- Kontrolle der Körperöffnungen, Analuntersuchung, abwägen (ärztliche Aufgabe)

Ablenkungsmanöver

- Abhängige beklagen die Unsinnigkeit der Kontrolle und zeigen Unverständnis bzw. erleben sie als persönlich abwertend → darauf verweisen, dass mit der Kontrolle die anderen Abhängigen vor dem Angebot von Drogen auf Station geschützt werden müssen. Es gehe nicht darum, sie vor einem Konsum zu bewahren, dafür tragen sie selbst Verantwortung.
- Bei der Kontrolle laufen Abhängige im Raum umher und versuchen bei der Taschenkontrolle zu helfen → sie zum Sitzenbleiben auffordern, dabei mit ihnen ins Gespräch kommen.

Illegale Substanzen vernichten

- Illegale Substanzen sind einzuziehen, im BTM-Tresor zu sichern und protokolliert (mit zwei Zeugen) gemäß §16 BTMG der Vernichtung zuzuführen.
- Verkehrsfähige Stoffe wie Alkohol oder Medikamente dürfen nur mit Zustimmung der Abhängigen vernichtet werden. Sollten sie damit nicht einverstanden sein, ist die Entzugsmotivation zu klären. Sie sind mit einer weiteren Person zu vernichten und zu dokumentieren.

10.2 Alkoholabhängigkeit

Der gewohnheitsmäßige Gebrauch von Alkohol führt zu deutlichen körperlichen, seelischen oder sozialen Schäden. In Deutschland sind ca. 1,5 Mio. Menschen alkoholabhängig. 7,9 Mio. konsumieren Alkohol in riskanter Weise. Circa 74.000 Menschen sterben jedes Jahr in Folge des schädlichen Alkoholkonsums. Die mittlere schädliche Menge des gleichen Alkohols beträgt 40 g/Tag bei Männern und 20 g/Tag bei Frauen.

Die Alkoholtoleranz kann erniedrigt sein, abhängig von:
- Gesundheitlichen Faktoren, z. B. hirnorganische Erkrankungen (▶ 7), Hepatopathie, individuelle Enzymausstattung der Leber
- Situativen Faktoren, z. B. Übermüdung, Stress
- Medikamenten, besonders Antipsychotika (▶ 15.2), Antidepressiva (▶ 15.1), Tranquilizer (▶ 15.3)

Alkoholwirkungen

Die Alkoholwirkungen (▶ Tab. 10.3) sind immer abhängig von der körperlichen Konstitution und den Trinkgewohnheiten und können daher erheblich schwanken. Alkohol ist ein Giftstoff, der sich auf alle Zellen auswirkt und zu vielfältigen Organ- und Nervenschäden führen kann (▶ Abb. 10.1).

Langfristige Therapie

Ziel: Frustrationstoleranz erhöhen und Autonomiebestrebungen fördern.
- Gruppenpsychotherapie, Entwöhnung: vorwiegend verhaltenstherapeutisch
- Einzel- oder Paartherapie bei zugrunde liegenden psychischen Erkrankungen oder Beziehungsproblemen
- Dauer: 3–6 Monate

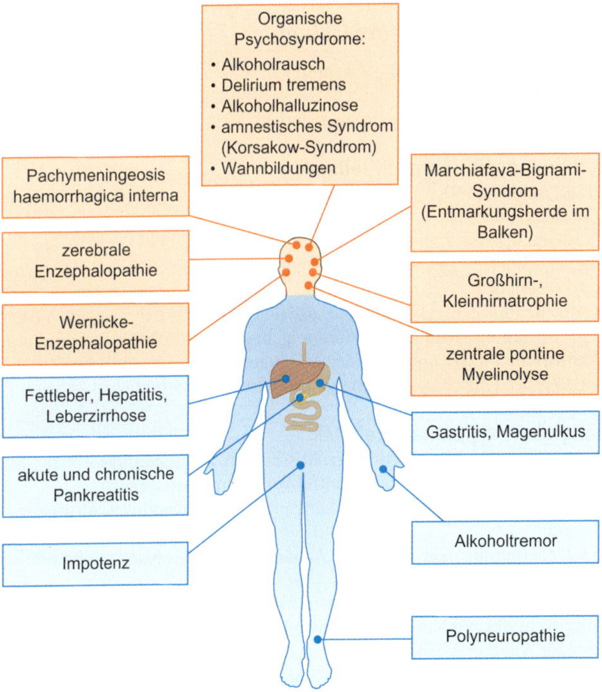

Abb. 10.1 Körperliche Folgen der Alkoholabhängigkeit [L141, L231]

Tab. 10.3 Alkoholwirkungen

Promille im Blut	Symptome
0–0,5	Lediglich bei Intoleranz Auffälligkeiten
0,5–1,5	Subeuphorisch, kritikgemindert, Konzentration und Aufmerksamkeit geschwächt, Antrieb gesteigert, Rededrang, leichte Gleichgewichtsstörungen
1,5–2,5	Sehstörungen, Gangstörungen, Distanzlosigkeit, verminderte Einsichtsfähigkeit
2,5–3,5	Starke Gang- und Sprachstörungen, psychische Störungen wie Verwirrung, Orientierungs-, Erinnerungsstörung
> 3,5	Lebensbedrohlicher Zustand, Bewusstseinstrübung bis zum Koma, Aspirations- und Erstickungsgefahr, Unterkühlung, Atemlähmung

- Abstinenzförderung durch Teilnahme an Selbsthilfegruppen, z. B. Anonyme Alkoholiker, Guttempler, Blaukreuz
- Angehörige als Mitbetroffene und Mitreagierende einbeziehen
- Psychopharmakologische Behandlung von Grundkrankheiten
- Medikamentöse Rückfallprophylaxe mit Acamprosat (▶ 15.6.3), oder Naltrexon

10.2.1 Abhängigkeitsentwicklung

Die Entstehung des Alkoholismus ist multikausal, u. a. genetische Disposition, Persönlichkeitsstruktur, Sozialisation. Die Bewertung des Trinkverhaltens ist abhängig von der Gesellschaft und dem sozialen Umfeld des Abhängigen.

Abhängigkeitsphasen nach Jellinek

- **Präalkoholische Phase:** Alkohol wird gelegentlich, zielgerichtet, z. B. zum Einschlafen oder zur Beruhigung, konsumiert – „Gewohnheitsentwicklung".
- **Prodromalphase:** Zunahme der Alkoholtoleranz, heimliches Trinken, Erinnerungslücken, gedankliche Einengung auf Alkohol; Alkohol als Thema wird vermieden.
- **Kritische Phase:** Kontrollverluste, soziale Konflikte durch Trinken, Verlust z. B. von Familie, Arbeit oder Wohnung, beginnende Wesensveränderung
- **Chronische Phase:** Abnahme der Alkoholtoleranz, morgendliches Zittern, verlängerter Rausch, allgemeiner psychischer und körperlicher Abbau

Abhängigkeitstypen nach Jellinek

- **α** = Problem- und Konflikttrinker: Missbrauch, keine ständige Abhängigkeit
- **β** = Gelegenheitstrinker ohne Kontrollverlust: nur Missbrauch
- **γ** = psychische und physische Abhängigkeit, Kontrollverluste, Abstinenzphasen
- **δ** = Dauerpegeltrinker: physische Abhängigkeit, keine Kontrollverluste, keine Abstinenzphasen
- **ε** = Quartalstrinker mit mehrtägigen Alkoholexzessen: episodischer Trinker mit psychischer Abhängigkeit, Kontrollverlusten und Abstinenzphasen

Nicht jeder Alkoholabhängige lässt sich eindeutig einem Typ zuordnen. Es gibt immer individuelle Besonderheiten und auch im Verlauf der Abhängigkeitskarriere Veränderungen. Die Typeneinteilung ist daher nicht mehr überall in Gebrauch, war aber die erste verbreitete pragmatisch beschreibende Einteilung.

10.2.2 Alkoholentzugssyndrom

Beginnt bereits einen halben Tag nach Unterbrechung der Alkoholzufuhr. Eine Entzugssymptomatik ist die versuchte Gegenregulation des Organismus auf das Absetzen einer gewohnten, sedierenden Noxe.
Differenzialdiagnostisch muss bei psychophysischen Veränderungen auch an andere zerebrale Störungen gedacht werden (EEG: Herd, arteriovenöse Störungen: z. B Aneurysma, CCT: subdurales Hämatom).

Symptome

Leicht bis mittelschwer

- Schwäche
- Psychomotorische Unruhe, Ängstlichkeit, Dysphorie/Euphorie, Albträume
- Gastrointestinale Beschwerden: Übelkeit, Erbrechen, Diarrhö
- Erhöhung der Herz- und Atemfrequenz, Temperatur und des Blutdrucks
- Tremor: leicht bei gestrecktem Arm, deutlich an Gliedmaßen; massive großperlige Transpiration am gesamten Körper, Kopfschmerzen, Schlaflosigkeit

Schwer

- Entzugsdelir, Delirium tremens ; gehört zu den akuten organischen psychischen Störungen (▶ 7.2). Unbehandelt kann es in 10–15 % der Fälle tödlich enden.
- Starke vegetative Entgleisung mit Pulsbeschleunigung und Bluthochdruck
- Psychomotorische Unruhe: Nesteln, Wälzen, innere Unruhe, Schlafstörungen, Bewegungsdrang
- Orientierung kann zeitlich, örtlich, situativ und zur Person gestört sein(▶ 3.3)
- Angst: leicht bis deutlich
- Ablenkbar, sprunghaft, verworren, suggestibel (durch Suggestion beeinflussbar, ▶ 3.6)
- Halluzinationen: akustisch, taktil, vorwiegend optisch-szenisch

! Entzugsdelirien können auch ohne vegetative Symptomatik verlaufen.
! Das Delirium tremens beginnt oft in der Nacht: Info bei der Übergabe, stündliche Schlafkontrollen.
! Engmaschige Beobachtung, ggf. Sitzwache
! Ratlosigkeit und zielloses Handeln ist ein Hinweis auf eine beginnende prädelirante Phase.

Entzug

Akuter Entzug mit Clomethiazol, Levetiracetam oder Tranquilizer (Off-Label-Use). **Elektrolytverschiebungen** sollten ausgeglichen werden. Kaliummangel kann die Entwicklung deliranter Syndrome begünstigen.

Clomethiazol (▶ 15.6.1): Initialdosis 2 Kps./10 ml, dann 1–2-stdl. 1–2 Kps./5–10 ml, Tageshöchstdosis 24 Kps./120 ml der Symptomatik entsprechend. Ausschleichen erforderlich, auf Pneumonieprophylaxe achten.

Levetiracetam Zum antikonvulsiven Schutz: initial 2× 500 mg ab einem Promillewert > 1, ab dem zweiten Tag 2× 1.000 mg, ausschleichend nach Abklingen der Entzugssymptomatik

Tranquilizer (▶ 15.3): z. B. Diazepam. Initialdosis 20 mg, dann 1–2-stdl. 10–20 mg, Tageshöchstdosis 120 mg der Symptomatik entsprechend.

Intensive pflegefachliche Überwachung

Ziele

- Frühzeitig Entzugssymptome erkennen
- Entzugsbedingte gesundheitliche Risiken vermeiden/reduzieren
- Sicherheit und Orientierung vermitteln

Maßnahmen

- Abhängige, die nüchtern zum Entzug kommen, besonders genau beobachten: Höhepunkt des Entzugs zwischen 3. und 5. Tag nach der letzten Einnahme von Alkohol
- Mindestens alle 2 Std. Vitalzeichen und Befindlichkeit kontrollieren
- Vor jeder sedierenden Medikamentengabe Kreislauffunktionen prüfen; kein Clomethiazol (▶ 15.6.1) bei hypotonen Werten
- Engmaschige Kontrollen bei deliranter Entwicklung, ggf. 1:1 Intensivüberwachung bis zum Eintritt einer ausreichenden Sedierung
- Fixieren nur, wenn psychomotorische Unruhe nicht anders behandelt werden kann; medikamentöse Sedierung ausreizen
- So lange wie möglich vor Reizen abschirmen: Einzelzimmer, Verdunkeln, keine Leuchtstofflampen, besser (dimmbare) Nachttischlampe, Unbeteiligte evtl. wegschicken
- Flüssigkeitszufuhr von mindestens 2.500 ml sicherstellen, Einfuhr bilanzieren
- Keine anregenden Getränke wie Kaffee, schwarzer Tee
- Orientierung kontinuierlich prüfen (▶ 3.3)
- Kontaktverhalten beobachten: Konstanz, Ablenkbarkeit
- Hautzustand und -farbe und Skleren prüfen, (Gelbfärbung – Ikterus?)
- Nahrungsaufnahme den Erfordernissen anpassen, ggf. Karenz, Diät (▶ 2.5)
- Freundliche und ruhige Zuwendung, die auch bestimmend sein kann; im Delir Suggestibilität nutzen
- Erst nach abklingender Entzugssymptomatik die Überwachung schrittweise reduzieren

> **!** **Tipps, Tricks und Fallen**
> Frühzeitig Rechtssicherheit schaffen: Wann und wie muss auch gegen den Willen der Abhängigen gehandelt werden (▶ 1.11.12)?

10.2.3 Komplikationen

Halluzinose (▶ 7.5), Delir, Korsakow-Psychose (▶ 7.5.5), Wernicke-Enzephalopathie (▶ 7.5.4)

Einfacher Rausch

- Enthemmung, Affektstörung: Euphorie oder Depressivität
- Kritikminderung, Störung von Auffassung, Konzentration und Erinnerungsfähigkeit
- Kleinhirnsymptomatik: Ataxie, Koordinationsstörung, Nystagmus
- Vegetative Entgleisung: weite Augen, weite Gefäße, erhöhter Puls

Keine spezifische Therapie nötig.

Komplizierter Rausch

Gesteigerter einfacher Rausch mit Bewusstseinsstörung und Erregung, gelegentlich Amnesie. Begünstigt durch vorliegende hirnorganische Veränderung (▶ 7).

Therapie Neuroleptische Sedierung (▶ 15.2).

Pathologischer Rausch

Bewusstseinsstörung (▶ 3.1) mit Desorientiertheit (▶ 3.3), Situationsverkennung, psychomotorischer Erregung, Terminalschlaf und Amnesie (▶ 3.2). Kann bei sehr geringen Alkoholmengen auftreten, z. B. bei verminderter Alkoholtoleranz.

Therapie Neuroleptische Sedierung (▶ 15.2).

Eifersuchtswahn

Spezifische Wahnentwicklung, durch Kritikminderung, beginnende Impotenz und Ablehnung durch den Ehepartner begünstigt.

Therapie Einzel- oder Paartherapie.

Prädelir

Setzt 10 Std. bis 7 Tage nach dem letzten Alkoholkonsum ein.

- Diffuse Angst
- Grobschlägiger Tremor (Extremitäten, Gesichtsmuskulatur)
- Mydriasis (erweiterte Pupillen), vegetative Überaktivität, gesteigerte Reflexe
- Kurze, ungeformte halluzinatorische Phasen

Pflege

- Information „Prädelir" an alle weitergeben
- Eine Pflegefachperson muss die kontinuierliche, engmaschige Überwachung sicher stellen
- Kein Ausgang, keine Entlassung
- Angemessene Bedarfsmedikation geben
- Zerebrale Krampfanfälle

Meist symptomatische Grand-Mal-Anfälle mit tonisch-klonischen Krämpfen, Bewusstseinsverlust und Terminalschlaf. Können sowohl durch direkte Alkoholeinwirkung als auch im relativen Entzug auftreten.

Therapie ▶ 7.4.8.

Polyneuropathie

Schädigung der Nervenzellen, vor allem der langen, dünnen Nerven an Extremitäten: Sensibilitätsstörungen, Paresen. Auch vegetative Nerven betroffen: feuchte Haut, trophische Störungen, starre Herzfrequenz. Therapie: α-Liponsäure 600 mg i. v. über 3 Wochen, dann oral; Vitamin-B-Komplex.

Rückenmarks- und Kleinhirnschädigung

Atrophie und Degeneration der Bahnsysteme. Vorwiegend Tiefensensibilität und Gleichgewicht betroffen. Bei Kleinhirnschädigung auch Koordination gestört.

Therapie Vitamin-B-Komplex 3-mal 1 Tbl. über Monate bis Jahre.

Weitere körperliche Komplikationen

- Herzmuskelschwäche, Gastritis
- Pankreatitis, Leberzirrhose; durch Pfortaderhochdruck Ösophagusvarizen und -blutungen
- Anämie, Gerinnungsstörungen, Schädigung der Immunabwehr

10.3 Medikamentenabhängigkeit

Medikamentenmissbrauch ist in vielen Fällen unauffälliger als Alkoholmissbrauch: Das Suchtmittel ist gut zu verbergen, Nebenwirkungen stehen nicht „im Gesicht geschrieben". Die Einnahme erfolgt nicht in der Öffentlichkeit, sondern heimlich, sodass selbst die engsten Familienangehörigen oft nichts davon bemerken. Vielfach über Jahre in der gleichen Dosierung (z. B. als Schlafmittel).
Die chronische Medikamenteneinnahme dient in erster Linie der Besserung der allgemeinen Befindlichkeit zur Vermeidung störender Wahrnehmungen, Ängste, Depressionen oder Schwunglosigkeit; reibungsloses Funktionieren in der Gesellschaft, ständiges „Gut-drauf-sein". Durch diese Problemmaskierung gerät der Konsument in zunehmende körperliche und psychische Abhängigkeit.

10.3.1 Stimulanzien

▶ 15.8

Substanzen

Amphetamine und Amphetaminderivate (Nor-)Ephedrin, Methylphenidat, Sibutramin. Enthalten u. a. in Asthma-, Belebungs-, Stärkungs-, Schnupfen-, Entfettungs-, Schlankheits- und Abführmitteln, Appetitzüglern. Amphetamine sind Grundstoff für illegale Aufputschmittel (z. B. Speed, Ecstasy), können halluzinogene Wirkungen entfalten (MDA: Methylendioxyamphetamin); bei Verdacht auf Missbrauch Nachweis im Urin.

Xanthine Koffein, Theophyllin, Theobromin.

Weitere Stimulanzien Nikotin, Modafinil, Adrafinil, Kokain (▶ 10.4. ▶ 4), Crack, Methylamphetamin (Crystal Meth) (▶ Abb. 10.2).

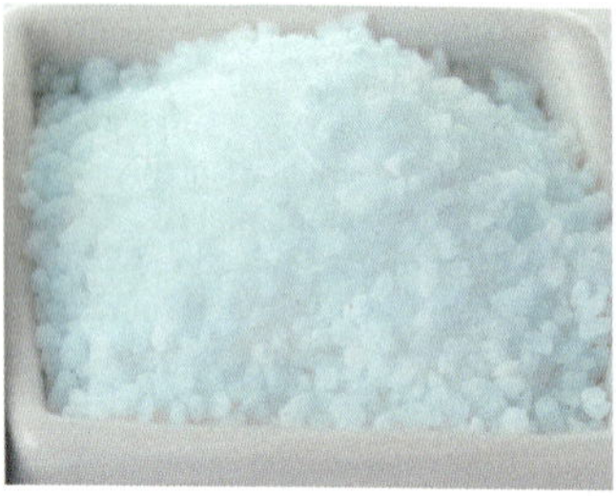

Abb. 10.2 Crystal [J787-229]

Wirkung

Rein psychische Abhängigkeit, schnelle Gewöhnung.

- Steigert Konzentration, Leistungsfähigkeit, allgemeines Wohlgefühl bis zur Euphorie; unterdrückt Müdigkeit und Abgeschlagenheit
- Häufig Missbrauch als Appetitzügler
- Kritikminderung und Toleranzentwicklung führen zu rascher Dosissteigerung.
- Hauptnebenwirkungen: Tachykardie, Tremor und Schlaflosigkeit

Komplikationen bei hohen Dosierungen

- Angstzustände (▶ 3.6), psychomotorische Unruhe (▶ 3.7), Schlaflosigkeit → Therapie mit niederpotenten Antipsychotika (▶ 15.2)
- Optische und akustische Halluzinationen mit Wahnideen, vorwiegend Verfolgungswahn → Therapie mit hochpotenten Antipsychotika (▶ 15.2)
- Hirnblutung (▶ 7.4.6), Kollaps, Herzversagen → Intensivüberwachung

Komplikationen nach Absetzen

Vermehrte Müdigkeit, depressive Verstimmungen, Energielosigkeit bis Apathie, Kreislaufstörungen. Entzugssymptomatik i. d. R. gering, z. B. eingeengte Aufmerksamkeit.

Pflege

- Wachheit und Bewusstsein kontrollieren
- Senkung des Sympathotonus mit Bradykardie und Hypotonie: RR und Puls kontrollieren
- Bei Intoxikation Reize abschirmen
- Gesteigerter Appetit führt schnell zu Übergewicht: auf ausgewogene Ernährung achten.

10.3.2 Barbiturate

Substanzen

Cyclobarbital, Pentobarbital, Phenobarbital, u. a. Nachweis in Serum und Urin.

Wirkung

- Schlafinduzierender Effekt mit schneller Toleranzentwicklung
- Euphorisierend, beruhigend
- Nebenwirkungen: Müdigkeit, Antriebs- und Interesseverlust, Gleichgewichtsstörungen, allergische Hautreaktionen; morgendlicher Hang-over nach Einnahme lang wirksamer Barbiturate

Komplikationen bei hohen Dosierungen

- Akute Überdosierung: Bewusstseinsstörung, später auch Atem- und Herzstillstand → Intensivüberwachung mit Monitoring (Atmung, RR, Puls), Magenspülung nach Intubation, Alkalisierung des Harns fördert die Ausscheidung, in schweren Fällen Hämodialyse
- Chronische Intoxikation: kognitive und mnestische Defizite, Verlangsamung, Affektstörung, Wesensänderung, Tremor, Ataxie und Nystagmus

Komplikationen nach Absetzen

- Entzugserscheinungen: Übererregbarkeit, Tremor, Schwäche und Angst
- Bei Entzug nach langem hochdosierten Missbrauch: zerebrale Krampfanfälle und akute organische psychische Störungen (▶ 7.2); Entzugssymptomatik gleicht der von Alkohol und Benzodiazepinen; Kreuztoleranz (parallele Toleranzentwicklung auch für Substanzen aus anderen Stoffgruppen).

Therapie Erneut Barbiturat ansetzen und langsam ausschleichen. Symptomatisch Antikonvulsiva oder Clomethiazol (Distraneurin®).

Pflege

- Auf psychische Entzugssymptomatik achten (▶ 10.2.2)
- Mindestens 14 Tage 3-mal/Tag RR und Puls kontrollieren

! Auftreten der Entzugserscheinungen oft erst nach einigen Tagen

10.3.3 Analgetika

▶ 15.13

Als Suchtmittel werden vor allem stärkere und peripher wirksame Analgetika eingesetzt, zumeist aber Substanzen, die rezeptfrei erworben werden können.

Wirkung

Psychische und physische Abhängigkeit.

- Neben der analgetischen Wirkung (oft nur indirekt) treten zentral stimulierende, euphorisierende und z. T. sedierende Effekte ein; oft Kombination mit Barbiturat oder Koffein
- Dosissteigerung wegen Wirkungslosigkeit oder Wirkungsverlust (Toleranzbildung) sowie zusätzlich zentrale Effekte
- Bei chronischer Einnahme kann es zu einer Schmerzverstärkung kommen.
- Nebenwirkungen sind substanzabhängig:
  - Acetylsalicylsäure: Gastritis, Spasmen, Allergien, hämorrhagische Diathese
  - Pyrazolone: Agranulozytose, epileptische Anfälle und Schlaflosigkeit
  - Phenazetine und Paracetamol: Nephritis, Urämie, Agranulozytose

Komplikationen nach Absetzen

Entzugssymptomatik: Kopfschmerz, Unruhe, Angstzustände.

Therapie Einsatz zentral wirksamer Substanzen wie Naltrexon, Antidepressiva (▶ 15.1), Antipsychotika (▶ 15.2), Psychotherapie (▶ 14.3).

10.3.4 Benzodiazepine

▶ 15.4.1

Häufig gleichzeitige Alkohol- und Benzodiazepinabhängigkeit. Benzodiazepinmetaboliten sind im Urin nachweisbar.

Wirkung

Psychische Abhängigkeit sehr schnell, körperliche Abhängigkeit bei regelmäßiger längerer Einnahme.

- Beruhigend, angstlösend, entspannend
- Hauptnebenwirkungen: Müdigkeit, Konzentrations-, Aufmerksamkeitsstörungen (Vigilanzstörungen)
- Zeichen der akuten Vergiftung u. a.: Schläfrigkeit, Atemdepression, Schwäche und Amnesie

Komplikationen nach Absetzen

Das Absetzen muss schrittweise über mehrere Wochen erfolgen.

- Entzugssymptomatik gleicht der bei Alkohol (Kreuztoleranz): Angst, Unruhe, Schlaflosigkeit, Tremor, akute organische psychische Störungen, Anfälle, Verstimmungszustände, exogene Psychosen, Wahrnehmungsstörungen.
- Symptomatische Therapie mit Antipsychotika (▶ 15.2) oder Betablockern

Pflege

- Mindestens 14 Tage auf vegetative und psychische Symptome achten
- 3-mal tgl. RR und Puls kontrollieren

! Delir ohne besondere vegetative Begleitsymptomatik möglich („trockenes Delir“)

! Entzug beginnt oft erst nach 5–7 Tagen und kann noch später eintreten.

10.4 Drogen

Stimulanzien (Amphetamine, Speed) ▶ 10.3.1, ▶ 15.8

10.4.1 Opiate

Opium wird aus dem Milchsaft der Kapseln des asiatischen Schlafmohns gewonnen. Unter Fermentierung und weiteren chemischen Verfahren werden Derivate wie Heroin und Morphium hergestellt. Einnahme: i. v. („drücken, ballern, fixen"), nasal („sniefen"), inhaliert („Blech" rauchen).
Häufigste Todesursache ist die Atemlähmung bei Überdosierung mit Opiaten (2022 1990 Todesfälle). Zur Beschaffung der täglich notwendigen Menge von 1–5 g müssen erhebliche Summen ausgegeben werden (40–50 Euro pro Gramm, je nach Reinheitsgrad und Marktlage). Starke soziale und körperliche Verelendung.

Substanzen

- Morphin, Diacetylmorphin (Heroin), Methadon, Levomethadon, Hydromorphon, Tramadol, Fentanyl (▶ Abb. 10.3)
- Codein, Dihydrocodein

Synonyme Schore, Smack, Brown Sugar (verunreinigtes Heroin), Blech, Dope, O, M, H (engl.: sprich „äitsch"), Hard Stuff, Horse, Cheese (Heroin und Schmerzmittel).

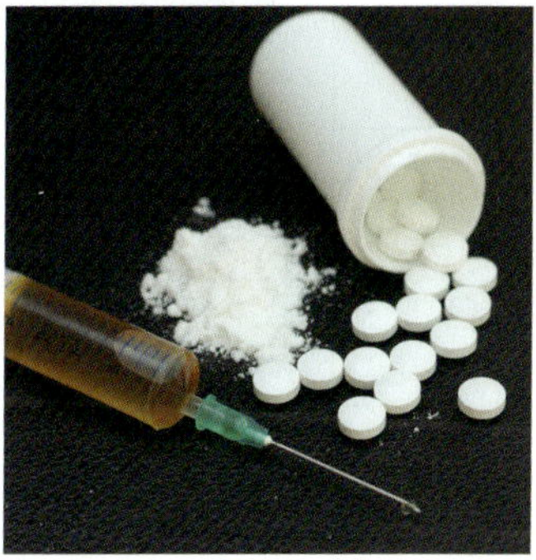

Abb. 10.3 Heroin [J787-225]

Wirkung

- Analgetisch
- Angstlösend, euphorisierend
- Atemdepressiv (führt bei Überdosierung zum Tod)
- Übelkeit, Erbrechen (in höherer Dosierung rückläufig)
- Reduziert Magen-Darm-Peristaltik (Obstipation), äußere Sekretion und Herz-Kreislauf-Funktionen
- Miosis: stecknadelkopfgroße Pupillenverengung („Steckies")

Entzugssyndrom bei Opiatabhängigen

- Entzugsbeschwerden summieren sich, die vorhergehenden bleiben bis zum gemeinsamen Abklingen bestehen.
- Nicht jedes Entzugssymptom (▶ Tab. 10.4) muss zu beobachten sein.
- Die Symptomatik wird von der Substanz, der Dosis und der Empfindlichkeit der Abhängigen beeinflusst.
- Maximum des Syndroms nach 60–72 Std.
- Rückgang der Symptome ab dem 3.–10. Tag nach der letzten Einnahme
- Symptomatische Medikamente bei Bedarf verabreichen, auf klinikübliche Schemata achten

Pflege

- Abhängige verallgemeinern gerne Entzugsbeschwerden, genaue Aussagen zur Befindlichkeit fordern

Tab. 10.4 Verlauf des Entzugssyndroms nach der letzten Einnahme bei Opiatabhängigen

Beginn [Std.]	Symptome	Therapie und Pflege
6–8	Verlangen nach Drogen, motorische Unruhe, Angst, Nervosität, Ratlosigkeit	• Sedative Antipsychotika als Bedarfsmedikation • „Zuwendung forte", Genusstherapie (Tee, Bäder), Akupunktur
12–16	Gähnen, Rhinorrhö, Tränenfluss, Schweißigkeit	• Individuelle Wünsche berücksichtigen
~ 24	Gänsehaut, Muskelschmerzen, Schüttelfrost, Hitzewallungen, Appetitmangel, Mydriasis (Pupillenerweiterung)	• Magnesium • Obst anbieten • Rückzugsmöglichkeiten schaffen • Symptomatische Pflege und Behandlung • Vollbad mit Zusatz, z. B. Pinimenthol® • Paracetamol 500–1.500 mg/Tag
30–48	Hypertonie, Tachykardie, Tachypnoe, Temperaturanstieg, Übelkeit, Schlafstörungen	• Clonidin • Metoclopramid • Sedative Antipsychotika zur Nacht • Doxepin
48–60	Gesichtsrötung, Erbrechen, Diarrhö, Gewichtsverlust	• Metoclopramid 1 Supp. oder 1 Amp. i. m. • Loperamid bis zur ausreichenden Stuhlformung • Flüssigkeitszufuhr sicherstellen

- Entzugsmotivation thematisieren, besonders wenn Probleme verlagert werden
- Auf Medikamenteneinnahme achten: das Sammeln von Medikamenten verhindern
- Für Ablenkung sorgen: Spaziergänge, Gesellschaftsspiele, Therapieprogramm
- Vor Reizüberflutungen abschirmen, z. B. keine laute Musik oder große Gruppen
- Rückzugsmöglichkeiten bieten
- Ruhig, wohlwollend, aber bestimmt und mit offener, sachlicher Argumentation den Abhängigen begegnen
- Die ersten 5 Tage 3-mal tägl. Vitalzeichen kontrollieren

! An der Weite der Pupillen lassen sich die Intoxikation (Miosis) und der Entzug (Mydriasis) feststellen.

! Heroin enthält üblicherweise Streckmittel (Reinheitsgrad 10–30 %), z. B. Glukose, Milchzucker, Ascorbinsäure, Koffein, Benzodiazepin (mit Benzodiazepin gestrecktes Heroin führt zu einem positiven Befund im Drogenscreen, auch wenn Abhängige behaupten, keine Benzodiazepine konsumiert zu haben).

! Opiatabhängige dürfen sich bei einem Rückfall nicht die zuletzt konsumierte Dosierung verabreichen! Die Toleranzschwelle befindet sich auf einem niedrigeren Niveau. Sie müssen auf die Gefahr der Überdosierung mit den tödlichen Folgen durch Atemlähmung hingewiesen werden.

Komplikationen

Heroin wird überwiegend injiziert. In Abhängigkeit von der Reinheit des Stoffes und besonders der Beimengungen sowie der Sauberkeit des Spritzbestecks ergeben sich körperliche Begleiterkrankungen.

Abszess Abgekapselte, eitrig gefüllte Gewebshöhle an Armen, Beinen oder der Leiste aufgrund verunreinigter Spritzen, Flüssigkeiten. Spontanrückbildung möglich. Bei Überwärmung, Rötung und Schmerzen kühlen oder chirurgisch spalten, Wunde antiseptisch mit z. B. Polyhexanid versorgen. Thrombophlebitis: Salbenverbände, ggf. Antiphlogistika.

Hepatitis Hepatitis A, B und C möglich, weit verbreitet.

- Hepatitis-Serologie bei jeder Neuaufnahme, Leberwerte allein sind nicht ausreichend; nur ein aktueller Status ist aussagekräftig.
- Hautfarbe und Skleren beachten
- Hygienische Maßnahmen einhalten
- Safer Use Informationen vermitteln

Opiat-Überdosierung Gefahr der Atemlähmung mit Herz-Kreislauf-Versagen. Antidot: Naltrexon langsam i. v. injizieren. Sofortiger Beginn des akuten Entzugssyndroms (Erbrechen, Diarrhö) möglich.

HIV Die Anzahl der HIV-Infizierten und AIDS-Erkrankten schwankt regional erheblich. Aufklärung („Safer Use"), Spritzentausch („neu gegen alt"), Substitutionsprogramme und intensiver psychosoziale Begleitung (Streetworker, akzeptierende Drogenarbeit, Anlaufstellen) haben allgemein zu einem Rückgang der Neuerkrankungen geführt. Bei HIV-Test: Ein Einverständnis muss vorher immer schriftlich vorliegen.

10.4.2 Cannabinoide

Cannabis wird aus der blühenden weiblichen Hanfpflanze gewonnen, der wirksamste Inhaltsstoff ist das Tetrahydrocannabinol (THC). Einnahme: gegessen, inhaliert, getrunken.

Substanzen

- **Marihuana** (getrocknete Blüten und Blätter). Synonyme: Cannabis, Gras, Weed, Pot, Tea, Shit, Ganscha, Dope (▶ Abb. 10.4).
- **Haschisch** ((getrocknetes und gemahlenes Harz), meist in Platten gepresst (Sortenbezeichnungen wie Schwarzer Afghane, Roter Libanese, Grüner Türke, Kush)

Wirkung

- Euphorische Stimmung: sich belustigt fühlen, kichern
- Räumliche und zeitliche Desorientierung (▶ 3.3)
- Angstgefühle, Angst-, Panikattacken (▶ 8.1.4)
- Sedierend; fokussierte Aufmerksamkeit und Wahrnehmung
- Bedeutungserleben mit Halluzinationen (▶ 3.4) möglich: Wahnvorstellungen (▶ 3.5)
- Konzentrationsstörungen (▶ 3.2), Koordinationsstörungen
- Dauergebrauch führt zu Persönlichkeitsveränderungen.

! Bei entsprechender Disposition kann Cannabis, wie andere Drogen auch, eine schizophrene Psychose auslösen.

Entzug

Cannabinoide lagern sich im Fettgewebe ab und verbleiben einen langen Zeitraum im Körper (Kumulation). Meist ist keine spezifische körperliche Entzugssymptomatik zu erwarten. Nach Konsum hoher Dosen über längere Zeit können körperliche Entzugsbeschwerden mit typischer vegetativer Symptomatik auftreten. In der Regel treten Reizbarkeit, Dysphorie, Schlaf- und Angststörungen auf.

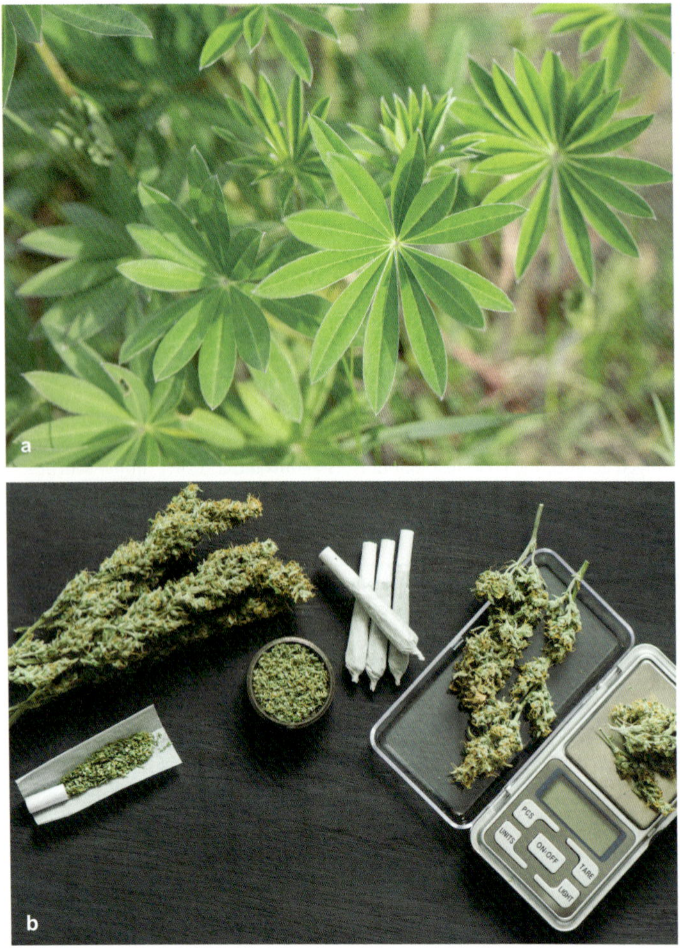

Abb. 10.4 Cannabispflanze (a) und Gras (b) [J787-226, J787-227]

10.4.3 Halluzinogene

Natürlich gewonnene oder chemisch produzierte Substanzen, die in unterschiedlichem Ausmaß psychotische Erlebnisse auslösen. Einnahme: oral.

Substanzen

- **LSD** (Lysergsäurediäthylamid): farb-, geruchs- und geschmacklos und in geringsten Dosierungen (0,06–0,2 mg) wirksam
- **Psilocybin** („Magic Mushrooms"): Inhaltsstoff einer halluzinogenen Pilzart (▶ Abb. 10.5)
- **Meskalin** (mexikanische Kaktuspflanze)

Synonyme Trips, Acid, DOM, Speed, Psilos, Adam & Eve, Ecstasy, XTC, Angel Dust.

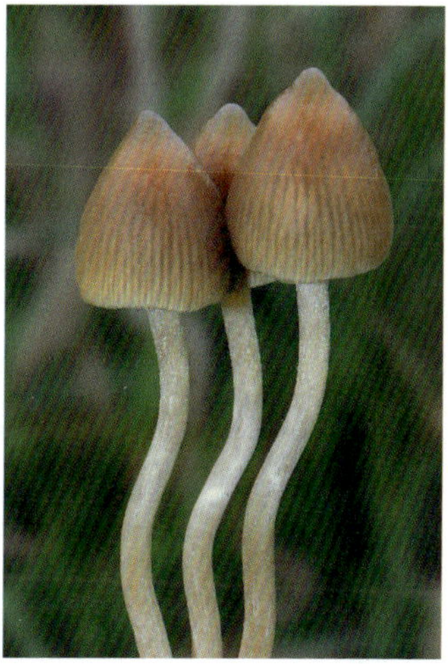

Abb. 10.5 Spitzkegeliger Kahlkopf (*Psilocybe semilanceata*) (Wikimedia Commons/Alan Rockefeller, licensed under CC BY 4.0) [W333-029]

Wirkung

- Veränderungen im Bereich des Wahrnehmens (▶ 3.4), Denkens und der Stimmungslage
- Visuelle, auditive, taktile Halluzinationen (▶ 3.4)
- Veränderungen von Farben, Formen und Tönen
- Zeitwahrnehmungsstörungen: gesteigert oder verlangsamt
- Stimmungslabilität von ruhig und entspannt bis hin zu Angst- und Panikattacken
- Unerwünschte Wirkungen:
  - Mydriasis, ansteigende Kreislaufwerte, Übelkeit, Euphorie
  - Starke paranoide Wahnvorstellungen mit Todesangst („Horrortrips")
- Entzug: keine spezifischen Entzugserscheinungen

Therapie

Bei Intoxikation mit ausgeprägten Halluzinationen werden vorwiegend Benzodiazepine gegeben, Antipsychotika (▶ 15.2) sind häufig unwirksam.

Pflege

- Bei Aufnahme auf Lösch-/Küchenpapier, Zuckerwürfel oder bebilderte Papierschnipsel achten, werden oft als Trägermittel benutzt.
- Auf psychotische Symptome achten, u. a. Realitätsverlust, Sprunghaftigkeit, Versonnenheit
- Intoxikierte Personen sind beeinflussbar und können von ihren Erlebnisweisen Abstand gewinnen, wenn sie in ein Gespräch verwickelt werden (Talk Down).

10.4.4 Kokain

Beliebter Zusatz oder Ergänzung zu anderen Substanzen, meist gesnieft (über die Nase eingeatmet), selten geraucht oder injiziert. Crack wird in speziellen Glaskolben-Pfeifen geraucht.

Substanzen

- Kokain, Crack (mit Wasser, Natron und Kokain gebackene Klümpchen)
- Mischungen mit Heroin, LSD

Synonyme Koks, Schnee, Charley, Base, Free Base, Rock, Speed Ball, Frisco Speed Ball.

Wirkung

- Unmittelbarer Wirkungseintritt mit Glücksgefühlen (Flash)
- Stimmungsaufhellend, Zunahme der geistigen und körperlichen Leistungsfähigkeit
- Sensibilisierung der Wahrnehmungen aller Sinnesbereiche
- Aktivitätssteigernd: Bewegungsdrang, sexuelles Verlangen und Ausdauer
- Verringert Schlafbedürfnis und Appetit
- Unerwünschte Wirkungen:
  - Muskel-, Magenschmerzen, Krämpfe, Herz-Kreislauf-Symptome, degenerierte Nasenscheidewand („Koksnase") mit Dauerschnupfen
  - Angstgefühle, Wahnideen
  - Selten paranoid-psychotische Zustandsbilder

Entzug

- Keine spezifische körperliche Entzugssymptomatik
- Starkes psychisches Entzugssyndrom mit diffusen Angstgefühlen, Antriebsstörungen, Stimmungsabfall bis hin zur Depression, Müdigkeit, allgemeinen Dysphorie
- Verfolgungswahn mit Halluzinationen möglich
- Ausgeprägtes Craving-Syndrom (Verlangen, die Substanz wieder einzunehmen)

Behandlung

Antidepressive Medikation (▶ 15.1), Sedierung bei Dysphorie, Antipsychotika (▶ 15.2) bei psychotischen Entgleisungen. Akupunktur

Pflege

Der Umgang gestaltet sich aufgrund der allgemeinen Dysphorie oft problematisch. Abhängige empfinden bezogen auf das frühere Rauscherleben starke Defizite.

- Flexibel unterstützende (supportive) Begleitung
- Rückzugsmöglichkeiten bieten
- Für Ablenkung sorgen
- In der Kommunikation mit immer wieder auf das körperliche und psychische Befinden vor dem Beginn der Sucht eingehen: Vergleich mit dem früheren, normalen Zustand.

10.4.5 Komorbidität

Abhängigkeit in Verbindung mit einer psychiatrischen Erkrankung (Doppeldiagnose). Der Umgang mit psychisch kranken Menschen (mit gewährenden Anteilen) und der mit Abhängigkeitserkrankten (Kontrolle und Konsequenz) ist in Einklang zu bringen. Die „suchtpsychiatrische“ Pflege erfordert Ausnahmeentscheidungen und Einzelfalllösungen. Sie sind dem individuellen Belastungsniveau der Abhängigen anzupassen:

- Spezielle räumliche und therapeutische Settings schaffen
- Hoher Anteil von Einzelgesprächen
- Sporadische Kontrollen von Suchtmittelgebrauch
- Wenig konfrontierendes Setting, langzeitiges Tolerieren von Rückfällen
- Vor Überforderung schützen
- Unterstützende Begleitung mit verantwortlicher Übernahme von Hilfen

! Das Suchtmittel ermöglichte häufig die Selbstkontrolle von psychotischem Erleben, paranoider Symptomatik, sozialen Ängsten, emotionalen Störungen und psychomotorischer Aktivität (Selbsttherapie).

10.4.6 Therapie

Drogenabhängige glauben, selbststeuerungsfähig zu sein. Häufig ergibt sich daraus ein langwieriger Entscheidungsprozess, der erst nach mehreren Rückfällen früher oder später zur Therapie führt.

Pflege

Die Pflegefachperson muss diese Entscheidungsprozesse bei der Motivationsarbeit berücksichtigen: Motivational Interviewing, Therapieberatung, z. B. Therapiekonzepte bereitstellen, Videos zeigen, Informationsgruppen durch Therapieeinrichtungen veranstalten, Besichtigungsfahrten organisieren.

Behandlung

Die Therapie des Drogenabhängigen erfolgt auf verschiedenen Ebenen (ambulant, stationär, Rehabilitations-/Nachsorgeeinrichtung) und mit einem unterschiedlich langen Zeitaufwand (wenige Wochen bis mehrere Monate). Ziele der Therapie sind das Nachreifen der Persönlichkeit, die Fähigkeiten im Umgang mit sich selbst (Selbststeuerungskompetenzen) und anderen zu erweitern sowie die soziale Integration (Wohnung, Ausbildung, Arbeit, Freizeitgestaltung) vorzubereiten. Nicht jede Therapie ist für den Süchtigen geeignet oder wird von ihm angenommen. Bis zu 30 % Abbrüche sind üblich.

11 Forensische Psychiatrie

Wolfgang Weidmann

11.1 Epidemiologie

Forensische (gerichtliche) Psychiatrie ist ein Grenzgebiet von Psychiatrie und Rechtswissenschaften, das sich mit den gerichtlichen Aspekten psychischer Krankheiten befasst. Einrichtungen der forensischen Psychiatrie behandeln psychisch kranke sowie abhängigkeitserkrankte Menschen, die eine schwere Straftat begangen haben (▶ Tab. 11.1).

11

Häufigkeit von Straftaten

Psychisch Kranke haben einen Anteil von ~ 3 % an allen Straftaten. Die Repräsentanz psychischer Erkrankungen in der Gesamtbevölkerung beträgt ebenfalls ~ 3 %. Daraus kann gefolgert werden, dass psychisch Kranke statistisch nicht häufiger Straftaten begehen als „seelisch Gesunde".
Es besteht allerdings für eine kleine Gruppe ein erhöhtes Gewaltrisiko, wenn diese Menschen neben einer bestehenden Psychose schon gezeigt hatten, dass sie zu Gewalt neigen.

Tipps, Tricks und Fallen
Es gibt ausgeprägte Schwankungen in den Belegungszahlen in einer forensischen Klinik. Die Anzahl der Unterbringungen, die von Gerichten angeordnet werden, hängt oft von gesellschaftlichen Tendenzen (Sicherheitsbedürfnis), Rechtsprechung und politischen Entscheidungen ab. In den letzten Jahren zeigt sich allerdings eine stetige Zunahme der Anzahl an untergebrachten Personen (1980: 3.237, 2023: 13.000). So sind in den letzten Jahren die Unterbringungszahlen von untergebrachten Personen mit Suchterkrankungen deutlich angestiegen.

Tab. 11.1 Häufige Straftaten bei verschiedenen Krankheitsbildern

Häufige Straftaten bei verschiedenen Krankheitsbildern		
Krankheitsbild	Häufigkeit in der forensischen Psychiatrie	Typische Straftaten
Psychosen aus dem schizophrenen Formenkreis (▶ 5)	~ 38,8 %	Gewalttat in wahnhafter Verkennung der Realität, Tötungsdelikte, Körperverletzungen
Persönlichkeitsstörungen (▶ 8.5)	~ 4,3 %	Sexualstraftaten, Gewalttaten, Brandstiftungen, Eigentumsdelikte, Beleidigungen
Störung der sexuellen Orientierung	~ 4,1 %	Sexualstraftaten, Gewalttaten
Hirnorganische Störungen Intelligenzminderung (▶ 9)	~ 5,7 %	Sexualstraftaten, Diebstähle, Brandstiftung
Suchterkrankungen Abhängigkeitserkrankungen (▶ 19)	~ 37,6 %	Beschaffungskriminalität, Gefährdung des Straßenverkehrs, Körperverletzungen, Organisierte Kriminalität
Andere	~ 7,9 %	
Keine Diagnose	~ 1,6 %	

Kerndatensatz im Maßregelvollzug (15.03.2023)
Die Zahlen beziehen sich auf die Bundesrepublik Deutschland ohne Baden-Württemberg; Stand 2021.

11.2 Schuldunfähigkeit beurteilen

§ 20 StGB (Strafgesetzbuch): Schuldunfähigkeit wegen seelischer Störungen

„Ohne Schuld handelt, wer bei Begehung der Tat wegen einer krankhaften seelischen Störung, wegen einer tiefgreifenden Bewusstseinsstörung oder wegen einer Intelligenzminderung oder einer schweren anderen seelischen Störung unfähig ist, das Unrecht der Tat einzusehen oder nach dieser Einsicht zu handeln."

§ 21 StGB Verminderte Schuldfähigkeit

„Ist die Fähigkeit des Täters, das Unrecht der Tat einzusehen oder nach dieser Einsicht zu handeln, aus einem der in § 20 bezeichneten Gründe bei Begehung der Tat erheblich vermindert, so kann die Strafe nach § 49 Abs. 1 gemildert werden."

Vom Gesetzgeber werden im § 20 und § 21 StGB (Strafgesetzbuch) für den Zeitpunkt der Tat folgende zwei Bedingungen für Schuldunfähigkeit oder verminderte Schuldfähigkeit gefordert:

- Es muss eine in den §§ 20 oder 21 StGB genannte Krankheit oder Störung zur Tatzeit vorgelegen haben (▶ Tab. 11.2).
- Die Einsichts- und/oder Steuerungsfähigkeit muss aufgrund der Störung deutlich vermindert oder aufgehoben sein.

! Tipps, Tricks und Fallen

Auch psychisch kranke Personen können vollkommen schuldfähig handeln, wenn sie zum Tatzeitpunkt die Fähigkeit haben, das Unrecht ihrer Tat einzusehen und nach dieser Einsicht zu handeln.

Tab. 11.2 Erkrankungen, die die Schuldfähigkeit belasten

Erkrankungen, die die Schuldfähigkeit beeinflussen		
Wortlaut im Gesetz	Psychiatrisches Korrelat	Beispiele
Krankhafte seelische Störung	• Exogene und endogene Psychosen • Degenerative Hirnerkrankungen • Durchgangssyndrome • Epileptische Erkrankungen • Pathologische Rauschzustände • Genetisch bedingte Erkrankungen	• Psychosen aus dem schizophrenen Formenkreis (▶ 5) • Hirnorganisches Psychosyndrom (▶ 7.2) • Epileptischer Dämmerzustand • Alkoholintoxikationen (▶ 10.2) • Trisomie 21, Klinefelter-Syndrom
Tiefgreifende Bewusstseinsstörungen	• Trübung bzw. Ausschaltung des Selbst- oder Außenbewusstseins • Beeinträchtigung des intellektuellen und emotionalen Erlebens • Handeln im Affekt	Ehefrau wird vom Ehemann über Jahre schwerstens misshandelt → Einengen der seelischen Wahrnehmung, vergleichbar mit der präsuizidalen Entwicklung → Töten des Ehemanns
Intelligenzminderung	• Entspricht der Intelligenzminderung, Oligophrenie (▶ 9)	Intelligenzgeminderte Person begeht sexuellen Missbrauch von Kindern, Brandstiftung, Diebstahl
Schwere andere seelische Störung	• Persönlichkeitsstörungen (▶ 8.5) • Sexuelle Deviationen	Sexualstraftat, Körperverletzung, Brandstiftung, Tötungsdelikt

11.3 Forensische Unterbringung

§ 126a (Strafprozessordnung)

Besteht der dringende Verdacht, dass eine tatverdächtige Person die ihr angelastete Tat im Zustand der Schuldunfähigkeit oder der verminderten Schuldfähigkeit begangen hat und eine Unterbringung nach §§ 63/64 StGB wahrscheinlich veranlasst wird, so kann sie vom Gericht in ein psychiatrisches Krankenhaus oder eine Entziehungsanstalt eingewiesen werden, wenn die öffentliche Sicherheit dies erfordert. Diese Unterbringung ist im § 126a StPO (Strafprozessordnung) geregelt.

§ 126a StPO Einstweilige Unterbringung *„(1) Sind dringende Gründe für die Annahme vorhanden, dass jemand eine rechtswidrige Tat im Zustand der Schuldunfähigkeit oder verminderten Schuldfähigkeit (§§ 20, 21 des Strafgesetzbuches) begangen hat und dass seine Unterbringung in einem psychiatrischen Krankenhaus oder einer Entziehungsanstalt angeordnet werden wird, so kann das Gericht durch Unterbringungsbefehl die einstweilige Unterbringung in einer dieser Anstalten anordnen, wenn die öffentliche Sicherheit es erfordert.*

(3) Der Unterbringungsbefehl ist aufzuheben, wenn die Voraussetzungen der einstweiligen Unterbringung nicht mehr vorliegen oder wenn das Gericht im Urteil die Unterbringung in einem psychiatrischen Krankenhaus oder einer Entziehungsanstalt nicht anordnet. […]“

Pflege

Personen, die nach § 126a StPO untergebracht sind, sind vom Sicherheitsaspekt her quasi wie Untersuchungsgefangene zu behandeln. Es dürfen keine Informationen an Dritte weitergeleitet werden, die der Verschleierung der Tat dienen könnten. Dies bedeutet:

- Besuche mit Ausnahme bestimmter Funktionsträger (z. B. Anwälte, Staatsanwalt, Polizeibeamte) dürfen nur nach schriftlicher Genehmigung der Ermittlungsrichterin erfolgen.
- Die untergebrachte Person darf (ohne ausdrückliche Genehmigung) nicht frei telefonieren.
- Bei Gesprächen mit Angehörigen muss immer eine Pflegefachperson dabei sein. Es darf nicht über die Tat gesprochen werden.
- Jede eingehende oder ausgehende Post wird von der zuständigen Staatsanwaltschaft geprüft.
- Es gibt für die Einrichtung keinen Behandlungsauftrag, d. h., die untergebrachte Person muss entweder allen Behandlungsmaßnahmen zustimmen oder das Gericht hat diese verfügt.

§ 81 StPO

Soll eine Person im Strafverfahren begutachtet werden, so kann das Gericht sie nach § 81 StPO kurzzeitig zur Beobachtung und Begutachtung in der forensischen Psychiatrie unterbringen. In der Praxis wird in den meisten Fällen jedoch auf die Anwendung des § 81 StPO verzichtet.

§ 81 StPO Einweisung zur Beobachtung des Beschuldigten *„(1) Zur Vorbereitung eines Gutachtens über den psychischen Zustand des Beschuldigten kann das Gericht nach Anhörung eines Sachverständigen und des Verteidigers anordnen, dass der Beschuldigte in ein öffentliches psychiatrisches Krankenhaus gebracht und dort beobachtet wird.*

(2) Das Gericht trifft die Anordnung nach Absatz 1 nur, wenn der Beschuldigte der Tat dringend verdächtigt ist. Das Gericht darf diese Anordnung nicht treffen, wenn sie zu

der Bedeutung der Sache und der zu erwartenden Strafe oder Maßregel der Besserung und Sicherung außer Verhältnis steht.
(5) Die Unterbringung in einem psychiatrischen Krankenhaus nach Absatz 1 darf die Dauer von insgesamt sechs Wochen nicht überschreiten.“

§ 63 StGB

Wird ein Mensch wegen einer Tat verurteilt, die er im Zustand der Schuldunfähigkeit begangen hat, so darf das Gericht keine Haftstrafe verhängen **(Prinzip: keine Strafe ohne Schuld).** Sind von der Täterin jedoch infolge seines Zustands erhebliche rechtswidrige Taten zu erwarten und ist er deshalb für die Allgemeinheit gefährlich, so ordnet das Gericht die Unterbringung in einem psychiatrischen Krankenhaus an. Ist die beschuldigte Person zum Zeitpunkt der Tat im Zustand der erheblich verminderten Schuldfähigkeit gewesen, so kann eine Haftstrafe wegen des „schuldhaften Anteils“ und zusätzlich die Unterbringung in einem psychiatrischen Krankenhaus angeordnet werden. Wird neben der Unterbringung in einem psychiatrischen Krankenhaus eine Haftstrafe ausgesprochen, so wird der Maßregelvollzug i. d. R. vor der Haftstrafe vollstreckt: „Besserung vor Strafe“. Der § 63 StGB regelt einen Teil der „Maßregeln der Besserung und Sicherung“.
Die §§ 63/64 StGB wurden aufgrund des Gesetzes zur Novellierung des Rechts der Unterbringung in einem psychiatrischen Krankenhaus und zur Änderung anderer Vorschriften am 08.07.2016 geändert und sind zum 01.08.2016 in Kraft getreten (Änderungen wurden in fett hervorgehoben).

§ 63 StGB Unterbringung in einem psychiatrischen Krankenhaus *„Hat jemand eine rechtswidrige Tat im Zustand der Schuldunfähigkeit (§ 20) oder der verminderten Schuldfähigkeit (§ 21) begangen, so ordnet das Gericht die Unterbringung in einem psychiatrischen Krankenhaus an, wenn die Gesamtwürdigung des Täters und seiner Tat ergibt, dass von ihm infolge seines Zustands erhebliche rechtswidrige Taten,* **durch welche die Opfer seelisch, körperlich erheblich geschädigt oder gefährdet werden oder schwerer wirtschaftlicher Schaden angerichtet wird,** *zu erwarten sind und er deshalb für die Allgemeinheit gefährlich ist.* **Handelt es sich bei der begangenen rechtswidrigen Tat nicht um eine im Sinne von Satz 1 erhebliche Tat, so trifft das Gericht eine solche Anordnung nur, wenn besondere Umstände die Erwartung rechtfertigen, dass der Täter infolge seines Zustandes derartige erhebliche rechtswidrige Taten begehen wird.“**

§ 136 StVollzG (Strafvollzugsgesetz)

§ 136 StVollzG (Strafvollzugsgesetz) regelt Behandlungsziele und Zuständigkeiten der Unterbringung in einem psychiatrischen Krankenhaus.

§ 136 StVollzG Unterbringung in einem psychiatrischen Krankenhaus *„Die Behandlung richtet sich nach ärztlichen Gesichtspunkten. Die Patientin soll entweder geheilt oder so weit gebessert werden, dass er nicht mehr gefährlich ist. Der Patientin wird die nötige Aufsicht, Betreuung und Pflege zuteil.“*

§ 64 StGB

Straftäter, die ihre Taten unter Drogen- oder Alkoholeinfluss („Rausch“) oder wegen der Abhängigkeit („Hang“) von entsprechenden Mitteln im Zustand der Schuldunfähigkeit, der verminderten Schuldfähigkeit, aber auch im Zustand der Schuldfähigkeit begangen haben, werden nach § 64 StGB in Entziehungsanstalten oder speziellen Abteilungen von psychiatrischen Krankenhäusern untergebracht. Beispiel: Ein Drogenabhängiger begeht Straftaten wie Einbrüche oder Diebstähle, um seinen Suchtmittelbedarf zu finanzieren.

Der § 64 StGB wurde mit Einsetzung zum 01.10.2023 überarbeitet (unterstrichene Textpassagen). Gründe waren der hohe Anstieg der untergebrachten Personen nach § 64 StGB sowie die vermehrten Einweisungen schuldfähiger Personen. Weiter wurde im § 67 StGB die Aussicht auf Halbstrafe nach erfolgreich abgeschlossener Therapie deutlich eingeschränkt.

11

§ 64 StGB Unterbringung in einer Entziehungsanstalt *„Hat* **eine Person** *den Hang, alkoholische Getränke oder andere berauschende Mittel im Übermaß zu sich zu nehmen, und wird er wegen einer rechtswidrigen Tat, die* **überwiegend** *auf ihren Hang zurückgeht, verurteilt oder nur deshalb nicht verurteilt, weil seine Schuldunfähigkeit erwiesen oder nicht auszuschließen ist, so* **soll das Gericht die Unterbringung in einer Entziehungsanstalt anordnen, wenn die Gefahr besteht, dass sie infolge ihres Hanges erhebliche rechtswidrige Taten begehen wird: Der Hang erfordert eine Substanzkonsumstörung, infolge derer eine dauernde und schwerwiegende Beeinträchtigung der Lebensgestaltung, der Gesundheit, der Arbeits- oder der Leistungsfähigkeit eingetreten ist und fortdauert. Die Anordnung ergeht nur, wenn aufgrund tatsächlicher Anhaltspunkte zu erwarten ist, die Person durch die Behandlung in einer Entziehungsanstalt innerhalb der Frist nach § 67d Absatz 1 Satz 1 oder 3 zu heilen oder über eine erhebliche Zeit vor dem Rückfall in den Hang zu bewahren und von der Begehung erheblicher rechtswidriger Taten abzuhalten, die auf den Hang zurückgehen.“**

§ 137 StVollzG

§ 137 StVollzG regelt die Behandlungsziele einer Unterbringung in einer Entziehungsanstalt.

§ 137 StVollzG Unterbringung in einer Entziehungsanstalt *„Das Ziel der Behandlung des Untergebrachten ist es, ihn von seinem Hang zu heilen und die zugrunde liegende Fehlhaltung zu beheben.“*

Dauer der Unterbringung

Die Dauer der Unterbringung im psychiatrischen Krankenhaus bei Personen, die nach § 63 StGB untergebracht sind, werden im § 67d StGB Absatz 3 und 6 geregelt:

§ 67d StGB Dauer der Unterbringung *„(3) Sind zehn Jahre der Unterbringung in der Sicherungsverwahrung vollzogen worden, so erklärt das Gericht die Maßregel für erledigt, wenn nicht die Gefahr besteht, daß der Untergebrachte erhebliche Straftaten begehen wird, durch welche die Opfer seelisch oder körperlich schwer geschädigt werden. Mit der Entlassung aus dem Vollzug der Unterbringung tritt Führungsaufsicht ein.*
(6) Stellt das Gericht nach Beginn der Vollstreckung der Unterbringung in einem psychiatrischen Krankenhaus fest, dass die Voraussetzungen der Maßregel nicht mehr vorliegen oder die weitere Vollstreckung der Maßregel unverhältnismäßig wäre, so erklärt es sie für erledigt. **Dauert die Unterbringung sechs Jahre, ist ihre Fortdauer in der Regel nicht mehr verhältnismäßig, wenn nicht die Gefahr besteht, dass der Untergebrachte infolge seines Zustandes erhebliche rechtswidrige Taten begehen wird, durch welche die Opfer seelisch oder körperlich schwer geschädigt werden oder in die Gefahr einer schweren körperlichen oder seelischen Schädigung gebracht werden. Sind zehn Jahre der Unterbringung vollzogen, gilt Absatz 3 Satz 1 entsprechend.** *Mit der Entlassung aus dem Vollzug der Unterbringung tritt Führungsaufsicht ein. Das Gericht ordnet den Nichteintritt der Führungsaufsicht an, wenn zu erwarten ist, dass der Betroffene auch ohne sie keine Straftaten mehr begehen wird.“*

Demnach muss die Maßregel nach 6 Jahren beendet werden, wenn nicht von einer Gefahr erheblicher rechtswidriger Taten auszugehen ist. Nach 10 Jahren werden die

Kriterien zur Unterbringung nochmal verschärft. Es muss von weiteren erheblichen Straftaten ausgegangen werden.
Die Überprüfung, ob die untergebrachte Person entlassen werden kann, findet bei untergebrachte Personen, die nach **§ 63 StGB** untergebracht sind, mindestens einmal im Jahr statt (§ 67e StGB). Die Entscheidung über eine Entlassung wird von der Strafvollstreckungskammer, also dem zuständigen Landgericht oder bei Jugendlichen der zuständigen Amtsrichterin, unter Berücksichtigung eines psychiatrischen Gutachtens gefällt.

§ 463 StPO

Im **§ 463 StPO** ist in Absatz 4, Satz 1–5 geregelt, wer die gutachterliche Stellungnahme erstellt.

§ 463 StPO Vollstreckung von Maßregeln der Besserung und Sicherung *„(4) Im Rahmen der Überprüfung der Unterbringung in einem psychiatrischen Krankenhaus (§ 63 des Strafgesetzbuches) nach § 67e des Strafgesetzbuches ist eine gutachterliche Stellungnahme der Maßregelvollzugseinrichtung einzuholen, in der der Verurteilte untergebracht ist. Das Gericht soll nach jeweils drei Jahren, ab einer Dauer der Unterbringung von sechs Jahren nach jeweils zwei Jahren vollzogener Unterbringung in einem psychiatrischen Krankenhaus das Gutachten eines Sachverständigen einholen. Der Sachverständige darf weder im Rahmen des Vollzugs der Unterbringung mit der Behandlung der untergebrachten Person befasst gewesen sein noch in dem psychiatrischen Krankenhaus arbeiten, in dem sich die untergebrachte Person befindet, noch soll er das letzte Gutachten bei einer vorangegangenen Überprüfung erstellt haben. Der Sachverständige, der für das erste Gutachten im Rahmen einer Überprüfung der Unterbringung herangezogen wird, soll auch nicht das Gutachten in dem Verfahren erstellt haben, in dem die Unterbringung oder deren späterer Vollzug angeordnet worden ist. Mit der Begutachtung sollen nur ärztliche oder psychologische Sachverständige beauftragt werden, die über forensisch-psychiatrische Sachkunde und Erfahrung verfügen."*
Im Gegensatz zur Unterbringung in einem psychiatrischen Krankenhaus (§ 63 StGB), die bei entsprechender Gefährlichkeit unbefristet sein kann, begrenzt der § 67d StGB die Dauer der Unterbringung in einer Entziehungsanstalt **(§ 64 StGB)** auf eine Höchstdauer von 2 Jahren. Bei Unterbringung in einer Entziehungsanstalt muss mindestens alle 6 Monate geprüft werden, ob die Unterbringung zur Bewährung auszusetzen ist (§ 67e).

11.4 Therapiemöglichkeiten

Die forensische Psychiatrie ist gemäß der Strafgesetzgebung keine bestrafende, sondern eine behandelnde Instanz. Der gesetzliche Auftrag der Besserung und Sicherung und der Wiedereingliederung in die Gesellschaft wird durch das Landesrecht (Maßregelvollzugsgesetz oder PsychKG) der Bundesländer näher definiert. In den Einrichtungen werden i. d. R. die folgenden Behandlungsangebote unterbreitet.

Psychiatrische Betreuung

Die untergebrachten Personen werden psychiatrisch, psychotherapeutisch und ggf. medikamentös behandelt. Ferner werden regelmäßig Gutachten über den Krankheitsverlauf und die Gefährlichkeitsprognose gestellt. Es geht besonders um die „Aufarbeitung der Tat" durch die Bearbeitung der individuellen, delinquenten Problematik der untergebrachten Personen.

Medizinische Betreuung

Die körperliche Unversehrtheit (Gesundheit) der untergebrachten Personen ist zu gewährleisten. Auftretende somatische Erkrankungen sind zu behandeln.

Pflegerische Betreuung

Die Aufgabe der Pflege ist in erster Linie im Rahmen der Sozio-Milieutherapie die Schaffung eines Behandlungssettings, in dem Therapieangebote wirken können. Das Pflegepersonal bemüht sich um ein Milieu, in dem untergebrachte Personen Verhaltensweisen erlernen können, die sozial anerkannt sind und deshalb die Wiedereingliederung in die Gesellschaft erleichtern. Die größte Sicherheit für die untergebrachten Personen, die Mitarbeitenden und die Bevölkerung wird durch professionelle Beziehungsarbeit geschaffen. Je besser wir die untergebrachten Personen kennen und einschätzen können, umso besser können wir ihre Verhaltensweisen antizipieren.

Beispiel Eine untergebrachte Person, in deren bisherigen familiären Umgebung Fehlverhalten immer zu Aggressionen geführt hatte, sieht die Bezugspflegeperson möglicherweise als neues Vorbild. Bei ihr kann sie vielleicht zum ersten Mal erleben, dass das eigene Verhalten viel differenzierter betrachtet und nicht immer mit Aggressionen beantwortet wird (▶ 11.5).

Im Pflegedienst arbeiten unterschiedliche Professionen mit unterschiedlichen Qualifikationen und Kompetenzen:

- Pflegende mit einjähriger Pflegehelferausbildung oder Quereinsteigerinnen ohne pflegerische Ausbildung
- Erziehende
- Heilerziehungspflegende
- Pflegefachpersonen mit dreijähriger Ausbildung zur Gesundheits-Krankenpflegefachperson, Kindergesundheits-Krankenpflegefachperson und Altenpflegefachperson
- Fachpflegepersonen
- Akademisch ausgebildete Pflegefachpersonen mit Bachelor oder Masterabschluss

Die Gestaltung des Alltags und deren Umsetzung sind Aufgaben aller Beteiligten, allerdings gibt es Zuständigkeiten, die durch das Pflegeberufegesetz (Juli 2017) je nach Berufsausbildung und Qualifikationsstand, geregelt sind.

Unter anderem gibt es im § 4 PflBG vorbehaltene Tätigkeiten, die nur Pflegefachpersonen und Fachpflegepersonen zugestanden sind. Besonders die Ermittlung des Pflegebedarfs, die Organisation und Steuerung des Pflegeprozesses sowie deren Analyse und Evaluation sind den Pflege- und Fachpflegepersonen alleine vorbehalten.

Psychologische Betreuung

Sie sind in der Aufnahmephase in Testungen und diagnostische Beurteilung der untergebrachten Personen eingebunden. Im weiteren Behandlungsverlauf übernehmen sie psychotherapeutische Aufgaben sowohl in Einzelbetreuung als auch in Form von Gruppenarbeit. Die daraus entstehenden Erkenntnisse fließen in die weitere Behandlungsplanung und prognostische Stellungnahmen mit ein. Dazu können weitere Testverfahren häufig wertvolle Hinweise liefern.

Im Rahmen einer Weiterbildung zur Rechtspsychologie erlangen Psychologinnen die Grundvoraussetzung, prognostische Gutachten zu erstellen (§463 StPO, Absatz 4, Satz 5).

Sozialarbeiterische Betreuung

Ihnen kommt neben der Mitarbeit im Team die Aufgabe zu, bei der Resozialisierung und Reintegration der untergebrachten Personen Hilfestellung zu leisten. Sie sind z. B. im Rahmen der Entlassungsorganisation bei der Wohnungs- und Arbeitsplatzsuche behilflich. Schuldenregulierung und Unterstützung der untergebrachten

Personen in Fragen des Umgangs mit Behörden gehören zu den weiteren Aufgaben der Sozialarbeiter

Pädagogische Betreuung

In vielen forensischen Psychiatrien besteht die Möglichkeit, schulische Angebote wahrzunehmen. Diese reichen vom Alphabetisierungskursen über Sprach- und Computerkurse bis hin zu möglichen Schulabschlüssen (Haupt- oder Realschulabschluss). Viele der untergebrachten Personen haben keinen Schulabschluss, einige sind Analphabeten.

Arbeitstherapie

▶ 14.4.1

Manchmal besteht die Möglichkeit, neben der industriellen Arbeitstherapie auch an einer Berufsausbildung, z. B. als Werkzeugmacher oder Schreiner, teilzunehmen. Die Arbeitstherapie hat in der Forensik einen tagesstrukturierenden Auftrag und soll zusätzlich die Leistungsbereitschaft und -fähigkeit fördern sowie dem Einüben von Sozialverhalten dienen.

Sporttherapie

▶ 14.3.12

Tragen mit Gruppen- und Einzelangeboten zur Aufrechterhaltung der körperlichen und geistigen Gesundheit bei.

Ergotherapie

▶ 14.4.1

In der Ergotherapie wird mit unterschiedlichen Materialien (z. B. Ton, Holz, Seide) gearbeitet. Dabei sollen die untergebrachten Personen in ihrer Kreativität angeregt werden und eine sinnvolle Freizeitgestaltung erlernen. Ziele sind die Wiedererlangung, Beibehaltung und Verbesserung von lebenspraktischen Fähigkeiten.

11.5 Pflege

Pflegerische Grundhaltung

Untergebrachte Personen im Maßregelvollzug werden aufgrund begangener Straftaten behandelt, die in unmittelbarem Zusammenhang mit einer psychischen Erkrankung einhergehen. Entsprechend werden diese Personen nicht wegen eines begangenen Delikts, sondern wegen ihrer Erkrankungen und den damit verknüpften möglichen Gefährlichkeit therapiert. Das Delikt gilt es immer zu beachten, ist aber ein Resultat dieser Erkrankung(en).

Oft fällt es Personen, die mit der Behandlung befasst sind, schwer, persönliche Betroffenheit über die begangenen Delikte (z. B. Sexualdelikt an einem Kind) und der neutralen, professionellen Beziehungsgestaltung in Einklang zu bringen. Hier sind ein reger Austausch im multiprofessionellen Behandlungsteam, Fort- und Weiterbildung sehr hilfreich.

Die Motivation der untergebrachten Personen, Unterstützung zur Verantwortungsübernahme und therapeutischen Veränderung stehen im Vordergrund.

Ziele

- Vermittlung von sozial anerkannten Normen und Werten
- Schaffung eines Klimas, in dem Therapie wirksam wird
- Gestaltung einer professionellen Beziehung

Aufgaben

- Verlässliche Therapiebegleitung sein (zuhören)
- Erstellung der Pflegeanamnese (Pflegefachpersonen)
- Erstellung einer individuellen Pflegeplanung (Pflegefachpersonen)
- Stationsleben strukturieren (Einbeziehung und Teilhabe der untergebrachten Personen sin anzustreben)
- Lebenspraktische Hilfen für untergebrachte Personen anbieten, z. B. Koch-, Freizeit- und Gesprächsgruppen
- Vorbereitung, Assistenz und Nachbereitung bei Maßnahmen der Diagnostik und Therapie
- Beobachtung der untergebrachten Personen und ihrer Verhaltensweisen
- Unterstützung psychotherapeutischer Gruppen aus pflegerischer Sicht
- Sicherheitskontrollen, um das Einbringen von Drogen, Waffen oder verbotenen Gegenständen zu verhindern, Patientenzimmer durchsuchen (s. u.)
- Sicherheitssysteme kontrollieren
- Zu Untersuchungen und Behandlungen begleiten
- Aktivitäten organisieren, begleiten
- Dokumentation

Sicherheit im psychiatrischen Krankenhaus

- Gute Kenntnis der Akten. Wissen über die Vorgeschichte und Krankheitszeichen der untergebrachten Person, Tathergang und deliktpräventiver Krisenintervention.
- Der größte Sicherheitsfaktor besteht in einer tragfähigen Arbeitsbeziehung zu der untergebrachten Person. Sie gewährleistet eine gute Einschätzung des psychischen Zustands und hilft, Vorwarnzeichen zu erkennen.
- Teamwork und der Informationsaustausch zwischen allen Behandelnden verhindern die häufig vorkommenden Spaltungs- und Manipulationsversuche. Vom Team isolierte Mitarbeitende stellen für alle Beteiligten ein Risiko dar. Ferner können im Team unter dem multiprofessionellen Gesichtspunkt ausgewogenere Entscheidungen getroffen werden.
- Alle Auffälligkeiten im Verhalten der untergebrachten Personen und sicherheitsrelevante Beobachtungen registrieren, dokumentieren und ggf. kommunizieren (▸ 1.3)
- Die vorgesehenen Sicherheitskontrollen genau durchführen und dokumentieren
- Bei besonders fluchtgefährdeten untergebrachten Personen werden auf Anordnung besondere Sicherungsmaßnahmen, z. B. Fesselung mit Handschellen, durchgeführt.
- Fesselungen und Fixierungen sind nur auf ärztliche und richterliche Anordnung zulässig. Sollte diese Anordnung (z. B. in akuten Krisensituationen) nicht vorliegen, muss sie unverzüglich nach der sicherheitsrelevanten Maßnahme eingeholt werden. Das Abnehmen von Fesselungen und Fixierungen ist ebenfalls nur nach Absprache mit der behandelnden Ärztin möglich.
- Sicherung bei Aktivitäten außerhalb der Klinik, z. B. bei Arztbesuchen, begleiteten Ausgängen
- Untergebrachte Personen bei der Durchführung von begleiteten Ausgängen immer im Auge behalten. Ist dies z. B. beim Toilettengang nicht möglich, so muss sich die Pflegeperson z. B. vorher davon überzeugen, dass keine Fluchtmöglichkeiten bestehen, wie offene Fenster, Feuerleitern, Notausgänge.
- Bei begleitenden Ausgängen immer ein Diensthandy mit ausreichend geladenem Akku mitführen. So können bei einer Entweichung sofort die Einrichtung und die Polizei informiert werden. Von dort werden weitere Fahndungsmaßnahmen eingeleitet.

- Wird ein begleiteter Ausgang mit zwei untergebrachten Personen durchgeführt und flieht dabei eine gilt die Aufmerksamkeit und Unterstützung der zweiten Person.
- Eine Strafanzeige gegen Pflegefachpersonen kann bei einer groben Verletzung der Aufsichtspflicht gestellt werden.
- Ausführliche Dokumentation erleichtert eine Rekonstruktion der Sachverhalte auch bei späteren Ermittlungen.
- Offener Umgang mit den Vorgesetzten und dem Behandlungsteam schützt vor Spaltungen.

Bedrohung des Pflegepersonals

Eine Bedrohung ist eine Straftat.

- Die Stations-/Abteilungsleitung über die Drohung informieren. Gemeinsam beraten, wie ernst die Drohung zu nehmen ist und wie man weiter vorgehen wird.
- In Rücksprache mit der Leitung möglicherweise Strafanzeige stellen (▶ 1.8.2).

Beispiel Eine Patientin droht, eine Mitarbeiterin wegen Kleinigkeiten anzuzeigen oder sie macht versteckte Angaben, die als Drohung gewertet werden können. In seltenen Fällen wird die Familie der Mitarbeiterin bedroht.

Bestechungsversuche

- Der Patientin gegenüber eindeutig zurückweisen
- Sowohl den Bestechungsversuch als auch die eigene Reaktion genau dokumentieren und Vorgesetzte informieren (▶ 1.8.2)
- Schon bei kleinen Angeboten „Nein" sagen (Zigarette, Bonbon)
- Keine unerlaubten Vergünstigen gegenüber untergebrachten Personen einräumen oder zulassen (hier besteht eine erhebliche Gefahr der Erpressung, wenn die untergebrachte Person damit droht, das Fehlverhalten anzuzeigen)
- Seiner Rolle bewusst sein, man ist nicht „Kumpel" der untergebrachten Person.

Zimmerbelegung

Immer bedenken, dass es um eine meist sehr lange gemeinsame Wohnsituation geht.

- Untergebrachte Personen in die Entscheidung mit einbeziehen, wenn nicht dringende therapeutische oder sicherheitsrelevante Gründe dagegen sprechen
- Nach Möglichkeit den untergebrachten Personen erklären, warum man zu welcher Entscheidung gekommen ist

Hierarchie im Vollzug

Im Maßregelvollzug kann es besonders zu Beginn der Behandlung wie im Gefängnis unter den untergebrachten Personen eine Hierarchie geben. Diese kann sich sowohl nach der Persönlichkeit einzelner untergebrachter Personen und deren Störung sowie u. a. nach der begangenen Straftat einer anderen Person richten. An unterster Stelle dieser „Rangliste" stehen mitunter diejenigen, bei denen Kinder das Opfer sexuell motivierter Straftaten waren. Aufgabe des Pflegedienstes ist es, dieser Hierarchie entgegenzuwirken. Maßnahmen sind z. B.:

- Für ein offenes Gesprächsverhalten auf der Station Sorge tragen
- Mobbing, Übergriffe auf schwache Personen nicht dulden
- Sich auch bei untergebrachten Personen um Verständnis für die „Außenseiter" bemühen, z. B. „Fehlverhalten" ansprechen

Straftaten im Maßregelvollzug

Beispiel sexuelle Ausbeutung von untergebrachten Personen, Schutzgelderpressung, Drogenhandel oder -konsum.
Auf Verdachtsmomente achten, z. B.:

- Eine untergebrachte Person hat trotz geringer Einkünfte immer Geld zur Verfügung.
- Untergebrachte Personen sind bestimmten anderen gegenüber auffallend ängstlich.
- Sexueller Umgang von untergebrachten Personen miteinander wird wahrgenommen und gegebenenfalls im Team besprochen.

Bereits den Verdacht auf Straftaten im Team ansprechen, vielleicht haben andere aus dem Team ergänzende Beobachtungen gemacht.

Anwendung unmittelbaren Zwanges

Beispiele Festhalten, fixieren, absondern (▶ 1.9, ▶ 2.10).

- Frage der Verhältnismäßigkeit klären. Die zu ergreifenden Maßnahmen müssen in ihrem Ausmaß und in ihrer Härte der drohenden Gefahr entsprechen.
- Bedenken, dass es sich immer um Eingriffe in die Grundrechte eines Menschen handelt
- Die untergebrachte Person darauf hinweisen, mit welcher Maßnahme sie unter welchen Umständen zu rechnen hat
- Konsequent sein, ohne zu vergessen, dass sich die untergebrachte Person in einer Krise befinden könnte
- Bei sehr aggressiven Personen: in Absprache mit der Leitung prüfen, ob Amtshilfe bei der Polizei angefordert werden soll
- Zwangsmaßnahmen (▶ 1.11.12, ▶ 2.10)
- Abgesonderte untergebrachte Personen (zum eigenen oder zum Schutz anderer) besonders intensiv beobachten und betreuen. Die untergebrachte Person braucht klare Regeln für eine Absonderung, auf die sie sich aber auch verlassen kann. Bei Suizidalität oder bei akutem psychotischen Schub beruhigende Zuwendung geben, z. B. beim Gang zur Toilette, beim Essen austeilen. Beim Beobachten der abgesonderten Person immer die Frage prüfen, ob der Grund der Absonderung noch vorliegt (Dokumentation).

Aufenthalte in nichtpsychiatrischen Krankenhäusern

Muss eine untergebrachte Person zur Behandlung aus der forensischen Einrichtung in einem Allgemeinkrankenhaus aufgenommen werden, so ist das Pflegepersonal des psychiatrischen Krankenhauses für dessen psychiatrische Betreuung zuständig. Auf Anordnung der Klinikleitung der forensischen Klinik und evtl. der Vollstreckungsbehörde kann auf eine Sicherung verzichtet werden.

Nähe-Distanz-Problematik

Pflegepersonal und untergebrachte Personen arbeiten oft über Jahre auf engem Raum zusammen, sodass untereinander eine besondere Vertrautheit oder Nähe entstehen kann.

Beispiel Für Versuche von untergebrachten Personen, die Grenzen gegenüber einzelnen Pflegenden zu überschreiten. Eine Patientin fordert eine Mitarbeiterin auf, ihr etwas mitzubringen. Problem dabei: Es geht um Geld und es geht um Ware gegen Geld. Ein Geschäft zwischen Mitarbeitenden und untergebrachten Personen ist nicht angezeigt (Rollenklarheit).

- Sexuelle Belästigung gegenüber Mitarbeitern müssen unbedingt im Team angesprochen werden: keine falsche Scham. Nur so können entsprechende

Maßnahmen (z. B. Gespräch mit der untergebrachten Person, aber ggf. auch disziplinierender Art) ergriffen werden.

- Eine untergebrachte Person fordert vermeintlich ihr Recht, will z. B. zu einem bestimmten Zeitpunkt telefonieren: im Zweifel nicht auf dem eigenen, möglicherweise unsicheren Standpunkt beharren oder der Person gegenüber Härte demonstrieren, sondern sich bei erfahrenen Kolleginnen, in der Hausordnung oder im Maßregelvollzugsgesetz über den Sachverhalt informieren.
- Vorsicht vor Versuchen, das Team zu spalten. Diese werden besonders effektiv von untergebrachten Personen mit dissozialer Persönlichkeitsstörung oder Borderline-Störung betrieben, besonders wenn sie Hafterfahrung haben. Hilfe: umgehende Informationen des Teams.

Duzen vs. Siezen Grundsätzliche Anrede per Sie, da dieses der gesellschaftlichen Norm entspricht, wenn man nicht miteinander verwandt, befreundet oder eng bekannt ist.

11.6 Abhängigkeitserkrankte untergebrachte Personen (§ 64 StGB)

▶ Kap. 10

11.6.1 Allgemeines

Therapiemotivation

Oft unklar. Untergebrauchte Personen glauben z. B.,

- … ihre Haftstrafe durch eine Therapie verkürzen zu können (s. Neufassungen §§ 64 und 67 StGB).
- … mit ihrem Therapieeinverständnis ein gutes Bild vor Gericht abgeben zu können.
- Sie beginnen eine Therapie auf Druck ihres sozialen Umfeldes (Eltern, Ehefrau).

Bei ersten Schwierigkeiten neigen diese untergebrachten Personen zum Therapieausstieg. Daher steht die Motivationsarbeit während der ersten Monate der Behandlung an vorderster Stelle.

Therapieverlauf

Der Therapieverlauf ist oft als Phasen- oder Stufenmodell angelegt, in dem die untergebrachte Person schrittweise mehr Eigenverantwortung für ihre Therapie und ihre Lebensgestaltung erhält. Die untergebrachte Person schließt beispielsweise eine Phase mit einer schriftlichen und mündlichen Bilanzierung und Reflexion ab und wird bei ausreichendem Therapieerfolg in die nächste Therapiestufe eingesetzt. Begleitend sind damit auch Lockerungen verbunden, d. h., die untergebrachte Person erlangt zusätzliche Freiheiten (Ausführungen, Ausgänge, Verlegung auf die Folgestation), um seinen Therapiestand zu untermauern.

Je weiter eine untergebrachte Person in der Therapie fortgeschritten ist, desto weniger Kontrolle wird vom Behandlungsteam ausgeübt. Die Person selbst und insbesondere die Patientengruppe übernehmen diese Aufgaben.

Da die Anforderungen an die Patientengemeinschaft und an das Behandlungsteam während einer kompletten Therapie unterschiedlich sind, gibt es verschiedene Behandlungseinheiten. Diese unterscheiden sich im Grad der Sicherungsmaßnahmen und in den Schwerpunkten der Therapie. Eine mögliche Aufteilung könnte z. B. sein:

- **Aufnahmestation:** hohe Sicherungsmaßnahmen, Einstieg in die Therapie, Motivationsarbeit, Aufbau und Einhaltung von Tagesstruktur
- **Innenwohngruppen:** mittlere Sicherungsmaßnahmen, Vertiefung und Stabilisierung in den therapeutischen Zielen, Ausführungen mit Personal, Mitpatientenausgänge, Einzelausgänge, Besuche bei Selbsthilfegruppen
- **Außenwohngruppen:** geringe Sicherungsmaßnahmen (hauptsächlich durch die Patientengruppe selbst), Stabilisierung des Abstinenzverhaltens, Resozialisierung, weitgehende Bewegungsfreiheit, Finden eines Arbeitsplatzes, eigenverantwortliche Übernahme aller Aufgaben des täglichen Lebens, Aufbau eines tragfähigen sozialen Netzwerkes

11.6.2 Spezielle Aufgaben der Pflege

▶ 14.2

Schaffung eines drogen- und alkoholfreien Raums

- Gründliche Kontrolle der Patientinnen bei der Aufnahme (▶ 11.5)
- Regelmäßige Alkoholkontrollen und Drogenscreenings (▶ 11.5)
- Überwachung von Besucherinnen. Es kommt vor, dass Angehörige oder Freunde dem untergebrachten Personen Suchtmittel in die Klinik bringen (▶ 11.5).
- Durchführen von Trennscheibenbesuchen. Zwischen der untergebrachten Person und dem Besuch befindet sich eine Glasscheibe. Das Gespräch findet über Mikrofon und Lautsprecher statt. Dies verhindert ein Austauschen von Drogen.
- Durchführen von Zimmer- und Schrankkontrollen (Gemeinschaftsräume bei den Kontrollen nicht vernachlässigen!)
- Förderung der Verantwortungsübernahme (Selbstkontrolle und der gegenseitigen Kontrolle durch die Patientengruppe)
- Verbot aller alkoholhaltigen Lebensmittel und Hygieneartikel (auch z. B. Rasierwasser ist trinkbar)

! Tipps, Tricks und Fallen

- Bei den genannten Kontrollen freundlich und respektvoll vorgehen, da sie einen großen Eingriff in die Autonomie und Intimsphäre darstellen
- Alkohol kann auch selbst hergestellt werden. Der „Aufgesetzte" entsteht durch Vergärung eines Fruchtsaftes mithilfe von Hefe oder Weißbrotresten → auffällige Behälter kontrollieren und auf Gärgerüche achten.
- Drogenscreenings können verfälscht werden. Der Verzehr von einigen Lebensmitteln ist deshalb auf einer Suchtstation verboten, z. B. schwarzer Tee, Getränkepulver oder Konzentrate mit Zitronensäure, Süßstoff, Nahrungsergänzungsmittel.
- „Tricksen" bei der Abgabe von Urin bei Drogenscreenings. Abgabe von Fremdurin (kann in Kondomen im Genitalbereich aufbewahrt werden), Verwässern von Urinproben.
- Kontrolle auf verbotene Gegenstände, besonders auf elektronische Kommunikationsmittel. Hierüber könnten Drogenlieferungen in die Einrichtung organisiert werden!

Schaffung eines therapieförderlichen Stationsklimas

- Informationsvermittlung (Symptomatik der Störung, Ursachen, Behandlungskonzepte etc.)
- Emotionale Entlastung (Verständnis fördern, Erfahrungsaustausch mit anderen Betroffenen, Kontakte etc.)
- Unterstützung einer medikamentösen oder psychotherapeutischen Behandlung, indem die Kooperation zwischen Behandler und untergebrachter Person (Compliance, Adherence) gefördert wird
- Trainieren (wiederholen), wie Rückfallprozesse frühzeitig erkannt und welche Schritte dann unternommen werden können

11.6.3 Pflegeplanung

Problemfelder

- Suchtdruck
- Aggressionen
- Kriminelle Grundeinstellungen
- Stark ausgeprägtes Misstrauen gegenüber Mitmenschen
- Mangelnde Konfliktfähigkeit
- Mangelnde Selbstreflexion
- Planloser Umgang mit Geld, Fixierung auf materielle Werte
- Mangelndes Selbstwertgefühl
- Suchtverlagerung über Nahrung (Gewichtszunahme), TV- und Spielekonsum, Sport (insbesondere Kraftsport)

Pflegeziele

- Einhaltung der Stationsstrukturen (keine Regelübertretungen)
- Pünktlichkeit und Verlässlichkeit bezüglich Therapieteilnahme und Erledigung von Aufgaben
- Umgang mit Aggressionen
- Gestaltung von Sozialkontakten auf Station
- Sauberkeit und Ordentlichkeit im persönlichen Umfeld
- Verantwortung für sich und sein Tun übernehmen
- Umgang mit Suchtdruck

Pflegemaßnahmen

- Teilnahme an den Pflegegruppen
- Unterstützung beim Führen eines Therapietagebuchs und Reflexion in wöchentlichen Pflegegesprächen
- Erstellen von Trainingsprogrammen (z. B. Geldverwaltung, Hygiene, Pünktlichkeit)
- Planvoller Beziehungsaufbau zur untergebrachten Person

11.7 Untergebrachte Personen ohne oder mit erheblich verminderter Schuldfähigkeit (§§ 20, 21, 63 StGB)

11.7.1 Behandlungsgrundlagen

11

Vorkommende Erkrankungen und Störungen

Nach § 63 StGB werden verschiedene Erkrankungen und Störungen im Maßregelvollzug behandelt. Diese erfordern z. T. unterschiedliche Vorgehensweisen in der Behandlung und Pflege. Im Allgemeinen kann man folgende Krankheitsbilder unterscheiden:

Psychosen und psychoaffektive Störungen Untergebrachte Personen haben ihre Straftat meist aus ihrer Erkrankung heraus im Zustand der Schuldunfähigkeit (§ 20 StGB) begangen.

Persönlichkeitsstörungen Untergebrachte Personen konnten meist das Unrecht ihres Handelns erkennen, aber nicht nach dieser Einsicht handeln. Deswegen geht das Gericht meist von einer erheblich verminderten Schuldfähigkeit (§ 21 StGB) aus.

Untergebrachte Personen mit einer Intelligenzminderung Frage der Schuldunfähigkeit hängt vorwiegend vom Grad der Intelligenzminderung sowie den Tatumständen ab.

Vereinzelt Epilepsieerkrankung Da diese untergebrachten Personen oft auch noch andere Störungsbilder aufweisen, werden diese den drei oberen Patientengruppen zugeordnet.

Behandlung

Wenn möglich, sollten die Behandlungsangebote auf die jeweiligen Krankheitsbilder zugeschnitten sein. Es werden aber auch gezielt Deliktgruppen behandelt, z. B. Sexualdelikt.
Im Rahmen der Behandlung können sich die Ansprüche an die Sicherheit verändern. Die Aufnahme kann in einem Hochsicherheitsbereich erfolgen, in dem erst die Gefahr abgeschätzt wird, die von der untergebrachten Person ausgeht. Im Laufe der Behandlung können Lockerungen gewährt werden.

Resozialisierung

Nach der Behandlungsphase werden die untergebrachten Personen gezielt auf ein angemessenes Leben außerhalb des Maßregelvollzugs vorbereitet. Im Rahmen der Entwicklung können der untergebrachten Person Unterbringungserleichterungen (Ausgang im Gelände der Einrichtung oder durch Mitarbeitende begleitete Ausführungen) und Lockerungen (Ausgänge mit Angehörigen, mituntergebrachte Personen, Einzelausgänge, Außenarbeit und Beurlaubung) gewährt werden. Berücksichtigt werden:

- Der therapeutische Fortschritt
- Die Schwere der Tat
- Die von der untergebrachten Person aktuell ausgehende Gefahr

! Bei Lockerungen muss die Aufsichtsbehörde entweder informiert werden oder dieser sogar zustimmen (Unterschiede in den einzelnen Landesgesetzen).

Nachsorge

Ist die Therapie der untergebrachten Person soweit fortgeschritten, dass sowohl die behandelnde Einrichtung als auch die Vollstreckungsbehörde davon ausgehen können, dass von ihr keine Gefahr für die Allgemeinheit ausgeht, ist diese in die Gesellschaft zu integrieren oder zu entlassen.

! Es besteht weiterhin eine Führungsaufsicht, die bestimmte Aspekte wie Aufenthaltsort, medizinische und psychiatrische Behandlung (Einnahme von Medikamenten) sowie Betreuung durch die Einrichtung durch Weisungen festlegen kann.

11.7.2 Untergebrachte Personen mit Psychose

▶ 5

Behandlung der Erkrankung

- Medikamentöse Therapie
- Förderung von Krankheitseinsicht und Behandlungsakzeptanz
- Adherence-Therapie

Behandlung der Straftat

Intensive Deliktbearbeitung kann bei Personen mit Psychosen in vielen Fällen kontraproduktiv sein, da diese psychotisch oder depressiv verarbeitet werden können, z. B. bei einem Tötungsdelikt im Familienkreis.

- Der untergebrachten Person zuhören, wenn sie über ihr Delikt reden will
- Die Ursachen der Tat auf das Krankheitsbild zurückführen und somit die Gründe der Schuldunfähigkeit darlegen
- Untergebrachte Person auf ihre zukünftige Verantwortung aufmerksam machen, besonders im Hinblick auf die Notwendigkeit der medikamentösen Behandlung
- Bewusstsein für Überforderungssituationen schaffen
- Der untergebrachten Person helfen, die freiheitsentziehende Behandlung im Maßregelvollzug nicht als Sanktion, sondern als Chance für die Zukunft zu sehen
- Gemeinsam mit der untergebrachten Person Strategien erarbeiten, wie frühzeitig neue psychotische Episoden erkannt werden und wie sie sich Hilfe holen kann

Resozialisierung

Der untergebrachten Person wird mehr an Eigenverantwortung und Selbstständigkeit zugestanden:

- Erweiterung der persönlichen Habe
- Stärkere Einbindung in die begleitenden Therapien, z. B. AT, Ergotherapie, Sport, Schule, Gruppenprojekte
- Begleitende Ausführungen mit der untergebrachten Person in- und außerhalb des Geländes durchführen
- Belastungsgrenzen austesten
- Ggf. Anbindung an Selbsthilfegruppen
- Angehörigenarbeit: Einbeziehung von Angehörigen in Behandlungsziele und Lockerungsprozesse, Schaffung eines guten sozialen Empfangsraums. Eventuell Klärung von Konflikten mit Angehörigen.

- Gemeinsame Entwicklung von realistischen Zukunftsplänen, dabei die mögliche Lebenssituation nach der Unterbringung planen, z. B. betreutes Wohnen in einer Wohngemeinschaft, Rückkehr in die Familie, neue Lebenssituation in einer eigenen Wohnung

Nachsorge

- Schaffung einer stabilen sozialen Situation
- Sicherstellung der medizinischen Behandlung und der Einnahme der Medikamente (vorzugsweise Depotpräparate)
- Ambulante Betreuung durch die Einrichtung

11.7.3 Untergebrachte Personen mit Persönlichkeitsstörungen

▶ 8.5

Deliktbearbeitung

Diese findet im Rahmen der Psychotherapie statt und richtet sich sowohl auf die Persönlichkeitsstörung als auch auf die Deliktbearbeitung aus. Dies kann in der Gruppe sowie in Einzelgesprächen mit der Psychotherapeutin stattfinden. Mitunter ist es ratsam, auch die Bezugspflegenden mit hinzuzuziehen, die mit der untergebrachten Person gemeinsam Teile der Psychotherapie in die Pflegeplanung integrieren.

- Erarbeitung des Lebenslaufs
- Testpsychologische Verfahren
- Deliktanalyse
- Deliktbearbeitung
- Standardisierte modulare Therapieangebote:
  - z. B. Behandlungsprogramm für Sexualstraftäter (nach Wischka et al.)
  - Systemisches Antigewalttraining (nach Heilemann et al.)
  - Gewaltfreie Kommunikation (nach Rosenberg)
- Rückfallprophylaxe durch Offenlegung von Verhaltensweisen, die der untergebrachten Person in der Vergangenheit im Vorfeld seiner Straftat bewusst und unbewusst in diese Situation geführt haben (Risikofaktoren). Beispiel: ein Sexualstraftäter, der bei Stress immer abgelegene Orte aufsucht.
- Bereitschaft bei der untergebrachten Person fördern, Verantwortung für ihr Handeln zu übernehmen
- Erarbeiten und Trainieren von Verhaltensalternativen. Beispiel: In Stresssituationen die eigene Überforderung ansprechen und Lösungen suchen anstatt aggressiv oder vermeidend zu reagieren
- Förderung der Empathiebereitschaft
- Bearbeitung von Komorbiditäten z. B. Suchtmittelmissbrauch

Resozialisierung

Bereits im Rahmen der Psychotherapie kann es ratsam sein, der untergebrachten Person Vollzugserleichterungen und Lockerungen zu gewähren. Diese sind mit der Person zu planen und werden durch das Pflegepersonal besprochen, durchgeführt, kontrolliert und dokumentiert.

Hat die untergebrachte Person ihre Psychotherapie erfolgreich abgeschlossen, geht es darum zu prüfen, ob sie das Erlernte im Alltag umsetzen kann.

- Erweiterung der Lockerungen bis zu Übernachtungen bei verlässlichen Angehörigen

- Gestaltung des eigenen Lebensraums (Schaffung von sozialen Netzwerken)
- Anschluss an Selbsthilfegruppen, wie z. B. Anonyme Alkoholiker
- Ausbildung, Arbeitssuche und Arbeit außerhalb der Einrichtung
- Konkrete Zukunftsplanung mit der Bezugsperson und dem Sozialdienst

Gerade in diesem Zeitraum muss die untergebrachte Person eng begleitet und kontrolliert werden, da die Zuverlässigkeit der Person für eine Beurlaubung oder Entlassung eine wesentliche Rolle spielt.

Nachsorge

Schaffung einer stabilen sozialen Situation:

- Die Finanzen der untergebrachten Person müssen geklärt und ausreichend sein.
- Das soziale Umfeld muss so gewählt sein, dass die untergebrachte Person sich nicht leicht in deliktnahe Situationen begeben kann, z. B. darf eine untergebrachte Person mit pädophiler Neigung keine Arbeit in einem Umfeld finden, in dem sich viele Kinder aufhalten (z. B. Reitstall).

Die untergebrachte Person sollte einen geregelten Tagesablauf haben, damit sie sich nicht aus Langeweile oder Einsamkeit in deliktnahe Situationen begibt → engmaschige ambulante Betreuung und Begleitung durch die Einrichtung und forensische Ambulanzen.

11.7.4 Untergebrachte Personen mit Intelligenzminderung

▶ 9

Behandlung der Störung

Unerwünschtes Verhalten muss verdeutlicht werden. Soziale Kompetenz der untergebrachten Person stärken durch:

- Schaffung eines therapiefreundlichen Stationsklimas
- Feste Anbindung an eine Bezugsperson
- Vermittlung und Training von Regeln und Normen
- Einbinden in lebenspraktische Gruppen
- Zuordnung von Aufgaben für die Gemeinschaft, die für die untergebrachte Person erfüllbar sind
- Förderung von erwünschten Fähigkeiten
- Schaffung von Freizeitbeschäftigung und Vermittlung von Hobbys
- Schaffung eines geregelten Tages- und Wochenablaufs
- Strukturgebende Maßnahmen, z. B. AT, BT, Sport (▶ 14.4.12), Gruppenangebote (▶ 14.2)
- Untergebrachte Personen nach Möglichkeit in die Planung von lebenspraktischen Abläufen mit einbeziehen
- Untergebrachte Personen in die Behandlungsplanung mit einbeziehen

Resozialisierung

Bei einer positiven Entwicklung orientiert sich die Resozialisierung weitgehend an den Punkten für persönlichkeitsgestörte Personen (▶ 11.7.3), wobei meist eine Beurlaubung oder Entlassung der untergebrachten Person in ein betreuendes Wohnheim oder in eine betreute Wohngemeinschaft angestrebt wird.

12 Kinder- und Jugendpsychiatrie

Yvonne Ehrstein-Kadel, Susanne Lieb, Beate Reinders

12.1 Allgemeiner Teil

- Das Fachgebiet der Kinder- und Jugendpsychiatrie entwickelte sich ab Mitte des 19. Jahrhunderts aus Erwachsenenpsychiatrie, Neurologie und Kinderheilkunde, (Heil-)Pädagogik, Psychologie, Psychoanalyse sowie Jugend- und Sozialhilfe.
- 1887 erschien das erste Lehrbuch: „Psychische Störungen im Kindesalter" des Freiburger Psychiaters Paul Emminghaus.
- Kinderpsychiatrische Krankheitsbilder wurden erstmals durch den Frankfurter Psychiater Heinrich Hoffmann in dem berühmten Bilderbuch „Der Struwwelpeter" dargestellt: Das hyperkinetische Syndrom findet sich im „Zappelphilipp", Kinder und Jugendliche mit Störungen des Sozialverhaltens in den Geschichten vom „Bitterbösen Friedrich" und „Paulinchen mit dem Feuerzeug", dargestellt in der damals vorherrschenden moralisierenden pädagogischen Haltung. „Hans-Guck-in-die-Luft" könnte auf eine Aufmerksamkeitsstörung ohne Hyperaktivität hinweisen.
- 1954 wurde der erste Lehrstuhl für Kinder- und Jugendpsychiatrie an der Universität Marburg gegründet.
- Seit 1968 ist die Kinder- und Jugendpsychiatrie ein eigenes Fachgebiet, nachfolgend Entstehung vieler Kliniken und Abteilungen. Die meisten Kliniken arbeiten nach verhaltenstherapeutischen Konzepten.
- Im Bereich der Pflege bietet die Weiterbildung zur „Fachkraft für Kinder- und Jugendpsychiatrie" eine erweiterte Qualifikation, die über die grundlegende berufliche Ausbildung hinausgeht und Pflegefachpersonen für spezialisierte Aufgaben in der Pflege und Betreuung in allen Arbeitsbereichen und Settings der Kinder- und Jugendpsychiatrie vorbereitet. Die Weiterbildung ist speziell darauf zugeschnitten, den hohen Anforderungen und Qualitätsstandards in der täglichen Betreuung von psychisch erkrankten Kindern und Jugendlichen gerecht zu werden.
  Die Standardisierung dieser Fachkraftweiterbildung durch die Richtlinien der Bundesarbeitsgemeinschaft Pflege- und Erziehungsdienst (BAG PED) im Jahr 1997 sowie die Empfehlung durch die Bundesarbeitsgemeinschaft der Leitenden Ärzte in der Kinder- und Jugendpsychiatrie und -psychotherapie (BAG KJPP) unterstreicht die Relevanz und den anerkannten Status dieser qualifizierenden Maßnahme.
  Darüber hinaus bieten Bachelor- und Masterstudiengänge in Gesundheits- und Pflegewissenschaften vertiefte wissenschaftliche Kenntnisse und Kompetenzen, die insbesondere auf die speziellen Bedürfnisse in der psychiatrischen Pflege ausgerichtet sind. Diese Studiengänge beinhalten oft Module, die direkt auf die Kinder- und Jugendpsychiatrie zugeschnitten sind, und bieten Möglichkeiten für Forschung und Spezialisierung, die die Praxis der Pflegenden wesentlich bereichern können.
- Das Psychotherapeutengesetz von 1999 hat die Ausübung von Psychotherapie durch Psychologische Psychotherapeuten und Kinder- und Jugendlichenpsychotherapeuten verbindlich geregelt und als Voraussetzung den Erwerb einer Approbation festgelegt. Das neue Psychotherapeutengesetz wurde im November 2019 verabschiedet und trat am 01. September 2020 in Kraft. Zentrale Ziele dieser Reform sind strukturelle Angleichungen an andere akademische Heilberufe, Verbesserungen hinsichtlich eines angemessenen Einkommens sowie das Sicherstellen eines bundesweit gültigen hohen Standards der Hochschulqualifizierung auf Masterniveau (Master mit Schwerpunkt Klinische Psychologie und Psychotherapie und Approbation). Dem schließt

sich eine mind. 5-jährige Weiterbildung zum Fachpsychotherapeuten in den Gebieten Erwachsene, Kinder und Jugendliche oder Neuropsychologische Psychotherapie an.
- Die Kinder- und Jugendpsychiatrie, die klinische Psychologie und Psychotherapie des Kindes- und Jugendalters sowie die Entwicklungspsychologie erforschen frühe Interaktionsstörungen zwischen Bezugsperson und Kind im ersten Lebensjahr, alle psychischen Auffälligkeiten des Kleinkind-, Kindergarten- und Schulalters sowie der frühen (12–14 Jahre, auch Pubertät genannt), mittleren (15–17 Jahre) und späten Adoleszenz (Heranwachsendenalter, 18–21 Jahre).
- Die Kenntnis der „normalen“ Entwicklung von Kindern und Jugendlichen ist notwendig, um Abweichungen und Erkrankungen feststellen zu können.

12.2 Störungsbilder in verschiedenen Altersgruppen

Kinder- und jugendpsychiatrische Störungen sind immer vor dem Hintergrund der körperlichen, motorischen, seelischen, sprachlichen und kognitiven Entwicklung des Kindes bzw. der Jugendlichen zu sehen. Die Symptomatik spiegelt Schwierigkeiten vor dem aktuellen Entwicklungsstand und ändert sich daher mit der zunehmenden körperlichen und geistigen Reife. Seelische Erkrankungen und Krisen entstehen häufig, wenn neue Kompetenzen ausgebildet sind, sich ausbilden oder neue Entwicklungsaufgaben anstehen. Psychische Störungen manifestieren sich somit je nach Alter unterschiedlich.

Beispiele für Störungen mit Beginn in der Kindheit, häufig vorübergehend

- Motorische Entwicklungsstörungen sind unterteilt in:
  - Grobmotorische Defizite, wie späteres Laufen, Störungen des Gleichgewichts; Kinder sind ungeschickt, stolpern mehr, wirken „tollpatschig“ oder haben Schwierigkeiten, auf einem Bein zu hüpfen oder Bälle zu fangen.
  - Feinmotorische Defizite wie Probleme beim Malen, Schneiden, Basteln, Schreiben
- Sprachentwicklungsstörungen (Artikulationsstörungen, z. B. vorübergehendes Lispeln)
- Ausscheidungsstörungen (Einnässen tagsüber und/oder nachts, Einkoten)
- Phobien und Angststörungen (Trennungsängste, Tierphobien)
- Spezifische Schlafstörungen (Pavor nocturnus, Somnambulismus/Schlafwandeln)
- Oppositionelles Trotzverhalten

Beispiele für früh beginnende und überwiegend bleibende Störungen

- Intelligenzstörungen, geistige Behinderung
- Autistische Störungen
- Aufmerksamkeitsstörungen
- Spezifische Lernstörungen (Lese- und Rechenstörung)
- Tic-Störungen

Beispiele für Störungen mit Beginn in der späten Kindheit und Jugend, die häufig bis ins Erwachsenenalter fortbestehen

- Depressionen
- Psychosen
- Essstörungen
- Angststörungen (generalisierte Angststörung, soziale Phobien, Panikattacken, Agoraphobie)
- Zwangsstörungen
- Störungen mit Substanzmissbrauch
- Dissoziative Störungen
- Somatoforme Störungen
- Persönlichkeitsstörungen
- Schlafstörungen
- Geschlechtsdysphorie und Störungen der Sexualität
- Organische Psychosyndrome (nach Verletzungen, Traumata, Infektionen, bei Epilepsien)

12.3 Pflege- und Erziehungsdienst in der Kinder- und Jugendpsychiatrie

Im Vergleich zur Erwachsenenpsychiatrie ergeben sich deutliche Unterschiede bezüglich Personalaufwand und Personalstruktur, da Kinder nach der UN-Kinderrechtskonvention ein Recht auf Pflege **und** pädagogische Betreuung haben. Schon die Psychiatrie-Personalverordnung (Psych-PV), die 1991 in Kraft getreten ist, sah einen gemischten Pflege- und Erziehungsdienst (PED) vor, manchmal auch Pädagogisch-Pflegerischer Dienst (PPD) genannt. Im (teil-)stationären Bereich besteht schon lange ein Konsens darüber, dass Diagnostik und Therapie immer „multimodal" sind, d. h., sie bestehen aus mehreren Komponenten, berücksichtigen das Lebensumfeld und beziehen die Angehörigen mit ein. Die Diagnostik- und Behandlungsbausteine werden durch verschiedene Professionen erbracht, daher sind die **Behandlungsteams multiprofessionell** (s. Berufsgruppen im multiprofessionellen Team ▶ 12.3.3) wie auch der PED selbst aus Angehörigen verschiedener pädagogischer, pflegerischer und sozialpädagogischer Berufe – oft mit spezifischen Zusatzweiterbildungen – besteht und die Mehrheit im Team bildet.
Die **kinder- und jugendpsychiatrischen spezifischen Regelaufgaben** umfassen als Spezifika:

- Durchführen einer Pflegeanamnese (s. u.) mit den Schwerpunkten Selbstständigkeit, Entwicklungsstand und Auswirkungen der Symptomatik im Alltag. Beispiel: eine jugendliche Angstpatientin hat vor Aufnahme noch nie von ihren Eltern getrennt geschlafen.
- Planen der individuellen Tagesstruktur für die Kinder und jugendlichen Patienten und Begleitung tagsüber und nachts
- Erstellung von Therapieplänen mit den zuständigen Therapeuten
- Regelmäßige Vitalzeichenkontrolle, Führen von Perzentilenkurven (Größe, Gewicht, BMI)
- Sicherstellung der Nahrungsaufnahme bei Kindern oder Jugendlichen mit Essstörungen
- Motivation und beruhigende Begleitung bei Blutentnahmen, Injektionen, seltenen Infusionen oder belastenden Untersuchungen (z. B. gynäkologische Untersuchungen), Durchführung von Einläufen unter Berücksichtigung der besonderen Schamgrenzen je nach Alter und Sondierung

- Wundversorgung und Verbandswechsel. Beispiel: nach Selbstverletzungen sehr sachlich, mit wenig Zuwendung, um selbstverletzendes Verhalten nicht zu verstärken.
- Überprüfen der Einnahme von Medikamenten wegen der besonderen Verantwortung bei Minderjährigen
- Betreuung, emotionale Unterstützung und Deeskalation in Krisen- und Konfliktsituationen, z. B. bei Auseinandersetzungen mit Zimmernachbarn
- Einzelbetreuung bei fehlender Gruppenfähigkeit
- Intensive Betreuung und Einzelgespräche im Rahmen von Bezugsbetreuersystemen
- Entlastung und Orientierung gebende Gespräche, z. B. nach abendlichen Telefonaten mit den Eltern
- Gespräche und Telefonate mit Eltern, Sorgeberechtigten, Lehrern, Angehörigen, besonders auch in Besuchs- und Abholsituationen
- Entwicklungs- und symptomspezifische Verhaltensbeobachtung und Verhaltensbeschreibung
- Co-therapeutische Aufgaben in Gruppentherapien oder Begleitung bei Expositionen
- Begleitung bei Hausbesuchen, Vorstellungsterminen in anderen Einrichtungen (Jugend- und Sozialhilfe, Kindergarten, Schule, Heim, Hort, Pflegestelle) und im Rahmen von Zuhause-Behandlungen (s. u., ▶ 12.3.5)
- Freizeitaktivitäten unter Berücksichtigung von gruppendynamischen Prozessen
- Hausaufgabenbegleitung
- Anleitung zur richtigen Körperpflege, Training lebenspraktischer Tätigkeiten, Selbstständigkeitstraining, Hilfe im Umgang mit persönlichem Eigentum (z. B. Taschengeld)
- Gruppenpädagogische Aktivitäten inner- und außerhalb der Station wie Frauengruppe, sexualpädagogische Gruppen, kreative, musische und sportliche Gruppen, Projektarbeit
- Durchführung von Stations- und Gruppenversammlungen, themenzentrierte Stationsgespräche
- Anleitung und Unterweisung von Auszubildenden, Praktikanten und Bundesfreiwilligendienstleistenden, die häufig nur unwesentlich älter als die Patienten sind

12.3.1 Herausforderungen für das Personal des Pflege- und Erziehungsdienstes im multiprofessionellen kinder- und jugendpsychiatrischen Team

- Kinder und Jugendliche sind auf ihre soziale Umwelt in besonderem Maße angewiesen und benötigen altersangemessene Hilfe zur Lösung von Lebensproblemen und -krisen.
- Mitarbeiter des PED müssen für **zuverlässige Beziehungsangebote** sorgen, da die Kinder und Jugendlichen häufig mit negativen und belastenden Vorerfahrungen kommen. Es gilt Ausgrenzungen und häufige Bezugspersonenwechsel zu vermeiden, einen alters- und entwicklungsadäquaten Beziehungsaufbau zu den Kinder- und Jugendlichen spielerisch oder auch mithilfe von Zeichen bei sprachlichen Barrieren herzustellen und sie während ihres Aufenthalts unterstützend zu begleiten.
- Es handelt sich um eine **beziehungsintensive Tätigkeit mit hoher Verantwortung** für den Schutz der minderjährigen Patienten, die aufgrund ihres

Alters durch eine besondere Verletzlichkeit gekennzeichnet sind. Aspekte des Kinderschutzes sind dabei zu berücksichtigen. ▶ 12.9.4

- Die Mitarbeiter des PED betreuen die Kinder und Jugendlichen **„rund um die Uhr“** (im Gegensatz zu Therapeuten, die diese in der Regel 2–3 Std. pro Woche! sehen). Sie leben und gestalten gemeinsam mit ihnen den Alltag, z. B. gemeinsame Mahlzeiten.
- Sie sind den problematischen, häufig **normenverletzenden Verhaltensstörungen** am meisten ausgesetzt (aggressive Verhaltensweisen wie Beleidigungen, Beschimpfungen, Sachbeschädigungen oder gar körperlichen Übergriffe, nichtsuizidale und suizidale Selbstverletzungen, Drohungen) und müssen, emotional selbst betroffen, „professionell“ intervenieren.
- Sie unterstützen das **4-Augen-Prinzip** bei Untersuchungen und auch in intimeren Situationen, z. B. in Nachtdiensten.
- Sie müssen bei aggressiven Impulsdurchbrüchen **deeskalieren** können.
- Sie sind häufig **erste Ansprechpartner** in (suizidalen) Krisensituationen.
- Sie begleiten die Kinder und Jugendlichen auch bei **freiheitsentziehenden Maßnahmen und Zwangsmaßnahmen** (▶ 12.9.1).

12

12.3.2 Besonderheiten in der Betreuung durch den Pädagogisch-Pflegerischen Dienst

- Kinder und Jugendliche bringen eine Vielzahl von ungünstigen Beziehungserfahrungen mit und „übertragen“ diese früheren Erfahrungen auf aktuelle Interaktionen. Kinder und Jugendliche können daher in der Betreuung anstrengend, fordernd, Grenzen austestend oder auch sehr direkt sein.
- Viele Kinder und Jugendliche kennen aus ihrem Umfeld keine Regeln für das Zusammenleben, müssen „erzieherisch“ an diese herangeführt werden. Therapie bewegt sich somit im Spannungsfeld zur Erziehung.
- Sie kommen häufig nicht aus eigener Initiative in die Klinik („freiwillig“), sondern angeregt oder gedrängt durch Erwachsene („gezwungen“, „den Eltern zuliebe“ oder gar mit familienrichterlicher Genehmigung nach 1631b BGB).
- Lern- und Veränderungsmöglichkeiten sind bei Kindern groß, denn sie befinden sich noch in der Entwicklung. Kinder in der Klinik freuen sich genau wie alle Kinder über positive Zuwendung, gemeinsame schöne Erlebnisse und verständnisvolle Erwachsene.
- Zu Kindern kann viel emotionale Nähe entstehen. Dies macht die Arbeit sehr bereichernd, aber auch belastend, denn ein PED-Mitarbeiter kann nie die Rolle einer engen Bezugsperson in der Welt des Kindes außerhalb der Klinik übernehmen.

Wichtig sind daher für das (teil-)stationäre Setting:

- Strukturen im Alltag
- Klare, für das Kind oder den Jugendlichen transparente, nachvollziehbare Regeln und Grenzen
- Gleichzeitig gilt: Es gibt – wie im Leben – (begründete) Ausnahmen!
- Coaching und kurze Instruktionen vor einer Aktion mit Erinnerung an die Regeln und die gewünschten Verhaltensweisen
- Vereinbarte Stoppzeichen, nonverbal, um das Kind oder den Jugendlichen nicht bloßzustellen
- **Kontingenzmanagement** (▶ 12.9.5) – Beispiele: Ausgangsstufenpläne, die für alle Patienten gelten (mehr Ausgang für mehr Mitarbeit und Anstrengung). Bewusste Aufmerksamkeitslenkung: „Ich wende mich einem Kind achtsam

zu, wenn es situationsadäquates Verhalten zeigt, ignoriere es oder zeige bewusst leichtes Missfallen, wenn das Verhalten stört". Individuelle Verstärkerpläne, um adäquates Verhalten zu verstärken und nicht hilfreichem Problemverhalten weniger Aufmerksamkeit zu schenken.
- Ereignisunabhängige Verstärkung, d. h. positive Einzelkontakte, die unabhängig vom Verhalten des Kindes, des Jugendlichen angeboten werden
- Das Belohnen von Anstrengungsbereitschaft, „versuchen und anstrengen, nicht das Ergebnis zählt."
- Humor und Leichtigkeit
- Großzügigkeit
- Geduld und Wissen, dass viele Wiederholungen notwendig sind und sich Verhalten – wenn überhaupt – nur langfristig verändern wird
- Regulation eigener Gefühle von Ärger, Enttäuschung und Ohnmacht („jetzt habe ich das doch schon so oft gesagt", „er/sie macht das absichtlich")
- Achtsamkeit und Interesse im Miteinander
- Offener Austausch im Team darüber, wie bestimmtes Verhalten wahrgenommen und erlebt wird
- Interne und externe Supervision und ständige Fort- und Weiterbildungen im Team
- Orientierung der Therapie an konkreten Verhaltenszielen, gleichzeitig muss das Kind ganzheitlich gesehen werden.

12

Tipps, Tricks und Fallen
- Symptome kinder- und jugendpsychiatrischer Störungsbilder werden häufig im Kontakt als Provokation und somit gegen die eigene Person gerichtet erlebt. Diese Einschätzung ist sicherlich manchmal richtig, zugleich aber auch eine Bewertung („das machst du extra und nur bei mir"), die häufig eine aggressive Grenzsetzung zur Folge hat. Es droht eine eher sanktionierende, kontrollierende oder eine zu gewährende Haltung beim einzelnen Mitarbeiter oder in Teams.
- Wichtig ist es, Bewertungen von Verhaltensweisen achtsam und mit dem Wissen wahrzunehmen, dass diese subjektiv sind, die Tür für heftige Gefühle öffnen und überprüft werden müssen („Wenn du stehen bleibst, obwohl ich dich gebeten habe, in dein Zimmer zu gehen, was ist dann deine Absicht? Möchtest du, dass ich ärgerlich und lauter werde?").
- Dieses Aussprechen interner Prozesse ermöglicht ein gelassenes Handeln und schützt vor Machtkämpfen und eskalativen Auseinandersetzungen.

12.3.3 Berufsgruppen im multiprofessionellen Team

- Assistenzärzte, Fachärzte für Kinder- und Jugendpsychiatrie und -psychotherapie, Fachärzte für Kinder- und Jugendmedizin
- Psychologen und Pädagogen in kinder- und jugendlichenpsychotherapeutischer Ausbildung, approbierte Kinder- und Jugendlichenpsychotherapeuten
- Pflegefachpersonen, auch für Kinderkrankenpflege
- Fachpflegepersonen (Pflegefachpersonen mit Zusatzausbildung)
- Bachelor/Master (APN) für Pflege- und Gesundheitsberufe
- Erzieher
- Heilerziehungspfleger

- Jugend- und Heimerzieher
- Arbeitserzieher
- Dipl.-Sozialpädagogen/Soziale Arbeit und MA
- Dipl.-Pädagogen
- Heilpädagogen
- Ergotherapeuten
- Motopäden/Motologen/Körpertherapeuten
- Kunsttherapeuten
- Musiktherapeuten
- Logopäden
- Physiotherapeuten
- Ernährungstherapeuten

12.3.4 Kontaktaufnahme und Beziehungsgestaltung zum Kind bzw. Jugendlichen

Schweigepflicht

Die Schweigepflicht gilt auch gegenüber Kindern und Jugendlichen. Diese müssen aufgeklärt werden, wann Eltern und Sorgeberechtigte trotz Schweigepflicht informiert werden müssen, nämlich bei akuter Eigen- und Fremdgefährdung oder bei akuter Kindeswohlgefährdung.

Besondere Herausforderungen

- Abhängigkeit des Kindes, des Jugendlichen von den primären Bezugspersonen
- Auftrag für kinder- und jugendpsychiatrische Diagnostik und Therapie geht fast immer von Sorgeberechtigten aus.
- Stärkere Fremdsteuerung im Therapieprozess, größeres Machtgefälle und dadurch höhere Verantwortung
- Schwierigkeiten im Aufbau vertrauensvoller Beziehungen zu Erwachsenen und Erwartung, erwachsene Personen würden sich so verhalten wie die eigenen Eltern
- Grenzen und Beziehungen werden getestet.
- Großer Generationenunterschied zwischen Patient, Therapeut und Mitgliedern des PED oder fehlender Altersunterschied
- „Schweigegelübde" („Probleme erzähl' ich nur meiner Freundin")
- Befürchtung, dass vertrauliche Informationen an Eltern gegeben werden
- Suche nach Anerkennung über Symptomatik
- Andere zeitliche Perspektive, kürzere/kurzfristigere Ziele notwendig, fehlende Zukunftsorientierung (sehr im Hier und Jetzt)
- „Cool" sein müssen, sich an Peers orientieren, sich keine Blöße geben dürfen (Selbstwertschutz)
- Eingeschränkte Introspektionsfähigkeit, Kinder haben häufig externale Erklärungsmuster.
- Berücksichtigung des altersspezifischen Störungsverständnisses bei Entwicklung eines Störungskonzepts (Beispiel: ADHS)
- Bei Jugendlichen wegen Autonomiebedürfnis stabiles Behandlungsbündnis schwieriger, Abwertung sehr häufig, insbesondere auch gegenüber PED
- Höhere Abbruchquote
- Additiver Effekt von Pubertät und psychischer Symptomatik

Strategien zur Kontakt- und Beziehungsgestaltung

- Akzeptanz
- Nicht persönlich nehmen
- Aushalten und eigene Grenzen signalisieren
- Klarheit in Bezug auf Regeln und Grenzen und bereit sein für Entgegenkommen
- Flexibilität hinsichtlich Zeit, Ort, Materialien und Medien
- Validierung von Gefühlen, Situationen, kein „Psychogelaber"
- Kinder- und jugendgerechte Sprache, ohne sich anzubiedern oder zu kumpelhaft zu wirken
- Schwierigkeiten vorwegnehmen
- Transparenz über eigenes Vorgehen vermitteln
- Authentizität
- Modell bieten und sein
- „Mehr von sich zeigen"
- Interesse signalisieren (auch außerhalb der Therapiestunde)
- Von eigenen Erfahrungen berichten (unverfänglich und dosiert)
- Humor – keine Ironie!
- Auf Alter und Entwicklung abgestimmte, auch nonverbale, spielerisch-kreative Interventionen notwendig
- Auf „Augenhöhe" – für mich gelten gleiche Regeln („auch ich bin pünktlich").

! Tipps, Tricks und Fallen

- Viele Kinder und Jugendliche wissen nicht, dass sie in einer Kinder- und Jugendpsychiatrie vorgestellt werden, kommen nicht freiwillig oder haben keine Vorstellung davon, um was es genau geht. Sorgeberechtigte und Umfeld sind hoch belastet, haben einen hohen Redebedarf und nehmen viel Zeit in Anspruch. Dadurch können die Bedürfnisse derer, um die es eigentlich geht, zu kurz kommen.
- Bereits bei Erstvorstellung sollte der Kontakt zum Kind direkt gesucht werden. Bei Jugendlichen ist ein Kontakt allein mit dem Jugendlichen herzustellen, um eine Beziehung aufzubauen.
- Transparenz, Verständnis und Ehrlichkeit sind unerlässlich. Kindern und Jugendlichen muss ruhig und verständlich erklärt werden, was auf sie zukommt, was empfohlen wird, was aufgrund der Schweigepflicht nicht den Eltern erzählt wird und wo die Grenzen der Schweigepflicht liegen.
- **Merke:** Eltern und Bezugspersonen können Symptome externalisierender Störungen gut wahrnehmen, bei internalisierenden Störungsbildern wie Ängsten, Zwangsgedanken, Depressionen oder Wahrnehmungsstörungen können Kinder und Jugendliche besser Auskunft über ihr Erleben geben und dies bereits ab einem Entwicklungsalter von 6 bis 8 Jahren.

12.3.5 Neue Entwicklungsmöglichkeiten für Mitarbeitende des Pflege- und Erziehungsdienstes – Zuhause-Behandlung oder auch Home Treatment im Rahmen der kinder- und jugendpsychiatrischen Versorgung

Die Zuhause-Behandlung oder auch Home Treatment im Rahmen von Modellvorhaben nach § 64 b SGB V hat sich als effektive Alternative zur (teil-)stationären Behandlung etabliert, ergänzt das Spektrum therapeutischer Optionen und bietet

für pflegerische und pädagogische Fachkräfte neue, interessante berufliche Möglichkeiten. Diese individuell zugeschnittene Art der Versorgung zielt darauf ab, Kinder und Jugendliche mit psychischen Erkrankungen in ihrer gewohnten Umgebung zu behandeln, indem ein multidisziplinäres Team den Kindern und Jugendlichen Unterstützung im eigentlichen Lebensumfeld bietet.
Die Vorteile der Behandlung zu Hause liegen auf der Hand: Die Patienten erfahren weniger Stress, da sie während der intensiven Behandlung im vertrauten sozialen Umfeld bleiben, das familiäre System ist aktiver in den Behandlungsprozess eingebunden, Interaktionen können besser berücksichtigt werden und die Kinder oder Jugendlichen üben und festigen neue Verhaltensweisen im direkten Kontakt mit den wichtigsten Bezugspersonen und in ihrem Alltagskontext. Zudem erlaubt diese Form der Behandlung eine flexible Anpassung an die Bedürfnisse und zeitlichen Möglichkeiten der Familie.
Ein wesentlicher Wirkfaktor der Zuhause-Behandlung ist die enge Zusammenarbeit und Koordination der verschiedenen Fachkräfte (Fachärzte für Kinder- und Jugendpsychiatrie, Psychotherapeuten, Mitarbeitende des Pflege- und Erziehungsdienstes und weiteren Spezialisten). Diese interdisziplinäre Zusammenarbeit ist ausschlaggebend für die Entwicklung eines ganzheitlichen Behandlungsplans, der sowohl medizinisch-psychiatrische als auch psychotherapeutische und (sozial-) pädagogische Maßnahmen umfasst.
Die Implementierung einer effektiven Behandlung zu Hause bedarf klarer Richtlinien und Strukturen, die Sicherheit und Schutz für den Patienten und die Familie gewährleisten und datenschutzrechtliche Bedingungen beachten. Im Rahmen einer hochfrequenten, multiprofessionellen Behandlungsplanung wird die Therapie überprüft und angepasst. Darüber hinaus ist die Schulung und Fortbildung des Fachpersonals in spezifischen Interventionstechniken und die Sensibilisierung für die besonderen Anforderungen der Arbeit im häuslichen Umfeld erforderlich.
Die Integration der Zuhause-Behandlung in das Setting der Kinder- und Jugendpsychiatrie bringt für den Pflege- und Erziehungsdienst eine Reihe von Vorteilen, die sowohl die Qualität der Betreuung als auch die Arbeitszufriedenheit der Fachkräfte positiv beeinflussen können.

- **Individuelle und flexible Betreuung:** Durch die Zuhause-Behandlung haben Pflege- und Erziehungskräfte die Möglichkeit, therapeutische sowie pädagogisch-pflegerische Maßnahmen direkt im Lebensumfeld der jungen Patienten umzusetzen. Dies erlaubt eine individuellere Anpassung der Interventionen an die Bedürfnisse und spezifische Situation des Einzelnen, was die Effektivität der Behandlung steigern kann.
- **Stärkung der Beziehung zwischen Behandlungsteam und Familien:** Die Arbeit im häuslichen Umfeld fördert den Aufbau einer vertrauensvollen Beziehung zwischen den Mitarbeitenden des Pflege- und Erziehungsdienstes und den Familien. Durch die enge Zusammenarbeit und regelmäßigen Interaktionen können Missverständnisse schneller geklärt und gemeinsame Strategien effektiver entwickelt werden.
- **Besseres Verständnis für das familiäre Umfeld:** Die Behandlung zu Hause bietet Einblicke in das soziale und familiäre Umfeld der Kinder und Jugendlichen, die in einer stationären Einrichtung so nicht möglich wären. Dieses Wissen ermöglicht es den Pflege- und Erziehungskräften, ihre Maßnahmen noch besser auf die spezifischen Bedürfnisse der jungen Patienten und ihrer Familien abzustimmen.
- **Verbesserung der Arbeitszufriedenheit:** Die Vielfalt und die besonderen Herausforderungen der Behandlung zu Hause können zu einer höheren Arbeitszufriedenheit beitragen. Die Arbeit in unterschiedlichen familiären Kontexten bietet Abwechslung und die Möglichkeit, eigenständiger zu arbeiten und Erfolge der therapeutischen und pädagogisch-pflegerischen Arbeit unmittelbar im Alltag der Patienten zu sehen.

- **Direkte Umsetzung und Anpassung von Interventionen:** Probleme werden frühzeitig erkannt, Interventionen können unmittelbar angepasst und deren Effekte direkt beobachtet werden, was eine schnelle Reaktion auf Herausforderungen ermöglicht und die Wirksamkeit der Maßnahmen erhöht. Aufkommende Krisen sind oft rasch vor Ort zu klären.

Insgesamt bietet die Zuhause-Behandlung im kinder- und jugendpsychiatrischen Bereich eine wertvolle Erweiterung der therapeutischen und pädagogisch-pflegerischen Möglichkeiten und trägt dazu bei, die Versorgungsqualität für junge Patienten und ihre Familien zu verbessern. Für den Pflege- und Erziehungsdienst bietet sie eine Reihe von Chancen, die Behandlung individueller, wirksamer und zufriedenstellender zu gestalten.

12.4 Kinder- und jugendpsychiatrische Diagnostik

12.4.1 Exploration und Anamneseerhebung

▶ Tab. 12.1

Aus verhaltenstherapeutischer Sicht ist die Analyse der Symptomatik wichtig: Ort, Zeitpunkt, Intensität und Häufigkeit, vorausgehende Ereignisse, situative Auslöser, Reaktionen der Bezugspersonen, Dauer und Verlauf.

Tab. 12.1 Inhalte von Aufnahmegesprächen in der Kinder- und Jugendpsychiatrie

Themen eines ärztlich-therapeutischen Aufnahmegesprächs	Themen eines pflegerisch-pädagogischen Aufnahmegesprächs
• Wie kommt es zur Vorstellung? (Auftragsklärung. Durch wen veranlasst?) • Aktuelle Symptomatik • Entwicklung der Symptomatik, Traumata • Vorbehandlungen und bisherige Bewältigungsversuche • Aktuelle Lebenssituation • Familiensituation, Erkrankungen in der Familie, belastende Ereignisse • Entwicklung des Kindes/Jugendlichen von Schwangerschaft und Geburt an, Kleinkindalter, Erkrankungen, Allergien • Kindertagesstätte, Kindergarten- und Vorschulalter • Einschulung und Schulverlauf, berufliche Entwicklung • Kontakte und Integration in die Gruppe Gleichaltriger • Fähigkeiten und Stärken • Bei Jugendlichen: Medikamente, Nikotin-, Drogen- und Alkoholkonsum, Sexualanamnese, Fragen zu Suizidalität und Selbstverletzungen, Essstörungen • Freizeitgestaltung, Medienkonsum, Hobbys	• Personalien, wichtige Telefonnummern • Informationen über Stationsabläufe, Kontaktregelungen (Besuche, Telefonate, Handyzeiten) • Umgang mit Taschengeld • Fähigkeiten des Kindes/Jugendlichen (Schwimmen, Radfahren, welche Sportarten sind bekannt?) • Besonderheiten im Alltag: Gibt es Speisen, die nicht gegessen, vertragen werden? Gibt es Besonderheiten beim Schlafen? Einschlafrituale? • Selbstständigkeit beim Anziehen, Waschen, Zimmer aufräumen • Ausscheidungsstörungen? • Beziehungsgestaltung • Umgang im Straßenverkehr, Erkennen von Gefahren • Womit beschäftigt sich das Kind/der Jugendliche? • Ansprechpartner benennen • Station/Zimmer zeigen und beziehen • Durchsicht des Gepäcks und Unterstützung bei Aufbewahrung privater Gegenstände

12.4.2 Körperliche und kinder- und jugendpsychiatrische Untersuchungen

- Körperliche und neurologische Untersuchung
- Somatogramme: Größe, Gewicht und BMI nach Perzentilen
- Blutuntersuchung, großes Blutbild, Leber-, Nierenwerte, Elektrolyte, Schilddrüsendiagnostik
- EKG
- EEG
- Bildgebung, insbesondere MRT des Schädels
- Konsiliarische kinderärztliche, augen- oder HNO-ärztliche Untersuchungen
- Endokrinologische Diagnostik
- Humangenetik
- Entwicklungsdiagnostik
- Motodiagnostik
- Logopädische Diagnostik und Therapie begleitender Sprachstörungen besonders im Kindesalter wichtig
- Verhaltensbeobachtung auf Station und bei Alltagsanforderungen – hier hat der Pflege- und Erziehungsdienst die entscheidende Rolle.
- Systemische Diagnostik, Diagnostik des familiären Systems (z. B. Familienbrett)

12.4.3 Testpsychologische Untersuchungen

Testpsychologische Untersuchungen sind ein Instrument in der Standarddiagnostik (siehe dazu auch ▶ 3.10). Die testpsychologischen Befunde sind Teil des diagnostischen Prozesses in der Kinder- und Jugendpsychiatrie und geben wichtige Hinweise zur diagnostischen Einordnung der beschriebenen Symptome. Es können Screeningverfahren, mehrdimensionale Breitbandverfahren und störungsspezifische Instrumente unterschieden werden. Je nach Altersbereich und Symptomatik gibt es eine Vielzahl an Verfahren, die folgendermaßen unterteilt werden können:

- **Mehrdimensionale, störungsübergreifende Verfahren:** z. B. Child Behaviour Checklist (CBCL/6–18R) oder Youth-Self-Report (YSR/11–18R)
- **Interviewverfahren:** z. B. Diagnostisches Interview bei psychischen Störungen im Kindes- und Jugendalter (Kinder-DIPS, 2. Auflage); Strukturiertes Klinisches Interview für DSM-5-Persönlichkeitsstörungen (SCID-5-PD) oder das CAPS-CA-5 zur Diagnosestellung einer Posttraumatischen Belastungsstörung ab einem Alter von 7 Jahren
- **Eindimensionale, störungsspezifische Verfahren:** z. B. Fragebogen zu sozialer Angst und sozialen Kompetenzdefiziten – Version für Jugendliche (SASKO-J); Depressionstest für Kinder (DTK-II); Fragebogen zur Erfassung von Aggressivitätsfaktoren (FAF); Conners Skalen zu Aufmerksamkeit und Verhalten (Conners 3); Diagnostikum für Zwangsstörungen im Kindes- und Jugendalter (DZ-KJ); Diagnostik-System für psychische Störungen nach ICD-10 und DSM-5 für Kinder und Jugendliche (DISYPS-III) oder Child and Adolescent Trauma Screening (CATS)
- **Leistungs- und Intelligenztests:** z. B. Wechsler Intelligence Scale for Children (WISC-V), Kaufmann Assessment Battery for Children (KABC-II) oder Grundintelligenztest (CFT 20-R)
- **Allgemeine Entwicklungstests:** z. B. Wiener Entwicklungstest (WET)
- **Spezielle Entwicklungstests:** z. B. Heidelberger Sprachentwicklungstest (HSET); Zürcher Lesetest (ZLT II); Hamburger-Schreib-Probe (HSP)

- **Persönlichkeitsfragebogen:** z. B. Persönlichkeitsfragebogen für Kinder zwischen 9 und 14 Jahren (PFK 9–14)
- **Projektive Verfahren:** z. B. Satzergänzungstest

12.4.4 Multiaxiales Klassifikationssystem für psychische Störungen des Kindes- und Jugendalters

Das Multiaxiale Klassifikationsschema für psychische Störungen des Kindes- und Jugendalters basiert auf der ICD-10 und wird bei psychiatrischen Störungen im Kindes- und Jugendalter angewandt, um die Komplexität seelischer Erkrankungen in diesem Altersbereich besser abbilden zu können (▶ Tab. 12.2).
Die Beeinträchtigung des Funktionsniveaus entscheidet unter anderem auch über die Behandlungsform der Kinder und Jugendlichen: Zeigen diese wenige Einschränkungen, ist eine ambulante Therapie oft ausreichend, bei mäßigen Beeinträchtigungen oder Beeinträchtigungen in nur ein oder zwei Bereichen ist bei guter Erreichbarkeit eine tagesklinische Behandlung, bei ernsthaften Beeinträchtigungen des sozialen Funktionsniveaus ist meist das stationäre Behandlungssetting notwendig oder stationsäquivalente Behandlungen wie die Zuhause-Behandlung.
In der Forschung wird auch das **DSM-V** eingesetzt. Die 11. Version der internationalen statistischen Klassifikation der Krankheiten und verwandter Gesundheitsprobleme **(ICD-11)** ist am 01.01.2022 in Kraft getreten. Als wichtigste Neuerung entfällt der Lebensspannenansatz und somit das Kapitel F9 der ICD-10 (Verhaltens- und emotionale Störungen mit Beginn in Kindheit und Jugend). Dadurch ergeben sich Änderungen z. B. im Bereich der Angststörungen (enthält nun auch die Trennungsangst und den selektiven Mutismus, somit können diese beiden Störungen auch bei Erwachsenen diagnostiziert werden) (vgl. dazu auch ▶ 12.5.3 und ▶ 12.6.3). In der Gruppe der belastungsbezogenen Störungen findet sich neben der posttraumatischen Belastungsstörungen (PTBS) zusätzlich die Diagnose der komplexen posttraumatischen Belastungsstörungen (kPTBS) nach wiederholten oder anhaltenden traumatischen Ereignissen wie sexueller Missbrauch in der Familie. Sie umfasst neben den Symptomen einer PTBS auch Schwierigkeiten in der Selbstorganisation (SSO).

Tab. 12.2 Die Achsen des multiaxialen Klassifikationssystems

Achse I	**Klinisch-psychiatrisches Syndrom** (ICD-10, F0–F99)
Achse II	**Umschriebene Entwicklungsstörungen** (ICD-10, F80–F83), z. B. F81.0 Lese- und Rechtschreibstörung
Achse III	**Intelligenzniveau,** durch Intelligenztests ermittelt oder klinisch eingeschätzt
Achse IV	**Körperliche Erkrankungen**
Achse V	**Assoziierte aktuelle abnorme psychosoziale Umstände.** Für die Ursache oder den Therapieverlauf wichtige abnorme psychosoziale Umstände (z. B. eine Behinderung eines Elternteils) sollten hier kodiert werden
Achse VI	**Globale Beurteilung des psychosozialen Funktionsniveaus.** Wie stark ist das Kind/der Jugendliche in den sozialen Bereichen Familie, Gleichaltrige, Schule, Freizeitaktivitäten, Selbstständigkeit beeinträchtigt?

12.5 Kinder- und jugendpsychiatrische Therapie

12.5.1 Psychotherapie

Verhaltenstherapeutische Verfahren (▶ 14.3.3), z. B.
- Kontingenzmanagement und Verstärkerpläne (▶ 12.9.5)
- Achtsamkeit und achtsamkeitsbasierte Interventionen
- Entspannungsverfahren
- Soziales Kompetenztraining
- Skills-Gruppen
- Störungsspezifische Einzel- und Gruppentherapien
- Interventionen im Lebensraum, d. h. in Familie und Schule
- Coaching von älteren Kindern, Jugendlichen und Bezugspersonen zur Verbesserung des Transfers findet am Telefon, im Stationsalltag oder im Lebensumfeld statt.
- Psychoedukative Verfahren – altersgerechte Information zur Erkrankung
- Erarbeiten eines Krankheitskonzepts
- Rückfallvorbeugung und Krisenbewältigungsplan
- Familientherapie
- Therapie mit Mediatoren
- Elterntrainings, z. B. für Eltern von Kindern mit ADHS
- Familiengespräche/Familienkonferenzen
- Musik- und Kunsttherapie
- Mototherapie und Körpertherapie
- Heilpädagogik
- Arbeitstherapie und Ergotherapie
- Tiergestützte Pädagogik und Therapie
- Ernährungstherapie

12.5.2 Medikamente

Der Einsatz von Psychopharmaka kann auch bei Kindern und Jugendlichen sinnvoll sein, in Kombination mit anderen Therapien und in Abhängigkeit von der Ausprägung des Krankheitsbildes. Vor allem Jugendliche, aber auch schon Kinder sollten unbedingt aufgeklärt werden und selbst ihre Zustimmung geben. Das Einverständnis beider Eltern und Sorgeberechtigten ist Voraussetzung. Häufige Ängste, das Medikament könne die Persönlichkeit verändern, abhängig machen oder nur ruhigstellen, sind aktiv anzusprechen.
Viele Medikamente sind nicht für Kinder und Jugendliche zugelassen und werden im Rahmen eines „individuellen Heilversuchs" erfolgreich eingesetzt. Jugendliche und Eltern sind über die fehlende Zulassung aufzuklären, über alternative und erprobte zugelassene Medikamente sowie über deren Wirkungen und Nebenwirkungen. Vorteile und Risiken sind genau „auszuloten". Die Einwilligung ist schriftlich zu dokumentieren, standardisierte Aufklärungsbögen sind hilfreich.
- **Psychostimulanzien** (Methylphenidat, Amphetamine): bei Aufmerksamkeitsstörungen
- **Antidepressiva:** vor allem SSRI bei depressiven Störungen (zugelassen ist Fluoxetin ab 8 Jahren), bei Zwangsstörungen (zugelassen ist Sertralin ab 6 Jahren), bei Angststörungen, Mutismus und Bulimia nervosa
- **Antipsychotika:** bei Tic-Störungen, Schizophrenie oder manischen Episoden (zugelassen ist Aripiprazol, ab 15 Jahren bei der schizophrenen Psychose, ab 13 Jahren bei manischen Episoden) und Eigen- und Fremdgefährdung und

Impulskontrollstörungen (zugelassen ist Risperidon zur Kurzzeitbehandlung bei Intelligenzstörung)

12.5.3 Sozialdienst

- Sozialberatung von Kindern, Jugendlichen und Sorgeberechtigten über Unterstützungsmöglichkeiten z. B. im Rahmen der Jugendhilfe
- Herstellen des Kontakts zum Jugendamt, zum Arbeitsamt oder sonstigen Behörden zur Anbahnung, Anpassung oder Unterstützung bei der Wahl geeigneter Jugendhilfemaßnahmen und deren Anbahnung, z. B. auch durch Vorstellung des Kindes oder Jugendlichen in einer Einrichtung
- Aufklärung bezüglich Sucht und Vermittlung zu passenden Beratungsstellen
- Unterstützung bei der Wahl geeigneter Jugendhilfemaßnahmen und der Anbahnung, z. B. Vorstellung des Kindes oder Jugendlichen in einer Einrichtung
- Verantwortlich für gelingende Kooperation mit Jugendämtern, Einrichtungen und sonstigen Netzwerkpartnern. Planung und Durchführung von Netzwerkgesprächen, Teilnahme an gemeinsamen Fortbildungen und Kooperationsgesprächen, z. B. zum Thema Kinderschutz, Frühe Hilfen.
- Zusammenarbeit mit Lehrkräften an Schulen sowie Schulsozialarbeitern
- Fallbesprechungen mit Arbeitgebern, um passende Ausbildungs- und Fördermaßnahmen in die Wege leiten zu können
- Einschätzung und bei Bedarf anschließende Klärung bezüglich Kindeswohlgefährdung mit spezifisch ausgebildeten Fachkräften (Beratung durch eine Insoweit erfahrene Fachkraft – InsoFa nach §8b SGB VIII) und Jugendamt. Kontaktaufnahme und Überführung zu passenden Hilfestellen wie beispielsweise Kinderschutzbund.
- Teilnahme an deutschlandweiten Arbeitskreisen zum Thema Sozialdienst und Psychiatrie

Fallbeispiel

Behandlungsplan des 14-jährigen „Sven" mit **hyperkinetischer Störung des Sozialverhaltens (ICD10: F90.1):**

- Das **multiprofessionelle Team** sichert durch eine von allen Teammitgliedern getragene, wertschätzende Haltung und ein strukturiertes Vorgehen mit transparenten Regeln das „therapeutische Milieu". Alle beteiligten Berufsgruppen konkretisieren in Besprechungen (Behandlungsplanung mit Therapiezielen und individuellen Maßnahmen, 1-bis 2-wöchentlicher Evaluation und Anpassung) das gemeinsame diagnostische und therapeutische Vorgehen ab, verteilen und koordinieren die Aufgaben.
- Der **Facharzt für Kinder- und Jugendpsychiatrie** trägt in der Funktion des Oberarztes häufig die Gesamtverantwortung. Ein **Therapeut (Arzt, Psychologe oder Kinder- und Jugendlichenpsychotherapeut)** übernimmt die „Fallverantwortung" für Sven. Er führt therapeutische Gespräche mit ihm und seinen Eltern. Mit Sven wird an seinen Zielen gearbeitet („ich will meine Aggressionen kontrollieren, um Freunde zu haben und einen Schulabschluss zu erreichen"). An mehreren Nachmittagen findet für die Eltern begleitend ein Elterntraining in einer Gruppe statt. Der zuständige **Arzt** verordnet Sven nach intensiver Beratung von ihm und seinen Eltern Methylphenidat, ein nachgewiesen wirksames Medikament aus der Gruppe der Psychostimulanzien. Die immer notwendige testpsychologische Diagnostik bewertet der **Psychologe oder Kinder- und Jugendlichenpsychotherapeut.**

- **Pflegefachkräfte und Erzieher** arbeiten gleichberechtigt im Pflege- und Erziehungsdienst und begleiten Sven durch den Tag. Sie planen notwendige Aktivitäten (z. B. Tischdienst, gemeinsames Einkaufen und Kochen), führen Spiele, Freizeitangebote, Ausflüge, sportliche und erlebnispädagogische Angebote, Gruppengespräche und Projekte zu vielfältigen Themen durch (z. B. Theateraufführungen, unser Garten, wir malen ein gemeinsames Bild, wir trainieren unsere Sinne).
- Als **Bezugsbetreuer** ist eine Person aus dem Pflege- und Erziehungsdienst besonderer Ansprechpartner für Sven und seine Eltern, aber auch für den fallführenden Therapeuten. Bezugsbetreuer und Sven haben wöchentliche Termine und erarbeiten z. B. gemeinsam einen Verstärkerplan.
- Der **Musiktherapeut** bietet Sven pro Woche zwei Einzelstunden und Therapiestunden mit einem weiteren Jugendlichen an. Die Inhalte: genaues Zuhören beim gemeinsamen Musikmachen, Wahrnehmen des Anderen, Umgang mit „schwierigen" Gefühlen (z. B. Wut, Ärger, Traurigkeit), Erarbeiten eines eigenen Songs.
- Erlebnispädagogische Angebote (z. B. Klettern, Floß fahren, Bogen schießen) des **Motologen/Motopäden** fordern Sven heraus, ermöglichen neue Körpererfahrungen, Erfolgserlebnisse und die Erfahrung eigener Grenzen. Zusätzlich bietet dieser Therapeut Sport in der Gruppe an.
- Ein Psychotherapeut bietet zusammen mit einem **Cotherapeuten** (Erzieher oder Pflegefachkräfte/Pfleger mit qualifizierender Weiterbildung meist in Verhaltenstherapie) ein soziales Kompetenztraining in der Kleingruppe und eine Problemlösegruppe an, an denen auch Sven teilnimmt.
- Im Krankenhausunterricht oder der klinikinternen Schule, das ist von Bundesland zu Bundesland unterschiedlich, unterrichten **Lehrer** und ermöglichen Sven, neu gelernte Fertigkeiten in einer realen Schulsituation zu erproben. Auch die Lehrer gehören zum multiprofessionellen Team.
- Der **Sozialdienst** koordiniert Kontakte mit dem Jugendamt und plant in enger Zusammenarbeit mit dem zuständigen Therapeuten, Eltern und Jugendamt eine ambulante Jugendhilfemaßnahme, z. B. eine Erziehungsbeistandschaft. Diese Unterstützung ist wichtig, damit Sven neu erlernte, positive Verhaltensweisen langfristig unter pädagogischer Begleitung festigen kann.

12.6 Auswahl wichtiger Störungen des Kindes- und Jugendalters

12.6.1 Aufmerksamkeitsstörungen

Abkürzungen und Begriffe

- HKS = **H**yperkinetische **S**törung (ICD-10), Unterscheidung einfache Aktivitäts- und Aufmerksamkeitsstörung mit Hyperaktivität (F90.0) und Aufmerksamkeitsstörung ohne Hyperaktivität (F98.8)
- ADHD = **A**ttention-**D**eficit **H**yperactivity **D**isorder (DSM-5 und ICD-11)
- ADHS = **A**ufmerksamkeits**d**efizit-**H**yperaktivitäts**s**törung (ICD-11, dort den neuronalen Entwicklungsstörungen zugeordnet – 6A0), eine differenziertere Darstellung der Symptomatik ist möglich: Es überwiegen unaufmerksame Symptome (6A05.0) oder hyperaktive und impulsive Symptome (6A05.1) oder es liegen sowohl hyperaktiv-impulsive Symptome als auch unaufmerksame Symptome vor (6A05.2).
- ADS = **A**ufmerksamkeits**d**efizit**s**yndrom (ADHS ohne Hyperaktivität, „Träumerchen")

Ursachen

Genetische Faktoren (mehrere Familienmitglieder erkrankt, z. B. Vater und Sohn) führen zu zerebralen Reifungsverzögerungen. Unterfunktion des Dopamins (Ansatzpunkt für Methylphendidat!).

Symptome

Die **Kardinalsymptome** sind Unaufmerksamkeit, Überaktivität und Impulsivität (▶ Tab. 12.3).

Tab. 12.3 Charakteristika der Kardinalsymptome von Aufmerksamkeitsstörungen

Unaufmerksamkeit	Überaktivität	Impulsivität
Die Kinder ... • halten die Aufmerksamkeit nicht aufrecht (▶ Abb. 12.1). • hören scheinbar nicht hin. • können Erklärungen nicht folgen, Pflichten nicht erfüllen. • sind beeinträchtigt, Aufgaben und Aktivitäten zu organisieren. • vermeiden Arbeiten, die geistige Anstrengung erfordern. • verlieren häufig Gegenstände, sind vergesslich. • beachten Details nicht, machen Sorgfaltsfehler.	Die Kinder ... • fuchteln häufig mit Händen und Füßen. • verlassen ihren Platz, wenn Sitzenbleiben erwartet wird. • laufen herum, klettern in unpassenden Situationen. • sind laut. • zeigen ein anhaltendes Muster von exzessiver motorischer Unruhe.	Die Kinder ... • platzen mit der Antwort heraus. • können in einer Reihe nicht abwarten. • unterbrechen und stören andere häufig. • reden häufig exzessiv, ohne angemessen auf soziale Beschränkungen zu reagieren.

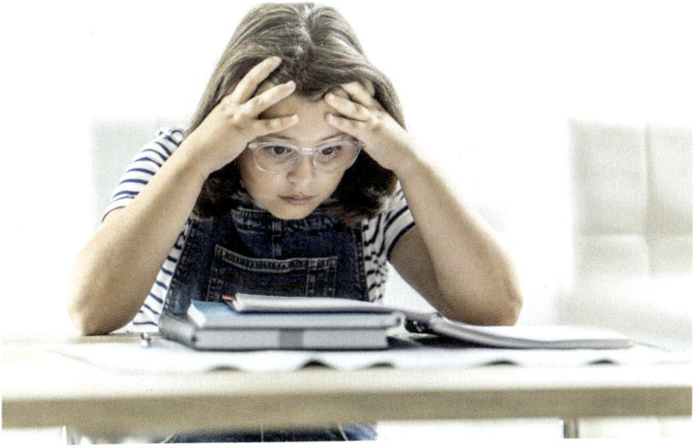

Abb. 12.1 Kinder mit einer Aktivitäts- und Aufmerksamkeitsstörung haben Schwierigkeiten, sich zu konzentrieren und zu lernen. [J787-228]

Die Störung muss …
- ein „abnormes Ausmaß“ und vor dem 7. Lebensjahr begonnen haben.
- situationsübergreifend, d. h. in verschiedenen Lebensbereichen (Familie, Schule, Sportverein), auftreten. Informationen aus unterschiedlichen Quellen (Elternberichte, Beobachtungen aus dem Kindergarten, Tagesstätten und Schulen) sind erforderlich.

Die Symptomatik muss zu Beeinträchtigungen im sozialen Umfeld (keine Freunde, ständige Streitigkeiten), in Schule und Beruf führen.
In Deutschland haben bis zu 5 % aller Kinder und Jugendlichen zwischen 6–18 Jahren eine Aufmerksamkeitsstörung mit und ohne Hyperaktivität. Im Erwachsenenalter sind es ungefähr noch 2 %. Jungen sind etwa 4-mal häufiger betroffen!

Komorbide Störungen

65–80 % aller Kinder und Jugendlichen mit ADHS haben oder entwickeln eine oder mehrere zusätzliche (komorbide) Störungen:
- Umschriebene Lernstörung (Lese-, Rechtschreib- oder Rechenstörung)
- Störung des Sozialverhaltens
- Alkohol- und Drogenmissbrauch
- Depressive Symptome und Angststörungen (werden leicht übersehen)
- Tic-Störungen/Tourette-Syndrom
- Autismus-Spektrum-Störungen
- Schlafstörungen

Ungünstig für die Prognose!
Die Betroffenen erreichen geringere Schulabschlüsse, sind in Beruf (häufigere Arbeitsplatzwechsel, Probleme in der Organisation von Arbeitsabläufen und unter Zeitdruck), Partnerschaft (höhere Trennungs- und Scheidungsrate) und Straßenverkehr (höhere Unfallgefahr) beeinträchtigt.

Diagnostik

- Möglichst frühzeitig, um Beziehungsstörung zu direkten Bezugspersonen zu vermeiden. Diese erleben sich hilflos und erfolglos in ihren Erziehungsbemühungen, da Auffälligkeiten persistieren – trotz aller Bemühungen.
- Ausführliche Anamnese, einschließlich Medienanamnese (häufig sehr hoher Medienkonsum! Bei Computerspielen oder am PC wenig Symptomatik!)
- Fragebogenverfahren (SBB-ADHS, FBB-ADHS, Conners 3)
- Ausführliche testdiagnostische Untersuchung mit umfassender Intelligenzdiagnostik, Teilleistungsdiagnostik und Diagnostik zu Ängsten und depressiven Symptomen, um sog. internalisierende Störungen nicht zu übersehen
- Körperliche Untersuchungen, EKG, Labor inkl. Schilddrüsenwerte, evtl. EEG, Audiometrie und augenärztliche Untersuchung
- Verhaltensbeobachtung durch PED

Therapie

Therapie ist immer multimodal, sie besteht aus mehreren Komponenten, s. oben (Beispiel „Sven“):
- Psychoedukation, d. h. Erklärung des Krankheitsbildes, der Ursachen und Behandlungsmöglichkeiten, der Schwierigkeiten durch ADHS und der Ressourcen (Kreativität, Spontaneität, Hilfsbereitschaft)
- Psychosoziale und pädagogische Interventionen im direkten (Familie) oder weiteren (Kindergarten, -tagesstätte, Schule, Ausbildungsplatz) Lebensumfeld des Kindes oder Jugendlichen

- Strukturierungshilfen für Eltern, Elterntrainings, „Eltern als Coach". Eltern sind durch die Symptomatik sehr belastet, die Beziehung zum Kind leidet. Eine gute Beziehung ist jedoch ein wichtiger prognostischer Faktor.
- Die Entlastung der familiären und schulischen Situation durch Lehrerberatungen ist in ihrer Wirksamkeit vielfach bestätigt.
- Psychologische, meist verhaltenstherapeutische Interventionen: Selbstinstruktionstechniken (Erlernen von hilfreichen „Selbstgesprächen"), Selbstmanagementstrategien (Verwendung von Checklisten, strukturierte Selbstbeobachtung). Die Verbesserung von sozialen Kompetenzen im Kontakt mit Gleichaltrigen, von Problemlösefertigkeiten, von Impuls- und Selbstkontrolle, von Skills, Emotionen zu regulieren und adäquat auszudrücken.
- Begleitend erfolgt eine ergotherapeutische/heilpädagogische Förderung, wenn Entwicklungsstörungen vorliegen. Dort findet häufig ein Aufmerksamkeitstraining oder Neurofeedback statt.
- Medikamentöse Therapie:
  - Psychostimulanzien (zugelassen sind in Deutschland Methylphenidat, Amfetamin und Lisdexamfetamin)
  - Atomoxetin
  - Guanfacin
- Positive Wirkung der Psychostimulanzien auf motorische Unruhe, Aufmerksamkeit, Impulskontrolle, Selbststeuerung und Schrift im Kindes- und Jugendalter ist wissenschaftlich gut belegt. Im Vorschulalter sind Psychostimulanzien zurückhaltend einzusetzen.
- Nebenwirkungen sind gut bekannt, im Vergleich zu anderen Psychopharmaka gering, durch vorsichtige Dosierung meist beherrschbar. Nach aktueller Datenlage durch Gabe von Methylphenidat kein erhöhtes Suchtrisiko (obwohl es unter das Betäubungsmittelgesetz fällt), eher langfristig protektiver (schützender) Faktor im Hinblick auf eine Suchtentwicklung.
- **Methylphenidat** wirkt etwa 4 Std. Retardierte Präparate mit einer Wirkdauer von 6–12 Std. sichern die medikamentöse Unterstützung in der Schule, bei den Hausaufgaben und – wenn notwendig – in Freizeit und Familie am späteren Nachmittag. Es ist für Kinder ab 6 Jahren, Jugendliche und inzwischen auch für Erwachsene zugelassen.
- **Amfetamin-Präparate** haben eine längere Wirkdauer, Atomoxetin und Guanfacin wirken über den ganzen Tag.

Wichtig für Pflege- und Erziehungsdienst

- Medikamentöse Therapie: Die Wirkung bei Psychostimulanzien zeigt sich nur über Stunden (s. o.), daher sind im Stationsalltag Aufstehen, evtl. Frühstück und insbesondere die Abendsituation schwierig. Einschätzung und Rückmeldungen des PED sind zentral für die Beurteilung der Wirksamkeit.
- Kinder und Jugendliche können sich bei neuen, spannenden Aufgaben gut konzentrieren, schwierig sind eher monotone, sich wiederholende Aufgaben wie Hausaufgaben, die längeres Mitdenken erfordern. Aufmerksamkeitsspanne und Konzentrationsleistungen sind situations- und personenabhängig!
- Diese Kinder und Jugendlichen werden oft als anstrengend erlebt. Daher ist im PED auf die eigene Psychohygiene zu achten.
- Handlungssteuernd sind kurzfristige Konsequenzen, langfristige Auswirkungen des Verhaltens haben die Betroffenen nicht im Blick. Verstärkerpläne sind sehr hilfreich und wirksam (s. Verhaltenspläne).

Tipps, Tricks und Fallen

- Bei Kindern und Jugendlichen mit Aufmerksamkeitsstörungen auf Anstrengungsbereitschaft und nicht auf das Ergebnis achten!
- Diese Kinder und Jugendlichen neigen zum Diskutieren, zu Machtkämpfen und testen Grenzen aus. Mit Gelassenheit, Humor reagieren, nicht persönlich nehmen!
- Achtsam sein und situationsangemessenes Verhalten bemerken und verstärken (ein Wort, ein Blick, ein ermutigendes Handzeichen). Problemverhalten, wenn möglich, ignorieren!
- Veränderungen sind nur langfristig möglich! Daher Geduld – jeden Tag aufs Neue!

12.6.2 Störungen des Sozialverhaltens

Die Störungen des Sozialverhaltens umfassen eine heterogene Gruppe, die durch oppositionelle, aggressive oder dissoziale Verhaltensstörungen gekennzeichnet und in der ICD-10 in einer Gesamtkategorie mit verschiedenen Subtypen zusammengefasst ist. Die ICD-11 unterscheidet zwischen Störungen mit oppositionellem und aufsässigem Verhalten und Störungen des Sozialverhaltens im engeren Sinne, d. h. aggressiv-dissozialen Verhaltensstörungen.

- Kinder und Jugendliche mit Störungen des Sozialverhaltens werden oft notfallmäßig aufgrund von aggressiven Zuständen zur Abklärung einer akuten Fremdgefährdung vorgestellt.
- Das nähere Umfeld hat einen großen Leidensdruck. Die Kinder und Jugendlichen selbst sehen meistens keinen Grund, eigenes Verhalten zu verändern, machen andere für ihr Fehlverhalten verantwortlich und sehen die Ursachen dafür in ungünstigen äußeren Bedingungen, wie die aggressiven Äußerungen des Vaters oder die ungerechte Bemerkung der Lehrerin.
- Störungen des Sozialverhaltens haben eine Häufigkeit (Prävalenz) von 2–10 % bei den Kindern und Jugendlichen aus der Allgemeinbevölkerung. Eine Störung des Sozialverhaltens zeigt häufig einen Entwicklungsverlauf von oppositionellem Verhalten im Vorschul- und Grundschulalter über aggressives Verhalten zu dissozialem und kriminellem Verhalten.

Ursachen

Wieder sind biologische, psychische und soziale Einflüsse in der Entstehung bedeutsam. Strafendes, emotional wenig unterstützendes Erziehungsverhalten mit mangelnder Aufsicht durch die Eltern, familiärer Stress (alleinerziehendes Elternteil, geringes Familieneinkommen, beengte Wohnverhältnisse) sind einige wichtige Faktoren. Betroffene Kinder und Jugendliche erleben, dass sie aufgrund ihrer Störung sozial ausgeschlossen werden. Sie entwickeln daher häufig zusätzlich weitere psychiatrische Störungen wie depressive Erkrankungen (ICD-10 F92.0: Störung des Sozialverhaltens mit depressiver Störung, ICD-11 verlangt die getrennte Klassifikation von beiden Störungen). Sie haben massive Selbstwertprobleme, reagieren mit Suizidalität nach akuten Frustrationen oder Kränkungen oder entwickeln eine Alkohol- oder Drogenproblematik.

Symptome

Aggressiv-dissoziale Störungen zeigen sich (ICD-10) u. a. in

- häufigen, schweren Wutausbrüchen,
- häufigen Streitereien mit Erwachsenen/Gleichaltrigen,

- Missachten von Regeln und Verboten,
- im wohl überlegten Ärgern anderer,
- körperlicher Grausamkeit, Tierquälerei,
- Sachbeschädigung,
- Zündeln,
- Stehlen,
- häufigem Lügen für Vergünstigungen,
- Schule schwänzen,
- Weglaufen von zu Hause und Wegbleiben am Abend oder über Nacht.

Diese Verhaltensweisen zeigen umso höhere Stabilität,
- je früher sie in der Kindheit beginnen,
- je häufiger sie auftreten,
- je mehr Verhaltens- und Lebensbereiche sie betreffen.

Therapie

Wirksam sind frühe Interventionen in und mit den Bezugspersonen im familiären Umfeld. Das elterliche Erziehungsverhalten sollte durch spezielle Trainings verbessert werden. Bei hoher Impulsivität im Verhalten können Medikamente hilfreich sein.

Verhaltenstherapeutische Strategien und Ansätze müssen meist durch längerfristige pädagogische Hilfen im Rahmen der Jugendhilfe ergänzt werden. Im Jugendalter ermöglicht oft erst eine gerichtliche Auflage nach einem Delikt die Umsetzung von Maßnahmen der Jugendhilfe.

! Tipps, Tricks und Fallen

- Kinder und Jugendliche mit Störungen des Sozialverhaltens zeigen im (teil-)stationären Setting häufig große Anpassungsleistungen in Anwesenheit des betreuenden Pflege- und Erziehungsdienstes. Gegenüber Mitpatienten verhalten sie sich im Sinne ihres Störungsbildes schädigend. Es muss daher genau geprüft werden, ob eine Aufnahme und somit die Gefährdung des therapeutischen Milieus auf Station in Kauf zu nehmen ist (z. B. bei akuter Suizidalität) oder ob nicht intensive ambulante therapeutische Maßnahmen unter Einbezug des Umfelds eine Veränderung besser unterstützen und somit erfolgversprechender sind.
- Eine „disziplinarische" Entlassung, z. B. nach Körperverletzung eines Mitpatienten, ist unbedingt zu vermeiden, auch weil diese als weiterer Misserfolg erlebt wird und die Motivation für die Therapie reduziert.
- Jungen und männliche Jugendliche erleben Grenzsetzungen im Alltag als „Niederlage" oder Angriff auf ihre Person, das Eingeständnis einer Regelverletzung als „Schwäche", die es unter allen Umständen zu vermeiden gilt. Daher Rückmeldungen, wenn möglich, im Einzelkontakt ohne Publikum!

12.6.3 Angststörungen

- Ängste gehören zu einer normalen Entwicklung. Die Inhalte sind altersabhängig.
- Das **„Fremdeln"** (8-Monats-Angst) tritt auf, wenn der Säugling zwischen primärer Bezugsperson (meist der Mutter) und fremden Personen unterscheiden kann. Trennungsreaktionen (Weinen, Schreien) sind in dieser Zeit zu beob-

achten, wenn die Mutter den Raum verlässt. Bei stabilen, sicheren Bindungen und haltgebender Umwelt verlieren sich diese Verhaltensweisen wieder. Auch andere **Trennungssituationen** (abends allein im Bett ein- und durchschlafen, in fremder Umgebung übernachten) lernt das Kind mit Unterstützung seiner Bezugspersonen zu bewältigen. Treten Trennungsreaktionen im Kindergartenalter (4.–6. Lebensjahr) nicht nur vorübergehend oder später in der Schule auf, muss man von einer Störung sprechen. Sie beeinträchtigt die Bewältigung anstehender Entwicklungsaufgaben (z. B. Autonomieentwicklung, Beziehung zu Gleichaltrigen, Kindergarten- oder Schulbesuch). Trennungsreaktionen können als Störung bis ins Jugendalter hinein auftreten.
- Kognitive Reifungsprozesse und neu erworbene Möglichkeiten zur Selbstreflexion bedingen im späten Grundschulalter und Jugendalter „normale" Ängste, z. B. vor dem Versagen und in sozialen Situationen.
- Angststörungen gehören zu den häufigsten Erkrankungen im Kindes- und Jugendalter (Prävalenz 10 %), sind psychotherapeutisch oft gut behandelbar und stellen gleichzeitig einen Risikofaktor für die Entwicklung weiterer psychischer Störungen im Erwachsenenalter dar. Meist ist eine ambulante Behandlung ausreichend. Wirkungsvoll sind Expositionsbehandlungen und ggf. bei starker Ausprägung eine begleitende Medikation mit Antidepressiva (SSRI).

12

Häufige Angststörungen im Kindes- und Jugendalter sind:
- Emotionale Störung mit Trennungsangst des Kindesalters (F93.0)
- Phobische Störung des Kindesalters (F93.1) (in der ICD-11 nicht mehr enthalten)/spezifische Phobien (F40.2)*
- Störung mit sozialer Ängstlichkeit des Kindesalters (F93.2)/soziale Phobie (F40.1)
- Panikstörung (F41.0; meist erst ab Jugendalter)
- Generalisierte Angststörung des Kindesalters (F93.80) (in der ICD-11 nicht mehr enthalten)/generalisierte Angststörung (F41.1)*
- Agoraphobie (F40.0)*

* Die diagnostischen Kriterien der generalisierten Angststörung, der Agoraphobie und spezifischen Phobien werden angepasst. ICD-11: Angststörungen gehören zu den „Angst- oder furchtbezogenen Störungen" (E6B00–E6B06).

Therapie

(▶ 8.1)
- Bei Kindern und Jugendlichen sind **graduierte Expositionen in vivo,** in denen die Patienten direkt mit angstauslösenden Situationen in Kontakt gebracht werden, die Methode der ersten Wahl.
- Ziel der Expositionsübungen ist nicht Angstfreiheit, sondern ein deutlicher Angstabfall und die Erhöhung des Selbstwirksamkeitserlebens.
- Eine ausführliche Psychoedukation und ein enges Einbeziehen von Angehörigen in die therapeutische Arbeit wirken sich günstig auf die Prognose aus. Ziel ist, Angehörige darin zu unterstützen, das Vermeidungsverhalten nicht durch falsches Verständnis („dann bleibst du lieber zu Hause" anstatt „wenn man ängstlich ist, ist es schwer; ich traue es dir zu, du kannst das"), Trösten oder Rückversichern zu unterstützen, sondern den Abbau des Vermeidungsverhaltens zu fördern.
- Therapiebegleitend sind **Entspannungs- und Achtsamkeitsübungen** empfehlenswert.

Wichtig für Pflege- und Erziehungsdienst

- Angstbewältigung braucht Zeit und Geduld!
- Um Selbstwirksamkeitsüberzeugungen von Kindern zu fördern, empfiehlt sich das Erarbeiten hilfreicher Gedanken wie „ich schaffe das“ oder „ich bin stark!“ sowie die Arbeit mit „Mutmach-Karten“/„Mutmach-Steinen“.
- Angst ist ein heftiges Gefühl, welches sich vom Patienten auf das Team übertragen und dazu führen kann, Vermeidungsverhalten und Rückversicherungsverhalten unbewusst zu verstärken. **Wichtig:** Verständnis zeigen, dass es sich nicht gut anfühlt, und gleichzeitig immer wieder Durch- und Aushalten begleiten!
- Bei Rückversicherungsverhalten: die Frage einmal beantworten und deutlich machen, dass man nicht die Angst, sondern gegen die Angst unterstützen möchte
- Im Kontakt mit den Patienten in angstauslösenden Situationen die Angstsymptome benennen („Das ist nur ein Gedanke!“)
- Der **Pflege- und Erziehungsdienst** übernimmt eine wichtige Aufgabe im Zusammenhang mit dem Erproben neuer Verhaltensweisen, praktischen Übungen im Stationsalltag oder beim Coachen von Verhaltensexperimenten.
- Vermeidungsverhalten und Rückversicherungsverhalten nicht persönlich nehmen!

12

12.6.4 Zwangsstörungen

- Mehr als die Hälfte aller Zwangserkrankungen beginnt in der Kindheit und Jugend (Lebenszeitprävalenz 2–4 %). Das Ersterkrankungsalter liegt bei ca. 10 Jahren.
- Kinder und Jugendliche haben ein deutlich höheres familiäres Risiko für eine Zwangserkrankung als Patienten, die erst im Erwachsenenalter erkranken. Vermutet werden Genmutationen, die die Empfindlichkeit für Zwänge und Tics erhöhen.
- Eine ausgeprägte Zwangssymptomatik beeinträchtigt Kinder und Jugendliche erheblich in ihrem Alltag und bezieht Familienmitglieder in die Symptomatik mit ein. Bei Kindern und Jugendlichen geht man davon aus, dass die Symptome mehr auf das häuslich-familiäre Umfeld ausgerichtet sind als bei Erwachsenen und eine hohe Funktionalität innerhalb des familiären Systems besitzen. Eine (teil)stationäre kinder- und jugendpsychiatrische Behandlung ist deshalb häufig indiziert.
- **Zwangshandlungen** und **Zwangsgedanken** treten meist gemeinsam auf (zu Diagnose, Therapie und Besonderheiten in der Pflege siehe auch ▶ 8.2). Typisch sind unwillkürlich aufdrängende Gedanken, Impulse oder Handlungen, die als zur eigenen Person gehörig erlebt werden.
- Jüngere Patienten beschreiben weniger Leidensdruck und haben deutlich größere Schwierigkeiten, die Symptomatik wahrzunehmen und zu benennen. Das in der ICD-10 geforderte Kriterium der Einsichtsfähigkeit in die Unsinnigkeit der Zwangshandlungen und Zwangsgedanken ist bei jüngeren Patienten in der Regel nicht gegeben. Kinder integrieren Zwänge häufig in ihren Alltag.
- In der therapeutischen Arbeit ist man bei jüngeren Patienten mehr auf fremdanamnestische Daten angewiesen. Gleichzeitig ist zu berücksichtigen, dass Zwangsinhalte sehr schambesetzt sind und die jungen Patienten mehrfach ausführlich und allein befragt werden sollten.
- Von einer klinisch relevanten Zwangssymptomatik sind passagere Zwangssymptome ohne Krankheitswert und kindliche Rituale (Reime abzählen,

„Nicht auf die Ritzen-Treten" bei Fliesen, Sammelleidenschaften im Vorschul-/Grundschulalter) zu unterscheiden.
- Häufige Komorbiditäten sind Depressionen und Angststörungen.
- Ein früher Beginn geht mit einer eher schlechten Prognose einher und erhöht die Wahrscheinlichkeit für einen chronifizierten Verlauf.
- Priorität hat die Vermittlung eines plausiblen Erklärungsmodells für Patienten und Angehörige. Das Modell muss verstanden und die ausgewählten Situationen so verhaltensnah wie möglich beschrieben werden, damit Expositionen mit Reaktionsverhinderung erfolgreich sein können.
- Empfehlenswert ist bei Kindern und Jugendlichen eine **Kombinationsbehandlung** aus Verhaltenstherapie und medikamentöser Therapie (SSRI, ▶ 15). Die **Psychotherapie** (Exposition mit Reaktionsverhinderung) ist der wichtigste Baustein in der Behandlung!

Tipps, Tricks und Fallen
- Eine stationäre Behandlung von Zwängen ist indiziert, wenn massive Einschränkungen im Lebensalltag vorliegen. Beispiele: Kinder essen nicht mehr und nehmen massiv an Gewicht ab. Bei Waschzwang können die Kinder das Bad nicht mehr ohne Hilfe verlassen, kommen erst Stunden später in die Schule, können nicht mehr schlafen.
- Aufgrund der veränderten Umgebung sind Zwänge manchmal zu Beginn eines stationären Aufenthalts kaum zu beobachten.
- In anderen Fällen sind die Zwänge so ausgeprägt, dass die Teilnahme am Stationsalltag und an Therapien nicht möglich ist. Hier sind eine intensive Begleitung und zeitliche Begrenzung der Zwangshandlungen durch den PED notwendig. Die große Nähe, die dadurch zum Patienten entsteht, ist persönlich herausfordernd.

12.6.5 Depressive Störungen

Symptome

Für Kinder und Jugendliche gelten die diagnostischen Kriterien (▶ 4.1) der Erwachsenen (ICD-10 F32, F33, F34.1 [Dysthymia], F43.2 – Anpassungsstörung mit depressiven Symptomen). Eine depressive Störung tritt im Jugendalter nicht selten in Kombination mit einer Störung des Sozialverhaltens (F92.0) auf (▶ 12.6.2). In der ICD-11 gehören die depressiven Störungen in die Kategorien 6A6–6A8 des Kapitels „06 Psychische Störungen". Die Beschreibung erfolgt anhand von 3 Symptomclustern mit 10 Symptomen: affektive (z. B. depressive Stimmung, bei Kindern und Jugendlichen auch als Reizbarkeit beobachtbar), kognitiv-behaviorale (z. B. vermindertes Konzentrationsvermögen, Verlust des Selbstwertgefühls) und neurovegetative (z. B. Schlafstörung, Appetitverlust, Energieverlust).
Die Symptomatik bei Kindern und Jugendlichen ist vielfältiger, leider weniger eindeutig und ändert sich mit dem Lebensalter, sodass depressive Störungen häufig erst sehr spät diagnostiziert oder leichtere Formen gar übersehen werden.

Klein- und Vorschulkinder

- Erhöhte Reizbarkeit
- Spielunlust
- Rückzug, Weinen, Schlafstörungen
- Auch aggressives Verhalten

Schulkinder und Jugendliche

- Starke Stimmungsschwankungen, Traurigkeit
- Körperliche Symptome, Kopf- und Bauchschmerzen
- Sorgen und Ängste, Teufelskreis negativer Gedanken und Bewertungen
- Ein Gefühl hoher Belastung
- Gefühl der Leere oder des „Nicht-Fühlens“
- Innere Unruhe
- Konzentrations- und Leistungsprobleme
- Lust- und Interessenlosigkeit
- Selbstwertprobleme, kein Zutrauen in die Zukunft, Suizidgedanken

Auch einer unerklärlichen Reizbarkeit oder exzessivem Alkoholgenuss kann eine depressive Episode zugrunde liegen. Das somatische Syndrom mit Früherwachen, Morgentief, Appetit-, Gewichts- und Libidoverlust wird viel seltener als bei Erwachsenen beschrieben.

Die Störung ist im Kindesalter selten (1–3 %, kein Unterschied zwischen Mädchen und Jungen) mit einer Zunahme im Jugendalter (6 %, Mädchen 2–3-mal häufiger betroffen).

Der Verlauf ist bei Erstmanifestation einer depressiven Phase nicht sicher vorhersagbar: Tendenz zur Entwicklung von anderen psychischen Erkrankungen oder von Rezidiven und Chronifizierung (bei Auftreten im Jugendalter).

12

Vorgehen bei depressiven Störungen und Therapie

- Ausschluss körperlicher Erkrankungen wie Hypothyreose und von Drogenkonsum
- Komorbide psychische Störungen erfassen, insbesondere Suizidalität (▶ 12.8.4)
- Psychoedukation (Was sind und woher kommen depressive Symptome? Warum fühle ich mich so lustlos, leer, traurig, verzweifelt?)
- Anleitung zur Selbstbeobachtung, z. B. mithilfe von Stimmungstagebüchern, auch über Apps
- Aktivierung und Aufbau positiver Aktivitäten, Ressourcenaktivierung
- Sportliche Aktivitäten
- (Achtsamkeitsbasierte) Stressreduktionstrainings
- Entspannungsverfahren
- Kognitive Verhaltenstherapie (es gibt evaluierte, wirksame Manuale speziell für Kinder und Jugendliche)
- Emotionsfokussierte Interventionen, Wahrnehmen und Äußern von Gefühlen
- Spezifische Strategien wie Grübeltechniken
- Bei mittelschweren und schwereren Formen Kombination mit Antidepressiva (SSRI, Fluoxetin ab 8 Jahren zugelassen, ▶ 12.5.2). Aufklärung über Antriebssteigerung und Auftreten von Suizidgedanken als Nebenwirkung. Es besteht die Notwendigkeit zu einem häufigen Monitoring in den ersten 3 Monaten bei Neueinstellung.

Die Therapie erfolgt vorzugsweise ambulant. Eine (teil-)stationäre Behandlung erfolgt, wenn das Kind oder der Jugendliche den alltäglichen Anforderungen nicht mehr nachkommen kann, eine hohe subjektive Belastung oder Suizidalität besteht.

Wichtig für Pflege- und Erziehungsdienst

- Aktivierung ist zentraler Baustein der Behandlung. Sie erfolgt durch die Teilnahme am Stationsalltag und an allen pädagogischen, sportlichen und therapeutischen Angeboten. Hier hat der Pflege- und Erziehungsdienst eine

Schlüsselfunktion: Jeder Mitarbeiter muss Verständnis zeigen, dass die Teilnahme bei schlechter Stimmung und Lustlosigkeit schwierig ist **und** Kind oder Jugendlichen gleichzeitig zum Mitmachen motivieren.
- Gelingt dem Kind oder Jugendlichen die Beteiligung und er/sie wirkt während der Aktivität entspannt und fröhlicher, so ist Vorsicht bei Rückmeldungen geboten. Kinder und Jugendliche erleben diese Zeiten lange nicht als „Verbesserung“ und fühlen sich unverstanden, wenn ihnen dargelegt wird, dass dieser oder jener Schritt wieder möglich ist.

Tipps, Tricks und Fallen
- Häufig haben depressive Kinder und Jugendliche gelernt, ihre Traurigkeit und depressiven Stimmungen nicht zu zeigen, um ihr Umfeld nicht zu belasten („fake“). Sie wirken im Stationsalltag fröhlich. **Merke:** Eine depressive Erkrankung ist oft **nicht** von außen sichtbar.
- Um die depressive Spirale zu durchbrechen, ist es **trotz** depressiver Stimmung notwendig, am Stationsalltag teilzunehmen. Nur so sind positive Erfahrungen und positive Gefühle längerfristig wieder möglich.
- Depressive Kinder und Jugendliche erwarten Hilfe, verhalten sich passiv, klagend. Dies erhöht anfangs das Engagement im Team. Bleibt diese Haltung jedoch bestehen, kann dies längerfristig dazu führen, dass Mitglieder des Teams mit Ärger reagieren. Diese Reaktion bestätigt wiederum die depressiven Gedanken („ich habe es ja gleich gewusst, ich schaffe das nicht und enttäusche alle“) und verstärkt die Erkrankung.

12.6.6 Tic-Störungen und Tourette-Syndrom

Unter Tics werden plötzliche, rasch einschießende, weitgehend unwillkürliche Bewegungen (z. B. Blinzeln, Kopfschütteln, Schulterzucken, Hüpfen) oder Lautäußerungen (z. B. Räuspern, Schnäuzen) verstanden.
Diese können für definierte Zeiträume unterdrückt werden, verstärken sich aber bei starken Gefühlen, bei Müdigkeit oder Stress. Manche Patienten berichten ein unangenehmes Vorgefühl, das den Tics vorausgeht.
Sie treten
- vorübergehend (4 Wochen bis 12 Monate),
- chronisch (länger als 12 Monate)
- oder kombiniert (motorische und vokale Tics) auf.

Eine seltene Sonderform (Prävalenz um 1 %) ist das **Tourette-Syndrom** mit chronischen multiplen motorischen **und** vokalen Tics (auch Grunzen oder Wiederholen von sozial nicht akzeptierten Wörtern) im Verlauf der Erkrankung. Das Tourette-Syndrom kann sich während der Adoleszenz verschlechtern und bis ins Erwachsenenalter persistieren.
Multiple chronische Tics können zu extremer Belastung des familiären Systems führen.

Wichtig für Pflege- und Erziehungsdienst
- Aktuell wird von einer genetischen Disposition ausgegangen, Jungen sind häufiger betroffen.
- Eine Therapie ist nicht immer notwendig.
- Eine umfassende Aufklärung und Psychoedukation des Betroffenen, der Bezugspersonen und des Umfelds ist die Basis der Behandlung. Zusätzlich sind Psychotherapie (HRT = Habit Reversal: Training zur motorischen oder

vokalen Gegenregulation) und auch Medikamente (Tiaprid, Aripiprazol oder Risperidon) wirksam.
- Begleitend sind weitere psychiatrische Störungen festzustellen und zu behandeln:
  - Aufmerksamkeitsstörungen
  - Zwangsstörungen
  - Angststörungen
  - Affektive Störungen

Tipps, Tricks und Fallen
- Tics nicht als Provokation auffassen!
- Manche Kinder und Jugendliche können ihre Tics aufschieben. Sie leben diese dann zu einer anderen Zeit und an einem anderen Ort aus, z. B. nicht in der Schule, sondern später zu Hause in ihrem Zimmer.

12.6.7 Autismus-Spektrum-Störungen (ASS)

Symptome
Autistische Störungen werden zu den tiefgreifenden Entwicklungsstörungen des Nervensystems gezählt und sind sehr heterogen.
Charakterisiert sind diese durch:
- Störungen der wechselseitigen sozialen Interaktionen
- Beeinträchtigungen der Kommunikation und (funktionalen) Sprache (Sprachpragmatik)
- Eingeschränktes, stereotyp repetitives Verhalten oder auch spezifische Interessen und ungewöhnliche Fertigkeiten

Sie umfassen ein großes Spektrum von leichten bis schwersten funktionalen Beeinträchtigungen (Teilhabebeeinträchtigungen). Daher sprechen die neuen Klassifikationssysteme DSM-5 und ICD-11 von Autismus-Spektrum-Störungen (ASS), verlassen die Unterscheidung der ICD-10 in frühkindlicher bzw. atypischer Autismus und Asperger-Syndrom und differenzieren nach Vorhandensein und Ausprägung sprachlicher und intellektueller Defizite. Die Spannbreite reicht von intellektuell schwer beeinträchtigten, nicht sprachlichen Personen mit massiven Stereotypien bis zu hochintelligenten Menschen mit elaboriertem Wortschatz, die jedoch trotz ihrer Stärken deutliche Probleme im wechselseitigen sozialen Austausch haben und sich exzessiv und stereotyp, mit oft ausgefallenen Sonderinteressen beschäftigen.
ASS manifestieren sich in der frühen Kindheit, persistieren über die gesamte Lebenszeit und unterliegen einem starken genetischen Einfluss. Anpassungsprobleme der Kinder und Jugendlichen führen häufig zu weiteren psychischen Störungen wie depressive Störungen, Ängste, Zwangsstörungen und herausfordernden Verhaltensstörungen mit Selbst- und/oder Fremdgefährdung.

Diagnostik
Als Screening-Instrument und zur Fremdbeurteilung kann der Fragebogen der Sozialen Kommunikation (FSK Lebenszeit) eingesetzt werden, als diagnostischer Standard gilt die Kombination aus ADOS-2 (Diagnostische Beobachtungsskala für Autistische Störungen-2) und ADI-R (Diagnostisches Interview für Autismus-Revidiert). Eine Diagnose sollte möglichst früh und kann bei schweren Formen im Alter von 12 bis 30 Monaten als Verdachtsdiagnose, danach ausreichend sicher gestellt werden.

Therapie

Begleitung und Therapie umfassen:

- Elternberatung mit Aufklärung über die Diagnose, über Behandlungsmöglichkeiten und Grenzen (Verbesserung der Symptomatik und des Funktionsniveaus ist möglich – keine Heilung), zur räumlichen und zeitlichen Strukturierung der Umwelt, zur wiederholten, geduldigen Entlastung von Schuldgefühlen und Trauerarbeit, Beratung über Hilfen und Selbsthilfeorganisationen
- Intensive Frühförderung (mehrere Stunden pro Woche über einen Zeitraum von mehreren Jahren)
- Psychotherapie (Verhaltenstherapie) mit differenzierten Hilfen wie Visualisieren, verbale Hinweise, Vormachen des gewünschten Verhaltens, Verstärkung von kleinsten Schritten, Erinnern an Regeln, unmittelbare Rückmeldungen und sofortige Bekräftigungen. Es gibt spezifische Behandlungsprogramme.
- Störungsspezifische Verhaltenstherapie der komorbiden Störungen
- Medikamentöse Behandlung spezifischer Symptome wie Schlafstörungen (z. B. mit Melatonin) oder komorbider Störungen wie Aufmerksamkeitsstörungen (Psychostimulanzien).

Wichtig für Pflege- und Erziehungsdienst

- Kinder und Jugendliche mit ASS benötigen eine (teil-)stationäre Behandlung nur, wenn sich zusätzlich schwere komorbide oder Verhaltensstörungen (z. B. fremd- und/oder autoaggressives Verhalten) entwickelt haben. Diese jungen Patienten verstehen den Stationsablauf nicht und können Regeln nicht erfassen. Eine intensive Begleitung oder Einzelbetreuung ist notwendig.
- In der späteren Kindheit und im Jugendalter nehmen die Betroffenen ihre Besonderheiten und ihr „Anderssein“ wahr und leiden an ihrer mangelnden sozialen Passung. Sie können depressiv, ängstlich oder gar mit Suizidalität reagieren.
- In der Therapie stellen Transfer und Generalisierung neu erlernter Verhaltensweisen aus einer strukturierten (Einzel-)Situation in den Alltag die größte Herausforderung dar. Transfer und Generalisierung müssen geplant, angebahnt und begleitet werden.
- Im Umgang ist es wichtig, …
  - klare Anweisungen zu geben, diese positiv zu formulieren und wenn nötig, durch physische Hilfestellung zu verdeutlichen,
  - gut zu beobachten und Geduld aufzubringen,
  - evtl. visuelle (Erinnerungs-)Hilfen einzusetzen
  - eine Aufgabe nach der anderen zu stellen und nicht zwei oder mehrere gleichzeitig,
  - längere Reaktionszeiten zu berücksichtigen,
  - ruhig und gelassen zu sprechen,
  - konkrete und eindeutige Informationen (Gesten, Signale) zu senden; keine zweideutigen bzw. doppelbödigen Botschaften (Spaß machen, Witze erzählen, Ironie),
  - erfolgreiches und erfolgtes Verhalten oder auch nur den Versuch zu loben,
  - einfache und klare Aufforderungen zu geben und komplexe Aufgaben in Teilschritte aufzuteilen. Beispiel: Nicht „ich möchte, dass du nach dem Essen deinen Teller wegräumst“, sondern bis nach dem Essen warten und dann sagen „nimm den Teller“. Warten, bis das Kind den Teller in der Hand hält, dann auffordern, den Teller zur Geschirrspülmaschine zu bringen und dort abzustellen.
- Spezifische Qualifikationen für die Betreuung von Kindern und Jugendlichen mit Autismus-Spektrums-Störungen sind notwendig.

12.6.8 Geschlechtsinkongruenz und Geschlechtsdysphorie

Symptome

- Es gibt eine steigende Anzahl von Kindern und Jugendlichen, die ihre empfundene Geschlechtsidentität im Widerspruch zu ihrer biologischen Geschlechtszugehörigkeit erleben. Dies bezeichnet man als Geschlechtsinkongruenz (ICD-11) oder Geschlechtsdysphorie (DSM-5). Mehr Betroffene des weiblichen Geschlechtes suchen Hilfe.
- Beginn auch bereits im Kindesalter, vor der Pubertät. Wissen zu Entwicklungsverläufen von diesen jungen Menschen ist noch sehr eingeschränkt, derzeit existieren keine ausreichend sicheren Kriterien, die Persistenz oder Unbeständigkeit einzelner Symptome vorhersagen können.
- Junge erlebt sich als Mädchen (= Transmädchen, Transfrau), verhält und kleidet sich entsprechend, Mädchen als Junge (= Transjunge, Transmann) oder als auch keinem Geschlecht zugehörig (non-binär).
- Bei Fortbestehen des Wunsches, dem anderen Geschlecht anzugehören, in ca. 40 % Übergang in **Transidentität** oder **Transgender,** da gesamte Identität „nicht stimmig" ist und nicht nur die sexuelle Orientierung – häufig Homosexualität. Begriffe wie „Transsexualismus" oder „Geschlechtsidentitätsstörung" gelten inzwischen als obsolet. In der ICD-11 trägt die Zuordnung der Geschlechtsinkongruenz in das neu geschaffene Kapitel „conditions related to sexual health" (Probleme/Zustände im Bereich der sexuellen Gesundheit) zur Entpathologisierung bei.
- Mit den körperlichen Veränderungen in der Pubertät beginnt oft das subjektive Leiden, so wird z. B. die erste Regelblutung nicht selten als traumatisierend erlebt.
- Die Gründe des Anstiegs sind vielfältig und werden in der Fachwelt diskutiert, genauere Prävalenzangaben sind zur Zeit, auch aufgrund der Dynamik, nicht möglich.
- (Teil-)stationäre Behandlung erfolgt nur, wenn zusätzlich psychiatrische Begleiterkrankung bestehen, oft depressive Störungen mit Suizidalität oder soziale Phobien

Vorgehen und Therapie

- Umfassende kinder- und jugendpsychiatrische Diagnostik
- Ausführliche Psychoedukation (Kinder und Sorgeberechtigte! Große Verunsicherung!)
- Umfassende Beratung bezüglich evidenzbasierter Befunde, biologischer und psychischer Auswirkungen einer Behandlung (z. B. pubertätsblockierende Präparate oder gegengeschlechtliche Hormone, „Cross-Sex-Hormone") oder auch einer Nichtentscheidung und des Abwartens
- Ambulante Psychotherapie im Sinne einer Begleitung, um die mit dem Inkongruenzerleben verbundenen Belastungen zu reduzieren und das Wohlergehen zu fördern (z. B. Wie, wem und wann teile ich mein Erleben dem Umfeld mit?) und zur Verlaufsbeobachtung. Eine Auseinandersetzung mit der Geschlechtsidentität ist ergebnisoffen zu gestalten.
- Medikamentöse Therapie: pubertätshemmende Hormone oder gegengeschlechtliche Hormone (Östrogene/Androgene). Die Studienlage bei Minderjährigen ist begrenzt und noch uneindeutig.
- Geschlechtsumwandelnde Operationen i. d. R. erst im späten Jugend- bzw. Erwachsenenalter

Wichtig für Pflege- und Erziehungsdienst

Viele Fragen stellen sich mit der (teil-)stationären Aufnahme. Sie müssen mit dem Jugendlichen unter Berücksichtigung der baulichen Möglichkeiten auf Station geklärt werden, Vor- und Nachteile einer Entscheidung müssen reflektiert werden:

- Mit welchem Namen und Pronomen spreche ich den/die Jugendliche/n an (häufig unterschiedlich zu offiziellen Dokumenten wie Krankenkassenkarte und Krankenhausinformationssystem)? Empfehlung: Wunsch des/der Jugendlichen berücksichtigen.
- In welches Zimmer lege ich den/die Jugendliche/n? Empfehlung: Einzelzimmer.
- Welche Duschen oder Toiletten benutzt der/die Jugendliche?
- An welchen Gruppen und Gruppentherapien nimmt der/die Jugendliche teil, wenn geschlechtsspezifisch? Empfehlung: Wahlmöglichkeiten ermöglichen, Konsequenzen diskutieren.

12

Tipps, Tricks und Fallen

- Schwierige Balance, Wünsche des/der Jugendlichen zu berücksichtigen, ohne ihn/sie zu früh festzulegen und so die Möglichkeit zum Sich-Ausprobieren zu nehmen
- Ein Problem besteht, wenn der/die Jugendliche sich noch nicht „geoutet" hat und die Mitpatienten nicht Bescheid wissen.
- Nicht Transidentität behandeln, sondern die begleitenden psychiatrischen Erkrankungen

12.7 Auswahl wichtiger Störungen im Kindesalter

12.7.1 Ausscheidungsstörungen

Klärung der Begriffe

- Zu den Ausscheidungsstörungen gehören die **Enuresis** (unwillkürlicher Urinverlust), das Einnässen, und die **Enkopresis,** das Einkoten.
- Das **Einnässen** findet häufig nur nachts statt (Enuresis nocturna – Jungen häufiger), seltener am Tag als nichtorganische (funktionelle) Harninkontinenz (Mädchen häufiger). Mit zunehmendem Alter der Kinder finden sich Spontanremissionen, die Häufigkeit nimmt ab.
  - Eine funktionelle Harninkontinenz besteht z. B.:
    - …, wenn Kinder bei Aktivitäten und Spielen die Miktion aufschieben und es dann zu einem unwillkürlichen Harnabgang kommt (Harninkontinenz bei Miktionsaufschub) oder
    - bei einer überaktiven Blase, der sog. Dranginkontinenz.
- Das **Einkoten** tritt überwiegend am Tag auf.
- Enuresis und Enkopresis können primär, d. h., das Kind war noch nie trocken oder sauber, oder sekundär auftreten, d. h., das Kind nässt oder kotet nach einer längeren trockenen oder sauberen Phase wieder ein.

Normale Entwicklung

- Einnässen und Einkoten wird erst dann zu einer Störung, wenn das Kind wahrnehmen kann, dass die Blase und der Darm gefüllt sind und Kontrolle

über die Schließmuskulatur hat. Dies ist bei der Blase tagsüber ab dem 3. Lebensjahr und ungefähr 4 Monate später nachts gegeben.
- Die Kontrolle über die Darmentleerung kann mit 3 Jahren vorausgesetzt werden. Die Entwicklung unterliegt allerdings einer großen Streuung, die Symptome können im Verlauf ohne Behandlung sistieren. Hohe Spontanheilungsrate!

Eine Enuresis kann somit erst ab dem 5. Lebensjahr und Enkopresis erst bei Kindern über 4 Jahren **diagnostiziert werden, wenn körperliche Ursachen und Erkrankungen ausgeschlossen sind.**

Wichtig für Pflege- und Erziehungsdienst

- Eine monosymptomatische Enuresis oder syn. Enuresis (nocturna) ist als Reifungsstörung des zentralen Nervensystems zu verstehen. Zur Aufnahme kommen diese Kinder meist, wenn begleitende psychische Auffälligkeiten vorliegen.
  → Es muss geklärt werden, ob die Sorgeberechtigten nach umfassender Diagnostik eine Behandlung diesbezüglich wünschen oder lieber „Abwarten“ befürworten, weil z. B. auch der Vater erst spät nachts „ganz von allein“ trocken wurde.
- Beide Störungsbilder können gleichzeitig vorliegen.
- Bei der Enkopresis ist zu unterscheiden, ob diese mit oder ohne Obstipation (Verstopfung) vorliegt, die Beobachtung von Frequenz, Form und Konsistenz des Stuhlgangs ist zeitweilig notwendig.
- Ohne die Begleitung und das Engagement des PED ist weder die Diagnostik noch die Therapie möglich:
  - Validierte „Anamnesefragebögen“
  - 48-h-Miktionsprotokoll, mindestens 2 Tage (Dokumentation von Miktionsfrequenz, Trinkmenge, Toilettengänge, Einnässen und Einkoten) und/oder Stuhlprotokoll für 7 Tage
  - Urindiagnostik und Sonografie (Beurteilung der Blase gefüllt und nach Entleerung sowie des Darms)
  - Einnässen: „Sonne-Wolke-Plan“ zur Baseline-Erhebung und als Verstärkerplan (in 10–15 % ohne weitere Maßnahmen wirksam)
  - Standard-Urotherapie mit 1. Information und Entmystifizierung, 2. Instruktionen zum optimalen Blasen- und Darmentleerungsverhalten, 3. Instruktionen zum Trink- und Ernährungsverhalten, 4. Dokumentationen von Symptomatik und Miktionsverhalten und 5. regelmäßiger Betreuung und Unterstützung
  - Apparative Verhaltenstherapie (Klingelmatte oder -hose, es gibt viele unterschiedliche Modelle am Markt; ▶ Abb. 12.2)
  - Medikamentöse Therapie mit synthetisch hergestelltem ADH (antidiuretischem Hormon,

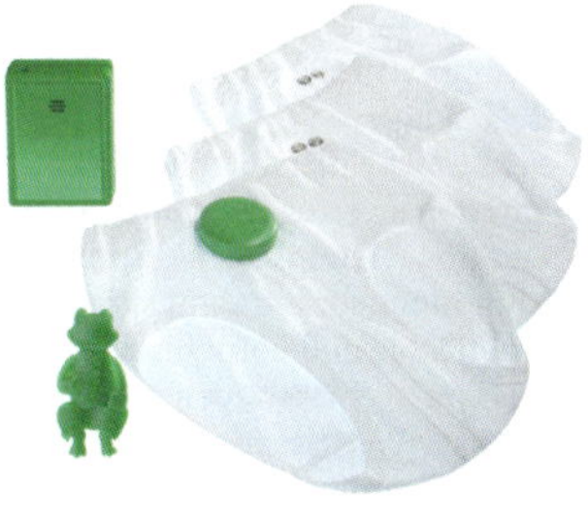

Abb. 12.2 Abbildung einer Klingelhose mit Funk. Hier wird das Funksignal kabellos von der Hose an den Empfänger übertragen, der in der Nähe des Kindes aufgestellt wird. [V959]

Desmopressin) zur Kurzzeittherapie, z. B. wenn Klassenfahrt ansteht. Rückfälle nach Absetzen.
- Einkoten: 3-mal tägliches Toilettentraining mit Sitzzeiten nach den Mahlzeiten für einige Minuten. Der gastrokolische Reflex wird genutzt. Eventuell Koppelung mit Verstärkerplan: Belohnt wird zunächst die Durchführung, dann auch das Absetzen des Stuhls und als drittes die saubere Unterhose am Abend. Wichtig: Das Training ist angenehm zu gestalten, z. B. mit Comics. Auf Sitzposition achten!
- Medikamentöse Therapie: Nach Abführen, anfangs eventuell auch mit Klistieren, orale Abführmittel Macrogol oder auch Lactulose. Der Stuhl muss weich und noch geformt sein.

Tipps, Tricks und Fallen
- Die meisten Kinder kommen nach vielen frustranen Behandlungsversuchen. Kinder und Eltern haben eine hohe Misserfolgserwartung! Psychoedukation, Abbau von falschen Theorien und Scham- und Schuldgefühlen, Aufbau von Hoffnung und Motivation notwendig!
- Bei Vorliegen mehrerer Störungsbilder und kombinierter Ausscheidungsstörungen folgende Reihenfolge der Behandlung beachten: Beginn mit der medikamentösen Behandlung der ADHS. Zuerst die Enkopresis, danach die Harninkontinenz tags, zuletzt die Enuresis (nocturna)!
- Immer wieder ist zu beobachten, dass Kinder zunächst Anleitung benötigen, z. B. bei überfürsorglichen Eltern oder auch bei vernachlässigten Kindern, wie sie sich richtig pflegen oder nach dem Stuhlgang reinigen.

12.7.2 Bindungsstörungen

Bei allen Kindern besteht eine angeborene Disposition sich zu binden. Das Bindungsverhalten wird insbesondere im ersten Lebensjahr entwickelt und in den Folgejahren gefestigt. Bindungspersonen sind in der Regel Eltern, Pflegeeltern oder Großeltern. Eine sichere Bindung ist eine Voraussetzung dafür, neugierig die Welt in all ihren Facetten zu erkunden.

Im Zusammensein mit ihnen entwickeln Kinder schon in ihrer frühsten Kindheit spezifische **Bindungsmuster.**

Eine sichere Bindung entwickelt sich, wenn die Bindungspersonen …
- Schutz vermitteln und Sicherheit geben (Regulation und Trost bei Stress und Belastung).
- bei Bedarf Unterstützung bieten.
- emotional verfügbar sind, d. h., sie reagieren, modulieren und interagieren emotional feinfühlig abgestimmt mit dem Kind.

Eine Bindungsstörung kann sich entwickeln, wenn …
- emotionale und körperliche Bedürfnisse des Kindes regelmäßig nicht gesehen oder missachtet werden.
- häufiger Wechsel von Bezugspersonen, unzuverlässige Präsenz, frühe oder lange Trennungsphasen stattfinden.
- Kinder Misshandlung und sexuellen Missbrauch erfahren.
- wichtige Bezugspersonen längere Zeit psychisch erkrankt sind und daher die Bedürfnisse ihres Kindes nicht angemessen aufgreifen können.

Bindungsstörungen führen zu massiven Defiziten in der emotionalen Entwicklung eines Kindes, der sozialen Funktionen und in der Folge immer auch zu Verhaltensauffälligkeiten, die in den ersten fünf Lebensjahren auftreten müssen.

Zwei **Subtypen von Bindungsstörungen** werden unterschieden:

- **Reaktive Bindungsstörung** (gehemmte Form): Diese Form ist nach Vernachlässigung oder Misshandlung häufiger. Eine ambivalente Beziehungsaufnahme ist charakteristisch: Freude und gleichzeitig Ablehnung oder aggressives Verhalten
- **Bindungsstörung mit Enthemmung** (ungehemmte Form): bei Heimunterbringung oder wechselnden Bezugspersonen häufiger. Die Prognose ist schwierig, im Jugendalter Diagnose einer Persönlichkeitsstörung möglich.

Diagnostik und Therapie

- Sehr genaue Beobachtung des Verhaltens in Alltagssituationen und der sozialen und emotionalen Reaktionen der Kinder gegenüber engen und weniger engen Bezugspersonen
- Differenzierte Fremdanamnese über die ersten Jahre und der Betreuungsgeschichte: Wer hat wann und wie das Kind versorgt? Wie reagiert das Kind, wenn es gefallen ist, bei wem sucht es Trost? Wie verhält es sich, wenn die Bezugsperson geht und wiederkommt?
- Diagnostik möglicher Begleiterkrankungen wie Entwicklungsrückstände
- Behandlungsziel ist ein entwicklungsförderliches Umfeld mit korrigierenden Beziehungserfahrungen für das Kind und stabilen Bezugspersonen im direkten Lebensumfeld, im therapeutischen Setting und im pflegerisch-erzieherischen Alltag („du bist willkommen, ich freue mich an und mit dir").
- Häufig besteht langfristig Bedarf an weiteren Hilfen, z. B. ambulante oder teilstationäre Jugendhilfemaßnahmen, Psychotherapie, Fördertherapien (Ergo-, Logo- oder Physiotherapie).

Wichtig für Pflege- und Erziehungsdienst

Ist eine stationäre Aufnahme aufgrund der Ausprägung der Verhaltensauffälligkeiten nicht zu vermeiden, sind ein kleines familiäres Setting und stabile Ansprechpersonen und eine möglichst geringe Anzahl von Betreuungspersonen (eine Person pro Schicht, 1:1-Betreuung) notwendig, leider häufig schwer zu organisieren. Auch hier bietet die Zuhause-Behandlung vielfältige Möglichkeiten.

! Tipps, Tricks und Fallen

- Kinder mit Störungen im Bindungsverhalten haben grundlegend die Erfahrung gemacht, dass sie sich auf Bezugspersonen nicht verlassen können. Sie zeigen daher häufig ein sehr herausforderndes Beziehungsverhalten. Extrem verstrickende und extrem abweisende Muster können rasch wechseln. Es drohen Überforderung und Erschöpfung im Team!
- Kollegiale Unterstützung und Supervision sind notwendig, um erneute Bestätigungen der ungünstigen Beziehungserfahrungen zu verhindern.

12.7.3 Selektiver Mutismus

- Mutismus bedeutet, dass Kinder nicht sprechen, auch wenn sie sprechen können (oder höchstens leichte sprachliche Auffälligkeiten haben) und die Sprache beherrschen.
- **Selektiver** (ICD-11) oder **elektiver Mutismus (ICD-10)** bedeutet, dass die Kinder nur mit ausgewählten Bezugspersonen innerhalb der Familie und/ oder in bestimmten Situationen sprechen. Diese Kinder kommen, wenn überhaupt (leichtere Formen werden ambulant behandelt), meist kurz vor

Einschulung oder im Grundschulalter zur stationären Aufnahme. Das Nichtsprechen besteht meistens schon Monate bis Jahre.
- Man nimmt an, dass mehrere Faktoren ursächlich sind: Temperamentseigenschaften (scheu, gehemmt), emotionale (unsicher, ängstlich) und familiäre Faktoren. In der ICD-11 wird der selektive Mutismus den Angststörungen zugeordnet.

Therapie

- Der Therapieplan wird gemeinsam im Team aus der Verhaltensbeobachtung individuell für jedes Kind entwickelt. Wann, in welcher Situation, auf welche Person reagiert das Kind wie? Mit Mimik, nonverbal, Lautäußerungen, einzelnen Worten.
- Der Therapieplan hat einen gestuften Aufbau nach Schwierigkeitsgrad für das Kind.
- Interaktion wird verstärkt, zu Beginn evtl. nur nichtsprachliche Kommunikation, dann Laute, Worte, Sätze, Blickkontakt, zunächst in definierten Situationen, dann Erweiterung auf mehrere Situationen und Generalisierung.
- Ergänzt wird dieses verhaltenstherapeutische Vorgehen durch Logopädie für das Kind, familientherapeutische Interventionen und bei Persistenz auch medikamentöser Therapie mit einem Antidepressivum (SSRI – Fluoxetin).

Wichtig für Pflege- und Erziehungsdienst

- Die Therapie muss im Alltag von den betreuenden Personen mit viel **Ausdauer** und **Geduld** durchgeführt werden.
- Die Symptomatik persistiert häufig hartnäckig und die Therapie ist langwierig.

> **Tipps, Tricks und Fallen**
> - Das Kind wirkt einerseits ängstlich gehemmt und löst zu Beginn viel Entgegenkommen und Schonung aus, andererseits erscheint es sehr willensstark und verursacht bei den Betreuenden im Verlauf Ohnmacht, Frustrationen und aggressive Impulse.
> - Dranbleiben – liebevoll!

12.8 Auswahl wichtiger Störungen im Jugendalter

12.8.1 Essstörungen (Anorexia nervosa, Bulimia nervosa)

Die Erstmanifestation der Anorexia nervosa findet bei 70 % der Betroffenen vor dem 18. Lebensjahr statt. Der Altersgipfel bei Erkrankungsbeginn liegt bei 15,5 Jahren, die Lebenszeitprävalenz der Frauen bei bis zu 3,6 %, die der Männern bei 0,3 %. Bei der Bulimia nervosa ist von einer Lebenszeitprävalenz von 1–2 % bei Frauen und etwa 0,3 % bei Männern auszugehen. Geschlechtsspezifische Unterschiede lassen sich durch biologische und soziokulturelle Bedingungen erklären. Essstörungen gehören aufgrund der gravierenden körperlichen, psychischen und sozialen Folgen zu den Erkrankungen, deren Behandlung eine besondere Herausforderung darstellt und in deren Verlauf es oft zu Rückfällen kommt. Die Anorexia nervosa ist die psychische Erkrankung mit der höchsten Sterblichkeitsrate.

Ursachen

Die Entstehungs- und Entwicklungszusammenhänge einer Essstörung sind multifaktoriell bedingt. Man unterscheidet:

- Prädisponierende Faktoren (biologisch, soziokulturell, familienbezogen, individuell)
- Auslösende Faktoren (z. B. kritische Lebensereignisse)
- Aufrechterhaltende Faktoren (u. a. restriktives Essverhalten, Defizite im Bewältigen von Stress- und Belastungssituationen, positive Aspekte der Essstörung wie z. B. Aufmerksamkeit)

Im Hintergrund der Störung steht meist eine tiefe Unzufriedenheit, die sich auf das Körpergewicht sowie die gegenwärtige Figur bezieht. In der Regel geht einer Essstörung ein für die Betroffenen gravierender intrapsychischer (innerseelischer) oder interpersonaler (zwischenmenschlicher) Konflikt voraus (z. B. soziale Probleme, familiäre Probleme, hohe Leistungsansprüche, kritische Lebensereignisse). Die Entscheidung zur Gewichtsreduktion ist in der Regel ein individueller Lösungsversuch in einer subjektiv anders nicht lösbaren Konfliktsituation. Der pandemiebedingte Anstieg von Kindern und Jugendlichen mit einer Essstörung verdeutlicht die Bedeutung von Umweltfaktoren.

12

Symptome

Anorexia nervosa (▶ 6.2.1)

- Diagnosekriterien der Anorexia nervosa nach ICD-10 sind ein bedeutsamer Gewichtsverlust (BMI < 17,5 bzw. < 10. Altersperzentile) oder eine unzureichende altersentsprechende Gewichtszunahme, eine große Angst, dick zu werden oder zu dick zu sein (Gewichtsphobie) sowie eine verzerrte Wahrnehmung von Gewicht und Figur (**Körperschemastörung**) (▶ Abb. 12.3).

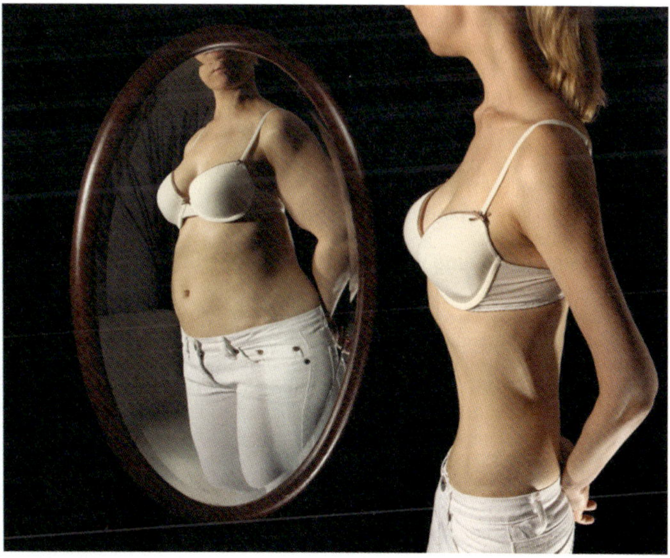

Abb. 12.3 Jugendliche mit einer Körperschemastörung nehmen ihren Körper nicht so wahr, wie er ist. [J812]

- Leitsymptome sind ein pathologisches Essverhalten mit Vermeiden hochkalorischer Lebensmittel, (fast vollständiger) Verzicht auf Nahrung, Kategorisieren in „erlaubte" bzw. „verbotene" Lebensmittel, Einhalten bestimmter „Essensregeln" oder Rituale, ein extrem langsames Essen, übermäßiges Kauen, Zählen von Kalorien, Abwiegen von Nahrungsmitteln sowie ein exzessiver Bewegungsdrang.
- Es wird eine **restriktive** (ICD-10: F50.00) von einer **aktiven Form** (ICD-10: F50.01) der Anorexia nervosa unterschieden, bei der es auch zu aktiven Maßnahmen zur Gewichtsreduktion (meist Erbrechen) kommt.
- Der BMI ist nicht auf das Kindes- und Jugendalter und beide Geschlechter anwendbar, ohne dass es zu Fehlern kommen kann. Um genaue Aussagen machen zu können, wird die Nutzung der BMI-Altersperzentilen für Gewicht, Körpergröße und BMI empfohlen. Die Unterscheidung von Mindestgewicht und gesundem Gewicht sollte möglichst früh thematisiert werden, damit eine regelmäßige Menstruation und Körperwachstum gesichert sind.
- Das anorektische Verhalten der Patientinnen sowie die Bedrohlichkeit von körperlichen und psychischen Veränderungen führen in der Regel zu Veränderungen in der familiären Kommunikation und können familiäre Strukturen intensivieren oder destabilisieren.

Bulimia nervosa (▶ 6.2.2)

- Es zeigen sich viele symptomspezifische Übereinstimmungen der Bulimia mit der Anorexia nervosa: Gewichtsphobie, Körperbildstörung, extremes Schlankheitsideal, pathologisches Essverhalten sowie Vermeidungs- und Kontrollstrategien.
- Gesellschaftlichen Erwartungen bezüglich Figur- und Selbstkontrolle beim Essen werden besonders ernst genommen. Betroffene versuchen, ihre sehr strengen Gewichtsvorstellungen ohne Rücksicht auf ihre körperlichen Gegebenheiten (Set-Point) umzusetzen.
- Bei zunehmendem Verlust der Kontrolle über die Essmengen und Heißhungerattacken wird die Gefahr einer unkontrollierbaren Gewichtszunahme immer größer und ist schließlich nur noch über anschließendes Erbrechen in Schach zu halten. Ess- und Brechanfälle können in Situationen psychischer Anspannung oder Belastung emotionsregulierend eingesetzt werden.
- Im DSM-V und ICD-11 ist der Bereich der Fütter- und Essstörungen überarbeitet und die diagnostischen Kriterien wurden geändert.

Therapie und Betreuung von Kindern und Jugendlichen mit Essstörungen

- Viele der minderjährigen essgestörten Kinder und Jugendlichen sehen keine Behandlungsnotwendigkeit für sich und empfinden die Sorgen von Ärzten und Eltern bezüglich ihres Gesundheitszustands als unangemessen. Veränderungsmotivierende und die Compliance fördernde Strategien haben deshalb einen sehr hohen Stellenwert. Gelassenheit und Geduld im Umgang mit den Betroffenen sind unverzichtbar.
- Die beschriebene spezifische Psychopathologie, die häufig geringe Krankheits- und Problemeinsicht sowie positive Aspekte der Erkrankung (z. B. höherer familiärer Zusammenhalt, Aufmerksamkeit, Kontrolle über Emotionen) erklären die eher ungünstige Prognose und das hohe Rückfallrisiko bei Essstörungen. In vielen Fällen ist eine stationäre kinder- und jugendpsychiatrische Behandlung indiziert, die in einer Einrichtung mit einem spezialisierten, multimodalen Behandlungsprogramm erfolgen sollte. Ohne eine

hohe Fachkompetenz und enge Kooperation aller beteiligten Berufsgruppen sind Essstörungen kaum zu behandeln.

- Als psychotherapeutische Richtlinienverfahren in den deutschen S3-Leitlinien werden die kognitive Verhaltenstherapie und die psychodynamische Therapie genannt. Behandlungsleitlinien der angelsächsischen Länder empfehlen manualisierte, essstörungsspezifische familienbasierte Verfahren (FBT), bei denen Eltern von speziell geschulten Familientherapeuten eng in die Behandlung mit einbezogen werden. In Deutschland ist dieses Behandlungsangebot bisher kaum verfügbar und es benötigt weitere Studien zum Nachweis der Wirksamkeit familienbasierter Verfahren in Deutschland und anderen europäischen Ländern.
- **Medikamentöse Therapie:** Es gibt keine spezifische medikamentöse Behandlung. Selektive Serotonin-Wiederaufnahmehemmer (SSRI) sind bei Anorexia nervosa dann sinnvoll, wenn depressive Symptome oder Zwangssymptome trotz einer ausreichenden Gewichtszunahme weiter bestehen. Die Gewichtszunahme stellt bei der Anorexia nervosa das wirksamste „Antidepressivum" dar. Eine leicht beruhigende Medikation mit einem niedrigpotenten Antipsychotikum, Benzodiazepinen oder auch Olanzapin kann eine Gewichtszunahme vorübergehend unterstützen. Bei Bulimie-Erkrankungen ist eine graduelle Wirksamkeit von selektiven Serotonin-Wiederaufnahmehemmern (z. B. Fluoxetin) nachgewiesen.

12

Wichtig für Pflege- und Erziehungsdienst

- Die Gewichtszunahme sollte über im Lebensalltag zu integrierende Ernährungsgewohnheiten erreicht werden. Eine parenterale Ernährung sollte vital bedrohlichen Situationen vorbehalten bleiben. Die Jugendlichen profitieren von einem engen Coaching (Vermittlung von spezifischen Skills zum Ablenken und im Umgang mit Ängsten) durch die Anwesenheit und das gemeinsame Essen mit Mitarbeitenden des Pflege- und Erziehungsdienstes in Essenssituationen.
- Für Jugendliche mit Bulimia nervosa ist die Normalisierung der Ernährungssituation (regelmäßige Mahlzeiten, ausreichende Nahrungsmengen) besonders wichtig, um den Teufelskreis aus partieller Unterernährung, Appetitsteigerung und Heißhungerattacke mit anschließendem Erbrechen zu unterbrechen.
- Die Jugendlichen profitieren besonders von einem Alltagsbezug auch im (teil)stationären Setting, deshalb ist eine schrittweise und möglichst frühe Belastungssteigerung sinnvoll. Um die Selbstwirksamkeit und das subjektive Kontrollerleben zu erhöhen, sollten die Patientinnen durch möglichst viele Mitbestimmungsmöglichkeiten in die therapeutischen Interventionen einbezogen werden.
- Ergänzend zu ▶ 6.2 und ▶ 12.3.5 geht die aktuelle Entwicklung dahin, dass Mitarbeitende des PED auch im gewohnten Lebensumfeld der Jugendlichen tätig werden (im Rahmen von Home Treatment/Zuhause-Behandlungen: Essenscoaching, gemeinsames Einkaufen, Kochen und Essen, Familienessen, Reflexion des Gewichtsverlaufs, Skillscoaching).

! **Tipps, Tricks und Fallen**

- Die Mitarbeitenden sind bei gemeinsamen Mahlzeiten Modell.
- Sie müssen sich über eigene Einstellungen zu Essen und Figur reflektieren und eventuell bereit sein, diese zu korrigieren.

- Im Kontakt mit Jugendlichen mit Anorexia nervosa ist es im PED durch die intensive Betreuung eine große Herausforderung, freundlich zu beraten, aber die Verantwortung für die Gewichtszunahme nicht zu übernehmen. Auch im Umgang mit „Schummeln" (z. B. Butter wird in die Serviette gestrichen) ist ein gelassener und sachlicher Umgang ratsam.
- Im täglichen Kontakt ist es zentral, sich nicht in Machtkämpfe und Diskussionen um Essmengen, Bissgrößen, angemessene Kleidung oder Bewegung zu verstricken.
- Eine vegane Ernährung im Kindes- und Jugendalter wird von Fachgesellschaften und vielen spezialisierten Kliniken kritisch gesehen.

12.8.2 Schizophrene Psychosen

Psychopathologie, Symptomatik und Behandlung

(▶ 5)

Tritt eine Schizophrenie vor dem 18. Lebensjahr auf, spricht man von Early Onset Schizophrenia (EOS), vor dem 13. Lebensjahr von Very Early Onset Schizophrenia (VEOS). Bei Psychosen im Kindes- und Jugendalter scheint im Vergleich zum Erwachsenenalter …

- das prämorbide Funktionsniveau schlechter,
- die Dauer der unbehandelten Psychose (DUP) länger.
- Es gibt mehr Suizidversuche vor Behandlungsbeginn und
- die Negativsymptomatik ist bei Behandlungsbeginn stärker ausgeprägt.

Die Daten zu den Verläufen sind widersprüchlich und noch nicht abschließend zu beurteilen, da auch die Zahlen in allen Untersuchungen sehr klein sind.

Unspezifische Veränderungen im Vorfeld lassen sich im Rückblick oft über Jahre feststellen. Es finden sich:

- Konzentrations- und Aufmerksamkeitsstörungen
- Störungen von Motivation und Antrieb
- Affektive und vegetative Symptome (Ängste, Schlafstörungen)
- Ein Leistungsknick im schulischen, beruflichen und sozialen Bereich
- Unerklärliches Rückzugsverhalten, Misstrauen oder eine erhöhte Irritabilität

Auch bei Kindern und Jugendlichen finden sich attenuierte Wahnsymptome, Wahrnehmungsstörungen, Derealisation oder kognitive Phänomene wie Gedankeninterferenz oder -blockaden, die die Konzentration beeinträchtigen, als mögliche Früh- oder Risikosymptome einer schizophrenen Erkrankung.

Diese Symptome sollten diagnostiziert werden und in einer Kinder- und Jugendlichenpsychotherapie als belastende, „vorübergehende Phänomene" berücksichtigt werden, ohne dass ein „erhöhtes Psychoserisiko" kommuniziert wird, da man nach den aktuellen wissenschaftlichen Erkenntnissen noch nicht vorhersagen kann, wie viele Kinder und Jugendliche tatsächlich eine schizophrene Psychose entwickeln.

Für einen günstigen mittel- und langfristigen Verlauf sprechen:

- Kurze Dauer der unbehandelten Psychose
- Gutes prämorbides Funktionsniveau
- Gute prämorbide kognitive Leistungsfähigkeit (prämorbider IQ)
- Gutes „höchstes psychosoziales Funktionsniveau" im letzten Jahr vor Erstbehandlung und bei Beginn der Erstbehandlung
- Alter bei Ersterkrankung von unter oder gleich 14 Jahren
- Frühe Verbesserung der Psychopathologie oder des Funktionsniveaus
- Gute Medikamentenadhärenz und Adhärenz mit der Gesamtbehandlung

Bedeutung der akuten Aufnahmesituation bei Ersterkrankung

Die erste paranoid-halluzinatorische Manifestation der Erkrankung führt häufig zu akuter stationärer Aufnahme. Die Familie ist durch die Symptomatik im Vorfeld und durch die Aufnahme in einer oft geschlossenen Station der Jugendpsychiatrie sehr belastet. Sie hat keinerlei Erfahrung im Umgang mit der Krankheit und weiß nicht, wie sie mit einer solchen Situation umgehen kann. Ängste und Schuldgefühle werden im Kontakt mit Eltern und Bezugspersonen deutlich. Sie haben ein großes Informationsbedürfnis. Die Mitglieder des Pflege- und Erziehungsdienstes können durch verständnisvolles Begleiten und geduldiges Zuhören wesentlich zu einem langfristig tragfähigen Bündnis zwischen Klinik und Familie beitragen.
Trotz all dieser Belastungen sind von Eltern und Sorgeberechtigte bei Aufnahme und in den folgenden Tagen wichtige Entscheidungen treffen:

- Sie müssen häufig die Genehmigung zur geschlossenen Unterbringung beim zuständigen Familiengericht beantragen.
- Sie müssen einer medikamentösen Behandlung zur Sedierung und mit einem Antipsychotikum zustimmen (s. o.).

Weiß man um die besondere, emotional belastende Situation der Angehörigen eines ersterkrankten Jugendlichen, so wird deutlich, dass gerade ihnen durch diese juristischen Hürden besonders viel zugemutet wird.
Nach der symptomorientierten Akuttherapie, Remission und Stabilisierung kommt im Jugendalter der psychosozialen Therapie und Rehabilitation aufgrund der oft massiven Einbrüche in der Schul- und Berufslaufbahn und den vielfältigen anstehenden Entwicklungsaufgaben eine besondere Bedeutung zu. Leider gibt es in Deutschland nur sehr wenige Plätze und die Programme für das Kindes- und Jugendalter sind noch wenig untersucht.
Es gibt auch nur wenig empirisches Wissen zu den **schizoaffektiven Psychosen** oder **bipolaren Störungen** mit psychotischen Symptomen im Jugendalter. Die Abgrenzung der verschiedenen psychotischen Störungsbilder ist in diesem Alter ohne Kenntnis des weiteren Verlaufs sehr schwierig. Bezüglich der Behandlung finden sich jedoch Parallelen zur schizophrenen Psychose. Vieles kann übertragen werden (▶ 5).

12.8.3 Persönlichkeitsstörungen

Persönlichkeitsstörungen (▶ 8.5) im Jugendalter sind nach wie vor ein umstrittenes Thema.
Darf und soll man diese Störung diagnostizieren und ab welchem Alter?
Als mögliche negative Auswirkungen der Diagnosestellung wird …

- eine Stigmatisierung oder
- die Gefahr der Identifikation mit der Diagnose (z. B. „ich bin Borderliner")

befürchtet.
Erst seit Kurzem ist die Altersbeschränkung in Klassifikationssystemen aufgehoben. Wissenschaftlich gut belegt, besteht nun Einvernehmen darüber, dass Früherkennung und die Diagnose selbst wichtig sind, damit frühzeitig gezielte Interventionen erfolgen können. Die Diagnosestellung wird von vielen Jugendlichen entlastend erlebt. Sie können sich erstmals erklären, warum sie diese Schwierigkeiten haben und Hoffnung schöpfen. Persönlichkeitsstörungen sind auch im Jugendalter erfolgreich therapierbar.
Speziell für die Borderline-Persönlichkeitsstörung gibt es wirksame Therapien für das Jugendalter wie die dialektisch-behaviorale Therapie für Adoleszente (DBT-A). Dieses ambulante Therapieprogramm wurde an das stationäre Setting angepasst und besteht aus mehreren Komponenten (Einzeltherapie, Skillstraining, Skills- und Telefoncoaching und Supervision im Team). Der PED hat in diesem Programm eine

zentrale Rolle. Intensive Fortbildungen und Schulungen für das gesamte Team sind allerdings Voraussetzung (▶ 12.9.6).

12.8.4 Nichtsuizidales selbstverletzendes Verhalten (NSSV) und Suizidalität

- Die Zahl der notfallmäßigen Vorstellungen und Aufnahmen wegen Suizidalität und nach Selbstverletzungen haben sich in den letzten 15 Jahren verdoppelt bis verdreifacht und steigen weiter. Circa 70 % der kinder- und jugendpsychiatrischen Patienten kennen Suizidgedanken. Suizidalität und nichtsuizidales selbstverletzendes Verhalten (NSSV) sind in der stationären Kinder- und vor allem Jugendpsychiatrie somit sehr häufige Probleme.
- Beginn zwischen dem 12. und 14. Lebensjahr und Höhepunkt im Jugendalter, reduziert sich im höheren Alter
- Selbstverletzendes Verhalten ist …
  - jegliches sozial nicht akzeptierte Verhalten,
  - das eine absichtliche und direkte Verletzung der eigenen Körperoberfläche hervorruft,
  - ohne Absicht zu sterben.

Funktionen selbstverletzenden Verhaltens:
- Bewältigung von Anspannung, Druck ablassen
- „Mich wieder spüren"
- „Mich selbst bestrafen"
- Ablenkung von unangenehmen Gedanken
- Ablenkung von traumatischen Erinnerungen
- Umgang mit Suizidgedanken
- Wut, Trauer oder andere schwierige Gefühle bewältigen
- „Kontrolle über mich selbst"
- Regelung von Nähe und Distanz

Der Begriff **Suizidalität** umfasst den gesamten Bereich Suizidgedanken, Suizidankündigungen, Suizidpläne und Suizidversuche. Unter **Suizid** versteht man die von einer Person willentlich und im Bewusstsein der Irreversibilität des Todes selbst herbeigeführte Beendigung des eigenen Lebens. Als **Suizidversuch** kann ein Verhalten nur bezeichnet werden, wenn dieses zum Tode führen sollte und die Absicht zu sterben bestand. Vor dem 10. Lebensjahr treten Suizide und Suizidversuche sehr selten auf, denn Kinder haben meist noch:
- Keine Vorstellung von der Endlichkeit des Lebens
- Keine deutliche Vorstellung vom Tod als irreversiblem Ereignis
- Keine Fähigkeit, sichere von unsicheren suizidalen Methoden zu unterscheiden
- Keine kognitive Kompetenz zur Selbstreflexion und Selbstentwertung

Das Jugendalter ist die Phase mit den häufigsten Suizidversuchen, Mädchen sind ungefähr dreimal häufiger betroffen. Bei Suiziden bilden männliche Jugendliche die Mehrheit. ▶ Abb. 12.4.
- Suizidversuche stehen entgegen früherer Meinung auch bei Jugendlichen in Zusammenhang mit einer psychischen Erkrankung oder Beziehungsproblemen zu Eltern oder Freunden.
- In dieser Altersgruppe haben suizidale Handlungen nicht selten auch einen appellativen Aspekt.
- Selbstverletzungen und Suizidversuche können imitatives Verhalten induzieren, dies muss besonders bei Schülern beachtet werden.
- Eine frühe Exploration nach einem Suizidversuch (Tabuthema!) bei professionellen Helfern ist notwendig, um der Tendenz zur Bagatellisierung und

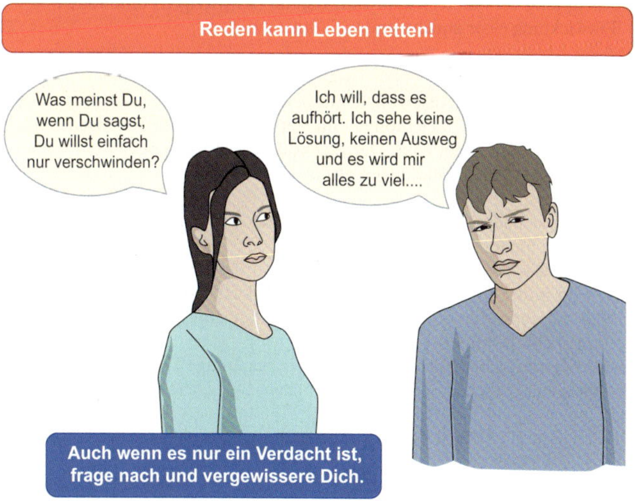

Abb. 12.4 Der wichtige erste Schritt ist ein direktes Ansprechen. [L157]

Verleugnung der Familie nach der Tat entgegenwirken zu können und das Wiederholungsrisiko zu senken.
- Alkohol und weitere psychotrope Substanzen senken die Schwelle für Suizidalität und NSSV.

Zusammenhang zwischen suizidalem und selbstverletzendem Verhalten

- Selbstverletzendes Verhalten ist ein Risikofaktor für suizidale Verhaltensweisen! Selbstverletzendes Verhalten ist ein starker Prädiktor für Suizidversuche und geht Suizidversuchen zeitlich voraus.
- Selbstverletzendes Verhalten und Suizidalität haben viele gemeinsame Risikofaktoren.

Entstehungsmechanismen

Eine multifaktorielle Genese ist wahrscheinlich. Eine zentrale Rolle spielen:
- Funktionsstörungen des Serotoninsystems (genetisch) bzw. Veränderungen der Stressachse und des endogenen Opiodsystems
- Emotionsregulationsschwierigkeiten
- Fehlende funktionale Bewältigungsstrategien
- Traumatische Vorerfahrungen und Verluste

NSSV und Suizidalität entwickeln sich auch vor dem Hintergrund anstehender Entwicklungsaufgaben, z. B.:
- Integration in Gleichaltrigengruppe
- Aufbau von Partnerschaften und sexuellen Beziehungen
- Entwicklung einer eigenständigen Identität
- Auseinandersetzung mit den eigenen Grenzen
- Akzeptanz des eigenen Körpers

- Aneignung von Strategien im Umgang mit (schwierigen) Emotionen
- Entwicklung einer zunehmenden Selbstständigkeit

Vorgehen

Wichtig ist ein direktes Ansprechen! Studien konnten nachweisen, dass ein angstfreies Fragen (auch im Zweierkontakt im Stationsalltag) nach Suizidgedanken hilft und als Entlastung erlebt wird. Der Jugendliche kann sich besser von suizidalen Impulsen, Plänen und Handlungen distanzieren.
Beispielfragen:

- Kann es sein, dass du denkst, es ist besser für dich zu sterben?
- Willst du nicht mehr leben?
- Hast du dir schon überlegt, wie du es tun würdest?
- Wie oft musst du daran (an Selbstmord) denken? Wie lange?
- Hast du schon einmal versucht, dich umzubringen/dich zu töten? Wie hast du es versucht? Wann?

Die **Einschätzung der Suizidalität** trifft der zuständige Therapeut aus dem ärztlich-therapeutischen Dienst, bei Unsicherheiten abgesichert durch einen Fach- oder Oberarzt.
Hilfreich kann hier das 5-stufige Vorgehen des US-amerikanischen Gesundheitsdienstes **„SAFE-T"** sein:

1. Risikofaktoren identifizieren: z. B. frühere Suizidversuche, NSSV, direkte Erfahrungen von suizidalen Handlungen im engeren Umfeld, Schlafstörungen, chronische somatische Erkrankungen (Epilepsie, Diabetes), Gefühl der sozialen Isolation, häufige Umzüge, Mobbing, psychische Belastung durch z. B. Homosexualität, Suizide von Vorbildern (vgl. z. B. Kurt Cobain), in Filmen und Serien (z. B. Tod eines Schülers, Tote Mädchen lügen nicht) oder Medienberichten
2. Protektive Faktoren identifizieren: z. B. stabile Freundschaften zu Gleichaltrigen, gute Problemlösekompetenzen, insgesamt eher optimistische Lebenseinschätzung
3. Suizidalität (Gedanken, Pläne, Verhalten, Absicht) explorieren
4. Das Risikolevel und angemessene Interventionen festlegen
5. Das Vorgehen einschließlich Follow-up dokumentieren. Dies gilt auch für alle Beobachtungen des PED und ist aus rechtlichen Gründen bei Suizidalität besonders wichtig.

Manche Kinder und Jugendliche drohen sehr häufig mit Suizid, haben dabei jedoch nicht die Absicht zu sterben, sondern wollen mit diesem Verhalten erreichen, dass sich akut und sofort etwas in ihrem Leben verändert, z. B. dass sie nicht in eine Jugendhilfeeinrichtung oder ihr Smartphone nicht abgeben müssen.
Den meisten Kindern und Jugendlichen kann durch eine ambulante oder stationäre Krisenintervention mit gezielten Interventionen zur Entlastung (Klärung eines Konflikts, Förderung der sozialen Unterstützung) über wenige Tage geholfen werden. Zur Vorbeugung ist ein Sicherheits- oder Notfallplan mit dem Jugendlichen zu erarbeiten. Ein festgelegter Kontakt oder Termin zur Verlaufskontrolle senkt zusätzlich das Wiederholungsrisiko.

Wichtig für Pflege- und Erziehungsdienst

- Ein Jugendlicher mit hohem Selbstverletzungsdruck kann **vor** der Selbstverletzung sehr von einem Skills-Coaching und der Anleitung profitieren, wie er die schwierige Situation aushalten kann, ohne sich zu verletzen. Dieses Coaching muss im Team geübt werden (▶ 1.8 und ▶ 12.9.6).
- Nach der Selbstverletzung ist die Wunde zu beurteilen und entsprechend zu versorgen, sachlich, fachlich, ohne Emotionen oder gar Vorwürfe.

- Jugendliche, die sich suizidal äußern, müssen am besten etwas abgetrennt von Mitpatienten begleitet werden, bis die Einschätzung durch den ärztlich-therapeutischen Dienst erfolgt ist.
- Es gibt Jugendliche, die chronisch suizidal und vom PED sehr engmaschig (auch 1:1) über einen sehr langen Zeitraum zu überwachen sind. „Freundliche Aufmerksamkeit" ist als Haltung bewährt. Zusätzlich sind ein intensiver Austausch und Supervision notwendig.

Tipps, Tricks und Fallen

- Es ist naturgemäß sehr schwer nachzuvollziehen, wenn junge Menschen sich selbst verletzen (häufig massiv) oder sich gar das Leben nehmen wollen. Dies führt bei jedem Teammitglied zu vielfältigen Gefühlen wie Angst, Traurigkeit, Ohnmacht. Es braucht eine Offenheit im Team, darüber zu sprechen. Wichtig sind die Balance zwischen Unterstützung und Verantwortungsübernahme **und** Zutrauen in den Jugendlichen und die Verantwortungsrückgabe an ihn.
- Belastend ist es, wenn Jugendliche Gespräche und Coaching bei hoher Anspannung annehmen und sich trotz aller Bemühungen des PED verletzen. Wichtig ist die Haltung (gestützt durch die Leitung), dass die Verantwortung beim Jugendlichen bleibt! Schuldgefühle sind nicht gerechtfertigt, da NSSV nicht verhindert werden kann.
- Das Überzeugen von suizidalen Jugendlichen („das Leben ist doch lebenswert, liegt doch noch vor dir") ist sehr nachvollziehbar, doch nicht hilfreich für den Jugendlichen, da er sich nicht in seinem aktuellen Leiden gesehen fühlt.

12.8.5 Alkohol- und Drogenmissbrauch, pathologischer Medienkonsum

- Drogen und Alkohol können im Jugendalter im Sinne von Ausprobieren oder in Gemeinschaft mit Gleichaltrigen gelegentlich konsumiert werden, was dann als „jugendtypisches" Verhalten anzusehen ist.
- Drogen-, Alkohol- oder Medienkonsum können aber auch Teil einer jugendpsychiatrischen Symptomatik sein, wenn er häufiger geschieht und der Jugendliche diesen einsetzt, um seine Stimmung und Gefühle zu regulieren, Schüchternheit zu überwinden oder Probleme zu vergessen. Bei Jugendlichen im (teil-)stationären Setting ist Drogen-, Alkohol- und hoher Medienkonsum zur Emotionsregulation sehr häufig und darf während der Behandlung nicht aus den Augen verloren werden.
- Drogen- und Alkoholkonsum oder auch Medienkonsum können selbst die eigentliche Erkrankung darstellen. Missbrauch, pathologischer Konsum oder Abhängigkeit bestehen, wenn der Konsum zunimmt, Schule und Freunde vernachlässigt werden oder der Alltag nicht mehr „ohne" gestaltet werden kann (z. B. Konsum schon am frühen Morgen vor Schule und Arbeit).
- Die Nutzung digitaler Medien spielt für viele Kinder und Jugendliche eine immer bedeutendere Rolle. Medienbezogene Störungen sind erstmals als klinische Diagnose in die ICD-11 aufgenommen worden. Die Prävalenz der medienbezogenen Störungen im Kindes- und Jugendalter liegt bei 3–5 %. Es werden unterschiedliche anwendungsbezogene Störungen unterschieden, z. B. Gaming Disorder (Computerspielstörung) oder Social-Media-Sucht.
  Zu Einteilung, Symptomatik, Diagnostik und Therapie s. ▶ 10.

12.9 Spezifische Fragestellungen

12.9.1 Freiheitsentziehende Maßnahmen und Maßnahmen gegen den Willen von Kindern und Jugendlichen („Zwangsmaßnahmen")

Voraussetzung für die Ausübung von Zwangsmaßnahmen sind der **Auftrag und die Zustimmung der Eltern** an die Mitarbeiter der Institution. Jede Maßnahme gegen den Willen einer minderjährigen Person stellt auch im Kindes- und Jugendalter einen schwerwiegenden Eingriff in die Persönlichkeitsrechte dar und benötigt daher eine **richterliche Genehmigung** durch das zuständige Familiengericht des Wohnorts. Die Eltern stellen einen Antrag gemäß §1631b BGB, Absatz 1 (geschlossene Unterbringung) und/oder Absatz 2 (Fixierung). Hat der Richter das Kind/den Jugendlichen persönlich angehört und es liegt ein (fach-)ärztliches Gutachten vor, kann die Genehmigung einer geschlossenen Unterbringung oder von freiheitsentziehenden Maßnahmen erfolgen, wenn …

- eine akute Selbst- oder Fremdgefährdung vorliegt,
- das Kindeswohl gefährdet ist (z. B. chronifizierter Schulabsentismus),
- weniger einschneidende Möglichkeiten nicht erfolgreich waren.

Der Beschluss gilt meist zunächst für 6 Wochen, Verlängerungen sind nach Überprüfung möglich.

Folgende Maßnahmen werden in kinder- und jugendpsychiatrischen Stationen in extremen Situationen eingesetzt:

- **Festhalten:** Das Kind wird durch bestimmte, schonende, aber einengende Griffe vom Personal kurzfristig festgehalten, bis es wieder absprachefähig ist und sich beruhigt hat. Aufgrund dieser professionellen Griffe ist das Verletzungsrisiko gering.
- **5-Punkt-Fixierung an vier Extremitäten mit Bauchgurt:** Die Patienten müssen während der Fixierung ständig 1:1 überwacht werden.
- **Isolierung:** Die Patienten werden in einen speziell für diesen Zweck gesicherten Raum gebracht, welche sich auf den Stationen befinden. Die Räume sind reizarm und verletzungssicher eingerichtet. Es erfolgt eine kontinuierliche Überwachung.
- **Pharmakotherapie** (▶ 15), auch bei Sicherungsmaßnahmen möglichst oral oder i. m.
- **Zwangssondierung:** Die Zwangssondierung über eine Magensonde betrifft meist Kinder und Jugendliche mit Essstörungen, die die Nahrungsaufnahme verweigern und akut vital bedroht sind.

Viele Mitarbeitende stellen sich bei diesem Thema zurecht Fragen wie:

- Darf Zwang in Erziehung und insbesondere Therapie von Kindern und Jugendlichen überhaupt eingesetzt werden?
- Ist dies ethisch bei Kindern vertretbar, die in die Kinder- und Jugendpsychiatrie kommen, weil sie Schreckliches erlebt oder miterlebt haben?
- Werden die Kinder und Jugendlichen dadurch nicht erneut geschädigt oder gar retraumatisiert?
- Stören diese Maßnahmen nicht die Beziehung zum Kind oder dem Jugendlichen und machen Therapie unmöglich?
- Gerade wir vom Pflege- und Erziehungsdienst üben diesen Zwang am Kind oder Jugendlichen unmittelbar aus, indem wir das Kind festhalten oder den Jugendlichen fixieren, und müssen es/ihn danach weiterbetreuen. Wie ist das möglich? Sind wir damit gegenüber anderen Berufsgruppen nicht benachteiligt?

- Wie kann ich das überhaupt aushalten, wenn ich miterlebe, wie mehrere Erwachsene ein tobendes, weinendes, aggressives und gleichzeitig verzweifeltes Kind festhalten und fixieren?

Im Team und in Gesprächen mit Einzelnen muss daher **immer wieder** reflektiert werden:

- Das Setzen von Grenzen und auch Zwangsmaßnahmen zum Schutz des Kindes in bestimmten Situationen ist notwendig, sonst würde es vielleicht über die Straße rennen, zu tief ins Wasser gehen, Dinge essen, die gefährlich sind etc.
- Grenzsetzungen sind in bestimmten Situationen notwendig, damit das Kind lernt, seine Impulse zu steuern und sich zu kontrollieren und andere nicht zu schlagen oder zu beißen.
- Wichtig ist, dass diese Eingriffe **auf wenige Situationen** beschränkt sind und in einer insgesamt liebevollen, zugewandten und unterstützenden Beziehung passieren. Wichtig ist auch, dass diese Eingriffe durch Eltern oder auch Betreuer kontrolliert stattfinden und langfristigen Erziehungs- und Therapiezielen dienen. Beispiel: Ein Kind oder auch Jugendlicher lernt durch Grenzsetzung, auf körperliche Attacken zu verzichten, um langfristig Freunde zu finden.

Für die Arbeit auf Station sind Informationen aus der Anamnese hilfreich, mit welchen Vorerfahrungen bezüglich Grenzsetzungen das Kind/der Jugendliche zur Behandlung kommt:

- Erlebte es/er „zu wenig" Grenzen? Das kann für das Miteinander auf Station bedeuten, dass es möglicherweise vermehrt zu Diskussionen und Machtkämpfen kommen wird.
- Erlebte es/er ein „zu viel" an Kontrolle, Macht und Begrenzung? Es bestehen möglicherweise Ängste und diese Kinder und Jugendlichen reagieren dann sehr sensibel und/oder mit traumatischen Erinnerungen auf Zwangsmaßnahmen im klinischen Setting.
- Hatten die Kinder und Jugendlichen sehr wechselhafte Erfahrungen mit Grenzsetzungen („mal so, mal so")? Dann testen sie möglicherweise vermehrt Grenzen der Mitarbeiter aus.

12.9.2 Deeskalationsmanagement

- Deeskalationsmanagement ist die Planung, Koordination und Durchführung sämtlicher Maßnahmen für einen optimalen Umgang mit Gewalt und Aggressionen in einem System (Klinik, Station, Wohngruppe, Team).
- Alle Mitarbeiter einer Einrichtung sind regelmäßig anhand eines Schulungskonzepts (z. B. ProDeMa) in Deeskalationsstrategien zu schulen.
- Schulungsinhalte sind:
  - Verbale Deeskalationsstrategien, wie Validierungsstrategien
  - Körperinterventionstechniken, z. B. Abwehr und Flucht und/oder Haltetechniken
  - Konkrete Übungen und Rollenspiele
  - Fallberatung mit eigenen Fällen aus dem Stationsalltag

12.9.3 Durchführung einer freiheitsentziehenden Maßnahme

- Kontaktaufnahme: Das Wiederspiegeln (Validieren) von gesehenen oder vermuteten Gefühlen ist ein guter Einstieg.
- Nicht auf eine vollständige Klärung von Sachverhalten bestehen

- Für Ruhe sorgen, Abschirmen gegen Reize (z. B. Mitpatienten in Zimmer schicken)
- Ruhig, in kurzen Sätzen sprechen, ausreichende Distanz wahren, auf Körpersprache achten
- Fixierbett oder Medikation vorbereiten
- **Selbstschutz:** mögliche Fluchtwege identifizieren, sich entsprechend im Raum platzieren, andere Mitarbeiter einbeziehen, auf Gegenstände mit Verletzungsrisiko (Wurfgegenstände) achten
- Auf ausreichend Mitarbeiter warten, erst dann eingreifen!
- Kommunikation und Abstimmung mit den Kollegen **vor** (wer übernimmt welche Aufgabe?) und **während** der Durchführung!
- Ein Mitarbeiter redet und erklärt dem Kind oder dem Jugendlichen während der Maßnahme, was gerade passiert bzw. als Nächstes passieren wird.
- Dem Patienten möglichst viel Entscheidungsrecht anbieten, was den Ablauf angeht. Beruhigt er sich im Verlauf, kann auf die freiheitsentziehende Maßnahme verzichtet werden.
- Lückenlose Dokumentation der Maßnahme und Information an Eltern bzw. Sorgeberechtigte
- Nachbesprechungen:
  - Innerhalb des Teams möglichst am Folgetag kurz und standardisiert. Jeder sollte seine Sicht, seine Wahrnehmung und Gefühle mitteilen können. Wichtig! Damit aus gut gemeisterten, aber eventuell nicht optimal bewältigten Situationen gelernt werden kann und die richtigen Schlüsse gezogen werden!
  - Mit den betroffenen Kindern und Jugendlichen, damit diese die Situation sowie die getroffenen Maßnahmen verstehen und nachvollziehen. Schriftliche Verhaltensanalysen sind hilfreich.

Unter Umständen müssen Behandlungsziele angepasst oder individuelle therapeutische Maßnahmen ergriffen werden, um weitere Eskalationen und freiheitsentziehende Maßnahmen zu vermeiden.

Tipps, Tricks und Fallen

- Auch im Umgang mit angespannten aggressiven Kindern und Jugendlichen steht Deeskalation vor Maßnahmen gegen den Willen der Minderjährigen!
- Scheitern Deeskalationsstrategien, sind zum Schutz und zur Sicherheit von Mitpatienten und Mitarbeitenden freiheitsentziehende Maßnahmen unumgänglich. Die eingesetzten Maßnahmen müssen verhältnismäßig sein. Zum Einsatz kommt der am wenigsten einschränkende Eingriff.
- Dienstanweisungen für freiheitseinschränkende und freiheitsentziehende Maßnahmen sind für alle Beteiligten hilfreich und vermitteln Handlungssicherheit.
- Zur Nachsorge für Mitarbeiter direkt nach diesen häufig stark belastenden Ereignissen ist eine kollegiale Erstbetreuung hilfreich, am Folgetag standardisierte Nachbesprechungen.

12.9.4 Kinderschutz

- Grenzverletzungen, sexuelle Übergriffe sowie seelische und körperliche Gewalt kommen leider auch in kinder- und jugendpsychiatrischen Institutionen vor. Es sind vor allem Mitarbeitende aus dem PED, die sich Anschuldigungen ausgesetzt sehen – von Kindern, Jugendlichen und Eltern. Die spezifischen Aufgaben des PED mit körperlicher Nähe, z. B. Begleitung bei Hygienemaßnahmen oder medizinischen Maßnahmen, die intensive Betreuung (Einzelkontakt, 1:1-Betreuung) über mehrere Stunden machen diese Mitarbeitenden besonders angreifbar.

- Schutzkonzepte auch in Kliniken sind daher präventiv mit besonderer Unterstützung der Leitungskräfte zu entwickeln – zum Schutz der anvertrauten Minderjährigen mit seelischen Problemen und zum Schutz aller Mitarbeitenden in einem kinder- und jugendpsychiatrischen Team.
- Sie bieten keinen absoluten Schutz, können aber die Wahrscheinlichkeit des Auftretens von grenzverletzendem Verhalten reduzieren.
- Durch eine Gefährdungsanalyse können mögliche Gefährdungssituationen und -konstellationen identifiziert werden.

Zentrale Elemente eines Schutzkonzepts sind:

- Leitbild
- Verhaltenskodex/Verhaltensleitlinien
- Erweitertes Führungszeugnis
- Arbeitsvertragliche Regelungen, z. B. Selbstverpflichtungserklärungen
- Fortbildungen für Beschäftigte
- Beteiligungsmöglichkeiten und -rechte für Kinder und Jugendliche (Inwieweit sind die Kinderrechte beachtet und die UN-Kinderrechtskonvention in der Institution umgesetzt?), Eltern, Mitarbeitende, Praktikanten
- Unterschiedliche Beschwerdeverfahren und -möglichkeiten („kein Anliegen ist zu klein") für Kinder (hier ist das Alter und der Entwicklungsstand zu beachten!), Jugendliche, Eltern, Bezugspersonen, Sorgeberechtigte, Mitarbeitende (hier ist auch der strukturierte Umgang mit Fehlern wichtig), Fachkräfte (extern, z. B. Jugendamt, Jugendhilfe, Schule)
- Präventionsangebote für die Kinder und Jugendlichen, z. B. sexualpädagogische Konzepte
- Notfallplan im Verdachtsfall (inkl. Verpflichtung zur Kooperation mit Fachberatungsstellen und Rehabilitationsverfahren im Falle falscher Verdächtigungen)
- Handlungsempfehlungen zum Umgang mit der Aufarbeitung aufgetretener Fälle (https://guteverfahren.elearning-kinderschutz.de/)

Wichtig ist es, in Institutionen eine **Kultur der Achtsamkeit** zu etablieren, um so die Gefahr von Grenzverletzungen, Übergriffen, Gewalt und Machtausübung zu reduzieren:

- z. B. Achtung und Berücksichtigung der Interessen und Ziele aller Beteiligten
- Haltung der Wertschätzung
- Aufmerksam sein und wahrnehmen, denn was nicht für möglich gehalten wird, wird auch nicht entdeckt
- Bemühen um eine offene, transparente Kommunikationskultur
- Klare Prozesse und Abläufe
- Möglichkeiten im Stationsalltag zum Austausch und zur Reflexion
- Achtsamkeit bezüglich Stress, Belastung und Wohlbefinden der Mitarbeiter, Selbstfürsorge.

In Kinder- und Jugendpsychiatrien gibt es drei mögliche Konstellationen von Gewalt:

- (Sexuelle) Übergriffe und Gewalt durch Mitarbeitende
- Übergriffe und Gewalt gegen Mitarbeitende durch die minderjährigen Patienten
- (Sexuelle) Gewalt und Übergriffe innerhalb der Gruppe der Kinder und Jugendlichen

Bei Verdacht sind folgende Schritte wichtig:
- Schutz des Betroffenen
- Information der Leitungsebene
- Bewertung des Verdachts
- Einrichtung eines Krisenteams mit Einbezug externer Fachkräfte und Entscheidung über Maßnahmen zum Schutz oder auch über die Einschaltung von Strafbehörden

Tipps, Tricks und Fallen
- Je größer Stress und Zeitdruck oder Personalmangel, desto größer die Gefahr für Grenzübertretungen und Übergriffe
- Stark hierarchische, geschlossene Strukturen mit einer Atmosphäre der Furcht sind ebenso gefährdet wie Einrichtungen mit einer sehr toleranten, freizügigen, gewährenden Kultur.
- Das Verleugnen und Nichtbeachten des Machtgefälles zwischen Behandelnden und Betroffenen birgt die Gefahr des Missbrauchs.
- Das Verleugnen und Nichtbeachten von eigenen Gefühlen im Kontakt mit dem einzelnen Kind oder Jugendlichen mit schwierigsten Vorerfahrungen kann zu …
  - Überengagement und längerfristig Erschöpfung und/oder
  - Distanzierung und eher feindlichen und gereizt-aggressiven Verhaltensweisen bei den Helfenden führen.
- Emotionale und körperliche Nähe zu den Minderjährigen und professionelle Distanz sind in der Beziehung zu jedem Kind oder Jugendlichen achtsam auszubalancieren. Eine offene und vertrauensvolle Reflexion im Team bietet Unterstützung für jeden Mitarbeitenden und gleichzeitig Vorbeugung für Fehlverhalten und Retraumatisierung der besonders schützenswerten jungen Patienten.
- Wichtig ist es, eigene Gefühle von Scham („das passiert nur mir, weil ich es nicht hinkriege") zu überwinden und das Gespräch zu suchen.
- Das Gespräch über Sexualität und eigene Gefühle, die traumatisierte Kinder auslösen, ist nach wie vor tabuisiert, gleichzeitig notwendige Voraussetzung für die Behandlung.
- Wichtig und gleichzeitig sehr schwierig ist es, Beobachtungen von Verhaltensweisen von Kollegen direkt und/oder frühzeitig anzusprechen. Teammitglieder fühlen sich leider oft als „Verräter".
- Eigene (Vor-)Erfahrungen muss jeder Mitarbeitende reflektieren und möglichst im Team veröffentlichen. Beispiel: Für eine Mitarbeiterin, die gerade eine schmerzvolle Trennung mit vielen aggressiven Auseinandersetzungen erlebt hat, kann die Behandlung eines Kindes mit jahrelangem Scheidungskrieg eine nicht zu bewältigende Belastung darstellen.

12.9.5 Therapiebaustein Verhaltenspläne als Kontingenzmanagement (KM)

- Angenehme und unangenehme Konsequenzen (Folgen) steuern unser Verhalten und bestimmen die Auftretenswahrscheinlichkeit bestimmter Verhaltensweisen.
- Durch KM bzw. Verhaltenspläne werden diese Prozesse analysiert und therapeutisch genutzt (▶ Tab. 12.4). Sie finden ohnehin permanent statt, aber unkontrolliert und festigen häufig problematisches oder krankhaftes Verhalten.

Tab. 12.4 Vorteile und Grenzen von Verhaltensplänen

Vorteile von Verhaltensplänen	Grenzen von Verhaltensplänen
• Führen weg vom „problematischen Kind" zu problematischem Verhalten • Problemverhalten oder erwünschte Verhaltensweisen sind exakt definiert • Konsequenzen sind festgelegt, dadurch emotionale Entlastung des Teams und/oder der Eltern (Erleben von Handlungsfähigkeit, weniger Aggressionen) • Sind proaktiv, nicht reaktiv! Belohnen Anstrengung und Schritte auf das Zielverhalten hin • Guter Einstieg in Behandlung und Möglichkeit zur Motivationssteigerung • Aushandeln und Vereinbarungen – alle halten sich an den schriftlich ausgearbeiteten Plan! • Ermittlung von angemessenen Verstärkern • Erwartungen sind realistisch und erfüllbar • Belohnung zeitnah, kurzfristig, altersangemessen • Weniger Worte, Schimpfen, Tadeln • Dokumentation des Verlaufs • Selbstbelohnung möglich • Verknüpfung mit anderen therapeutischen Techniken leicht möglich	• Fördern Anpassungsleistungen, keine Einsicht! • Aufwand an Planung, Kontrolle, Disziplin und Durchhaltevermögen • Vollbringt keine Wunder, sondern nur Annäherung/Verbesserung in kleinen Schritten • Oft nicht über den ganzen Tag/immer einsetzbar, sondern nur für 2–3 Verhaltensweisen in definierten Situationen • Kontinuierliche Motivationsarbeit zur Durchführung notwendig • „Alle" Variablen sind im Blick zu halten • Anpassung der Pläne notwendig • Wenn der Plan auf Abbau des Störverhaltens zielt, dann sind Techniken zum Aufbau neuer Verhaltensweisen unabdingbar • Positive Zielformulierungen oft schwierig!

- KM macht die fließende Grenze zwischen Erziehung, Therapie und Förderung deutlich.
- Der PED ist stark in die Planung von KM einbezogen und insbesondere für die Durchführung verantwortlich.
- KM und Pläne …
  - zielen auf die Veränderung von konkreten Verhaltensweisen, meist Problemverhalten.
  - sind hilfreich bei externalen, emotionalen Problemen und bei Entwicklungsstörungen.
  - unterstützen den Verhaltensaufbau und das Löschen problematischen Verhaltens.

Wichtig für Pflege- und Erziehungsdienst

- Intensive Beobachtungs- und Vorbereitungsphase notwendig, Zeit lassen!
- Konkretes Beobachten – Was genau muss sich wie ändern?
- Hierarchisierung von Problemverhalten oder Zielverhalten – Welches Verhalten ist am wichtigsten? Auf welches Verhalten sollte zum Einstieg fokussiert werden, damit das Kind und der/die Jugendliche Erfolge erleben kann und motiviert ist mitzumachen?
- Verstärker ermitteln: im Team Ideen sammeln, Kinder und Jugendliche fragen, mitbestimmen lassen, mit ihnen diskutieren und „verhandeln":
  - „Würde dich das wirklich motivieren, dieses Verhalten aufzugeben oder trotz deiner Ängste mehr mitzumachen?"

- Typische Verstärker im Stationsalltag sind: Ausgang und zusätzliche Ausgangszeiten, Telefonate und Besuche, individuelle Zeit mit Betreuenden, zusätzliche Medienzeiten, bei Kindern auch Punkte, Stempel, Sticker, Positivkarten („tokens"). Verstärker können abhängig vom Alter sehr unterschiedlich sein!
- **Wichtig ist die Kontrolle über Verstärker:** Hat ein Jugendlicher unbeschränkten Zugang zu seinem Smartphone, ist es nicht als Verstärker wirksam. Entscheidet sich allerdings ein Jugendlicher in Absprache, auf sein Smartphone zu verzichten und sich für Alternativverhalten, Gewichtszunahme, Schulbesuch oder andere therapeutische Aufgaben nach Verhaltensplan „zu belohnen", können Smartphone-Zeiten hoch wirksame Verstärker sein.
- Beachte **Shaping** (= Verstärkung und Belohnung von kleinen Schritten in Richtung angemessenem, hilfreichem Verhalten): Plan so aufbauen, damit auch Versuche belohnt werden, z. B. für pünktliche Anwesenheit 1 Punkt, für aktive Teilnahme und eigene Redebeiträge 3 Punkte.
- Bei Verhaltensplänen ist es möglich, kurzfristige Verstärker und längerfristige Verstärker zu kombinieren: 1 Sticker unmittelbar, wenn Zielverhalten gezeigt wird; bei 5 Stickern einmal Eis essen.

! Tipps, Tricks und Fallen

- Positives, erwünschtes Verhalten belohnende Verstärkerpläne sind besonders effektiv. Oft sind jedoch auch Pläne sinnvoll, die das Ausbleiben von unerwünschtem Verhalten verstärken.
- Verstärkerpläne helfen Teams im Umgang mit herausfordernden Symptomen, vermitteln Handlungssicherheit, jeder weiß, wie zu reagieren ist. Dies führt zu mehr Miteinander im Team und reduziert Konflikte.
- Erwünschtes Verhalten kann und sollte immer – unabhängig von Verstärkerplänen – durch eine positive Rückmeldung individuell unterstützt und verstärkt werden

12.9.6 Teamkonzepte – Beispiel Dialektisch-behaviorale Therapie für Adoleszente

Damit die Behandlung und das Miteinander im multiprofessionellen Team gelingen, haben sich viele Teams für eine gemeinsame therapeutische Haltung entschieden, wie z. B. in der dialektisch-behavioralen Therapie (DBT). Sie wurde von Marsha Linehan in den 1980er-Jahren entwickelt (▶ 8.5) und hat nicht nur die Patienten, sondern das gesamte Team im Blick. Sie ist adaptiert für Adoleszente (DBT-A). Im Skillstraining wird eine Vielzahl von Fertigkeiten („Skills") für die Bewältigung von Krisensituationen (Förderung der Stresstoleranz), den Umgang mit schwierigen Gefühlen, den zwischenmenschlichen Bereich und Achtsamkeit als Basis vermittelt. Jedes Teammitglied erlernt diese Fertigkeiten, …

- wendet sie zunächst bei sich selbst,
- im Team untereinander und
- dann im Kontakt mit Kindern, Jugendlichen und Angehörigen an.

Mitglieder des PED sind somit ein gutes Modell und unterstützen Verhaltensveränderungen.

Hilfreich im Miteinander sind auch Grundannahmen, die nicht nur für die Patienten und Familien, sondern auch für Teams formuliert sind:

1. Die wichtigste Sorge des Teams muss sein, den Kindern, Jugendlichen und ihren Bezugspersonen/Familien dabei zu helfen, sich so zu verändern, dass ein Leben ohne (teil-)stationäre Aufenthalte möglich ist.

2. Klarheit, Genauigkeit und Mitgefühl sind von äußerster Wichtigkeit in der Arbeit mit DBT-A.
3. Die Beziehung zwischen Teammitgliedern und Jugendlichen ist eine wirkliche Beziehung zwischen Gleichen.
4. Aufgrund der Krankenhaushierarchie hat das Behandlungsteam automatisch beträchtliche Macht über die Jugendlichen, mit der vorsichtig und mit Sensibilität umgegangen werden muss. Vergleiche Punkt 3.
5. Das Team kann darin scheitern, DBT-A wirksam anzuwenden.
6. Auch wenn sie richtig angewendet wurde, erreicht die stationäre DBT-A nicht immer das gewünschte Outcome.
7. DBT-A-Teams, die diese Jugendlichen mit vielfältigen Problemen behandeln, brauchen Unterstützung, insbesondere die Mitarbeitenden des PED („front-line nursing staff“).
   (Swenson, Witterholt, Bohus 2007 in Dimeff, Koerner: DBT in clinical practice, angepasst von den Autorinnen)

Eine dialektische[1], achtsame Haltung fördert die therapeutische Beziehung und die Motivation der Kinder, Jugendlichen und Mitarbeitenden.

Commitment-Strategien wie …
1. Pro und Contra (Vor- und Nachteile),
2. Advocatus Diaboli,
3. Fuß-in-der-Tür/Tür-im-Gesicht,
4. Erinnern an frühere Zustimmungen,
5. Betonen der freien Wahlmöglichkeit,
6. Cheerleading …

unterstützen die Bereitschaft für Veränderungen, helfen aber auch im Alltag. Beispiel: „Was spricht dagegen, dass du mitmachst, und was spricht dafür (1)? … Ich traue es dir zu, dass du es schaffst (6), aber es ist natürlich deine Entscheidung (5). … Vielleicht willst du nur zusehen (3 Fuß in der Tür) … Ich gehe jetzt, … und bin gespannt, welche Wahl du treffen wirst, … freue mich sehr, wenn du kommst. (3)“

Validierungsstrategien gehören zu den Akzeptanzstrategien:
- V1: ungeteilte Aufmerksamkeit, offen, nicht wertend, man erinnert früher Gesagtes.
- V2: genaue Reflektion, d. h., man vermittelt, dass das Gesagte gehört und verstanden wurde.
- V3: Verbalisieren, d. h. Aussprechen von Emotionen, Gedanken oder Verhaltensmustern, die der Patient erlebt, aber nicht ausspricht
- V4: Validierung in Termini vergangener Lernerfahrungen oder biologischer Dysfunktion: Jedes Verhalten hat seine Ursache entweder in der Biografie oder aufgrund der Biologie.
- V5: Validierung in Termini von gegenwärtigen Umständen oder Grundannahmen
- V6: radikale Echtheit: Patient wird respektvoll „von gleich zu gleich“ behandelt und nicht in Watte gepackt.
- V7: Cheerleading, Teammitglied glaubt an Patienten und seine Fähigkeiten zur Veränderung.
- V8: reziproke Vulnerabilität: Mitteilen des „me too“, es geht mir auch so. Validierungsstrategie in engen Beziehungen wie Familien, in Teams unter Kollegen.

[1] Dialektisch heißt: in Widersprüchen denkend, nicht „entweder-oder“, sondern „sowohl-als-auch“. Es gibt immer mehr als eine Art, eine Situation zu sehen oder ein Problem zu lösen. Das heißt für den Umgang im Team: Jede Meinung hat ihre Berechtigung und ist bedenkenswert.

Eine gelungene Validierung vermittelt dem Kind oder Jugendlichen, dass seine subjektive Sicht der Dinge für ihn stimmig und daher nachvollziehbar ist. Sie führt dazu, dass es/er sich selbst und seinen Gefühlen bewusster wird. Validierung beinhaltet **nicht,** dass man diese subjektive Sicht gutheißt.

Akzeptanz- („du bist als Person o. k., so wie du bist") und veränderungsorientierte Strategien („dein Verhalten macht Probleme und ist belastend für deine Freunde und/oder Eltern und erfordert Veränderung") werden sorgfältig ausbalanciert. Dieses **dialektische** Vorgehen ist auch hilfreich, wenn Regeln eingefordert werden: „Ich kann nachvollziehen, dass du dich ungerecht behandelt fühlst und über mich ärgerst (Akzeptanz des Gefühls)" **und** „gleichzeitig ist es notwendig, dass du diesen gefährlichen Gegenstand abgibst." Es fühlt sich für die Kinder und Jugendlichen anders an, wenn eine Regel mit einer Validierungsstrategie gekoppelt ist und nicht nur auf die Regel bestanden wird („gib den Gegenstand ab").

Achtsamkeit und Validierungsstrategien werden nicht nur gegenüber Patienten, sondern auch gegenüber sich selbst angewandt **(Selbstvalidierung).** Diese offene, akzeptierende Haltung dient auch der Selbstfürsorge und Psychohygiene im Team.

13 Gerontopsychiatrie

Werner Mayr

Gerontopsychiatrie Teilgebiet der Gesamtpsychiatrie, das sich mit Problemen des Alterns und seelischen Krankheiten älterer Menschen beschäftigt, **d. h. in der Regel ab dem 65. Lebensjahr.**
Da bei gerontopsychiatrischen Patientinnen oftmals mehrere Erkrankungen vorliegen, die einen erhöhten Pflegebedarf nach sich ziehen, haben fundiertes Wissen über somatische Erkrankungen im Alter und allgemeinpflegerisches Wissen einen hohen Stellenwert. Eine zuverlässige interdisziplinäre Zusammenarbeit zum Wohle der Patientinnen ist unerlässlich. Von Vorteil ist es, wenn die Mitglieder des Teams vielseitige Berufserfahrung mitbringen, mit dem Umgang mit Erkrankungen in anderen Kulturen vertraut sind oder gar Fremdsprachenkenntnisse mitbringen. Nur so können auch Menschen mit Migrationshintergrund bestmöglich versorgt werden.

Individuell-biografischer Kontext

Wir haben es mit Menschen zu tun, deren Biografie sich oftmals stark von den Lebenserfahrungen derer unterscheidet, die sie pflegen. Vielfach steht ihre Lebensgeschichte im Kontext einschneidender historischer Ereignisse und persönlicher Erfahrungen. Je nach Geburtsjahrgang haben sie als Kinder, Jugendliche oder junge Erwachsene Kriegserfahrung, Hunger, Flucht und Vertreibung mit dem Verlust von Heimat, die Nachkriegs- und Wiederaufbauzeit, Mauerbau, Über- und Aussiedlung erlebt. Traumatische Ereignisse werden oftmals als Lebensballast mit sich getragen, da sie nie aufgearbeitet wurden. Erziehung und Erfahrungen im jeweiligen Kontext haben ihre Wertewelt geprägt, so sind für viele „Disziplin" und „Gehorsam" von Bedeutung, aber auch „Essen" oder „Arbeit" sind Themen, die noch im hohen Alter verhaltensbeeinflussend sind (▶ Tab. 13.1). „Heute habe ich habe mir das Essen noch nicht verdient" ist nur eine beispielhafte Äußerung dafür.
Ebenso treten bei vielen älteren Menschen spirituelle Themen – auch wenn sie vielleicht nicht diesen Begriff verwenden – in den Vordergrund. Gemeint sind damit ganz individuelle Formen von Transzendenzerleben, sei es in der Natur, durch Musik und andere Künste. Auch Fragen von Religion und von Glaubenszugängen, z. B. das Praktizieren von religiösen Ritualen und die Beschäftigung mit dem Tod und der Hoffnung auf ein Danach, können eine bedeutsame Rolle spielen. Viele ältere Personen schöpfen den Sinn, den sie ihrem Leben noch zuschreiben, aus ganz anderen Themen und Lebensbereichen als nachfolgende Generationen. Die Themenbereiche Lebensrückschau und vollbrachte Leistungen, sowie Generativität werden für viele zentral (Mayr 2024).

Tab. 13.1 Verhaltensweisen vor dem Hintergrund des zeitgeschichtlichen Kontextes

Geschichtlicher, politischer, staatlicher Rahmen	Verhaltensweise
Lebensmittelrationierung	Essen sammeln, horten in Kleidungstaschen und Schubladen/Schränken
Flucht, Vertreibung aus der angestammten Wohnung, Heimat	Koffer füllen, ruheloses Umherlaufen
Flucht, Vertreibung	Mit Tageskleidung zu Bett gehen
Pflicht zur Verdunkelung der Fenster in Kriegszeiten	Angst vor Dunkelheit, Einschlafstörung
Kontrollen durch Soldaten und an Grenzen	Eine Tasche mit wichtigen Papieren (Ausweis) immer bei sich haben; verzweifeltes Suchen, wenn diese nicht da ist

Verhaltensweisen gerontopsychiatrischer Patientinnen können eine Brücke zu früheren Lebenserfahrungen darstellen. Wissen um die Biografie und Lebensumstände älterer Menschen, um historische und geografische Gegebenheiten, können sich daher im Rahmen der Betreuung und Behandlung als relevant herausstellen.

Zielgerichtete Entscheidung über den Ort der Behandlung

Die Möglichkeit einer Behandlung und Betreuung im gewohnten Umfeld – zu Hause oder im Senioren- oder Pflegeheim – muss gegenüber einer vollstationären Behandlung abgewogen werden. Wenn die Gegebenheiten vorhanden sind, kann in Absprache mit allen Beteiligten über eine Institutsambulanz oder ein aufsuchendes, stationsersetzendes psychiatrisches Home-Treatment wertvolle Arbeit geleistet werden. Bei diesen Behandlungsformen können auch Angehörige oder Pflegende und die Hausärztin vor Ort einbezogen werden, beraten sowie sich im Idealfall am Problemlösungsprozess beteiligen. Voraussetzung hierfür sind u. a. das Gelingen einer vertraglichen Lösung mit den Kostenträgern sowie Information und Kooperation der unterschiedlichen Akteure im Versorgungssystem (Heime, Hausärztinnen etc.).

Aufnahmesituation und Grundsätzliches zur Pflege

13

Kommt es zu einer vollstationären Aufnahme, ist die Aufnahmesituation auf der gerontopsychiatrischen Station entscheidend. Im Bewusstsein, dass die Patientin „Neuland“ betritt, gilt es, eine Basis für eine gelingende professionelle Beziehungsarbeit zu legen. Im Vorfeld ist im Team abzuklären, wer die Aufnahme durchführt und welches Zimmer die Patientin bezieht. Die Patientin sollte ohne Zeitdruck begrüßt werden können, in einer ruhigen Atmosphäre sollten pflegerelevante Informationen erfragt und Fragen von Patientin und Angehörigen kompetent und verständlich beantwortet werden. Die Bezugspflege stellt aus pflegerisch-organisatorischer Sicht die beste Option für den Vertrauensaufbau, maximale Informationsgewinnung und bestmögliche Behandlungsplanung dar. Ein Wochenplan mit den therapeutischen Gruppen- und Visitenangeboten sorgt für Transparenz. Daran angelehnt können individuelle Tagesstrukturpläne erstellt werden. Die Förderung der Selbstständigkeit, auch wenn dies nur in Ansätzen möglich ist, und die aktivierende Pflege sollten zum Selbstverständnis der Pflegefachperson gehören.

Psychogene Veränderungen im Alter

Psychogen Aus den „normalen“ seelischen Abläufen erklärbar.

- Persönlichkeitszuspitzung: bereits vorhandene Persönlichkeitszüge werden im Alter oft ausgeprägter, z. B. sparsam → geizig.
- Mangel an Stimulierbarkeit durch die Umwelt, Toleranzminderung
- Vermehrte Erschöpfbarkeit
- Diffuses Nachlassen der Merk- und Konzentrationsfähigkeit
- Änderung des Schlafverhaltens

Häufige psychiatrische Erkrankungen im Alter

Im Alter treten einige psychiatrische Erkrankungen und Störungen häufiger oder in besonderer Ausprägung auf:

- Demenzen (▶ 13.1)
- Delirien, akute organische Psychosyndrome
- Depressive Zustände (▶ 13.2)
- Suizidalität
- Pathologische Trauerreaktionen

- Abhängigkeiten
- Schmerzsyndrome
- Schlafstörungen (▸ 13.4)
- Paranoide Entwicklungen bei Blindheit und Schwerhörigkeit
- Wahnhafte Störungen

13.1 Demenzielle Syndrome

Definition Chronisches, erworbenes kognitives Defizit, geistiger Verfall. Verlust von vorher vorhandenen geistigen Fähigkeiten. Keine Bewusstseinsstörung. Veränderungen sind über mind. 6 Monate zu beobachten. Sehr häufiges psychiatrisches Krankheitsbild, etwa 6 % aller Menschen > 65 Jahren betroffen (▸ Tab. 13.2).
Die Alzheimer-Krankheit ist mit 60–70 % aller Fälle die häufigste Erkrankung. Daneben sind vaskuläre (gefäßbedingte) Demenzen, die Lewy-Körperchen-Krankheit, die Demenz bei Morbus Parkinson sowie die Frontotemporale Demenz am häufigsten.

13

Tab. 13.2 Unterscheidung zwischen dem regulären Alterungsprozess und einer beginnenden Demenz

	Normaler Alterungsprozess	Beginnende Demenz
Vergessen	Vorübergehendes Auftreten, sporadisch	Häufiges Vergessen, die Vergesslichkeit dauert an
Beginn	Beginn im Alter von über 60 Jahren	Beginn im Alter unter 60 Jahren
Verlegen von Dingen	Gelegentlich	Häufiges Verlegen von wichtigen Dingen, z. B. Brille, Geldbeutel, Schlüssel
Wiederfinden von Dingen	Meist rasch an gewohnten Orten	Selten, meist an ungewohnten Orten, z. B. Brille im Kühlschrank
Vergessen von Inhalten	Details werden vergessen, durch intensives Nachdenken und Rekapitulieren von Begebenheiten fällt das Vergessene meist wieder ein	Ganze Erlebnisbereiche (z. B. Einkauf) und Begebenheiten (Auto- oder Bahnfahrt) werden vergessen; auch durch intensives Nachdenken keine Erinnerung möglich
Merkhilfen, Notizzettel	Sind gleichbleibend hilfreich	Werden zunehmend nutzlos
Auffassung	Mündliche und schriftliche Anweisungen können befolgt werden	Mündliche und schriftliche Anweisungen können nicht befolgt werden

Alzheimer-Krankheit

Häufigste Demenzform, eine degenerative Erkrankung des Gehirns, bei welcher die Nervenzellen unumkehrbar zerstört werden. Der Beginn ist vor dem 65. LJ möglich. Ätiologie unbekannt. Im cCT gleichmäßige Atrophie der Hirnrinde. Der größte Risikofaktor für die Entwicklung einer Alzheimer-Krankheit ist das Alter.

Symptome

- **Kognitive Symptome** (▸ Abb. 13.1):
  - Vergesslichkeit, Gedächtnisstörungen (Lang- und Kurzzeit), Orientierungsstörungen
  - Zeitgefühl geht verloren.

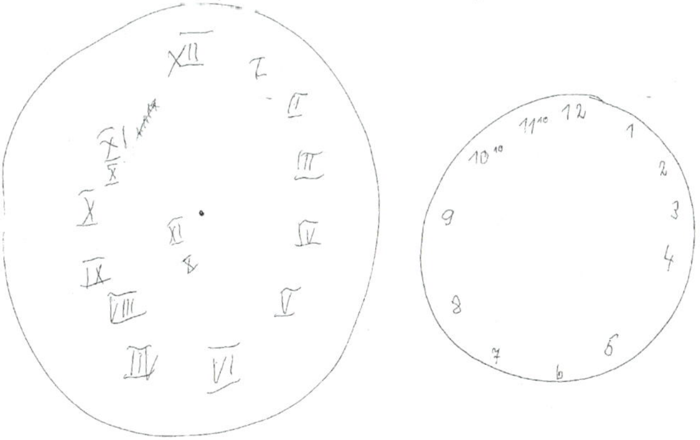

Abb. 13.1 Für die Diagnose der Alzheimer-Krankheit wird der Uhren-Zeichen-Test eingesetzt. Die Patientinnen werden gebeten, eine Uhr zu zeichnen. Gezeigt sind Beispiele für pathologische Uhren-Zeichen-Tests bei Patientinnen mit Demenz bei Alzheimer-Krankheit. [M515]

  - Aphasie (Störung der Sprache), Sprachverarmung und Reduzierung des Wortschatzes
  - Apraxie: unfähig zum zweckmäßigen Handeln bei bestehender Fähigkeit, die einzelnen Bewegungen durchzuführen
  - Agnosie: Gegenstände werden nicht angemessen erkannt.
  - Schwierigkeiten beim Schreiben, Rechnen, Lesen
  - Störungen des Denk- und Urteilsvermögens sowie Veränderungen der Persönlichkeit
  - „Fassade" kann lange erhalten bleiben.
  - Endstadium: schwere Demenz mit automatisierten Handlungen wie Zupfen, Wischen, Reiben, Nuckeln
- **Nichtkognitive Symptome** (Verhaltensauffälligkeiten):
  - Aggressivität
  - Unruhe
  - Verlust von Affekt und Impulskontrolle
  - Misstrauen
  - Veränderung von Antrieb und Sozialverhalten
  - Gestörter Tag-Nacht-Rhythmus
  - Halluzinationen und Wahnsymptome

Vaskuläre Demenz

- Nervengewebe im Gehirn stirbt aufgrund von Durchblutungsstörungen oder kleiner Hirninfarkte ab. Risikofaktoren: u. a. arterielle Hypertonie, Herzerkrankungen wie z. B. Herzrhythmusstörungen Diabetes mellitus, hoher Cholesterinspiegel, Übergewicht, Rauchen und Bewegungsmangel.
- Rechtzeitige Reduktion der Risikofaktoren kann Einfluss auf den Verlauf der Demenz nehmen.
- Mischformen mit der Alzheimer-Demenz sind nicht ungewöhnlich.

Symptome

- Beginn variabel, langer schubweiser Verlauf, plötzliche sichtbare Verschlechterungen, aber auch vorübergehende Besserung
- Frühsymptome: Merkfähigkeitsstörung, Zuspitzen von Persönlichkeitsmerkmalen
- Verflachen des gefühlsmäßigen Erlebens, negative Affektdurchbrüche (Aggression, mürrische Verstimmung), nächtliche Unruhe
- Verlangsamung
- Zunehmende Vergesslichkeit
- Endstadium: schwere Demenz, neurologische Ausfälle als Folge kleiner Hirninfarkte möglich

Lewy-Körperchen-Demenz

Erste Symptome treten oftmals bereits in jüngeren Jahren zutage, es treten bereits früh klassische Demenzsymptome auf. ▶ Abb. 13.2.

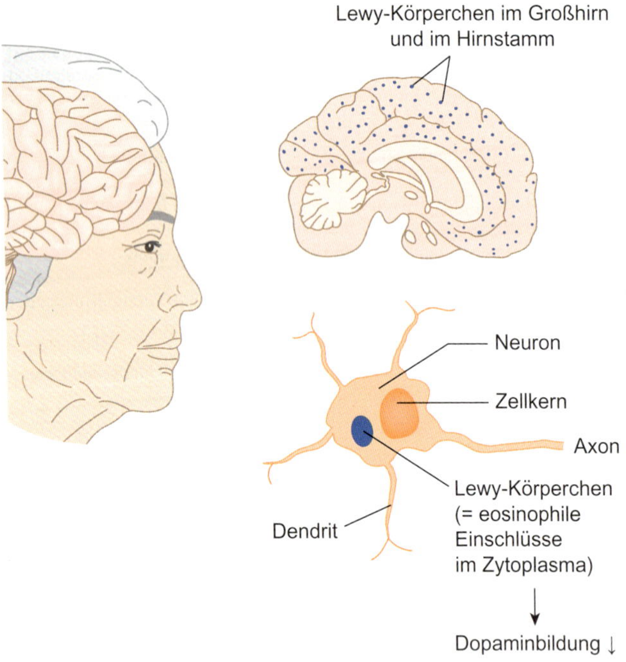

Abb. 13.2 Bei der Lewy-Körperchen-Demenz lagern sich Lewy-Körperchen in Nervenzellen in Großhirn und Hirnstamm ab. Die Dopaminbildung wird dadurch herabgesetzt. Es kommt zum Dopaminmangel, ähnlich wie beim Parkinson-Syndrom. [L231]

Symptome

- Geistige Leistungsfähigkeit und Aufmerksamkeit unterliegen starken Schwankungen.
- Leichte Parkinson-Symptome (unwillkürliches Zittern der Hände, Steifigkeit der Bewegungen) mit Sturzgefahr
- Optische Halluzinationen, die oft sehr detailreich sind

> **!** **Tipps, Tricks und Fallen**
>
> **Beachte**
>
> - In manchen Fällen scheinen die Patientinnen auf die Behandlung mit modernen Antidementiva und Acetylcholinesterase-Hemmern anzusprechen.
> - Bei der Behandlung mit Antipsychotika ist dagegen besondere Vorsicht geboten, es kann zu überempfindlichen Reaktionen kommen.

Frontotemporale Demenz

Symptome

- Langsamer Beginn im mittleren Lebensalter mit Nervosität, Erschöpfung, Interessensreduktion
- Auffälligkeiten im Sozialverhalten, aggressive Verhaltensmuster können auftreten.
- Zunehmende Triebhaftigkeit bis zur sexuellen Enthemmung

Sekundäre Demenzformen

Folgeerscheinungen von anderen, meist außerhalb des Gehirns angesiedelten Grunderkrankungen, z. B. Hirntumoren, Morbus Parkinson, Vitaminmangelzustand, Stoffwechselerkrankung, Vergiftungen (z. B. Alkohol, Blei, Quecksilber, Medikamente), schwere Infektionen.

Verlauf und Abgrenzung zur Depression

Bei allen Formen der Demenz ist mit einer unterschiedlich starken Ausprägung und einer Zunahme der Symptome im Verlauf der Erkrankung zu rechnen:

- Erschwernis der Alltagsbewältigung
- Hilfe und Unterstützungsbedarf steigen
- Individuelle Anforderungen an Betreuung, Pflege, Therapie und ärztliche Behandlung

Grundsätzlich gilt:

- Vor einer Diagnosestellung „Demenz" gilt es eine Depression auszuschließen → teils ähnliche Symptomatik (depressive Pseudodemenz) (▶ Tab. 13.3).

Tab. 13.3 Unterschiedliche Symptome bei Depression und Demenz

Depression	Demenz
• Konzentrationsstörungen	• Vergesslichkeit
• Teilnahmslosigkeit	• Persönlichkeitsveränderung
• Psychomotorische Störung	• Agitiertheit
• Schlafstörungen	• Störung des Tag-Nacht-Rhythmus

Umgang bei entsprechenden Symptomen

Sprachstörungen

Tritt häufig frühzeitig auf: Verarmung der Sprache, des Wortschatzes, Störungen des Sprach- oder Begriffsverständnisses.

Pflege

- Bei Wortfindungsstörungen der Patientin Hilfestellung geben: mehrere Wortmöglichkeiten anbieten
- Langsam und laut genug sprechen
- Kommunikative Leistungen verstärken, indem verbale Aufforderungen durch vorsichtige Berührungen unterstützt werden. Leitsatz: „Touching is talking" („Berühren bedeutet Sprechen").
- Auch andere nonverbale Interaktionsformen werden von der Patientin situationsgerecht wahrgenommen und beantwortet, z. B. Händereichen, Winken und Lachen.

Mnestische Störungen

Vor allem Störungen im Kurz-, aber auch im Langzeitgedächtnis. Patientinnen sind vergesslich, können sich nicht an Namen, Begebenheiten oder Lebensumstände erinnern.

Pflege

- Feste Pflegeperson zuordnen
- Auch bei kognitiven Einschränkungen Respekt und Verständnis signalisieren
- Anweisungen häufig wiederholen, sodass die Patientin sich damit vertraut machen kann
- Zu möglichst großer Selbstständigkeit, Selbstverantwortlichkeit und Unabhängigkeit anhalten

Im Rahmen der Angehörigenberatung könnte z. B. Folgendes empfohlen werden:

- „Vermeiden Sie nach Möglichkeit Korrekturen, da dies die Betroffene beunruhigt und beschämt."
- „Sollte Ihre Angehörige Ihren Namen nicht mehr wissen, dann nehmen Sie das nicht persönlich."
- „Vergessene Informationen wie Namen, aktuelles Datum oder Namen von Gegenständen können Sie unauffällig ins Gespräch einfließen lassen."

Mangelnde Flüssigkeits- und Nahrungsaufnahme

Gründe für geminderte Flüssigkeits- und Nahrungsaufnahme:

- Schwächeres Durstgefühl im Alter (gehäuft stationäre Aufnahmen zu Beginn der warmen Jahreszeit)
- Antriebsmangel, z. B. aufgrund einer Depression
- Schwere mnestische Defizite, Patientinnen vergessen zu trinken.
- Apraktische Störungen bei schweren Demenzen: Patientinnen wissen nicht mehr, wie man trinkt oder isst.
- Patientin leidet unter Vergiftungswahn.
- Zahnersatz passt nicht oder schmerzt beim Essen.
- Patientin hat eine körperliche Behinderung. Es macht ihr Mühe, sich mit Nahrung und Getränken zu versorgen.

Pflege

- Gründe erfragen, sofern Betroffene noch in der Lage sind, kongruent zu antworten
- Ein- und Ausfuhr kontrollieren

- Flüssigkeitsaufnahme anregen – wenn keine anderen Gründe dagegen sprechen
- Patientin regelmäßig wiegen
- Patientin fragen, was sie gerne isst und trinkt; Angehörige einbinden, Lieblingsgetränke oder -essen mitbringen lassen. Nach Rücksprache mit der Ärztin kann z. B. auch alkoholfreies oder -armes Bier erlaubt sein. ▶ Abb. 13.3
- Bei Vergiftungsideen oder -wahn der Patientin Sicherheit vermitteln, z. B. die hochkalorische Nahrung oder das Joghurt vor ihren Augen öffnen. Patientin kann Wasser direkt aus dem Wasserhahn trinken.
- Patientin auch zwischen den Mahlzeiten immer wieder zum Trinken anhalten
- Angehörige über den Umgang mit dem Problem informieren
- Ggf. für Haftcreme sorgen, bei Zahnärztin vorstellen

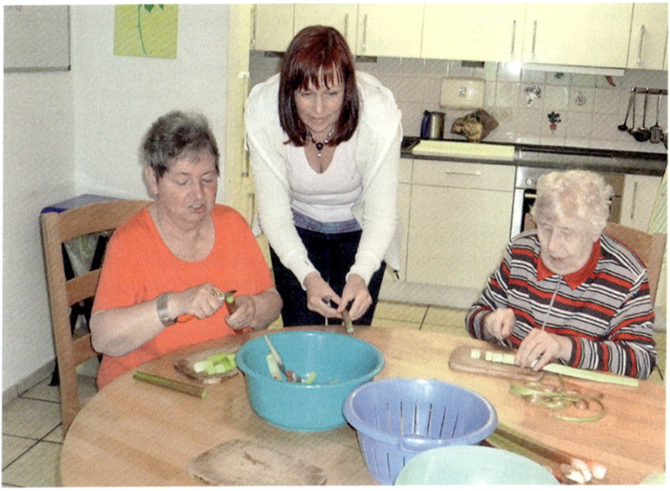

Abb. 13.3 In der Ernährung des älteren Menschen sind ausreichend frisches Obst und Gemüse von großer Bedeutung. Besonders sinnvoll ist es, wenn die Betroffenen im Rahmen der aktivierenden Pflege selbst bei der Zubereitung helfen. [M322]

Orientierungsstörung

- Patientinnen finden sich nicht mehr zurecht, sobald sie nicht mehr in ihrer gewohnten Umgebung sind.
- Patientinnen wissen ihren Namen, ihr Geburtsdatum und Alter nicht mehr.
- Patientinnen finden sich auf Station nicht zurecht.
- Patientinnen leben in ihrer Vergangenheit.
- Patientinnen wissen das aktuelle Datum nicht.

Pflege

- Namensschild an die Zimmertür, ggf. bei nachlassender Lesefähigkeit, kombiniert mit Symbol, z. B. bei Landwirtin einen Traktor, bei Gärtnerin Blumen
- Auf der Station vermehrt Schilder anbringen, z. B. an verschiedenen Stellen den Weg zur Toilette, zum Speiseraum, zum Stationszimmer ausschildern
- Große, einsehbare Uhren und großgedruckte Kalender
- Am Nachtkästchen Bild von An- und/oder Zugehörigen

Antriebsstörung

Verlust von Initiative, Interessen und Spontaneität; phasenweise aber auch starke Unruhe, Umtriebigkeit.

Pflege

- Bei Interessenverlust die Patientin z. B. bei der körperlichen Pflege zu Gesprächen oder Erzählungen anregen. Bei Pflegetätigkeiten zu zweit die Patientin in ein Dreiergespräch mit einbinden, nicht über die Patientin hinwegreden.
- Gemeinschaftliche Aktivitäten fördern, z. B. Singen, Gesellschaftsspiele oder Gymnastik
- Neu aufgenommene Patientinnen mit anderen Patientinnen namentlich bekannt machen
- Bei reduziertem Antrieb ist die Einschätzung mittels der modifizierten Norton-Skala zu empfehlen, um das Dekubitusrisiko einzuschätzen und bei Bedarf adäquat pflegerisch handeln zu können.
- Sollte sich das Gangbild verändern, sich die Sturzneigung vergrößern, dann ist die Sturzprävention von großer Bedeutung. Hier ist der „Expertenstandard zur Sturzprophylaxe (Netzwerk für Qualitätsentwicklung in der Pflege, DNQP)“ zu empfehlen.
- Bewegungsfreiheit im Rahmen des Möglichen lassen
- Geeignete Gehhilfe ermöglicht Fortbewegung bei gleichzeitiger Minimierung des Sturzrisikos.
- Pflegende sollten versuchen, das treibende (Pflicht-)Gefühl (siehe Biografie) zu erkennen und auf die momentane Erlebniswelt des Gesprächspartners einschwingen. Wenn dies gelingt, kann das Weglaufen als Hinlaufen begriffen und ein gemeinsamer Weg gefunden werden.

Forderndes/gereiztes/aggressives Verhalten

▶ 16.1.5

Mangelnde Krankheitseinsicht, häufig in Verbindung mit einer Persönlichkeitszuspitzung, führen nicht selten zu forderndem oder aggressivem Verhalten. Im Alter kommt es wie bei vielen hirnorganischen Prozessen neben der erhöhten Reizbarkeit zu einer stärkeren Affektlabilität und -inkontinenz. Die Patientinnen haben das Ausmaß ihres Affekts nicht mehr so gut unter Kontrolle → Möglichkeit eines stärkeren Impulsdurchbruchs. Patientinnen mit dysphorischen oder aggressiven Impulsdurchbrüchen bedauern ihr Verhalten im Nachhinein häufig.

Pflege

- Begegnung mit zugewandter Körperhaltung, ruhiger Stimme und gelassener Mimik suchen
- Bezugsperson hinzuholen, wenn sie in der Nähe ist
- Wenn möglich Validation® s. u.
- Nicht provozieren lassen
- Freundlich, aber bestimmt auf aggressives Verhalten hinweisen
- Fragen, ob die Person in Sorge ist und Hilfe anbieten, Ermutigen: „Gemeinsam schaffen wir das!“

! Die Gabe von sedierenden Medikamenten soll mit der Patientin und Angehörigen (Betreuenden) unter Wahrung der gebotenen Schweigepflicht besprochen werden.

! **Wichtig: Freiheitsentziehende Maßnahmen vermeiden!**

! **Wichtig: Auch Angst und Unsicherheit können zu aggressivem Verhalten führen.**

Im Rahmen der Angehörigenberatung:

- „Wenn es Ihnen möglich ist, dann vermeiden Sie alles, was negative Gefühle bei Ihrer Angehörigen auslöst. Dies kann Kritik oder Überforderung sein."
- „Lassen Sie sich nicht auf Streit ein und erwarten Sie keine nachvollziehbare Erklärung."
- „Bei Angstreaktionen empfiehlt es sich, beruhigende Worte zu sagen und angemessenen Körperkontakt zu halten."

Verlust von Urteils- und Denkvermögen

Umständliches Denken und Handeln. Es fällt den Patientinnen schwer, die Dinge „auf den Punkt" zu bringen. Gedankenabreißen: Patientinnen verlieren den Faden. Sie wissen im Gespräch oft nicht mehr, was sie eigentlich sagen wollten, treffen Entscheidungen, die nicht nachvollziehbar sind.

Pflege

- Ruhig bleiben und beruhigen
- Gesuchten Begriff im Gespräch miteinfließen lassen
- Ein genanntes „Stichwort" nochmals aufgreifen und wiederholen

Im Rahmen der Angehörigenberatung

- „Es gehört zum Verlauf einer Demenz, dass auch das Denkvermögen beeinträchtigt ist, Ihre Angehörige ist evtl. immer weniger oder nicht mehr in der Lage, einströmende Informationen und Eindrücke zu verarbeiten oder zu bewerten. Deshalb können Sie vielleicht auch manche Entscheidungen nicht mehr nachvollziehen."
- „Vielleicht können Sie die Ursachen der Sorgen oder Fehlinterpretationen Ihrer Angehörigen reduzieren oder beseitigen? Beispielsweise ein gekipptes Fenster schließen, das bei entsprechendem Wind immer auf und zu schlägt, damit die Erkrankte sich nicht sorgt, dass eingebrochen wird."

13

Apraktische Störungen

Die Patientinnen können bestimmte Dinge des täglichen Lebens aufgrund der Demenz nicht mehr oder nur noch verlangsamt oder unvollständig ausführen, z. B. sich ankleiden, sich waschen.

Pflege

- Geduld bewahren, Patientinnen nicht drängen, auch wenn man es selbst schneller machen würde
- So viel Hilfestellungen wie nötig, so wenig wie möglich
- Praktische Fähigkeiten der Patientin ab Aufnahme und fortwährend der Behandlung ausloten, so viel wie möglich selbstständig „machen lassen"
- Besuche der Patientin zu Hilfestellungen anleiten
- Durch Speicherung im Langzeitgedächtnis sind bestimmte Tätigkeiten stärker präsent und vertraut, z. B. bei älteren Frauen Haushaltstätigkeiten wie Abwaschen, Kartoffel- und Gemüse schälen. Nach Möglichkeit solche Tätigkeiten auf Station anbieten.

! **Wichtig:** In den kommenden Jahren ist eine Verschiebung der – bisher auch noch geschlechterspezifischen – Interessenslagen zu erwarten!

Grund für herausforderndes Verhalten (z. B. Schreien etc.) können auch unbehandelte Schmerzen sein. Hier kann als Hilfsmittel die „Serial Trial Intervention" (Fischer et al. 2008) zur systematischen Beurteilung herangezogen werden. Dabei werden körperliche und affektive Verhaltensänderungen beobachtet, diesen wird schrittweise mit nicht-medikamentösen Maßnahmen bis hin zur versuchsweisen Gabe von Schmerzmitteln begegnet.

Validation®

Grundsätzliche Haltung im Umgang mit dementen Menschen:

- Der emotionale Gehalt einer Aussage wird aufgegriffen und validiert, d.h. für gültig erklärt, ohne zu analysieren, zu bewerten oder zu korrigieren.
- Die innere Realität Verwirrter wird als persönliche Sicht- und Erlebnisebene akzeptiert.
- Symbole können als Ausdruck für Gefühle aus der Vergangenheit verwendet werden.
- Auch „sinnlos" erscheinendes Verhalten hat einen Grund. Es ist evtl. nur erklärbar mithilfe detaillierter Kenntnisse aus der Biografie der Person.

Die Methode der Validation® (Feil & Klerk-Rubin 2017) unterscheidet – unabhängig von Art oder Ursache der Demenz:

- Mangelhaft oder unglücklich orientierte Menschen
- Zeitverwirrte Menschen
- Menschen im Stadium der sich wiederholenden Bewegung
- Menschen im Stadium des „Vegetierens" (vollkommener Rückzug)/Vor-sich-hin-Dämmerns

Mangelhaft/unglücklich orientierter Menschen

Zeichen Sind weitgehend orientiert, aber unglücklich, da sie die im hohen Alter zwangsläufigen Verluste nicht akzeptieren können und wichtige Lebensaufgaben nicht vollendet worden sind.

Validationstechniken

- Erster Schritt: Konzentration auf die eigene Atmung, um sich von den eigenen Gefühlen zu distanzieren und für die Gefühle des Gegenübers zu öffnen
- Fragen nach Tatsachen (**Wer?** oder **Was?**) sind sinnvoll, nicht nach dem **Warum.**
- Den Sprachstil sachlich halten, mit eigenen Worten wiederholen, was die Betroffene gesagt hat
- Ansprechen des bevorzugten Sinnesorgans
- Gemeinsame Erinnerung an vergangene Zeiten und darüber reden.
- Gefühlsäußerungen und Berührungen außerhalb des üblichen Maßes vermeiden

Erfolgszeichen Niedrigerer Muskeltonus, ruhigere Augen, abnehmende Beschuldigungen.

Stadium der Zeitverwirrtheit

Zeichen Leben in der Vergangenheit, Verwechseln von Personen der Gegenwart mit solchen aus der Vergangenheit, Kommunikationsfähigkeit ↓, soziale Konventionen ↓, Bedürfnis nach sofortiger Bedürfnisbefriedigung, Muskeltonus ↓, Inkontinenz wahrscheinlich, Gefühlsbetonung.

Validationstechniken

- Fürwörter (er, sie, es, jemand) anstelle von nicht verstandenen Wörtern benutzen
- Berührungen, Augenkontakt, liebevolle Stimme
- Bei schwer einzuordnendem Verhalten: Biografie zu Rate ziehen
- Altbekannte Lieder singen oder Gebete sprechen

Erfolgszeichen Patientin wird ruhiger, Sprache verbessert sich, verbessertes Wohlbefinden.

Stadium der sich wiederholenden Bewegungen

Zeichen Weiter in die Vergangenheit zurückgezogen, keine sinnvollen Sätze, nur noch (teils unverständliche) Worte, eher Klänge, Laute, Bewegungsmuster (aus der Vergangenheit).

Validationstechniken

- Verbale Techniken, solange die Person noch spricht
- Berührungen: Familienangehörige fragen, was die Patientin früher mochte, was im Familienkreis üblich war
- Monotone Bewegungen der Patientin akzeptieren, Gegenstände aus früherem Leben zur Verfügung stellen
- Bewegungen der Patientin spiegeln, z. B. Mimik und Atmung, um sich einfühlen und Kontakt aufnehmen zu können
  Vorsicht: Eindruck des „Nachäffens" vermeiden!

Erfolgszeichen Patientin wird insgesamt ruhiger, sich wiederholende Bewegungen lassen nach.

Stadium des vollkommenen Rückzugs

Zeichen Fast regungslos mit geschlossenen Augen im Bett, orale Nahrungszufuhr oftmals nicht mehr möglich. Wahrnehmungsvermögen und Empfindungen der Person können nicht mehr sicher beurteilt werden.

Validationstechniken

- Berührungen
- Bekannte Sinneseindrücke anbieten, z. B. Musik

Erfolgszeichen Augen öffnen, muskuläre Entspannung.

! Möglicherweise zeigen Patientinnen über Wochen keine Reaktion → trotzdem Validation® bis zum Lebensende fortsetzen.

Bei früh einsetzender Alzheimer-Demenz

- Desorientiertheit nicht durch altersbedingte Verluste und biografische Faktoren bedingt, sondern durch Gehirnschädigung
- Validation® bringt weniger Erfolge, zeitweise Symptomlinderung und Steigerung des Wohlbefindens möglich.

Gruppenvalidation

- Patientengruppe: für Zeitverwirrte und Stadium der sich wiederholenden Bewegungen geeignet
- Bei regelmäßigen Treffen, z. B. in Tagespflege
- Begrüßung, Angebote (z. B. Singen, Gespräch oder Bewegung) sowie Abschied ritualhaft gestalten
- Schafft Gemeinschaftsgefühl, regt Patientinnen zur Kommunikation an

Therapie

Liegt der Demenz eine behandelbare Ursache zugrunde, die das Gehirn noch nicht irreversibel geschädigt hat, gilt es diese zu behandeln (z. B. eine schwere Herzinsuffizienz). Die Erfolgsaussichten richten sich nach dem Fortschreiten der Grunderkrankung.

Je nach Schweregrad und Ursache kommen folgende Therapien zum Einsatz:

- Psychotherapeutische Verfahren (▶ 14.3): Das Therapiekonzept zielt auf eine Aktivierung und auf den Erwerb von Kompetenz ab → alten Menschen motivieren und in seinen intellektuellen und sozialen Fähigkeiten stimulieren und fördern

- In alltagspraktischen Fähigkeiten fördern (▶ 2)
- Kognitives Training („Gehirnjogging“,▶ 14.3.3)
- Ergotherapie (▶ 14.4.1), Musiktherapie (▶ 14.4.4), Tanztherapie (▶ 14.3.12)
- Bewegungstherapie (▶ 14.3.12)
- Förderung sozialer Kontakte

Medikamentöse Therapie

Bedarfsmedikation muss mit Bedacht verabreicht werden. Oftmals reichen zwei Drittel oder sogar nur der Hälfte der Vergleichsdosis des jüngeren Erwachsenen aus.

- Antidementiva (▶ 15.10)
- Nootropika (▶ 15.9)
- Niederpotente Antipsychotika: meist zur Sedierung, besonders Melperon (Eunerpan®), Pipamperon (Dipiperon®) (▶ 15.2)
- Benzodiazepine: zur Angstlösung (▶ 15.4.1)
- Antidepressiva (▶ 15.1)

13.2 Depressive Zustände

Im Alter können alle Depressionsformen (▶ 4.1) vorkommen. Als besondere Form gilt die Altersdepression: Erstmanifestation nach dem 60. Lj., Verlauf monopolar und häufig langwierig, meist > 1 Jahr. Frauen sind mehr als doppelt so häufig betroffen als Männer.

Ätiologie

Wie bei der endogenen Depression scheint eine erbliche Belastung vorzuliegen. Darüber hinaus spielen psychosoziale und körperliche Auslöser eine Rolle:

- Isolierung, Vereinsamung, Verlust/Tod von Ehepartnern und Freunden
- Berentung mit materiellen Einbußen, Verlust von Aufgaben, Tagesstruktur, Status und Position
- Umzug mit Verlust des gewohnten Umfelds
- Verlust der körperlichen Leistungsfähigkeit durch körperliche Erkrankungen wie Krebsleiden, Stürze, Infektionen

Symptome

Grundsätzlich alle Symptome einer Depression (▶ 4.1.2). Typisch langwieriger Verlauf, evtl. mit quälender Agitiertheit und wahnhaften Schuld- und Versündigungsideen. Oft atypische Erscheinungsbilder, bei denen körperliche Beschwerden im Vordergrund stehen, z. B. Darmbeschwerden, Rückenschmerzen, Tinnitus.
Wo Konzentrationsstörungen und Ängste, an einer Demenz erkrankt zu sein, beklagt werden, müssen Betroffene detailliert aufgeklärt werden: Störungen dieser Art sind auf das Zeitfenster der Depression begrenzt („Pseudodemenz“).

! Bei depressiven Syndromen im Alter besteht eine deutlich erhöhte Suizidalität.

> **Tipps, Tricks und Fallen**
> Intermittierende Abklärung der akuten Suizidalität. Ist jemand akut suizidal oder müde vom Leben?

Therapie

- Von Pflegepersonen initiierte und durchgeführte Gruppen für depressive ältere Patientinnen (z. B. diagnosespezifische regelmäßig stattfindende Depressionsgruppe, eine im Wochenplan verortete Gesprächsgruppe oder lebenspraktische Koch- und Backgruppen sowie eine organisierte wöchentliche stattfindende Außenaktivität, Genusstraining [s. z. B. Koppenhöfer 2004] oder die an das Safewards-Modul angelehnte Gruppe „Gemeinsame Unterstützungskonferenz“ [Löhr et al. 2020])
- Differenzierte Krankenbeobachtung, wenn von der Ärztin **Pharmakotherapie** mit Antidepressiva (▶ 15.1), Antipsychotika (▶ 15.2), Tranquilizern (▶ 15.3) und ggf. Schlafmitteln (▶ 15.4) angeordnet ist

> **!** **Tipps, Tricks und Fallen**
> **Praxistipp:** Bei Erkennen von entsprechenden Nebenwirkungen zeitnahe Rückmeldung an Ärztin. Dies fördert auch das Vertrauen der Patientin zur Pflegeperson.

- Psychotherapie: Einzelgespräche, aber auch Gruppen-, Beschäftigungs- und Arbeitstherapie
- Elektrokonvulsionsbehandlung (▶ 14.5.3)
- Schlafentzug (▶ 14.5.1)
- Lichttherapie (▶ 14.5.2)

> **!** **Tipps, Tricks und Fallen**
> Antriebssteigernde Antidepressiva können das Suizidrisiko erhöhen.

13.3 Paranoide Entwicklung

Zwei typische Problemkonstellationen führen gehäuft zu paranoiden Verarbeitungsmustern:

- Körperlich bedingte Kommunikationsprobleme, wie sie bei Sehstörungen oder Schwerhörigkeit häufig auftreten
- Fehleinschätzung der Realität bei fortgeschrittenen Erinnerungslücken

Ätiologie

Der Verlust des Hörvermögens kann zu einer Fehlinterpretation der Realität führen. Gespräche werden nicht oder nur teilweise verstanden. Dadurch kann z. B. das Gefühl entstehen, ausgelacht zu werden oder die Vermutung, dass abwertend über einen gesprochen wird. Dies kann sich zu einem unbeeinflussbaren Wahn steigern. Der Wahn tritt dabei als isoliertes Symptom auf (ohne Veränderung der Persönlichkeit).

Umgang mit Schwerhörigen

Hören hat vielfältige Bedeutungen: Hintergrundgeräusche begleiten das Leben und ermöglichen eine unbewusste Orientierung. Schallreize warnen vor Gefahren und nehmen plötzlichen Veränderungen ihren Schrecken. Der paranoide Wahn lässt sich als Verlust des Vertrauens in die Umwelt interpretieren. Dieses Vertrauen wiederherzustellen, ist u. a. Aufgabe des Pflegepersonals. Das Gespräch ist

das wichtigste Kommunikationsmittel. Wichtig sind hierbei nicht nur die Worte, sondern auch der Tonfall.
Darauf ausgerichtet sollte das Verhalten des Personals der Patientin die Möglichkeit geben, diese Mängel zu kompensieren:

- Von vorne auf die Patientin zugehen, um Erschrecken zu vermeiden. Die Patientin nicht plötzlich von hinten berühren.
- Patientin gegenübersitzen. Darauf achten, dass das Gesicht des Sprechenden beleuchtet ist. Das Fenster sollte nicht im Rücken der Pflegeperson sein, dies erleichtert das Ablesen vom Mund.
- Langsam und deutlich sprechen. Stimme nur erheben, wenn nötig. Kurze, klare Sätze mit eindeutigen Formulierungen benutzen.
- Genügend Zeit für das Gespräch einplanen, damit alle Informationen ausgetauscht werden können
- Über alle Maßnahmen informieren, im Zweifel wiederholen
- Testfragen stellen, die erkennen lassen, ob alles verstanden wurde
- Soziale Kontakte fördern, Angehörige ermuntern, die Patientin zu gemeinsamen Aktivitäten mitzunehmen
- Bei wahnhaften Äußerungen deutlich machen, dass man die Ansicht akzeptiert, selbst aber anderer Meinung ist: „Konsens im Dissens"
- Angehörigen im Umgang mit der Behinderung der Patientin anleiten, indem z. B. die hier genannten Tipps vermittelt werden
- Anbindung an Selbsthilfegruppen anregen

Therapie

- Therapie der Grunderkrankung, mit Hörgerät und anderen Hilfsmitteln versorgen
- Pharmakotherapie mit Antipsychotika (▶ 15.2), ggf. mit Antidepressiva (▶ 15.1)
- Beschäftigungs- und Arbeitstherapie zur Förderung der sozialen Fähigkeiten
- Psychotherapie (▶ 14.3) bei sensitiver Persönlichkeit

13.4 Schlafstörungen

15–25 % der Bevölkerung klagen über Einschlaf- und Durchschlafstörungen und zu wenig Schlaf. Bei den akuten Schlafstörungen überwiegt die Einschlafstörung, bei den chronischen Schlafstörungen oft die Durchschlafstörung.

Altersphysiologische Veränderungen

- Schlafunterbrechungen nehmen zu, der Schlaf wird insgesamt störbarer.
- Nachtschlaf oft reduziert auf 5,5–6,5 Std. pro Nacht
- Verschobene kurze Schlafphasen treten auf, z. B. das tägliche Nickerchen.
- Erhöhte Anzahl und Veränderung von Wachzeiten nach dem Schlafbeginn
- Tiefschlafphasen werden kürzer und sind in die frühen Morgenstunden verschoben.

Ursachen

- Situativ: Lärm, schnarchender Bettnachbar, ungünstiges Bett, Schichtarbeit
- Psychogen: durch chronische Belastungsreaktionen, Angstzustände, konditionierte (erlernte) Schlaflosigkeit
- Psychiatrische Störungen: Delir (▶ 16.1.6), Depressionen (▶ 4.1), Demenzen (▶ 13.1)

- Internistisch: chronische Schmerzzustände, Herzinsuffizienz, nächtliches Wasserlassen, Schlaf-Apnoe-Syndrom
- Neurologisch: Parkinson-Syndrom, Restless-Legs-Syndrom, Tinnitus
- Pharmakogen: viele Psychopharmaka, Parkinsonmedikamente (abhängig von Verträglichkeit und verabreichter Dosis), Genussmittel wie Kaffee, Tee, Alkohol sowie Schlafmittelentzug

Pflege

▶ 13.3 (Schlafstörungen)

Patientinnen, die klagen, sehr oft wach zu sein und das Gefühl haben, „eigentlich gar nicht geschlafen zu haben", können ein Schlafprotokoll anlegen, in dem sie die Schlaf- und Wachzeiten genau notieren.

Ältere Menschen profitieren manchmal nicht vom Fernsehen am Abend, weil sie möglicherweise schlecht sehen und hören oder die Konzentrationsfähigkeit begrenzt ist. Aus Gewohnheit bleiben sie jedoch sitzen, werden nervös und können später nicht mehr einschlafen. Diese sollte in die pflegerischen Überlegungen einbezogen werden.

Beobachtung

- Einschlafmyoklonien: plötzliche kurze Bewegungen der Beine, manchmal auch der Arme und des Kopfes während des Einschlafens (ohne Krankheitswert)
- Schlaf-Apnoe-Syndrom: Atempausen > 10 Sek. → Kohlendioxidpartialdruck steigt an → partielles oder vollständiges Aufwachen und tiefes Durchatmen während mehrerer Atemzüge → Vorstellung bei HNO-Ärztin oder Pneumologin
- Restless-Legs-Syndrom: Patientin klagt über unruhige Beine beim Wachliegen, ähnlich der Bewegungsunruhe → ggf. neurologische Vorstellung
- Bei Angaben von Schlafstörungen öfter nach der Patientin sehen: Ist sie häufig wach, schläft sie nicht erholsam?

Schlaf fördern

- Nicht zu früh zu Bett gehen lassen: ~ 22:00 Uhr
- Zimmer lüften
- Gemütlicher begleiteter Spaziergang an der frischen Luft, eventuell auch in der Gruppe
- Nach 24:00 Uhr keine Bedarfsmedikation (▶ 15.3, ▶ 15.4) geben → Medikamentenüberhang (Patientin ist am nächsten Morgen noch müde) → genaue Absprache mit der Ärztin
- Schnarchende Patientinnen zu Mitpatientinnen legen, die nicht so empfindlich sind
- Laute Mitpatientinnen um Rücksicht bitten. Patientin, die nicht schlafen kann, ggf. aus dem Zimmer bitten, damit sie die anderen nicht weckt.
- Schlaflose Patientinnen ermutigen aufzustehen, sobald sie deutliche Unruhe spüren, entspannende Tätigkeit zu machen; erst bei Entspannung und rückkehrender Müdigkeit wieder zu Bett zu gehen
- Tagschlaf meiden
- Toilettengang vor dem zu Bett gehen
- Schlafhygiene: Einschlafrituale fördern, z. B. nach dem Bridge-Spiel zu Bett gehen; möglichst nachts nicht (zu häufig) auf die Uhr schauen
- Patientin sollte sich nur zum Schlafen in das Bett legen, nicht zum Lesen oder Radio hören.

- In Absprache mit der Ärztin kann auch völliger Schlafentzug für eine oder zwei Nächte durchgeführt werden, um den Schlafdruck zu erhöhen.
- Bei manchen Patientinnen sinkt der Blutdruck in der Nacht zu stark, sodass sie eine Unruhe bis hin zu deliranter Symptomatik entwickeln (besonders bei bereits bestehenden Durchblutungsstörungen des Gehirns). Blutdruckkontrolle! Versuchsweise am Abend einen anregenden Kaffee anbieten, um dem Blutdruckabfall entgegenzuwirken.

! Möglicherweise haben Patientinnen Entzugserscheinungen, wenn Schlafmittel, die zu Hause genommen wurden, in der Klinik abgesetzt werden.

Therapie

! Immer auch an potenziell schlafstörende Medikamente denken: Manchmal macht die Änderung der allgemeinen Medikation ein zusätzliches schlafförderndes Medikament unnötig.

Medikamentös

- Beruhigende Tees, z. B. Kamillentee, Lavendel- oder Baldriantee (▶ 15.12; ▶ Abb. 13.4)
- Niederpotente Antipsychotika (▶ 15.2), z. B. Melperon (Eunerpan®), Pipamperon (Dipiperon®)
- Antidepressiva (▶ 15.1)
- Benzodiazepine (▶ 15.4.1)

13

Entspannungstechniken

- Progressive Muskelrelaxation nach Jacobson (▶ 14.3.6)
- Autogenes Training (▶ 14.3.6)
- Audiodateien
- Möglichst viel Bewegung tagsüber

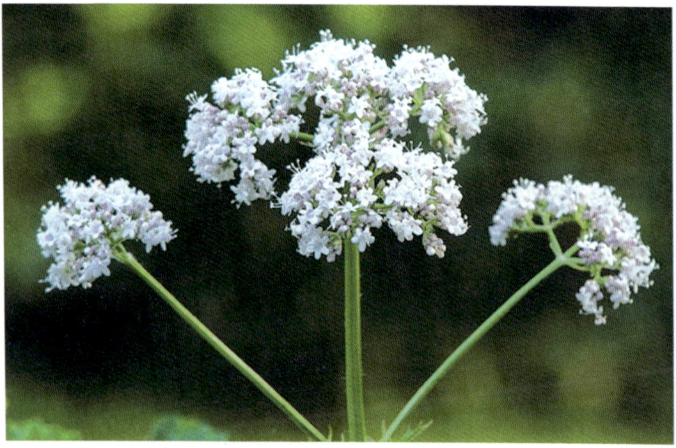

Abb. 13.4 Baldrian (Valeriana officinalis) ist eine 1–1,5 m hohe Pflanze mit einem weitverzweigten Wurzelstock. Die Wurzel, die in der Phytotherapie verwendet wird, enthält ätherisches Öl, Alkaloide und sog. Valepotriate und wird zur Behandlung nervös bedingter Einschlafstörungen eingesetzt. [O562]

13.4.1 Exkurs

Im Jahre 2020 hat die Corona-Pandemie die Welt erfasst. Im Rahmen des Infektionsschutzes wurden und werden vielerlei Maßnahmen (Maskenplicht, Distanzgebote, Besuchereinschränkungen) angeordnet und umgesetzt. Vielen älteren Personen sind Teile der Versorgungsstruktur weggebrochen.
Besondere Einschränkungen haben sich bei der Versorgung gerontopsychiatrisch erkrankter Menschen gezeigt: Private Besuche, sonstige bedeutsame Gewohnheiten und Strukturen (z. B. Seniorennachmittage, Gruppenaktivitäten etc.) waren gar nicht oder nur in eingeschränkter Form möglich, was zu einer Reduzierung der sozialen Kontakte führte.
Die zwischenmenschliche Kommunikation war durch das Verbergen der Gesichtszüge hinter Mund-Nasen-Schutz beeinträchtigt – die Mimik als Unterstützung der Kommunikation ist nur noch bedingt deutbar. Für Menschen mit kognitiver Beeinträchtigung stellt dies zu jeder Zeit eine bedeutsame Erschwernis dar (▶ Tab. 13.4).
Situationen wie diese erfordern vom Pflegepersonal große Sensibilität. Ängste, Rückzug und unbekannte Verhaltensweisen können neu gedeutet werden und fordern die Bereitschaft, neue Maßnahmen zu erproben. Auch hier ist größtmögliche Kenntnis der Lebensgeschichte und der aktuellen Lebensumstände der betroffenen Personen hilfreich.

13

Tab. 13.4 Mögliche Auswirkung von Infektionsschutzmaßnahmen

Staatlich verordnete Maßnahme	Auswirkung	Besondere Relevanz bei Menschen mit …
Maskenpflicht	Gesichtsmimik nicht sicht- und interpretierbar	Demenz
	Misstrauen wird gestärkt, da ein Teil des Gesichts verdeckt ist. Der Mund, der zur Stimme gehört, ist nicht sichtbar.	wahnhafter Störung
	Sprachverständigung (sprechen und hören) ist erschwert	Demenz wahnhafter Störung Depression
Distanzgebot	Weniger oder keine Nähe, Berührungen fehlen	mangelndem Nähe-Distanz-Empfinden
Besuchseinschränkungen oder Besuchsverbot	Weniger oder keinerlei soziale Kontakte Gefühl der Vereinsamung	Demenz wahnhafter Störung Depression
Schließung von Begegnungsräumen: Gaststätten, Vereinsheime, Geschäfte etc.	Keine Treffen zu sozialen Aktivitäten im öffentlichen Raum möglich, Wegbrechen von Gewohnheiten	Demenz Depression

14 Therapeutische Verfahren

Frank Lücke, Holger Thiel, Siegfried Traxler, Frank Vilsmeier

14.1 Therapeutische Haltungen

Frank Vilsmeier

Therapeutische Haltungen bezeichnen die professionellen Grundhaltungen, die die angewandten Therapiemodelle, die Phasen des Heilungsprozesses sowie die grundsätzlichen Einstellungen zum Patienten abbilden. Sie sind die Voraussetzung für einen behandlungsorientierten Umgang mit dem psychisch kranken Menschen und stellen ihn mit seinen individuellen Erfahrungen, Fähigkeiten, Einschränkungen, Bedürfnissen und Zielen in den Vordergrund.

Grundhaltungen zur Behandlung und zum Patienten

- Der Entwicklungsfähigkeit des Patienten vertrauen
- Offene, am Wohlergehen des Patienten interessierte Haltung einnehmen
- Bei Rückschritten den Patienten zum Fortschreiten ermutigen (alle Lernprozesse sind immer mit „Abstürzen" verbunden, z. B. Fahrradfahren)
- Gemeinsame erreichbare Ziele für die Zeit der unterstützenden Begleitung finden, z. B. Erhebung und Feststellung des Pflegebedarfs – Pflegeprozessplanung (▶ 1.2)
- Biografische, soziale und kulturelle Bezüge des Patienten berücksichtigen
- Sich bewusst machen, dass Veränderungen nicht bewirkt oder erzwungen werden können; Prozesse der Entwicklung können nur angeregt werden.
- Bereitschaft des Patienten, an der Behandlung und den pflegerischen Maßnahmen mitzuwirken, bedingt den Behandlungserfolg (den Patienten zum Partner machen).
- Möglichst alle auf den Patienten wirkenden Einflussfaktoren, einschließlich seines subjektiven Erlebens zur Person und (sozialen) Umwelt, sind zu berücksichtigen.
- Je mehr biografische Informationen über den Patienten und seine Beeinträchtigungen vorhanden sind, desto klarer und präziser können Interventionen eingesetzt werden: Gesprächsinformationen, Wahrnehmungen und objektive Beobachtungen im Team austauschen.

14.1.1 Kommunikation und Gesprächsführung

Kommunikation ist der Austausch von sprachlichen (verbalen) und nichtsprachlichen (nonverbalen) Signalen (▶ 2.8, ▶ Tab. 14.1).

Kommunikation

- *Man kann „nicht nicht" kommunizieren.* (Paul Watzlawick, 1969) Kommunikation ist Bestandteil jeder Interaktion, die vor allem den Sender zum Verantwortlichen für die Art und das Ergebnis der Kommunikation macht: *„Wahr ist nicht was A sagt, sondern was B versteht"* (Paul Watzlawick, 1969) (▶ Tab. 14.2).
- Jede Nachricht enthält eine oder mehrere Botschaften. Diese können verbal ausdrücklich formuliert („Können Sie mir helfen?") oder nonverbal für den Empfänger naheliegend ausgedrückt werden (hilfloser Blick, hektische Betriebsamkeit, auf- oder abwertende Körperhaltungen oder -bewegungen).
- Nachrichten setzen sich aus der gesamten Vielfalt und dem Zusammenwirken von verbalen und nonverbalen Signalen/Botschaften zusammen. Sie werden vom Gegenüber interpretiert und mit eigenen Erfahrungen besetzt. Daher gilt: Subjektiv wahr ist, was der Empfänger wahrnimmt und versteht. Wenn das Ergebnis der Kommunikation nicht erreicht wird, ist das falsch

Tab. 14.1 Kommunikationsmedium und Signale des Senders

Kommunikationsmedium	Signale
Sprache	Wortwahl, Satzbau, Sprachstil, Sprechtempo, Tonlage, Betonungen des Satzes (Intonation), Lautstärke, Artikulation, Geräusche (z. B. Räuspern)
Augen	Augenbewegungen, Pupillengröße, Blickrichtung fokussiert/direkt: Außenwahrnehmung (Gegenstände, Personen, Blickkontakt); defokussiert: Innenwahrnehmung („Nachdenken")
Gestik	Haltungen und Bewegungen von Kopf, Schulter, Händen, Armen, Körper, Beinen und Füßen (körpereigene Motorik oder bewusst); Hinwendung zum oder Abwendung vom Gegenüber; offene oder verschlossene Körperhaltung
Mimik	Blinzeln, Mundwinkel, Lippengröße, Stirnfalten, Gesichtszüge und Ausdruck
Verhalten	Jede Abfolge von Handlungen und Äußerungen, die eine Bedeutung für die jeweilige Kommunikation haben

Tab. 14.2 Filter und Verarbeitung beim Empfänger

Filter	Verarbeitung
Wahrnehmung	Alle über die Sinne identifizierbaren Signale: **VAKOG** → **v**isuell (sehen), **a**uditiv (hören), **k**inästhetisch (fühlen/tasten), **o**lfaktorisch (riechen), **g**ustatorisch (schmecken)
Sensibilität	Bestimmt, ob die Signale eine Bedeutung haben oder nicht; die Schwelle zur Aufmerksamkeit muss berührt oder überschritten sein, damit man sich angesprochen fühlt
Selektion	Die individuelle Auswahl der bedeutsamen Signale und der Fokus der Aufmerksamkeit bestimmen die Reaktion
Interpretation	Verbindung der Signale mit eigenen Erfahrungen und Vorstellungen; die Interpretation kann richtig oder falsch sein; ein Realitätsabgleich ist immer notwendig
Gefühle	Emotionale Reaktion auf Wahrnehmung und Interpretation, häufig auch intuitiv und spontan (Antipathie/Sympathie)

Verstandene zu klären, die Nachricht verstehbar zu wiederholen oder die Art der Kommunikation so lange zu verändern, bis die Botschaft im Sinne des Senders verstanden wird.

Vier Aussagen einer Botschaft (Schulz von Thun, 1981) (▶ Abb. 14.1)

- **Sachinhalt:** der rein sachliche Informationsgehalt
- **Beziehung:** das Verhältnis zum Gesprächspartner
- **Selbstoffenbarung:** die Aussagen über die Person und Befindlichkeit
- **Apell:** die Anforderung, in bestimmter Weise zu denken, zu fühlen oder zu handeln

Kongruenz

Kongruente Kommunikation findet statt, wenn alle Signale in die gleiche Richtung weisen und in der Aussage übereinstimmen. Inkongruente Botschaften sind verwirrend, z. B. verbal: „Sie sehen gut aus" und nonverbal: verschränkte Arme, rollende Augen, verzogene Mundwinkel. Der Empfänger ist im Unklaren, welcher Botschaft er Glauben schenken soll, der Aussage oder der Interpretation von Gestik und Mimik.

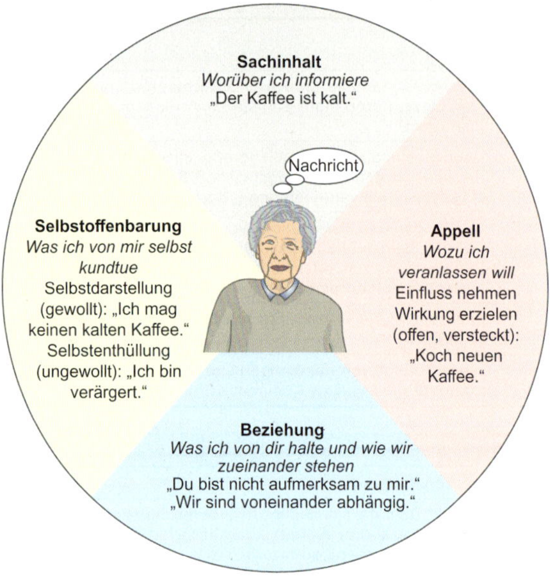

Abb. 14.1 Vier Seiten einer Nachricht nach Schulz von Thun [L138]

Bezugssysteme

Der Mensch bezieht sich in seinem Denken und Handeln auf Erfahrungen, Vorstellungen und Meinungen, die er von sich und seiner Umwelt hat. Die Einzigartigkeit der Summe seiner Erfahrungen erfordert die Berücksichtigung seiner Bezugssysteme (▶ Tab. 14.3). Diese werden selten ausdrücklich mitgeteilt. Um den Patienten zu verstehen, muss hinterfragt werden, worauf sich eine ungenaue Aussage gründet.

Tab. 14.3 Bezugssysteme ergründen

Aussage des Patienten	Frage
Der Bezug wird weggelassen	
Ich verstehe nicht, bin dumm, bin wütend	Was genau verstehen Sie nicht? Woran bemerken Sie das? Über wen oder was sind Sie wütend?
Sie ist die beste Schwester. Es war der schönste Tag.	Besser im Vergleich zu welcher Schwester? Woran bemerken Sie das?
Es macht mir nichts aus. Die Ärzte verstehen mich nicht.	Was genau macht Ihnen nichts aus? Was genau verstehen die Ärzte nicht?
Ich brauche Hilfe. Ich habe Angst. Ich bin unruhig.	Wofür brauchen Sie Hilfe? Was macht Ihnen Angst? Wovor fürchten Sie sich? Woran bemerken Sie, dass Sie unruhig sind?
Der Bezug wird verallgemeinert/übertragen	
Das meint er doch nicht so. Sie wissen doch, wie ich mich fühle.	Woher wissen Sie, dass er es anders meint? Woran bemerken Sie, dass ich weiß, wie Sie sich fühlen?

Tab. 14.3 Bezugssysteme ergründen *(Forts.)*	
Aussage des Patienten	**Frage**
Der Bezug wird verallgemeinert/übertragen	
Immer wenn … Niemals werde ich … Alle sind … Jeder ist … .	Wirklich immer? Zu jeder Zeit? Ohne Ausnahme? Wie, wer oder was genau?
Ich darf nicht … Man müsste … Es ist wichtig/nötig, dass …	Wer oder was zwingt Sie? Was würde sonst passieren?
Ich kann nicht wütend sein. Ich könnte in die Luft gehen.	Wer oder was hindert Sie? Wer oder was macht das möglich? Woran liegt das?
Menschen sind unzuverlässig. Ausländer sind Diebe.	Wirklich alle? Welche genau? Woher wissen Sie das?
Der Bezug wird verzerrt	
Sie sind nett, aber das macht mich wütend. Es ist so laut und ich bekomme Magenschmerzen.	Wie geschieht das? Wie hängt das miteinander zusammen? Was hat das eine mit dem anderen zu tun?

Gespräche führen

Die aufmerksame, reflektierte Zuwendung und das aktive Zuhören sind die Grundlagen in der Alltagskommunikation mit dem Patienten.

- Reaktionen des Patienten beziehen sich auf den gesamten Ausdruck der Pflegefachperson – kongruent kommunizieren.
- Werden die Kommunikationsziele nicht erreicht, sind eine Reflexion mit Selbstüberprüfung und eine Anpassung der Kommunikation (Inhalt/Art und Weise) notwendig.
- Kommunikationsstil und Art der Ansprache auf den jeweiligen Patienten abstimmen, z. B. einen intelligenzgeminderten Patienten nicht mit Fremdwörtern konfrontieren
- Störungsspezifisch kommunizieren, z. B. keine Metaphern oder sinnbildliche Darstellungen gegenüber schizophren erkrankten Menschen nutzen

Rapport

Unter Rapport (Übereinstimmung) sind die beiderseitige Kommunikationsbereitschaft und übereinstimmende Gesprächsbeziehung zu verstehen. Rapportverlust kann zum Abbruch eines Gesprächs führen. Die zur Unterstützung der kongruenten Gesprächsbeziehung möglichen Verhaltensweisen bestehen aus:

- Blickkontakt aufnehmen: häufig anwenden, jedoch nicht länger als 2–3 Sek. zusammenhängend, sonst wirkt es aufdringlich.
- Körperhaltung, Mimik, Gestik angleichen: z. B. Sitzposition spiegeln (synchron oder asynchron); nicht bei ungewöhnlichen Körperhaltungen, ungewöhnlichem Sprechtempo oder Gesichtsausdruck, ungewöhnlicher Atmung oder Blickrichtung
- Mit wertschätzender Mimik und Gestik Interesse und Aufmerksamkeit unterstreichen
- Vertrauensvolle Gesprächsatmosphäre schaffen
- Interpersonelle Distanz wahren, z. B. die in unserem Kulturkreis unverfängliche räumliche Distanz von einer Armlänge nicht unterschreiten
- Körperliche Berührungen nur bei offensichtlicher Erlaubnis des Patienten
- Verständliche Wortwahl, kurze Sätze, einzelne offene Fragen stellen – keinen Fragenkatalog aufstellen

Kontrollierter Dialog

Gesprächsführung, die dem Patienten Verständnis seitens der Pflegefachperson vermittelt und eine vertrauensvolle Gesprächsatmosphäre entstehen lässt.

- Dem Patienten genau zuhören: Wortwahl, Inhalt, Satzbau
- Inhalt des Gesagten mit eigenen oder den Worten des Patienten wiederholen
- Auf verbale oder nonverbale (▶ 2.8) Zustimmungsreaktion achten
- Nur bei entsprechenden Signalen wie Nicken oder Bestätigung des Gesagten fortfahren
- Wenn der Patient sich nicht verstanden fühlt, hinterfragen, was er gemeint hat
- Erst nach Übereinstimmen beider Wahrnehmungen die eigene Meinung, Erwiderung oder Zustimmung äußern

Metakommunikation

In einem Gespräch über das Gespräch können Beziehungsstörungen und Blockaden in der Kommunikation beseitigt werden. Metakommunikation setzt Fähigkeiten zur Selbstkundgabe und Bewusstheit über das eigene subjektive Erleben voraus.
- Störungen in der Kommunikation wahrnehmen: z. B. gereizte Atmosphäre, Konfrontationen, Schweigen, kein Ergebnis in Sicht
- Eigene Wahrnehmung der Störungen ansprechen, „ich habe den Eindruck, dass …"
- Neue Wahrnehmungsposition einnehmen: den Gesprächsverlauf als Außenstehender beschreiben, z. B. „wenn ich mir anschaue, wie wir miteinander reden …"
- Den Patienten zu seiner subjektiven Wahrnehmung des Gesprächs und dessen Bewertung befragen
- Sich über die Beurteilung, Form und Ziele des Gesprächs austauschen und klären, was man selbst gemeint hat
- Vereinbarungen über den weiteren Gesprächsverlauf/-gegenstand treffen
- Gemäß der Vereinbarung fortfahren

Frageformen

Fragen können die Zuwendung und das Interesse der Pflegeperson unterstreichen und geben dem Gespräch eine Richtung (▶ Tab. 14.4). Sie sollen die offene Gesprächsführung nur anregen.

Tab. 14.4 Frageformen

Frageform	Beispiele	Zweck
Eröffnungs- und Vertiefungsfrage	Wie ist es Ihnen in den letzten Tagen ergangen? Was haben Sie heute gemacht?	Sondierung, freie Exploration, gibt Spielraum für Antworten
Begründungsfrage	Wie ist es zu Ihrer Entscheidung gekommen?	Begründungen von Fakten erfragen, rationale Hintergründe erfassen
Einstellungsfrage	Lieben Sie Kinder? Ist es wichtig für Sie, Arbeit zu haben?	Bezugssysteme, Einstellungen und Meinungen erfahren
Emotionsfrage	Wie haben Sie sich dabei gefühlt? Hat Ihnen das etwas ausgemacht?	Angaben über den inneren Zustand und Gefühle erhalten
Suggestive Frage	Möchten Sie vor oder nach dem Essen baden?	Geschlossene Frage: Zustimmung zum Appell „Baden!" wird als Antwort erwartet
Rhetorische Frage	Haben Sie schon bemerkt, dass Sie gut aussehen? Ist es nicht so, dass Sie sich überfordern?	Geschlossene Frage: Zustimmung wird eingefordert

Geschlossene Fragen lassen nur wenige Antworten zu, meist nur ja oder nein. Sie dienen der Informationssammlung oder Beeinflussung des Patienten und sind auf das notwendige Maß zu beschränken. **Offene Fragen** erlauben dem Gefragten, frei zu antworten.

14.1.2 Therapeutisches Gespräch

Das Gespräch wird durch Haltungen und Einstellung zum Patienten bestimmt (▶ Tab. 14.5), die von Carl Rogers (klientenzentrierte Gesprächstherapie, ▶ 14.3.1) in ihren Grundlagen erforscht und beschrieben wurden.
Der Patient soll die Fähigkeit zur Selbstexploration und Reflexion erweitern, seine Gedanken sammeln und strukturieren sowie aus sich selbst heraus Lösungsmöglichkeiten für seine Probleme entwickeln. Daher muss die Fähigkeit zur Selbstexploration beim Patienten vorhanden sein.

! Tipps, Tricks und Fallen

- Sichtweisen des Patienten nicht zu den eigenen machen; betonen, dass es seine persönlichen Ansichten sind
- Übermaß an Empathie und Identifikation mit den Problemen des Patienten können zur Blockade der eigenen Handlungsfähigkeit führen. Inneres Distanzieren ist dann notwendig, z. B. Übersicht wahren (Metaposition), Berufsrolle betonen.
- Bei Suchterkrankungen, akuten affektiven Psychosen (v. a. manische Verläufe) und schizophrenen Prozessen lassen sich nicht alle Elemente der Grundhaltung durchhalten, z. B. Konsequenzen bei Patienten, die selbst- und/oder fremdgefährdend sind. Engagement, Sorge und Bemühen um den Patienten sind jedoch weiterhin notwendig.

Tab. 14.5 Grundhaltungen der therapeutischen Gesprächsführung

Innere Einstellung	Äußeres Verhalten
Kongruenz, Echtheit, Authentizität	• Im gesamten Ausdrucksverhalten übereinstimmen: Denken, Fühlen und Handeln • Nichts vorspielen, sich so geben, wie man ist und empfindet
Wertschätzung, Akzeptanz	• Unbedingte Wertschätzung des Menschen, d. h., ihn uneingeschränkt akzeptieren, unabhängig von seinen Äußerungen und Handlungen • Keine Bewertung, Interpretation oder Kritik äußern • Patienten mit emotionaler Wärme begegnen
Empathie, einfühlendes Verstehen	• Subjektives Erleben des Patienten nachvollziehen und verstehen lernen • Emotionale Erlebnisinhalte verbalisieren • Konkrete und anschauliche Rückmeldungen geben

14.1.3 Psychosoziale Basiskompetenz

Wissen über Maßnahmen, die zu einer psychischen Stabilisierung und sozialen Integration des Patienten führen. Sie wirken einer Isolierung, Hospitalisierung sowie der Einschränkung von Handlungsmöglichkeiten des Patienten entgegen.

- Patienten in die Tages- und Wochengestaltung einbeziehen
- Pflegeziele an den Bedürfnissen und Fähigkeiten des Patienten orientieren und nach Möglichkeit mit ihm gemeinsam entwickeln

14

- Selbstständigkeit fördern
- Außenkontakte herstellen, aufrechterhalten und eigenständig durchführen lassen
  - Beziehungen zum sozialen Umfeld bewahren → vermindert die Angst vor Entlassung
  - Auf Tages- oder Wochenendbeurlaubungen vorbereiten, zu erwartende Probleme und Reaktionsmöglichkeiten vorher erörtern
  - Briefpapier, Briefmarken bereitstellen, Telefonate ermöglichen
  - Teilnahme an Gesprächen mit Angehörigen
- Verträglichkeit von Veränderungen für den Patienten und dessen Umfeld berücksichtigen, z. B. wenn ein gutmütiger und stets hilfsbereiter Patient zu seiner Entlastung das Nein-Sagen lernt, kann dies zu Verhaltensänderungen seines Umfeldes führen.
- Mit komplementären Einrichtungen, Angehörigen-, Selbsthilfe- und Informationsgruppen zusammenarbeiten (▶ 12)
- Einzel- oder Gruppenaktivitäten zur Schaffung oder Erhaltung von Alltagsfertigkeiten gestalten
- Weitergehende Hilfen: therapeutische, medizinische oder behördliche Personen und Institutionen vermitteln (▶ 12)

14.1.4 Sympathie/Antipathie

Im Kontakt zum Patienten stellt sich häufig ein spontanes Gefühl der Zuneigung und Anteilnahme oder der Ablehnung und des Widerwillens zur Person als solcher oder Teile ihres Denkens und Handelns ein. Dieser Eindruck wird leicht verallgemeinert und wirkt sich auf die Beziehung zum Patienten und dessen Behandlung aus. Patienten empfinden ebenfalls Sympathie und Antipathie. Von ihnen kann nicht immer erwartet werden, dass sie sich damit reflektiert auseinandersetzen. Bei Störungen in der Beziehung, z. B. durch Antipathie ist z. B. die Metakommunikation anzuwenden (▶ 14.1.1).

Eigene Wahrnehmung und Einstellung überprüfen

Reflexion des spontanen Empfindens:

- Werden persönliche Normen und Werte durch den Patienten negativ berührt?
- Wird der Kontakt auf das Notwendigste beschränkt oder vermieden?
- Rückt der Patient in den Mittelpunkt der eigenen Aufmerksamkeit, besteht ein gesteigertes Interesse an ihm (positiv wie negativ)?
- Wird die Berufsrolle „Pflegeperson" übersteigert eingenommen?
- Werden Eigenschaften des Patienten besonders gelobt oder kritisiert?

Austausch im Team/Flexibilität herstellen

Nicht alle können mit allen Patienten gleich gut umgehen.

- Positive und negative Bewertungen der Eigenschaften und des Verhaltens des Patienten zusammentragen
- Erfahrungen anderer Teammitglieder erfragen
- Pflegerische Aufgaben auf eine andere Pflegefachperson übertragen
- Innere Beteiligung reduzieren (Nähe-Distanz-Regulation)
- Patienten objektiv wahrnehmen; mit Interpretation, Bewertung und Kritik zurückhaltend umgehen

14.1.5 Gefühle

Im Umgang mit Gefühlen gibt es unterschiedliche Wahrnehmungen. Eine klare Vorstellung über Definitionen und Wirkungen ist in der Kommunikation hilfreich, um Gefühlszustände benennen, wechseln oder verändern zu können. Die Vielfalt der Gefühle lässt sich in drei Gruppen aufteilen: stabilisierende, beeinträchtigende und wertebezogene.

Stabilisierende Gefühle

Gefühle, die eine Grundlage für weitere Entwicklungen darstellen oder etwas beenden und damit den Weg für etwas Neues freimachen (▶ Tab. 14.6).

Beeinträchtigende Gefühle

Gefühle, die zu einer eingeschränkten Selbststeuerungsfähigkeit führen und bei Handlungsunfähigkeit eine Strukturierung von außen benötigen (▶ Tab. 14.7).

Wertebezogene Gefühle

Gefühle, die vom persönlichen Glauben, den Einstellungen und Wertmaßstäben abhängig sind (▶ Tab. 14.8).

Tab. 14.6 Stabilisierende Gefühle

Gefühle	Erläuterungen
Akzeptanz	Etwas vorübergehend oder dauerhaft annehmen können, wie es ist
Entschlossenheit	Gerichtete Aufmerksamkeit, etwas zu erreichen; Widerstände werden ausgeblendet, umgangen oder beseitigt
Enttäuschung	Mit Erwartungen und Hoffnungen, die sich nicht erfüllt haben, abschließen; Phase des Überlegens, sich etwas anderem zuwenden oder versuchen, mit neuen Mitteln das gewünschte Ergebnis zu erreichen; kann auch in Resignation umschlagen
Ermutigung	Orientierung an kleinen Teilerfolgsschritten in Bezug auf ein Ziel; Motivationserhaltung
Geduld	Ausdauer im Denken und Handeln bei Aufrechterhaltung eines Ziels; Warten auf das zum Erreichen Notwendige
Motivation	Gefühl von Entschlossenheit, Kraft und Stärke
Reue	Aufrichtiges Bedauern über ein Unrecht, das man begangen hat
Selbstvertrauen	Sich auf sich selbst verlassen können und sicher fühlen; intuitive, geplante Handlungsfähigkeit
Stolz	Überlegenheits- oder Ehrgefühl, Freude über Geleistetes; gesteigert → Überheblichkeit
Vertrauen	Ruhe und Gelassenheit bezüglich Menschen, Situationen; Erwartung keiner negativen Wirkungen, Sicherheitsgefühl
Zufriedenheit	Entspannungsgefühl nach Erreichen ideeller, materieller Wünsche und Bedürfnisse
Zuversicht	Vertrauensvolle Erwartung, zufriedengestellt zu werden

Tab. 14.7 Beeinträchtigende Gefühle	
Gefühle	**Erläuterungen**
Abhängigkeit	Unvermögen, das eigene Handeln zu bestimmen; innerlich oder äußerlich beeinflusst
Angst	Dient der Bewältigung äußerer und innerer Bedrohungen und versteht sich als Erlebens- und Verhaltensweise; pathologische Ängste sind nicht ohne Weiteres von angemessenen Ängsten (Furcht) zu unterscheiden (▶ 8.1)
Ärger	Störung von Wünschen, Bedürfnissen; Reaktion auf Frustration
Aufregung	Verwirrung, Verlust der Übersicht, führt zu Spontanverhalten, Kontrollverlust über Denkabläufe, Panik
Einsamkeit	Kontaktbedürfnis zu Menschen, bestimmten Personen; Langeweile
Erschrockenheit	Lähmung des Denkens und Handelns, plötzliche Bedrohung von außen oder Einsicht in unangenehme Zusammenhänge
Frustration	Erwartungen/Ziele sind nicht erfüllt. Sie werden aufrechterhalten; mit Unklarheit darüber, wie sie erreicht werden können.
Furcht	Existenzielles Bedrohungsgefühl, das durch bestimmte Situationen, Personen oder durch das Denken daran ausgelöst werden
Hass	Zerstörungs- und Vernichtungswunsch
Hoffnungslosigkeit, Hilflosigkeit	Abhängigkeit von äußeren Umständen, Personen, lähmendes Gefühl, Ziellosigkeit; Handlungsbereitschaft bei hoffnungsvollen Signalen
Langeweile	Mangelerleben bei bestehendem Lust- oder Veränderungsbedürfnis
Missmut, Verdrossenheit	Unzufriedenheitsgefühl, innere Leere mit leicht aggressiver Gereiztheit; Unfähigkeit, für sich oder andere Freude zu empfinden
Resignation	Enttäuschung mit Verzicht auf weitere Maßnahmen, ein Ziel zu verfolgen; Passivität, Gleichgültigkeit, Antriebsminderung, Verzweiflung
Sorge	Bedrohungsgefühl aus Angst, Furcht; Wunsch nach Absicherung und Vorkehrungen; pathologisch gesteigert bei Zwangs- und Angstneurosen, Psychosen
Trauer	Verlustgefühl über etwas Unwiederbringliches, Leeregefühl, Passivität
Verzweiflung	Hoffnungs- und Ausweglosigkeit, Steigerung der Resignation, beeinträchtigter Daseinswille, Suizidalität
Wut	Aggression gegenüber Widerständen mit dem Ziel, sie ohne Wahl der Mittel zu beseitigen

Tab. 14.8 Wertebezogene Gefühle	
Gefühle	**Erläuterungen**
Achtung, Verachtung	Respektvolle Wertschätzung/herabsetzende Geringschätzung eines anderen Menschen
Eifersucht	Gefühl, dass etwas anderem (Person, Tier, Objekt, Beschäftigung) die Aufmerksamkeit zukommt, die man ausschließlich für sich selbst beansprucht
Ekel	Körperliche Missempfindungen bei Kontakt oder Berührung mit ekelerregendem Objekt oder der Vorstellung davon

Tab. 14.8 Wertebezogene Gefühle *(Forts.)*

Gefühle	Erläuterungen
Kränkung	Beleidigung des eigenen Anspruchs auf Geltung, Wertschätzung, Achtung, Eitelkeit, Ehrgeiz oder Respekt; fehlende Wahrnehmung oder Würdigung dieser Ansprüche durch andere; führt zu Rückzug und Distanzvergrößerung
Liebe	Rückhaltlose Zuneigung und uneingeschränkte Zuwendung
Lust	Genießende Aufnahme von seelischen, körperlichen Reizen
Minderwertigkeit	Negativer Vergleich zwischen inneren und äußeren Merkmalen oder Eigenschaften; führt zu Kompensation, Resignation oder Selbstverachtung
Misstrauen	Befürchtung von Unangenehmem, Erwartung des Bösen
Mitleid	Vergleich des Selbst mit dem seelischen, körperlichen Leid eines anderen; eigene mitfühlende Anteilnahme
Neid	Mangelerleben, das anderen nicht gönnt, etwas zu haben, was man selbst haben möchte, aber nicht hat
Scham	Minderwertigkeitsgefühl auf Grundlage von Werten und Einstellungen anderer
Schuld	Selbst verursachte Verletzung von Normen, Schädigung, Verletzung anderer; Verantwortungen, Anforderungen, die nicht erfüllt werden (können)
Selbstwertgefühl	Beruht auf Anerkennung, Bewunderung und Zuneigung anderer (Selbstbewusstsein) und der Meinung von sich selbst (Eigenwertgefühl) • Unkritisches Selbstwertgefühl → Selbstüberschätzung, Größenwahn • Narzisstisches Selbstwertgefühl → gesteigerte Eitelkeit, Geltungs- und Anerkennungsbedürfnis
Überdruss	Bedürfnis, sich von etwas zu lange Erlebtem zu entfernen
Unzufriedenheit	Spannungs- und Unruhegefühl; unerfüllte Wünsche und Bedürfnisse führen zu Ärger, Wut
Widerwillen	Steigerung von Überdruss, Wunsch der aktiven Beseitigung, Veränderung der Ursache des Erlebten
Zorn	Bei Verletzung allgemeingültiger, eigener oder gesellschaftlicher Normen, Bewusstheit über Anlass und Empfindung des Zorns; Steuerungsfähigkeit bleibt erhalten

Umgang mit Gefühlen

Gefühle sind immer eine (subjektive) Reaktion auf innere oder äußere Wahrnehmungen und bewerten diese, z. B. „ich fühle mich unruhig, weil ich keinen klaren Gedanken mehr fassen kann" oder „ich ärgere mich, weil alle so unfreundlich sind".

- Gefühle konkret benennen, Verbalisieren wirkt erleichternd.
- Achtsame Wahrnehmung, nicht sofort gegensteuern (außer bei akuter Selbst- oder Fremdgefährdung)
- Reflexion und Versachlichung der gefühlsauslösenden Wahrnehmungen
- Gefühle als Anlass bestimmter Handlungen hinterfragen
- Klären, ob andere Gefühle in der entsprechenden Situation nützlicher erscheinen, z. B. Frustration entwickelt sich zu Enttäuschung, Enttäuschung entwickelt sich zu Akzeptanz.
- Belastende Gefühle nicht vertiefen, wenn die Interventionsmöglichkeiten nicht gegeben sind
- Ausführliche Informationen ▶ 14.3.10

14

14.2 Pflegerische Gruppen

Frank Vilsmeier

Aufgaben und Funktionen der Gruppen

In der Therapie hat sich die **Gruppenarbeit** sehr bewährt. Auch für die pflegerische Arbeit stellen Gruppen ein wichtiges Werkzeug dar. In der Gruppe hat der Patient die Möglichkeit, z. B. Reflexion durch die Gruppenmitglieder zu erfahren, Gemeinsamkeiten zu erleben oder Konfliktlösungsstrategien zu trainieren.

Viele Patienten haben meist unzureichende soziale Fertigkeiten. Ihre Lebenserfahrungen bestehen aus Konflikten, Verlusterfahrungen, Misstrauen, unkontrollierten Aggressionen und Beziehungsabbrüchen. Oft fehlen Fähigkeiten und Voraussetzungen, um an einer Therapie teilnehmen zu können. Pflegerische Gruppen helfen, diese Voraussetzungen zu erlangen.

Pflegerische Gruppen können effektiv nach den Gruppenregeln der themenzentrierten Interaktion (TZI) nach Ruth C. Cohn strukturiert werden. Jede Gruppe eröffnet mit einem Blitzlicht, in dem jeder Patient seine aktuelle Befindlichkeit der Gruppe mitteilt (▶ 14.3.8).

Basisgruppe

Vermittelt die Grundlagen für längeres Zusammensein auf einer Station und erfolgreiche Zusammenarbeit mit dem Behandlungsteam. Themen:

- Training sozialer Fertigkeiten (Zuhören, Kommunikationsfähigkeit, Selbstreflexion, Feedback)
- Erfahrungsaustausch und Vermitteln von Wissen
- Erleben von positiven Sozialkontakten in der Gruppe (Wir-Gefühl, Vertrauen, Offenheit, Zusammenarbeit)
- Gruppengröße: 7–10 Patienten; Themen sind modular aufgebaut, können nach Wissensstand und Erfahrung der Gruppenleiter ausgebaut werden.

! Die Arbeit in der Gruppe ist nicht defizit-, sondern ressourcenorientiert. Sie fordert von den Gruppenmitgliedern Engagement und Einsatz.

Morgenrunde/Abendrunde

Diese Stations-, Bereichs- oder Bezugspatientenrunden gehören zum Sozialtraining und zur Milieutherapie. Sie werden ritualisiert und zeitlich eng begrenzt zum Zweck des allgemeinen Aus- bzw. Rückblicks auf den Verlauf des Tages durchgeführt. Sie bieten den Patienten die Möglichkeit, Wünsche und Bedürfnisse darzustellen. Daneben werden organisatorische und tagesablaufbezogene Informationen übermittelt. Insbesondere in Tageskliniken werden die therapiefreien Zeiten (abends und Wochenenden) reflektiert und geplant.

Wochenrückblick

Stellt eine gemeinsame Rückschau aller Patienten auf Wochenerlebnisse dar und bietet den Patienten die Möglichkeit, die persönlichen Ziele der nächsten Woche vorzustellen. Dabei werden Erfahrungen ausgetauscht, die in der gemeinsamen Reflexion familienähnliche Strukturen anbieten. Daher wird ausreichend Zeit eingeräumt und z. B. mit Kaffee und Kuchen ein entsprechender Rahmen angeboten.

Freizeitgestaltung

Manche Patienten, z. B. mit Abhängigkeitserkrankungen, haben oft verlernt, ihre Freizeit sinnvoll zu gestalten. Eine gemeinsame Freizeitorganisation und -gestaltung außerhalb der Therapiezeiten helfen, neue Interessen und Hobbys zu wecken und das Gruppenerleben zu fördern, z. B.:

- Wochenendaktivitäten (sportliche Aktivitaten, Ausflüge, Spaziergänge, „Sonntagsfrühstück")
- Freizeitgruppen (Garten-, Musikgruppe)

Alltagskompetenztraining

Ziel dieser Gruppen ist es, lebenspraktische Fertigkeiten zu erwerben und zu trainieren. Diese sind im Laufe der Erkrankung oft verloren gegangen oder wurden u. U. erst gar nicht erworben:

- Kognitive Gruppen zum Hirnleistungstraining (Gedächtnisspiele, Literaturgruppe, Tageszeitungsgruppe, Rechenspiele, Wortspiele)
- Biografiearbeit
- Nähgruppe
- Kochgruppe
- Genussgruppe
- Reinigung und Wäsche waschen
- Einkaufsgestaltung (City-Training)
- Progressive Muskelentspannung

Rückfallpräventionsgruppe

Im Verlauf einer Abhängigkeitserkrankung ist ein Rückfall eher die Regel als die Ausnahme. Insofern ist es sinnvoll, dass sich Patienten frühzeitig mit dem eigenen Rückfallrisiko auseinandersetzen. Sie erhalten die Möglichkeit, ihre Gefährdung selbst einzuschätzen und sich der Rückfallgefahren bewusst zu werden. Weiterhin werden Hochrisikosituationen herausgearbeitet und Bewältigungsstrategien erarbeitet. Letztlich wird ein individuell abgestimmter Notfallplan erarbeitet (Was tue ich in einer Krisensituation?), auf den im Falle eines drohenden Rückfalls zurückgegriffen werden kann. Hierfür sollten Frühwarnsymptome identifiziert werden: Wie kommt es zu einem Rückfall? Was geht dem voraus?

14

14.3 Psychotherapie

14.3.1 Therapeutische Grundhaltung in der Psychotherapie

Siegfried Traxler

Psychotherapie ist die Behandlung psychisch kranker Menschen mit spezifischen psychologischen Methoden (▶ Tab. 14.9).
Sie ist ein bewusster und geplanter interaktioneller (zwischenmenschlicher) Prozess, um Verhaltensstörungen und Leidenszustände zu beeinflussen, die in einer Absprache zwischen Patienten und Therapeuten für behandlungsbedürftig gehalten werden. Das möglichst gemeinsam erarbeitete Ziel ist eine Symptomreduktion oder Persönlichkeitsänderung mit lehrbaren Techniken. Voraussetzung ist eine tragfähige emotionale Beziehung zwischen Patienten und Therapeut.
Psychotherapie findet meist ambulant oder in spezialisierten Institutionen statt, seit den 1960er-Jahren allerdings auch zunehmend in psychiatrischen Stationen und Abteilungen. Neben der Psychopharmakotherapie hat Psychotherapie wesentlich zur therapeutischen und atmosphärischen Verbesserung in der psychiatrischen Arbeit beigetragen.

Tab. 14.9 Änderungsansatz und dazu passende psychotherapeutische Verfahren

Änderungsansatz	Psychotherapeutisches Verfahren
Beraten	Gesprächstherapien
Überzeugen	Kognitive Therapien
Lernen, üben, konditionieren	Verhaltenstherapien
Einsicht vermitteln	Tiefenpsychologische Therapien
Entspannen	Entspannungstherapien
Konfrontieren	Paradoxe Interventionen
Loslösen, meditieren	Meditative Therapien
Suggestion, Ressourcenstärkung	Hypnotherapien
Gruppenwirkung	Gruppentherapien

Gemeinsamkeiten vieler psychotherapeutischer Verfahren

- Klare Rollenverteilung Patient – Therapeut
- Stadien des Therapieprozesses:
  1. Problem analysieren
  2. Ziel bestimmen
  3. Suche nach realistischen und angemessenen Veränderungsmöglichkeiten
  4. Arbeitsbeziehung aufbauen
  5. Therapie durchführen: aufbauend auf Problemanalyse
  6. Therapie beenden (Ziel erreicht?)
  7. Orientierung an den erforschten allgemeinen therapeutischen Wirkfaktoren:
     - Therapeutische Beziehung
     - Problemaktualisierung
     - Motivationale Klärung
     - Problembewältigung

14

Grundsätzliches Vorgehen im therapeutischen Team

- Klare und erreichbare Ziele in Absprache mit dem Patienten und dem Team herstellen
- Erarbeitete Ziele konkretisieren und im Team Umsetzungsmöglichkeiten absprechen
- Offenheit und Flexibilität für nötige Zieländerungen
- Dokumentation: im Team über Dokumentationsinhalte absprechen, Protokollanten festlegen

Therapeutische Beziehung

Die unterschiedlichen sozialen Rollen von Patienten, Therapeuten und Helfern bestimmen auch die therapeutische Beziehung:

- **Patientenrolle:** Schonung, Recht auf Pflege, Verständnis- und Rücksichtserwartung; der Patient soll beziehungswillig und -fähig sein und seine Rolle übernehmen können.
- **Therapeutenrolle:** professionelle Hilfe anbieten, wohlwollendes, respektvolles Bemühen um den Patienten. Der Therapeut muss den Patienten als Subjekt respektieren; er muss sich mit seinen eigenen Erlebensmöglichkeiten auseinandersetzen, auch Ängste, Fehler, Ohnmachten zulassen.

Zwischen den Subjekten (Therapeuten, Helfer, Patienten) entsteht eine lebendige Beziehung. Ein wichtiges Medium in dieser Beziehung ist die Sprache.

Hilfreiche Grundhaltungen

Herstellen und Aufrechterhalten einer therapeutischen Beziehung durch Bemühen um Wertschätzung, Akzeptanz des Patienten in seiner Eigenheit → Bemühen um eine Atmosphäre, in der Ängste, Spannungen, Aggressionen reduziert werden können.

- **Echtheit des Therapeuten:** ehrliches Gegenübertreten mit Verzicht auf professionelle Fassade in der Arzt- und Therapeutenrolle; authentisches und aufrichtiges Verhalten bedeutet Übereinstimmen von innerem Erleben und äußerem Verhalten; selektive Echtheit, die der Situation und den Zielen angemessen ist, völlige Offenheit kann auch destruktiv wirken.
- **Einfühlung, Empathie:** Bemühen, die innere Erlebniswelt des Patienten möglichst genau nachzuempfinden und dies präzise rückzumelden → emotionale Erlebnisinhalte verbalisieren durch spiegelnde Methode. Erhöht die Selbstexploration des Patienten, Missverstehen und Dirigieren werden dadurch reduziert.

Die Verwirklichung dieser Grundhaltungen und Gesprächsführung wird es dem Patienten erleichtern, bedrohliche Inhalte zu bearbeiten, die Selbstexploration (Selbsterkundung) zu vertiefen und sich besser mit Ängsten und Störungen auseinanderzusetzen.

Ungünstige Verhaltensweisen/Einstellungen

- Dirigieren: Ratschläge, fertige Lösungen überstülpen, Mahnungen
- Debattieren: Streitgespräche führen
- Dogmatisieren: belehren, Weisheiten, eigene Lebenserfahrung als Maßstab
- Interpretieren: einseitige Auslegungen
- Bagatellisieren: schnell trösten, Gefühle und Befindlichkeit des Patienten nicht ernst nehmen
- Moralisieren: Werturteile über das Verhalten des Patienten abgeben
- Monologisieren: langatmige Therapeutensprache, Patienten nicht zu Wort kommen lassen
- Emigrieren: abschalten, sich auf formal dienstliches Vorgehen zurückziehen
- Rationalisieren: einseitig logisch vorgehen, Gefühlslage nicht berücksichtigen
- Projizieren: eigene Gefühle übertragen
- Identifizieren: Distanz verlieren, Standpunkte des Patienten einseitig übernehmen
- Fixieren: Patienten und sich auf bestimmte Rolle festlegen
- Umfunktionalisieren: Gespräch in bestimmte Richtung lenken

Feedback

Mitteilung an den Gesprächspartner, wie er wahrgenommen und erlebt wurde, was man von seinen Äußerungen verstanden hat. Die Wirkung der Rückmeldung hängt ab vom Ausmaß des Vertrauens zwischen den Gesprächspartnern. Konstruktive Formen der Rückmeldung:

- Beschreibend, nicht bewertend
- Konkret auf die aktuelle Situation bezogen und nicht allgemein
- Brauchbar, auf mögliche Änderungen bezogen
- Nicht aufgezwungen
- Klar und genau formuliert
- Zur rechten Zeit gegeben

14.3.2 Tiefenpsychologische Verfahren

Prinzip ist Persönlichkeitsentfaltung durch Analyse und Durcharbeiten der frühkindlichen Entwicklung. Durchführung durch ausgebildete Therapeuten und in spezialisierten Abteilungen (Psychotherapiestationen) möglich.

Klassische Psychoanalyse (Freud) Weltbild: Frühe, verdrängte Konflikte wirken im Unbewussten. Bei neurotischen Entwicklungen, Charakterneurosen, Persönlichkeitsstörungen; durch Deuten, freies Assoziieren, Widerstand-, Traumanalyse.

Analytische Psychotherapie (Jung) Weltbild: Bedürfnis nach Ganzheit wird unterstützt, Erhellung auch dunkler Seiten. Bei Charakterneurosen, Persönlichkeitsstörungen; durch Gespräch, freies Assoziieren, Arbeit an Symbolen, Träumen.

Individual-Psychologie (Adler) Weltbild: Frühe Beziehungen formen den Lebensstil und spätere Verhaltensmuster. Bei Persönlichkeitsstörungen, Sucht, sexuellen Abweichungen, Familien- und Partnerkonflikten; durch Lebensplananalyse, Bearbeiten von Minderwertigkeitserlebnissen.

Psychoanalytische Kurztherapie (Fokaltherapie; Stekel, Rank, Alexander und Ferenczi) Weltbild: Konflikte zeigen sich in Symptomen. Bei akuten neurotischen, psychosomatischen Symptomen; durch Konfliktkern deuten, Einsicht vermitteln.

Katathymes Bilderleben (Leuner) Weltbild: Selbstregulation stärken. Bei Angst, Zwang, psychosomatischen Störungen, Entspannung; durch Entwicklung innerer Vorstellungen in Entspannung, Arbeit an Symbolgestalten.

14.3.3 Verhaltenstherapeutische Verfahren

Symptomreduktion und/oder Aufbau neuen Verhaltens durch Lernen und aktive Verhaltensveränderung. Durchführung durch ausgebildete Therapeuten, meist klinische Psychologen und Psychologische Psychotherapeuten. Co-Therapeuten sollen die Grundlagen der Verhaltenstherapie kennen. Wichtig sind genaue Zielabsprachen und Dokumentation im Team und mit den Patienten. Team sollte Verhaltenstherapie akzeptieren.

Verhaltenstherapie (Skinner, Wolpe und Eysenck) Weltbild: Grundlage: experimentelle Lernpsychologie (Symptome entwickeln sich aus Stressoren, Verstärkungen und Konditionierungen). Bei neurotischen oder körperlichen Symptomen, psychosomatischen Störungen; durch Analyse funktionellen Krankheitsverhaltens, Trainieren von alternativem offenen Verhalten.

Systematische Desensibilisierung (Wolpe) Weltbild: Wiederverlernen von Ängsten und Störungen. Bei Phobien, situativen Ängsten, Zwängen; durch Erarbeiten einer Angsthierarchie und schrittweise Konfrontation, beginnend mit leichteren Situationen, Bearbeiten der Ängste in Entspannung.

Reizüberflutung/-konfrontation (Marks und Lazarus) Weltbild: Vermeidungsverhalten verringern. Bei situationsgebundenen Ängsten, Phobien; durch Konfrontation mit der schwierigsten Angstsituation.

Selbstsicherheitstraining (Salter, Lazarus und Wolpe) Weltbild: neues positives Verhalten erlernen, Selbstvertrauen stärken. Bei sozialen Ängsten, Sozialphobien, Kontaktproblemen; durch Verhaltensanalyse, Trainieren schwieriger Sozialsituationen, Rollenspiele.

Selbstmanagement (Kanfer, Reinecker und Schmelzer) Weltbild: Jeder Mensch kann sich selbst helfen, Selbstkontrolle erlernen. Bei Leistungsstörungen, Essstörungen, Abhängigkeiten, Ängsten; durch Reizkontrolle, Selbstverstärkung, Entspannung, kognitive Umänderung.

Kognitive (Verhaltens-)Therapie (Ellis und Beck) Weltbild: bestimmt durch Erfahrung und Einstellung zu sich selbst, Verzerrungen und Fixierungen des Denkens führen zu pathologischem Verhalten. Bei Depressionen, Ängsten, Schmerzen, chronischen Konflikten; durch Analyse des Problems, Kognition; Erarbeiten von

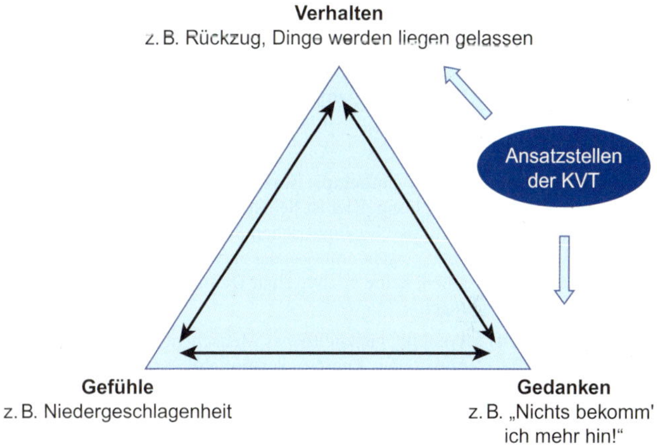

Abb. 14.2 Heuristik (Erklärungsmodell) der Kognitiven Verhaltenstherapie (KVT) [P1155, L143]

Denkfehlern, Trainieren von Alternativen (▶ Abb. 14.2). Arbeit an den primären Gedanken und den daraus folgenden sekundären Emotionen und Verhalten. Neuere Entwicklungen der KVT sind:

- Schematherapie: Bearbeitung alter, rigider Denkschemata, Aufbau neuer Denkinhalte, bewährt bei persönlichkeitsakzentuierten Menschen
- Dialektisch behaviorale Therapie: Integration und Auflösung der stark wechselnden Impulse, besonders bei Borderline-Störungen
- Metakognitives Training: Korrektur eigenartiger Denkvorgänge zur Korrektur und Prävention u. a. psychotischer Denkinhalte, oft in Gruppentherapie
- Cognitive Behavioral Analysis System of Psychotherapy (CBASP): bewährt bei chronischen Depressionen, Beachtung des interpersonellen Verhaltens und früher Traumatisierungen

Rational-emotive Therapie (Ellis) Weltbild: Änderung irrationaler Überzeugungen und daraus resultierender Emotionen. Bei angstneurotischen Störungen, depressiven Entwicklungen, Persönlichkeitsstörungen; durch Analyse von Verhalten, Denken und Emotionen, Konfrontation mit irrationalen Annahmen, Trainieren neuer Einsichten.

Eye Movement Desensitizations and Reprocessing Therapie (EMDR) (Shapiro) Zur Behandlung posttraumatischer Störungen; Einsatz im Rahmen eines Gesamtbehandlungsplans (Edukation, Information, Stabilisierung und Durcharbeiten der traumatischen Erlebnisse). Während der Konfrontation folgt der Patient den schnellen und gleichmäßigen Fingerbewegungen des Therapeuten; Koppelung mit positiven Kognitionen.

14.3.4 Humanistische Psychotherapie

Persönlichkeitsentfaltung im gegenwärtigen Erleben. Durchführung durch klientenzentrierte Psychotherapeuten, oft Psychologen und Psychologische Psychotherapeuten. Co-Therapeuten sollen Erfahrung mit den Basisvariablen Echtheit, Akzeptanz und Wärme haben.

Voraussetzung

- Darauf achten, dass Aussagen konkret sind. Nichtverstandenes erfragen, den Patienten um klare Aussagen bitten.
- Auf professionelle Fassade verzichten; sich nicht hinter der Rolle verstecken
- Selbsteinbringen der Therapeuten wirkt oft förderlich: Therapeut als Modell.

Verfahren

Klientenzentrierte Gesprächspsychotherapie (Rogers) Weltbild: Jeder Mensch hat Tendenz zur Selbstverwirklichung, Ziel ist Selbstannahme und Autonomie. Bei Erlebnisreaktionen, Ängsten, psychosomatischen Störungen, Selbstunsicherheit, Versagen, Konflikten; durch Spiegeln emotionaler Äußerungen des Klienten, Verwirklichen der Basisvariablen; keine analytischen Deutungen, Erarbeiten der pathogenen Lebensbedingungen.

Gestalttherapie (Perls) Weltbild: ganzheitliches Menschenbild, Integration abgespaltener Anteile. Bei Depressionen, Ängsten, Persönlichkeitsstörungen, Sucht, zur Selbsterfahrung; durch Durcharbeiten der Probleme im Hier und Jetzt, Traumaarbeit, Körperwahrnehmung, geleitete Fantasie, Rollenspiel.

Transaktionsanalyse (Berne) Weltbild: positive Grundnatur des Menschen, Autonomie und Selbstverwirklichung. Bei sozialen Problemen, Arbeit in Familien und Gruppen; durch Skriptanalyse, Wiedererleben, Durcharbeiten von Schlüsselszenen, Aussöhnen mit dem Erfahrenen.

14

Psychodrama (Moreno) Weltbild: Erhellen verborgener Gefühle und Konflikte, Selbsterkenntnis fördern. Bei depressiven Entwicklungen, Ängsten, Sucht, Persönlichkeitsstörungen, Selbsterfahrung, sozialem Lernen; durch Darstellen von Alltag und Lebensgeschichte auf der „Bühne", Rollenwechsel, Spiegel- und Doppelgänger-Technik.

Focusing (Gendlin) Weltbild: Suche nach Kontakt mit dem „Ganzen" der Gefühle, oft im Rahmen einer klientenzentrierten Therapie. In jeder Therapie einsetzbar; durch In-Kontakt-Kommen mit den Gefühlen, für die passende Symbole gesucht und gefunden werden, geänderte Gefühle annehmen.

14.3.5 Hypnotherapeutische Verfahren

Veränderungen von Symptomen und Störungen durch Benutzen unbewusster Potenziale. Durchführung nur durch ausgebildete Hypnotherapeuten. Teammitglieder informieren.

Beachten

- Auf Natürlichkeit der Trancezustände hinweisen, z. B. Reaktion und Befindlichkeit bei Monotonie
- Keine magischen Vorstellungen vermitteln

Verfahren

Hypnotherapie (Erickson) Weltbild: Jeder Mensch erwirbt im Laufe des Lebens eine Landkarte seiner Welt. Jeder hat alle notwendigen Fähigkeiten, die aber blockiert sein können. Indikation bei psychosomatischen Reaktionen, Ängsten, Schmerzen, Abhängigkeiten, zur Bearbeitung verdrängter Erlebnisse; durch therapeutische Trance, Regression, Progression, Umgehen des Widerstands, Wahrnehmungsveränderung.

Neurolinguistisches Programmieren (NLP) (Grinder und Bandler) Weltbild: Kommunikation mit dem Unbewussten; Elemente der Lerntheorie, Tiefenpsychologie und Neurophysiologie. Zur Krisenintervention, Entscheidungshilfe; durch Eingehen auf Hier und Jetzt, Widerstand verwenden, Lebenslinienarbeit, Rechts-Links-Ausgleich.

14.3.6 Entspannungsverfahren

Grundlegende unspezifische therapeutische Basisverfahren, oft in Kombination mit anderen Verfahren. Entspannungsverfahren können von Co-Therapeuten erlernt und durchgeführt werden.

Voraussetzungen

- Ruhige Atmosphäre schaffen
- Für ruhige Räume sorgen
- Hintergrundmusik kann hilfreich sein. Musikeinsatz nach Absprache mit den Beteiligten.

Verfahren

Autogenes Training (Schultz) Weltbild: willentliche Beeinflussung des vegetativen Nervensystems durch Autosuggestion. Bei vegetativen Funktionsstörungen, psychosomatischen Erkrankungen, Stress, Schmerzen, Verspannungen; durch Schwere-, Wärmeübung, Atem- und Bauchorgane regulieren, Stirnkühle; meditative Übungen.

Progressive Relaxation (Jacobson) Weltbild: Willkürmuskulatur ist Lernort für Entspannung. Bei funktionellen Körperstörungen, Unruhe, Angst, oft als zusätzliche Methode bei Verhaltenstherapie; durch An- und Entspannen der Willkürmuskulatur.

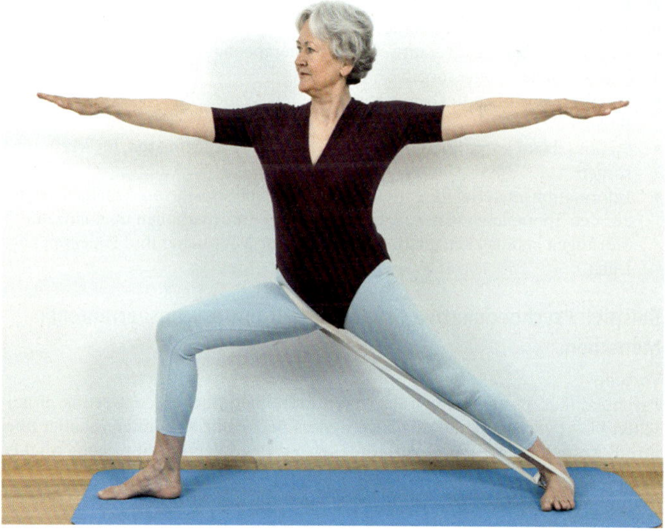

Abb. 14.3 Yoga in der Reha-Therapie: „Die Kriegerin" ist eine Übung, die die äußere und innere Haltung stärkt. Sie kräftigt vor allem die wirbelsäulenaufrichtende Muskulatur. Hier wird der Effekt durch das Thera-Band noch verstärkt. [K367]

Biofeedback Weltbild: Einfluss auf vegetative Körperfunktionen durch akustische oder optische Rückmeldung. Bei Angst, Spannung, Schmerzen, Hochdruck, Tachykardie, Tremor; meist in Kombination mit anderen psychotherapeutischen Methoden; durch elektronische Rückmeldung von Biosignalen Lernen der willentlichen Beeinflussung der beeinträchtigten Körperfunktionen, z. B. mit EMG, EKG, Hautwiderstand, Temperatur.

Akupunktur Methode der Traditionellen Chinesischen Medizin. Durch Setzen einer Nadel können stimmungsaufhellende Substanzen freigesetzt werden.

Yoga und Verfahren der TCM (Traditionelle Chinesische Medizin). Form der Selbsterkenntnis aus der indischen philosophischen Lehre (▶ Abb. 14.3).

Meditation Verfahren der Stille, der inneren Einkehr; auch Klang- oder Gongmeditation möglich.

Body Scan Lenkung der Aufmerksamkeit auf Körperbereiche durch achtsames Wahrnehmen des eigenen Körpers.
Viele dieser Verfahren können in den Alltag übernommen werden und sind daher für Prävention und Rückfallprophylaxe wertvoll.

14.3.7 Psychoedukative Verfahren

Zielgerichtete Informationen der Betroffenen und ihrer Angehörigen über ihre Erkrankung. Besonders von verhaltenstherapeutischer Seite wurden störungs- und problemspezifische Informationen erarbeitet, die zur Gruppenarbeit gut geeignet sind. Psychoedukative Verfahren sind für fast alle psychiatrischen Störungen hilfreich.

Vorbereitung

- Therapiemanuale lesen und durcharbeiten
- Jede Sitzung mit dem verantwortlichen Therapeuten vorbereiten
- Für geeignete Räume sorgen
- Didaktische Hilfsmittel bereitstellen: Kopien, Wandzeitung, Papier, Stifte, Beamer etc.
- Stationsablauf koordinieren: Patienten rechtzeitig informieren, für Vertretung sorgen
- Informationsmaterial für Patienten bereithalten: Kopien von Arbeitsblättern aus den Therapiemanualen, patientengerechte Informationen über einzelne Störungen bereitstellen, Stationsbibliothek für Mitarbeiter und Patienten anlegen.

Beispiel: Psychoedukative Gruppenarbeit mit psychoseerfahrenen Menschen

Vorteile

Psychoedukation in Gruppen durchzuführen, bietet neben dem zeitökonomischen Effekt vor allem die Möglichkeit, dass Betroffene sich untereinander über ihre Erkrankung, die damit verbundenen Erfahrungen und ihre persönlichen Bewältigungsmöglichkeiten austauschen können. In diesen Gruppen erleben die Betroffenen, dass ihre Erkrankung kein Einzelschicksal ist.

Ziele

- Verbesserung des Krankheitsverlaufs schizophrener Psychosen durch Verbesserung der Akzeptanz einer zumeist unverzichtbaren medikamentösen Behandlung

- Erlernen eines verantwortungsvollen Umgangs mit der medikamentösen Therapie und deren Nebenwirkungen
- Verbesserung der Krankheitseinsicht
- Rezidivprophylaxe durch eine Auseinandersetzung mit dysfunktionalen und nicht hilfreichen Krankheitskonzepten optimieren
- Verminderung häufiger/schwerer psychotischer Manifestationen
- Betroffene empfinden als Hauptnutzen häufig, sich der Erkrankung weniger ausgeliefert zu fühlen und aktiv bzw. gezielt Einfluss auf den Verlauf nehmen zu können.

Indikationen

Schizophrene Psychosen (▶ 5), schizoaffektive Psychosen (▶ 4).

Rahmenbedingungen

- Offene Gruppe von 4–10 Personen (Inhalte lassen sich auch im Rahmen von Einzelkontakten vermitteln)
- Aus klinischer Erfahrung rasch nach Abklingen der Akutsymptomatik einsetzbar
- Im Einzelfall bereits während der Behandlung auf den geschützten Stationen
- Die Gruppen können mit ambulanten und stationären Patienten durchmischt sein.
- Der zeitliche Umfang der Programme ist unterschiedlich: Erfahrung mit Programmen von 4 bis hin zu 14 Gruppenstunden.
- Kontinuierlicher Gruppenablauf soll gesichert sein.
- Angehörige in Therapie einbeziehen, da Patienten meist jung und mit Familie zusammenleben → Rückfallprophylaxe

! Tipps, Tricks und Fallen

- Qualifikation psychoedukativ tätiger Therapeuten (Empfehlung: Pflegefachkraft für Psychiatrie): gute Kenntnisse über schizophrene Psychosen, verhaltenstherapeutische Vorgehensweisen und praktische Erfahrung mit schizophrenen Patienten, Erfahrung mit Gruppenleitung
- Psychoedukative Gruppe von zwei Gruppenleitern führen lassen: Leiter- und Co-Leiter-Funktion den Gruppenteilnehmern gegenüber transparent machen

Wichtiges und hilfreiches Beispiel: Integriertes psychologisches Therapieprogramm (IPT)

Grundlage ist ein multimodales Behandlungskonzept mit mehrdimensionalen psychotherapeutischen Maßnahmen, Milieu- und Soziotherapie, Angehörigenarbeit und optimale Versorgung mit Psychopharmaka.
IPT ist ein (zusätzliches) therapeutisches Angebot für Menschen mit schizophrenen Psychosen neben allgemein üblichen Rehabilitationsmaßnahmen.

Indikation

- Ausgeprägte kognitive Störungen
- Sozialängste
- Minussymptomatik
- Fehlende Therapiemotivation
- „Drehtür-Patienten" (Patienten, die nach der Entlassung immer wiederkommen) nach akuter Phase

Kontraindikationen
Akutpatienten und starke Minderbegabung.

Unterprogramme des IPT
Spezifische Defizite im Sozialverhalten werden in fünf Unterprogrammen behandelt:
- Kognitive Differenzierung
- Soziale Wahrnehmung
- Verbale Kommunikation
- Soziale Fertigkeiten
- Interpersonelles Problemlösen

1. Kognitive Differenzierung
Kärtchen-Übung 10–16 Karten (etwa Memory) sollen von den Gruppenteilnehmern bezüglich gemeinsamer Merkmale aussortiert werden.

Verbale Begriffssysteme
- Zu einem vorgegebenen Wort, z. B. „Malen", sollen ~ 30 Wörter genannt werden. Diese werden klassifiziert und im Sinne von Über- und Unterbegriffen zugeordnet (Begriffshierarchien). Anschließend werden weitere Über- und Unterbegriffe gesucht.
- Zu vorgegebenen Worten sollen Synonyme gefunden werden. Gemeinsamkeiten und Unterschiede werden herausgearbeitet und Beispielsätze gebildet.
- Die Gruppe erklärt dem Therapeuten Worte, z. B. „Auto": Kategorie, Materialien und Funktion werden erarbeitet (Wortdefinitionen).
- Auf einer Wortkarte stehen zwei Wörter, von denen eines unterstrichen ist, z. B. „**Füller,** Bleistift". Ein Teilnehmer soll mit Hilfsworten das unterstrichene Wort erklären, sodass die anderen Teilnehmer das Wort erkennen können.
- Begriffe mit unterschiedlicher Bedeutung anhand verschiedener Kategorien herausarbeiten: z. B. kann der Begriff „Raum" als Zimmer oder Weltall gemeint sein.

Suchstrategien Ähnlich dem Kinderspiel „Ich sehe was, was Du nicht siehst". Die Suchstrategie soll durch Kategorisierung entwickelt werden, z. B. Abfrage unterschiedlicher Materialien. Der Suchbereich kann erweitert werden, z. B. auf Gruppenraum, Station, Klinik, Ort, Region.

2. Soziale Wahrnehmung
Benutzen einer Foto-Serie mit 30 Fotos und steigendem Schwierigkeitsgrad bezüglich der Reizmenge und der emotionalen Belastung. Die Fotos werden nach drei Stufen bearbeitet: Informationssammlung, Interpretation, Titelfindung.

3. Verbale Kommunikation
- Ein Teilnehmer liest einen Satz vor, ein anderer wiederholt diesen wortwörtlich und die anderen kontrollieren die Wiederholung.
- Aus einem Wort muss ein Teilnehmer einen Satz formen, ein anderer wiederholt diesen sinngemäß und die anderen kontrollieren die Wiederholung.

Bei der freien Kommunikation ist die Vorgabe z. B. ein Zeitungsartikel. Die Bewertung des Kommunikationsprozesses geschieht durch den Therapeuten oder vorher bestimmten Teilnehmer.
- **Inhaltliche Kriterien:** Verstehen von Beiträgen, Eingehen auf Beiträge; inwieweit wird ein Thema oberflächlich oder vertieft diskutiert, wird der rote Faden verloren?
- **Formale Kriterien:** Blickkontakt, flüssiges Reden, Lautstärke, Tonfall werden beachtet.

4. Soziale Fertigkeiten

Kognitive Aufarbeitung (Stufe 1) Vorgabe der zu übenden Situation, Zieldefinition, Dialogerarbeitung, Finden einer Überschrift, Antizipation der Schwierigkeiten, Vergabe von Beobachterfunktion und Einschätzung der Schwierigkeit.

Durchführung (Stufe 2) Demonstration der Modelle mit zwei Co-Therapeuten → Rückmeldung durch Beobachter, Co-Therapeuten und Therapeut. Rollenspiel der Gruppenmitglieder → Rückmeldung durch Beobachter, Co-Therapeuten und Therapeut.

5. Interpersonelles Problemlösen

- Problem identifizieren und analysieren
- Problem kognitiv aufbereiten
- Lösungsalternativen erarbeiten
- Für eine Lösungsalternative entscheiden
- In die Praxis umsetzen
- Feedback über Erfolg und Misserfolg in der nächsten Therapiesitzung

Vorgehen

Beginnend werden kognitive Grundfunktionen wie Konzentration, Konzeptbildung, Abstraktions- und Merkfähigkeit trainiert. Auf verbesserten kognitiven Grundfunktionen aufbauend werden komplexere soziale Fertigkeiten eingeübt. Übungen einzelner Unterprogramme können im Einzelfall weggelassen werden.
Innerhalb jedes Unterprogramms wachsen die Anforderungen an den Patienten:

- Vom Einfachen und Überschaubaren zum Schwierigen und Komplexen
- Von hoher Strukturiertheit und Aufgabenorientiertheit zu einer größeren Betonung spontaner Gruppeninteraktionen
- Von einem stark direktiven Therapeutenverhalten zu einem weniger direktiven, sich zurücknehmenden Leitungsstil
- Von sachlichen zu emotional belastenden Inhalten

Rahmenbedingungen

- Therapiesitzungen mindestens 2-mal/Woche mit 4–8 Patienten
- Dauer einzelner Therapiesitzungen 30–60 Min.
- Für das gesamtes Therapieprogramm werden ca. 1,5–3 Jahre gebraucht.

Themen in den Psychosegruppen

Nach jahrelangen klinischen Erfahrungen können die nachfolgend genannten Themen hilfreiche Informationsmodule und Themen in den Psychosegruppen darstellen:

- Kennenlernen der Gruppenteilnehmer und Therapeuten/Moderatoren
- Diagnose und Symptome der Schizophrenie, des psychotischen Erlebens
- Verletzlichkeits-Stress-Modell (▶ Abb. 5.1)
- Entwicklung und Erleben der aktuellen Psychose
- Ausgang und Verlauf der Psychose
- Behandlung mit Medikamenten (Antipsychotika)
- Haupt- und Nebenwirkungen der Psychopharmaka
- Risiko von Spätschäden der Medikamente
- Mitarbeit und Verantwortung des Patienten
- Zusammenarbeit mit den therapeutischen Institutionen
- Frühwarnzeichen
- Krisenbewältigung und Erstellen eines individuellen Therapieplans

Tipps, Tricks und Fallen

- Balint-Gruppen, Supervision: Besonders junge Pflegende erleben die Tragik einer Station mit chronisch kranken Patienten als sehr tiefgreifend (▶ 1.13).
- Forcierte Rehabilitation kann zu einem Rückfall mit produktiver Symptomatik führen.
- Emotionen und Affekte führen zu vermehrten Störungen.
- Nur realistische Lebens- und Arbeitsbedingungen können wirksam sein.

Gesundheitsinformationsgruppen

Dienen der störungsspezifischen Informationsvermittlung, der Entlastung und dem Erfahrungsaustausch der Patienten. Ablauf: Begrüßungsphase, Informationsteil und anschließendes offenes Beisammensein.
Die Themen des Informationsteils werden i. d. R. von den Teilnehmern selbst festgelegt. Störungsspezifische Themen können sein z. B. Umgang mit Wahn oder Halluzinationen; oder auch störungsübergreifend wie allgemeine Ängste, Schlafstörungen.

Patientenratgeber und Selbsthilfematerialien

Patientenratgeber, Therapie- und Selbsthilfemanuale sind hilfreich bei der therapeutischen Unterstützung der Selbstveränderung von Patienten. Sie können Veränderungswissen ökonomisch an viele Patienten weitergeben. Für viele Störungen gibt es Informations- und Interventionsprogramme, die als Therapiemanuale vorliegen. Der therapeutische Einsatz dieser Materialien fördert den Umlernprozess. Störungs- und Veränderungswissen erhöhen die Problemlösekompetenz.
Diese Materialien dürften hinsichtlich der Wirksamkeit aber nicht überschätzt werden. Sie sind kein Ersatz für eine spezifische Therapie, haben aber unterstützende Funktion.

14.3.8 Gruppentherapie/Paartherapie/Familientherapie

Erfahrung von Gemeinsamkeiten mit anderen Mitpatienten als therapeutisches Medium, soziales Lernen.

Vorgehen

- Gruppen in den Stationsablauf einplanen; feste Zeiten
- Auf Gruppenregeln achten: Schweigeverpflichtung, Ablauf der Beiträge organisieren
- Außenstörungen möglichst ausschalten
- Gesprächsleitung regeln
- Kurzprotokoll als Einleitung der nächsten Sitzung
- Videoaufnahmen sind hilfreich, dazu Erlaubnis der Patienten einholen.

Verfahren

Psychiatrische Gruppe Weltbild: gemeinsames Bearbeiten von Problemen in Station oder Abteilung. Bei (teil-)stationären Patienten, Differenzierung nach Störungsbildern; feste Organisation, Bearbeiten individueller oder kollektiver Probleme, Rollenspiele, Einsatz bewährter Gruppen-Techniken möglich.

Verhaltenstherapeutische Gruppenpsychotherapie Weltbild: Probleme analysieren und bewältigen, bei einzelnen von den Patienten genannten Problemen gemeinsam in der Gruppe Ursachen und Lösungen erarbeiten, u. a. durch Wiederholung, Aufzeigen von Problemlösungen und Übertragen auf andere Lebens-Situationen. Methodisch sind verschiedene weitere verhaltenstherapeutische Gruppentherapien möglich, z. B. Psychoedukation, Entspannung, Genusstraining, Training sozialer oder emotionaler Kompetenzen (▶ 14.3.7).

Analytische Gruppenpsychotherapie Weltbild: Grundlagen der Psychoanalyse, Training sozialer Wahrnehmung. Bei Neurosen, Erlebnisreaktionen, psychosomatischen Störungen; durch geschlossene Gruppen, Übertragungen und Bearbeiten sozialer Konflikte.

Familientherapie/systemische Therapie Psychoanalytische, sozialwissenschaftliche, kommunikationstheoretische Ansätze. Weltbild: Ideen des Wachstumsmodells, System als therapeutisches Medium; Entwicklung des Selbstwerts und der Beziehungsfähigkeit. Bei pathologischen Interaktionsmustern bei Problemfamilien, Partnerschafts- und Generationskonflikten; durch Aufarbeiten von Konflikten, Familienkonferenz, Familienberatung, gruppendynamische Übungen, Aufstellungsarbeit durch erfahrene Therapeuten.

Systemische Therapie Ist zwischenzeitlich ein anerkanntes Therapieverfahren mit einem breiten Indikationsspektrum. Es werden die Regeln sozialer Systeme verdeutlicht. Patient wird als Symptomträger eines gestörten Systems gesehen. Therapeutisch wird versucht, das ganze System einzubeziehen und zu verändern.

Interpersonelle Psychotherapie Ist ein klinisch bewährtes Verfahren bei Depressionen, da interpersonelle Konflikte als Auslöser depressiver Erkrankung gesehen werden. Konflikte im Zusammenhang mit depressiven Episoden werden fokussiert bearbeitet.

Themenzentrierte Interaktion (Cohn) Weltbild: Erweiterung von Autonomie, Selbstverantwortung und Partnerschaftlichkeit, lebendiges Lernen in der Balance von „Ich-Wir" und „Thema"; bei Kontakt- und Kommunikationsstörungen; zur Verbesserung der Arbeit in therapeutischen Teams; durch Bearbeiten realer, aktueller Themen, vorrangiges Bearbeiten von Störungen.

Paarsynthese (Cöllen) Weltbild: Mann-Frau-Beziehung als Zentrum des Lebens. Bei Partnerproblemen, -konflikten, Sexualstörungen; durch Paargestalt, Partnerwerdung, Paardynamik, Fehleranalyse, Neugestaltung von Liebe, Sexualität, Aggression.

14.3.9 Transpersonale Therapien

Entfaltung der Persönlichkeit durch Erfahren der integrierten Existenz, Bewusstwerden des übernatürlichen Wesenskerns. Nur in spezialisierten Einrichtungen und durch ausgebildete Therapeuten möglich.

Beachten

- Materialien bereithalten, z. B. Papier, Stifte, Farben
- Außenstörungen vermeiden

Verfahren

Psychosynthese (Assagioli) Weltbild: psychische Evolution strebt zu höheren Formen. Gefördert wird der natürliche Wachstumsprozess, der auch Grenzerfahrungen ermöglicht. Zur ganzheitlichen Förderung der seelischen Gesundheit, auch eingesetzt in Selbsterfahrung; Einsatz verschiedener Techniken wie Gestaltarbeit, Atmen, Meditation, Malen, Fantasiereisen.

Initiatische Therapie (Dürckheim und Hippius) Weltbild: Durchbruch zum Wesenskern, Integration des Erlebten. Zur Suche nach Lebenssinn, geistige Suche; durch „Ruf nach dem Meister", personale Leibtherapie, geführtes Zeichnen.

14.3.10 Training emotionaler Kompetenzen (TEK) nach Berking

Holger Thiel

Emotionen sind das „Salz in der Suppe des Lebens". Halten Emotionen, vor allem negative Emotionen, zu lange an oder sind sie unangemessen intensiv, kann das einem „das Leben (die Suppe) versalzen". Mit dem TEK wird die Fähigkeit, konstruktiv mit belastenden Emotionen umzugehen, gezielt gefördert.

Welche Idee steht dahinter?

Die Fähigkeit, konstruktiv mit den verschiedensten belastenden Gefühlen umgehen zu können, ist zentral für die Sicherung der intrapsychischen Funktionsfähigkeit und damit Voraussetzung für eine effektive Auseinandersetzung mit der Umwelt. Beeinträchtigungen dieser Fähigkeiten sind ein großes Risiko für die Entwicklung und Chronifizierung verschiedener psychischer Probleme und Störungen.
Bei einer Vielzahl von seelischen Erkrankungen ist der Umgang mit Gefühlen, insbesondere „schwierigen" Gefühlen, gestört, z. B. bei Angststörungen und Depressionen, aber auch bei Wut.
14 Während die meisten Menschen unangenehme und auf Dauer verletzende Gefühle – verständlicherweise – einfach schnell herunter- oder wegregulieren wollen, setzt das TEK entscheidende Schritte früher an (▶ Abb. 14.4).

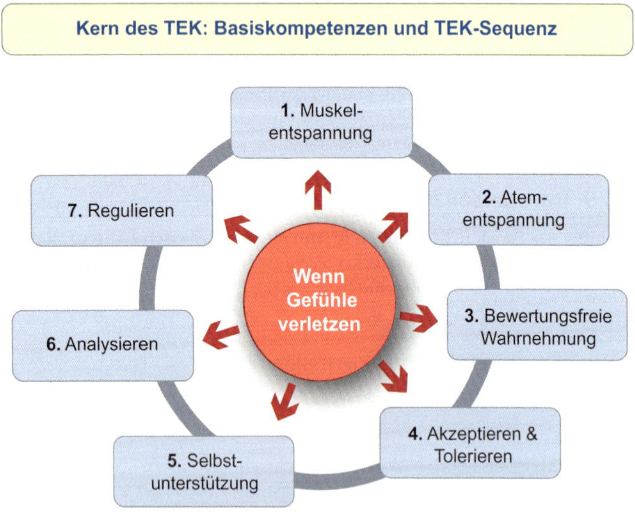

Abb. 14.4 Kern des TEK: Basiskompetenzen und TEK-Sequenzen [W1332, L157]

Basiskompetenzen 1 und 2: Muskel- und Atementspannung

- Jede Strategie wird durch eine kurze Psychoedukation eingeleitet, die ein neuropsychologisches Erklärungs- bzw. Teufelskreismodell zur Aufrechterhaltung negativer Gefühle beinhaltet.
- Hieraus leitet sich die jeweilige Strategie ab. Diese sieht z. B. wie folgt aus: Die Erregung der Amygdala führt zu Muskelanspannung und flachem Atem. Da dies mit potenzieller Bedrohung verknüpft ist, sind die Reaktionen selbst schon ein Gefahrensignal für die Amygdala, was zu einer Aktivierung und einem Teufelskreis führt, der negative Emotionen aufrechterhält. Nach geleitetem Entdecken („Was kann man da tun?") wird die progressive Muskelentspannung vorgestellt und gemeinsam mit einer Atementspannung geübt.

Basiskompetenz 3: Bewertungsfreie Wahrnehmung

- Zur Durchbrechung eines weiteren Teufelskreises wird die Aktivierung nicht bewertenden Wahrnehmens und neutralen Beschreibens vorgestellt.
- Belastende Gefühle werden 1) benannt, 2) ihre Intensität auf einer Skala von 0–10 eingeschätzt und 3) stichwortartig die körperliche Lokalisierung beschrieben.
- Die Kompetenz wird in Form einer kurzen Atemmeditation, einer Fokussierung auf verschiedene Sinneswahrnehmungen und einer erfahrungsoffenen Betrachtung eigener Gedanken, Wünsche und Emotionen eingeübt.

Basiskompetenz 4: Akzeptanz und Toleranz

- Den Teilnehmern wird vermittelt, dass die vorübergehende Akzeptanz emotionaler Reaktionen eine Möglichkeit ist, aufkommende Gefühle der Hilflosigkeit zu dämpfen. Dabei wird vermittelt, dass die Teilnehmer diese Gefühle nicht toll finden oder die auslösende Situation akzeptieren sollen. Vielmehr soll ihnen die Daseinsberechtigung erteilt werden.
- Durch die Arbeit an einem persönlichen Akzeptanz- und Toleranzplan wird die akzeptanzfördernde Einstellung erarbeitet, die unter anderem darin besteht, „Emotionen als Freunde zu sehen", die wichtige Informationen geben und hilfreiche Handlungen einleiten.

Basiskompetenz 5: Selbstunterstützung

Belastende Gefühle aktivieren bei vielen Menschen mit psychischen Störungen ein negatives Selbstbild, was Selbstabwertung zur Folge hat und sekundäre Gefühle, wie Scham oder Schuld, aktiviert. Über geleitetes Entdecken wird den Teilnehmern vermittelt, dass das Einnehmen einer liebevollen Haltung sich selbst gegenüber diese sekundären negativen Gefühle verhindern kann. Die Übung dieser Kompetenz erfolgt durch die Imagination der eigenen Person in einer Belastungssituation mit dem Ziel, dabei „Mitgefühl als ein warmes und kraftvolles Gefühl der Anteilnahme mit sich selbst aufsteigen zu lassen".

Basiskompetenz 6: Analysieren

- Ein Training der Analysefähigkeit in emotional neutralen Situationen soll Gefühle von Hilflosigkeit und Überforderung in belastenden Situationen abwenden. Durch kreatives Malen soll den Teilnehmern der Zugang zu den eigenen Gefühlen erleichtert werden.
- Der Trainer leitet aus den Bildern dann die einzelnen Punkte des TEK-Analyseschemas ab, womit Gefühle systematisch analysiert werden können.
- Dies wird dann explizit eingeführt und anhand eines belastenden Gefühls der Teilnehmer aus den letzten Wochen bearbeitet.

- Punkte des Schemas sind:
  1. Relatives Gefühl
  2. Auslösende Situation
  3. Grundstimmung/Körperempfinden vor Einsetzen der Situation
  4. Aufmerksamkeit/Interpretation/Bewertung der Situation
  5. Bedürfnisse/Wünsche/Ziele/Erwartungen der Situation, die mit dem Gefühl einhergehen
  6. Ähnliche Reaktionen auf frühere Situationen in Form eines alten Musters
  7. Körperreaktionen, welche mit dem Gefühl einhergehen
  8. Sekundäre Gefühle als Bewertung des primären Gefühls
  9. Verhaltensimpulse, welche durch das Gefühl aktiviert wurden
- Die genaue Analyse der Emotionen veranschaulicht den Teilnehmenden nicht nur die typischen Komponenten emotionaler Reaktionen, sondern zeigt gleich mehrere Ansatzpunkte für die Regulation auf.

Basiskompetenz 7: Regulieren

- Auch die Relevanz der Fähigkeit zur Veränderung von Dauer/Intensität negativer Emotionen wird aus einem „neuropsychotherapeutischen Teufelskreis" abgeleitet. Anschließend werden die einzelnen Schritte effektiven Problemlösens erarbeitet:
  1. Ein realistisches Zielgefühl auswählen, welches ein Annäherungs- statt ein Vermeidungsziel sein sollte
  2. Brainstorming nach Möglichkeiten, das Zielgefühl herbeizuführen
  3. Einen konkreten Plan machen, wie die ausgewählten Strategien umsetzt werden sollen
  4. Strategien umsetzen
  5. Konstruktiver Umgang mit Misserfolg, der aus Belohnung der Teilerfolge, Intensivierung der Bemühungen, ggf. Umsetzung der Alternativpläne und letztlich Überdenken des Zielgefühls besteht
- Zur Unterstützung wird hier mit dem TEK-Regulationsschema gearbeitet, das direkt auf dem Analyseschema aufbaut. Als hilfreiche Regulationsstrategien gelten:
  - „Use the Blues", also Gefühle konstruktiv nutzen
  - „Opposite action", also das Gegenteil des Verhaltensimpulses umsetzen
  - (Kurzfristige) Ablenkung, um sich in einem ruhigeren Moment mit der Emotion auseinanderzusetzen

14

Tipps, Tricks und Fallen

- Das Training ist gedacht für alle Arten von Angsterkrankungen und Depressionen.
- Darüber hinaus ist es hilfreich bei Sucht-, Zwangserkrankungen und Somatisierungsstörungen.
- Explizite Kontraindikation: akute psychotische oder substanzinduzierte Symptomatik, akute Suizidalität und alle psychischen Störungen mit einem Schweregrad, der kein kognitives Arbeiten ermöglicht

! Dieses eher neuere Verfahren findet seinen Weg in die Angebotsliste von Fachpflegepersonen – siehe die Trainerliste der Homepage von Berking (https://tekonline.info/).

14.3.11 Aktuelle Erweiterungen bewährter psychotherapeutischer Methoden – Modulare Psychotherapie

Psychotherapie als eine wirksame Form emotionalen Lernens entwickelt sich in der Kombination von drei Schwerpunkten: Achtsamkeit, Anleitung zum Beobachten der aktuellen Gedanken und Wahrnehmung der wirkenden Gefühle (Emotionsregulation), besonders in den Kognitiven Verhaltenstherapien (als sogenannte 3. Welle) in vermittelbaren Methoden. Unterschiedlich ist dabei die Gewichtung der jeweiligen Schwerpunkte.

Akzeptanz- und Commitment-Therapie (ACT) Schwerpunkt liegt auf Abbau von Vermeidung in Kombination mit nichtbewertender Akzeptanz eigener auch negativer Gedanken.

Dialektisch-Behaviorale Therapie (DBT) Siehe ▶ 14.2.3 und KiJU (▶ Kap. 12).

Mindfulness Based Cognitive Therapie, Achtsamkeitsbasierte Psychotherapieverfahren (MBPT, MBCT, MBSR, MBRP) Kombination von kognitiv verhaltenstherapeutischen Methoden mit Fokussierung auf Aufmerksamkeit und Achtsamkeit, auf Erleben von „Hier- und Jetzt“ und Akzeptanz der dabei aktualisierten kognitiven und emotionalen Vorgänge.

Cognitive Behavioral Analysis System of Psychotherapy (CBASP) bewährt bei der Therapie chronischer Depressionen. Bearbeitung früher Entwicklungsblockaden durch Verlusterfahrungen, Misshandlungen, emotionelle Vernachlässigungen.

Schematherapien (ST) siehe Verhaltens- und Kognitive Therapien, ▶ 14.3.3.

14.3.12 Körperorientierte Psychotherapiemethoden

Frank Lücke

Analyse und Bearbeitung von Konflikten und Störungen, die sich u. a. im oder am Körper zeigen. Selbsterfahrung der Therapeuten mit körperorientierten Methoden ist Voraussetzung bei Anwendung. Auf Kontrolle der eigenen Bedürfnisse impulsiver, triebhafter, erotischer Art achten:

Voraussetzung bei den Therapeuten

- Intimschranken, Grenzen und nötige Distanz beachten, um Patienten nicht einzuengen
- Teammitglieder informieren, Ergebnisse dokumentieren, um Therapeuten bei möglichen Beschuldigungen durch Patienten abzusichern
- Freiwilligkeit der Teilnahme garantieren
- Patienten über mögliche und erwünschte Ziele informieren, die durch diese Verfahren erreicht werden können.

Körperpsychotherapie

Synonym „Körperorientierte Psychotherapie“. Umfasst unterschiedliche Psychotherapiemethoden, wobei als Grundprinzip psychische und körperliche Dimensionen menschlichen Erlebens gleichwertig betrachtet werden. Diverse Schulen/Techniken/Kombinationen von Therapieabläufen. In unterschiedlichen Ausprägungen bilden Körperachtsamkeit, körperliche Übungen und Arbeiten mittels körperlicher Berührungen (nicht bei PTBS) die Grundessenz dieser Therapieansätze. Unterschieden werden wahrnehmungsorientierte, affektorientierte, beziehungsorientierte und bewegungsorientierte Ausrichtungen.

Durchführung

Körperpsychotherapie zählt zu den erlebniszentrierten Psychotherapieverfahren, wobei die Körperwahrnehmung auch indikationsspezifisch der Aufdeckung unbewusster psychischer Prozesse dient. Sie nutzt körperliche Bewegungs-, Tanz- und Ausdrucksübungen, die auch Heilungsgrundlagen und Korrekturen von Erlebtem darstellen.

Sport und Bewegung

Sporttherapie

Die pädagogische Arbeit in der Sporttherapie gilt dem Verhalten in der Gruppe und der Motivation der Patienten. Hierbei hat das „Sich"-Bewegen selbst die größte Bedeutung, weniger das „Wie"-Bewegen. ▶ Abb. 14.5.

Ziele

- Informationen über seelische Zustände und Abläufe aus bewegungstherapeutischer Sicht gewinnen
- Aktivitäten in der Gruppe fördern; Kommunikationsbarrieren abbauen
- Körperliches und seelisches Wohlbefinden fördern und erhalten
- Anregung, die Freizeit auch nach der Entlassung aktiv zu gestalten
- Vertrauen in den eigenen Körper und die körperliche Leistungsmöglichkeit schaffen

Vorgehen

! Bei neurotischen Patienten ist die Sporttherapie eher konfliktzentriert, bei psychotischen Patienten soziotherapeutisch orientiert.

- Mit den gesunden Anteilen der Persönlichkeit des Patienten arbeiten
- Zum Wiedererlernen der Körperwahrnehmung dienen Dehn-, Kraftübungen und sportliche Spiele.

Therapeutischer Ansatz

- Im Vordergrund steht der Spaß an der Bewegung.
- Körperwahrnehmung durch Schweiß, Atem, Anstrengung und Herzschlag; die Eigenwahrnehmung ist vielfach durch die Einnahme von Psychopharmaka gestört.
- Sporttherapie nicht mit Leistungssport verwechseln, das muss auch der Patient wissen.

> **Tipps, Tricks und Fallen**
> Sporttherapie sollte von Mitarbeitern des Pflegedienstes regelmäßig mitgemacht werden. Die Selbsterfahrung, z. B. mit verbundenen Augen von einem psychisch Kranken über Stühle, Balken oder Treppen geführt zu werden, kann für eine therapeutische Beziehung von großem Nutzen sein.

Körperliches Ausdauertraining

Körperliche Aktivität hat positive Effekte auf die allgemeine Gesundheit. Es zeigt sich sowohl in Studien als auch in der praktischen therapeutischen Tätigkeit, dass psychisch erkrankte Personen von geplantem, strukturiertem, wiederholtem Training profitieren (Definition des American College of Sports Medicine).

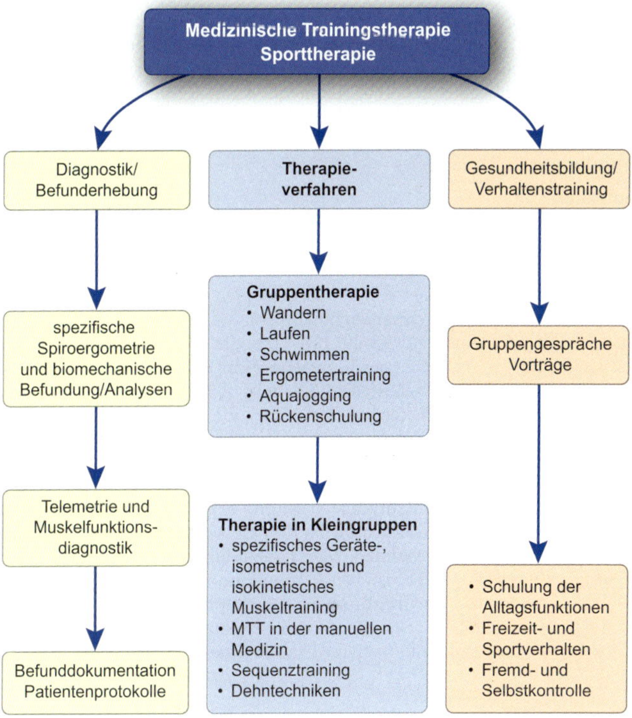

Abb. 14.5 Inhalte der medizinischen Trainings- und Sporttherapie [L157]

Indikationen

- Durch Trainings- und Stoffwechseleffekte Aufbau körperlicher und psychischer Vitalität
- Abbau von Anspannung und Stress, Reduktion der Stresshormone Adrenalin und Cortisol
- Steigerung Serotonin-/Dopaminausschüttung in Körper und Gehirn, Verbesserung depressiver Symptome und Angstabbau, Erhöhung des Parasympathikotonus (Stresstoleranz)

Kontraindikationen

- Muss mit individueller gesundheitlicher Verfassung der Person vereinbar sein
- Antriebsmangel, gedrückte Stimmung und Selbstunsicherheit hindern bei der Umsetzung.

Durchführung

- Durchführung in Gruppen mit Supervision verbessert Erfolgsquote/Adhärenz.
- Höhere Wirksamkeit bei regelmäßigem Kraft-Ausdauer-Training

Wirkung
Körperliches Training besitzt teils vergleichbare Effektstärken wie etablierte andere psychotherapeutische Verfahren oder medikamentöse Behandlungen. Wirkungsmechanismen sind Veränderungen der zerebralen Neurotransmission und antiinflammatorische Effekte. Eine Integration von Ausdauersport in therapeutische Konzepte, z. B. der Depressions- und Angsttherapie, erscheint sinnvoll.

Embodiment

Klopfakupressur
Synonym: Meridian-Klopf-Technik. Basierend auf Erkenntnissen der Meridianlehre der Traditionellen Chinesischen Medizin (TCM), kombiniert mit Ergebnissen der Hirnforschung und psychologischen Methoden. Unter diesem Begriff finden sich verschiedene Techniken, die i. d. R. durch Beklopfen von Meridianpunkten psychische und somatische Beschwerden lindern.
Der Psychologe Callahan entwickelte TFT (Thought Field Therapy), welche die Basis vieler anderer Techniken der Klopfakupressur bildet, z. B. MET (Meridian Energie Technik) oder MFT (Mentalfeld-Therapie). Auf TFT basierend entwickelte Gary Graig EFT (Emotional Freedom Technique), die aktuell eine der am meisten verbreiteten Techniken der Klopfakupressur darstellt.

Theoretische Grundlagen
Die Stimulation von Akupunkturpunkten zählt zu den ältesten Heilmethoden der Welt. Die Stimulationspunkte liegen auf der Körperoberfläche an genau festgelegten Stellen, die sich auf Energiebahnen (Meridianen) befinden. Werden die Punkte mit Nadeln stimuliert, spricht man von **Akupunktur.** Eine andere Methode ist die Erwärmung der Punkte **(Moxibustion).** Bei der **Akupressur** werden die Stimulationspunkte mit den Fingern geklopft, gedrückt oder massiert. Die Klopfakupressur zählt zu den Techniken der Alternativmedizin, ist wissenschaftlich nicht anerkannt.

Indikationen
- Ängste, Phobien, Depressionen, allgemeine innere Anspannung, Unruhe
- Schmerzreduktion, Unterstützung von Suchtbehandlungen, Stressreduktion
- Von Ärzten/Psychotherapeuten ergänzend auch bei komplexen psychischen Störungen eingesetzt

Wirkung
Blockaden der körpereigenen Energiestrombahnen (Meridiane) äußern sich in unterschiedlichsten somatischen Krankheiten wie auch psychischen Beschwerden. Durch Auflösung dieser Blockaden Wiederherstellung der natürlichen Energieströme, in Kombination mit psychologischen Techniken Therapie komplexer Störungen und Förderung von Heilungsprozessen.

Nebenwirkungen/Komplikationen
- Initial Verstärkung der Beschwerdesymptomatik möglich.
- Bei traumatisierten Menschen: Traumainhalte können auftauchen.

Durchführung
EFT wird aufgrund der schnell erlernbaren Struktur oftmals als Selbsthilfekonzept angewendet. Bei Behandlung komplexer psychischer Beschwerden ist die Inanspruchnahme eines Therapeuten mit fundierten psychologischen oder psychotherapeutischen Kenntnissen ratsam.

Prozess- und Embodiment-fokussierte Psychologie in der Praxis (PEP)

Weiterentwicklung und verdienstvolle Entmystifizierung der Klopfakupressur durch den deutschen Psychiater M. Bohne. Neurobiologische Erklärung der Effekte in Kombination mit psychodynamischen, verhaltenstherapeutischen und systemischen Ansätzen. Bewährt bei Trauma, Selbstwertstörungen und Therapieblockaden.

Jin Shin Jyutsu

Synonym: Heilströmen. Aus Japan stammende, auf Energieströmen basierende Heilmethode. J. Murai definierte Anfang des letzten Jahrhunderts durch Studium, Selbsterkenntnis und Forschung des Shintoismus die grundlegenden Zusammenhänge. Diese zunächst als „Kunst des Glücklichseins" bezeichnete Haltung wurde von Mary Burmeister der westlichen Kultur zugeführt bzw. weiterentwickelt. Therapeutisches Verfahren der Alternativmedizin.

Theoretische Grundlagen

- System von Energieströmen; dem Hauptzentralstrom, der sich in die Betreuerströme aufteilt, die wiederum auf jeder Körperseite 26 energetische Zentren, die sog. Sicherheits-Energieschlösser (SES), hervorbringen; verbindende Diagonal- und 12 Organströme
- Durch Halten von Fingerpositionen („Mudras") Steuerung von Energieströmen
- Atmung wichtiger Hauptbestandteil der Lehre als Grundvoraussetzung eines harmonischen Energieflusses
- Harmonisierung von Körper und Psyche

Indikationen

Dysbalance der Energieströme des Körpers, die durch psychische Ursachen (Wut, Trauer, Stress, etc.), aber auch durch somatische Erkrankungen und Verletzungen nach Unfällen, hervorgerufen wird.

Wirkung und Durchführung

- Durch Berührung und Halten von Energiepunkten auf dem Körper und/oder Halten eines Fingers (Fingerströmen) Auflösen von Blockaden der entsprechenden Energieschlösser und Harmonisierung des Energieflusses im Körper
- Aufbau eigener Selbstheilungskräfte, Verbesserung der psychosomatischen Kopplung und allgemeine Stabilisierung des psychischen Gleichgewichts

Tai Chi Chuan (Meister Chu)

Chinesische Gesundheitsübung. Weltbild: Meditation, Atem und Bewegung helfen bei der Entfaltung des körperlich-geistigen Wesens; Selbsterfahrung; durch Bewegungsablauf im Zeitlupentempo.

Klassische körperorientierte Therapien

Bioenergetik/Biosynthese/systemische Körpertherapie (Reich, Lowen, Boadella und Tepfer) Weltbild: Arbeit am bioenergetischen Zustand, Analyse von Energiefluss, Spannungen und Fehlhaltungen, Aufhebung der Körper-Geist-Trennung. Bei psychosomatischen Störungen, Sexual- und Beziehungsproblemen; durch Befreiung eines unterdrückten Ausdrucks, Aufdecken typischer Lebensmuster; körperliche Übungen, Atemarbeit im Alltag.

Rolfing (Rolf) Weltbild: verkürztes muskuläres Bindegewebe befreien, Blockaden und feste Muster lösen. Zur Bewegungsverbesserung.

14

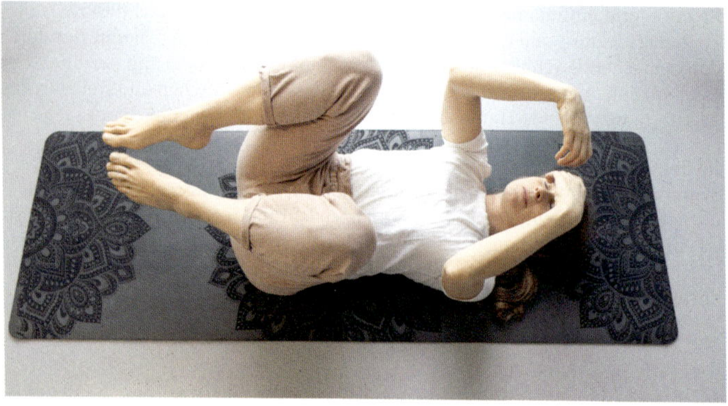

Abb. 14.6 Feldenkrais-Übung. Es gilt, sich der Bewegungsabläufe im Körper genau bewusst zu werden und alle Möglichkeiten kennen zu lernen – über den alltäglichen Bewegungsumfang hinaus. Dadurch können neue Bewegungsmuster gebahnt werden. [J751-126]

Feldenkrais Weltbild: Körperliche Bewegungen spiegeln die innere Haltung, bewusstes Wahrnehmen führt zu Änderungen des Selbstbildes. Für Gesunde und Kranke, zur Änderung des Selbstbildes; durch bewusste Bewegungserfahrung (▶ Abb. 14.6).

Eutonie (Alexander) Weltbild: körperlich-geistige Einheit durch natürliche Bewegung erfahren. Bei psychosomatischen Störungen, Stress, neurologischen Leiden, zum Entfalten des eigenen Ausdrucks; durch Muskelspannungskontrolle, Körpertonus normalisieren, Aufmerksamkeit auf bestimmte Körperregionen fokussieren.

Tanztherapie
- Selbsterfahrung und Entwicklung durch Bewegung
- Durchführung durch ausgebildete Bewegungstherapeuten
- Pflegende suchen Zusammenarbeit mit Bewegungs- und Sporttherapeuten.
- Geeignete Räume organisieren, Therapiemittel bereitstellen, z. B. Musik

Konzentrative Bewegungstherapie (Gindler, Heller und Stolze) Weltbild: Wahrnehmen, Haltung, Ausdruck und Bewegen sind Grundlagen der menschlichen Entwicklung. Zusatztherapie bei anderen Psychotherapien; zusätzliche nonverbale Therapie; durch körperliche Wahrnehmung, Arbeit mit sich alleine, Arbeit mit Gegenständen, Kontaktarbeit.

Atemtherapie Erfahrung der heilsamen Wirkung des Atems. Nur durch ausgebildete Therapeuten, meist bei spezieller Indikation, z. B. Lösen von Blockaden im Rahmen laufender Therapien.

Beachten

Auf Zwischenfälle wie Erbrechen, Tetanie vorbereiten: Tücher, Plastiktüten.

Verfahren

Rebirthing/holotropes Atmen (Orr und Grof) Weltbild: schamanische Methode zur selbstinduzierten Trance, Kontakt zu „höheren" Energien. Bei Ängsten, Phobien, psychosomatischen Störungen, zur Selbsterfahrung. Durch Fokussieren auf inneres Geschehen bei vertiefter Atmung, Bewusstmachen negativer Denkmuster, Setzen positiver Selbstinstruktionen.

14.4 Weitere therapeutische Verfahren

Siegfried Traxler

Ergo-, Kunst-, Sozio- und Musiktherapien werden in (fast) allen psychiatrischen Institutionen häufig eingesetzt und standardmäßig angeboten.

14.4.1 Ergotherapie-Beschäftigungstherapie (BT)

Ziele

- Spannungen und erstarrte Verhaltensweisen auflösen
- Anregung, verloren gegangene Bedürfnisse und Wünsche wieder wahrzunehmen
- Arbeit in der Gruppe trainiert das soziale Verhalten, Realitätstraining: auseinandersetzen mit den Mitmenschen, auf Mitmenschen eingehen oder sich von ihnen abgrenzen.
- Von der Krankheit ablenken
- Abwechslung zum Stationsalltag

Vorgehen

- In vielen Kliniken Durchlaufen einer Eingangsgruppe
- Nach unterschiedlicher Dauer Wechsel in eine Gruppe, für die der Patient mit seinem Krankheitsbild besonders geeignet ist
- Vorhandene Fähigkeiten werden gefördert (▶ Abb. 14.7), z. B. durch:
  - Arbeiten mit Holz → bestimmter Krafteinsatz erforderlich
  - Arbeiten mit Stoffen o. Ä. → fördert die Koordination der Feinmotorik
  - Arbeiten mit Ton → Gefühl für Formen

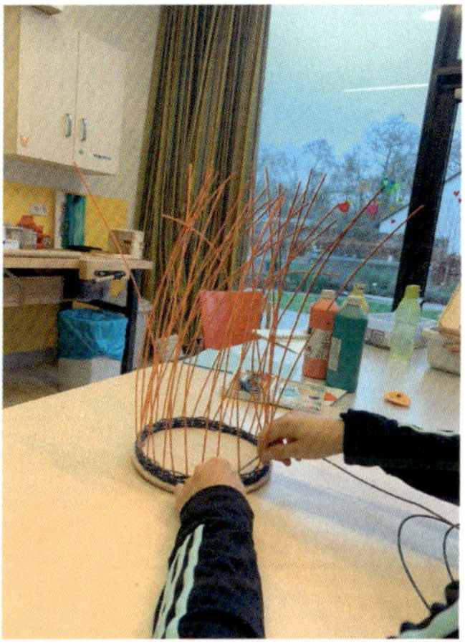

Abb. 14.7 Ergotherapie [O1116]

Therapeutischer Ansatz

Gruppentherapie Kompetenzzentriertes Arbeiten in der Ergotherapie.

- Mehrere Patienten arbeiten in einer Gruppe.
- Es werden unterschiedliche Aufgaben verteilt.
- Arbeit des Einzelnen wird auf seine Fähigkeiten und Interessen abgestimmt.
- Aufgabe soll dem Patienten gefallen, ihn jedoch nicht unter- oder überfordern.
- Vor Beginn der Arbeit muss ermittelt werden, ob ein Patient seine Arbeit auch zu Ende führen kann und die Arbeit daher positiv verstärkend ist.

Einzeltherapie Geeignet für Patienten, die erhebliche Probleme im Umgang mit ihren Mitmenschen haben.

- Kontaktaufnahme zu anderen Menschen erleichtern
- Patienten zur weiteren Mitarbeit motivieren
- Patienten von der Krankheit ablenken

Arbeitstherapie (AT)

BT und AT gehören eng zusammen. Der **wichtigste** Unterschied liegt darin, dass in der AT eine Erprobung der Belastungsfähigkeit stattfinden kann. Sie dient als eine der Vorbereitungen auf das Berufsleben. Arbeitsbereiche: z. B. Produktions-, Bürogruppen, Holzwerkstatt und hauseigene Bereiche wie Küche, Friseur und Gärtnerei.

Ziele

- Tagesablauf strukturieren
- Leistungsfähigkeit und Konzentration erkennen lernen
- Arbeitseinstellung schulen: Pünktlichkeit, Ausdauer, Kritikfähigkeit
- Kontrast zum Krankenhausaufenthalt
- Bezug zur Realität, Selbstverwirklichung, Freude an Aktivität vermitteln
- Arbeiten mit dem Patienten, „Arbeit als Medium“

Vorgehen

- Leistungsgrenze in der Eingangsstufe überprüfen
- Keine Unter- oder Überforderung, „durch Fordern fördern“
- Überschaubare Arbeit, Zusammenhang mit anderer Arbeit bleibt erkennbar.
- Leistungs- und Termindruck dosieren

! Tipps, Tricks und Fallen

- Arbeitslosigkeit mindert das Selbstwertgefühl und die persönliche Identität.
- Ein wichtiges Element der AT ist die Kontinuität: auf eine regelmäßige Teilnahme der Patienten achten und sie dokumentieren.
- Es ist für Patienten verwirrend, in ihrer Rolle als Kranker in der Gesellschaft nicht arbeitsfähig zu sein und dennoch in die AT zu müssen, daher wird die Bezeichnung „Arbeitstherapie“ häufig durch **„Werktherapie“** ersetzt.

14.4.2 Kunsttherapie

Ziele

- Kunst bietet bewusst wie unbewusst eine mögliche Ausdrucksform.
- Ordnet konfuse, kaum verständliche Gefühle
- Fördert die Kommunikationsfähigkeit
- Macht verdeckte Gefühle, Gedanken und seelische Regungen sichtbar
- Baut Barrieren ab und gibt die Möglichkeit, Emotionen auszudrücken
- Kann aber auch eine ausgleichende, positive Beschäftigung sein

Vorgehen

Kunsttherapeutische Sitzungen können sich in zwei Phasen gliedern:

- Erst beschäftigt sich der Patient kreativ.
- Anschließend wird über die Gefühle, die das Kunstwerk im Patienten auslöste, diskutiert, z. B., wie es die Gefühle widerspiegelt.
- Therapeut leitet die Aktivität nur ein, sie bleibt spontan, eigenmotiviert und unabhängig.

Therapeutischer Ansatz

- Grundlegende Gedanken und Gefühle, die sich aus dem Unterbewusstsein ableiten, können in Bildern besser als in Worten zum Ausdruck gebracht werden.
- Kunst als Kommunikation, als Ergänzung oder bei Ablehnung der Sprache als normales Kommunikationsmittel oder Unterentwicklung des Sprechvermögens

Tipps, Tricks und Fallen
Kunst ist ein Mittel zur Erweiterung des menschlichen Erfahrungsbereichs. Während der schöpferischen Handlung können Konflikte erneut durchlebt, gelöst und integriert werden.

Kreativtherapie

Diese künstlerische Gestaltungstherapie findet im Rahmen von Psychotherapie Verwendung und kann wie folgt zusammengefasst werden:

- Keine Zwänge und Vorschriften bei der Gestaltung
- Den Patienten Fähigkeiten erleben lassen, von denen er nichts gewusst hat
- An eine nonverbale Möglichkeit der Kommunikation heranführen
- Kreative Persönlichkeitsanteile im Rahmen gruppenweiser Therapie stärken
- Künstlerisches Gestalten regt an, auch das weitere Leben gestalterisch zu planen.

14.4.3 Musiktherapie

Bedient sich als therapeutisches Behandlungsverfahren der nonverbalen Kommunikation mittels Musik.

Ziele

- Emotionale Prozesse aktivieren
- Sozial-kommunikative Prozesse aktivieren
- Interesse und ästhetische Erlebnisfähigkeit wiedergewinnen
- Psychovegetative Fehlsteuerung regulieren

Vorgehen

- Einzeln oder in Gruppen musizieren: nachspielen, freies Improvisieren (▶ Abb. 14.8)
- Musik hören

Therapeutischer Ansatz

Ziele:

- Stimmungsaufhellung
- Aktivierung schöpferischen Gestaltens
- Erweiterung der Erlebnisfähigkeit

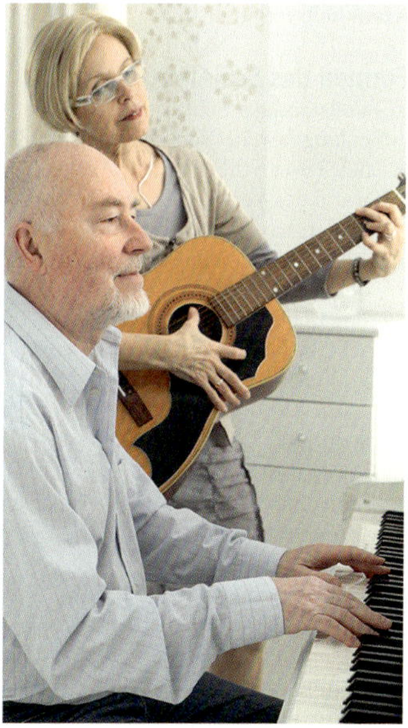

Abb. 14.8 Musiktherapie: Rehabilitanden musizieren zusammen unter Anleitung. Das Gemeinschaftsgefühl und die Musik helfen, Bewegungs- und Verhaltensstörungen zu überwinden und Gefühle zu zeigen, aufeinander zu hören, sich zu konzentrieren, Freude auch am Unvollkommenen zu erleben. [J787]

14

Tipps, Tricks und Fallen
Stimmungen wie Depressionen sind nicht mit gegenteiliger, also lustiger, Musik zu therapieren. Ein Nicht-mitgehen-Können kann sogar als Unvermögen aufgefasst werden und die Depression verstärken.

14.5 Somatische Therapien

Frank Lücke

14.5.1 Schlafentzugstherapie

Synonym: Wachtherapie. Bei depressiven Patienten kann der Schlafentzug (meist zeitlich begrenzt) zu beeindruckender Besserung führen. Am häufigsten wird der Schlafentzug unter stationären Bedingungen durchgeführt, er ist jedoch prinzipiell auch ambulant und in der häuslichen Pflege anwendbar.

Indikationen

Phasisch verlaufende depressive Störungen (▶ 4.1), besonders therapieresistente Krankheitsverläufe.

Formen des Schlafentzugs

- Vollständiger Schlafentzug (ganze Nacht und folgender Tag), partieller Schlafentzug (zweite Nachthälfte und folgender Tag)
- Selektiver Schlafentzug (Wecken vor Beginn der REM-Phase), hoher Aufwand des Verfahrens, Durchführung im Schlaflabor
- Schlafphasenvorverlagerung/verschobener Schlafentzug: Patient geht gegen 17:00 Uhr schlafen und wird um 24:00 Uhr geweckt. Er bleibt dann den Rest der Nacht sowie den darauffolgenden Tag wach und geht am nächsten Tag um 18:00 Uhr zu Bett, um gegen 1:00 Uhr wieder geweckt zu werden. So verschiebt sich der Schlaf jeweils um 1 Std., bis nach ca. 5–6 Tagen die physiologische zirkadiane Rhythmik wieder erreicht ist.

Wirkung

Bei etwa 60–80 % der Patienten zeigt sich am nächsten Tag in den frühen Morgenstunden eine Besserung des depressiven Syndroms:
- Morgentief bleibt aus.
- Stimmung bessert sich.
- Aktivitätsniveau steigert sich.
- Suizidalität ist deutlich geringer.

Eine vollständige Genesung ist selten, aber häufig lassen sich eine schrittweise Besserung und der Grundstein für eine positive Wende erreichen. Auch kann der Schlafentzug andere Therapien ergänzen, er kann beliebig oft wiederholt werden. Biologische Grundlagen sind u. a. Verhinderung des depressionsfördernden Rem-Schlafs, eine hypothalamisch-hypophysäre Aktivierung und Verbesserung der Neuroplastizität.

Pflege

- Dem Patienten für die Nacht und den Tag verschiedene Beschäftigungsmöglichkeiten anbieten: Gesellschaftsspiele, leichte Lektüre, Fernsehen
- Bei Tiefpunkten motivieren

- Ansprechpartner bereitstellen, z. B. Personal
- Wachbleiben muss konsequent durchgehalten, begleitet und dokumentiert werden; insgesamt bis zu 36 Std., die Nacht und den gesamten folgenden Tag.

! Kurzfristiges Einnicken – insbesondere in den frühen Morgenstunden – gefährdet den Therapieerfolg.

Tipps, Tricks und Fallen

- Sehr günstig ist der Schlafentzug in einer Gruppe mit mehreren Patienten.
- Bei Patienten mit bipolaren affektiven Psychosen kann es während des Schlafentzugs zum Wechsel in eine Manie kommen.
- Achtung: Krampfanfall bei Patienten mit Anfallsleiden möglich!
- Kritikminderung und hypomanische Anzeichen am Vormittag nach der durchwachten Nacht

14.5.2 Lichttherapie

Synonym: Phototherapie. Die Lichttherapie dient vor allem der Behandlung von saisonal abhängigen Depressionen (saisonal abhängige Winterdepression, SAD ▶ 4.1.4). Sie kann über den ganzen Herbst und Winter hindurch und prophylaktisch im Frühherbst angewendet werden.

Wirkung und Durchführung

- Tägliche Lichteinwirkung wird durch künstliches weißes Licht, das dem natürlichen Sonnenlicht ohne Ultraviolettstrahlen oder Infrarotanteilen angepasst ist, verlängert (▶ Abb. 14.9).

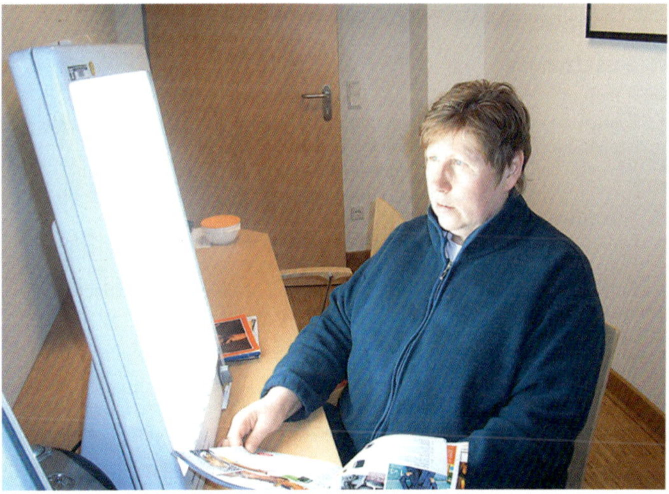

Abb. 14.9 Lichttherapie-Platz. Diese Therapieform wird insbesondere bei der Winterdepression eingesetzt. [M325]

14

- Bei einer Leuchtstärke von 2.500–10.000 Lux geht die Therapie mindestens 2–4 Wochen.
- Die Behandlung sollte in den Morgenstunden stattfinden.
- Licht der Leuchtgeräte muss nur die Netzhaut erreichen – direktes Starren in die Therapielampe ist nicht notwendig. Bei 10.000 Lux Lichtstärke ca. 30-minütige Exposition, direkter kurzer Blickkontakt alle 5 Min. förderlich.
- Wirkungseintritt nach ca. 3–7 Tagen, Responserate 60–90 %.
- Bei Absetzen ist nach kurzer Zeit mit der alten Symptomatik zu rechnen.

Seltene Nebenwirkungen

Kopfschmerzen, Überanstrengen der Augen, Symptome einer Hypomanie. Kontraindikation ist die degenerative Retinopathie.

! Tipps, Tricks und Fallen

- Längere Spaziergänge in den entsprechenden Monaten können schon ausreichend sein, selbst bei bedecktem Himmel höhere Lichtausbeute als bei Zimmerbeleuchtung.
- Teils auch wirksam bei anderen Depressionsformen und Schlafstörungen
- Solarien haben keinen therapeutischen Nutzen, da die Augen abgedeckt werden müssen.

14.5.3 Elektrokonvulsionstherapie (EKT)

Synonyme: Elektrokrampftherapie, anglo-amerikanisch *electroconvulsive therapy* (ECT). Im internationalen Vergleich werden in Deutschland und der Schweiz nur wenige Patienten mit EKT behandelt (ca. 150 Zentren in Deutschland). Grund hierfür ist u. a. das Bild in der Öffentlichkeit, die diese Therapieform als gefährlich und inhuman einschätzt.

Voraussetzungen

Beim Patienten

- Evaluation der psychiatrischen Indikation: ausführliche Exploration, Allgemeinerkrankungen, Risikofaktoren, frühere Behandlungen
- Körperliche Untersuchung: internistischer und neurologischer Befund, Augenhintergrundspiegelung, EKG, EEG, Rö-Thorax, Labor (Leber- und Nierenfunktion, Stoffwechsellage)
- Umfassende Aufklärung: Art der Behandlung, erhoffter Therapieerfolg, mögliche Nebenwirkungen
- Einwilligung des Patienten: Eine schriftliche Einwilligung des Patienten muss vorliegen, ggf. die des gesetzlichen Vertreters oder Betreuers (▶ 1.11.3).

Beim Personal

- Internistische und anästhesiologische Kenntnisse
- Wissen um Indikation, Wirkung, Nebenwirkungen und Risikofaktoren
- Erfahrungen mit der technischen prozeduralen Durchführung

Indikationen

Die Anwendung der Elektrokrampftherapie führt bei Indikationen der ersten Wahl oftmals rasch zur Symptombesserung; bildet Voraussetzung für weitere

Therapieformen wie medikamentöse Langzeittherapie, ambulante Psycho- und Soziotherapie, soziale Rehabilitation.

Behandlung erster Wahl

- Akut lebensbedrohliche perniziöse Katatonie (▶ 5.4)
- Schwere depressive Episode mit psychotischen Symptomen, z. B. mit Stupor (▶ 4.1.4), Suizidalität, Nahrungsverweigerung etc.
- Schwerer manischer Verlauf bei affektiven Psychosen
- Unverträglichkeit der Pharmakotherapie

Behandlung zweiter Wahl

- Keine oder keine ausreichende Verbesserung bei adäquater Pharmakotherapie bei den benannten Psychosen
- Gravierende Nebenwirkungen verbieten Fortsetzung der Pharmakotherapie, z. B. bei unipolaren Depressionen, bipolaren affektiven Störungen, aber auch Schizophrenie.
- Therapieresistente Zwangsstörung/PTBS mit komorbider Depression.

Wirkung

Elektrische Stimulation erzeugt Krampfaktivität, die sich auf tiefer gelegene zentrale Hirnregionen auswirkt und eine Veränderung der Hirndurchblutung, des Hirnstoffwechsels und der Transmitterkonzentrationen bewirkt. Neurotrophe Prozesse werden angestoßen, hierbei insbesondere Neubildung und plastische Veränderungen von Zellen und Synapsen. Remissionsrate 60–80 %, maximaler Erfolg nach 2–4 Wochen.

Nebenwirkungen

- Amnestische Störungen (▶ 7.2)
- Leichte Gedächtnis, Aufmerksamkeits- und Merkfähigkeitsbeeinträchtigungen, oft wenige Stunden bis Tage/Wochen anhaltend, i. d. R. komplett reversibel
- Muskelschmerzen, postiktale Unruhe
- Blutdruck und Pulsschwankungen (z. B. durch Nervus-vagus-Reizung)
- Mortalitätsrisiko ca. 1:50.000 Behandlungen

Kontraindikationen

- Frischer Myokardinfarkt, schwere koronare Durchblutungsstörung
- Schwere arterielle Hypertonie, Angina pectoris
- Schwere kardiopulmonale Erkrankungen
- Zerebrale oder aortale Aneurysmen, zerebrale Angiome
- Erhöhter Hirndruck
- Z. n. frischem zerebralem Insult

Durchführung

Auslösung eines tonisch-klonischen Krampfanfalls über eine elektrische unilaterale Stimulation der nicht dominanten Hirnhemisphäre. Serientherapie, ca. 2–3 Sitzungen/Woche, bis zur Remission der Symptomatik oder Erreichen eines stabilen psychopathologischen Plateaus. Bilaterale Stimulation aufgrund stärkerer kognitiver Nebenwirkungen 2. Wahl. Eine Erhaltungsbehandlung (E-EKT) nach erfolgreicher Behandlungsserie kann zur Rezidivprophylaxe eingesetzt werden.

- Patienten vorbereiten: Patient muss nüchtern bleiben, Zahnprothesen entfernen.
- Prämedikation: Atropin gegen Speichelfluss, evtl. Valium, niederpotentes Neuroleptikum

- i. v.-Kurznarkose
- Muskelrelaxation
- Sauerstoffventilation
- Kreislauf überwachen
- Elektrische Stimulation

Pflege

- Patienten durch Aufklärung die Angst vor der Maßnahme nehmen
- Gemeinsames Gespräch mit Patienten, Angehörigen, Arzt und Pflegeteam
- Erfahrungsaustausch im Gruppengespräch mit anderen EKT-Patienten

Tipps, Tricks und Fallen

- Synonym „Elektroschock" nicht verwenden
- Abgrenzung zur Defibrillation erklären
- Regelmäßig Motivation und Anwendung der EKT kontrollieren

14.5.4 Transkranielle Magnetstimulation (TMS)

Schonendes Hirnstimulationsverfahren ohne Auslösung eines Krampfanfalls, keine Narkose notwendig. Die TMS nutzt das physikalische Prinzip der elektromagnetischen Induktion. Eine tangential am Schädel angelegte Magnetspule erzeugt ein kurzes Magnetfeld von 200 bis 600 µs Dauer mit einer magnetischen Flussdichte von bis zu 3 Tesla. Die dadurch ausgelöste elektrische Potenzialänderung in der schädelnahen Hirnrinde bewirkt eine Depolarisation von Neuronen mit Auslösung von Aktionspotenzialen.

14

Indikationen

Stimulation mit Einzelimpulsen

- Die Stimulation mit Einzelimpulsen wird in der Neurologie angewendet. Das Auslösen von Muskelzuckungen führt zu elektrischen Potenzialen (motorisch evozierte Potenziale: MEP), die mit Elektroden relativ einfach abzuleiten sind.
- Bestimmte neurologische Erkrankungen führen zu Veränderungen der Reizschwelle und können daher mit dieser Methode differenzierter diagnostiziert werden. Bei MS, Migräne und Epilepsie werden entsprechende Erfahrungen berichtet.

Repetitive (sich wiederholende) Stimulation (rTMS)

- Stimulation des präfrontalen dorsolateralen Kortex zur Behandlung von depressiver Symptomatik. Dies wird besonders bei pharmakoresistenten Depressionen angewendet, bei denen keine EKT eingesetzt werden kann.
- Theta Burst Stimulation (TBS) mit kürzerer Stimulationsdauer (< 5 Min.), erste Hinweise auf länger anhaltende Wirkung. Hierbei Applikation von „Bursts" (Salven) von 3 Pulsen mit 50 Hz. Durch die kurze Stimulationsdauer können beide Hirnhälften in einer Sitzung stimuliert werden.
- Auch Einsatz bei Angsterkrankungen und chronischen Schmerzen
- Versuchsweise wird TMS in der Schizophreniebehandlung eingesetzt.

Nebenwirkungen

- Seit der Einführung der TMS sind kaum Nebenwirkungen beobachtet worden.
- Häufigste Nebenwirkungen sind vorübergehende Kopfschmerzen, Muskelzuckungen der Kopf- und Gesichtsmuskulatur.

- Kurzzeiteffekte auf Stimmung, neuropsychologische Leistungen, Hormonspiegel u. a.
- Am meisten gefürchtete Nebenwirkung ist das sehr seltene Auslösen eines epileptischen Anfalls; konnte mit strengen Anwendungsregeln minimiert werden.

Kontraindikationen

- Epilepsie oder epileptische Anfälle in der Vorgeschichte
- Metallische Objekte im Kopf (ausgenommen Zahnprothesen), Cochlea-Implantate
- Implantierte Pumpensysteme
- Herzschrittmacher
- Erhöhter intrakranieller Druck, Schädel-Hirn-Trauma, Infarkte, neurochirurgische Eingriffe
- Schwangerschaft (bislang kasuistische Berichte über Anwendung bei Schwangeren)

Durchführung

- Mittels einer an den Kopf gehaltenen Magnetspule werden darunter liegende Hirnregionen stimuliert, wodurch der Energiestoffwechsel angeregt und eine antidepressive Wirkung erzielt wird.
- Tägliche Sitzungen über 10–14 Tage, Einzeltherapiedauer 20–30 Min., TBS < 5 Min.
- Spezielle Behandlungszentren erstellen mittels MRT ein digitales Modell des Gehirns, sodass individuelle Besonderheiten der Anatomie für die Ausrichtung der Spule berücksichtigt werden können (neuronavigierte TMS-Therapie).

Pflege

- Patienten durch Aufklärung die Angst vor der Maßnahme nehmen
- Gemeinsame Gespräche mit Patienten, Angehörigen, Arzt und Pflegeteam
- Erfahrungsaustausch im Gruppengespräch mit anderen TMS-Patienten

14.5.5 Tiefe Hirnstimulation (THS)

Synonym: umgangssprachlich „Hirnschrittmacher“, anglo-amerikanisch „deep brain stimulation“ (DBS). Die Tiefe Hirnstimulation (THS) ist eine in der Neurologie etablierte Behandlung von Bewegungsstörungen, insbesondere bei Parkinson-Erkrankungen. Diese erfolgt über eine hochfrequente elektrische Stimulation von Kerngebieten des Gehirns über eine implantierte Stimulationselektrode.

Voraussetzungen

- Psychiatrische Indikationen: i. d. R. eine therapieresistente Zwangsstörung oder Depression. Ausführliche Anamneseerhebung und psychologische Untersuchungen notwendig.
- Bildgebende Verfahren zur Untersuchung des Gehirns, körperliche Untersuchung zur Überprüfung des internistischen und neurologischen Befundes, Klärung der Operationsfähigkeit
- Umfassende Aufklärung: Art des Eingriffs, erhoffter Therapieerfolg, mögliche Nebenwirkungen, Vorstellungen in entsprechenden Therapiezentren

Indikationen

Anwendung bei neurologischen Erkrankungen wie Morbus Parkinson, Chorea Huntington, fokaler Epilepsie und speziellen Tremortypen. Die Therapie psychiatrischer Erkrankungen erfolgt größtenteils über Studien an universitären Zentren.

Wirkung

Abhängig vom Stimulationsgebiet der Nervenkerne und der zugrunde liegenden Erkrankung. Bei Depressionen wird dieses Verfahren dann angewendet, wenn i. d. R. alle übrigen Therapieoptionen ausgeschöpft sind und zu keiner Remission der Beschwerdesymptomatik geführt haben. Bei quälenden Zwangssymptomen (insbesondere Zwangsgedanken) wird eine deutliche Beschwerdelinderung beschrieben. Stimulationsgebiete: Nucleus accumbens (Belohnungssystem des Gehirns), ventrales Striatum, cinguläre Anteile.

Nebenwirkungen/Komplikationen

- Komplikationen durch den stereotaktischen Eingriff; korrespondierende neurologische Symptome wie Sprach- oder Sprechstörungen, Halbseitenlähmungen, Gefühlsstörungen. Komplikationen sind oftmals reversibel.
- Peri-/postoperative Infektionen. Hierbei Austausch der Implantate notwendig, da Antibiose oft unwirksam.
- Abhängig von Stimulationsort/Elektrodenlage/verwendeter Spannung können durch die hochfrequente Stimulation (ir-)reversible Nebenwirkungen, wie z. B. Verkrampfungen, Gefühlsstörungen, Doppelbilder oder Sprechstörungen, auftreten.
- Komplikationen des elektronischen Systems, z. B. Ausfall des Impulsgebers. Austausch ist oftmals aber relativ unaufwändig möglich.

Kontraindikationen

- Ergeben sich durch Einschränkungen somatischer Erkrankungen, der allgemeinen Operationsfähigkeit

Durchführung

Implantation einer Hochfrequenz-Stimulationselektrode in relevante Hirnareale mittels stereotaktischer Operation in der Neurochirurgie eines spezialisierten Zentrums. Ein Teil dieser mehrstündigen Operation findet am wachen Patienten statt (unter MRT- und CT-Kontrolle), um direkte Effekte der Stimulation zu validieren und die Position der Sonde zu determinieren. Daraufhin erfolgt in Vollnarkose die Implantation der Kabel und des Stimulators (Impulsgebers) unter der Haut (z. B. unterhalb des Schlüsselbeins). Der Impulsgeber ist transkutan programmierbar, die Anpassung der Stimulationsparameter erfolgt schrittweise bis zum bestmöglichen Ergebnis bzw. tolerablen Nebenwirkungen.

! Tipps, Tricks und Fallen

- Rein symptomatische Behandlung
- Reversibler Effekt; nach Ausschalten des Stimulators Zustand wie vor Stimulation

14.5.6 Nervus-vagus-Stimulation

Methode der nichtinvasiven Gehirnstimulation, bei der mittels elektrischer Impulse über den linken Nervus vagus, den X. Hirnnerv, das Mittelhirn, das limbische System und Kortexanteile stimuliert werden. Zugelassen bei chronischen oder therapieresistenten Depressionen als Zusatzbehandlung oder als Alternative bei Medikamentenunverträglichkeit.

Indikationen

- Behandlung schwergradiger therapieresistenter Depressionen
- Therapie bei Angsterkrankungen in Erprobung
- Neurologisch: Einsatz bei medikamentös unzureichend einstellbarer Epilepsie, hierdurch Verminderung der Anfallshäufigkeit, oftmals Halbierung der Anfallsfrequenz

Wirkung

Die Wirksamkeit wird je nach Literaturquelle mit 30–50 % angegeben. Die Stimulation regt Stoffwechselprozesse und Hirndurchblutung an, besonders im linken präfrontalen Kortex (Region der Emotionsregulation). Zusätzlich wird auch die allgemeine Konzentration der Neurotransmitter Serotonin und Noradrenalin im Gehirn erhöht.

Nebenwirkungen

Neben dem allgemeinen Operations- und Implantationsrisiko in Vollnarkose mit Wundheilungsstörungen und Schmerzen ergeben sich folgende Stimulationsfolgen:

- Heiserkeit in den Phasen der Stimulation
- Kribbelparästhesien im Halsbereich, Kehlkopfdruck
- Tonlagenänderung der Stimme (stimulationsabhängig)
- Intraoperativ: Bradykardie

Kontraindikationen

- Ergeben sich durch Einschränkungen somatischer Erkrankungen, der allgemeinen Operationsfähigkeit

Durchführung

- Spiralelektroden werden im Halsbereich um den linken Vagusnerv gelegt, subkutan mit einem Pulsgenerator verbunden; die Stimulationsfrequenz (z. B. alle 5 Min. für 30 Sek.) kann transkutan programmiert werden. Positive Ergebnisse lassen sich im Allgemeinen nach 6–12 Monaten evaluieren.
- Implantation i. d. R. in universitären Einrichtungen

15 Psychopharmaka

Andreas Konrad

Allgemeines

- Psychopharmaka sind psychotrope Substanzen und haben einen Effekt auf physiologische Prozesse im zentralen Nervensystem.
- Sie können somit das Befinden, die Wahrnehmung und das Verhalten verändern und werden zur Therapie und Prophylaxe psychischer Erkrankungen eingesetzt, aber auch bei einigen anderen Indikationen.
- Patientinnen müssen angemessen über die Behandlung mit Psychopharmaka aufgeklärt werden, insbesondere über mögliche erwünschte und unerwünschte Wirkungen.
- In der Regel erfolgt eine langsame Aufdosierung der Substanzen beim Beginn der Behandlung, entsprechend erfolgt meist auch ein langsames Ausschleichen der Dosis beim Absetzen.
- Die möglichen unerwünschten Wirkungen und Risiken spielen bei der Auswahl der Substanzen eine wichtige Rolle.
- Bei einigen Psychopharmaka sind Gewöhnungseffekte, eine mögliche Abhängigkeit sowie ein Missbrauchspotenzial zu beachten.

Off-Label-Use – zulassungsüberschreitende Anwendung

- Wird ein Arzneimittel in einem Anwendungsgebiet eingesetzt, auf das sich die Zulassung nicht erstreckt, spricht man von **„Off-Label-Use"**.
- In diesem Fall liegen haftungs- und kostentechnische Risiken bei der verordnenden Ärztin oder der Klinik.
- Die Behandlung muss in diesen Fällen besonders gut begründet werden, dabei erfolgt eine Orientierung an der Literatur, den Leitlinien entsprechender Fachgesellschaften und den Empfehlungen von Expertengruppen.
- Beispiele für Off-Label-Use:
  - Antipsychotika bei wahnhaften Depressionen
  - Antidepressiva bei Schizophrenie
  - Die meisten Psychopharmaka im Bereich der Kinder- und Jugendpsychiatrie

15

> **Tipps, Tricks und Fallen**
> Mitarbeiterinnen im Gesundheitswesen sind der Versuchung zur Selbstmedikation ausgesetzt, dies kann auch zu Suchtverhalten führen.

Umgang mit Psychopharmaka

Die Bereitschaft der Patientinnen, verordnete Psychopharmaka regelmäßig und in der verordneten Dosierung zu nehmen (Adhärenz), ist oft gering. Dies liegt häufig an den Nebenwirkungen der Substanzen. Insbesondere Antipsychotika sind zudem immer noch stigmatisiert, sie wurden in der Vergangenheit häufig in zu hoher Dosis verabreicht, was bei vielen Patientinnen zu Dyskinesien führte.
Transparentes Vorgehen, eingehende Aufklärung der Patientinnen und der kompetente Einsatz der Medikamente sind daher wichtig. Bei Zweifeln oder Fragen der Patientinnen sollte die ausgebende Pflegeperson kompetent und offen reagieren und bei Bedarf an die Ärztin verweisen.

! Medikamente dürfen niemals ohne Wissen der Patientin verabreicht werden. Jede Medikamentengabe ohne Zustimmung der Patientin gilt juristisch als Körperverletzung (▸ 1.11).

Darreichungsformen

- Manche Substanzen sind in verschiedenen Darreichungsformen verfügbar, dies ist insbesondere hinsichtlich der Praktikabilität und der Adhärenz wichtig.
- Tabletten sind die häufigste Darreichungsform.

- Schmelztabletten lösen sich im Mund schneller auf und werden dann im Magen-Darm-Trakt resorbiert. Dies ist vorteilhaft bei Patientinnen mit Schluckbeschwerden oder bei Patientinnen mit fraglicher Adhärenz, um ein Speichern der Tablette in der Wangentasche und späteres Ausspucken zu vermeiden.
- Tropfen können ebenfalls bei Patientinnen mit Schluckbeschwerden oder mangelnder Adhärenz hilfreich sein, zudem ist eine genauere Dosierung möglich.
- Bei den intramuskulären Applikationsformen unterscheidet man zwischen Depotmedikation und Akutmedikation.
- Depotmedikation hat den Vorteil stabilerer Serumkonzentrationsspiegel und ist bei fraglicher Adhärenz vorteilhaft. Aufgrund der Spritzengabe und einer gewissen Stigmatisierung lehnen manche Patientinnen dies jedoch ab.
- Intramuskuläre Akutmedikation wird in Einzelfällen zur Zwangsmedikation bei akuter Eigen- oder Fremdgefährdung eingesetzt, hier sind jedoch strenge juristische Vorgaben zu beachten.
- Subkutane Applikation wird gelegentlich in der Palliativmedizin durchgeführt.
- Intravenöse Applikation von Psychopharmaka zur Akutmedikation wird heutzutage aufgrund möglicher Komplikationen kaum noch eingesetzt.

Beschaffung

- Benötigte Medikamente (Arztanordnung) werden in der Apotheke bestellt.
- Die von der Ärztin unterschriebene Anforderung wird zur Apotheke geschickt.
- Die Anforderung muss so ausgestellt werden, dass keine nachträgliche Änderung vorgenommen werden kann (Entwertungsstrich durch leere Felder).
- Es sollten keine unnötig großen Mengen bestellt werden.
- Die Lieferung ist auf Vollständigkeit und Richtigkeit zu kontrollieren.
- Nicht mehr benötigte Medikamente sollten vor Ablauf des Verfalldatums zur Apotheke zurückgeschickt werden.

Lagerung

- Medikamente für die Patientin unzugänglich aufbewahren
- Arzneimittelschrank übersichtlich ordnen, z. B. alphabetisch, nach Zubereitungsart oder Arzneimittelgruppen
- Neu gelieferte Medikamente immer nach hinten sortieren
- Betäubungsmittel verschlossen aufbewahren, den Schlüssel hat in der Regel die Schichtleitung, Zugänge und Abgänge sofort im Betäubungsmittelbuch dokumentieren.
- Medikamente in der Originalpackung lassen und Chargen nicht zusammenräumen, die Chargennummer ist wichtig bei Beanstandungen und Rückrufen.
- Besondere Lagerungshinweise beachten, z. B. kühle oder lichtgeschützte Lagerung
- Bestände regelmäßig auf Verfalldaten, Veränderungen der Farbe und Zusammensetzung kontrollieren. Medikamente, deren Verfalldatum sich nähert, farblich markieren.
- Im Medikamentenkühlschrank Minimum-Maximum-Thermometer zur Überprüfung der Lagertemperatur anbringen
- Bei Zweifeln in der Apotheke rückfragen, anhand der Chargennummer kann die Apotheke das Verfalldatum ermitteln. Medikament ggf. zurückschicken.
- Tropfenflaschen und Salben mit Anbruchdatum versehen; dies gilt besonders für Augentropfen, -salben, Insulin und alle flüssigen Arzneien. Neues Verfalldatum nach Anbruch dem Beipackzettel entnehmen oder in der Apotheke erfragen.

Tipps, Tricks und Fallen
- Lasche mit Chargennummer und Verfalldatum nicht von der Medikamentenbox entfernen
- Zettel mit folgenden Informationen an der Innenseite des Apothekenschranks befestigen: Umrechnungstabelle (mg/Tr., mg/ml), Vergleichstabelle Generika-Markenname, letzte Kontrolle des Medikamentenschranks (wann und durch wen)

Medikamente stellen
- Medikamente nur nach schriftlicher Arztanordnung stellen: Medikament, Menge, Applikationsform, Applikationszeitpunkt
- Vor dem Stellen Hände waschen und desinfizieren
- Handschuhe tragen, um Wirkstoffaufnahme durch die Haut zu verhindern
- Medikamentendispenser mit aktueller Beschriftung versehen

! Medikamente, wenn möglich, nicht mischen, da keine Kontrollmöglichkeit der einzelnen Substanzen gewährleistet ist, z. B. bei allergischer Reaktion

- Falls unumgänglich: in der Apotheke nachfragen, welche Tropfen gemischt werden können
- Medikament kontrollieren:
  - Beim Griff nach dem Medikament
  - Beim Herausnehmen
  - Beim Zurückstellen
- Zum Stellen der Medikamente einen ruhigen Raum benutzen, den Dienst so organisieren, dass Störungen vermieden werden

! Flaschen und Packungen nicht nach Aussehen (Größe, Farbe, Schriftbild) nehmen, sondern immer die Beschriftung lesen

! Auf eine einheitliche Schreibweise in der Dokumentation achten, immer „mg" oder immer „Tropfen".

15

Verteilung
Bei der Gabe die fünf **„R"** beachten:
- **R**ichtige Patientin
- **R**ichtiges Medikament
- **R**ichtige Dosierung
- **R**ichtige Applikation
- **R**ichtiger Zeitpunkt

! Bei Unstimmigkeiten oder Zweifeln erneute Kontrolle anhand der Dokumentation. Medikamente niemals durch Augenschein identifizieren, im Zweifelsfall neu stellen.

Beobachtung

Einnahme
Die Patientin beobachten, ob sie die Medikamente vollständig genommen hat. Bei unzuverlässiger Einnahme der Medikamente:
- Im Gespräch mit der Patientin um Vertrauen werben, die Notwendigkeit der medikamentösen Therapie erläutern
- Wenn nötig, mit der Ärztin Rücksprache halten, die dann mit der Patientin einen neuen Behandlungsvertrag festlegt
- Wenn eine Patientin Medikamente ablehnt, darf dies keine negativen Konsequenzen für sie haben.
- Es ist zu dokumentieren, welche Medikamente die Patientin wann abgelehnt hat.

Falls eine Einnahme der Medikamente zwingend notwendig ist und die Patientin weiterhin Medikamente ausspuckt oder sammelt, kann Folgendes erwogen werden:

- Tropfen oder Schmelztabletten lassen sich besser kontrollieren.
- Tabletten auflösen oder zerkleinern, dies ist aber nicht mit allen Medikamenten möglich (mikroverkapselte oder retardierte Präparate). Gegebenenfalls in der Apotheke nachfragen.
- Patientin nach der Gabe ca. 10 Min. beobachten, um „Ausspucken“ zu vermeiden, Patientin in den Mund schauen
- Sollte die orale Gabe weiterhin nicht möglich sein, so ist von der Ärztin zu entscheiden, ob auf parenterale Gabe umgestellt wird.

! Alle Maßnahmen müssen mit der Patientin besprochen werden, die Gründe für das Vorgehen müssen transparent sein.

Nebenwirkungen

Auf Nebenwirkungen und Wirkungen der Medikamente achten. Häufige Nebenwirkungen von Psychopharmaka sind:

- Kreislaufregulationsstörungen und Störungen der Reizleitung am Herzen
- Sexuelle Funktionsstörungen
- Gangunsicherheit mit erhöhter Fallneigung besonders bei älteren Patienten
- Müdigkeit
- Vermehrter Appetit, Gewichtszunahme
- Milchfluss durch Prolaktinerhöhung
- Obstipation
- Extrapyramidalmotorische Symptome: Parkinsonoid, Tremor, unwillkürliche Bewegungen (Dyskinesien, ▶ 16.1.9)
- Motorische Unruhe, insbesondere in den Beinen (Akathisie)
- Das Maligne Neuroleptische Syndrom (▶ 16.1.10) ist eine seltene, aber gefährliche Komplikation.

Bei unerwünschten Wirkungen ist dies immer zu dokumentieren und die Ärztin zu informieren.

> **Tipps, Tricks und Fallen**
>
> - Gefährdete Patientinnen nicht mit den Medikamenten alleine lassen und das Sammeln von Medikamenten durch Einnahmekontrolle verhindern
> - Alkoholhaltige Tropfenlösungen wie Ciatyl-Z® 14,2 % Vol., Valiquid® 37,9 % Vol., Neurocil® 21,5 % Vol. bei Suchtpatientinnen nicht verwenden
> - Bei fehlerhafter Gabe sofort die Ärztin informieren, um über weitere Schritte zu entscheiden

15.1 Antidepressiva

Wirkung

- Genaue Wirkmechanismen sind nicht geklärt, es wird eine Veränderung der Konzentration von Neurotransmittern im präsynaptischen Spalt angenommen (z. B. Noradrenalin und Serotonin).
- Zusätzliche anticholinerge, antihistaminerge, antiadrenerge Effekte
- Stimmungsaufhellend, je nach Substanz antriebssteigernd oder dämpfend
- Bei einigen Substanzen schmerzlindernde Wirkung

Indikationen

- Schwere und mittelschwere depressive Syndrome (▶ 4.1), in der Akutbehandlung und zur Prophylaxe, möglichst in Kombination mit Psychotherapie
- Angsterkrankungen, Phobien (▶ 8.1), Panikattacken (▶ 16.1.4)
- Zwangsstörungen (▶ 8.2)
- Chronische Schmerzsyndrome
- Bei Patientinnen mit bipolarer Störung ist die Indikation streng abzuwägen, ein Wechsel in die Hypomanie oder Manie kann durch die Gabe provoziert werden.

! Erhöhte Suizidgefahr (▶ 16.1.2), wenn der antriebssteigernde Effekt schneller auftritt als die stimmungsaufhellende Wirkung bei antriebssteigernden Antidepressiva und Suizidalität

Einteilung

Nach ihrer biochemischen Struktur und ihrer Wirkart werden die Antidepressiva u.a. in trizyklische und nichttrizyklische Antidepressiva, Serotonin-Wiederaufnahme-Hemmer, Noradrenalin-Wiederaufnahmehemmer), MAO-Hemmer oder Aminpräkursoren unterteilt. Im klinischen Einsatz erfolgt die Einteilung nach Wirkungsschwerpunkten (▶ Tab. 15.1).

Tab. 15.1 Antidepressiva

Substanz	Mittlere Dosis*	Besonderheiten
Eher dämpfende Antidepressiva		
Amitriptylin, z.B. Saroten®	150/300	Vorsicht bei älteren Patientinnen wegen Kardiotoxizität und anderen Komplikationen wie Delir
Mirtazapin, z.B. Remergil®	15/60	Alpha-2-Antagonist, Einsatz auch bei älteren Patientinnen, in niedriger Dosierung schlaffördernd
Doxepin, z.B. Aponal®	150/300	Auch bei Drogenentgiftungsbehandlung häufig eingesetzt
Trimipramin, z.B. Stangyl®	150/300	Wird auch zur Insomniebehandlung eingesetzt
Imipramin, z.B. Tofranil®	150/300	Auch zugelassen für Behandlung von Panikattacken
Clomipramin, z.B. Anafranil®	150/300	Auch zur Behandlung von Zwangserkrankungen
Maprotilin, z.B. Ludiomil®	150/250	Schwindel möglich
Agomelatin, Valdoxan®	25–50 mg pro Tag	Melatoninagonist und 5-HT-2c-Antagonist, normalisiert zirkadiane Rhythmik
Eher antriebssteigernde Antidepressiva		
Desipramin, z.B. Pertofran®	150/300	Starker, relativ spezifischer Noradrenalin-Wiederaufnahmehemmer
Venlafaxin, z.B. Trevilor®	75/375	Serotonin- und Noradrenalin-Wiederaufnahmehemmer (SNRI), auch zugelassen bei generalisierter Angststörung
Citalopram, z.B. Cipramil®	20/40	SSRI, Zulassung auch bei Panikstörung
Escitalopram, z.B. Cipralex®	10/20	Enantiomer von Citalopram

Tab. 15.1 Antidepressiva *(Forts.)*

Substanz	Mittlere Dosis*	Besonderheiten
Eher antriebssteigernde Antidepressiva		
Fluvoxamin, z. B. Fevarin®	150/300	SSRI, heute kaum noch gebräuchlich
Paroxetin z. B. Seroxat®	20/60	SSRI, zugelassen auch bei Zwangsstörung, Panikstörung, sozialer Phobie, posttraumatischer Belastungsstörung
Fluoxetin, z. B. Fluctin®	20/60	SSRI
Sertralin, z. B. Zoloft®	50–100/200	SSRI
Tranylcypromin, z. B. Jatrosom®	20/50	Irreversibler MAO-Hemmer, bei therapieresistenter Depression, tyraminarmer Diät
Moclobemid, z. B. Aurorix®	150/600	Reversibler MAO-Hemmer
Reboxetin, z. B. Edronax ®	4–8/10	SNRI
Viloxazin, z. B. Vivalan®	200/400	Keine Senkung der Krampfschwelle
Duloxetin, z. B. Cymbalta®	60/120	SNRI, auch zur Behandlung der Belastungsinkontinenz und für schmerzhafte diabetische Polyneuropathie zugelassen
Bupropion, z. B. Elontril®	150/300	Dopamin-Noradrenalin-Wiederaufnahmehemmer (NDRI), wird auch in der Raucherentwöhnung eingesetzt
Atomoxetin, z. B. Strattera®	1,2 mg/kg/KG 1,8 mg/kg/KG	Hochselektiver Noradrenalin-Wiederaufnahmehemmer (NARI), Einsatz auch bei ADHS
Tianeptin, Tianeurax®	37,5	Modulierender Einfluss auf das glutamaterge System

* Tagesdosis/-höchstdosis (oral, in mg)

15

Medikamentengabe

- Initial einschleichend dosieren, bei guter Verträglichkeit steigern
- Nach längerer Remission kann ambulant die Dosis vorsichtig reduziert werden.

! Antriebssteigernde Antidepressiva werden morgens, sedierende vorwiegend abends gegeben (schlafanstoßende Wirkung).

Nebenwirkungen

Nebenwirkungen bei trizyklischen Antidepressiva

Treten meist schon zu Beginn der Behandlung auf, während erwünschte Wirkungen oft mit Latenz auftreten.

- Anticholinerg: Mundtrockenheit, Miktionsstörungen, Obstipation, Akkomodationsstörungen
- Vegetativ: Übelkeit, Erbrechen, Schwitzen, Frösteln, Hautrötung, -blässe, Miosis, Mydriasis
- Kardiovaskulär: orthostatische Dysregulation, Arrhythmien, RR- und Frequenzschwankungen, Störung der Überleitung
- Endokrin: Gynäkomastie, Galaktorrhö, Libido- und Potenzverlust
- Motorisch: Tremor, Rigor
- Sonstige: Müdigkeit, Konzentrationsstörungen, Schwindel, Kopfschmerz

Schwere Nebenwirkungen bei tri- und tetrazyklischen Antidepressiva
In diesem Fall sollte die Substanz abgesetzt werden.
- Delir (▶ 3.1.2, ▶ 7.2), Krampfanfälle (▶ 7.4.8)
- Blutdruckabfall → RR und Puls kontrollieren
- Harnverhalt → Miktion protokollieren
- Agranulozytose → Blutbild kontrollieren
- Paralytischer Ileus → Stuhlgang protokollieren
- Arrhythmie → EKG kontrollieren

Nebenwirkungen bei Serotonin-Wiederaufnahmehemmern
- Übelkeit, Appetitlosigkeit, (aber ggf. auch) -zunahme, Erbrechen, Obstipation, vermehrtes Schwitzen
- Sexuelle Funktionsstörungen
- Reversible Leberenzymerhöhung
- Agitiertheit, Schlaflosigkeit
- Schwindel, Kopfschmerz
- Serotonerges Syndrom: zentrale Erregung, erhöhte Muskelspannung, Muskelzuckungen, Zittern (sehr selten, keine Kombination mit MAO-Hemmern!)

Kontraindikationen der trizyklischen Antidepressiva
- Absolut: Harnverhalt, Prostatahypertrophie, Pylorusstenose
- Relativ: Engwinkelglaukom, Alkohol- und Schlafmittelvergiftung, Schwangerschaft im 1. Trimenon

Wechselwirkungen
- Wirkungsveränderungen durch Alkohol, Nikotin, Phenobarbital, Kontrazeptiva
- Erregungszustände, Delir bei gleichzeitiger Einnahme anderer Anticholinergika
- Überleitungsstörungen am Herzen bei gleichzeitiger Einnahme von Antiarrhythmika
- Potenzierung von Nebenwirkungen durch Blutdrucksenker, Sympathomimetika

Besonderheiten der Serotonin-Wiederaufnahmehemmer
- In der Regel keine Sedierung, leichte Antriebssteigerung möglich
- Anfänglich unter Umständen Nervosität und Angst verstärkt, Übelkeit, Kopfschmerzen
- Keine Kombination mit MAO-Hemmern (Nebenwirkungen); Sicherheitsabstand von 2 Wochen einhalten

Besonderheiten der MAO-Hemmer
- Orthostatische Hypotonie, Schwindel, Kopfschmerz
- Vorsicht bei Suizidalität wegen möglicher Antriebssteigerung (▶ 16.1.2); evtl. Kombination mit Benzodiazepinen oder niederpotenten Antipsychotika
- Strenge Indikationsstellung in Schwangerschaft und Stillzeit

> **!** **Tipps, Tricks und Fallen**
> Die erwünschte Wirkung tritt bei den meisten Antidepressiva nach 2–3 Wochen ein, dies muss den Patienten unbedingt vorher vermittelt werden.

15.2 Antipsychotika

Synonyme Neuroleptika.

Wirkung

- Antipsychotisch, erregungshemmend, stimmungsstabilisierend
- Manche Substanzen haben auch antidepressive, antimanische, sedierende, antiemetische, analgetische oder schlafanstoßende Wirkung (▶ Tab. 15.2).
- Zentral wirksame Dopamin-, Histamin- und Serotoninantagonisten
- Anticholinerge, antihistaminische, antiadrenerge Effekte

Tab. 15.2 Antipsychotika

Substanz	Mittlere Dosis*	Besonderheiten
Niedrig- und mittelpotente Antipsychotika, vor allem sedierend		
Levomepromazin, z. B. Neurocil®	150/400	Keine
Chlorprothixen, z. B. Truxal®	100/400	Keine
Promethazin, z. B. Atosil®	50/200	Antihistaminikum
Melperon, z. B. Eunerpan®	200/400	Vor allem bei älteren Patientinnen
Pipamperon, z. B. Dipiperon®	120/360	Vor allem bei älteren Patientinnen
Thioridazin, z. B. Melleril®	150/600	**Cave:** QT-Zeitverlängerung
Perazin, z. B. Taxilan®	150/1.000	Keine
Sulpirid, z. B. Dogmatil®	450/1.600	Keine
Hochpotente Antipsychotika, vor allem antipsychotisch		
Clopenthixol, z. B. Ciatyl-Z®	100/250	Sedierendes Kurzzeit-i. m.-Präparat = Ciatyl-Z Acuphase®
Perphenacin, z. B. Decentan®	10/30	Keine
Pimozid, z. B. Orap®	6/16	Keine
Flupentixol, z. B. Fluanxol®	6/60	Hinweise für leichte antidepressive Wirkung
Fluphenazin, z. B. Lyogen®, Dapotum®	6/40	Keine
Haloperidol, z. B. Haldol®	6/20	Keine
Benperidol, z. B. Glianimon®	3/40	Keine
Atypische Antipsychotika – AP der 2. Generation		
Risperidon, z. B. Risperdal®	6/8	Psychotische Symptome und aggressives Verhalten bei Demenz und Intelligenzminderung
Clozapin, z. B. Leponex®	150/600	Selten EPMS, Blutbildveränderungen
Quetiapin, z. B. Seroquel®, Seroquel prolong®	300–450/800	Breites Zulassungsspektrum, selten EPMS
Aripiprazol, z. B. Abilify®	10–30	Dopamin-D2-Partialagonist

Tab. 15.2 Antipsychotika *(Forts.)*

Substanz	Mittlere Dosis*	Besonderheiten
Atypische Antipsychotika – AP der 2. Generation		
Olanzapin, z. B. Zyprexa®	10–15/20	Wenige EPMS, häufig Gewichtszunahme
Ziprasidon, z. B. Zeldox®	40–80/160	Häufig EKG-Veränderungen
Amisulprid, z. B. Solian®	400–800/1 200	Keine
Paliperidon, Invega®	6/12	Ähnlich wie Risperidon
Cariprazin, Reagila®	3/6	Dopamin-D3- und -D2-Partialagonist

* Mittlere Tagesdosis/-höchstdosis (oral, in mg)

Indikationen

- Psychotische Syndrome
- Psychomotorische Erregtheit (▶ 4.2.2), Angst (▶ 8.1)
- Schizophrene Psychosen (▶ 5), Akutbehandlung und Rezidivprophylaxe
- Affektive Psychosen (▶ 4)
- Organische Psychosen (▶ 7)
- Einschlafstörungen: niedrig- und mittelpotente Antipsychotika

Einteilungen

- Chemische Struktur, z. B. Phenothiazine, trizyklische AP, Butyrophenone, Thioxanthene, Diphenylbutypiperidine, substituierte Benzamide, Dibenzepine
- Klassische (konventionelle, typische) Antipsychotika, atypische Antipsychotika
- Grad der antipsychotischen Potenz:
  Hochpotente AP mit guter antipsychotischer Wirkung ohne oder wenig Sedierung, niederpotente AP mit geringer antipsychotischer und stark sedierender Wirkung

15

Häufige Nebenwirkungen der klassischen Antipsychotika (AP)

Extrapyramidalmotorische Symptome (EPS)

Vor allem bei den typischen Antipsychotika:

- Frühdyskinesien (▶ 16.1.9): Zungen-, Schlund-, Blickkrämpfe, mimische Hyperkinesien → Gabe von Anticholinergika (▶ 15.7)
- Parkinsonoid: Rigor, Akinese, Hypomimie, Kleinschrittigkeit, Arme schwingen beim Gehen nicht mit, Patient läuft wie „gebunden", roboterhaft → Gabe von Anticholinergika (▶ 15.7)
- Akathisie: Bewegungs- und Sitzunruhe, häufiges Aufstehen
- Spätdyskinesien: stereotype Bewegungsabläufe, schraubende, wurmartige Bewegungen

Bei den atypischen Antipsychotika je nach Substanz weniger oder keine extrapyramidalen Nebenwirkungen.

Weitere Nebenwirkungen

- Vegetative Nebenwirkungen: Blutdruckschwankungen, Tachykardie, Dyspnoe Schwitzen → RR, Puls, Atemfrequenz kontrollieren
- Anticholinerge Symptome: Mundtrockenheit, Miktionsstörungen, Obstipation, Akkomodationsstörungen
- Epileptische Anfälle

- Endokrine Symptome: Gynäkomastie, Galaktorrhö, Zyklusstörungen, reversible Libido- und Potenzstörungen
- Gewichtszunahme → Ernährungsberatung, Bewegung
- Blutbildveränderungen, Cholestase, Ikterus, Transaminasenanstieg → Labor kontrollieren (▶ Tab. 15.3)
- Delirante, depressive und Erschöpfungssyndrome
- Konzentrationsstörungen, eingeschränkte Verkehrstüchtigkeit (▶ 1.11.13)
- Seltene ernste Komplikation: Malignes Neuroleptisches Syndrom (▶ 16.1.10) mit Rigor, Stupor, Fieber, quantitativer Bewusstseinsstörung, CK-Erhöhung im Blut

Tab. 15.3 Untersuchungen bei antipsychotischer Behandlung

Untersuchung	Häufigkeit
Blutbild	1.–3. Monat: alle 2 Wochen 4.–6. Monat: alle 4 Wochen Nach ½ Jahr: alle 12 Wochen
Leber- und Nierenwerte	1.–3. Monat: alle 4 Wochen Nach ¼ Jahr: alle 12 Wochen
EKG	Alle 6 Monate
EEG	Alle 6–12 Monate

Kontraindikationen

Keine absoluten, aber Vorsicht bei folgenden Grunderkrankungen:
- Akute Alkohol-, Schlafmittel-, Medikamentenintoxikation
- Engwinkelglaukom, Pylorusstenose, Harnverhalt, Prostatahypertrophie
- Myasthenie
- Blutbildveränderungen (insbesondere Leukopenien)
- Organische Hirnschäden
- Kardiovaskuläre Krankheiten
- Schwangerschaft im 1. Trimenon

15

Wechselwirkungen

- Verstärkung der sedierenden Wirkung durch Alkohol, Benzodiazepine, Hypnotika, Antihistaminika
- Minderung der Wirkung durch Kaffee, Tee, Nikotin, große Wassermengen
- Einige atypische AP: Wechselwirkungen mit anderen Medikamenten, die über das Enzym CYP (mit verschiedenen Unterformen) abgebaut werden, z. B. Simvastatin, Fluvoxamin, Erythromycin

Häufige Nebenwirkungen und weitere Besonderheiten der wichtigsten atypischen Antipsychotika

- **Amisulprid:** erhöhter Prolaktinspiegel mit Amenorrhö, Milchfluss, Libidoverlust; in höherer Dosierung EPMS oder Akathisie
- **Clozapin: Cave:** erhöhtes Risiko von Blutbildveränderungen, insbesondere Agranulozytose; senkt die Krampfschwelle. Sedierung, orthostatische Dysregulation, Blasenentleerungsstörungen, häufig Gewichtszunahme, sehr geringes Risiko von EPMS. Gut einsetzbar bei Morbus Parkinson. Reservepräparat bei Unwirksamkeit der anderen AP.
- **Olanzapin:** häufig Gewichtszunahme, Sedierung, Blutzuckererhöhungen, Schwindel, erhöhtes Risiko von Diabetes mellitus und Störungen des Lipidstoffwechsels

- **Quetiapin:** Sedierung, Schwindel, orthostatische Dysregulation, Gewichtszunahme; sehr geringes Risiko von EPMS. Gut einsetzbar bei Morbus Parkinson. Breites Zulassungsspektrum.
- **Risperidon:** dosisabhängige EPMS, orthostatische Hypotonie, mäßige Gewichtszunahme. Wirksamkeit auf Aggressivität und Impulskontrollstörungen bei intelligenzgeminderten Patienten und bei Verhaltensstörungen oder psychotischen Symptomen bei Patientinnen mit Demenz. Als Depotform erhältlich.
- **Aripiprazol:** vergleichsweise geringere Nebenwirkungsrate, manchmal Unruhe
- **Cariprazin:** neueres Antipsychotikum, ähnlich wie Aripiprazol

Pflege

- Puls und Blutdruck in den ersten 10 Tagen regelmäßig kontrollieren
- Nebenwirkungen beobachten und dokumentieren
- Motorische Nebenwirkungen (Dyskinesien, Parkinsonoid) führen oft zur Ablehnung der Medikation. Daher besonders auf diese Symptome achten und reagieren: Ärztin informieren.
- Auf vermehrten Konsum von Kaffee, Tee und Zigaretten und auf Trinkverhalten achten; ansprechen
- Bei Zigarettenkonsum durch Enzyminduktion wesentlich höhere Dosierung von manchen Antipsychotika nötig, insbesondere Clozapin
- Bei Clozapin-Patientinnen konsequente Blutbildkontrollen, auf Infektionszeichen achten
- Regelmäßige Gewichtskontrollen durchführen, ggf. Problematik mit der Patientin und der Ärztin thematisieren

Depression unter Therapie

Bei depressiver Symptomatik oder zunehmender Negativsymptomatik (vor allem Antriebsminderung) unter Antipsychotika an folgende Ursachen denken:

- Nebenwirkung durch Medikation
- Depressive Symptomatik im Rahmen der psychotischen Erkrankung oder postschizophrene Depression
- Reaktive depressive Symptomatik wegen Krankheit, Nebenwirkungen oder sozialer Stressoren

Parenterale Akutpräparate

Parenterale Akutpräparate (▶ Tab. 15.4) werden intramuskulär zur kurzzeitigen Akutbehandlung von schweren psychotischen Syndromen oder Erregungszuständen eingesetzt.

Tab. 15.4 Parenterale Akutpräparate

Substanz	Dosierung in mg	Intervall/Besonderheiten
Aripiprazol, Abilify®	9,75 mg bis 3-mal tgl.	Max. 30 mg insgesamt
Olanzapin, Zyprexa®	5–10 mg bis 3-mal tgl.	Max. über 3 Tage
Ziprasidon, Zeldox®	10 mg bis 3-mal tgl.	Max. über 3 Tage
Zuclopenthixol, z. B. Ciatyl-Z Acuphase®	50–150 mg	2–3 Tage, schnelles Anfluten, bei Erregungszuständen, häufige Nebenwirkungen

Depotpräparate

Depotpräparate (▶ Tab. 15.5) werden insbesondere zur Rezidivprophylaxe als Schutz vor Wiedererkrankung bei Patientinnen mit schizophrenen Psychosen (▶ 5) und schizoaffektiven Psychosen (▶ 4.3) eingesetzt. Sie bieten sich vor allem bei Patientinnen an, bei denen eine regelmäßige Einnahme von Tabletten nicht gewährleistet ist.

- Praktikable Medikation in der Langzeitbehandlung
- Kann die Adhärenz stärken, Patientinnen können einfacher einer Arbeit nachgehen.
- Behandlungspass führen lassen, dieser ist z. B. über die Apotheke erhältlich.

Tab. 15.5 Depot-Antipsychotika

Substanz	Dosierung in mg	Intervall/Besonderheiten
Flupentixoldecanoat, z. B. Fluanxol® 2 %/10 %	20–100	2–3 Wochen
Fluphenazindecanoat, z. B. Dapotum®	10–100	2–4 Wochen
Fluspirilen, z. B. Imap®	2–10	1 Woche, häufiger Einsatz im ambulanten Bereich
Haloperidoldecanoat, z. B. Haldol®	50–300	2–4 Wochen
Zuclopenthixol, z. B. Ciatyl-Z®	200–300	2–4 Wochen
Aripiprazol, z. B. Abilify Maintena®	300–400	4 Wochen
Paliperidon, z. B. Xeplion®	25–150	4 Wochen
Paliperidon, Trevicta®	175–525	3 Monate
Risperidon, z. B. Risperdal Consta®	25–50	2 Wochen

15.3 Beruhigungsmittel

15

Synonyme Sedativa, Tranquilizer, Anxiolytika. Neben Benzodiazepinen spielen andere Substanzen nur eine untergeordnete Rolle.

15.3.1 Benzodiazepine

Wirkung

▶ Tab. 15.6, ▶ Tab. 15.7

- Ausschüttung zentral hemmender Neurotransmitter
- Sedierend, anxiolytisch, entspannend
- Antikonvulsiv
- Muskelrelaxierend

Indikationen

- Angststörungen, Angstattacken (▶ 16.1.4)
- Erregungszustände (▶ 16.1.5)
- Akute Suizidalität (▶ 16.1.2)
- Stupor, Mutismus (▶ 3.7)
- Epileptische Anfälle (▶ 7.4.8)
- Ängstlich agitierte Depression (▶ 4.1)

Tab. 15.6 Benzodiazepine als Beruhigungsmittel

Substanz	Mittlere Dosis*	Besonderheiten
Kurz wirksame Benzodiazepine		
Lorazepam, z. B. Tavor®	2/6	Gegen Angstzustände stark wirksam
Oxazepam, z. B. Adumbran®	30/60	Gegen Angstzustände
Mittellang wirksame Benzodiazepine		
Alprazolam, z. B. Tafil®	0,5/4	Keine
Bromazepam, z. B. Lexotanil®	5/24	Schwach sedierend
Clonazepam, z. B. Rivotril®	1/5	Bei epileptischen Anfällen
Lang wirksame Benzodiazepine		
Diazepam, z. B. Valium®	10/60	Keine
Chlordiazepoxid, z. B. Librium®	30/100	Kumulation
Clobazam, z. B. Frisium®	20/60	Wenig sedierend

* Mittlere Tagesdosis/-höchstdosis (in mg)

Tab. 15.7 Benzodiazepine als Schlafmittel

Substanz	Mittlere Dosis*	Halbwertszeit in Std.
Flurazepam, z. B. Dalmadorm®	15/30	1–2
Triazolam, z. B. Halcion®	0,125/0,25	1–5
Lormetazepam, z. B. Noctamid®	0,5/2	8–14
Flunitrazepam, z. B. Rohypnol®	0,5	10–30

* Tagesdosis/-höchstdosis (in mg)

15

Begleitmedikation

- Bei psychosomatischen Beschwerden (▶ 4)
- Bei psychogenen, neurovegetativen Funktionsstörungen

Nebenwirkungen

- Müdigkeit, Schläfrigkeit, Appetitsteigerung
- Konzentrations- und Vigilanzstörungen; Fahrtauglichkeit kann eingeschränkt sein.
- Schwäche besonders in den Beinen, Standunsicherheit
- Dysarthrie, verwaschene Sprache, Koordinationsstörungen, schwankendes Gangbild
- Anterograde Amnesie
- Libidoverlust, Menstruationsstörungen, Zyklusunregelmäßigkeiten
- Atemdepression, Blutdruckabfall → RR, Puls und Atemfrequenz kontrollieren
- Abhängigkeitsentwicklung
- Paradoxphänomene, vor allem bei älteren Patientinnen: Es treten den beabsichtigten Wirkungen entgegengesetzte Effekte auf, z. B. Agitiertheit, Euphorisierung, Erregungszustände (▶ 16.1.5), Verwirrtheit, Schlaflosigkeit (▶ 6.3, ▶ 13.4).

Intoxikation
Durch einmalige oder ständige Überdosierung, freiwillige Mehreinnahme, Kumulation bei langer Halbwertszeit oder verminderte Metabolisierung in der Leber kann es zu Vergiftungserscheinungen kommen. Komplizierend sind zusätzliche Einnahmen anderer Psychopharmaka, aber auch Digoxin, Kontrazeptiva oder Alkohol. Nachweis von Benzodiazepinderivaten im Urin möglich.

Akute Intoxikation
- Schläfrigkeit und Apathie, motorische Verlangsamung
- Atemdepression
- Muskuläre Schwäche
- Anterograde Amnesie
- Doppelbilder, Sprechstörung, Koordinationsstörungen
- Schwindel, Übelkeit, Kopfschmerz

Abhängigkeit und Entzug
Je höher die angstlösende Wirkung, desto größer das Abhängigkeitspotenzial. Typische Entzugserscheinungen:
- Wahrnehmungsstörungen, Halluzinationen (▶ 3.4)
- Angst, Unruhe, Schlaflosigkeit, dysphorische Verstimmung
- Tachykardie, Tremor, Schwitzen
- Verwirrtheitszustände, Delir (▶ 7.2), Grand-mal-Anfälle (▶ 7.4.8)
- Übelkeit, Erbrechen, Kopfschmerz
- Psychotische Symptome, Wahn (▶ 5)

Low Dose Dependency
Abhängigkeit von geringen Dosen bei Langzeiteinnahme in therapeutischer Dosierung.
- Verzögerte Entzugserscheinungen mit wechselnder Symptomatik nach Absetzen
- Fluktuierender Verlauf über Wochen; schwierige Abgrenzung gegenüber wieder auftretender Angstsymptomatik im Rahmen der Grunderkrankung

Kontraindikationen
- Myasthenie, akutes Engwinkelglaukom
- Schwere Leber- oder Nierenschäden
- Schwangerschaft im 1. Trimenon
- Abhängigkeit oder Missbrauch: Alkohol, Psychopharmaka, Drogen
- Überempfindlichkeit gegen Benzodiazepine

Wechselwirkungen
- Verstärkung durch Einnahme zentralwirksamer Psychopharmaka, Alkohol
- Relaxation bei gleichzeitiger Einnahme von Muskelrelaxanzien

Umgang mit den Substanzen
- Bei Absetzen schrittweise Dosisreduktion erforderlich, auf vorhandene klinikübliche Ausschleichschemata achten. Bei lang bestehender Abhängigkeit langsame Reduktion.
- Unter stationären Bedingungen ist auch ein schnellerer Entzug möglich.
- Wirkungseintritt und Halbwertszeiten der Substanzen sind unterschiedlich.
- Empfohlene Untersuchungen vor Behandlungsbeginn: EEG, EKG, Labor (besonders Leber-, Nierenwerte). Labor wöchentlich, EKG nach 4 Wochen kontrollieren.

- Behandlungsdauer möglichst kurzzeitig bis zu einigen Wochen
- Immer nur ein Benzodiazepin zur selben Zeit verabreichen
- Orale Einnahme günstiger als i. m.-Gabe
- Gerontopsychiatrie: wegen Gefahr der schnellen relativen Überdosierung bei gleichzeitiger muskelentspannender, Schwindel erzeugender Wirkung: Sturzgefahr

! Gefahr der Akkumulation durch lange Halbwertszeit, ggf. Umstellung auf Benzodiazepine mit kürzerer Halbwertszeit oder Dosisreduktion

15.3.2 Weitere Beruhigungsmittel

Antipsychotika

Als Sedativa können auch niedrigpotente Antipsychotika eingesetzt werden (▶ 15.2).

Tri- und tetrazyklische Tranquilizer

Opipramol, z. B. Insidon®. Dosierung 150–250 mg, maximal 300 mg. Anderen trizyklischen Antidepressiva verwandt, aber nicht überlegen; keine Abhängigkeit.

Sedierende Antidepressiva

Trimipramin, z. B. Stangyl®, Dosierung: 25–100 mg pro Tag.

Betarezeptorenblocker

Symptomorientierte Behandlung der körperlichen Angstsymptomatik, wie Schwitzen, Zittern, Rotwerden (Oxprenolol, z. B. Trasicor®, 40–80 mg. Propranolol, z. B. Dociton®, 10–160 mg).

15.4 Schlafmittel

15

15.4.1 Benzodiazepine

Beim Einsatz als Schlafmittel (▶ Tab. 15.7) gelten folgende Besonderheiten:

- Schlafarchitektur (Verhältnis REM/Non-REM-Phasen) nur geringgradig verändert
- „Hangover" durch lange Halbwertszeiten kann zu chronischer Intoxikation führen.
- Vermehrte Schlaflosigkeit nach Absetzen: Rebound-Insomnie
- Große therapeutische Breite

15.4.2 Alkoholderivate

Chloralhydrat, z. B. Chloraldurat rot®: 250–1.000 mg täglich, oder Chloraldurat blau®: 250–1.000 mg täglich. Unterschiedlicher Wirkungsverlauf: „rot" wirkt schnell und kurz, „blau" flutet langsamer an und wirkt länger.

Wirkung

Schlafanstoßende Wirkung, verstärkt Schlaftiefe, hemmt REM-Schlaf (▶ 6.3, ▶ 13.4).

Indikationen

- Einschlafstörungen, z. B. Chloraldurat rot® (▶ 6.3, ▶ 13.4)
- Durchschlafstörungen, z. B. Chloraldurat blau® (▶ 6.3, ▶ 13.4)
- Zentral bedingte Unruhezustände

Nebenwirkungen
- Zentralnervöse Störungen wie Müdigkeit und Verwirrtheit
- Gastrointestinale Reizung, Übelkeit, allergische Hautreaktionen
- Enzyminduktion, dadurch Gewöhnungseffekt; Suchtpotenzial

Kontraindikationen
Leber-, Nieren-, Herzinsuffizienz.

Wechselwirkungen
- Wirkungsverstärkung durch zentraldämpfende Pharmaka und Alkohol
- Wirkungsverstärkung oraler Antikoagulanzien

Umgang mit den Substanzen
Geringe therapeutische Breite: Horten von Medikamenten beobachten. Toxische Wirkung ab 4 g, letale Wirkung ab 6–10 g möglich.

15.4.3 Z-Substanzen
- Zolpidem, z. B. Stilnox®: 10–20 mg bei Einschlafstörung (▶ 6.3, ▶ 13.4)
- Zopiclon, z. B. Ximovan®: 7,5–15 mg bei Ein- und Durchschlafstörung (▶ 6.3, ▶ 13.4)

Reduzierte Dosis bei Leberfunktionsstörungen, chronisch-obstruktiver Lungenerkrankung und älteren Patientinnen.
Bei längerem Gebrauch kann es zu einer Abhängigkeitsentwicklung kommen.

Nebenwirkungen
- Sedierung, Reaktionsvermögen herabgesetzt
- Koordinations- und Bewegungsstörungen
- Morgendlicher Überhang

Kontraindikationen
- Myasthenie
- Respiratorische Insuffizienz
- Intoxikation mit Psychopharmaka
- Schwangerschaft und Stillzeit

Wechselwirkungen
Wirkungsverstärkung durch zentraldämpfende Pharmaka und Alkohol.

15.4.4 Sedierende Antidepressiva
Sedierende Antidepressiva können ohne die Gefahr der Abhängigkeitsentwicklung in niedriger Dosierung zur Behandlung von Schlafstörungen eingesetzt werden.
Beispiele: Amitriptylin, Doxepin, Mirtazapin, Trimipramin.

15.4.5 Sedierende Antihistaminika
Bei der Behandlung von Schlafstörungen macht man sich die sedierende Wirkung von Antihistaminika, die ursprünglich aus der Behandlung von Allergien und Heuschnupfen bekannt sind, zunutze.
Beispiele: Diphenhydramin (z. B. Dolestan®) 25–50 mg/Tag, Doxylamin (z. B. Hoggar night®), 25–60 mg/Tag, Hydroxyzin (z. B. Atarax ®) 37,5–70 mg/Tag.

Nebenwirkungen

- Mundtrockenheit, Tachykardie
- Schwindel, Kopfschmerz

15.5 Phasenprophylaktika

15.5.1 Lithiumsalze

Wirkmechanismus

Stabilisiert Membran an Synapsen, hemmt Neurotransmitterwirkung.

Einsatzziel

Vermeiden, Verzögern und Abschwächen wiederkehrender depressiver, manischer und schizoaffektiver Psychosen. Antimanischer Effekt, antisuizidaler Effekt.

Indikationen

Rezidivprophylaxe besonders bei Verläufen mit schweren und häufigen Phasen.

- Bipolare Erkrankungen (▶ 4)
- Rezidivierende Depressionen (▶ 4.1)
- Manien; auch zur Akuttherapie (▶ 4.2)
- Schizoaffektive Psychosen (▶ 4.3)

Substanzen

- Lithiumacetat, z. B. Quilonum ret®: 2-mal 1 Tbl.
- Lithiumcarbonat, z. B. Hypnorex ret®: 2-mal 1 Tbl.
- Lithiumsulfat, z. B. Lithium-Duriles ret®: 3-mal 1 Tbl.

Angegebene Dosierungen sind Richtwerte, genaue Menge je nach Plasmaspiegel. Lithiumkarbonat und -sulfat erreichen stabilere Plasmaspiegel (Retardformen) und sollten allgemein den Vorzug erhalten.

Nebenwirkungen

Innerhalb der ersten 14 Tage auftretend

Initiale Nebenwirkungen verschwinden meist spontan.

- Feinschlägiger Tremor, v. a. Ruhetremor; Therapieversuch mit 3-mal 10 mg Propranolol
- Polyurie, Polydipsie
- Gastrointestinale Beschwerden, v. a. Übelkeit, Völlegefühl und Durchfälle
- Muskelschwäche, Müdigkeit
- Zunahme einer Schuppenflechte

Später auftretend

- Gewichtszunahme, Gesichts- und Knöchelödeme
- Euthyreote Struma: Halsumfang messen, Therapie mit 50–150 μg L-Thyroxin
- Feinschlägiger Tremor
- Nierenfunktionsstörungen: Kreatininbestimmung, Urinstatus
- Leukozytosen: Blutbildkontrollen
- EEG- und EKG-Veränderungen

Kontraindikationen

- Nierenfunktionsstörungen
- Therapie mit Diuretika

- Herz-Kreislauf-Krankheiten
- Schilddrüsenerkrankungen, Morbus Addison
- 1. Trimenon der Schwangerschaft, Stillperiode

Wechselwirkungen

Anstieg des Serumspiegels bei gleichzeitiger Einnahme von nichtsteroidalen Antiphlogistika und nephrotoxischen Antibiotika.

Umgang mit den Substanzen

Patienteninformationen und Behandlungspass sind bei Apotheken erhältlich. Wichtig sind die Aufklärung der Patientinnen über mögliche Nebenwirkungen und regelmäßige Spiegelkontrollen. Die therapeutische Breite ist extrem gering, Intoxikationen können bei zu hoher Dosis schnell auftreten!

Kontrolluntersuchungen vor der Einstellung

- Internistischer und neurologischer Befund
- Körpergewicht, Halsumfang, RR, Puls
- Blutbild, Kreatinin, Elektrolyte, Harnstoff, Harnsäure, Schilddrüsen-, Urinstatus
- EEG, EKG

Lithiumintoxikation

- Grobschlägiger Tremor
- Erbrechen, Durchfall
- Abgeschlagenheit, Müdigkeit
- Schwindel, Ataxie, verwaschene Sprache
- Muskelkrämpfe und Zuckungen, Krampfanfälle
- Bewusstseinstrübung
- Psychotische Symptome (▶ 7.2)

Therapie

- Medikament absetzen; Elektrolyte bestimmen, ggf. substituieren, Wasserhaushalt normalisieren
- Atmung, Puls, Blutdruck und Nierenfunktion kontrollieren; bei Plasmaspiegel über 3 mmol/l ist Hämodialyse indiziert.

Pflege

- Spiegel 12 Std. nach der letzten Tablettengabe und parallel Kreatinin im Serum bestimmen:
  - Spiegel zur Prophylaxe: 0,5–0,8 mmol/l
  - Spiegel in der Akutphase: ca. 1,0 mmol/l
  - Nebenwirkungen ab 1,1 mmol/l
- Elektrolytverschiebungen:
  - Auf ausreichende Zufuhr von Flüssigkeit und Natrium achten
  - Besondere Vorsicht bei Diätkuren und übermäßigem Schwitzen, z. B. Sauna

! Hoher Flüssigkeitsverlust, z. B. bei Fieber, Durchfällen und starkem Schwitzen, führt zum Anstieg des Plasmaspiegels → Lithiumintoxikation.

- Unbedingt Kontrazeption bei Frauen im gebärfähigen Alter; mögliche teratogene Wirkung: kardiovaskuläre Missbildungen

15.5.2 Carbamazepin

Neben Lithium und Valproat bei bipolaren affektiven Störungen einzusetzen. Aufgrund der zahlreichen Wechselwirkungen aber nur Medikation 2. Wahl.

Einsatzziel

Behandlung und Prophylaxe wiederkehrender depressiver, manischer und schizoaffektiver Psychosen.

Indikationen

Rezidivprophylaxe besonders bei Verläufen mit schweren und häufigen Phasen.

- Bipolare Psychosen (▶ 4)
- Schizoaffektive Psychosen (▶ 4.3)
- Epilepsiebehandlung
- Akut aufgetretene Nervenschmerzen, z. B. Trigeminusneuralgien

Substanzen

- Beispielsweise Timonil®, Tegretal®, Fokalepsin®, Sirtal®
- Einschleichend aufdosieren: Beginn mit 200–400 mg/Tag, auf 3–4 Gaben verteilt, täglich um 200 mg steigern
- Erhaltungsdosis beim Erwachsenen: 800–1.600 mg/Tag

Angegebene Dosierungen sind Richtwerte, genaue Menge je nach Plasmaspiegel. Nach einer längeren Einnahme kann Carbamazepin den eigenen Abbau fördern (Enzyminduktion), deshalb muss in den ersten Wochen die Dosis ständig angepasst werden.

Nebenwirkungen

- Müdigkeit, Schwindel, Ataxie, Kopfschmerz, Nystagmus, Tremor
- Übelkeit, Erbrechen, Durchfall
- Arrhythmien, Tachykardien
- Hepatitis, Anstieg der Leberenzyme und des Ammoniaks
- Blutbildveränderungen; **Cave:** keine Kombination mit anderen knochenmarksschädlichen Substanzen, z. B. Clozapin
- Exanthem, Urtikaria, exfoliante Dermatitis bis zum Lyell-Syndrom; **Cave:** sofort absetzen!
- Fruchtschädigung (teratogen)

Kontraindikationen

- Atrioventrikulärer Block
- Akute Porphyrie
- Schwangerschaft
- Bekannte Knochenmarksschäden
- Schwere Leber- oder Nierenerkrankungen

Wechselwirkungen

- Vergleichsweise häufige Wechselwirkungen mit verschiedenen Substanzen
- Über Beeinflussung der Hormon-Clearance kann die Wirkung von Kontrazeptiva vermindert werden.
- Durch die Enzyminduktion kann der Wirkspiegel anderer Medikamente wie Antipsychotika, Antidepressiva und Antikoagulanzien herabgesetzt werden.

Pflege

- Spiegel 12 Std. nach der letzten Tablettengabe bestimmen:
  - Angestrebter Spiegel: 6–12 mg/l
  - Nebenwirkungsgrenze individuell sehr unterschiedlich
- Bei Patientinnen mit Carbamazepin auf Hautveränderungen achten

15.5.3 Valproat

Phasenprophylaktikum, das wie Carbamazepin aus der Behandlung der Epilepsie kommt.

Indikationen

Rezidivprophylaxe besonders bei Verläufen mit schweren und häufigen Phasen.

- Bipolare Erkrankungen (▶ 4)
- Akute Manien; antimanische Wirkung nachgewiesen, „Rapid Cycling"
- Mischzustände bei bipolarer Ekrankung, besonders bei schweren Verläufen

Nebenwirkungen

- Gewichtszunahme
- Fruchtschädigung möglich (teratogen)
- Erhöhung der Leberenzyme und des Ammoniaks
- Magen-Darm-Beschwerden
- Tremor
- Haarausfall
- Gerinnungsstörungen, u. a. Störungen der Thrombozytenaggregation; **Cave:** Kombination mit Thrombozytenaggregationshemmern!
- Blutbildstörungen

Substanzen

Beispiele: Ergenyl®, Orfiril®, Valproat-neuraxpharm®.

- Beginn der Behandlung mit 300–900 mg pro Tag, verteilt auf 2–4 Einzelgaben
- Erhaltungsdosis bei Erwachsenen i. d. R. zwischen 1.200 und 2.100 mg
- Um einen raschen antimanischen Effekt zu erzielen, wird empfohlen, von Beginn an mit Dosen um 20 mg/kg Körpergewicht zu behandeln („loading").

Kontraindikationen

- Hepatische Porphyrie
- Leber- und Pankreasfunktionsstörungen
- Blutgerinnungsschäden

Pflege

Spiegel 12 Std. nach der letzten Tablettengabe bestimmen.

- Angestrebter Serumspiegel: 50–120 mg/l
- Nebenwirkungsgrenze individuell sehr unterschiedlich.

15.5.4 Lamotrigin

Beispielsweise Lamictal®. Wie Carbamazepin (▶ 15.5.2) aus der Behandlung der Epilepsie kommend. Hat die Zulassung zur Prävention depressiver Episoden bei bipolaren Störungen.

Problem: Lamotrigin muss zur Vermeidung von potenziell sehr gefährlichen Hautreaktionen (Lyell-, Steven-Johnson-Syndrom, exfoliative Dermatitis) sehr langsam eingeschlichen werden. Erhaltungsdosis: 100–200 mg/Tag.

15.6 Medikamente zur Entgiftung/Entwöhnung

15.6.1 Clomethiazol

Beispielsweise Distraneurin®.

Wirkung

Sedierend, hypnotisch, antikonvulsiv.

Indikationen

- Alkoholentzugssyndrom, Alkoholentzugsdelir (▶ 10.2)
- Medikamentendelir, z. B. Antidepressiva (▶ 15.1)
- Erregungs- und Unruhezustände
- Schlafstörungen bei geriatrischen Patientinnen (▶ 1.4)

Nebenwirkungen

- Atemdepression: Atemfrequenz, -tiefe verringert
- Verschleimung der Atemwege
- Hypotone Blutdruckreaktion → RR kontrollieren
- Exantheme, Magen-Darm-Beschwerden, ausgeprägte Durchfälle
- Abhängigkeitspotenzial

Dosierung

- **Oral:** initial 2–4 Kapseln = 10–20 ml Mixtur. Tagesdosis abhängig vom klinischen Bild: 3–6-mal 2 Kapseln. Tageshöchstdosis 24 Kapseln pro Tag.
- **Parenteral:** nur unter Intensivbedingungen. Initial 100 ml 0,8-prozentige Lösung in 10 Min., Dauertherapie mit bis zu 100 ml/Std.
- Wirkeintritt bei Kapseln und Mixtur nach 15 Min., bei Tabletten nach 70 Min.

! Schrittweise ausschleichen, auf vorhandene klinikübliche Ausschleichschemata achten.

15

Kontraindikationen

- Pneumonie, Asthma, COLD, schwere respiratorische Insuffizienz

! Nicht für die ambulante Therapie geeignet

Wechselwirkungen

Verstärkung durch Tranquilizer, Hypnotika, Antipsychotika und Alkohol.

Umgang mit der Substanz

- Ständige Überwachung erforderlich: Wachheit, Atmung
- Substanz selbst hat ein hohes Suchtpotenzial und wird manchmal weitergegeben → Einnahme unter Aufsicht; bei Verdacht auf Horten als Mixtur verabreichen
- Behandlung nur stationär in der Klinik und nicht länger als 14 Tage, oft klinikinternes Behandlungsschema
- Bei gleichzeitiger Einnahme von Alkohol erheblich erhöhtes Risiko von Nebenwirkungen und paradoxer Reaktion, z. B. schweres Delir; bei Auftreten von psychomotorischer Unruhe oder Desorientiertheit intensivmedizinische Überwachung erforderlich

15.6.2 Disulfiram

Wird nur noch in Ausnahmefällen gegeben unter strenger Abwägung der Indikation. Wurde ursprünglich unter dem Ansatz der „bedingten Aversionsreaktion" eingesetzt, z. B. Antabus®. Die Patientin muss zur Behandlung und Abstinenz motiviert sein.

Wirkmechanismus

Hemmt Verstoffwechselung von Alkoholabbauprodukten. Gleichzeitige Einnahme von Alkohol und Disulfiram erzeugt Übelkeit, Kopfschmerz, Gesichtsröte, Blutdruckabfall, Tachykardie, Schwitzen, quälenden Brechreiz und Erbrechen.

Indikation

Chronischer Alkoholismus (▶ 10.2).

Dosierung

Immer in der Klinik: initial 7 Tage lang 1 g morgens, dann 0,1–0,5 g pro Tag. Behandlungsdauer 6 Monate.

Nebenwirkungen

! Auch bei Alkoholkarenz
- Gastrointestinale Beschwerden, Unwohlsein
- Miktionsstörungen, Impotenz
- Müdigkeit, Kopfschmerzsyndrome

Kontraindikationen

- Leber-, Nieren- oder Herzinsuffizienz
- Anfallsleiden
- Schwangerschaft
- Endokrine Erkrankungen, z. B. Hyperthyreose, Diabetes

Disulfiram-Alkohol-Test

- Probetrunk einer geringen Menge Alkohols
- Gefäßerweiterung nach 5–10 Min.: Hitzewallung im Gesicht, RR-Abfall, Pulsanstieg
- Flush-Syndrom bis zu 1 Std.: vor allem Übelkeit, Erbrechen, Kopfschmerz
- Ständig RR und Puls kontrollieren
- Antidot: 1 g Ascorbinsäure oder 50 mg Promethazin i. v.

15.6.3 Acamprosat

Campral®.

Indikation

Zur Unterstützung der Aufrechterhaltung der Abstinenz bei alkoholabhängigen Patientinnen (▶ 10.2).

Dosierung

Patientinnen unter 60 kg Körpergewicht: 2 Tabletten morgens, 1 mittags, 1 abends. Patientinnen über 60 kg Körpergewicht: 3-mal 2 Tabletten.

Nebenwirkungen

! Auch bei Alkoholkarenz
- Gastrointestinale Beschwerden, Unwohlsein, Durchfall, Übelkeit, Erbrechen
- Juckreiz
- Makulopapulöse Erytheme

Kontraindikationen

- Leber-, Nierenfunktionsstörungen
- Patientinnen > 60 Jahre
- Schwangerschaft
- Endokrine Erkrankungen, z. B. Hyperthyreose, Diabetes mellitus

15.7 Anticholinergika

Auswahl von Medikamenten aus der Parkinsontherapie, die auch zur vorübergehenden Behandlung der EPMS als Nebenwirkung der Antipsychotika eingesetzt werden können.

- Biperiden, z. B. Akineton®: 6–12 mg/Tag
- Benzatropin, z. B. Cogentinol®: 2–6 mg/Tag

Wirkmechanismus

Antagonisiert, z. T. Antipsychotikawirkung. Anticholinerge Gegenreaktion.

Indikationen

Frühdyskinesien (▶ 16.1.9), Parkinsonoid. Eine prophylaktische Gabe ist nicht indiziert. Ausnahme: Katatonien. Reduktions- und Absetzversuche in größeren Abständen, da sich die extrapyramidalmotorischen Symptome gelegentlich spontan bessern.

15

Nebenwirkungen

- Euphorisierend
- Delirante Syndrome mit motorischer Unruhe, Nestelbewegungen, szenische Halluzinationen
- Schwindel, Bradykardie → RR und Puls 3-mal täglich kontrollieren
- Senkt Krampfschwelle
- Verschlechtert Spätdyskinesien
- Anticholinerge Nebenwirkungen

Kontraindikationen

- Harnverhalt, Prostatahypertrophie, Engwinkelglaukom
- Kardiovaskuläre Erkrankungen

Wechselwirkungen

Verringert antipsychotische Wirkung von Antipsychotika. Verstärkt Wirkung von Antihistaminika und anderen Antiparkinsonmitteln.

! Tipps, Tricks und Fallen

Wegen der euphorisierenden Wirkung ist besonders Biperiden bei Patientinnen sehr beliebt, dadurch möglicher Missbrauch. Manchmal kann es auch zu simulierten extrapyramidalmotorischen Symptomen kommen, die Unterscheidung ist oft schwierig.

15.8 Stimulanzien

Synonyme Psychotonika, Energetika, Energizer.
▶ Tab. 15.8

Tab. 15.8 Stimulanzien

Substanz	Mittlere Dosis*	Besonderheiten
Amphetamine		
Dexamphetamin, Attentin®	20	Suchtpotenzial beachten
Lisdexamphetamin, Elvanse®	30/70	
Nichtamphetamine		
Methylphenidat, z. B. Ritalin®, Medikinet® Concerta®	20/60	Vorwiegend bei ADHS
* Tagesdosis/-höchstdosis (in mg)		

Methylxanthine

Substanzen wie Koffein, Kokain, Theophyllin mit zentral erregender Wirkung. Koffein (z. B. in Kaffee, Tee, Colagetränken) ist als Genussmittel das am meisten verbreitete Mittel dieser Gruppe überhaupt.

Methylphenidat (MPH)

Methylphenidat gilt als Medikament erster Wahl zur Behandlung des Aufmerksamkeitsdefizit-/Hyperaktivitätssyndroms (ADHS) in der Kindheit und im Erwachsenenalter. Es sollte jedoch stets in Kombination mit psychotherapeutischen und psychosozialen Maßnahmen eingesetzt werden.
In den letzten Jahren wird die Substanz missbräuchlich zunehmend auch zum sog. Hirndoping eingesetzt. Die Indikation und die Verschreibung sind streng abzuwägen, MPH ist als verschreibungsfähiges Betäubungsmittel eingestuft.

Wirkung

- Hemmung der Wiederaufnahme von Dopamin und Noradrenalin
- Unterdrückt Müdigkeit und Abgeschlagenheit
- Besserung der Konzentrationsdefizite bei ADHS

Indikationen

Stets strenge Indikationsstellung: ADHS bei Kindern und Erwachsenen. Bei zusätzlicher Suchterkrankung ist die Indikation zu prüfen.

Nebenwirkungen

- Tachykardie, Palpitationen, RR-Anstieg
- Schlaflosigkeit, Tremor, Kopfschmerz, Schwindel
- Mundtrockenheit, Diarrhö
- Psychotische Syndrome

Kontraindikationen

- Tachykardien, Angina pectoris
- Bei Hypertonie ist auf eine Kontrolle des RR und ggf. Behandlung zu achten.
- Schilddrüsenüberfunktion
- Engwinkelglaukom
- Psychosen, auch in der Vorgeschichte

Wechselwirkungen
Blutdruckanstieg: trizyklische Antidepressiva.

Umgang mit den Substanzen
- Differenzial-BB und RR kontrollieren
- Verteilung über den Tag auf mehrere Einzeldosenmorgens und mittags
- Retardierte Präparate können einmal morgens eingenommen werden.

15.9 Nootropika

Es handelt sich um verschiedene Substanzen, denen die Wirkung zugeschrieben wird, die Gedächtnis-, Konzentrations-, Lern- und Denkfunktionen zu verbessern. Klinisch ist der Einsatz einiger Substanzen umstritten.
Substanzen dieser Gruppe sind etwa Ginkgo, Modafinil, Piracetam. Sie werden zunehmend auch zum sog. Gehirndoping und als „Anti-Aging-Mittel" eingesetzt.

Wirkmechanismus
- Verbessern ggf. die Hirndurchblutung
- Haben möglicherweise einen positiven Effekt auf den zerebralen Metabolismus
- Hemmen den enzymatischen Abbau der Acetylcholinesterase
- Neuerer therapeutischer Ansatz über Hemmung des glutaminergen Systems

Indikationen
Demenzielle Syndrome, leichte kognitive Störung.

Nebenwirkungen
Besonders bei hirnorganischen Erkrankungen.
- Gastrointestinale Nebenwirkungen
- Antriebssteigerung, sexuelle Enthemmung
- Aggressive Verhaltensdurchbrüche

! Vor allem auf plötzliche Veränderungen im Sozialverhalten achten

Umgang mit den Substanzen
Vor Einsatz von Nootropika sind bei einigen Substanzen eine internistische Diagnostik und Therapie wichtig. Besonders Rhythmusstörungen, hoher Blutdruck und Herzinsuffizienz müssen adäquat behandelt werden. Erst nach entsprechender medikamentöser Einstellung sollte eine Behandlung mit Nootropika erfolgen.

15.10 Antidementiva

Hier werden Antidementiva (▶ Tab. 15.9) im engeren Sinne beschrieben, gelegentlich werden auch einige Nootropika (▶ 15.9) zu dieser Gruppe gezählt. Diese Medikamente können die Zunahme der demenziellen Symptome verzögern und sollten immer mit psychosozialen Maßnahmen für Patientinnen und deren Angehörige kombiniert werden.

Memantine
Memantin ist ein NMDA(Glutamat)-Rezeptorantagonist und soll der übermäßigen Stimulation der NMDA-Rezeptoren und der dadurch bedingten Schädigung der Nervenzellen bei Demenz entgegenwirken.

Tab. 15.9 Antidementiva

Substanz	Mittlere Dosis*	Besonderheiten
Donepezil, Arizept®	5/10	
Rivastigmin, Exelon®	6/12	Auch als Pflaster zur transdermalen Anwendung
Galantamin, Reminyl®	8/24	
Memantin, z. B. Axura®	10/20	NMDA-Antagonist

* Anfangsdosis/Höchstdosis pro Tag

Acetylcholinesterasehemmer

Wirkung
Diese Substanzen verzögern den Abbau von Acetylcholin und sollen den bei Demenz bestehenden Mangel an Acetylcholin kompensieren. Die gestörte cholinerge Neurotransmission ist eine Ursache der kognitiven Defizite bei der Alzheimer-Demenz.

Indikationen
Leichte bis mittelschwere Alzheimer-Demenz, in Einzelfällen auch bei schwerer Alzheimer-Demenz.

Nebenwirkungen
- Appetitlosigkeit, Übelkeit, Erbrechen
- Müdigkeit, Schlafstörungen, Schwindel
- Kopfschmerzen
- Bradykardie, Synkopen

Kontraindikationen
Schwere Leberinsuffizienz.

Wechselwirkungen
Keine Kombination mit Cholinergika oder Betablockern.

15.11 Androgenantagonisten

Cyproteron, z. B. Androcur®: initial 100–200 mg, auf Dauer 50 mg oral. Parenteral 14-tägig 300 mg i. m.

Wirkung
Steroidhormon mit antiandrogener, antigonadotroper und gestagener Wirkung (kompetitiver Testosteronantagonist). Vermindert Sexualtrieb, verringert Ejakulatvolumen, hemmt Spermiogenese. Die Wirkung ist reversibel.

Indikationen
- Pathologisch gesteigertes, hypersexuelles Verhalten
- Sexualdeviationen: „chemische Kastration“
- Inoperables Prostatakarzinom
- Hochgradiger Hirsutismus

Nebenwirkungen
- Müdigkeit, Abgeschlagenheit, Antriebsminderung
- Depressiv-dysphorische Verstimmung

- Gewichtsschwankungen, BZ-Anstieg, Gynäkomastie
- Mindert Verkehrstüchtigkeit

Kontraindikationen

- Schwere depressive Verstimmungen
- Tumoren
- Leberkrankheiten, Diabetes mellitus, Thromboseneigung
- Tbc

Das Längenwachstum der Knochen wird negativ beeinflusst, daher besondere Vorsicht bei Jugendlichen vor Abschluss der körperlichen Reife.

Wechselwirkungen

Wirkungsabschwächung durch Alkohol.

Umgang mit den Substanzen

Wirkungseintritt frühestens nach einer Woche. Die Patientinnen müssen freiwillig zur Einnahme bereit sein, kooperativ auch über einen Zeitraum von Jahren.

15.12 Pflanzliche Mittel

Bei leichteren Syndromen können diese Mittel als Alternative zu Psychopharmaka gegeben werden. Die Nebenwirkungsrate ist geringer und die Akzeptanz bei Patientinnen daher hoch. Grundsätzlich sollten Heilpflanzen

- nicht selbst gesammelt oder angebaut werden.
- nicht länger als ein Jahr zu Hause gelagert werden.
- nicht bei schweren oder sich verschlechternden Krankheitsbildern als Monotherapie eingesetzt werden.

Johanniskraut (Herba hyperici)

- Bei leichten und mittelschweren depressiven Syndromen
- Indiziert bei Angst, nervöser Unruhe, depressiver Verstimmung, psychovegetativen Störungen
- Kontraindikation: Lichtüberempfindlichkeit
- Nebenwirkungen: induziert Cytochrom 3A4; Reduktion der Serumspiegel von Digoxin, Theophyllin, Cyclosporin und Phenprocoumon, Kontrazeptiva
- Dosis: 3-mal 300–350 mg pro Tag

Ginkgo (Ginkgo biloba)

- Soll Auffassung und Gedächtnis steigern
- Bei zerebralen Durchblutungsstörungen; keine Kontraindikationen
- Nebenwirkungen: Magen-, Darmbeschwerden, Kopfschmerzen
- Dosis: 3-mal 1 Drg.

Hopfen (Strobuli lupuli) (▶ Abb. 15.1)

- Beruhigend, schlaffördernd (▶ 13.4)
- Indiziert bei Unruhe, Angstzuständen, Schlafstörungen; keine Kontraindikationen
- Nebenwirkungen nicht bekannt
- Dosis: 2–3-mal 2 TL als Tee

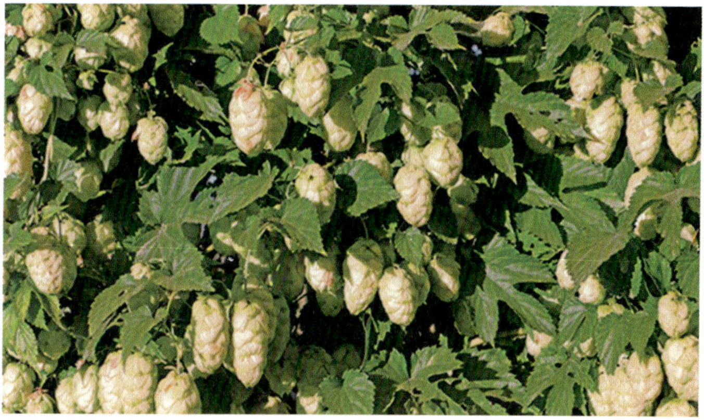

Abb. 15.1 Hopfen (*Humulus lupulus*) enthält ätherisches Öl, Harz mit Hopfenbittersäuren sowie Gerbstoffe. Wässrige Zubereitungen (Teeaufguss) und alkoholische Extrakte werden bei Unruhe und Angstzuständen sowie bei Schlafstörungen verordnet. [J787]

Baldrian (Radix valerianae)

- Beruhigend, schlafffördernd (▶ 6.3, ▶ 13.4)
- Indiziert bei Einschlafstörungen, Unruhe- und Erregungszuständen; keine Kontraindikationen
- Nebenwirkung: kann zu Photosensibilisierung führen
- Dosis: 3-mal 1 TL als Tee. 1 × 1 Weichkapsel (80 mg) als Öl

Lavendel (Flores lavandulae) (▶ Abb. 15.2)

- Beruhigend
- Indiziert bei Unruhe, Einschlafstörungen (▶ 6.3, ▶ 13.4), nervösen Magen- und Darmstörungen (▶ 6.1.3); keine Kontraindikationen

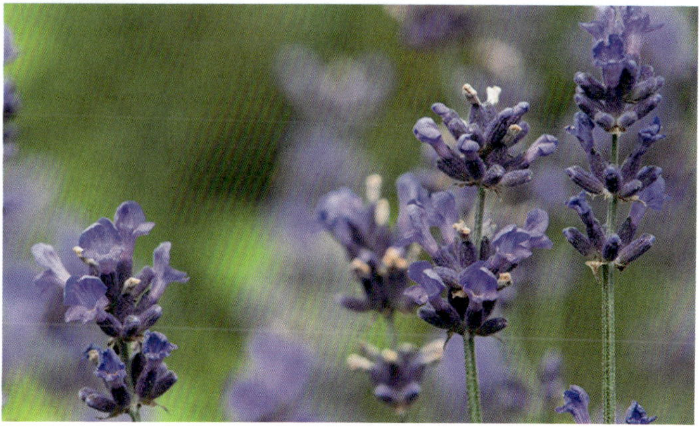

Abb. 15.2 *Lavandula angustifolia* (Echter Lavendel) [O562]

- Nebenwirkungen nicht bekannt
- Dosis: 3-mal 1 TL als Tee, 1–5 g/l als Badezusatz

Melisse (Folia melissae)

- Beruhigend
- Indiziert bei nervösen Einschlafstörungen (▶ 6.3, ▶ 13.4), Magen- und Darmbeschwerden (▶ 6.1.3), Unruhe; keine Kontraindikationen
- Nebenwirkungen nicht bekannt
- Dosis: 3-mal 1–3 TL als Tee

Passionsblume (Herba passiflora) (▶ Abb. 15.3)

- Zentral dämpfend
- Indiziert bei Unruhe, nervösen Einschlafstörungen (▶ 6.3, ▶ 13.4), Magen- und Darmbeschwerden; keine Kontraindikationen
- Nebenwirkungen nicht bekannt
- Dosis: 2–3-mal 1 TL als Tee pro Tag

Orangenblüten

- Zentral dämpfend
- Indiziert bei Unruhe, Ein- und Durchschlafstörungen; keine Kontraindikationen
- Nebenwirkungen nicht bekannt
- Dosis: 3–5-mal 1 TL als Tee pro Tag

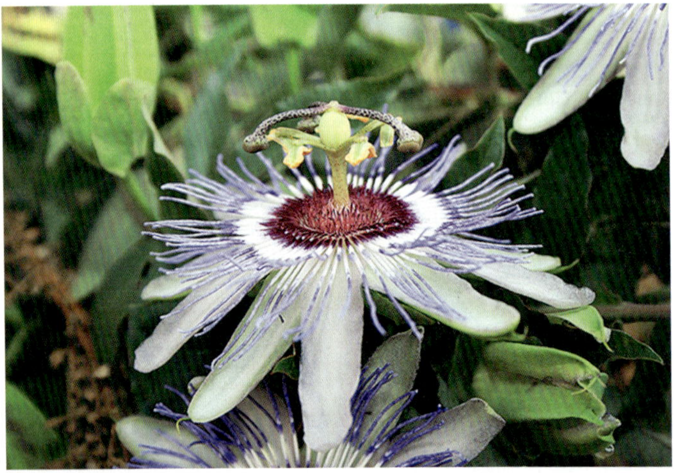

Abb. 15.3 Die Passionsblume (*Passiflora incarnata*) enthält Alkaloide und Flavonoide und wird zur Behandlung nervöser Unruhezustände eingesetzt. [J787]

15.13 Schmerzmittel

▶ Tab. 15.10

Tab. 15.10 WHO-Stufenplan zur Behandlung chronischer Schmerzen [W798]

Nichtopioidhaltige Analgetika (WHO-Stufe 1)				
Wirkstoff	Handelsname (Beispiel)	Einzeldosis (mg)	Intervall (Std.)	Anmerkungen/Nebenwirkungen
Metamizol	Metamizol (Novalgin®)	500–1.000	4	Wichtigstes nichtopioidhaltiges Analgetikum in der Tumorschmerztherapie, Agranulozytose
Paracetamol	(Paracetamol®)	500–1.000	4	Keine gastrointestinalen unerwünschten Arzneimittelwirkungen (Nebenwirkungen) (GI-UAW)
Ibuprofen	(Ibuprofen®)	400–800	4–8	GI-UAW
Diclofenac	Diclofenac (Voltaren®)	50–150	6–8	GI-UAW, selten Schwindel, Somnolenz, Hautreaktionen
Celecoxib	(Celebrex)	200–400	12	Ödeme, Übelkeit, Schwindel, geringere GI-UAW
Etoricoxib	(Arcoxia)	60–120	12–24	In der Tumortherapie keine Zulassung
Flupirtin	(Katadolon)	100–200	6–8	Muskelrelaxierende Wirkung
Schwache Opioide, auch in Kombination mit peripher wirkenden Analgetika (WHO-Stufe 2)				
Wirkstoff	Handelsname (Beispiel)	Orale Dosis (max. Dosis) in mg	Intervall (Std.)	Unerwünschte Arzneimittelwirkungen
Codein	Codeinum Phosphoricum Compretten	30–100 (600)	4	Obstipation, Übelkeit, Müdigkeit
Tramadol	Tramadol (Tramal®)	50–100 (900)	2–4	Obstipation, Übelkeit, Müdigkeit
Tilidin und Naloxon	Valoron N®	50–100 (900)	2–4	Obstipation, Übelkeit, Müdigkeit
Starke Opioide, auch in Kombination mit peripher wirkenden Analgetika (WHO-Stufe 3)				
Wirkstoff	Handelsname (Beispiel)	Dosis initial	Zeitintervall (Std.)	Analgetische Äquivalenz
Morphin	Morphin Merck®	10–30 mg	8–12	1
Buprenorphin	Temgesic sublingual® Transtec PRO®	0,2–0,6 mg 35 µg/Std.	6–8 72–96	50
Fentanyl	Durogesic SMAT®	12,5–25 µg/Std.	72	100

15

Tab. 15.10 WHO-Stufenplan zur Behandlung chronischer Schmerzen[W798] *(Forts.)*

Starke Opioide, auch in Kombination mit peripher wirkenden Analgetika (WHO-Stufe 3)				
Wirkstoff	Handelsname (Beispiel)	Dosis initial	Zeitintervall (Std.)	Analgetische Äquivalenz
Hydromorphon	Palladon ret.	4 mg	8–12	7,5
Oxycodon	Oxygesic®	10 mg	8–12	2
Levomethadon	L-Polamidon	2,5 mg	6–8	Dosistitration erforderlich

Zusatzmedikation

Wirkungsoptimierung und mögliche Analgetikaeinsparung:

- Antidepressiva, z. B. Amitriptylin: bei begleitender depressiver Komponente, chronischen Rücken- oder Kopfschmerzen
- Antipsychotika, z. B. Haloperidol, Levomepromazin: bei Neuralgien, Neuropathien, chronischen Rücken- oder Kopfschmerzen, Migräne
- Kortikosteroide, z. B. Fortecortin: bei neurogenen Schmerzen, Hirndruck, Lymphödemen
- Lokalanästhetika, z. B. Bupivacain: bei chronischen Rücken- und Gelenkschmerzen, Neuropathien
- Antikonvulsiva, z. B. Carbamazepin: bei Neuralgien, Neuropathien
- Muskelrelaxanzien, z. B. Lioresal: bei Muskelschmerzen und Krämpfen
- Spasmolytika, z. B. Butylscopolamin: bei kolikartigen Schmerzen

16 Notfälle

Yvonne Brachtendorf, Holger Thiel

16.1 Psychiatrische Notfälle

16.1.1 Grundregeln der psychiatrischen Krisenintervention

Grundregeln der psychiatrischen Krisenintervention:
- Notfallsituation erkennen
- Hilfe herbeiholen
- Umgang mit der Notfallsituation
- Dokumentation (▶ 1.3)
- Notfall besprechen

Notfallsituation erkennen

Patienten beobachten

Ziel der Beobachtung ist, den oft fließenden Übergang von einer psychiatrisch schwierigen Situation (▶ 2.10) oder einer Krise zu einem psychiatrischen Notfall zu erkennen. Die Aufmerksamkeit richtet sich dabei auf:
- Psychiatrische Hauptsymptome, z. B. Angst, Erregung (innerlich oder äußerlich), Verzweiflung, Desorientiertheit, Stupor
- Körperliche Symptome, z. B. vegetative Symptome wie Schwitzen, Hypertonie, Zittern, beschleunigte Atmung, Pupillenweitstellung, starke motorische Anspannung
- Die Einordnung der Symptome in die individuelle Krankheitsgeschichte
- Allgemeine Verhaltensänderung des Patienten, die von seinem individuellen Normalverhalten abweicht, erkennen

Gespräche mit dem Patienten

- Kontaktaufnahme mit dem Patienten, z. B. durch eine offene, freundliche Begrüßung, wenn möglich, mit einer Geste der Verbundenheit
- Frage nach dem allgemeinen Befinden, zum Beispiel:
  - Ist der Patient mit Art und Stärke der Krise vertraut und hat mit seinem Bezugstherapeuten ein Kriseninventar erarbeitet?
  - Kennt er bereits Techniken, hat diese theoretisch verinnerlicht, kann sie alleine aber noch nicht anwenden?
- Frage nach dem inneren Erleben, zum Beispiel:
  - Wie schätzt der Patient seine eigene Gefährdung ein? Womit kommt er aktuell nicht zurecht? Was würde passieren, wenn jetzt keine Hilfe käme? Oder wenn sich jetzt eine Handlungsalternative bieten würde?
  - Diese Fragen können den Patienten beschäftigen und die innere Unruhe leicht reduzieren.
- Lösungen bedrohlicher Situation ansprechen, z. B.: „Was kann Ihnen Entlastung bringen?", „Halten Sie es aus, wenn dies oder jenes zur Entlastung getan wird?"

Gespräche mit Angehörigen und Mitpatienten

- Beobachtungen der Angehörigen erfragen
- Gespräche des Patienten mit anderen, z. B. über Suizidgedanken, Gewaltandrohungen oder Wahninhalte
- Beobachtungen von Mitpatienten bezüglich der Gefährdung des Patienten, z. B. Patient findet sein Zimmer nicht, schreibt Abschiedsbrief, sammelt Tabletten.

16

Psychiatrische Wertung

- Art des Notfalls, z. B. psychotischer und/oder erregter Patient, schwere Panikattacke
- Gefährdungsgrad der Situation
- Richtung der Gefährdung: Selbstgefährdung, Fremdgefährdung, beides

Hilfe herbeiholen

Arzt informieren bzw. psychiatrischen Notfall auslösen:

- Hausinterne Standards berücksichtigen, wie z. B. Kollegen informieren und interne Notfallnummer wählen etc.
- Situation als **Notfall** benennen
- Station, Ort und Art des Notfalls angeben
- Im Klinikgelände auf sog. Notfall-/Standorttafeln achten (ähnlich der Tafeln an Wanderwegen). Hierauf befinden sich Notfallnummer und Standort bzw. eine Standortnummer.
- Kurze und prägnante Beschreibung der Gefährdungslage an Teammitglieder/Notfallteam: Einschätzung des Ausmaßes der Gefährdung
- Bis zum Eintreffen der Hilfe beim Patienten bleiben, möglicherweise mit größerem Abstand.

! Besser einmal zu viel einen Notfallalarm auslösen als eine Notfallsituation nicht zu erkennen

! Besser einen Helfer zu viel informiert haben als später vor einer unbeherrschbaren, gefährlichen Situation zu stehen

! Ggf. Verwandte oder Vertrauenspersonen hinzuziehen

Umgang mit der Notfallsituation

Beim Notfall hält möglichst die Bezugspflegefachperson den direkten Kontakt mit dem Patienten. Weiteres Personal hat eine Hol-, Bring- und Sicherungsfunktion. Die individuelle Anpassung an eine psychiatrische Notfallsituation, z. B. wie viele Helfer sich in unmittelbarer Nähe des Patienten aufhalten, sollte von den erfahrenen Kollegen (Pflegende, Ärzte oder Bezugstherapeuten) gesteuert werden.

Kommunikation in der Notfallsituation

- Persönliche Vorstellung und ruhige Gesprächsatmosphäre herstellen, wenn möglich
- Patienten mit Namen ansprechen
- Abschätzung des aktuellen Handlungsdrucks, z. B. impulshafte Suizidalität, Umsetzung von Drohungen
- Zusätzliche Risikofaktoren wie Wahn, schwere Verzweiflung, Alkohol-, Drogeneinfluss, möglichen Kontrollverlust, starke innere Unruhe, Panik erfragen/abschätzen

Störfaktoren einer Gesprächssituation

- Verharmlosen
- Verallgemeinerung
- Moralisieren
- Besserwissen
- Gedankenlesen
- Abwerten
- Nicht zu Wort kommen lassen

Dokumentation

- Ablauf des Notfalls mit Uhrzeit
- Gabe von Medikamenten mit Uhrzeit
- Direkt am Notfall beteiligtes Personal
- Notwendige Zwangsmaßnahmen
- Aus der Notfallsituation folgende prophylaktische Maßnahmen, wie z. B. Abstellen einer Bezugsperson
- Schäden und Verletzungen (▶ 1.6)
- Wer wurde informiert?
- Ggf. Betreuer informieren
- Hat die Einrichtung eine standardisierte Dokumentation, z. B. den SOAS-R (Staff Observation Aggression Scale – Revised)?

Notfall besprechen

Bei Manöverkritik des Teams Positives und Fehler am abgelaufenen Notfall besprechen. Forum für Verbesserungsvorschläge und deren Umsetzung einrichten. Eventuell Notfallkommission benachrichtigen.

> **! Tipps, Tricks und Fallen**
> In einigen Bundesländern sind Nachbesprechungen nach einem Notfall mit Patienten verpflichtend.
> Ein für Notfälle gerichtetes Tablett immer bereitstehen haben, damit es sofort verwendet werden kann. Regelmäßige Überprüfung.

16.1.2 Suizidaler Patient

Suizid Selbsttötung (lat. *sui occidere:* sich selbst töten).

Suizidalität Gefahr der Selbsttötung. Akute Suizidalität ist einer der häufigsten psychiatrischen Notfälle. Suizidal ist, wer von Selbsttötung spricht, entsprechende Andeutungen macht oder in dieser Hinsicht Besorgnis auslöst.
▶ Abb. 16.1

16

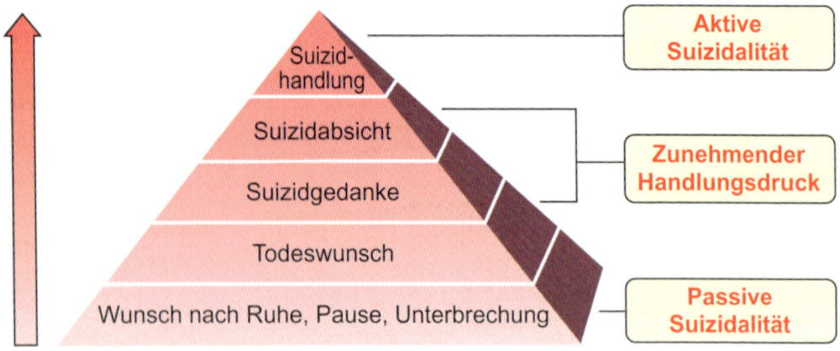

Abb. 16.1 Suizidpyramide [L157]

Suizidgefährdete Patienten

Folgende Patientengruppen sind erhöht suizidgefährdet (→ genau beobachten und öfter ansprechen):

- Menschen mit depressiver Erkrankung
- Menschen mit Wahnideen und Halluzinationen. Hier kann der Suizidversuch plötzlich und ohne Vorankündigung erfolgen, z. B. Stimmen, die den Suizid befehlen (▶ 3.5).
- Alkohol-, Medikamenten- und Drogenabhängige
- Menschen mit Suizidankündigung, Suizidversuche als Problemlösung in der Vorgeschichte
- Ängstliche Menschen, einsame Menschen
- Inhaftierte
- Menschen in biologischen Krisen wie Alter, Klimakterium und Pubertät
- Menschen mit schweren körperlichen Erkrankungen

Suizidauslösende und fördernde Erlebnisse

- Überforderung und Kränkungssituationen, z. B. depressive Patienten (▶ 4.1) werden zu schnell entlassen, Patienten mit Residualsyndromen (▶ 5.5) werden über die Maßen aktiviert.
- Verlust von Beziehungspersonen, z. B. Tod des Ehegatten (▶ 8.3)
- Entbehrungstrauma, traumatischer Verlust von Geborgenheit oder Sinnhaftigkeit im Leben, z. B. Verlust des Arbeitsplatzes, Verlust der Wohnung (▶ 8.3), Gefühl des Allein-gelassen-Seins

Stadien der suizidalen Entwicklung (nach Pöldinger)

Die Erwägung Suizidgedanken bei erhaltener Distanzierung und Steuerungsfähigkeit. Auf Appelle an die Umgebung als Hinweis auf mögliche Suizidgedanken achten und nachfragen.

Die Ambivalenz Distanzierung und Steuerungsfähigkeit bereits eingeschränkt. Jede Andeutung von Suizidgedanken wahrnehmen und mit Patienten und Arzt besprechen. Hilferufe und Ankündigungen beachten.

Der Entschluss Distanzierung und Steuerungsfähigkeit aufgehoben. Bei gefährdeten Patienten auf resignative, stille Phasen achten. Umgehend den Arzt informieren. Beachte: trügerische Ruhe, bisweilen sogar kurzzeitige Stimmungsbesserung.

Notfallsituation erkennen

16

Patienten beobachten

- Patient ist verzweifelt, ratlos, perspektivlos.
- Patient verschenkt seine Sachen.
- Auf Wechsel der Mimik achten

Gespräche mit dem Patienten

- Tragfähige Beziehung zum Patienten herstellen, sein Vertrauen gewinnen (▶ 14.1)
- Dem Patienten mitfühlend sagen, dass Suizidgedanken in der gegebenen Situation nicht selten oder verwunderlich sind, validieren → Patient wird meist offener.
- Dem Patienten ermöglichen, angstfrei über seine Suizidfantasien und Wünsche zu sprechen
- Patienten, die auf der offenen Station behandelt werden, erklären, dass nicht jeder offen ausgesprochene Gedanke an Suizid zu einer Verlegung auf eine beschützende Station führt.

Gespräche mit Angehörigen und Mitpatienten

- Patient hat den Angehörigen oder Mitpatienten gegenüber Suizidabsichten geäußert.
- Schreiben eines Abschiedsbriefes wurde beobachtet.
- Sammeln von Tabletten wurde beobachtet.

Psychiatrische Wertung/Definitionen

Basissuizidalität

- Patient auf Station mit Suiziderfahrung
- Vorliegen mehrerer Risikofaktoren und/oder Zugehörigkeit zu einer Risikogruppe

Latente Suizidalität Lebensverneinende Grundhaltung, Hoffnungslosigkeit – Entwicklung oft über Jahre.

Erhöhte Suizidalität

- Krisenentwicklung
- Wachsender Handlungsdruck
- Hoffnungs-/Aussichtslosigkeit nimmt zu.
- Veränderte Wahrnehmung – nur der Suizid wird als Lösung gesehen.
- Keine Motivation zur aktiven Problembewältigung

Akute Suizidalität Eindeutiger oder ambivalenter Todeswunsch.

Fragen zur Abschätzung der Suizidalität

Wenn Zweifel an der Suizidalität eines Patienten bestehen, Vier-Augen-Gespräch zwischen Arzt/Bezugspfleger und Patient suchen, Befürchtungen des Teams ansprechen:

- „Haben Sie in letzter Zeit daran denken müssen, sich das Leben zu nehmen? Wie häufig? Wie konkret waren Ihre Gedanken, sich etwas anzutun? Haben Sie Vorbereitungen getroffen?"
- „Haben Sie auch an Selbstmord denken müssen, ohne es zu wollen? Haben sich Ihnen Selbstmordgedanken aufgedrängt?"
- „Halten Sie Ihre Situation für aussichts- und hoffnungslos?"
- „Haben Sie einmal einen Selbstmordversuch unternommen?"
- „Gibt es etwas, woran Sie hängen? Etwas, was Ihnen Lebensmut gibt: Ehepartner, Kinder, Haustier?"
- „Können Sie versprechen, dass nichts passiert, dass Sie zu uns kommen, wenn Suizidgedanken Sie quälen?"
- Kann ich sie in regelmäßigen Abständen zu ihrer aktuellen Suizidalität oder Veränderungen ihrer Emotionslage ansprechen?

16

Grundregeln in der Gesprächsführung mit suizidalen Patienten

- Keine Vorwürfe
- Keine allgemeinen Appelle an die Vernunft – aber durchaus an das konkrete Verantwortungsbewusstsein gegenüber der Familie und engen Freunden
- Bei allem Verständnis klar äußern, dass es neben dem Suizid bessere alternative Handlungsstrategien gibt und dass man bereit ist, beim Erlangen alternativer Ziele zu helfen
- Keine paradoxen Interventionen
- Gemeinsam nach Lösungsmöglichkeiten suchen

> **!** **Tipps, Tricks und Fallen**
> Der eigene Name ist wichtig für einen Menschen: Patienten immer mit seinem Namen ansprechen!

Umgang mit der Notfallsituation

- Patienten sichern:
  - Häufig nach ihm sehen, kein Einzelzimmer
  - Auf Wunsch den Patienten in einen Bereich der Station legen, wo er häufig Blickkontakt mit den Pflegenden haben kann, z. B. gegenüber dem Stationszimmer. Intensives Bemühen um den Patienten und besondere Vorsorge („Zuwendung forte": starke Zuwendung), wenn nötig, ständiger Blick- und Sichtkontakt; in den Überwachungsbereich verlegen.
  - Mechanische (Teil-)Fixierung oder eine 1:1-Betreuung kann bei hoch suizidalen Patienten notwendig werden. Eine 1:1-Betreuung ist häufig mit Einverständnis des Patienten möglich. Eine Fixierung ist allerdings nur mit ärztlicher Anordnung und richterlicher Genehmigung erlaubt.
- Psychotherapeutische Krisenintervention:
  - Suizidalität offen anzusprechen, führt oft zur Entlastung des Patienten von Schuldgefühlen.
  - Alternative Konfliktlösungsstrategien erarbeiten, z. B. bei Aufkommen von Suizidgedanken mit dem Arzt oder Pflegefachpersonal sprechen
  - Nicht-Suizid-Vertrag mit dem Patienten machen:
    - Vereinbarung zwischen Patienten und Bezugsperson, sich in einem abgesprochenen Zeitraum nichts anzutun
    - Eigenverantwortung zurückgeben

! Ein Nicht-Suizid-Vertrag entbindet den Helfer nicht von seiner Verantwortung.

- Emotionale Anbindung des Patienten an einzelne Mitglieder des Pflegeteams: Vertrauensverhältnis aufbauen bzw. vertiefen und Hoffnung vermitteln
- Medikamentöse Entlastung:
  - Angst lösen, entspannen mit Benzodiazepinen (▶ 15.3.1), z. B. Lorazepam (Tavor®)
  - Sedieren mit niederpotenten Antipsychotika (▶ 15.2), z. B. Promethazin (Atosil®), Chlorprothixen (Truxal®)
- Angehörige einbeziehen: Paar- oder Familiengespräch (▶ 14.3.8), Situation offen ansprechen

Maßnahmen nach ausgeführtem Suizid

- Nach einem Suizid auf Station müssen möglichst alle Teammitglieder bis zum Eintreffen der Polizei auf der Station bleiben.
- Auffindungsort des Suizidanten möglichst wenig verändern, Zimmer abschließen bis zum Eintreffen der Polizei

Umgang mit Angehörigen

Angehörige sind vom Tod häufig schockiert, v. a. wenn er nicht vorhersehbar war.

- Gespräche anbieten, ggf. an den Arzt verweisen
- Auf Wut, Zorn, Beschuldigungen ruhig reagieren, keine Gegenvorwürfe machen
- Verständnis für Trauer und Wut zeigen
- Selbstvorwürfe der Angehörigen zerstreuen, deutlich machen, dass sie keine Schuld trifft
- Eigene Hilflosigkeit eingestehen

Umgang mit Mitpatienten

! Den Suizid eines Mitpatienten nicht verheimlichen, Nachahmungseffekt vermeiden. Besser das Thema offensiv angehen und mit den Mitpatienten besprechen. Der leitende Arzt legt fest, was den Mitpatienten mitgeteilt werden darf. Am besten im Rahmen einer Stationsversammlung durch das Team und anschließende Einzelgespräche.

- Gerontopsychiatrie (▶ 13): auf die Reaktion des Bettnachbarn achten. Dieser wird häufig traurig, bekommt Angst.
- Den Patienten Möglichkeit geben, eigene Empfindungen und Suizidideen zu äußern.
- Deutlich machen, dass Suizid kein Weg aus der Erkrankung ist. Perspektiven aufzeigen, die ein Weiterleben ermöglichen.
- Weitergehende Hilfe und Einzelgespräche anbieten, besonders dem Zimmergenossen und latent suizidalen Patienten. Andere suizidgefährdete Patienten gut überwachen.
- Darauf hinweisen, dass Offenheit und Vertrauen die wichtigsten Maßnahmen zur Verhinderung von Suiziden sind
- Betroffenheit des Teams deutlich machen
- Den Mitpatienten die Möglichkeit geben, ihre Trauer, z. B. durch das Sammeln für einen Kranz oder eine Karte, zu zeigen

Umgang im Team

! Der Suizid eines Patienten darf nicht mit dem Versagen therapeutischen Handelns gleichgesetzt werden.

- Vorwürfe und Selbstvorwürfe vermeiden. Oft fühlen sich die Bezugspersonen und die Mitarbeiter, die den Patienten zuletzt gesehen haben (meist Pflegende), schuldig, da sie die Suizidabsichten nicht erkannt haben: Sie benötigen die Unterstützung des ganzen Teams.
- Situation analysieren: Was kann verbessert werden, um weitere Suizide zu verhindern?
- Offenes Gespräch über Ängste bezüglich der Verantwortung und eventueller rechtlicher Konsequenzen führen
- Supervisionsgruppen anbieten

> **Tipps, Tricks und Fallen**
> - Auch strengste Sicherheitsvorkehrungen können nicht jeden Suizid verhindern. Vielmehr ist sorgfältig abzuwägen, ob die damit verbundenen Einschränkungen im Verhältnis zum erreichbaren Ziel stehen. Offenes Ansprechen von Suizidgedanken, Gesprächs- und Hilfsangebote verhindern mehr Suizide als jedes noch so gute Sicherheitssystem.
> - Dem Patienten signalisieren und sagen, dass er einem persönlich wichtig ist.
> - Ggf. systematisches Erfassen des vorhandenen Suizidrisikos bei Aufnahme mittels standardisierter Testverfahren einführen

16.1.3 Hochgradig psychotischer Patient

Synonym: stark wahnhafter Patient. In hochgradig wahnhaften Zuständen kann es durch eine veränderte Wahrnehmung zu erheblicher Eigen- oder Fremdgefährdung kommen. Beispiel: Ein Patient denkt in wahnhafter Verkennung, dass er um 20 Uhr von einer terroristischen Vereinigung exekutiert wird, schluckt Gegenstände, um die Verlegung in ein anderes Krankenhaus zu erwirken und dadurch den vermeintlichen Verfolgern entgehen zu können.

Besonders gefährdete Patienten

- Akute Psychose: katatone Erregungszustände, Verlust der Steuerungsfähigkeit, hochgradige psychotische Angst
- Einbeziehen von Personen, die im nahen sozialen Umfeld des Patienten leben, in ein Wahnsystem (▶ 3.5) → subjektiv erlebte Bedrohung
- Akustische Halluzinationen (▶ 3.4): befehlende Stimmen; treten bisweilen raptusartig auf, d. h. ohne jegliche Ankündigung oder Anzeichen

! Je höher der Grad der „wahnhaften Gewissheit", desto größer die Gefahr einer psychotischen Krise

Notfallsituation erkennen

- Feindselige Grundstimmung, Beobachten von Angst, Ärger, starken Bedrohungsgefühlen
- Psychomotorische Erregung, gehetztes Auf- und Ablaufen auf der Station
- Patient wirkt angespannt, innerlich unruhig
- Eingeschränkte Selbstkontrolle: hochgradig ambivalentes Verhalten
- Verbale Gewaltdrohung, Sachbeschädigung
- Ggf. körperlich übergriffiges Verhalten

Umgang mit der Notfallsituation

- Arzt informieren und im Team klären, wer die „sicherste" Bezugsperson ist und wer die tragfähigste Beziehung zum Patienten hat

Dem Patienten Vorschläge unterbreiten, wie die Krisenintervention aussehen könnte:

- In Ruhe lassen
- Nicht alleinlassen
- Gespräche
- Medikamentöse Unterstützung, Sedierung, Angstlösung
- Vor Reizüberflutung schützen, Rückzug anbieten, z. B. in Einzelzimmer verlegen
- Je nach Ausmaß des individuellen Notfalls kann auch eine zwangsweise Isolierung oder Fixierung notwendig sein

Dokumentation

- Grundstimmung wie Angst, Ärger
- Psychomotorische Erregungszustände und deren Häufigkeit und Auslöser
- Innere Unruhe
- Bedrohliche Gedankeninhalte
- Suche oder Vermeidung des Kontakts zur Bezugsperson
- Selbstkontrolle des Patienten; Fähigkeit, sich selbst zu beruhigen
- Gewaltandrohung, Sachbeschädigungen
- „Manöverkritik" mit dem Patienten nach einer Krise
- Erarbeitete Patientenverfügung

Tipps, Tricks und Fallen

- Akut psychotischer Patient kann seinen Impulsen, z. B. suizidalen Gedanken, willenlos ausgeliefert sein.
- Impulshandlungen treten dabei auch ohne vorherige Anzeichen auf, wirken fremdartig und erscheinen oft „von außen" verursacht.

16.1.4 Angstanfall/Panikattacken

▶ 8.1.4

Die Übergänge vom Angstanfall zur Panikattacke sind oft fließend. Bei der Angstattacke kommt es zu einer scheinbar unmotivierten, sich steigernden Angst. Die Panikattacke hat dabei einen noch dynamischeren Effekt, wird als plötzlich, wie aus heiterem Himmel einsetzende, anfallsartige Angst erlebt, die ebenfalls keine „angemessene" Ursache hat. Insbesondere Symptome wie Herzrasen, Beklemmungsgefühle, Atemnot, Gefühl drohenden Unheils oder drohenden Kontrollverlusts können dabei sowohl eine auslösende wie auch eine begleitende – damit die Symptomatik steigernde – Rolle spielen. Zwischen den Attacken können völlig angstfreie Zeiträume liegen, aber auch Phasen von Erwartungsangst auf die nächste Attacke.

Furcht Auf etwas Konkretes gerichtete Angst.

Vorkommen

- Angsterkrankungen und Phobien (▶ 8.1)
- Somatoforme Störungen
- Zwangsneurosen (▶ 8.2); unterdrückte Zwangsphänomene führen zu Angst oder Panik
- Depressionen (▶ 4.1)
- Schizophrenie (▶ 5)
- Posttraumatische Belastungsreaktionen (▶ 8.3.2): Reaktion auf außergewöhnlich schwere traumatisierende Erlebnisse
- Körperliche Erkrankungen, z. B. Angst-Schmerz-Syndrome (▶ 6.1.4)
- Hirnorganische Angstsyndrome (▶ 7)

Notfallsituation erkennen

- Plötzlicher Beginn mit Herzrasen, Zittern, Gefühl der Atemnot, Schwindel, Übelkeit und Entfremdungsgefühlen (Depersonalisation oder Derealisation, ▶ 3.8)
- Furcht zu sterben, Angst vor Kontrollverlust/Ohnmacht oder „Wahnsinn"
- Hypervigilanz: Patient fühlt sich angespannt, ist übermäßig schreckhaft und reizbar, hat Konzentrationsschwierigkeiten und Ein- oder Durchschlafstörungen.
- Motorische Spannung: Zittern, Muskelspannung, Ruhelosigkeit, leichte Ermüdbarkeit
- Vegetative Übererregbarkeit: Atemnot mit Beklemmungsgefühl, Tachykardie, Schwitzen, Mundtrockenheit, Benommenheit, Schwindel, Übelkeit, Bauchschmerzen, Unterleibsschmerzen, Hitzewallung, Kälteschauer, Kloßgefühl im Hals, Diarrhö, Harndrang

Umgang mit der Notfallsituation

- Anwesenheit der Bezugsperson im Pflegeteam lindert oder beseitigt die Krise häufig.
- Entlastende Gespräche, über die Angst reden: das Gefühl der Angst anerkennen, ohne es zu verstärken
- Patienten in angstfreien Phasen nach früheren Strategien fragen; häufig werden diese in der Krise vergessen.
- Auf ruhige Atmung, insbesondere verlängerte Ausatmung beim Patienten achten bzw. darauf hinweisen, Hand auf den Bauch legen und dorthin atmen
- Bei **Hyperventilation** den Patienten in die „Rückatmungstüte" atmen lassen – das Vorgehen und den Sinn der Maßnahme vorher aber in kurzen Worten

erklären: „Sie müssen Ihre Aufmerksamkeit auf die Atmung richten … ich werde die ganze Zeit bei Ihnen bleiben, bis es Ihnen wieder besser geht … Atmen Sie bitte so langsam, wie es Ihnen möglich ist, in diese Tüte (Rückatmungstüte – Papiertüte in der Größe von etwa für 6 Brötchen).“ ▶ Abb. 16.2
- Medikamentöse Unterstützung
- Langfristige Behandlung mit selektiven Serotonin-Wiederaufnahmehemmern (SSRI) oder trizyklischen Antidepressiva (▶ 15.1).

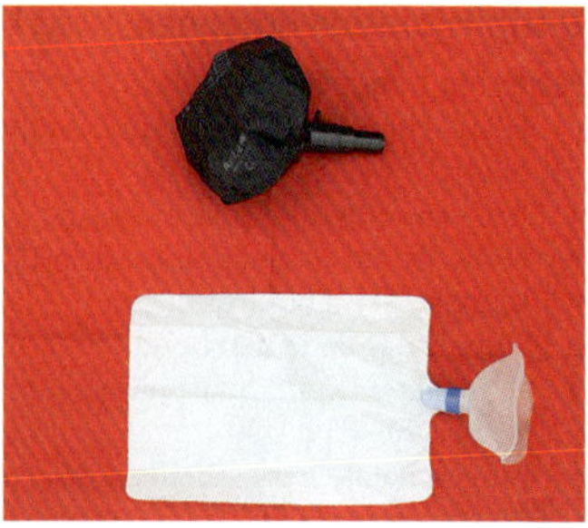

Abb. 16.2 Rückatemsysteme bei Hyperventilation [L241]

Tipps, Tricks und Fallen
Patienten mit Angstanfällen/Panikattacken neigen dazu, ihre Symptome auf der Körperebene zu fokussieren. Erleben, Erkennen und Benennen von Emotionen sind häufig sehr defizitär und können weniger gut beschrieben werden. Dies wird als Basiskompetenz 3 und 4 beim Training emotionaler Kompetenzen vermittelt (▶ 14.3.10).

Ziele der Krisenintervention
- Angst mit ihren vegetativen Folgen reduzieren, Strategien gegen Angstanfälle und besseren Umgang mit Ängsten erarbeiten
- Motivation für eine weitergehende Therapie erhöhen

Tipps, Tricks und Fallen
- Einer Panikattacke folgt meist die Furcht vor einer erneuten Attacke (Angst vor der Angst).
- Patienten in einer Angstattacke neigen zur Hyperventilation (▶ 8.1.4).
- Gefahr der Entstehung von Depressionen bei Patienten mit häufigen Angstattacken
- In den angstfreien Intervallen den Patienten schulen, mehr auf die Gefühle als auf die Körpersymptome zu achten

16

16.1.5 Erregter und aggressiver Patient
Im Allgemeinen sind psychisch kranke Menschen nicht gewalttätiger als die Durchschnittsbevölkerung. Jede psychische Erkrankung kann aber mit Aggressivität einhergehen. Daher sind Erregung und Aggression häufige Notfallindikationen in der Psychiatrie.

Erregung Gesteigerte psychische und motorische Spannung. Erregung schlägt häufig in Aggression um und sollte deshalb nicht davon getrennt werden.

Aggression (lat. *aggredi* = herangehen): verbaler oder tätlicher Angriff auf Menschen oder Dinge. Aggression ist immer mit Erregung verbunden.

! Durch aufmerksame Patientenbeobachtung kann im Vorfeld bei zunehmender Spannung oder Gewaltbereitschaft reagiert werden, z. B. Gespräche, sedierende Medikamente.

Notfallsituation erkennen

Patienten beobachten

- Feindselige Grundstimmung, Angst, Ärger, Missmut, Reizbarkeit, Dünnhäutigkeit (Vulnerabilität)
- Anspannung und innere Unruhe
- Hinweise auf eingeschränkte Selbstkontrolle, z. B. rasch wechselnde Stimmungen
- Verbale Gewaltandrohungen
- Signale des Patienten beachten, z. B. Patient provoziert andere Patienten
- In früheren Krankheitsphasen aufgetretene Erregungszustände oder Gewaltausbrüche
- Eingeschätzte Verlässlichkeit des Patienten; im Behandlungsteam erörtern

Gespräche mit dem Patienten

- Wortwahl und Mienenspiel im Gespräch beachten
- Aggressive Signale des Patienten offen und konkret ansprechen
- Den Patienten nach Gründen für seinen Missmut fragen. Die Gefahr ist weniger akut in Situationen, bei denen das Ziel der Aggression jemand außerhalb der Klinik oder eine Person aus der Vergangenheit des Patienten ist.
- Gewaltandrohung ist häufig der erste Schritt zur Gewalt.
- Gemeinsam nach Lösungsmöglichkeiten suchen

Gespräche mit Angehörigen und Mitpatienten

- Sind den Angehörigen Erregungszustände oder aggressive Impulsdurchbrüche in früheren Erkrankungsphasen bekannt?
- In welchen Situationen kam es dazu?
- Zeigte sich der Patient Angehörigen oder Mitpatienten gegenüber aggressiv, gewalttätig?

Psychiatrische Wertung

- Welcher Erregungsgrad liegt vor, z. B. leicht gespannt, kurz vor einem Erregungssturm?
- Aufgrund welcher Erkrankung kommt es zu Erregungs- oder Aggressionstendenzen, z. B. schizophrene Störung (▶ 5), akute organische psychische Störung (▶ 7.2)?

! Besondere Vorsicht ist bei Patienten mit katatonen Zuständen (▶ 5.4) geboten. Bei ihnen kann es innerhalb von Sekunden von einem stuporösen Bild zu einem Erregungszustand bis hin zum Erregungssturm (▶ 3.7) kommen.

16

Hilfe herbeiholen

- Bei drohenden aggressiven Erregungszuständen, z. B. direkter Gewaltandrohung, psychiatrischen Notfall auslösen, damit genügend Mitarbeiter zur Verfügung stehen, um eine körperliche Überlegenheit sicherzustellen → verringerte Gefährdung für alle Beteiligten bei einer körperlichen Auseinandersetzung
- Häufig lassen sich gewalttätige Auseinandersetzungen umgehen, wenn der Patient merkt, dass es für ihn sinnlos ist, sich in Händel einzulassen.
- So viel Hilfe herbeiholen, bis die eigene Angst deutlich gemindert ist

Umgang mit der Notfallsituation

Sicherungsmaßnahmen

- Darauf achten, dass der Patient keine Waffen mit sich führt. Gegenstände entfernen, die als Waffe benutzt werden können, z. B. Glasflaschen, Aschenbecher, Scheren.
- Umfeld sichern; schaulustige Mitpatienten zum Weggehen auffordern

- Abstand halten und eigenen Fluchtweg offenlassen
- Zeit gewinnen → evtl. durch Anbieten eines Getränks, weiterer Therapiemöglichkeiten (positiv erlebter Gesprächspartner)
- Fragen stellen, Interesse an möglichen Auslösern bekunden; Patienten ausreden lassen, zuhören
- Absprache zwischen Ärzten und Pflegefachpersonal über die „Marschroute" beim Bewältigen der Krisensituation
- Genügend Personal zur Verfügung stellen
- Sicherungsmittel wie mechanische Fixierung müssen vorbereitet und der Umgang gut eintrainiert sein.
- Bei mechanischer Fixierung oder Isolierung Patienten intensiv überwachen
- Medikamente bereitstellen, Zugänge und Infusionen richten

Umgang mit Patienten

Im Gespräch mit dem Patienten sollte möglichst nur ein Mitglied des therapeutischen Teams Wortführer sein. Keine Diskussion über weitere Maßnahmen vor dem Patienten.

- Verständnis und Gesprächsbereitschaft signalisieren (*good will*), den Patienten nicht „in die Ecke" drängen
- Der Kommunikationsstil ist klar, ruhig und verbindlich, Grenzen aufzeigen.
- Offensichtlich bestehende Probleme wie Unruhe, Schlafstörungen, innere Anspannung, Ängste ansprechen, Hilfe anbieten
- Nicht verbal provozieren, sich auch nicht provozieren lassen
- Dem Patienten durchaus widerspiegeln, dass sein Verhalten den Anwesenden Angst macht
- Den Patienten nicht erniedrigen, Wahlmöglichkeiten anbieten, z. B. orale Medikation oder intravenöse Gabe
- Konsequenzen durchsprechen, die das Verhalten des Patienten möglicherweise für ihn hat
- Möglichst Ruhe, Sicherheit und Entschlossenheit zeigen. Dies beruhigt den Patienten, weil er merkt, dass sein Gegenüber Herr der Lage ist und die Sicherheit ausstrahlt, die ihm selbst in diesem Augenblick fehlt; Übernahme der Verantwortung.

Pharmakotherapie

- Bei oraler Medikation möglichst Tropfen oder Schmelztabletten: wirken schneller; Tabletten werden oft nicht geschluckt, sondern im Mund versteckt.
- i. v.-Gabe: schneller Wirkungseintritt; vom Patienten manchmal bevorzugt, da die Gabe von Medikamenten durch den Arzt eher toleriert wird
- Die i. m.-Gabe kann bei massiven Abwehrbemühungen des Patienten und schlechten Venenverhältnissen notwendig werden.
- Mögliche Medikation: hochpotente Antipsychotika (▶ 15.2), z. B. Haloperidol (Haldol®), Benperidol (Glianimon®) oder Ciatyl-Z (Acuphase®); niederpotente Antipsychotika (▶ 15.2), z. B. Levomepromazin (Neurocil®), Chlorprothixen (Truxal®, Taractan®) oder Promethazin (Atosil®); Benzodiazepine (▶ 15.3.1), z. B. Diazepam (Valium®, Valiquid®)

Umfeldtherapie

- Im Vorfeld Entlastungsmöglichkeiten bieten, z. B. Sporttherapie, Bewegungsbad, Kicker auf Station, Beschäftigungs-, Tanztherapie
- Vermehrt Gespräche anbieten, Patienten nach innerem Erleben fragen
- Gruppentypische Normen wie „Ehrenwort" verwenden, Patient soll sich an Versprechen halten.

- Zu mehreren Bezugspersonen tragfähige Beziehungen aufbauen
- Fühlt sich der Patient häufig durch einen bestimmten Mitpatienten beeinträchtigt, beide räumlich trennen
- Wenn vertretbar, Ausgang mit Begleitung anbieten
- ! Als letzte Möglichkeit aggressive Patienten auf verschiedene Stationen verteilen

Notfall besprechen

Notfälle, die mit Erregung, Aggression oder Gewalt einhergehen, wühlen die Gefühle in besonderem Maße auf und dürfen nicht unbearbeitet bleiben.

- Motivation des Patienten und der Auslösesituation analysieren
- Notfall mit dem Patienten nachbesprechen, ggf. eine gemeinsame Behandlungsvereinbarung anbieten. Zur Behandlungsvereinbarung existieren standardisierte Instrumente. Sie ist bis auf Widerruf gültig über Krankenhausbehandlungsepisoden hinweg.
- Alternativen für die Bewältigung erneuter Erregungssituationen mit Patienten besprechen und in Pflegeplanung berücksichtigen
- Eigene Gefühle wie Angst oder eigene Aggression im Team offen ansprechen
- Verleugnungstendenzen, Bagatellisierungs- und Projektionstendenzen bearbeiten
  - „Habe ich schon länger gespürt, dass der Patient aggressiv ist/wird?"
  - „Habe ich die steigende Aggressivität vielleicht verleugnet, weil mir der Patient eigentlich recht sympathisch ist oder weil er mir leidtut?"
  - „Unterstelle ich aufgrund einer Antipathie gerade diesem Patienten, dass er besonders gereizt ist?"
- Teamkonflikte bearbeiten; Übertragung aggressiver Gefühle im Team auf das Stationsklima beachten

> **!** **Tipps, Tricks und Fallen**
> - Bei psychisch kranken Menschen haben Erregung und Aggression in fast allen Fällen sehr viel mit Angst und Verunsicherung aufgrund der Erkrankung, z. B. veränderte Wahrnehmung, zu tun.
> - Alle Verletzungen dokumentieren und melden, evtl. BG-Fall (BG = Berufsgenossenschaft) auf den Weg bringen
> - Patienten entschuldigen sich häufig, nachdem die Krise beendet ist.
> - Bei Zwangsmaßnahmen gegen den Patienten, bei dem Mitpatienten dabei sind: in der Patientenbesprechung die Situation offen ansprechen und um Verständnis für die Maßnahme werben. Dabei Schweigepflicht beachten.
> - Gemeinsam mit dem Patienten eine Behandlungsvereinbarung für mögliche weitere Notfälle, Krisen verfassen

16.1.6 Verwirrter/deliranter Patient

Vielfach synonym gebrauchte Begriffe: akute organische psychische Störung (▶ 7.2), Delir, Verwirrtheitszustand (VZ), akutes hirnorganisches Psychosyndrom (HOPS), Amentia, Oneiroid (gr. *oneiros* = Traum), Syndrom mit schwerer Denkverworrenheit und Desorientierung, amnestische Störungen, Wahn und vermehrte Irritierbarkeit.

Vorkommen

- Demenzen (▶ 13.1)
- Entzugssyndrom: Alkohol (▶ 10.2.2), Benzodiazepine (▶ 10.3.4), Barbiturate (▶ 10.3.2)

- Gabe von Pharmaka, z. B. anticholinerge Wirkung (z. B. Antiparkinsonmittel), zu hohe oder zu schnelle Gabe von Antidepressiva (▶ 15.1) oder Antipsychotika (▶ 15.2)
- Stoffwechselstörungen, z. B. Hypoglykämie, Flüssigkeitsdefizit
- Postoperativ durch Narkosegase oder Sauerstoffmangel im Gehirn
- Schädel-Hirn-Trauma (▶ 7.4.9)

Notfallsituation erkennen

Patienten beobachten

- Patient läuft scheinbar ziellos umher, handelt planlos, findet sein Zimmer nicht mehr, weiß nicht mehr, wo er ist.
- Patient erkennt Angehörige oder Pflegende nicht mehr oder verkennt sie, z. B. Nachtpflegefachperson als Nichte.
- Patient wirkt fahrig, ängstlich ratlos, leicht irritier- und erregbar, psychomotorisch unruhig bis aggressiv.
- Häufig vegetative Erregung: schwitzen, tachykard mit weiten Pupillen
- Delir beginnt häufig in den Abendstunden.
- Ggf. ein standardisiertes Delir-Risikoscreening und -management implementieren

Gespräche mit dem Patienten

- Testung: Patienten nach Ort, Zeit und Datum fragen
- Patienten in ein Gespräch einbinden: Sind die Aussagen logisch, sprunghaft oder unzusammenhängend?
- Patienten nach seiner Befindlichkeit fragen: Bestehen Angst, Verfolgungsideen oder Beeinträchtigungswahn?
- Patienten offen nach seinen Wahrnehmungen fragen: Bestehen Halluzinationen?

Gespräche mit Angehörigen und Mitpatienten

- Mögliche Ursachen erfragen: möglicher Suchtmittelentzug, eingenommene Medikamente, demenzielle Entwicklung, Intoxikationen, Stürze
- Abklären früherer Delirien
- Verhalten bei früheren Delirien

Psychiatrische Wertung

- Schwere der Erkrankung einschätzen: leichtes, mittleres, schweres Delir
- Progredienz einschätzen: beginnendes, gleichförmiges, rasch progredientes Delir
- Wichtigste Gefährdungsmomente einschätzen: Weglauftendenzen, Erregung, Aggression

! Frühes Therapieren ist wichtig.

! In der Regel haben die Patienten für die Zeit eines ausgeprägten Delirs eine Amnesie.

Umgang mit der Notfallsituation

Grundregel Ursachen des Verwirrtheitszustands behandeln.

- Psychotherapeutische Krisenintervention: Patienten bei Erregung und Aggression beruhigen (▶ 16.1.5)
- Nachts Türen schließen, ggf. auf eine beschützende Station verlegen; Rechtsgrundlage klären
- Schädigende Substanz möglichst absetzen

- Bei Entzugsdelirien spezielle Therapie je nach Abhängigkeitstyp (▶ 10): z. B. Alkoholentzug → Gabe von Clomethiazol (Distraneurin®, ▶ 10.2.2), Benzodiazepinentzug → Valium-Schema (▶ 10.3.4)
- Ggf. Verwandte und Mitpatienten beruhigen
- Bei Desorientiertheit Orientierungshilfen für den Patienten geben
  - Symbol an der Zimmertür
  - Ausreichend große Namensschilder an der Kleidung aller Mitarbeiter
  - Kalender mit Datum des Tages in sichtbarer Nähe
- Bei Weglauftendenzen Patienten, soweit machbar (z. B. in der Nachtwache), zu sich nehmen

16.1.7 Stuporöser Patient

Lat. *stupor* = Erstarrung, Betäubung, Gefühllosigkeit. Fehlen jeglicher körperlicher und bemerkbarer seelischer Aktivität trotz wachen Bewusstseins (▶ 3.7).

Vorkommen

- Katatoner Stupor bei katatoner Schizophrenie (▶ 5.4)
- Depressiver Stupor als Ausdruck einer schweren depressiven Episode (▶ 4.1)
- Psychogener Stupor im Rahmen einer akuten Belastungsreaktion (▶ 8.3.1), z. B. bei Psychotraumata, Vergewaltigung, Misshandlung (▶ 8.3.2)
- Medikamente oder Drogen
- Organische Psychosen (▶ 7)
- Dissoziativer Stupor bei einer dissoziativen Störung (▶ 8.4)
- Manischer Stupor bei Mischzuständen, in denen manische und depressive Symptome nebeneinander bestehen oder ineinandergreifen, z. B. gehobene Stimmung und Antriebs- und Denklähmung (▶ 4.2)

Symptome

Leichte bis mittlere Ausprägung

- Patienten nehmen keine Flüssigkeit oder Nahrung auf.
- Mimik zeigt keine gefühlsmäßigen Äußerungen mehr.
- Mutismus: Patient spricht nicht.
- Zeitweilig geöffnete Augen, koordinierte Augenbewegung

16

Ausgeprägter Stupor

Beispielsweise katatoner Stupor (▶ 5.4):

- Vollkommen regloser Patient
- Meist keine Reaktion auf Schmerzreize
- Inkontinenz für Stuhl und Urin
- Manchmal Anstieg des Muskeltonus bis zum Rigor mit Zahnradphänomen; Differenzialdiagnose: Malignes Neuroleptisches Syndrom (▶ 16.1.10), perniziöse Katatonie (▶ 3.7)

! Abruptes Umschlagen in einen Erregungszustand mit Fremd- oder Eigengefährdung möglich, besonders beim katatonen Stupor

Umgang mit der Notfallsituation

- Intensive Betreuung und Pflege des Patienten
- Einfuhr, Ausfuhr, Medikamenteneinnahme kontrollieren, evtl. auf parenteral umstellen

- Psychotherapeutische Krisenintervention:
  - Verstehen signalisieren: „Ich weiß, dass Sie nicht sprechen **können**!"
  - Dem Patienten möglichst die Angst nehmen, Vertrauen aufbauen
  - Zu Aktivitäten, Bewegen und Sprechen ermuntern
- Pharmakotherapie:
  - Angstlösende Medikamente bei allen Formen von Stupor indiziert; Benzodiazepine (▶ 15.4.1), z. B. Lorazepam (Tavor®)
  - Hochpotente Antipsychotika (▶ 15.2) bei schizophrenem Stupor
  - Antidepressiva (▶ 15.1) bei depressivem Stupor; Applikation meist parenteral oder i. m.
- Elektrokrampftherapie (EKT, ▶ 14.5.3); Stupor bei therapieresistenten Depressionen und Schizophrenien

Tipps, Tricks und Fallen

- Mit dem Patienten reden, denn er hört und versteht alles
- Keine gefährlichen Gegenstände auf dem Nachttisch lassen, z. B. Glasflaschen, Scheren

16.1.8 Bewusstseinsgestörter Patient

Jede Minderung der Wachheit des Patienten (quantitative Bewusstseinsstörung) muss als ein Alarmsignal gelten, besonders wenn die Ursache dafür unklar ist. Stadien der Bewusstseinstrübung ▶ 3.1.1, qualitative Bewusstseinsstörung ▶ 3.1.2 (▶ Tab. 16.1).

Tab. 16.1 Einteilung der Bewusstseinsstörungen nach der Glasgow Coma Scale [F210-010]

Neurologische Funktion	Beschreibung	Bewertung in Punkten
Augen öffnen	Spontan öffnen Auf Ansprechen öffnen Auf Schmerzreiz öffnen Keine Reaktion	4 3 2 1
Verbale Reaktion	Orientiert Verwirrt, desorientiert Unzusammenhängende Worte Unverständliche Laute Keine verbale Reaktion	5 4 3 2 1
Motorische Reaktion auf Schmerzreize	Befolgt Aufforderungen Gezielte Schmerzabwehr Massenbewegungen (ungezielte Schmerzabwehr) Beugesynergien (Beugereaktion) Strecksynergien (Streckreaktion) Keine Reaktion	6 5 4 3 2 1

Die Summe ergibt den Coma Score und ermöglicht eine standardisierte Einschätzung des Schweregrads:

- 6–8: leichtes Koma mit leichten vegetativen Störungen, z. B. bei Puls, Atmung
- 5–6: mittelschweres Koma mit zunehmenden vegetativen Störungen, Paresen
- < 5: schweres Koma mit Pulsabfall, Atmungsstörungen, schlaffem Muskeltonus

Ursachen

- Störungen im ZNS: ~ 50 % der Fälle:
  - Läsionen, die den Hirnstamm komprimieren, z. B. epidurale, subdurale oder intrazerebrale Hämatome, Hirninfarkte, -tumoren, -abszesse
  - Läsionen im Hirnstamm, z. B. Hirnstamminfarkt, -tumor, -blutungen
  - Meningitis, Enzephalitis
- Intoxikationen: ~ 40 % der Fälle, meist reversibel. Beispiele: Alkohol- oder Tablettenintoxikation, Vergiftung, Koma.
- Metabolische Ursachen:
  - Hypo-/Hyperglykämie (▶ 5.4.11)
  - Thyreotoxisches oder hypothyreotisches Koma (▶ 7.4.11)
  - Nebennierenrindeninsuffizienz, Hyponatriämie
  - Endogene Intoxikationen, z. B. Urämie, hepatisches Koma
- Schock

Notfallsituation erkennen

Patienten beobachten

- Patient ist müde, schläfrig, dämmert immer wieder weg; gleicht einem Menschen, der am Schlafen gehindert werden muss → Somnolenz (▶ 3.1.1).
- Patient schläft fest und ist nur vorübergehend durch starke Reize weckbar, gezielte Abwehrbewegungen → Sopor (▶ 3.1.1).
- Patient ist nicht mehr weckbar, zeigt nur noch auf stärkste Reize Abwehrbewegungen → Präkoma.
- Keine Reaktion auf Schmerzreize, keine Kontrolle über Darm- und Blasenfunktion, Atmung oft gestört → Koma

Gespräche mit dem Patienten

- Patient spricht langsam, unkonzentriert, verwaschen → Somnolenz (▶ 3.1.1)
- Patient kann nicht mehr antworten, auch nicht, wenn er geschüttelt oder laut angerufen wird, gibt nur zusammenhanglose Laute oder Wortbrocken bei genügender Stimulation von sich → Sopor (▶ 3.1.1).
- Patient antwortet nicht mehr, reagiert nicht oder ungezielt auf Schmerzreize → Präkoma, Koma.

Gespräche mit Angehörigen und Mitpatienten

- Vorerkrankungen, z. B. Diabetes mellitus, Schilddrüse
- Hinweise für eine Intoxikation in suizidaler Absicht
- Auffinden von Tabletten oder deren Packung
- Sturz im Vorfeld
- Berichte über Übelkeit, Kopfschmerz, Erbrechen

Psychiatrische Wertung

Schwere der Bewusstseinstrübung (▶ Tab. 16.1) und zeitlicher Verlauf der Bewusstseinsstörung.

Umgang mit der Notfallsituation

- Orientierende Untersuchung über die Tiefe der Bewusstseinsstörung: RR, Puls, Blutzucker messen, Pupillenreaktion beurteilen
- Bei schwerer Bewusstseinstrübung: Vitalfunktionen nach der ABCD-Regel sichern
- Arzt sofort informieren, ggf. Notfallruf auslösen

- Notfallausrüstung und Sauerstoffgerät herbeiholen
- Venösen Zugang richten

Tipps, Tricks und Fallen
Bei der Prüfung der Reaktion auf Schmerzreize nicht zu zaghaft sein, den Patienten nicht nur „ein wenig kitzeln", z. B. in das Nasenseptum kneifen → es geht um das Leben des Patienten.

16.1.9 Akute Frühdyskinesie

Definition Akute Nebenwirkungen einiger Antipsychotika, die sich in folgenden Symptomen zeigen können:
- Unwillkürliche Bewegungen der Gesichtsmuskulatur: Zungen-, Schlund- und Blickkrämpfe
- Verkrampfungen der Kiefermuskulatur, ähnlich dem Bild eines Tetanus und Schiefhalses
- Verkrampfungen der Extremitäten und Rückenmuskulatur bis zu bizarren Körperstellungen

Pflege
- Arzt informieren
- Patienten über die Ungefährlichkeit informieren, dennoch ernst nehmen und nicht allein lassen
- Für rasche Hilfe sorgen, weil die Situation angsterregend ist
- Rasche und sichere Hilfe durch i. v.-Injektion von Biperiden (Akineton®): Medikament richten, Arzt spritzt
- Wenn der Patient noch nicht zu sehr unter Muskelkrämpfen leidet, sind die Gabe einer Tablette Akineton® und anschließendes Ruhen meist ausreichend.

Tipps, Tricks und Fallen
- Einschleichende Dosierungen bei den Antipsychotika vermeiden oft die akut auftretenden Frühdyskinesien.
- Akute Frühdyskinesien ernst nehmen. Ein schwerer Schlundkrampf beim Essen kann bis zum Bolustod führen (Tod durch Ersticken und Vagusreiz an relativ zu großen Nahrungsstücken).
- Frühdyskinesien können bis zu mehrere Wochen nach Absetzen der Antipsychotika noch vorkommen.

16

16.1.10 Malignes Neuroleptisches Syndrom (MNS)

Definition Seltene, aber gefährliche Reaktion auf klassische Antipsychotika, die sich auch bei therapeutischen Dosierungen zeigen kann. Die Letalität des MNS liegt bei ~ 20 % (▶ 15.2).

Notfallsituation erkennen
- Katatonieartige Symptome mit Fieber und vegetativen Entgleisungen
- Häufig ausgeprägter Rigor und Akinese (maximale Steigerung eines Parkinsonoids)

- Blutdruckschwankungen
- Zur Diagnostik sind Muskelenzyme und die Beurteilung der Leberfunktion nötig: Kreatininphosphokinase und Aldolase sind erhöht; Myoglobinurie, Elektrolytstörungen.

Umgang mit der Notfallsituation

- Antipsychotika sofort absetzen. Bei Verdacht auf MNS: Infusion mit Antipsychotika erst abdrehen, dann Arzt verständigen.
- Hohe Körpertemperatur rasch senken durch Eispackungen oder Gabe von Dantamacrin (Dantrolen®) 0,8–1,0 mg/kg Körpergewicht alle 6 Std. oral oder i. v.
- Infusionen mit Biperiden (Akineton®, ▶ 15.7)

> **! Tipps, Tricks und Fallen**
> Verwechslung mit der perniziösen Katatonie (▶ 3.7) ist möglich.

16.2 Entweichen/Brandlegung/Zerstörung

16.2.1 Entweichen

Definition Patient, der gerichtlich untergebracht ist, verlässt gegen den Willen der Ärzte die Station oder kommt nicht vom Ausgang zurück.
Bei bestehendem Unterbringungsbeschluss (▶ 1.11.12) wegen erheblicher Eigen- oder Fremdgefährdung wird durch den Arzt ein Fahndungsersuchen mit Aktenzeichen bei der zuständigen Polizeidienststelle eingereicht. Findet sich der Patient wieder auf der Station ein, muss das Fahndungsersuchen schriftlich zurückgenommen werden. Ist ein Patient als psychisch kranker Rechtsbrecher in der forensischen Psychiatrie untergebracht (§ 63, § 64 StGB) oder besteht als Grund für die Unterbringung der dringende Verdacht hierzu (§ 126a StPO), müssen zusätzlich der zuständige Staatsanwalt sowie der Krankenhausträger vom Arzt informiert werden (▶ 11.3).

Pflege

- Stationsarzt sofort benachrichtigen
- Beim Entweichen und Rückführen die Diensthabenden informieren, z. B. Aufnahmearzt, Hintergrunddienst, Stationsleitung, Pflegedienstleitung
- Stationsarzt, Dienstarzt beim Ausfüllen des Fahndungsersuchens unterstützen: Die Pflegenden wissen am besten, welche Kleidung der Patient beim Entweichen trug, und kennt seine Gewohnheiten. Rechtsrelevante Unterlagen zusammentragen, z. B. Unterbringungsbeschluss.

! Benachrichtigung der Angehörigen/Betreuer, des Heims wird vom Arzt übernommen.

Dokumentation

- Uhrzeit des Entweichens
- Soweit bekannt, die Umstände des Entweichens schildern; keine Schuldzuweisungen
- In die Wege geleitete Maßnahmen, z. B. wer wurde von wem informiert, wird gefahndet?
- Uhrzeit und Umstände der Rückführung, z. B. freiwillig, durch Polizei oder Krankenwagen

Tipps, Tricks und Fallen

- Handelt es sich um eine eher hilflose oder desorientierte Person, ist ein erstes Suchen in der näheren Umgebung der Station durch vorübergehend entbehrliches Personal sehr sinnvoll.
- Nachfragen durch Herumtelefonieren, z. B. Nachbarstationen, Pförtner
- Entweichen von geschlossenen Stationen bedarf einer Manöverkritik, die alle auf der Station ein- und ausgehenden Personen mit Schließgewalt umfasst.

16.2.2 Vom Ausgang nicht zurück

Ein Patient, der sich auf freiwilliger Basis in stationärer Behandlung befand, kehrt ohne Angabe von Gründen nicht in die Klinik zurück.

Pflege

Den diensthabenden Arzt sofort benachrichtigen, nach längerem Wegbleiben sowie das Team und ggf. die Aufnahme. Mögliches Gefährdungspotenzial des Patienten beurteilen und ggf. eine Fahndung bei der Polizei einleiten.

Dokumentation

Wann ist der Patient in Ausgang gegangen, wie war seine Stimmung zuletzt? Welche Kleidung trug er?
Sollte der Patient nach einem gewissen Zeitraum nicht wieder freiwillig oder auch per Fahndung zurückkehren, wird er entlassen.

Tipps, Tricks und Fallen

- Besprechung im Team, ob ein Weglaufen von früheren Aufenthalten bekannt ist
- Patienten sprechen untereinander oft vom Vorhaben, den Ausgang zu überziehen → nachfragen.
- Unterlagen für den diensthabenden Arzt bereitlegen, besonders Rechtsgrundlage der Unterbringung

16.2.3 Brand auf Station

16

Jeder neue Mitarbeiter muss zeitnah mit dem **Alarm- und Einsatzplan** und dem **Notruf-Alarmsystem** vertraut gemacht werden. Es müssen weiterhin die **Brand- und Löscheinrichtungen** gezeigt werden und der Hinweis zur regelmäßigen Teilnahme an den Brandschutzübungen erfolgen. Im Alarm- und Einsatzplan findet man Hinweise für das Verhalten bei Notfällen, z. B. Evakuieren.

! Um Brand- und Rauchausbreitung zu verhindern, sind alle Brandschutztüren geschlossen zu halten. Brandschutztüren dürfen nie durch Keile o. Ä. offengehalten werden.

! Die Kenntnisnahme des Alarm- und Einsatzplans muss durch die Unterschrift des Mitarbeiters bestätigt werden.

Notfall-Alarmsystem

- Feueralarm auslösen, z. B. durch Notfallnummer, Druckalarm: Inhalt der Meldung: Wo brennt es, was brennt und sind Personen unmittelbar in Gefahr?

Patienten in Sicherheit bringen

- Gefährdete Personen warnen
- Hilflose mitnehmen
- Türen zum Brandraum schließen
- Gekennzeichneten Fluchtwegen folgen
- Keinen Aufzug benutzen
- Auf Anweisungen achten

Dokumentation

- Unfallanzeige bei Verletzungen (▶ 1.6.2)
- Tatbestand dokumentieren (▶ 1.3)
- Gibt es einen Brandstifter? Ist er bekannt?
- Meldung an die Sicherheitsfachkraft

Tipps, Tricks und Fallen

- Das Zustellen von Flucht- und Rettungswegen, z. B. durch Schränke, Blumenkübel, Betten, muss unbedingt vermieden werden.
- Brandschutzübungen gehören zu den Pflichtveranstaltungen für alle Beschäftigten im Krankenhaus.
- Nach einem Brand auf der Station ist eine Manöverkritik sinnvoll.

16.2.4 Streitigkeiten zwischen Patienten/Zerstörung von Eigentum

Ursachen

Ein unruhiges Gefüge auf der Station führt häufig zu Streit zwischen Patienten.

- Zurückfordern von persönlichen Gegenständen, die von Mitpatienten weggenommen wurden:
  - Ein verwirrter Patient hat sich, ohne sich dessen bewusst zu sein, von einem fremden Nachtschrank etwas weggenommen.
  - Patienten tauschen Dinge, deren unterschiedlichen Werte in einer Krankheitskrise oder der akuten Aufnahmesituation nicht erkannt wurden.
  - In einer anfänglichen „Not" verkaufen z. B. manische Patienten (▶ 4.2) eine Armbanduhr für ein Telefonat und eine Packung Zigaretten.
- Patient stört z. B. eine mit Spannung verfolgte Fernsehsendung in provokanter Weise.
- Konträr verlaufende Wahnsysteme: Beispielsweise wähnt sich ein Patient von einem anderen Patienten bedroht und macht nichts zu seinem Schutz. Sein emotionales und motivales System ist gedämpft und führt zu keiner Reaktion. Für Außenstehende bleibt das schwer nachzuvollziehen.

Pflege

- Einzelgespräche mit betroffenen Patienten, z. B. die Patienten bitten, sich aus dem Weg zu gehen
- Problempatienten räumlich so gut wie möglich voneinander trennen.

Klärende Gespräche in der Gruppe

- In Patientenbesprechungen darauf hinweisen, dass regelwidrige Geschäfte, z. B. eine Armbanduhr gegen eine Schachtel Zigaretten, rückgängig gemacht werden müssen
- Patienten bitten, Geduld mit einem unruhigen Patienten zu haben
- Wenn den Mitpatienten die Alternativen dargelegt werden, z. B. sedieren, isolieren, mechanisch fixieren, solidarisieren sie sich häufig. Manche nehmen eine helfende und beschützende Rolle an.
- Darauf hinweisen, dass das Personal gerufen werden soll, bevor es zu Auseinandersetzungen kommt

Bei bestehender Krise

- Stationsarzt hinzuziehen
- Bei starken Konflikten Patienten trennen, indem man für beide mindestens eine Pflegefachperson (möglichst Bezugsperson) abstellt und über die Ursache des Konflikts spricht
- Je nach Lage Ablenkung vom Thema
- Befragen anderer Patienten, die Zeugen des Konflikts waren
- Nach Beruhigung beider Patienten ggf. Aussprache anregen

Wichtigstes Ziel der Intervention: beruhigen, deeskalieren. Keine endlosen Diskussionen über die Ursache oder den Auslöser.

Dokumentation

- Verletzungen dokumentieren (▶ 1.6.2), Ursachen dokumentieren (▶ 1.3), ggf. BG-Fall auf den Weg bringen
- Wurde der Konflikt bereinigt, haben sich beide Parteien ausgesöhnt?
- Gefahr einer nochmaligen Eskalation einschätzen
- Krisenintervention festhalten und der nächsten Schicht übergeben

17

Ambulante Versorgung

Holger Thiel, Björn Daum, Justin Wilhelms

Ambulante Angebote verstehen sich, unter Mithilfe von verbalen oder übenden Interventionen, als Behandlung psychischer Erkrankung oder körperlicher Erkrankung als Folgen einer psychischen Erkrankung. Somit einer veränderungsorientierten und therapieorientierten Arbeitsbeziehung.
Die ambulant-aufsuchenden Angebote haben oft den Nachteil, dass ein Gruppensetting nicht möglich ist. Ein sehr großer Vorteil ist jedoch die Möglichkeit, bifokal zu arbeiten und Angehörige (wichtige Menschen im Lebensumfeld der Betroffenen) einzubinden.
Folgende Basiskompetenzen sind bei Mitarbeiterinnen der ambulanten Versorgung besonders gefordert:

- Grundhaltung
- Fähigkeit zur Selbstreflexion
- Beziehungsgestaltung
- Aufbau einer Veränderungsmotivation
- Behandlungsplanung und Fokussierung auf angestrebte Prozesse

17.1 Ambulante psychiatrische Pflege

Die ambulante psychiatrische Pflege (APP) dient der gemeindeorientierten Versorgung und zählt zu den Leistungen nach SGB V. Als aufsuchendes Angebot hat sie das Ziel, psychisch kranke Menschen in ihrem häuslichen Umfeld zu behandeln und dabei Krankenhausaufenthalte zu verkürzen oder zu vermeiden. Dabei soll das Umfeld der Patientin mit eingebunden werden.
Es fällt auf, dass dabei jeder Pflegedienst mit den Krankenkassen einen anderen Vertrag zugrunde liegen hat. Das betrifft nicht nur die Vergütung, sondern auch Genehmigungszeiten und Tätigkeitsmerkmale. Die Handhabung der Genehmigungsverfahren unterscheidet sich ebenfalls von Bundesland zu Bundesland, von Krankenkasse zu Krankenkasse und von MDK zu MDK.
Einheitlich sind die genehmigungsfähigen medizinischen Diagnosen, nicht jedoch die Handhabung. Einheitlich ist das Formular „Muster 12" für die ärztliche Verordnung, das Erfassen der Fähigkeitsstörungen aber nicht.
Die meisten ambulanten psychiatrischen Pflegedienste sind an eine Klinik angebunden. Es sind ausschließlich Fachpflegepersonen zugelassen.

! Eine wichtige Adresse ist die „Bundesinitiative Ambulante Psychiatrische Pflege" (www.bapp.info).

17.1.1 Organisation

Besonderheiten

Die Tätigkeit der Pflegenden in der APP unterscheidet sich von denen, die stationär oder teilstationär arbeiten, ganz erheblich. Dies betrifft vor allem:

- Die Arbeitsleistung ist absolut transparent, sie ist Gegenstand der Abrechnung mit der Krankenkasse.
- Direkter Kontakt zur Krankenkasse und dem Medizinischen Diensten der Kassen (MD, ehemals MDK)
- Keine klassische Teamarbeit, sondern Fallbesprechungen, Supervision, Intervision
- Hohe Eigenverantwortung und Eigenmotivation
- Eigenständige Überwachung von Fristen (z. B. Zeitpunkt für eine Folgeverordnung)

Verordner

Verordnungen für längstens 4 Monate für die APP können ausschließlich die nachfolgend genannten Ärztinnen ausstellen:

- Niedergelassene Fachärztinnen für Psychiatrie:
  - Allgemein ist diese Verordnung die sicherste.
  - Anerkannt werden meist die Erstverordnung bis 4 Wochen und die Folgeverordnung für 3 Monate.
- Fachärztinnen für Psychiatrie, tätig in einer psychiatrischen Klinik:
  - Mit der Entlassung kann im Rahmen des Entlassmanagements (▶ 1.11.6) eine Verordnung für 5 Werktage ausgestellt werden.
  - ! Besteht eine gesicherte Facharztdiagnose, z. B. auf der Erstverordnung aus der psychiatrischen Klinik, können weitere Verordnungen auch von Ärztinnen anderer Disziplinen ausgestellt werden.
- Niedergelassene Allgemeinmedizinerinnen oder Fachärztinnen aller anderen medizinischen Fachrichtungen (auch bei bestehender Qualifizierung zur Psychotherapie)
  - Anerkannt werden Folgeverordnungen zwischen 2 und 8 Wochen.

! Wichtig ist eine gesicherte verordnungsrelevante Facharztdiagnose.

Tipps, Tricks und Fallen

- Die beschriebenen Regelungen weichen in den Bundesländern erheblich ab und können nur als Anhaltswerte verstanden werden.

Verordnungsrelevante ICD-10-Diagnosen

- F00.1 Demenz bei Alzheimer-Krankheit, mit spätem Beginn (Typ 1)
- F01.0 Vaskuläre Demenz mit akutem Beginn
- F01.1 Multiinfarkt-Demenz
- F01.2 Subkortikale vaskuläre Demenz
- F02.0 Demenz bei Pick-Krankheit
- F02.1 Demenz bei Creuztfeldt-Jakob-Krankheit
- F02.2 Demenz bei Chorea Huntington
- F02.3 Demenz bei primärem Parkinson-Syndrom
- F02.4 Demenz bei HIV-Krankheit
- F02.8 Demenz bei andernorts klassifizierten Krankheitsbildern
- F04.- Organisches amnestisches Syndrom, nicht durch Alkohol oder andere psychotrope Substanzen bedingt
- F05.1 Delir bei Demenz
- F06.0 Organische Halluzinose
- F06.1 Organische katatone Störung
- F06.2 Organische wahnhafte Störung
- F06.3 Organische affektive Störung
- F06.4 Organische Angststörung
- F06.5 Organische dissoziative Störung
- F06.6 Organische emotional labile Störung
- F07.0 Organische Persönlichkeitsstörung
- F07.1 Postenzephalitisches Syndrom
- F07.2 Organisches Psychosyndrom nach Schädelhirntrauma
- F20.- Schizophrenie
- F21.- Schizotype Störung
- F22.- Anhaltende wahnhafte Störung
- F24.- Induzierte wahnhafte Störung

- F25.- Schizoaffektive Störung
- F30.- Manische Episode
- F31.- Bipolare affektive Störung mit Ausnahme von: F31.7 bis F31.9
- F32.- Depressive Episode mit Ausnahme von: F32.0, F32.1 und F32.9
- F33.- Rezidivierende depressive Störung mit Ausnahme von: F33.0, F33.4, F33.8 und F33.9
- F41.0 Panikstörung, auch wenn sie auf sozialen Phobien beruht
- F41.1 Generalisierte Angststörung
- F42.1 Zwangshandlungen
- F42.2 Zwangsgedanken und -handlungen, gemischt
- F43.1 Posttraumatische Belastungsstörung
- F53.1 Schwere psychische Verhaltensstörung im Wochenbett
- F60.3 Emotional instabile Persönlichkeitsstörung

In begründeten Einzelfällen bei Diagnosen nach F00 bis F99, wenn folgende Voraussetzungen aus der Verordnung hervorgehen:

- Beeinträchtigungen der Aktivitäten (Fähigkeitsstörungen) liegen in einem Maß vor, dass das Leben im Alltag nicht mehr selbstständig bewältigt oder koordiniert werden kann, bei einem GAF-Wert von ≤ 40 und
- die Versicherte verfügt über eine ausreichende Behandlungsfähigkeit, um im Pflegeprozess die im SGB V, §4 Absatz 8 Satz 1 genannten Beeinträchtigungen der Aktivitäten (Fähigkeitsstörungen) positiv beeinflussen und die mit der Behandlung verfolgten Therapieziele erreichen zu können.

Kontakt zur Krankenkasse

So viele Krankenkassen es gibt, so viele unterschiedliche Vorgehensweisen gibt es.

- Als Kommunikationsweg nutzen einige Krankenkassen bevorzugt das Telefon. Hierdurch besteht nur wenig Verbindlichkeit vonseiten der Kasse. Auf die Einhaltung der Schweigepflicht muss unbedingt geachtet werden.
- Manche Kassen nutzen ausschließlich den Postweg. Der ist oft sehr träge und kann zu Problemen mit den geforderten Fristen führen.
- Das Fax (in puncto Datenschutz unsicherstes Kommunikationsmittel) ist in den meisten Verträgen als „Vorabinformation" gefordert.
- Die Kasse erhält, in der Regel nach dem zweiten Kontakt zur Patientin, die Originalverordnung und die erfassten Fähigkeitsstörungen per Post. Der Behandlungsplan/Pflegeprozess des Pflegedienstes wird diesem Schreiben im verschlossenen Umschlag (zur Weiterleitung an den MD) beigefügt.
- Bei jeder weiteren Folgeverordnung werden im verschlossenen Umschlag eine Verlaufsdokumentation und/oder eine Prozessevaluation mitgeschickt.

! Sind die Organisationsabläufe mit den verschiedenen Kassen einmal etabliert, kann man dennoch nicht davon ausgehen, dass diese auch beibehalten werden. Bei jedem Wechsel einer Sachbearbeiterin (durch Urlaub, Krankheit oder Rente) sind häufig neue Absprachen notwendig. Die Genehmigungsverfahren werden ebenfalls durch personelle Veränderungen beim MD beeinflusst.

17

Tipps, Tricks und Fallen

- Wird eine Verordnung über die 4 üblichen Monate hinaus angestrebt, muss die Notwendigkeit aus der Dokumentation/Evaluation hervorgehen.
- Sieht man die APP als eine subakute Behandlung für bis zu 4 Monate, könnte die Soziotherapie (▶ 17.2) als anschließende ambulante Wei-

terbehandlung für bis zu 120 Therapiesitzungen innerhalb von bis zu 3 Jahren fortgeführt werden.
- Wird die Behandlung durch einen Krankenhausaufenthalt unterbrochen, lassen sich viele Kassen darauf ein, diese Zeit anzuhängen.
- Abbruch durch die Patientin oder den Pflegedienst der Kasse melden
- Erneute Verordnung innerhalb weniger Monate bedarf sicherheitshalber einer Begründung durch die verordnende Fachärztin.
- Wenn die Kassenzugehörigkeit nicht eindeutig ist, melden sich die Kassen und teilen dies mit. In aller Regel wird nach der Klärung rückwirkend genehmigt.

17.1.2 „Face to Face"

Besuchsfrequenz

Die Dauer und die Häufigkeit der geplanten Maßnahmen sind bis zu 4 Monate und bis zu 14 Einheiten pro Woche möglich. Vielerorts arbeiten Pflegedienste mit Behandlungsmanualen, die ihre Wirksamkeit bewiesen haben. Diese stehen meist in kognitiv-verhaltenstherapeutischer Tradition und sind für Patientinnen oft anstrengend. Daher werden i. d. R. nur 2–5 Besuchstermine pro Woche realisiert.
Zu den häufigsten Pflegediagnosen im Behandlungsplan gehören:
- Soziale Isolation
- Stressüberlastung
- Wissensdefizit zur Erkrankung
- Ein überlastetes familiäres Coping
- Fehlende Tagesstruktur
- Fehlendes/unwirksames Krisenmanagement

Gespräch am Laufen halten

Anders als im stationären oder teilstationären Setting haben Mitarbeiter in der APP viel Zeit für ihre Patientinnen. Möglich sind bis zu 14 Kontakte à 60 Min. in der Woche. In der APP ist „Zeit haben für die Patientin" Alltag und gleichzeitig eine Herausforderung, diese Zeit beispielsweise mit Problemanalysen und Therapieangeboten zu füllen.
- Soziales Kompetenztraining:
  - Es sind bis zu 20 Std. möglich
  - Ein Schwerpunkt liegt im gemeinsamen Üben und der umfangreichen Vor- und Nachbesprechung.
- Training emotionaler Kompetenzen (TEK) (▶ 14.3.10)
  - Es sind mehr als 20 Std. möglich.
  - Nach dem Durcharbeiten der allgemeinen Theorie und der einzelnen Basiskompetenzen können die Analyse und Regulation (Basiskompetenz 6 + 7) immer wieder Gegenstand einzelner Sitzungen werden.
- Einüben von Entspannungsverfahren (▶ 14.3.6)
  - Gerade in der vertrauten Umgebung der Patientin kann die Anwendung von Entspannungsverfahren besonders wirksam sein. Es können auch Familienmitglieder eingebunden werden.
- Psychoedukative Verfahren (▶ 14.3.7)
  - Bei Psychosen sind ca. 16 Std., bei Depressionen ca. 12 Std. und bei Angststörungen/Phobien/Panikstörungen ca. 10 Std. (plus 8 Std. Expositionsübungen) möglich.

  - Ein Nachteil ist oft, dass die interaktionellen Wirkungen einer Gruppe hier nicht möglich sind.
  - Die größten Vorteile sind die Zeit, die für die Erstellung eines individuellen Krisenplans zur Verfügung steht und die bifokale Umsetzung. Hierbei wird nicht nur das häusliche Umfeld mit einbezogen, sondern auch die niedergelassene Ärztin.
- Tages-/Wochenplan: Auswertung, Interpretation und Planung begleiten praktisch die gesamte Zeit der Versorgung.

! Die mögliche Stundenzahl dient als Annäherungswert zur Angabe auf der Verordnung (Seite 2, Muster 12a.2/E, Angaben des Pflegedienstes zur vorläufig geplanten Leistung).

! Beispiele weiterer nützlicher Instrumente sind Biografiearbeit, lösungsfokussierte Gesprächsführung, Besprechung von Hausaufgaben oder der Wechsel von Umgebungsvariablen wie Wohnumfeld oder gemeinsame Außenaktivitäten.

Tätigkeitsmerkmale

Neben den Aufgaben wie Erstellung des Assessments, Beziehungsgestaltung, prozesshafte Darstellung der geplanten Maßnahmen oder Wahrnehmung von Krankheitszustand und Entwicklung, die im stationären und teilstationären Setting in ähnlicher Form laufen, kommen in der APP einige spezifische Tätigkeiten hinzu.

- **Abstimmen therapeutischer Maßnahmen:**
  - Für eine Übereinstimmung geplanter Ziele mit anderen Diensten abstimmen. Die Dienste (z. B. persönliches Budget, Tagesstätte, WfbM) sind nie zur gleichen Zeit bei der Patientin.
  - Abstimmen mit der niedergelassenen Ärztin/Fachärztin
- **Medikamentenmanagement:**
  - Motivieren zur regelmäßigen Einnahme
  - Anleitung zum eigenverantwortlichen Umgang mit Medikamenten
  - Anleitung zur Selbstbeobachtung von Wirkung und Nebenwirkung
  - Ergänzende Beratung bei der Integration im Alltag, z. B. Verschieben der Einnahmezeit
  - Beratung bei der Medikamentenbevorratung
  - Medikamentenumstellung unter ambulanten Bedingungen
- **Eigen- oder Fremdgefährdung:**
  - Erarbeiten eines Vertrags für einen offenen Umgang mit der Problematik (wer darf/muss informiert werden?)
  - Kontakt zu Vertrauenspersonen
  - Gemeinsame Sprache für konkrete Gefährdungssituation entwickeln
  - Maßnahmen/Strategien der Gefahrenabwendung unter ambulanten Bedingungen festlegen
- **Krisenintervention:**
  - Erkennen kritischer Situation im häuslichen Umfeld (Frühwarnzeichen)
  - Erarbeiten von Krisenplan und Copingstrategien unter Einbeziehen von Angehörigen und der niedergelassenen Ärztin
  - Begleitung notwendiger Kriseninterventionen
- **Aktivierung und Training von Alltagsfähigkeiten:**
  - Aufdecken dysfunktionaler Strategien wie z. B. Rückzug von Freunden. Ziel: Wiederbeleben früherer Freundschaften.
  - Anbahnen neuer Freundschaften, Besuch von Freizeitaktivitäten
  - Motivieren/Begleiten krankheitsspezifischer Angebote wie Tagesstätten und Kontaktstellen

- Inanspruchnahme und Erfüllung sozialer Rechte und Pflichten
- Begleitung/Training bezüglich angstbesetzter Alltagsanforderungen

- **Kognitives Training**
- **Tages- und Wochenstrukturierung:**
  - Erkennen und Modifizieren mangelnder Tages- und Wochenstrukturierung
  - Unterstützung bei der Selbstreflexion
  - Erarbeiten alternativer Handlungsstrategien
  - Hilfen beim Herstellen eines Realitätsbezugs im Lebensumfeld
  - Problemhierarchie im häuslichen Umfeld erarbeiten
- **Zusammenarbeit mit Angehörigen/Partnerin:**
  - Bifokale Edukation (Einbeziehen von Familie und bestenfalls der Ärztin)
  - Erkennen belastender Lebenszusammenhänge
  - Entlastende Maßnahmen im häuslichen Umfeld
  - Aktivierung familiärer Hilfspotenziale
  - Aufklärung der Angehörigen zum Thema „Krankheit und Auswirkungen im System einer Familie“
  - Aufklären über Behandlungsmodelle

! Diese Aufgaben werden im stationären Setting durch an der Behandlung beteiligte Berufsgruppen angeboten. In der APP ist dies jedoch alleinige Aufgabe der behandelnden Pflegefachpersonen.

Kontakte/Maßnahmen außerhalb der Wohnung der Patientin

Es ist notwendig, mit dem eigenen Arbeitgeber/der Klinikleitung die versicherungsrechtlichen Dinge (z. B. einen möglichen Haftungsausschluss) zu klären, wenn die Patientin z. B. im Dienstwagen oder Privatwagen mitgenommen wird.

- Außenaktivitäten können zum Aufbau positiver Aktivitäten genutzt werden. In einem Café sitzen und einfach nur plaudern oder ein eher schweigsamer Spaziergang im Wald können gelegentlich auch einer notwendigen Therapiepause dienen. Diese kann sinnvoll sein, wenn die Patientin ihre „Hausaufgaben“ nicht mehr erledigen kann, z. B. Wochenplan, Stimmungstagebuch oder Expositionsübungen.

! Sich mit einer Patientin zu einer bestimmten Uhrzeit an einem abgesprochenen Ort zu treffen, kann für Patientinnen, z. B. mit Depressionen oder Ängsten, eine Herausforderung sein.

Behandlungsplanung/Behandlungsziele

Die Krankenkassen fordern zu der Verordnung und den erfassten Fähigkeitsstörungen auch einen vorläufigen Behandlungsplan bzw. vorläufige Behandlungsziele:

- **Erreichen von Behandlungs- und Pflegeakzeptanz:**
  - Bearbeitung des Krankheitsmodells mit der Patientin und deren Umfeld
  - Identifizieren dysfunktionaler Kognitionen und Konfliktfelder
- **Bewältigung von Krisensituationen:**
  - Begleitende Hilfe bei den Aktivitäten des täglichen Lebens
  - Berücksichtigung der Ressourcen der Patientin
- **Entwicklung adäquater Bewältigungsstrategien wie:**
  - Training von Alltagskompetenzen
  - Training emotionaler Kompetenzen
  - Euthymie
  - Selbstsicherheitstraining
  - Psychoedukation
  - Expositionsübungen

- Erreichen und Sichern einer größtmöglichen Selbstständigkeit, Verbleib in der häuslichen Umgebung
- Erhalt/Verbesserung der Orientierung
- Erhalt/Verbesserung von Autonomie und eigenverantwortlicher Lebensführung

Familienkonferenz/Netzwerkkonferenz/„Offener Dialog"

Bei dieser Form des gemeinsamen Dialogs besteht die Möglichkeit, als Ort der Begegnung die häusliche Umgebung oder, falls dies die Patientin wünscht, auch die Klinik zu wählen.

Mit der Patientin abstimmen:

- Welcher Ort, welches Datum und welche Uhrzeit sind sinnvoll?
- Wer soll teilnehmen?
- Form der Einladung: Lädt die Patientin oder die APP ein, soll die Einladung persönlich, am Telefon oder schriftlich (▶ Abb. 17.1), z. B. auf offiziellem Briefpapier der Einrichtung, erfolgen?

Bifokale Aufklärung/Edukation

Kliniken mit einem Flächenversorgungsgebiet werden bifokale Psychoedukationsangebote kaum möglich machen. In der aufsuchenden Tätigkeit einer APP trägt man das Angebot in die Familie.

Wichtigste Vorteile sind:

- Gleicher Wissensstand in der Familie/Wohngemeinschaft
- Differenzierung von Frühwarnzeichen in bis zu vier Stufen unter Einbeziehung der Familie/Wohngemeinschaft:
  - Vage Vermutung einer beginnenden Krise
  - Leichte Frühwarnzeichen
  - Sichere schwerwiegende Frühwarnzeichen
  - Notwendige Krisenintervention unter stationären Bedingungen
- Gegenseitiges Absichern, dass gewünschte Hilfen ebenso angenommen werden, wie die Angebote zur Verfügung gestellt werden

! Im stationären Setting wird z. B. mit ca. 5 Patientinnen in einer Gruppensitzung ein Krisenplan geschrieben. In der APP können das 2–3 Std. werden und noch einmal 2–3 Std. für den Abgleich mit der Familie/Wohngemeinschaft und der behandelnden Ärztin.

Ambulanter Hospitalismus

Hospitalismus ist nicht nur im stationären Setting möglich. Durch die ungestörte Zusammenarbeit mit bis zu 70–100 Sitzungen in 4 Monaten entsteht eine intensive therapeutische Beziehung. Anzeichen für einen ambulanten Hospitalismus können sein:

- Abhängigkeit von der Bezugspflegeperson. Bei Urlaub oder Krankheit wird kein Ersatz gewünscht.
- Patientinnen wollen immer wieder von derselben Bezugspflegeperson aufgesucht werden.
- Nach Beendigung der APP, die von der Betroffenen als zu plötzlich erlebt wird, kommt es zur drastischen Verschlechterung und Einweisung in eine psychiatrische Klinik.

Vernetzung

Die APP wird i. d. R. für 4 Monate verordnet. Für viele Patientinnen ist es wichtig, einen guten Übergang in die eigenständige Lebensführung vorzubereiten. Zudem ist oft eine Anbindung, die zwischenmenschliches Erleben fördert, sinnvoll.

Tagesklinik für Psychiatrie, Psychotherapie ... in ...

Herrn/Frau
....
Straße
Stadt

12.01.2025

Sehr geehrte/r ...

im Namen von ... möchten wir Sie ganz herzlich zu einem „Offenen Dialog" einladen.

Wir betrachten den „Offenen Dialog" als Baustein der Behandlung. Ziel ist es hierbei, dieser Art der Netzwerkorientierung als neuen Lösungsweg zukünftiger möglicher Krisen von ... zu begegnen.

Sie erhalten dabei allgemeine Informationen zum Störungsbild und den aktuellen Therapiemöglichkeiten. Vorgestellt wird der gemeinsam erarbeitete Krisenplan von ... und der darin enthaltene Maßnahmenkatalog.

Im Anschluss haben Sie die Möglichkeit, mit ... und dem Behandlungsteam in einen „Offenen Dialog" einzutreten.

Wir würden uns sehr freuen, Sie
am: ...
im: ...
um: ...
begrüßen zu dürfen
...

Mit freundlichen Grüßen
....

Abb. 17.1 Beispieltextvorlage für eine schriftliche Einladung [L157]

Beispiele:

- Familienanbindung fördern
- Wiederbeleben alter Freundschaften
- Aktivierung von Hobbys oder Finden neuer Hobbys, die man nicht alleine betreibt (z. B. Lauftreff)
- Kontaktaufnahme mit Laienhelfer
- VHS-Kurse, wenn diese finanzierbar sind

- Kontakt- und Informationsstellen oder Kaffeetreff finden sich häufig in Tagesstätten.

! Problem: eventuelle Kosten für Hobbys. → Beispielsweise ermöglichen Vereine auf Nachfrage meist einen ermäßigten Vereinsbeitrag.

17.1.3 Dokumentation

Spannungsfeld „Behandlerin – Betroffene – MD"

- Die Pflegefachpersonen der APP bilden eine objektive Darstellung der Behandlung ab. Dazu gehört die Schaffung von Erfolgen oder Ressourcen ebenso wie Rückschritte durch therapieschädigende oder dysfunktionale Strategien.
- Die Betroffene hat oft nicht den Wunsch, Rückschritt in ihrer Dokumentation nachzulesen. Manchen Betroffenen ist z. B. die Darstellung familiärer Streitigkeiten oder persönlicher Schwächen (z. B. Drogenkonsum) peinlich.
- Der MD achtet immer häufiger auf eine defizitär orientierte Dokumentation, um eine Genehmigung/Fortführung der ambulanten Versorgung zu empfehlen.
- Zu jeder Folgeverordnung wird eine Darstellung/Evaluation der Behandlung gefordert. Bewährt hat sich in einigen Bundesländern die Darstellung von:
  - Erreichten Zielen
  - Bestehender Fähigkeitsstörung
  - Prognose

Dokumentation in der Leistungserfassung

Im klinischen Setting werden in der Dokumentation das Verhalten und die Entwicklung alleine und in der Gruppe erfasst. Bei der Leistungserfassung in der APP wird sachlich und neutral die Tätigkeit dargelegt, die zur Honorarforderung gegenüber der Krankenkasse notwendig ist. Ergebnisse, Bewertungen und Ablaufbeschreibungen sind aus datenschutzrechtlichen Gründen nicht zulässig.

! Die folgenden Beispiele sind als Mustervorlagen zu verstehen und sollten durch die Pflege-/Behandlungsplanung erklärbar sein.

- **Beispiele einer allgemeinen Dokumentation:**
  - Wissensüberprüfung zur Krankheit
  - Entwicklung eines gemeinsamen Ätiologiemodells
  - Durchsicht/Modifizierung/Interpretation vereinbarter Hausaufgaben
  - Besprechung der aktuellen Krisensituation, gemeinsame Ursachensuche
  - Aufdecken dysfunktionaler Kognitionen
  - Aufdecken dysfunktionaler Strategien
  - Erkennen von Resilienzbildung
  - Vorbesprechung von „Kontakt zu Behörden"
  - Vorbereitung einer „Familienkonferenz"
  - Ressourcensuche
  - Möglichkeiten, Ressourcen in den Tagesablauf zu integrieren
  - Rolle der Angehörigen erfassen
  - Mit den Angehörigen deren Rolle definieren
  - Bedeutung von Selbsthilfegruppen für Betroffene und Angehörige
  - Medikamentenmanagement
  - Bekanntgabe des Krisenplans (Angehörige/Freundin/Ärztin)
  - Einbinden der Angehörigen in den Krisenplan
  - Einbinden der behandelnden Ärztin in den Krisenplan
  - Aufzeigen von Rechtsfragen
  - Thema „Arbeitsverhältnis und psychische Erkrankung"
  - Verständnisüberprüfung vermittelter Aufklärung

  - Besprechung, gemeinsames Durcharbeiten oder Übergabe schriftlicher Information
  - Besprechung, gemeinsames Durcharbeiten oder Übergabe von Informationen auf Datenträgern. Es ist darauf zu achten, dass keine Urheberrechte verletzt werden. Gut eignen sich z. B. seriöse Sendungen aus Mediatheken der öffentlich-rechtlichen Sendeanstalten oder anderen frei zugänglichen Informationsportalen.
- **Dokumentationsbeispiele in der Versorgung von Menschen mit einer Psychose** (▶ 4.3):
  - Überprüfung bestehenden Wissens zur Krankheit
  - Erarbeitung des Vulnerabilitäts-Stress-Coping-Modells
  - Ableitung von Behandlungsstrategien aus dem erarbeiteten Ätiologiemodell
  - Rolle der Medikamente
  - Rolle der Angehörigen
  - Dopaminhypothese
  - Einteilung der Plus- und Negativsymptome
  - Aufspüren von Komorbiditäten
  - Frühwarnzeichen in Stufen einteilen
  - Ergänzung der Liste an Frühwarnzeichen durch Angehörige/Ärztin
  - Krisenplan entwickeln
- **Dokumentationsbeispiele in der Versorgung von Menschen mit einer Depression** (▶ 4.1):
  - Überprüfung bestehenden Wissens zur Krankheit
  - Vermittlung des Verhaltensmodells
  - Zusammenhang zwischen Aktivität und Stimmung vermittelt
  - Motivationsdreieck: Denken – Fühlen – Handeln vermittelt
  - Selbstverstärkung
  - Außenaktivität planen/begleiten
  - Vertiefung des Aktivitätsaufbaus
  - Schaffung von Veränderungsmotivation
  - Kognitionsmodell vermittelt
  - Einfluss der Gedanken auf Stimmung und Handlung erklärt
  - Erlernen neuer Sichtweisen: ABC-Technik
  - Kognitive Neubewertung
  - Vertiefung der 5-Spalten-Technik
  - Gemeinsames Auswerten des BDI
- **Dokumentationsbeispiele in der Versorgung von Menschen mit einer Angsterkrankung** (▶ 8.1):
  - Allgemeine Informationen zu Angst und Angststörung
  - Ursachen für die Entwicklung einer Angststörung
  - Teufelskreis der Angst vermittelt
  - Die vier Anteile der Angst (Körper, Denken, Fühlen, Verhalten; können Themen je einer Sitzung sein)
  - Erstellen einer Angsthierarchie
  - Übungsschritte zur Angstbewältigung planen
  - Entspannungsmethoden vermittelt
  - Aufklärung/Beratung zur medikamentösen Behandlung
  - Verhaltensanalyse
  - Vorbereitung der Expositionstherapie
  - Umgang mit dem Übungsprotokoll
  - Nutzen und Umsetzen eines Belohnungssystems
  - Die „Goldenen Regeln“ der Angstbehandlung

  - Die gelernten Regeln im Selbstgespräch
  - Umgang mit Rückschlägen besprochen
- **Dokumentationsbeispiele in der Versorgung von Menschen mit einer manischen Episode oder bipolarer affektiver Störung bei gegenwärtiger manischer Episode:**
  - Stabilisierung der Familie
  - Absprachen und Regeln zum Umgang/Kommunikation
  - Stimmungstagebuch
  - Schlafarchitektur erfassen
  - Indikatoren wie Sprache, Gedanken, Beschäftigung erfassen
  - Frühwarnsymptome gemeinsam erfassen
  - Wochenplan
  - Schädigendes Verhalten und mögliche psychische Co-Erkrankungen besprechen (z. B. Alkoholmissbrauch)
- **Dokumentationsbeispiele in der Versorgung von Menschen, die keinen guten Umgang mit Stress und negativen Emotionen gelernt haben:**
  - Erfassen der Fähigkeiten im Umgang mit Stress/negativen Emotionen
  - Erfassen von typischen Situationen, die belastende Emotionen auslösen
  - „Berner Emotionsmodell" oder äquivalente Modelle
  - Wie entstehen Emotionen?
  - Rolle der Amygdala
  - Langfristige Gefahren/Folgen anhaltender negativer Emotionen
  - Zusammenhang zwischen Adrenalin, Noradrenalin, Kortisol erklärt
  - Körperseite von Stresshormonen besprochen
  - Bewertung und primäre Reaktion
  - Evolutionsmodell emotionaler Reaktionen besprochen
  - Vermittlung von Basiskompetenz 1–7 (▶ 14.3.7)
- **Dokumentationsbeispiele in der Versorgung von Menschen mit sozialen Rückzugstendenzen:**
  - Prozessmodell von Verhalten in sozialen Situationen erklärt
  - Rolle der kognitiven Verarbeitung erklärt
  - Rolle der emotionalen Verarbeitung erklärt
  - Dreieck: Verhaltensweise – Gewohnheit – Persönlichkeit erklärt
  - Diskriminationstraining
  - Selbstsicheres Verhalten besprochen und eingeübt
  - Selbstlobübung
  - Recht durchsetzen besprochen und eingeübt
  - Gefühle entdecken und benennen besprochen und eingeübt
  - Durchsicht/Übergabe von Übungsmaterialien

17.2 Soziotherapie

Soziotherapie ist eine ambulante Versorgungsleistung für Patientinnen mit schweren psychischen Störungen.
Soziotherapie soll Menschen in die Lage versetzen, andere medizinische Behandlungen in Anspruch zu nehmen. Weiterhin soll sie helfen, unnötige Krankenhausaufenthalte zu vermeiden. Abhängig vom Krankheitsbild sind diese Patientinnen oft nicht in der Lage, Leistungen, auf die ein Anspruch besteht, selbstständig in Anspruch zu nehmen.
Voraussetzungen sind eine positive Prognose bzw. Therapiefähigkeit und das Erfordernis, dadurch Klinikaufenthalte zu vermeiden, zu verkürzen oder zu ersetzen, falls diese nicht durchführbar sind.

Neben dem klassischen Indikationsbereich der Psychosen, schweren Verläufen bei bipolaren Störungen und Verlaufsformen der Depressionen mit psychotischen Symptomen, liegt der Fokus von Soziotherapie bei:

- Ko-Morbiditäten (z. B. Persönlichkeitsstörungen, Suchterkrankungen, chronische Schmerzerkrankungen)
- Bei stark eingeschränkten Fähigkeiten zur Planung und Alltagsstrukturierungen (z. B. bei Zwangs- und Somatisierungsstörungen)
- Bei eingeschränkten Fähigkeiten zur selbstständigen Inanspruchnahme ärztlicher Leistungen (z. B. schweren Angststörungen)

Für wen eignet sich die Soziotherapie?

Soziotherapie eignet sich für Patientinnen, die besonders belastet sind von starken krankheitsbedingten Beeinträchtigungen:

- des eigenen Antriebs,
- der Ausdauer,
- der Motivation
- des planerischen Denkens und Handelns,
- der Konfliktfähigkeit und der angemessenen Konfliktlösungsstrategien,
- der Konzentration,
- der kognitiveren Leistungsfähigkeit.

Verordnung, Behandlungsplan und Kosten

Für eine Kostenübernahme dieser Leistung durch die gesetzlichen Krankenkassen sind eine fachärztliche Verordnung aus den Bereichen Psychiatrie, Neurologie, Kinder und Jugendpsychiatrie oder Psychotherapie und eine Genehmigung durch die zuständige Krankenkasse erforderlich. Gemäß § 37 a Abs. 3 SGB V entsteht für den Versicherten eine Zuzahlungspflicht. Die Patientinnen zahlen, wenn sie nicht befreit sind, pro Kalendertag an dem Soziotherapie stattfindet, einen Eigenanteil von 10 % der tatsächlichen Kosten, allerdings mindestens 5 Euro und maximal 10 Euro. Zu Beginn der Behandlung wird ein gemeinsamer Behandlungsplan zwischen Patientin Verordnerin und Soziotherapeutin erstellt. Die darin vereinbarten und konkret verordneten Leistungen bilden die Grundlage der soziotherapeutischen Behandlung. Regelmäßig werden der Therapieverlauf und die Therapieziele beraten und in enger Kooperation aller Beteiligten angepasst. Mittels der Arbeit mit psychoedukativen Methoden sollen sich die Krankheitswahrnehmung und die Lebensqualität der Patientinnen verbessern.

Tipps, Tricks und Fallen

- In den meisten Bundesländern sind die Zulassungsverfahren (ähnlich einem Kassensitz), Soziotherapie in eigener Praxis auszuüben, identisch mit den Anforderungen an die Mitarbeiterinnen der ambulanten psychiatrischen Pflege. Langjährige Erfahrungen in der klinischen Akutbehandlung, eigene Praxisräume mit den baulichen Voraussetzungen vergleichbarer Anbieter wie Physiotherapiepraxen.

! Achtung. In den Bundesländern wird das z. T. sehr unterschiedlich gehandhabt.

- So gibt es in Rheinland-Pfalz z.Zt. nur etwa 10 zugelassene Soziotherapeutinnen in eigener Praxis für über 4 Millionen Einwohner. Grund sind vermutlich **nicht** die hohen gesetzlichen Hürden, sondern zusätzliche Hürden durch Krankenkasse. In RLP läuft der Zulassungsprozess über die AOK Rheinland-Pfalz/Saarland. Hier wird eine Vollzeitstelle in der Soziotherapie gefordert. Das Genehmigungsverfahren nimmt jedoch bisweilen schon mal mehr als ein Jahr in Anspruch, während dieser Zeit muss die Praxismiete bereits getragen werden.

17

17.3 Stationsäquivalente Behandlung

Die stationsäquivalente psychiatrische Behandlung (StäB) ist eine Form der Krankenhausbehandlung von Menschen mit einer psychischen Erkrankung. Sie kann zur Anwendung kommen, wenn eine psychiatrische Behandlung in einem Krankenhaus notwendig wäre, aber eine gleichwertige Behandlung im häuslichen Umfeld der betroffenen Personen durch das Behandlungsteam einer Klinik stattfindet. Die Möglichkeit besteht in Deutschland seit 2017 und ist Krankenkassen finanziert (im SGB V, § 115d geregelt).
Grundsätzlich gelten für StäB die gleichen Aufnahmekriterien wie für eine vollstationäre Krankenhausbehandlung. Die Behandelnden in der psychiatrischen Einrichtung entscheiden über die Indikation für eine stationsäquivalente Behandlung. Dabei müssen vorher die Therapieziele festgelegt werden. Die Behandlung ist dabei unabhängig von der psychiatrischen Diagnose.

Voraussetzung für eine stationsäquivalente Behandlung

- Eignung des häuslichen Umfelds. Damit ist beispielsweise gemeint, dass es die Möglichkeit eines Vier-Augen-Gesprächs gibt.
- Alle Personen, die im gleichen Haushalt leben, müssen einer solchen Behandlung zustimmen.

Die stationsäquivalente Behandlung kann durch psychiatrische Krankenhäuser oder durch Allgemeinkrankenhäuser mit fachärztlich geleiteten psychiatrischen Abteilungen durchgeführt werden, sofern diese eine regionale Versorgungsverpflichtung haben.
In der mobilen Behandlung hat die Therapie die gleichen Leistungen zu erbringen, wie sie auch in einer Behandlungsstation geleistet werden.
Die fachärztlich geleiteten Behandlungsteams bestehen aus Ärztinnen, Psychologinnen, Pflegefachpersonen und Spezialtherapeutinnen.
Tägliche Kontakte durch mindestens einer der beteiligte Berufsgruppen sind obligatorisch. Ebenso muss der tägliche Austausch der beteiligten Behandlungspersonen sichergestellt sein. Das Krankenhaus ist verpflichtet, für die Patientinnen 24 Std. lang im Rahmen einer Rufbereitschaft telefonisch erreichbar zu sein. Dokumentiert wird die Behandlung wie im stationären Bereich. Es darf keine Unterschiede in den Anforderungen an die Dokumentation geben.

17.4 Home Treatment

Home Treatment ist ebenfalls eine Alternative zur stationären Akutbehandlung und noch wenig etabliert. Home Treatment lässt sich nur unwesentlich von StäB unterscheiden. Die Finanzierungssysteme stehen einer flächendeckenden Umsetzung immer noch entgegen.
Das HT soll, wie die StäB, ambulante psychiatrische Pflege (APP) oder Soziotherapie, stationäre Behandlung reduzieren oder verkürzen.
HT muss sich, inhaltlich und strukturell, abgrenzen gegenüber:

- Institutsambulanzen
- Tageskliniken
- Kriseninterventionszentren
- Case Management (koordinative Aufgaben)
- Intensives Case Management (höherer Personalschlüssel, dennoch primär nicht aufsuchend)

17.5 IT-gestützte Therapie

Björn Daum, Justin Wilhelms

Die ambulante Betreuung psychisch kranker Menschen in ihrer individuellen sozialen Lebenswelt hat einen enormen Stellenwert in der Behandlung psychiatrischer Erkrankungen. Onlinegestützte audiovisuelle Kommunikation (Telemedizin) kann hier eine sinnvolle Erweiterung der Handlungsmöglichkeiten ambulant psychiatrisch Tätiger sein.
Wie fragil aufsuchende ambulante Angebote sein können, ist auch besonders im Zuge der COVID-19-Pandemie deutlich zu Tage getreten. Aufgrund Quarantäne und Kontaktbeschränkungen kam es in vielen Regionen zu einem flächendeckenden Ausfall der aufsuchenden Behandlung. In vielen Fällen konnte dies durch onlinegestützte audiovisuelle Kommunikation teilweise kompensiert werden.

Spezielle Anforderungen und Bedingungen im ambulanten psychiatrischen Setting

- Eigenverantwortliche Planung der Besuche und des therapeutisch-pflegerischen Handelns
- Verändertes Rollenverständnis in der ambulanten Arbeit (professionell Tätige als Gast)
- Umgang mit therapeutischen Wagnissen und Risikoeinschätzung vor allem im Hinblick auf Eigen- und Fremdgefährdung
- Höhere Eigenverantwortung der Klientinnen, da nicht dauerhaft professionelle Helfende vor Ort sind
- Klientinnen können im Krisenfall nicht unmittelbar aufgesucht werden.
- In ländlich geprägten Regionen sind teilweise erhebliche Wegstrecken zurückzulegen.
- Telefonkontakte sind schnell möglich, aber dabei fehlen Informationen, die an das „Sehen und Gesehen werden" geknüpft sind.

Onlinegestützte audiovisuelle (Telemedizin) kann hier eine sinnvolle Erweiterung der Handlungsmöglichkeiten ambulant psychiatrisch Tätiger sein.

Warum onlinegestützte audiovisuelle Kommunikation?

- Gegenseitiges Sehen spielt eine zentrale Rolle, da hier noch einmal intensiver als bei einem Telefonkontakt zentrale Wirkfaktoren der therapeutischen Beziehung aktiviert werden.
- Wirksamkeit telemedizinischer Angebote ist durch zahlreiche Studien hinlänglich belegt.
- Sowohl Klientinnen als auch professionell Tätige schätzen vor allem die Möglichkeit, die Gesprächspartnerin auch zu sehen und nicht nur zu hören.

Psychiatrische Arbeit ist in erster Linie „sprechende Kunst". Also müssen eine gute und stabile Bild- und Tonqualität gewährleistet sein. Die heutigen „smarten" Endgeräte wie Notebooks, aber vor allem Handys und Tablets erfüllen diese Anforderungen. Unabhängig von der Auswahl der Geräte muss selbstverständlich die Datensicherheit gewährleistet sein.

> **! Tipps, Tricks und Fallen**
> - Aspekte des Datenschutzes beachten (evtl. Absprachen mit Datenschutzbeauftragten treffen)

- Stabile W-LAN-Verbindung im häuslichen Umfeld der Klientin, den Einsatz von mobilen Datenkarten prüfen, falls keine Internetanbindung vorhanden ist
- Möglichst einfache Soft- und Hardwarelösungen anstreben
- Genaue Absprachen mit dem Klienten bezüglich Zeitpunkts und Nutzung treffen
- Im Krisenfall sollte die Kontaktaufnahme zunächst konventionell über Telefon erfolgen, damit auf jeden Fall eine Kontaktaufnahme gelingt
- Die Affinität zum onlinegestützten Medium ist vor allem bei jüngeren Klientinnen hoch, ältere Klientinnen benötigen u. U. mehr Unterstützung.
- Konfiguration der Hard- und Software an die nötigen Voraussetzungen anpassen

17.5.1 Vorgehen und mögliche Einsatzfelder

Zunächst sollte die Klientin über die Möglichkeit onlinegestützter audiovisueller Kommunikation aufgeklärt werden. Aus Sicht der Autoren ist es dabei besonders sinnvoll, diese zunächst komplementär zu herkömmlichen Face-to-face-Terminen anzubieten. Art, Inhalt und Taktung der Kontakte können individuell mit der Klientin abgesprochen werden. Den Einsatzfeldern sind dabei keine kreativen Grenzen gesetzt. Einige mögliche Einsatzfelder wären:

- Befindlichkeits- und Stimmungsabfragen sowie Einschätzung der aktuellen Psychopathologie
- Wochenreflexionen, Reflexion zuvor besprochener und erprobter Interventionen
- Psychoedukation zu verschiedenen Themen
- Angehörigenberatung
- Training emotionaler Kompetenzen
- Durchführung von Achtsamkeits- und Entspannungsübungen
- Etc.

Tipps für den Einsatz in drohenden und akuten Krisen

- Im Vorfeld genaue Vorgehensweise für den Krisenfall mit der Klientin besprechen
- Im Krisenfall erste Kontaktaufnahme über Telefon, damit auf jeden Fall ein Gespräch zustande kommt
- Ist der erste Kontakt hergestellt, kann die aufsuchend Tätige zügig über das entsprechende Medium, z. B. einem Smartphone oder Tablet, zurückrufen.
- Durch das „Sehen“ und „Gesehen-Werden“ kann die aktuelle Befindlichkeit der Klientin sicherer eingeschätzt werden.
- Psychopathologie kann besser eingeschätzt werden und es entsteht die Gelegenheit, das persönliche Umfeld der Klientin in Augenschein zu nehmen.

Es gibt Hinweise darauf, dass die Selbstwirksamkeit der Klientinnen bereits durch die reine Anwesenheit eines entsprechenden Geräts steigt. Klientinnen schätzen die Qualität eines audiovisuellen onlinegestützten Gesprächs höher als bei einem klassisch analogen Telefonkontakt ein. Sie berichten, dass sie hier sicherer sind, ganz im Sinne des aktiven Zuhörens, die volle Aufmerksamkeit des Gegenübers zu besitzen. Die Möglichkeit der schnellen onlinegestützten audiovisuellen Kontaktaufnahme kann dazu beitragen, Krisensituationen schon vor deren Entstehung zu verhindern.

Neben der Videotelefonie mit einem Tablet oder Smartphone können entsprechende „smarte" Geräte weitere sinnvolle therapeutische Ergänzungen ermöglichen (▶ Abb. 17.2).

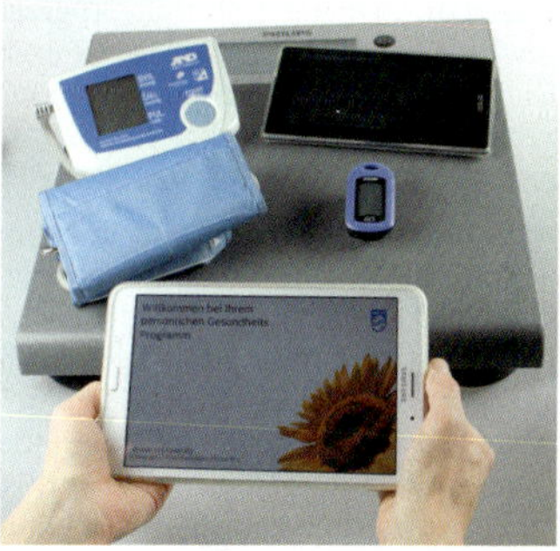

Abb. 17.2 Telemedizinische Hardware bzw. smarte Endgeräte [W1342]

Weitere therapeutische Nutzungsmöglichkeiten „smarter" Endgeräte

- Führen von Stimmungs- und Spannungstagebüchern
- Aufrechterhaltung der therapeutischen Beziehung
- Anleitung zur Durchführung von Achtsamkeits- und Entspannungsübungen
- Flankierende therapeutische Unterstützung durch ausgewählte und dafür geeignete Apps
- Führen eines Aktivitätsprotokolls
- Aufbau eines Aktivitätenplans zum Aufbau positiver Aktivitäten

Anwendungsfelder digitaler Hilfsangebote

In den letzten Jahren ist das Angebot digitaler Hilfsangebote für Menschen in psychiatrischen Krisen kontinuierlich angewachsen. Hier bieten sich vielfältige Anwendungsmöglichkeiten, gerade bei jüngeren Klientinnen, die als „Digital Natives" meist eine hohe Affinität zu den Medien aufweisen. Hier einige Beispiele:

Digitale Gesundheitsanwendungen(DiGA) Die Anwendungen für PC, Tablet oder Smartphone sollen die Betroffene bei Therapie und Genesung unterstützen. Es sind zertifizierte Medizinprodukte, deren Wirksamkeit nachgewiesen sein muss und die beim Bundesinstitut für Arzneimittel und Medizinprodukte (Bfarm) gelistet sind. Viele dieser Apps, PC-Programme oder auch Websites benutzen die Klientinnen allein, manche werden im Rahmen einer Therapie von Patientinnen und Therapeutinnen gemeinsam verwendet. Ärztinnen und Psychotherapeutinnen können DiGAs verschreiben, dann übernehmen die gesetzlichen Krankenkassen die Kosten. DiGAs gibt es für zahlreiche psychische (z. B. Depression, Angststörungen, Schlafstörungen) und somatische Erkrankungen (z. B. Hypertonie, Diabetes mellitus, Rückenschmerzen). Das DiGA-Verzeichnis wird stetig erweitert. deprexis® unterstützt Menschen mit Depressionen durch ein interaktives Online-Programm mit Inhalten aus der kognitiven Verhaltenstherapie. Es beinhaltet Übungen und Strategien zum Umgang mit depressiven Symptomen. deprexis® kann unterstützend bei mittelgradigen und schweren depressiven Episoden eingesetzt werden, bei leichten Verläufen ist auch eine alleinige Nutzung wirksam. Weitere DiGAs finden sich im DiGA-Verzeichnis des Bfarm und sind dort online abrufbar.

Digitale Selbsthilfeprogramme Diese bieten den Nutzenden eine hohe Flexibilität, bestehen meist aus mehreren Modulen, beinhalten Selbstbeobachtunganteile, Übungen und edukative Inhalte. Sie können durch Therapeutinnen begleitet werden, z. B. in Form von E-Mails, digitalen Sprechstunden usw. moodgym® unterstützt Betroffene dabei, negative Kognitionen zu erkennen und zu verändern, dazu werden Elemente der kognitiven Verhaltenstherapie genutzt. Die Selbstwahrnehmung der Nutzenden wird gestärkt und der Zusammenhang zwischen Gedanken und Gefühlen wird erfahrbar.

Sofern die digitalen Selbsthilfeprogramme nicht begleitet werden, bedarf es einer gewissen Selbstorganisation der Nutzenden.
Digitale Selbsthilfeprogramme sind sehr gut evaluiert und die Wirksamkeit ist in zahlreichen Studien nachgewiesen worden. Dabei sind die begleiteten Interventionen wirksamer als die „Stand-Alone"-Varianten.

Selbsthilfe-Apps Meist weniger komplex als die Selbsthilfeprogramme. Sie können in den entsprechenden App-Stores bezogen werden. Es gibt eine Vielzahl unterschiedlicher Angebote, die eine unterschiedliche Qualität aufweisen. Meist dokumentieren diese Apps persönliche Daten wie Schlafdauer, Stimmung, Anspannung etc. Anders als bei den digitalen Selbsthilfeprogrammen und DiGAs gibt es für Selbsthilfe-Apps keine eindeutigen Wirksamkeitsbelege und gerade die „Stand Alone" Varianten werden kritisch gesehen. 7Mind® wurde in Zusammenarbeit mit Psychologinnen und Achtsamkeitsexpertinnen entwickelt. Die App eignet sich für Anfängerinnen und Fortgeschrittene auf dem Gebiet der Achtsamkeit und Meditation. Hier stehen geführte Achtsamkeits-, und Meditationsübungen im Fokus. Die App eignet sich als Unterstützung zur Stressreduktion und zur Bearbeitung von Schlafproblemen.

Digitale Spiele (Serious Games) Die besondere Form von Computerspielen rückt die Lernerfahrung in den Fokus. Spielende sollen durch die entsprechenden Programme auf emotionaler, kognitiver und motivationaler Ebene gefördert werden. Studien weisen darauf hin, dass Serious Games ähnlich wirksam wie psychotherapeutische Interventionen sein könnten und von einigen Nutzenden gegenüber dieser favorisiert werden. Weitere Studien sind allerdings erforderlich, auch gerade um Aussagen zu negativen Effekten (z. B. Suchtpotenzial von Serious Games) treffen zu können. Dennoch können Serious Games gerade bei Kindern und Jugendlichen ergänzende therapeutische Bausteine sein. Habitica® unterstützt spielerisch Aufgaben-, und Zielverwaltung und kann so Menschen mit ADHS im Alltag entlasten. Dazu werden täglich anfallende Aufgaben und Routinen in ein Rollenspiel verwandelt. Die Erfüllung dieser Aufgaben führt dann zu Belohnungen und Spielfortschritten. Wirksam wird Habitica® vor allem durch den Aufbau extrinsischer Motivation und die Visualisierung von Fortschritten. Bei der Nutzung sollte allerdings darauf geachtet werden, dass nicht zu viele Aufgaben erstellt werden, da dies dann überfordernd wirken kann.

Künstliche Intelligenz Ein spannendes Feld dürfte zukünftig auch die Nutzung von künstlicher Intelligenz in Therapie, Begleitung und Forschung darstellen. Hier entwickeln sich gerade derzeit neue Anwendungsfelder.

18 Leistungen, Einrichtungen und Hilfen für psychisch kranke Menschen

Andrea Gasper

18.1 Leistungen zur Teilhabe und Gemeindepsychiatrie

18.1.1 Inklusion und Sozialraumorientierung

Ziele

- **Inklusion und Integration** von insbesondere chronisch psychisch kranken Menschen in die Gemeinde, dort ein **selbstständiges Leben** und **gleichberechtigte** soziale und gesellschaftliche **Teilhabe** ermöglichen, Hilfen vor Ort
- **Personenzentrierter Ansatz,** individuelle Bedürfnisse berücksichtigen
- Höchstmaß an Normalität und Autonomie gewährleisten bei **individueller Wunsch- und Wahlfreiheit**
- **Flexibles,** menschennahes, gut erreichbares **Versorgungssystem** anbieten
- Bausteinartig zusammengesetztes, abgestuftes **Verbundsystem** von Hilfen schaffen mit den berechtigten Ansprüchen und Rechten der betroffenen Menschen im Mittelpunkt
- **Sozialraumorientierung**

Leitgedanken

Allgemeiner Paradigmenwechsel zur Inklusion

- Allgemeiner Paradigmenwechsel in der Politik zu mehr Gleichbehandlung, Förderung von Chancengleichheit als Voraussetzung für Selbstbestimmung, Selbstbewusstsein und umfassende Teilhabe von Menschen mit Behinderung und von Behinderung bedrohter Menschen in allen Lebensbereichen wie Wohnen, Arbeiten, Bildung, Freizeit und Kultur, sprich: **Inklusion**
- Inklusion als zentrale Idee der **UN-Behindertenrechtskonvention** bedeutet wörtlich übersetzt: Zugehörigkeit, Einbeziehung, Einschließen. Inklusion bedeutet selbstverständliches Miteinander, Gemeinsamkeit von Anfang an. Im Idealfall nehmen alle Menschen an allen gesellschaftlichen Prozessen teil.
- Inklusion geht daher über die bisherige Integration (Wiederhereinholen) hinaus. Sie fordert die Schaffung von gesellschaftlichen Bedingungen, die Exklusion von vorneherein ausschließen, d. h. praktisch die Minimierung von Spezialeinrichtungen, das Einbeziehen von Menschen mit Behinderung in die normale Welt (Beispiel: Kinder mit Behinderung an Regelschulen). Inklusion benötigt daher die proaktive Beteiligung von anderen Akteuren in der Gemeinde und der Gesellschaft außerhalb der psychiatrischen Dienste und Einrichtungen, um Barrieren für psychisch kranke Menschen abzubauen und sie gleichberechtigt am öffentlichen Leben partizipieren zu lassen.
- Rechtliche Grundlagen hierfür finden sich im Art. 3 GG, im SGB IX von 2001, dem Behindertengleichstellungsgesetz (BGG 2002), dem allgemeinen Gleichbehandlungsgesetz (AGG 2006), dem Bundesteilhabegesetz (BTHG). Seit 2009 ist für Deutschland das Übereinkommen der Vereinten Nationen über die Rechte von Menschen mit Behinderung und von Behinderung bedrohter Menschen verbindlich.
- Der konkrete Zugang für Hilfebedarf und entsprechende erforderliche Leistungen wird an die Lebensbereiche der „Internationalen Klassifikation der Funktionsfähigkeit, Behinderung und Gesundheit" der WHO ausgerichtet (International Classification of Functioning, Disability and Health, ICF). Diese sind:
  1. Lernen und Wissensanwendung
  2. Allgemeine Aufgaben und Anforderungen

3. Kommunikation
4. Mobilität
5. Selbstversorgung
6. Häusliches Leben
7. Interpersonelle Interaktionen und Beziehungen
8. Bedeutende Lebensbereiche
9. Gemeinschafts-, soziales und staatsbürgerliches Leben

Mithilfe der ICF kann die aktuelle Funktionsfähigkeit jedes Menschen – oder ihre Beeinträchtigung – beschrieben und klassifiziert werden. Die Kategorisierung des ICF wurde daher auch im Eingliederungshilferecht in § 118 SGBXI aufgenommen zur Ermittlung des individuellen Hilfebedarfs entlang der Lebensbereiche bei der Teilhabe- und Gesamtplanung

Gemeindepsychiatrischer Verbund (GPV)

Träger von Maßnahmen und Hilfeangebote zur Versorgung psychisch kranker Menschen innerhalb eines Einzugsgebiets sollen im **gemeindepsychiatrischen Verbund** (GPV) planerisch wie organisatorisch zusammenarbeiten, und zwar in Bezug auf:

- Die Bestimmung des Hilfebedarfs
- Ein quantitativ wie qualitativ differenziertes und gut zugängliches Hilfesystem

Der GPV ist ein verbindlich kooperierendes Netzwerk von Einrichtungen und Diensten mit vertraglicher Verpflichtung zur Versorgung aller psychisch kranker Menschen in einem geografisch definierten Gebiet. Einige GPV haben sich zur „Bundesarbeitsgemeinschaft Gemeindepsychiatrischer Verbünde e. V." (BAG) zusammengeschlossen (www.bag-gpv.de).

- Uneingeschränkte Gleichstellung psychisch kranker mit somatisch kranken Menschen sowie Chancengleichheit, vor allem auch für die Zielgruppe der Menschen mit schweren akuten und lang dauernden psychischen Erkrankungen mit komplexem Hilfebedarf
- Vorrang nichtpsychiatrischer Hilfen
- Ambulant vor stationär, d. h. so wenig Hilfe wie möglich, so viel Hilfe wie nötig, d. h. auch Vermeidung bzw. Verkürzung von stationären Aufenthalten und Hospitalisierung
- Stärkung und Förderung von vorhandenen Fähigkeiten und Ressourcen
- Bedarfsgerechte individuelle, zeitnahe und umfassende Hilfeplanung gemeinsam mit dem Klienten mit möglichst flexibel abgestimmtem, differenziertem Teilhabeleistungsangebot mit barrierefreien Zugangs-/Übergangsmöglichkeiten. Hilfeplanung wird wirtschaftlich erbracht.
- Qualitative Weiterentwicklung des vielfältigen und differenzierten Leistungsspektrums
- Einrichtungs- und leistungsbereichsübergreifende Teilhabe- und Hilfeplanung
- Entwicklung gemeinsamer Standards und kontinuierliche Qualitätsverbesserung bzw. -sicherung
- Größtmögliche personale Betreuungskontinuität, persönliche Assistenz
- Vernetzung und Kooperations- sowie Koordinationsmodelle auf allen Ebenen, innerhalb des GPV und auch gegenüber anderen gesellschaftlichen Systemen. Zu den entsprechenden Gremien innerhalb des GPV gehören Teilhabeplankonferenzen, Psychiatriekoordinatoren, PSAG und die regelhafte, institutionalisierte Zusammenarbeit mit anderen Systemen, z. B. Aktionstage, Arbeitskreise mit Arbeitgebern, Schulen, Wohnungsanbietern/-projekten, Gemeinden.
- Enge Zusammenarbeit mit Angehörigen, Selbsthilfegruppen, Beteiligung von Psychiatrieerfahrenen

- **Zukunftsaufgaben:** Veränderungen in Erscheinungsformen von psychischen Erkrankungen, Veränderungen in der demografischen Entwicklung, mehr Diversität der Lebensgestaltung, Zugangsverbesserungen zum Hilfesystem, Aufbau barrierefreier und umfassender Hilfenetze

18.1.2 Recht auf Teilhabe

Grundlagen

Das Bundesteilhabegesetz vom 23.12.2016 (BTHG) hat den Anspruch, ein System des **Rechts auf Selbstbestimmung und gleichberechtigte Teilhabe/Partizipation** im Sinne eines modernen Teilhaberechts zu etablieren und die betroffenen Menschen aus dem bisherigen „Fürsorgesystem" herauszuführen.

- Die Leistungen sollen sich am **persönlichen Bedarf** orientieren **(personenzentrierter Ansatz).** Zukünftig verpflichten sich die Leistungserbringer, den individuellen Wünschen der psychisch kranken Menschen umfassend zu entsprechen, insofern diese angemessen sind und die Umsetzung des Wunsches durchführbar und zumutbar ist (104 Abs. 3 SGBIX).
- Die umfangreicheren Neuregelungen wurden in zeitlichen Intervallen in einer **Reform in vier Stufen** umgesetzt (2018, 2018, 2020, 2023). Von entscheidender Bedeutung für die Weiterentwicklung der psychiatrischen Landschaft mit spezifischen Einrichtungen, Diensten und Hilfen in der Gemeinde war die Änderung zum 01.01.2020.
- Die **Eingliederungshilfe** wurde komplett aus dem SGBXII, also dem Sozialhilferecht, herausgelöst und in das SGB IX unter dem Titel „Besondere Leistungen zur selbstbestimmten Lebensführung von Menschen mit Behinderungen" integriert. Hierdurch wird der Rechtsanspruch auf **Fachleistungen** hervorgehoben.
- Träger der Leistungen zur Teilhabe ist nicht mehr nur das Sozialamt, sondern auch andere Träger, die allesamt **jetzt als Rehabilitationsträger** bezeichnet werden. Hierzu gehören die gesetzlichen Krankenkassen, die Bundesagentur für Arbeit, die gesetzlichen Unfallversicherungen, die Rentenversicherung, die Kriegsopferversorgung und Kriegsopferfürsorge im Rahmen von sozialer Entschädigung, die öffentliche Jugendhilfe, die Träger der öffentlichen Eingliederungshilfe (bisher Sozialämter der Kommunen und der Länder).
- In der vierten Reformstufe zum 01.01.2023 sollte der leistungsberechtigte Personenkreis nach wissenschaftlicher Forschung und modellhafter Erprobung neu definiert werden (§ 99 SGBIX), eine Verkündung ist bis dato noch nicht erfolgt, bleibt also noch abzuwarten

18.1.3 Fachleistungen

Die Fachleistungen der Eingliederungshilfe umfassen ab 01.01.2020 (▶ Abb. 18.1):

Leistungen zur medizinischen Rehabilitation (§42 SGB IX)

- z. B. ambulante oder stationäre Behandlung, sonstige ärztliche oder ärztlich verordnete Maßnahmen zur Verhütung, Beseitigung oder Milderung der Behinderung, analog zu den Rehabilitationsleistungen der gesetzlichen Krankenversicherung
- Medizinische Rehabilitation durch die Eingliederungshilfe wird nachrangig gegenüber anderen Leistungsträgern wie Krankenkasse, Rentenversicherung geleistet, gemäß §2 SGB IV und §91 SGB IV.

Rehabilitations- bzw. Leistungsträger	Leistungen zur medizinischen Rehabilitation	Leistungen zur Teilhabe am Arbeitsleben	Leistungen zur sozialen Teilhabe	Unterhaltssichernde und andere ergänzende Leistungen	Leistungen zur Teilhabe an Bildung
Gesetzliche Krankenversicherung	✓			✓	
Gesetzliche Rentenversicherung	✓	✓		✓	
Alterssicherung der Landwirte	✓			✓	
Gesetzliche Unfallversicherung	✓	✓	✓	✓	✓
Bundesagentur für Arbeit		✓		✓	
Träger der öffentlichen Jugendhilfe	✓	✓	✓		✓
Träger der Eingliederungshilfe	✓	✓	✓		✓
Träger der Kriegsopferversorgung und der Kriegsopferfürsorge	✓	✓	✓	✓	✓
Integrationsamt		✓			

Abb. 18.1 Überblick über Fachleistungen und Rehabilitations- bzw. Leistungsträger [L157]

Leistungen zur Teilhabe am Arbeitsleben (§111 SGB IX) (▶ Abb. 18.2)

- Zuständige Leistungsträger: Bundesagentur für Arbeit, Jobcenter, Eingliederungshilfeträger
- Budget für Arbeit: unterstützt Arbeitgeber finanziell, wenn sie besonders beeinträchtigte Mitarbeitende mit Schwerbehinderung einstellen, die in einer WfBM arbeiten. Lohnkostenzuschuss von bis zu 75 % des Arbeitsentgeltes.

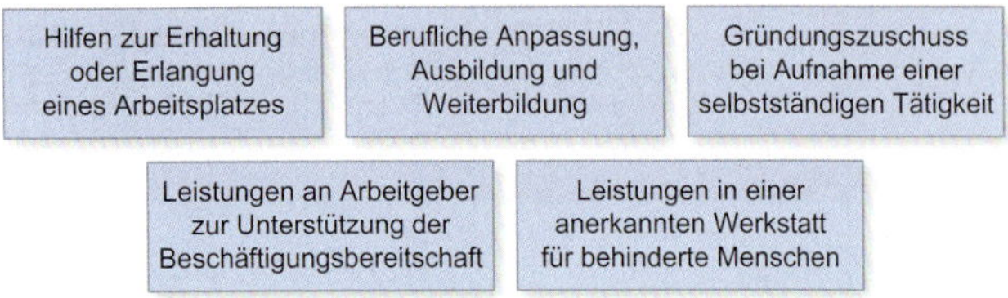

Abb. 18.2 Leistungen zur Teilhabe am Arbeitsleben LTA (Leistungen zur Teilhabe am Arbeitsleben) [L231]

Budgetnehmer bleiben Rehabilitanden im Sinne der Eingliederungshilfe bei gleichzeitig bestehendem regulärem Arbeitsvertrag, bei Bedarf Rückkehrrecht in die Werkstatt.

- Voraussetzungen für einen inklusiven Arbeitsmarkt schaffen, beispielsweise durch berufsvorbereitende Maßnahmen, betriebliche Qualifizierungsmaßnahmen, Förderung selbstständiger Tätigkeit. Förderung beruflicher Anpassung und Weiterbildung.
- Bundesprogramm des BMAS „Innovative Wege zur Teilhabe an Arbeit" ermöglicht Jobcentern und Rentenversicherungsträgern Modellprojekte zur Erprobung von innovativen Ideen.

Leistungen zur Teilhabe an Bildung (§112 SGB IX)

- Zuständige Leistungsträger: Unfallversicherung, Jugendhilfe, Kriegsopferversorgung und -Fürsorge, Eingliederungshilfeträger (früher Sozialhilfeträger)
- Möglichkeiten zur schulischen und hochschulischen Bildung und deren Vorbereitung, zur schulischen Berufsausbildung und Weiterbildung durch kommunikative, technische oder andere Hilfsmittel bis zur persönlichen Assistenz, Begleitung

Leistungen zur sozialen Teilhabe (§§ 113 bis 116 SGB IX)

- Leistungen zur sozialen Teilhabe werden nachrangig zu den Leistungen zur medizinischen Rehabilitation, Leistungen zur Teilhabe an Bildung und Leistungen zur Teilhabe am Arbeitsleben erbracht. Die Assistenzleistungen (§ 78 SGB IX) stellen eine Kernleistung der Sozialen Teilhabe dar. Die Leistungen umfassen insbesondere eine Kernleistung der Sozialen Teilhabe dar.
- Leistungen für Wohnraum (§ 77)
- Assistenzleistungen (§ 78)
- Heilpädagogische Leistungen für Kinder (§ 79)
- Leistungen zur Betreuung einer Pflegefamilie (§ 80)
- Leistungen zum Erwerb und Erhalt praktischer Kenntnisse und Fähigkeiten (§ 81)
- Leistungen zur Förderung von Verständigung (§ 82)
- Leistungen zur Mobilität (§ 83 i. V. m. § 114)
- Hilfsmittel (§ 84)

Leistungen aus einer Hand

Ab dem 1. Januar 2018 reicht **ein Antrag bei einem Leistungsträger („Leistungen aus einer Hand"**, nur ein Leistungsträger als Ansprechpartner) aus, um alle benötigten Leistungen von verschiedenen Rehabilitationsträgern zu erhalten. Es wird hiermit ein umfassendes Prüf- und Entscheidungsverfahren in Gang gesetzt, die

einzelnen Leistungsträger bleiben jeweils für ihre Leistungen zuständig. Sie stimmen die Unterstützungsleistungen untereinander ab und organisieren sie. Hierzu wird die Zusammenarbeit der Rehabilitationsträger strikter geregelt.
Alle Rehabilitationsträger sind verpflichtet, Menschen mit Behinderung umfassend über die möglichen Rehabilitationsmaßnahmen zu informieren und sie zu beraten (§ 12 SGB IX). Für eine trägerübergreifende, ortsnahe, niedrigschwellige und unabhängige Auskunftserteilung, Beratung und begleitende Unterstützung von Menschen mit Behinderung im Antrags- und Leistungsverfahren hat das SGB IX die ergänzende unabhängige Teilhabeberatung geschaffen (§ 32 SGB IX) (▶ 18.1.5).

Trennung Fachleistung und Existenzsicherung

Durch die Integration der Eingliederungshilfe in das SGBIX erfolgt ab 01.01.2020 die **Trennung**

- **Fachleistung der Eingliederungshilfe von den**
- **existenzsichernden Leistungen.**

Dies bedeutet, dass sich die unterstützende Fachleistung nicht mehr an einer bestimmten Wohnform ausrichtet, sondern am individuellen Bedarf orientiert. Es wird nicht mehr zwischen ambulanten, teilstationären und vollstationären Leistungen unterschieden. Die Leistungsberechtigten erhalten unabhängig von der Wohnform ihre existenzsichernden Leistungen (im Regelfall Grundsicherung, bei Erwerbsminderung und sofern sie kein eigenes Einkommen haben). Aus ehemaligen Heimbewohnern werden quasi Mieter.
Diese Neugliederung wird die psychiatrische Angebotslandschaft beeinflussen und zur Veränderung bestehender Einrichtungs- und Angebotsstrukturen führen. Die bisherige Komplettleistung für Wohnen, tagesstrukturierende und therapeutische Maßnahmen sowie Verpflegung ist aufgehoben.

Merke

- Die Unterscheidung von ambulant und stationär wird aufgehoben.
- Bewohner bisheriger stationärer Wohnformen schließen einen individuellen Vertrag über ihren Wohnraum sowie über die Eingliederungshilfe-Fachleistung.
- Die Fachleistung wird in besonderen Wohnformen häufig gemeinsam für mehrere Leistungsempfänger erbracht, möglich ist bei Bedarf jedoch auch die individuelle Inanspruchnahme eigener Betreuungsdienstleister.
- Menschen in besonderen Wohnformen (bisher stationäres Wohnen), erhalten eine eigene Grundsicherung mit Auszahlung des Regelbedarfs der Grundsicherung Stufe 2 (506 Euro) und der Kosten der Unterkunft an den Bewohner selbst. Er oder ein Bevollmächtigter/gesetzlicher Betreuer zahlt die Kosten für die Überlassung des Wohnraums selbsttätig an den Träger der Wohneinrichtung.

Die Verbesserung der Einkommens- und Vermögenssituation bedeuten:

- Anhebung des Vermögensfreibetrags auf 63.630 Euro in 20245
- Partnereinkommen und -vermögen werden nicht mehr herangezogen.

18.1.4 Assistenz

Versorgungsgrundsätze

Die Angemessenheit der Wünsche und Bedürfnisse der Leistungsempfänger soll sich am **Grundsatz der Gleichberechtigung mit Menschen ohne Behinderung und Inklusion** orientieren. Im Mittelpunkt steht daher die **persönliche Assistenzleistung.** Persönliche Assistenz leistet eine Form der Hilfe und Unterstützung für

Menschen mit Behinderungen in verschiedenen Lebensbereichen, indem vom ihnen (hier Assistenznehmer) Privat- oder professionelle Personen beauftragt werden. Je nach Hilfebedarf kann die persönliche Assistenz stundenweise bis zu 24 Std. rund um die Uhr erbracht werden. Sie stellt die individuellen Bedürfnisse der Assistenznehmer/innen in den Fokus. Ziel ist eine bestmögliche Sicherstellung der sozialen Teilhabe als Grundlage für ein selbstbestimmtes Leben. Die Assistenznehmer können entweder selbst als „Auftraggeber/Arbeitgeber" handeln und bis hin zur Bezahlung die persönliche Assistenz selbst organisieren und verwalten oder diese Aufgaben einem „ambulanten Assistenzdienst" übertragen, welcher dann Personal und Finanzierung organisiert.

Aufgaben

„Zur selbstbestimmten und eigenständigen Bewältigung des Alltages einschließlich der Tagesstrukturierung werden Leistungen der Assistenz erbracht." (§ 78 Abs.1 SGB IX)
Assistenzleistungen orientieren sich an den Inhalten des individuellen Teilhabe-/Gesamtplans und umfassen nach § 78 Absatz 2 SGBIX einen **offenen Leistungskatalog**, der erweiterbar ist nach den individuellen Bedürfnissen in Absprache per Leistungsvereinbarungen mit den Leistungsträgern und Leistungserbringern.
Die Leistungserbringung verlagert sich auf die Bedarfslage im **gesamten Sozialraum** (kein festgelegter Ort, möglich sind alle Orte im Gemeinwesen, z. B. Begleitung/Unterstützung am allgemeinen Arbeitsmarkt, Treffs, Kulturveranstaltung).
Assistenzleistungen können für verschiedene Lebensbereiche erbracht werden, einzeln und kombiniert.
Mögliche Arten der Assistenz sind:

- Leistungen für die allgemeinen Erledigungen des Alltags, wie Körperpflege, Haushaltsführung
- Die Gestaltung sozialer Beziehungen
- Die persönliche Lebensplanung
- Die Teilhabe am gemeinschaftlichen und kulturellen Leben
- Die Teilhabe am Arbeitsleben und der schulischen Bildung (Schulassistenz)
- Die Freizeitgestaltung einschließlich sportlicher Aktivitäten
- Die Sicherstellung der Wirksamkeit der ärztlichen und ärztlich verordneten Leistungen
- Begleitung im Krankenhaus (Assistenz im Krankenhaus)
- Assistenz zur Familien-Entlastung für Angehörige und private Unterstützer für deren Terminplanung und auch Erholungsphasen
- Assistenz für Mütter und Väter zur Betreuung und Versorgung ihrer Kinder
- Assistenzleistungen können im Rahmen des persönlichen Budgets erbracht werden (▶ 18.3.4).

Leistungserbringer

Zwei Leistungsformen von Assistenzleistung:

- **Einfache Assistenz:** vollständige und teilweise Übernahme von Handlungen zur Alltagsbewältigung sowie persönliche Begleitung des Leistungsberechtigten
- **Qualifizierte Assistenz:** Befähigung, Anleitungen und Übungen zu einer selbstständigen Alltagsbewältigung

Qualifizierte Assistenzleistungen werden von Fachkräften erbracht, **einfache Assistenzleistungen** werden von geeigneten Personen erbracht. Qualifizierte Fachkräfte können unterschiedlich organisiert sein als Einzelunternehmer, in mobilen Teilhabediensten oder ambulanten Assistenzdiensten; durch Bürgerhelfer oder Genesungsbegleiter/ExInler (ehemalige Patienten/Psychiatrieerfahrene mit spe-

zifischer Ausbildung). Ihren Assistenten wählen die Betroffenen dabei selbst aus. Er kann frei entscheiden, in welchen Bereichen er konkret Assistenz möchte.
Die Angebotsstruktur der Assistenzleistung kann unterschiedlich sein:

- Individuelle Einzelleistung
- Gemeinschaftliche Inanspruchnahme von mehreren Leistungsberechtigten (Gruppenangebote, Pool [Zusammenlegung von Leistungen von mehreren Leistungsberechtigten, z. B. Einkauf durch Mitarbeiter für mehrere])
- Vorhalteleistung (Präsenzdienst, Hintergrunddienst, Kontakt und Beratung)

! Tipps, Tricks und Fallen

Kontaktlinks

- https://ava.services/
- www.assistenzjobonline.de
- www.assistenz.org

18.1.5 Ergänzende unabhängige Teilhabeberatung (EUTB®)

Die Ergänzende unabhängige Teilhabeberatung (EUTB®) ergänzt bestehende Beratungsangebote, unterstützt und berät von Behinderungen betroffene oder bedrohte Menschen, aber auch deren Angehörige unentgeltlich bundesweit zu Fragen der Rehabilitation und Teilhabe (www.teilhabeberatung.de). Ziel und Aufgabe der EUTB® ist, die Leistungsberechtigten im sozialrechtlichen Dschungel und dem Wunsch nach einem Persönlichen Budget zu stärken. Sie wird niedrigschwellig und unabhängig von Leistungsträgern und Leistungserbringern angeboten. Die EUTB verfügt bundesweit über örtliche Beratungsstellen und bietet auch Beratung per Videokontakt sowie über eine Handy-APP.
Die zentrale Fachstelle Teilhabeberatung in Berlin fördert die Vernetzung der Beratungsstellen und unterstützt den Aufbau des Peer Counseling in den EUTB®-Angeboten (von Menschen mit Behinderung für Menschen mit Behinderung) inklusive Qualifizierungen im Peer-Counseling.

18.1.6 Teilhabeplanung/Gesamtplanung

Grundzüge

Die Rehabilitations- und Leistungsträger führen eine Teilhabe-/Gesamtplanung durch, um eine Vielzahl von Leistungen als „Leistungen wie aus einer Hand" strukturiert, bedarfsgerecht, umfassend und partizipativ gewährleisten und steuern zu können. Hierzu werden individuelle Hilfe-/Teilhabepläne erstellt, welche prozessual angepasst und zwischen den Trägern koordiniert werden.

- **Teilhabeplanung** (§19 SGB iX) bezeichnet das Steuerungsinstrument, wenn ein Reha-Träger aus der Sozialversicherung der hauptverantwortlich leistende Träger ist. Eine Teilhabeplanung ist nach §19 SGB IX vor allem dann durchzuführen, wenn mehr als ein Rehabilitationsträger beteiligt ist, mehrere Leistungsgruppen beantragt sind oder der Leistungsempfänger dies wünscht.
- **Gesamtplanung** (§117 SGB IX) bezeichnet das Pendant, wenn der Träger der Eingliederungshilfe (bisher Eingliederungshilfe des Sozialamts) der maßgebliche Leistungsträger ist nach § 14 SGB IX (trifft für die Mehrzahl der Fälle zu).
- Je nach federführendem Leistungsträger kann der Gesamtplan ein Teil des Teilhabeplans sein. Teilhabeplan und Gesamtplan werden dann verbunden.

- Ausgestaltung des Gesamtplanverfahrens soll transparent, trägerübergreifend, interdisziplinär, konsensorientiert, individuell, lebensweltbezogen, sozialraumorientiert, zielorientiert sein (§117 Abs. 1 SGBIX).
- Ziele und Aufgaben: Ermittlung, Planung, Steuerung und Koordination, Dokumentation, Wirkungskontrolle der Leistungen
- Teilhabeplan/Gesamtplan erhält neben dem ermittelten Bedarf auch einen verbindlichen Zeitplan für die Leistungen, der jederzeit angepasst werden kann.
- Der Träger der Eingliederungshilfe kann eine sog. **Regionale Strukturkonferenz** installieren (§ 95 SGB IX), um die Angebotsstruktur für passgenaue Hilfen und Zusammenarbeit zwischen den Leistungserbringern weiterzuentwickeln.

Für die künftige weitere konkrete Ausgestaltung des Teilhabe-/Gesamtplanverfahrens und der damit verbundenen individuellen Planung sieht die BAG folgende Anforderungen an die Steuerung der regionalen Ressourcen.

„Um allen Menschen den Zugang zu den für sie passenden Leistungen zu ermöglichen, müssen Konferenzstrukturen etabliert werden, die folgende Aspekte berücksichtigen:

- *Versorgungssicherheit herstellen: Kein Mensch bleibt ohne ein konkretes Hilfeangebot (gemeinsame Versorgungsverpflichtung gewährleisten).*
- *vorgestellte Bedarfe beraten, um ergänzende Aspekte aus Sicht von Expertinnen beizutragen,*
- *Passgenauigkeit der Hilfeleistung ermöglichen,*
- *Transparenz über das Leistungsgeschehen herstellen, um den Überblick über die verfügbaren Ressourcen (Angebote und Leistungen) erhalten,*
- *damit auch einen Überblick für die Leistungsberechtigten ermöglichen, Lücken im Leistungsangebot identifizieren und Lösungsaufträge formulieren,*
- *die Anwendung von Zwangsmitteln, wie z. B. freiheitsentziehende Unterbringungen, vermeiden.*

Ebenso muss sichergestellt sein, dass alle wesentlichen Leistungsbereiche und Leistungsträger angesprochen werden. Eine solche Konferenz geht damit ggf. über die Leistungen zur Rehabilitation und Teilhabe hinaus und bezieht u. a. auch Leistungen der Behandlung (insbesondere rehabilitativ orientierte Behandlungsleistungen sowie z. B. Soziotherapie, psychiatrische häusliche Krankenpflege), der Pflegeversicherung und der Jobcenter beratend mit ein. Es muss gewährleistet sein, dass Beratungen und Vermittlungen von Hilfen in diesem Sinne auf Wunsch oder mit Zustimmung der leistungsberechtigten Menschen stattfinden. Die Vorgaben von Datenschutz und Schweigepflicht müssen sorgfältig beachtet werden.“ (Empfehlungen der Bundesarbeitsgemeinschaft Gemeindepsychiatrischer Verbünde e. V. zur Durchführung und Weiterentwicklung von sog. Hilfeplankonferenzen vom 12.03.2020)

Verfahren der Teilhabeplanung/Gesamtplanung

Der konkrete Prozess von der Hilfeplanung zu Hilfeleistungen ist in den einzelnen Bundesländern und oft auch innerhalb von Bundesländern durchaus unterschiedlich geregelt. In beinahe allen Bundesländern gibt es strukturierte Vorgehensweisen zur **Beschreibung und Bewertung des Hilfebedarfs.** Hierzu werden standardisierte Instrumente eingesetzt, die unterschiedlich bezeichnet werden, z. B. Integrierter Hilfeplan oder Teilhabeplan.

- Ein Träger ist **als „leistender Träger“** bei trägerübergreifenden Teilhabeleistungen zuständig. Der Reha-Träger, bei dem der Antrag eingegangen ist, muss innerhalb von zwei Wochen feststellen, ob er nach dem für ihn geltenden Leistungsgesetz zuständig ist. Der erstangegangene Leistungsträger wird automatisch leistender Rehabilitationsträger, wenn er den Antrag nicht innerhalb der Zwei-Wochen-Frist weiterleitet, andernfalls wird gegebenenfalls der Zweitangegangene Leistungsträger.

- Der leistende Träger ist verantwortlich für die Einleitung und Durchführung des Teilhabeplanverfahrens, das heißt auch für die Durchführung der Teilhabeplankonferenz.
- **Teilhabeplan-/Hilfeplankonferenzen** (in manchen Regionen auch andere Bezeichnungen, Berlin z. B. Steuerungsgremium) dienen der Verknüpfung von individuellen Hilfeplanungen für einzelne Menschen mit der Steuerung der Angebote in einer Region.
- Im Idealfall sucht sich jeder anspruchsberechtigte Mensch nach erfolgter Teilhabe- oder Gesamtplanung selbst den passenden Leistungserbringer, bei Bedarf mit Unterstützung durch den Träger der Eingliederungshilfe, gesetzliche Betreuer oder unabhängige Beratungsstellen (EUTB).
- Eine Hilfeplanung muss daher von einer Person vorgenommen werden, die den Menschen und dessen Lebensumfeld kennt und über die dafür erforderlichen fachlichen Kompetenzen verfügt. Die Hilfeplanung muss grundsätzlich zunächst offen und unabhängig von der Zuordnung zu einem Leistungsträger stattfinden. Sie sollte alle Aspekte möglicher Leistungen in Betracht ziehen: Beratung, Behandlung, Rehabilitation und Teilhabe, Zuverdienst, Pflege und Hilfen anderer Kostenträger wie die der Jobcenter, der Schuldnerberatung, der Wohnungslosenhilfe etc. Erst nach einer umfassenden Hilfeplanung kann sich herauskristallisieren, ob eine Behandlungsplanung (z. B. ein soziotherapeutischer Betreuungsplan), eine Teilhabeplanung, eine Gesamtplanung, ein Versorgungsplan nach § 7a SGB XI oder eine andere Leistungsplanung erforderlich werden.
- Die Prozessschritte des Verfahrens und der Umsetzung beinhalten:
  - Beratung und Unterstützung (Antragstellung, Zuständigkeitsklärung, Kontaktvermittlungen, Entscheidungsunterstützungen)
  - Teilhabeplanung und -erstellung
  - Individuelle Bedarfsermittlung mit Erhebungsbogen zur Erfassung des Teilhabebedarfs nach den in der ICF unterschiedenen neun Lebensbereichen (▶ 18.1.1)
  - Ergebnisbogen mit Nah- und Fernzielen:
  - Teilhabezielvereinbarungen
  - Gesamtplan: Festlegung von Art, Form und Umfang der Leistungen, bezogen auf die einzelnen Lebensbereiche, zeitliche Befristung
  - Fortschreibung der Gesamtplanung mit Zielerreichungs- und Wirkungskontrolle

Im Folgenden ein Schaubild von der Bundesarbeitsgemeinschaft der überörtlichen Träger der Sozialhilfe (BaGüs) aus der „Orientierungshilfe zur Gesamtplanung" vom Februar 2018 (▶ Abb. 18.3).

Tipps, Tricks und Fallen

Seit 01.1.2020 werden Leistungen der Eingliederungshilfe nur noch auf Antrag gewährt, vorher genügte das Bekanntwerden des Bedarfs. Dafür genügt aber ein Antrag bei einem Leistungsträger, um ein umfassendes Prüf- und Genehmigungsverfahren zu starten, das alle möglichen Leistungen bei allen möglichen Leistungsträgern in Gang setzt.

Der zuerst angegangene Träger hat 14 Tage Zeit, seine Zuständigkeit zu prüfen und ggf. den Leistungsantrag an einen anderen vorrangigen Träger weiterzuleiten. Tut er dies nicht, ist er zunächst zuständig. Der Leistungsempfänger hat somit innerhalb von 14 Tagen einen verbindlichen Ansprechpartner für alle Leistungen. Die Träger können untereinander Kostenerstattung geltend machen, hiervon bleiben die Ansprüche und Ansprechpartner des Leistungsempfängers unberührt.

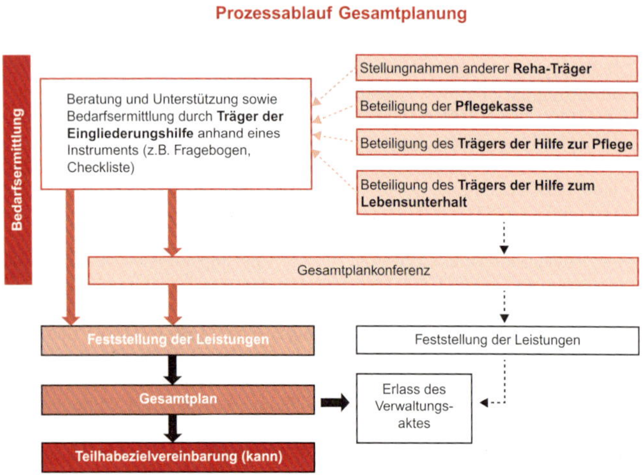

Abb. 18.3 Orientierungshilfe zur Gesamtplanung (angelehnt an BaGÜS) [W1089]

Im Folgenden werden einige der wichtigsten Behandlungs- und Betreuungseinrichtungen für psychisch kranke Erwachsene skizziert. Sondereinrichtungen für spezifische Personenkreise (z. B. für ältere psychisch kranke Menschen, Menschen mit Abhängigkeit, psychisch kranke Rechtsbrecher, für Kinder und Jugendliche) wurden nicht berücksichtigt. Die Übergänge der Angebotspaletten der einzelnen Schwerpunkteinrichtungen sind i. d. R. fließend. Die Inklusion wird eine weitere Differenzierung der Hilfeangebote erfordern und Überschneidungen und Kooperationen zwischen Diensten und Einrichtungen, auch aus anderen Hilfesystemen, begünstigen.

18.2 Medizinische Behandlung und Pflege

Behandlung in der Psychiatrie bedeutet (mehr noch als in anderen medizinischen Bereichen), dem psychisch kranken Menschen dazu zu verhelfen, trotz Krankheit oder Störung im gewohnten Lebensraum zu verbleiben oder dahin zurückzukehren. Psychiatrische Behandlung ist immer auch Rehabilitation. Sie muss sich mit den somatischen, psychiatrischen und sozialen Faktoren des Krankheitsgeschehens auseinandersetzen.

18.2.1 Vollstationäre Versorgung

Versorgungsgrundsätze

Psychiatrische Krankenhäuser und Fachabteilungen sollen grundsätzlich eine wohnortnahe psychiatrische Versorgung sicherstellen und die Pflichtversorgung der psychisch kranken Menschen der Region übernehmen. Dies bedeutet Aufnahmepflicht für alle Patienten aus einem festgelegten Einzugsbereich, die:

- nach den Unterbringungsgesetzen der Länder (▶ 1.11.12) oder nach dem Betreuungsgesetz (▶ 1.11.11) eingewiesen werden.
- stationär behandlungsbedürftig sind (freiwillige Aufnahmen).

Nutzer

Psychisch kranke Menschen in akuten Phasen, die nicht ambulant oder teilstationär behandelt werden können.

Aufgaben

Diagnostik, Behandlung, medizinische Grundversorgung, Gestaltung eines therapeutischen Milieus und Ausrichtung auf Wiedereingliederung, Entlassungsmanagement.

> **Tipps, Tricks und Fallen**
> Ein Akutkrankenhaus hat Anspruch auf Vergütung, wenn es einen Versicherten stationär weiterbehandelt, bis er einen Reha-Platz erhält.
> Der Reha-Träger trägt die Kosten, wenn ein Krankenhaus einen Versicherten weiterbehandelt, der aus medizinischen Gründen nicht mehr stationärer Krankenhausbehandlung bedarf, sondern nur noch stationärer medizinischer Reha (Bundessozialgericht 19.11.2019).

18.2.2 Tagesklinik

Versorgungsgrundsätze

Teilstationäres Angebot mit diagnostischen und therapeutischen Möglichkeiten wie ein psychiatrisches Krankenhaus. Patient wird nur teilweise aus seinen gewohnten Lebensumständen herausgenommen, am Abend und am Wochenende ist er zu Hause.

Ziele

- Wiedereingliederung, Erleichterung des Übergangs in häusliches und berufliches Umfeld
- Vollstationäre Behandlung verhindern oder verkürzen, soziale Kontakte erhalten

Nutzer

Personen mit psychiatrischen Erkrankungen; bei denen keine vollstationäre Behandlung nötig ist, andererseits eine ambulante Behandlung nicht ausreicht. Meist ausgeschlossen sind schwer hirnorganisch veränderte Patienten, Suchtpatienten ohne Abstinenz und Patienten mit Selbst- oder Fremdgefährdung.

Angebot

- Klinische Diagnostik, medikamentöse Behandlung, Beratung
- Tages- und Wochenpläne gestalten
- Beziehungsgestaltung
- Lebenspraktische Fähigkeiten stärken, z. B. Kochen trainieren
- Bei sozialer Eingliederung unterstützen, z. B. bei beruflichen Angelegenheiten, Rentenfragen; ggf. mit dem Arbeitgeber vermitteln
- Einzel- und Gruppengespräche, auch psychotherapeutische
- Strukturierte Freizeitgestaltung, z. B. Theaterbesuch, Ausflüge
- Psychoedukatives Training
- Ergotherapie, kognitives Training
- Ggf. Sport-, Musik-, Kunsttherapie, Entspannungstraining

Kooperation

Niedergelassene Ärzte, niedergelassene Therapeuten, stationäre Einrichtungen, komplementäre Einrichtungen.

18.2.3 Krisen- und Notfallhilfe

Sofortige Hilfe in dramatischen Situationen; uneinheitliche, ausbaubedürftige, nicht flächendeckende Angebotspalette von ambulanten, teilstationären und stationären Diensten und Einrichtungen in den unterschiedlichsten Kombinationen:

- **Ambulante psychosoziale oder psychiatrische Fachdienste** zur individuellen Unterstützung in akuten Krisen
  - Telefonische und aufsuchende professionelle Hilfe bei psychiatrischen Erkrankungen, Ängsten, Panikzuständen, Selbstmordgedanken, Gewalterfahrungen und familiären Konflikten
  - Krisen vor Ort auffangen, stationäre Aufenthalte vermeiden oder stationäre Einweisungen einleiten
  - 24 Std. telefonisch erreichbar (im Optimalfall)
  - Multiprofessionell besetzt
  - I. d. R. auch Hausbesuche
  - Arzt im Team bzw. ärztlicher Bereitschaftsdienst im Hintergrund
  - Vermitteln von „Krisenbetten"
- **„Krisenbetten":** kurzzeitige Übernachtungsmöglichkeiten in akuten Krisen, auch zur Vermeidung stationärer Aufenthalte
  - Für eine bis mehrere Nächte bis hin zu stationärer Kurzzeitbehandlung
  - An unterschiedlichen Einrichtungen angesiedelt
  - Bieten eine gezielte inhaltliche Fokussierung auf die krisenrelevante Problematik
  - Beziehen bei der Zwischenbehandlung optimalerweise das soziale Umfeld mit ein
  - Vermitteln ambulante Nachbehandlung und -betreuung
- **„Krisenzentrum":** an eine psychiatrische Klinik oder Fachabteilung angegliedert, bietet verzahntes Hilfesystem zur Krisenintervention an, also „Krisenbetten", evtl. auch Krisenstation, Krisenambulanz sowie einen aufsuchenden mobilen Krisendienst

18.2.4 Psychiatrische Institutsambulanz

Mitarbeiterstab: Fachpflegekräfte, Ärzte, Psychologen, Sozialarbeiter.

Nutzer

Psychisch kranke Menschen mit schweren Störungen, Rückfallgefährdete und Patienten mit geringer Behandlungsmotivation wegen fehlender Krankheitseinsicht (Compliance), Antriebslosigkeit.

Aufgaben

- Notwendige Behandlungskontinuität nach Entlassung aus der stationären Therapie wahren, neben psychiatrischer Grundversorgung auch psychiatrische Pflege, sozialpädagogische und psychologische Leistungen
- Unnötige Krankenhausaufenthalte verhindern
- Aufsuchende Behandlung und Betreuung im Einzelfall
- Soziale Situation stützen und stabilisieren, z. B. zu Behörden begleiten, Angehörigengespräche

- Nachsorge nach stationärem Aufenthalt
- Depotmedikamente verabreichen
- Hausbesuche, soziale Kontakte fördern
- Krisenintervention

Kooperation

Stationen und Abteilungen des Krankenhauses, komplementäre Einrichtungen der Region, niedergelassene Psychiater, zuständige sozialpsychiatrische Dienste.

18.2.5 Ambulante psychiatrische Akutbehandlung zu Hause

Versorgungsgrundsätze

(▶ 17.1)
Zur Verhinderung von sonst notwendiger vollstationärer Krankenhausbehandlung wird die Behandlung psychisch kranker Menschen in vertrautem Umfeld angeboten. Das Behandlungsteam aus Fachärzten, Fachpflegepersonal und Sozialarbeitern behandelt die Patienten zu Hause. Nutzer:

- Menschen mit psychiatrischen Erkrankungen
- Patienten, die sich nicht auf eine stationäre Behandlung einlassen können, oder Patienten, die innerhalb ihrer gewohnten Umgebung bleiben möchten

Aufgaben

- Diagnostik, Behandlung, medizinische Grundversorgung
- Engmaschige, qualifizierte Behandlung in der vertrauten Umgebung des Patienten
- Einbeziehung des gewohnten Umfelds in die Behandlung
- Bedarfsgesteuerte Besuche, wenn notwendig, auch mehrmals täglich

Finanzierung

Verordnung von häuslicher Krankenpflege gemäß § 37 SGB V, häusliche Pflege nach SGB XI, hauswirtschaftliche Hilfen nach SGB V, SGB XI, SGB XII.

18.2.6 Soziotherapie

Versorgungsgrundsätze

(▶ 17.2)
Krankenhausbehandlung vermeiden oder verkürzen bei schweren psychischen Erkrankungen, wenn ärztliche oder ärztlich verordnete Leistungen nicht selbstständig in Anspruch genommen werden können (§ 37a SGB V). Der Leistungsanspruch ist auf 120 Std. je Krankheitsfall innerhalb von 3 Jahren begrenzt.

Ziele

- Rezidivprophylaxe; psychisch kranke Menschen befähigen, vorhandene Behandlungs- und Betreuungsangebote für sich zu nutzen
- Aufsuchend begleitende und koordinierende Unterstützung, Anleitung und Vermittlung in Bezug auf konkret definierte Therapieziele

Nutzer

Menschen mit schweren psychischen Erkrankungen (schizophrene, depressive, psychische und Verhaltensstörungen) mit Störungen in Antrieb, Ausdauer, Belastbarkeit und des Realitätsbezugs; Störungen im Verhalten mit Einschränkung der

Kontaktfähigkeit und fehlender Konfliktlösungsfähigkeit; kognitive Einbußen, z. B. in Konzentration und Merkfähigkeit; mangelnde Compliance. Weitere Voraussetzung für die Verordnung von Soziotherapie ist, dass die Fähigkeit zur selbstständigen Inanspruchnahme ärztlicher und ärztlich verordneter Leistungen erheblich eingeschränkt ist.

Leistungen

- Soziotherapeutischer Betreuungsplan mit Anamnese, Diagnose, Prognose erstellen
- Behandlungsmaßnahmen und sonstige Hilfen und Leistungen koordinieren, bündeln
- Soziales Umfeld mit einbeziehen, beraten, stabilisieren
- Motivations- und Antriebstraining, Erarbeiten von Tages- und Wochenplänen in lebenspraktischen Bereichen
- Begleitung und Unterstützung bei rechtlichen und finanziellen Angelegenheiten
- Unterstützende Hilfen im Wohnumfeld, Hilfe bei Arbeits- und Beschäftigungssuche
- Abbau psychosozialer Defizite und Belastungsfaktoren
- Krankheitswahrnehmung fördern, verbessern; Akzeptanz erforderlicher Leistungen und Maßnahmen fördern, was im Idealfall zur selbstständigen Inanspruchnahme führt
- Soziale Kompetenz und Kontaktfähigkeit fördern, ggf. Vermittlung in komplementäre Dienste und Einrichtungen, z. B. Tagesstätte
- Beratung in Konflikt- und Krisensituationen
- Soziotherapeutische Dokumentation (Art und Umfang der Maßnahmen, Behandlungsverlauf, Stand des Erreichens von Therapiezielen)

Leistungserbringer

Anbindung an Arztpraxis, Pflegedienste oder Institutsambulanzen, sozialpsychiatrische Dienste, selbstständige Soziotherapeuten. Berufsgruppen: Dipl.-Sozialarbeiter/-pädagogen und Fachkrankenpflegekräfte für Psychiatrie mit mindestens 3-jähriger psychiatrischer Berufspraxis.

18.2.7 Besondere Versorgung/Integrierte Versorgung

Versorgungsgrundsätze

- Spezielle Versorgungsverträge zwischen Krankenkassen und Leistungsanbietern im Rahmen der sog. „Integrierten Versorgung" (seit 2004, in 2015 weiterentwickelt). „Besondere Versorgung" nach § 140a–d SGB V.
- Verträge über innovative Leistungen zwischen Krankenkassen und Leistungserbringern, z. B. Krankenhaus, Arzt, ambulanten/teilstationären Anbietern zur medizinischen Versorgung als Alternative zur Regelversorgung
- Die Krankenkassen schließen Verträge mit Ärzten oder stationären Einrichtungen über einzelne Indikationen oder über alle medizinischen Belange der Versicherten. Die Teilnahme von Versicherten an dieser Behandlungsform ist freiwillig.

Ziele

- Sektorenübergreifende Vernetzung sowie die Vermeidung von Über-, Unter- und Fehlversorgung
- Lücken in der Behandlungskontinuität schließen und Patientenautonomie fördern

- Erreichbarkeit auch von chronisch psychisch kranken Menschen mit geringer Krankheitseinsicht und/oder Compliance; oder ein funktionierendes und tragfähiges Hilfesystem fehlt. Diese Patienten benötigen durch häufige Krisen oft mehr als andere eine institutionelle Hilfe. Sie sind davon bedroht, den Zugang zu sozialen Systemen, ihre lebenspraktischen Fähigkeiten und die Fähigkeit der Selbstversorgung zu verlieren. Als Ergebnis kann man mit weniger oder kürzeren klinischen Aufenthalten rechnen.

Weitere Effekte sind:

- Vermeidung von doppelter Diagnosestellung, sog. „Arzttourismus"
- Kostenkontrolle und -reduzierung durch Pauschalierung der Leistung pro Patient, unabhängig von der Häufigkeit und dem Ausmaß der Betreuungs-/Behandlungskontakte
- Versorgungsangebote umfassen z. B. Koordination und Betreuungskontinuität durch einen Fallmanager, 24-Stunden-Hotline, Einbezug des sozialen Umfelds, Krisenpension, Home Treatment, Krisenintervention, präventive Gruppenangebote.

18.3 Wohnen

Besondere Wohnformen (früher „Betreuter und/oder beschützter Wohnraum"), in denen psychische kranke Menschen ihren Lebensalltag so weit wie möglich frei und eigenständig gestalten, aber bei Bedarf auf kontinuierliche Betreuung und konkrete Hilfen zurückgreifen können. Es gibt mannigfaltige Formen der Unterstützungen und Assistenz im Wohnbereich. Durch die Neuerungen des Bundesteilhabegesetzes wurde die Trennung von stationärem und ambulant betreutem Wohnen aufgehoben. Die Wohnungsnehmer sind jetzt „Mieter", egal in welcher Wohnform. Die Überlassung des Wohnraums wird wie bei Menschen ohne Behinderung über Grundsicherungsleistungen oder andere Einkünfte finanziert (Trend: Ambulantisierung besonderer Wohnformen). Die Fachleistungen der Leistungsanbieter, welche zum Teil auch den Wohnraum überlassen, werden getrennt über die Eingliederungshilfe finanziert.

Ziele

- Größtmögliche Eigenständigkeit, Individualität und Normalität erhalten oder wiedererlangen
- Berufliche und soziale Inklusion und Erhalt größtmöglicher Lebensqualität
- Inklusion im Sozialraum, gleichberechtigte Partizipation in der Gemeinde
- Stationäre Aufenthalte vermeiden oder verkürzen
- Nachsorge und Prävention
- Ambulant vor stationär
- Keine Orientierung mehr an institutionellen Interessen oder Orten der Leistungserbringung

Wohnformen

- Dezentralisierte besondere Wohnformen (früher stationär), z. T. mit dem Angebot von Außenwohngruppen
- Übergangseinrichtungen: zeitlich befristetes Wohnen
- Ambulant unterstützte Wohnangebote: Wohngemeinschaften, Wohngruppen, Einzelwohnen
- An psychiatrische Krankenhäuser angebundene Wohngemeinschaften, -stationen
- Psychiatrische Pflegeheime für ältere psychisch kranke Menschen

Nutzer

Psychisch erkrankte Menschen und Menschen mit Behinderung, z. B. bei folgenden Lebensumständen:

- Brüchiges soziales Beziehungsgefüge, lang andauernde Hospitalisierung
- Eingeschränkte Fähigkeit zur planvollen Haushaltsführung
- Drohende Verwahrlosung
- Schon- und Rückzugsräume werden zeitweise benötigt.
- Wohnen in der Gemeinschaft eröffnet ein soziales Lern- und Übungsfeld.
- Für einen Wiedereingliederungsprozess inklusive Teilhabe sind stützende Hilfen erforderlich.
- Schwierige familiäre Verhältnisse, z. B. wenn überfürsorgliche Angehörige einer gesunden Verselbstständigung des Patienten entgegenstehen

18.3.1 Besondere Wohnformen

Aufgabe

Bieten chronisch psychisch kranken Menschen und Menschen mit Behinderung eine auf Dauer oder nicht absehbare Zeit angelegte umfassende Betreuung rund um die Uhr; durch Aktivierung und Förderung soll eine weitgehend selbstständige Lebensführung erhalten oder wiedererlangt werden. Ziele sind Inklusion, Normalisierung, Teilhabe in allen Lebensbereichen bei Wahrung höchstmöglicher Autonomie, nach Möglichkeit die Befähigung, wieder selbstständig(er) leben zu können.

Nutzer

Chronisch erkrankte Menschen und Menschen mit Behinderung, die keiner stationären Behandlung mehr bedürfen, aber auf längere Sicht zu einer eigenständigen Lebensführung nicht in der Lage sind. Viele Anbieter von besonderen Wohnformen sehen Altersober- und -untergrenzen für die Aufnahme vor. Zunehmend werden die Grenzen zwischen dem klassischen Wohnheim und anderen Betreuungsformen durchlässig. Wohnheime bieten gezielte Enthospitalisierungsprojekte und Trainingsbereiche zur weitmöglichsten Verselbstständigung der Nutzer an.

Angebot

- Tagesstrukturierende Maßnahmen
- Sozialtraining, lebenspraktische Hilfen, z. B. Koch-, Einkaufstraining, Gesprächsgruppen
- Stationäre Vollversorgung im Ernährungsbereich bis zu sich selbst versorgenden Wohneinheiten, z. B. Außenwohngruppen in der Gemeinde, Trainingsappartements
- Fahrdienste
- Interne Arbeits- und Beschäftigungstherapie (▶ 14.4.1)
- Externe Beschäftigungs- und Arbeitsmöglichkeiten (WfbM, Praktika, externe Arbeitsplätze)
- Sport- und Bewegungsangebote
- Kognitives Training, Psychoedukation
- Freizeitaktivitäten, ggf. Ferienreisen, Ausflüge
- Hilfen zur Teilhabe an sozialen Beziehungen, z. B. Gruppenangebote, Freizeitaktivitäten in Zusammenarbeit mit der Gemeinde oder Ehrenamtlichen
- Rechtliche und finanzielle Beratung
- Beratung von Angehörigen
- Intensiv betreute Wohngruppen mit hohem Personalschlüssel für spezifische Klienten

Personelle Ausstattung

Personalschlüssel: flexibel abgestuft je nach individuellem Betreuungsbedarf. Berufsgruppen: Pflegepersonal, Sozialarbeiter, -pädagogen, Ergotherapeuten, Psychologen, Heilerzieher, hauswirtschaftliches Personal. Ärztliche Behandlung erfolgt meist konsiliarisch und/oder ambulant.

Finanzierung

In der Regel durch den Träger der Eingliederungshilfe, Wohnraumüberlassung und Regelbedarf über Grundsicherung bzw. über eigenes Einkommen, falls vorhanden.

18.3.2 Übergangseinrichtungen

Hauptunterschiede zu besonderen Wohnformen:

- Stärkere **rehabilitative** Ausrichtung
- Ziel: medizinisch-berufliche und soziale Wiedereingliederung
- Im Vordergrund stehen die Entwicklung von Handlungskompetenzen für die eigene, möglichst selbstständige Lebensführung und die Vorbereitung auf eine berufliche Qualifikation; Integration in den allgemeinen oder besonderen Arbeitsmarkt.
- Aufenthaltsdauer zeitlich befristet (i. d. R. bis zu 2 Jahre)
- Nutzer sind meist Erwachsene bis 45–55 Jahre.
- Kleinere Wohngruppen, meist Einzelzimmer oder kleinere Außenwohngruppen
- Manche Übergangseinrichtungen bieten mittlerweile auch spezielle Reha-Maßnahmen für **Personen mit Doppeldiagnosen** an (psychiatrische Krankheit/Suchterkrankung).
- Ebenfalls angeboten werden Möglichkeiten der **ambulanten** medizinisch-beruflichen Rehabilitation
- Kostenträger: Sozialhilfeträger sowie Rentenversicherungsträger und Jugendhilfe
- Zusammenarbeit mit anderen Einrichtungen und Diensten (z. B. Tageskliniken, WfbM, Selbsthilfefirmen, Praktika und Trainingsmaßnahmen auf dem allgemeinen Arbeitsmarkt)
- Nach einer Eingewöhnungsphase wird ein individueller Behandlungsplan mit einer auch zeitlich abgestuften Angebotspalette zu mehr Selbstständigkeit entwickelt.

18.3.3 Ambulant unterstütztes Wohnen

Ziele

- Im eigenen Zuhause weitgehend selbstständig alleine oder mit anderen leben
- Unterstützende Beziehung zu kontinuierlichen Betreuungspersonen
- Gesundheitszustand stabilisieren
- Persönliche Identität erhalten oder aufbauen
- Soziale und berufliche Integration und Inklusion

Nutzer

Psychisch kranke Menschen und Menschen mit Behinderung. Wichtiger als die Diagnose sind die Einschätzung der sozialen Fähigkeiten sowie die Probleme der Interessenten. Die Nutzer sind häufig alleinstehend, ohne feste Beschäftigung.

Formen

- Ambulant unterstütztes Einzelwohnen: Wohnen im Ein-Personen- oder Zwei-Personen-Haushalt, erfordert hohes Maß an Selbstständigkeit
- Unterstützte Wohngemeinschaft: mehrere Personen in einer Wohngemeinschaft mit überwiegend gemeinsamer Haushaltsführung; hoher Verbindlichkeitsgrad, hohe Anforderung an Team- und Konfliktfähigkeit
- Unterstützte Wohngruppen: mehrere Personen in einem Haus, aber weitgehend getrennte Lebens- und Haushaltsführung; vermindert zwischenmenschliche Spannungspotenziale, dafür weniger soziale Lernmöglichkeiten

Angebot

In erster Linie Hilfen zur Alltagsbewältigung:

- Hilfen und Unterstützung bei der Strukturierung des Alltags
- Wohnung vermitteln und erhalten
- Materielle Existenz sichern helfen, bei der Durchsetzung von Ansprüchen unterstützen, z. B. Sozialhilfe, Rente, Krankengeld
- Beratung und kontinuierliche Unterstützung bei lebenspraktischen Aufgaben, z. B. Beratung und Planung zur Haushaltsführung, Freizeitgestaltung
- Regelmäßige Einzel- oder Gruppengespräche
- Hilfen bei der Tagesstrukturierung
- Beratung bei Problemen am Arbeitsplatz, z. B. berufliche Eingliederung
- Beratung von Angehörigen
- Soziale Kontakte erhalten und aufbauen, z. B. gemeinsame Freizeitaktivitäten, Gruppenangebote
- Krisenintervention
- Zur Fortsetzung ärztlicher und ggf. medikamentöser Behandlung anhalten

Vielfältige Überschneidungen zu anderen Diensten und Einrichtungen.

Finanzierung

- Bewohner bestreiten ihren Lebensunterhalt (Miete, Verpflegung, Kleidung) selbst, z. B. durch Erwerbsarbeit, Rente, Arbeitslosenunterstützung, Arbeitslosengeld II, Grundsicherung.
- Die Eingliederungshilfe finanziert die Fachleistungen der Leistungserbringer.
- Für das ambulant unterstütze Wohnen wird das Teilhabeplan-/Gesamtplanverfahren angewendet.
- Zunehmend werden unterstütze Wohnformen über das persönliche Budget (▶ 18.3.4) finanziert.

Stationäre Krankenhausaufnahme

- Bei stationärem Aufenthalt sind die Mitarbeitenden betreuter Wohneinrichtungen häufig auch weiterhin Ansprechpartner für alltägliche und soziale Belange der Bewohner wie Wäsche, Finanzen, Kontakte zu Arbeitgebern. Klären, welche Hilfeleistungen weiterhin vom Träger der Wohneinrichtung erbracht werden und welche der Klinik obliegen.
- Bei Aufnahme in die Klinik klären, ob der Patient in seine Wohneinrichtung zurück kann oder ob andere Alternativen erarbeitet werden müssen, ggf. Sozialdienst einschalten
- Kenntnisse der Mitarbeitenden des Wohnangebots in die Therapie mit einbeziehen, Austausch mit den Mitarbeitenden vor, während und bei Beendigung des stationären Aufenthalts anbieten und suchen, telefonisch oder im gemeinsamen Gespräch in der Klinik; ggf. gemeinsam zukünftige Perspektiven mit

dem Patienten erarbeiten. Informationen an das therapeutische Team weitergeben, z. B. Arzt, Psychologe, Sozialarbeiter.
- Mit den Einrichtungen gemeinsam standardisierte Übergabeblätter für die Wohneinrichtung wie für die Klinik erarbeiten. Wichtigste Informationen stichpunktartig festhalten: persönliche Daten, Medikation, Krankheitssymptome, Auffälligkeiten, Verlauf der Behandlung und Entwicklungslinien im betreuten Wohnangebot.

18.3.4 Persönliches Budget (PB)

Versorgungsgrundsätze

- Der Paradigmenwechsel hin zur Inklusion, Normalisierung und Selbstbestimmung manifestiert sich auch im „persönlichen Budget".
- Gemäß § 29 SGB IX haben Menschen mit geistig, körperlich oder seelisch wesentlicher Behinderung sowie von Behinderung bedrohte Menschen einen Anspruch auf **ambulante Eingliederungshilfe in Form eines persönlichen Budgets (PB),** wodurch der Bedarf an Teilhabeleistung in eigener individueller Verantwortung und Gestaltung ermöglicht wird.
- Wunsch- und Wahlrechte von Budgetnehmern werden umfassend berücksichtigt.
- Beim PB handelt es sich um eine neuere Form der Eingliederungshilfe, welche das bisherige „Dreiecksverhältnis" zwischen Leistungsempfänger, Sozialleistungsträger und Leistungserbringer ablöst.
- Das PB wird in Form von Geldleistungen und teilweise von Gutscheinen **direkt an die Nutzer ausgezahlt,** wodurch diese sich Dienstleistungen und unterstützende Personen selbst einkaufen können („der Nutzer als Kunde und Arbeitgeber"); der Nutzer muss dem Leistungserbringer Nachweise über die Verwendung des Geldes vorlegen.
- Der Budgetbezieher muss sein Budget selbst verwalten und organisieren, Hilfe hierbei kann er ebenfalls vom Budget einkaufen; häufig ist auch der gesetzliche Betreuer Budgetverwalter.
- Seit 2008 Rechtsanspruch auf die Leistung. Das PB wird häufig auch zu Finanzierung von ambulantem unterstütztem Wohnen (▶ 18.3.3) verwendet.
- Grundsätzlich sind alle Leistungen zur Teilhabe nach § 17 SGB IX budgetfähig: Leistungen zur medizinischen Rehabilitation, zur Teilhabe am Arbeitsleben, zur Teilhabe am Leben in der Gemeinschaft.
- Die Geldleistungen sind individuell am Bedarf ausgerichtet und reichen von geringen Beträgen im zweistelligen Bereich (z. B. für einzelne gezielte Maßnahmen wie Musikunterricht) bis hin zu mehreren Tausend Euro (z. B. für Mehrfachbetreuung bei Menschen mit Schwerstbehinderung durch mehrere Anbieter).
- Anträge auf PB nehmen alle Leistungsträger, Integrationsämter oder die EUTB an.

Ziele

- Inklusion, Erweiterung der Wahl- und Wunschmöglichkeiten
- Rechtsposition des einzelnen Nutzers stärken
- Hilfe nach Maß geben, Flexibilisierung der Hilfen, personenzentriert und individuell. Der Einzelne soll die Wahlmöglichkeit haben, die Hilfeleistungen eigenverantwortlich an die persönlichen Bedürfnisse bestmöglich anzupassen.

- Möglichkeiten zu eigenständigem und selbstbestimmtem Leben in der Gemeinschaft verbessern, hierdurch Lebenszufriedenheit und Selbstbewusstsein steigern
- Eigene Fähigkeiten und Ressourcen stärken
- Alternative zu besonderen Wohnformen darstellen, Wohnform und Betreuungsaufwand sind entkoppelt.
- Zur Umsetzung wird zwischen Leistungsberechtigtem und Leistungsträger eine Zielvereinbarung geschlossen mit Regelungen zu den Förderzielen, der Qualitätssicherung und zur Höhe des Budgets.
- Kostenkonstanz und/oder -dämpfung

Angebot

Die konkreten Hilfeleistungen, die „eingekauft werden können", sind in der Praxis entsprechend der Zielsetzung äußerst vielfältig und individuell unterschiedlich. Offener Leistungskatalog, Beispiele:

- Unterstützung bei der Wohnungssuche, Hilfe beim Umzug, Auszug aus dem Heim
- Anleitung zum Management des Haushalts, Haushaltshilfen
- Assistenz bei Behördengängen, Arztbesuchen
- Soziales Kompetenztraining, Unterstützung und Begleitung bei Außenkontakten im Freizeitbereich, Förderung der sozialen Kontaktaufnahme
- Unterstützung bei Schriftverkehr, finanziellen Angelegenheiten
- Leistungen zur Teilhabe am Arbeitsleben im Rahmen des § 17 SGB IX, Beschaffung von Beschäftigungs- und Arbeitsmöglichkeiten, Möglichkeiten von Zuverdienst, Verbesserung der Arbeitsplatzanpassung, Arbeits-, Schulassistenz

Leistungserbringer/Unterstützer

Alle ambulanten und komplementären Assistenzdienste und Einrichtungen je nach Hilfeangebot, Integrationsfirmen, Privatpersonen (Angehörige, Freunde, Bekannte, bezahlte Einzelpersonen, z. B. Reinigungshilfe), nichtpsychiatrische Hilfen aus dem Lebensumfeld (Subsidiarität).

Finanzierung

Über das PB als Eingliederungshilfe wird im Rahmen des Gesamtplanverfahrens der Kommunen auf den Teilhabeplankonferenzen entschieden. Für das PB im Rahmen des SGB IX (Teilhabe an Arbeit) kommen mehrere Leistungsträger in Betracht, u. a. Rehabilitationsträger, Integrationsfachdienste, Unfallkassen. Das PB wird von Einzelträgern sowie trägerübergreifend als sog. Komplexleistung durchgeführt (Aufteilung zwischen mehreren Kostenträgern).

18.4 Teilhabe an Arbeit

Bedeutung sinnvoller Beschäftigung

- Am gesellschaftlichen Leben gleichberechtigt und selbstbestimmt teilhaben
- Tag strukturieren
- Sinn geben, Selbstwert- und Identitätsgefühl stärken
- Soziale Kontakte
- Krankheitssymptome durch Aktivierung reduzieren

Beschäftigung außerhalb von Kliniken

Angebote der beruflichen Teilhabe und Rehabilitation stehen selbstverständlich auch psychisch kranken Menschen offen, z. B. Umschulung über die Agentur für Arbeit, Berufsförderungswerke, Berufsbildungswerke. Vereinzelt wurden mittlerweile auch spezifisch auf die Bedürfnisse psychisch kranker Menschen ausgerichtete berufliche Rehabilitationseinrichtungen installiert. Maßnahmen der Rehabilitation werden nur gefördert, wenn Aussicht auf Rehabilitationserfolg besteht und diese Hilfen sinnvoll und erforderlich sind.

18.4.1 Integrationsfachdienste

Spezielle Dienste für psychisch kranke Menschen und Menschen mit Schwerbehinderung zur psychosozialen Betreuung und Begleitung im Arbeitsleben und zur Vermittlung ins Arbeitsleben:

- Integrationsfachdienste (IFD) sollen Arbeitslose mit Schwerbehinderung integrieren und ins Arbeitsleben vermitteln (§ 192 ff. SGB IX). Die **„Inklusionsberatung"** analysiert die persönliche Situation zusammen mit dem erkrankten bzw. Menschen mit Behinderung und entwickelt Perspektiven sowie Lösungsmöglichkeiten bei Schwierigkeiten auf dem Hintergrund des regionalen Arbeitsmarkts.
- Integrationsfachdienste bieten **„Berufsbegleitende Dienste (BBD)"** an zur Unterstützung der Betroffenen, ihre Arbeitsplätze zu erhalten und zu sichern.
- Der IFD begleitet auch Schüler individuell an Förder- und Schwerpunktschulen beim **„Übergang von Schule zu Beruf"**.
- Integrationsfachdienste können auch zur beruflichen Eingliederung von Menschen mit Behinderung, die keine Schwerbehinderung haben, tätig werden. Hierbei wird den besonderen Bedürfnissen von Menschen mit seelischer Behinderung oder von einer seelischen Behinderung bedrohter Menschen Rechnung getragen (§ 192 Abs. 4 SGB IX).

Nutzer

- Zugangsvoraussetzung für alle Beratungsdienstes des IFD ist eine Schwerbehinderung mit einer Minderung der Erwerbsfähigkeit (MdE) von mindestens 50 % oder bei einer Gleichstellung mit Menschen mit Schwerbehinderung: 30–50 % MdE. Alternativ kann eine Fachärztliche Bescheinigung vom Psychiater die Erforderlichkeit vorerst attestieren.
- Personen, die von Kündigung bedroht sind (BBD)
- Personen, die nach längerer Erkrankung wieder die Arbeit aufnehmen wollen (BBD)
- Arbeitslose Menschen mit Schwerbehinderung, die wieder an eine Beschäftigung herangeführt werden (Inklusionsberatung)
- Menschen mit Schwerbehinderung mit einem besonderen Bedarf an arbeitsbegleitender Betreuung
- Menschen mit gesundheitlichen Einschränkungen, die deshalb mit Vermittlungserschwernissen zu rechnen haben (Inklusionsberatung)
- Menschen mit Schwerbehinderung, die nach Vorbereitung durch eine WFbM auf dem allgemeinen Arbeitsmarkt eingegliedert werden sollen und aufwendige, individuelle arbeitsbegleitende Hilfen benötigen
- Schulabgänger mit Schwerbehinderung

Häufige Probleme am Arbeitsplatz

- Veränderungen, Schwankungen im Leistungsniveau: längerfristige Minderleistung, Beeinträchtigung von Ausdauer, Belastbarkeit, Konzentration, Motivation
- Für die Behinderung ungünstige Arbeitsbedingungen (Lärm, Unter-, Überforderung, belastender Kundenkontakt, Arbeiten im Großraumbüro, im Sicherheitsbereich mit verschlossenen Türen, in sozialer Isolation etc.)
- Arbeitsabläufe oder -aufgaben, die mit der Behinderung nicht zu vereinbaren sind, z. B. bei Konzentrations- und Ausdauerstörungen
- Schwierigkeiten im Kontakt mit den Kollegen, z. B. Unsicherheit, innere Abwesenheit, Einbeziehen der Kollegen z. B. in Wahninhalte, Überschätzung der eigenen Fähigkeiten z. B. bei Menschen mit einer Manie
- Unregelmäßigkeiten: unpünktlich, unzuverlässig, Absprachen werden nicht eingehalten, Krankschreibungen nicht rechtzeitig eingereicht.

Aufgaben

- Persönliche Inklusions-Beratung und Betreuung der Betroffenen in Einzel- und Gruppenarbeit, Einbeziehung der psychosozialen Situation und anderer Rahmenbedingungen wie Wohnung, medizinische Behandlung
- Rechtliche und finanzielle Beratung, Unterstützung bei der Beantragung, z. B. bei Kündigungsschutzklage, Rentenbeantragung, Hilfen und Maßnahmen der Agentur für Arbeit, Maßnahmen der beruflichen Rehabilitation, Beantragung Schwerbehinderung
- Unterstützung bei Bewerbungsunterlagen, Entwicklung von Bewerbungsstrategien
- Erhalt des Arbeitsplatzes unterstützen
- Zusammenarbeit mit den Rehabilitationsträgern und den Integrationsämtern
- Kontinuierliche Beziehungspflege zu den Arbeitgebern; Ansprechpartner für den Betrieb, Vorgesetzte und Kollegen des Betroffenen sein
- Mithilfe bei der Anpassung der Arbeitsbedingungen an die Fähigkeiten der Betroffenen, z. B. Umsetzung innerhalb des Betriebs bei Über- oder Unterforderung, gesonderte Vereinbarungen über Arbeitszeiten, Verminderung der Komplexität und klare Strukturierung von Arbeitsabläufen, Initiierung von innerbetrieblichen Unterstützungs- oder Patensystemen
- Stufenweise Wiedereingliederung nach langer Krankheit, z. B. zunächst nur wenige Stunden täglich arbeiten
- Berufsorientierungsmaßnahmen für Schüler mit Behinderungen
- Ausbildung von Menschen mit Schwerbehinderung, insbesondere Jugendlicher mit seelischer und Lernbehinderung, begleiten
- Finanzielle und rechtliche Hilfen mobilisieren:
  - Zuschüsse an den Arbeitgeber nach dem Arbeitsförderungsgesetz: Einarbeitungs-, Lohnkostenzuschüsse bei Einstellung älterer Arbeitsloser mit Schwerbehinderung, Ausbildungszuschüsse
  - Zuwendungen an den Arbeitgeber nach dem Schwerbehindertenrecht: technische Hilfen, Beteiligung an den Lohnkosten bei der zusätzlichen Einstellung von Menschen mit Schwerbehinderung, Zuschüsse bei befristeter Einstellung auf Probe
  - Vermittlung in Arbeit im Auftrag der Agentur für Arbeit, Vermittlung in Maßnahmen zur beruflichen Qualifizierung, Orientierung (IFD)

Trägerschaft

Je nach Bundesland und Standort unterschiedlich: Anbindung an freie Träger, sozialpsychiatrische Dienste, WfbM, Integrationsämter.

Kooperation

Arbeitgeber, Personalleitung, Betriebsrat, Schwerbehinderten-Vertrauensleute, Betriebsmediziner, Kollegen, Unternehmen, Integrationsamt, Agentur für Arbeit, Kliniken, betreute Wohneinrichtungen, niedergelassene Ärzte, soziales Umfeld, DRV Bund, DRV Land.

18.4.2 Inklusionsprojekte

Inklusionsunternehmen/Integrationsprojekte nach §132 SGB IX für psychisch kranke Menschen gehören formal dem allgemeinen Arbeitsmarkt an, stehen jedoch von ihrer Funktion her zwischen dem allgemeinen und dem Ersatzarbeitsmarkt. Sie bieten Menschen mit psychischer Behinderung in teilgeschütztem Rahmen tarifvertraglich geregelte sozialversicherungspflichtige Beschäftigungsverhältnisse. Integrationsunternehmen müssen mindestens 25 % Menschen mit Schwerbehinderung beschäftigen, die Quote soll jedoch 50 % nicht überschreiten. Zusätzlich bieten einige Projekte Zuverdienstmöglichkeiten für Menschen mit psychischer Langzeiterkrankung (für die eine volle berufliche Eingliederung nicht möglich erscheint) sowie externe Arbeitstherapie und -erprobungsplätze an. In den meisten Firmen arbeiten auch Menschen ohne Behinderung mit: Integration, Kompensation von Fehlzeiten, Qualitätsgarantie, psychosoziale Betreuung.

Nutzer

- Reguläre Beschäftigungsverhältnisse: leistungsfähigere psychisch kranke Menschen, die dem allgemeinen Arbeitsmarkt zur Verfügung stehen, aber mit einem „normalen" Arbeitsverhältnis überfordert wären
- Zuverdienst: Personen, die teilberentet sind oder ihren Lebensunterhalt durch öffentliche Sozialleistungen bestreiten, z. B. Arbeitslosengeld II, Grundsicherung, Rente, Arbeitslosenunterstützung
- Externe Arbeitstherapie, -erprobung: i. d. R. befristete Übergangsplätze für Patienten in stationärer Behandlung oder kurz nach der Entlassung

Aufgaben

- Arbeitssituation an aktuellen Gesundheitszustand und Leistungsfähigkeit flexibel anpassen: richtiges Maß zur Förderung ohne Überforderung
- Psychosoziale Betreuung gewährleisten bei gleichzeitig regulärem Beschäftigungsverhältnis; Normalität auch nach außen hin
- Ggf. Maßnahmen der beruflichen Weiterbildung, Maßnahmen zur Vorbereitung einer Beschäftigung im Integrationsprojekt
- Zwischen den verschiedenen Arbeitsformen fließende Übergänge schaffen, z. B. ein Arbeitserprobungs- wird zum Dauerarbeitsplatz oder ein regulärer Arbeitsplatz wird bei dauerhafter größerer Leistungsminderung zur Zuverdienstmöglichkeit.
- Arten der Firmen: z. B. industrielle Fertigung, Dienstleistungsunternehmen (Renovierung, Transporte, Entrümpelung), Tischlerei, Cafeteria, Bäckerei, Druckerei, Gartenbau, Blumengeschäft

Finanzierung

Die Firmen arbeiten selten auf Gewinnmaximierung, sondern auf Kostendeckung. Häufig sind öffentliche Zuschüsse und Investitionshilfen erforderlich.

18.4.3 Werkstatt für behinderte Menschen (WfbM)

Nach § 136 SGB IX werden Leistungen in anerkannten Werkstätten für Menschen mit Behinderung erbracht, um die Leistungs- oder Erwerbsfähigkeit der Menschen mit Behinderungen zu erhalten, zu entwickeln, zu verbessern oder wiederherzustellen, die Persönlichkeit dieser Menschen weiterzuentwickeln und ihre Beschäftigung zu ermöglichen oder zu sichern.
Werkstätten für behinderte Menschen (WfbM) sind berufliche Rehabilitationseinrichtungen zur Teilhabe von Menschen mit Behinderung am und zur Eingliederung in das Arbeitsleben. Sie bieten Menschen mit Behinderung, die auf dem allgemeinen Arbeitsmarkt nicht, noch nicht oder noch nicht wieder tätig sein können, geschützte Arbeitsplätze oder Gelegenheit zur Ausübung einer geeigneten Tätigkeit. Beschäftigte der WfbM haben keinen Arbeitnehmerstatus und keinen Arbeitsvertrag, sie sind jedoch sozialversichert und erwerben Rentenansprüche. Sie erhalten eine geringe Arbeitsprämie zusätzlich zu ihren regulären Einkünften, z. B. Grundsicherung.

Nutzer

Die WfbM steht allen erwerbsgeminderten Menschen mit Behinderung offen, unabhängig von Art und Schwere der Behinderung, sofern ein Mindestmaß an wirtschaftlich verwertbarer Arbeitsleistung erbracht werden kann (▶ Abb. 18.4). Der überwiegende Anteil der WfbM-Besucher sind Menschen mit geistiger Behinderung, ein geringerer Anteil der Besucher sind Menschen mit psychischer Behinderung. Einige WfbM haben Zweigwerkstätten oder auch unabhängige Werkstätten nur für Menschen mit psychischer Behinderung eingerichtet.
Menschen mit Behinderung, die die Voraussetzungen für eine Beschäftigung in einer Werkstatt nicht erfüllen, sollen in Einrichtungen oder Gruppen betreut und gefördert werden, die der Werkstatt angegliedert sind. Die Betreuung und Förderung kann auch gemeinsam mit den Werkstattbeschäftigten in der Werkstatt erfolgen. Die Betreuung und Förderung soll auch Angebote zur Orientierung auf Beschäftigung enthalten (§56 SGB IX, Absatz 3).

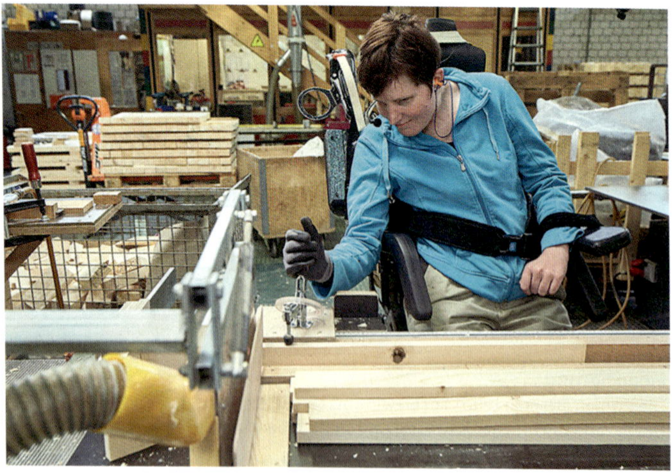

Abb. 18.4 Frau mit Behinderung bei der Arbeit in einer WfbM [K157]

18

Aufgaben

- Inklusive Teilhabe am Arbeitsleben und angemessene Bildung ermöglichen
- Auf die individuell bestehende Leistungseinschränkung (z. B. verminderte Stresstoleranz, Antriebsstörungen, Konzentrationsstörungen) Anforderungen anpassen hinsichtlich Arbeitstempo, Art und Umfang der Tätigkeit, Ausmaß der Verantwortung, Pausengestaltung
- Leistungs- und Erwerbsfähigkeit erhalten, entwickeln, erhöhen oder wiedergewinnen, nach Möglichkeit bei gegebenen Voraussetzungen den Übergang auf den allgemeinen Arbeitsmarkt anstreben
- Wirtschaftliche Arbeitsergebnisse anstreben, einen möglichst großen Teil der Kosten durch Arbeitserträge selbst aufbringen
- Angebote zum Übergang in den normalen Arbeitsmarkt schaffen (Qualifizierungskurse, Praktika, ausgelagerte Arbeits- und Ausbildungsplätze bei Arbeitgebern auf dem ersten Arbeitsmarkt)
- Arbeitsanleitung
- Persönlichkeitsentwicklung und -entfaltung fördern
- Psychosoziale Begleitung
- Aufgliederung in Arbeitsbereich, Berufsbildungsbereich und Förderbereich
- Differenzierte Arbeitsbereiche mit teilweisen Auftragsarbeiten für die Wirtschaft, z. B. industrielle Fertigung, Verpackungen, Holz-, Metallarbeiten, Montage, Mikroverfilmung, Kopieren, Schreibdienst, Gärtnerei, Renovierungen
- Spezifische Projekte: Umwandlung von ausgelagerten Arbeitsplätzen in ein reguläres Arbeitsverhältnis, z. B. über ein Budget zur Arbeit in Form von Lohnzuschüssen an Arbeitgeber und persönliche Arbeitsassistenten (▶ 18.3.4)

Finanzierung

Je nach Bereich der WfbM überörtlicher Träger der Sozialhilfe oder Agentur für Arbeit.

18.4.4 Rehabilitation psychisch Kranker (RPK)

Rehabilitationseinrichtungen für psychisch Kranke (RPK) bestehen seit 1987 und bieten Komplexleistungen, medizinische und berufliche Rehabilitation unter einem Dach. Der Aufenthalt ist zeitlich befristet (1–2 Jahre). Ziel: Erhalt und umfassende Verbesserung der Gesundheit, Handlungs- und Teilhabefähigkeit im privaten, sozialen und beruflichen Bereich fördern und wiederherstellen, Eingliederung in das reguläre Arbeitsleben. RPK stehen unter fachärztlicher Leitung.

Medizinische und psychosoziale Angebote

- Individuelle Rehabilitationsplanung, Bezugstherapeut
- Gruppenangebote: psychotherapeutische/themenzentrierte Gruppen, Rollenspielgruppen
- Kognitives Training: zur Verbesserung von Konzentration, Auffassungsgabe, Durchhaltevermögen, Kommunikationsfähigkeit
- Entspannungstraining, z. B. Autogenes Training
- Tagesstrukturierende Maßnahmen, Freizeit planen und gestalten
- Angehörigengruppe: Erfahrungsaustausch, sich emotional entlasten, sich gegenseitig stützen
- Bewegungs- und Sporttherapie
- Gesundheitserziehung: haushaltspraktische Techniken erlernen, Wissen über gesunde Ernährung vermitteln
- Angebote werden einrichtungsintern und extern im Lebensumfeld durchgeführt.

Berufsfördernde Maßnahmen

- Schulunterricht
- Arbeitserprobungsmaßnahme bei feststehenden Berufszielen
- Berufsfindungsmaßnahme
- Anpassungsmaßnahme: Kenntnisse und Fertigkeiten vermitteln, um berufliches Wissen wiederzuerlangen und Lücken zu schließen
- Berufsvorbereitende Maßnahmen: Belastungsfähigkeit, Ausdauer, Konzentration erproben, steigern
- Arbeitstrainingsmaßnahmen, z. B. in WfbM: Leistungsfähigkeit erhöhen, wiedergewinnen; auf Dauertätigkeit in WfbM vorbereiten
- Praktikum, Arbeits- und Ausbildungsverhältnisse in umliegenden Betrieben
- Arbeitsbereiche intern wie extern sind z. B. bürotechnisch, kaufmännisch, handwerklich (z. B. Malerei, Tischlerei, Gärtnerei), hauswirtschaftlich (z. B. Bäckerei, Küche, Wäscherei).

Finanzierung

Häufig Mischfinanzierung durch Agentur für Arbeit, Rentenversicherung, Sozialamt.

18.4.5 Berufliche Trainingszentren (BTZ)

Berufliche Trainingszentren (BTZ) sind regionale, spezialisierte Einrichtungen zur Teilhabe am Arbeitsleben für junge und erwachsene Menschen mit seelischer Behinderung. Sie bieten zeitlich befristete (i. d. R. 3–15 Monate) spezielle Trainingsmaßnahmen mit dem Ziel des (Wieder-)Einstiegs in den allgemeinen Arbeitsmarkt und/oder der Stabilisierung im Vorfeld einer beruflichen Ausbildung/Qualifikation.

- Die Nutzer wohnen i. d. R. selbstständig im regionalen Umfeld des BTZ oder in kleinen vom BTZ bereitgestellten selbstständigen Wohngruppen/Einzelwohnen (wie betreutes Wohnen).
- BTZ wollen möglichst nah die betriebliche Realität darstellen → betriebliche Praktika.
- Das berufliche Training gliedert sich zumeist in verschiedene Abschnitte: Orientierung, Qualifizierung, Wiedereingliederung/Praktikum.
- Möglichkeit der multiprofessionellen Teambegleitung, i. d. R. Berufsfachkräfte, Ergotherapeuten, psychosoziale Mitarbeiter

Finanzierung

Agentur für Arbeit, Rentenversicherungs- oder Sozialhilfeträger.

18.4.6 Unterstützte Beschäftigung

Seit 2009 gibt es die Möglichkeit der unterstützten Beschäftigung in Betrieben des allgemeinen Arbeitsmarkts. Sie beinhaltet die individuelle betriebliche Qualifizierung, Einarbeitung und/oder Berufsbegleitung von Menschen mit Behinderung mit besonderem Unterstützungsbedarf. Der Mensch mit Behinderung wird von einem Jobcoach begleitet und unterstützt. Ziel ist der Abschluss eines Arbeitsvertrags, die Qualifikation erfolgt direkt am Arbeitsplatz. Diese Form der Beschäftigung bietet Schulabgängern, älteren Menschen, Berufs(wieder)einsteigen und Menschen mit später auftretenden Behinderungen eine Perspektive zur Integration in den allgemeinen Arbeitsmarkt. Unterstützte Beschäftigung ist eine Maßnahme zur Teilhabe am Arbeitsleben nach § 55 SGB IX.

Anbieter der Unterstützten Beschäftigung können Integrationsfachdienste, Bildungsträger oder auch Werkstätten für Menschen mit Behinderung sein. Die An-

bieter sind bei der Suche nach einem Arbeitsplatz auf dem regulären Arbeitsmarkt behilflich. Der Anbieter der Unterstützten Beschäftigung berät und begleitet den Arbeitnehmer in der Einarbeitungsphase (bis zu 2 Jahre, verlängerbar auf 3 Jahre) und in der anschließenden Arbeitsplatzsicherungsphase.
Die Beratung erfolgt durch die Bundesagentur für Arbeit, die Integrationsfachämter und die Hauptfürsorgestellen. Die Finanzierung erfolgt in der Anfangsphase in der Regel durch die Bundesagentur für Arbeit und später durch die Integrationsfachämter. Voraussetzung in der zweiten Phase ist eine Anerkennung als Schwerbehinderter oder Gleichgestellter.

18.5 Freizeit- und Tagesstrukturierung

Einrichtungen und Dienste im Bereich Alltagsbegleitung bieten eine gemeindenahe, ambulante Betreuung für chronisch psychisch kranke Menschen in deren Alltag als lebensbegleitende Dienste an.

Ziele

- Teilhabe am gesellschaftlichen Leben ermöglichen
- Hospitalisierung durch ambulante Betreuung und tagesstrukturierende Angebote im eigenen Lebensfeld vermeiden
- Betroffene stabilisieren und sie bei selbstständiger Lebensführung unterstützen
- Institutionellen Rückhalt und Schutz geben
- Motivationshilfen geben und vorhandene Fähigkeiten fördern
- Kontakte stiften, vermitteln, erhalten

18.5.1 Kontakt- und Beratungsstellen

Synonyme: sozialpsychiatrische bzw. gemeindepsychiatrische Zentren, Kontakt- und Beratungsstellen, Begegnungsstätten; häufig räumlich und organisatorisch mit einer Tagesstätte verbunden.

- Stehen bei niedriger Zugangsschwelle allen psychisch erkrankten Menschen und Menschen mit Behinderung offen
- Möglichst täglich, auch an Wochenenden und abends geöffnet
- Breites Angebotsspektrum

Nutzer

Grundsätzlich für jeden Besucher mit psychischen Problemen offen.

- Chronisch psychisch kranke Menschen mit häufig längerer Krankheits- und Hospitalisierungskarriere bilden i. d. R. einen Besucherstamm von 40–80 Personen.
- Grad der Einbindung in die Einrichtung ist unterschiedlich: von einmaliger Beratung über unregelmäßige Besuche bis hin zu täglichen Besuchen, freiwillige Teilnahme.

Angebote

- Offener Treffbereich
- Einzelberatung für die Betroffenen und deren Angehörige
- Tagesstrukturierende Maßnahmen, lebenspraktisches Training, z. B. einkaufen, kochen, Umgang mit Geld

- Gruppenaktivitäten, z. B. Gesprächs-, Koch-, Musik-, Werk-, Hobby-, Angehörigen-, Selbsthilfegruppen
- Arbeits- und Beschäftigungstherapie
- Psychiatrische Pflege
- Sporttherapie
- Beratung und Hilfe in rechtlichen und finanziellen Angelegenheiten
- Freizeitaktivitäten, z. B. gemeinsame Ausflüge, Besuch und Organisation kultureller Veranstaltungen
- Evtl. Beteiligung der Mitarbeitenden am aufsuchend ambulanten Dienst und an der Betreuung beschützter Wohnangebote

Kooperation

Niedergelassene Ärzte, psychiatrische Kliniken, beschützte Wohnangebote, andere ambulante Dienste, Selbsthilfegruppen.

18.5.2 Tagesstätten

Einrichtungen, die bei wochentäglicher Öffnungszeit einer jeweils fest zusammengesetzten Gruppe von schwer psychisch kranken Menschen längerfristige verbindliche therapeutische Programme anbieten; teilstationäre Einrichtungen im Sinne des BSHG; kein offener Zugang. Formalisiertes Aufnahmeverfahren im Rahmen der kommunalen Hilfeplanung mit ärztlicher Notwendigkeitsbescheinigung, Kostenantrag.

Ziele

Teilhabe am gesellschaftlichen Leben, Aktivierung und Außenanregung für chronisch kranke Menschen, die der Gefahr einer zunehmenden Isolierung (allein oder im sozialen Umfeld) unterliegen – mit der Gefahr gesundheitlicher Verschlechterung und Hospitalisierung.

Nutzer

Häufig chronisch kranke Menschen, die nicht stationär versorgt werden müssen, aber einen festen Rahmen tagsüber benötigen.

Angebotsspektrum

- Tagesstrukturierende Maßnahmen, einschließlich Arbeits- und Beschäftigungstherapie
- Gruppenangebote, z. B. Kochtraining, Hobby-, Gesprächsgruppe
- Gemeinsame Freizeitaktivitäten, Auf- und Ausbau von sozialen Kontakten
- Ggf. Fahrdienst: abholen, nach Hause bringen
- Mittagstisch
- Beratung in persönlichen, rechtlichen und finanziellen Angelegenheiten

Kooperation

Niedergelassene Heime, psychiatrische Kliniken, Einrichtungen mit Kontaktstellenfunktion, betreute Wohnangebote. Eine Tagesstätte sollte nicht völlig isoliert eingerichtet werden, sondern nach Möglichkeit mit anderen Diensten verknüpft sein.

Finanzierung

Der Nutzer muss sich je nach Einkommens- und Vermögenssituation an den Kosten beteiligen, i. d. R. Finanzierung über die Eingliederungshilfe des Sozialhilfeträgers.

18.5.3 Psychosoziale Zentren für Geflüchtete und Folteropfer (PSZ)

Psychosoziale Zentren bieten spezialisierte gesundheitliche und psychosoziale Versorgung für Geflüchtete mit psychischen Erkrankungen und für Folteropfer. Sie leisten Hilfe, unabhängig von Aufenthaltsstatus und von politischen, religiösen und ethnischen Zugehörigkeiten.

Aufgaben

- Beratung und Information: im Asylverfahren, zu ausländerrechtlichen Fragen, Beratung und Vermittlung zur Krisenintervention
- Diagnostik und Therapie für traumatisierte Geflüchtete und Folteropfer: Einzel- und Familientherapie, Erstellung psychotherapeutischer Stellungnahmen, Angebote spezieller Therapieangebote z. B. Kunsttherapie, körpertherapeutische Verfahren, Kinder- und Jugendlichenpsychotherapie
- Gruppenangebote: offene Treffen, Spielgruppen, Freizeitunternehmungen, spezielle Gruppenangebote (z. B. interkulturelle Männergruppe, Frauengruppe)
- Interkulturelle Kinder- und Jugendsozialarbeit: z. B. Ferienerholungsmaßnahmen, Hip-Hop-Werkstatt
- Unterstützung bei der Selbsthilfe von Betroffenen
- Öffentlichkeitsarbeit zum Abbau von Vorurteilen und zur Inklusion für Geflütete, Information und Fortbildung der Fachöffentlichkeit und von ehrenamtlichen Helfern
- Vernetzung und Koordinierung von Angebotsstrukturen in Regelversorgung und spezifischen Angeboten für Geflüchtete

PSZ verfügen über Kenntnisse über den vorhandenen Pool von Dolmetschern. Die Finanzierung von Dolmetscherleistungen stellt derzeit noch eine der größten Barrieren in der psychosozialen Arbeit mit Geflüchteten und Folteropfern dar. Neben den PSZ gibt es auch Flüchtlingsberatungsstellen/Migrationsfachdienste bei den Kommunen und/oder den Wohlfahrtsverbänden.

18.5.4 Sozialpsychiatrische Dienste

Sozialpsychiatrische Dienste bieten Hilfen für psychisch kranke Menschen und nehmen koordinierende Funktionen im psychiatrischen Hilfesystem wahr (häufig auch an Unterbringungsverfahren nach PsychKG beteiligt).

Nutzer

- Chronisch psychisch erkrankte Menschen und Menschen mit Behinderung
- Sozial nicht Integrierte, die aus Hilflosigkeit oder anderen Gründen andere Behandlungs- und Betreuungsangebote nicht annehmen können oder wollen, z. B. beschränkte Einsichtsfähigkeit, ungünstige und chronische Verläufe

Aufgaben

- Psychosoziale Beratung
- Vorsorgende und nachgehende Hilfen
- Sprechstunde
- Aufsuchend ambulante Tätigkeiten, Hausbesuche
- Eingliederung oder Wiedereingliederung in das Arbeitsleben
- Notfallpsychiatrische Maßnahmen, Krisenintervention: Krise durch Gespräche abfangen, Medikation ändern, Hilfen im Umfeld mobilisieren, notfalls stationären Aufenthalt veranlassen
- Koordination der Einzelhilfen, Case-Management

Organisatorische Anbindung

Nach Bundesland und regional gewachsener Struktur unterschiedlich. Häufig an Gesundheitsämter, kommunale Verwaltungen oder Träger der freien Wohlfahrtspflege angebunden.

Mitarbeiterteam

Setzt sich i. d. R. zusammen aus Facharzt, Sozialarbeiter, Psychologe, Fachpflegepersonal.

Kooperation

Niedergelassene Ärzte, psychiatrische Krankenhäuser, komplementäre Einrichtungen und Dienste.

18.5.5 Bürgerhilfe/Laienhilfe

Bürgerhelfer arbeiten freiwillig, sind nicht fachlich aus- oder vorgebildet und erhalten keine Bezahlung. Bürgerschaftlich ehrenamtlich engagierte Menschen sowie Organisationen der Selbsthilfe Psychiatrie-Erfahrener und Angehöriger haben sich im Dachverband Gemeindepsychiatrie bundesweit zusammengeschlossen (www.dvgp.org), weiterhin gibt es Landesverbände. Den Verbänden gehören auch professionelle Einrichtungen an.

Aufgaben

- Menschliche Anteilnahme, persönliches Gespräch, persönlicher Ansprechpartner sein
- Praktische Hilfen bei der Alltagsbewältigung, z. B. zu Behörden, Arztbesuche begleiten, Einkaufsbegleitung
- Finanzielle und rechtliche Unterstützung organisieren
- Besuchsdienste in Kliniken oder stationären Wohneinrichtungen, Organisation von Freizeitveranstaltungen in stationären Einrichtungen, wie z. B. Kaffeetreffs, Filmvorführungen, Ausflügen, Freizeitgruppen (z. B. Kegeln, Lesegruppen etc.); sportliche Aktivitäten
- Selbstbestimmung und gleichberechtigte gesellschaftliche Teilhabe fördern und fordern
- Einfluss auf politische Entscheidungsprozesse nehmen regional wie überregional
- Gemeinsame Freizeitaktivitäten, z. B. Ausflüge, Hobbygruppen, Spiele
- Beispiele: Arbeitskreise für Migranten in der Psychiatrie
- Weitreichende Arbeitsfelder und Arbeitsgemeinschaften des Dachverbandes: z. B. zu ambulanter Behandlung, Eingliederungshilfe. Soziotherapie, Ambulante psychiatrische Pflege, Online-Therapie.
- Durchführung von Modellprojekten wie z. B. zur „Gemeindenahen Basisversorgung“

18.5.6 Selbsthilfe

18

Selbsthilfegruppen sind freiwillige Zusammenschlüsse von mit spezifischen Krankheits- oder Behinderungsbeeinträchtigungen betroffenen Menschen auf örtlicher Ebene und/oder deren Angehöriger. Sie werden in aller Regel nicht von professionellen Mitarbeitern geleitet, die gelegentliche Hinzuziehung von Experten ist möglich. Einige Selbsthilfegruppen haben sich auf Landes- oder Bundesebene zu Selbsthilfeorganisationen zusammengeschlossen, um ihre Interessen und Rechte auf

gleichberechtigte Teilhabe und Leistungen politisch besser durchsetzen zu können. Selbsthilfeorganisationen haben häufig auch hauptamtliche Mitarbeiter. Einige Selbsthilfeorganisationen haben Selbsthilfekontaktstellen.
Die Gestaltung von Selbsthilfe ist mannigfaltig und reicht von kleinen Einzelgruppen bis zu großen Verbänden mit nationalen und internationalen Kommunikationsstrukturen und entsprechender politischer Einflussnahme.

Aufgaben

- Krankheiten und/oder Behinderungen, psychische oder soziale Probleme gemeinsam bewältigen
- Die persönliche Lebensqualität, die Selbstbestimmung sowie die gleichberechtigte Teilhabe (Inklusion) von Menschen mit Behinderung verbessern
- Soziale und persönliche Isolation überwinden
- Sich gegenseitig seelisch wie praktisch unterstützen und beraten sowie Erfahrungen austauschen
- Vermittlung zu Selbsthilfegruppen kann für die Nachsorge z. B. nach stationären Aufenthalten sehr hilfreich sein.
- Beratung von Menschen mit Behinderung nach dem Peer-Counseling-Konzept, von Psychiatrie-Erfahrenen für Psychiatrie-Erfahrene
- Vernetzung von Einzelpersonen, Projekten und Organisationen
- Unterstützung bei Gerichts- und Beschwerdeverfahren
- Herausgabe von Leitfäden und Infobroschüren, z. B. zu Psychopharmaka, Zwangsbehandlung, Therapiemöglichkeiten
- (Mit-)Organisation von Veranstaltungen, Psychoseseminaren, Trialogen
- Mitwirken in Kulturnetzwerken
- Beteiligung bei der Entwicklung von Instrumenten der Qualitätskontrolle
- Psychiatrie-Erfahrene werden bei relevanten Gesetzesänderungen angehört und nehmen regelhaft bei Fortbildungen und Tagungen teil.
- Mitarbeit in örtlichen, nationalen und internationalen Gremien

Finanzierung

Bei den gesetzlichen Krankenkassen und der gesetzlichen Rentenversicherung können Anträge auf Förderung für Selbsthilfegruppen, Selbsthilfeorganisationen und Selbsthilfekontaktstellen gestellt werden nach deren Förderrichtlinien.

! Tipps, Tricks und Fallen

Kontaktlinks

- Bundesarbeitsgemeinschaft Selbsthilfe e. V. (BAG Selbsthilfe) www.bag-selbsthilfe.de
- Interessenvertretung Selbstbestimmt Leben in Deutschland e. V. (ISL) www.isl-ev.de
- Nationale Kontakt- und Informationsstelle zur Anregung und Unterstützung von Selbsthilfegruppen (NAKOS) www.nakos.de
- Weibernetz e. V. www.weibernetz.de
- Deutsche Hauptstelle für Suchtfragen e. V. www.dhs.de
- Bundesverband Psychiatrie-Erfahrener e. V. (BPE) www.bpe-online.de
- Bundesverband der Angehörigen psychisch kranker Menschen (BApK) www.bapk.de

18.5.7 Angehörigengruppen

Angehörige von psychisch kranken Menschen befinden sich in einer schwierigen Situation. Sie können sich neben der Unterstützung und Betreuung durch Fachkräfte auch gegenseitig helfen und zusammenschließen. Es gibt heute sehr viele Angehörigengruppen, -initiativen und -vereine. Neben reinen Selbsthilfegruppen bieten auch Einrichtungen professionell begleitete Angehörigengruppen an.

Angebote

- Angebots- und Tätigkeitsspektrum wie bei anderen Selbsthilfevereinigungen (▸ 18.5.5) von kleinen Einzelgruppen bis hin zu nationalen und internationalen Verbänden
- Einzelberatung für Angehörige psychisch kranker Menschen
- Familienberatung, Familientherapie (▸ 14.3.8), Angehörigengruppen

Ziele

- Über die Erkrankung und den Verlauf informieren
- Lernen, die Erkrankung des Angehörigen zu akzeptieren und damit umzugehen
- Überforderung auffangen, Vereinsamung überwinden
- Schuldgefühle abbauen
- Orientierungshilfen: Erfahrungsaustausch, emotionale Entlastung, Verhalten anderer Betroffener sehen, Möglichkeiten des Umgangs
- Verständnis, Mitgefühl und Entlastung durch andere Gruppenteilnehmer
- Solidarität erleben
- Auf Defizite in der Versorgung psychisch kranker Menschen hinweisen

Literatur

Anthony WA. Recovery from mental illness: The guiding vision of the mental health service system in the 1990 s. Psychosocial Rehabilitation Journal, 1993; 16(4): 11–23.

von Auer AK, Bohus M. Skillstraining für Jugendliche mit Problemen der Gefühlsregulation (DBT-A) – Das Therapeutenmanual. Stuttgart: Schattauer, 2017.

AWMF-Leitlinien für die Kinder- und Jugendpsychiatrie, unter: https://www.awmf.org/leitlinien/aktuelle-leitlinien/ll-liste/deutsche-gesellschaft-fuer-kinder-und-jugendpsychiatrie-psychosomatik-und-psychotherapie.html (letzter Zugriff: 01.02.2021).

Arntz A, van Genderen H. Schematherapie bei Borderline-Persönlichkeitsstörung. Weinheim: Beltz, 2022.

AWMF-Leitlinien für die Kinder- und Jugendpsychiatrie. https://register.awmf.org/de/leitlinien/aktuelle-leitlinien/fachgesellschaft/028 (letzter Zugriff: 27.05.2024).

AWMF. S3-Leitlinie Diagnostik und Behandlung der Essstörungen. 2018. https://www.awmf.org/uploads/tx_szleitlinien/051-026l_S3_Essstoerung-Diagnostik-Therapie_2020-03.pdf (letzter Zugriff: 01.02.2021).

Barker P, Buchanan-Barker P. Das Gezeiten-Modell. Der Kompass für eine recovery-orientierte, psychiatrische Pflege. 2. Aufl. Bern: Hogrefe, 2020.

Begutachtungsleitlinien zur Kraftfahreignung Bundesanstalt für Straßenwesen, Mensch und Sicherheit, Heft M 115. www.bast.de/DE/FB-U/Fachthemen.

Barthelmes I, Bödeker W, Sörensen J et al. iga. Report 40. Wirksamkeit und Nutzen arbeitsweltbezogener Gesundheitsförderung und Prävention. Zusammenstellung der wissenschaftlichen Evidenz 2012 bis 2018. Dresden: iga. 2019.

Bengel J, et al. S2k – Leitlinie: Diagnostik und Behandlung von akuten Folgen psychischer Traumatisierung. AWMF, 2019. www.awmf.org (letzter Zugriff 01.02.2021).

Berking M. Training emotionaler Kompetenzen. Berlin/Heidelberg: Springer, 2017.

Birkenbihl VF. Intelligentes Stressmanagement. 20. Aufl. München: MVG Verlag, 2023.

Bohus M. Borderline-Störung. Fortschritte der Psychotherapie Band 14. Göttingen: Hogrefe, 2019.

Bohus M, Reicherzer M. Ratgeber Borderline-Störung. Informationen für Betroffene und Angehörige. Göttingen: Hogrefe, 2020.

Bohus M, Wolf M. Interaktives Skillstraining für Borderline-Patienten. CD-Rom. 2008. Schattauer. Stuttgart.

Bowers L. Safewards: a new model of conflict and containment on psychiatric wards. In: Journal of psychiatric and mental health nursing, 2014; 21(6): 499–508.

Bundesinstitut für Arzneimittel und Medizinprodukte (BfArM) im Auftrag des Bundesministeriums für Gesundheit (BMG) unter Beteiligung der Arbeitsgruppe ICD des Kuratoriums für Fragen der Klassifikation im Gesundheitswesen (KKG) (Hrsg.). ICD-10-GM. Version 2024. Systematisches Verzeichnis. Bonn, 2023.

Bundesminister für Gesundheit Qualitätsentwicklung in der Pflege: Abschlussbericht. 1996. Nomos. Baden-Baden.

De Jong-Meyer R. Kognitive Verfahren nach Beck und Ellis. Margraf J. Schneider S. Lehrbuch der Verhaltenstherapie. Band 1. 2008. Springer. Berlin.

Deutsche Adipositas Gesellschaft, Deutsche Diabetes Gesellschaft, Deutsche Gesellschaft für Ernährung, Deutsche Gesellschaft für Ernährungsmedizin (Hrsg.). Interdisziplinäre Leitlinie der Qualität S3 zur „Prävention und Therapie der Adipositas". Martinsried, 2014.

Deutsche Gesellschaft für Psychiatrie, Psychotherapie und Nervenheilkunde. Behandlungsleitlinie Persönlichkeitsstörungen. Reihe: S2-Praxisleitlinien in Psychiatrie und Psychotherapie. Bd 1. 2009. Steinkopff. Heidelberg.

Deutsche Gesellschaft für Psychosomatische Medizin und Psychotherapie, Deutsches Kollegium für Psychosomatische Medizin S3 – Leitlinie Diagnostik und Therapie der Essstörungen. AWMF. 2010.

de Zwaan, M., Herpertz-Dahlmann, B. (2024). Essstörungen (ICD-10 F50). In: U. Voderholzer (Hrsg.): Therapie psychischer Erkrankungen. State of the Art. München: Elsevier.

DGPPN e. V. (Hrsg.) für die Leitliniengruppe. S3-Leitlinie Schizophrenie. Langfassung, 2019. DIN EN ISO 9000:2015–11.

Döpfner M, Schürmann S, Frölich J. Therapieprogramm für Kinder mit hyperkinetischem und oppositionellem Problemverhalten (THOP). Weinheim: Beltz, 6. Aufl. 2019.

Donabedian A. Patient Care Evaluation. Hospitals. 7. 1970.

Europäische Norm Leitfaden für Audit von Qualitätsmanagement- und/oder Umweltmanagementsystemen ISO/FDIS 19011. 2002.

Eckert N. Adipositastherapie: Erstmals ein wirksames Abnehmmedikament. Dtsch Arztebl 2023; 120: 33–34.

Exner C, Hansmeier J. Metakognitive Therapie. Fortschritte der Psychotherapie. Göttingen: Hogrefe, 2020.

Fegert J M, Kölch M. Klinikmanual Kinder- und Jugendpsychiatrie und Psychotherapie. Berlin/Heidelberg: Springer, 3. Aufl. 2020.

Feil N, Klerk-Rubin V. Validation. Ein Weg zum Verständnis verwirrter alter Menschen. München: Ernst Reinhardt, 2017.

Fischer F, Kuhlmey A, Sibbel R, Nordheim J. Die deutsche Fassung der „Serial Trial Intervention" (STI-D). Zeitschrift für Gerontopsychologie & -psychiatrie, 2008; 21(3): 199–203.

Flatten G, Gast U, Hofmann A, et al. S3-Leitlinie Posttraumatische Belastungsstörung. Trauma & Gewalt. 3. 2011. 202–210.

Fricke S. Therapie-Tools Zwangsstörungen. Weinheim: Beltz, 2016.

Friedrich S, Teismann T. Therapie-Tools: Suizidalität und Krisenintervention bei Kindern und Jugendlichen. Weinheim Basel: Beltz, 2022.

Frommberger U, Maercker A, Steil R. Posttraumatische Belastungsstörung, PTBS (ICD-10 F43.1). In: Voderholzer U (Hrsg.). Therapie psychischer Erkrankungen. State of the Art. München: Elsevier, 2024.

Gemeinsamer Bundesausschuss: Qualitätsmanagement-Richtlinie. in der Fassung von 2015, zuletzt geändert 2024.

Giel K, Zipfel S. Adipositas und psychische Störungen. In Voderholzer U (Hrsg.). Therapie psychischer Erkrankungen. State of the Art. München: Elsevier, 2024.

Gordon T. Managerkonferenz. München: Heyne, 2005.

Gräf C, Probst S (Hrsg.). Praxishandbuch Kinderrechte im Alltag von Heimen: Geachtet, beteiligt, gefördert, beschützt! Weinheim: Beltz Juventa, 2016.

Hartung S, Faller G, Rosenbrock R. Betriebliche Gesundheitsförderung. In: Bundeszentrale für gesundheitliche Aufklärung (BZgA) (Hrsg.). Leitbegriffe der Gesundheitsförderung und Prävention. Glossar zu Konzepten, Strategien und Methoden. 2023.

Heilemann et al. Systematisches Antigewalttraining. 2012.

Hejlskov Elvén B, Abild McFarlane S. Herausforderndes Verhalten bei Menschen mit psychischen Störungen. Praxisbuch für Pflege- und Gesundheitsberufe. 2. Aufl. Bern: Hogrefe, 2024.

Herpertz S, Zipfel S. Adipositas und psychische Störungen. Voderholzer U, Hohagen F. Therapie psychischer Störungen. State of the Art. 2015. Elsevier. München. 312.

Hillebrand T, Niedermeier N. Intensive ambulante Expositionsbehandlung bei schweren Zwängen – zwei Modelle aus der Praxis für die Praxis. Verhaltenstherapie. 24. 2014. 201–210.

Hinsch R, Pfingsten U. Gruppentraining sozialer Kompetenzen GSK. 5. Aufl. 2007. Beltz. Weinheim.

Hoffmann N, Hofmann B. Anpassungsstörung und Lebenskrise. 2008. Beltz. Weinheim.

Holnburger M. Pflegestandards in der Psychiatrie. 3. Aufl. 2004. Elsevier Urban & Fischer. München.

Inner Development Goals. Transformational skills for sustainable development, www.innerdevelopmentgoals.org. 2023. Abgerufen am 29.8.2024.

Institut für Traumatherapie, Schubbe O. Traumatherapie mit EMDR: Ein Handbuch für die Ausbildung. 2014. Vandenhoeck & Ruprecht. Göttingen.

Jacob G, Lieb K, Berger M. Schwierige Gesprächssituationen in Psychiatrie und Psychotherapie. 2009. Elsevier. München.

de Jong-Meyer R. Kognitive Verfahren nach Beck. In: Margraf J, Schneider S (Hrsg.). Lehrbuch der Verhaltenstherapie. Berlin/Heidelberg: Springer, 2018.

Juchli L. Grußbotschaft an die Berufskolleginnen und Berufskollegen. Katholischer Pflegeverband e. V., Landesgruppe Bayern. 2020. https://www.kath-pflegeverband.de/images/200409_GrußbotschaftSrLilianeJuchli_KPV.pdf. Abgerufen am 4.9.2024.

Kaluza G. Stressbewältigung. 4. Aufl. Berlin: Springer, 2018.

KH-CIRS-Netz Deutschland 2.0. https://www.kh-cirs.de/fragen/was_soll.html. o. J. Abgerufen am 29.8.2024.

Koppenhöfer E. Kleine Schule des Genießens: Ein verhaltenstherapeutisch orientierter Behandlungsansatz zum Aufbau positiven Erlebens und Handelns. Lengerich: Pabst, 2004.

Korn O, Rudolf S. Sorgenlos und grübelfrei: Wie der Ausstieg aus der Grübelfalle gelingt. 2015. Beltz. Weinheim.

Krausz M, Naber D (Hrsg.). Integrative Schizophrenietherapie. Basel: S. Karger AG, 2000.

Lang T, Helbig-Lang S, Westphal D, Gloster A, Wittchen H.-U. Expositionsbasierte Therapie der Panikstörung mit Agoraphobie. Ein Behandlungsmanual. 2012. Hogrefe. Göttingen.

Lempp T. BASICS Kinder- und Jugendpsychiatrie. München: Elsevier, 5. Aufl. 2023.

Leuzinger A, Luterbacher T. Mitarbeiterführung im Krankenhaus. 2000. Hans Huber. Basel.

Lieb S, Reinders B. Kinder- und Jugendpsychiatrie. Kapitel 14. In: Thiel H, Traxler S, Niegot F (Hrsg.). Psychiatrie für Pflege-, Sozial- und Heilberufe. München: Elsevier, 6. Aufl. 2020.

Ließmann B. Was ist Verhaltenstherapie? Ein unterhaltsames Erklärbuch für Umherirrende im Psychotherapie-Dschungel. Selbstverlag, 2019.

Linehan MM. Dialektisch-Behaviorale Therapie (DBT) der Borderline-Persönlichkeitsstörung. CIP-Medien, 2008.

Löhr M, Schulz M, Nienaber A. Safewards. Sicherheit durch Beziehung und Milieu. 3. Aufl. Köln: Psychiatrie Verlag (better care, 7), 2023.

Margraf J, Schneider S. (Hrsg.). Lehrbuch der Verhaltenstherapie. Band 2. 4. Aufl. Berlin: Springer. 2018.

Mayr B. Sinn – Verbundenheit – Transzendenz. Spirituelle Bedürfnisse und Krisenerfahrungen in der Altenpflege. Berlin: De Gruyter, 2024.

Miksch A. Achtsamkeit und Gesundheitsförderung. In: Bundeszentrale für Gesundheitliche Aufklärung (BZgA) (Hrsg.), Leitbegriffe der Gesundheitsförderung und Prävention. Glossar zu Konzepten, Strategien und Methoden.

Morgan S. Wenn das Unfassbare geschieht – vom Umgang mit seelischen Traumatisierungen: Ein Ratgeber für Betroffene, Angehörige und ihr soziales Umfeld. 2007. Kohlhammer. Stuttgart.

Needham I. Pflegeplanung in der Psychiatrie. 1996. Recom. Basel.

Niegot F. Neurotische, Belastungs- und körperbezogene psychische Störungen. Kap. 9. In: Thiel H, Traxler S, Niegot F (Hrsg.). Psychiatrie für Pflege-, Sozial- und Heilberufe. München: Elsevier, 2018.

Nissen C, Hertenstein E. Insomnie. In: U. Voderholzer (Hrsg.): Therapie psychischer Erkrankungen. State of the Art. München: Elsevier, 2024.

Pfeifer T. Qualitätsmanagement: Strategien, Methoden, Techniken; mit 7 Tabellen. 1993. Hanser. München/Wien.

Piechotta B. Qualitätsmanagement für Psychotherapeutische Praxen, Teil A: QM-Begriffe, Grundprinzipien, Anwendung im Gesundheitswesen. 2008. Springer. Berlin.

Pollmächer T, Wetter T. Organisch bedingte Schlafstörungen (ICD- G47). In: U. Voderholzer (Hrsg.): Therapie psychischer Erkrankungen. State of the Art. München: Elsevier, 2024.

PSU-Helpline. Kollegiale Unterstützung für Mitarbeiter*innen im Gesundheitswesen bei besonderen Belastungssituationen und schwerwiegenden Ereignissen, https://psu-helpline.de/wp-content/uploads/PSU-HELPLINE-Informationsblatt-Klinik.pdf. o. J. Abgerufen am 29.8.2024.

Riemann D, Baum E, Cohrs S et al. S3-Leitlinie Nicht erholsamer Schlaf/Schlafstörungen. Kapitel „Insomnie bei Erwachsenen". Somnologie 2017; 21: 2–44.

Rogers CR. Therapeut und Klient. München: Kindler, 1977.

Rosenberg M. Gewaltfreie Kommunikation. 2011.

Rosner R. Anhaltende Trauerstörung. In: Voderholzer U (Hrsg.). Therapie psychischer Erkrankungen. State of the Art. München: Elsevier, 2024.

Ross RR, Ross RD. Thinking Straight: The Reasoning and Rehabilitation Program for Delinquency Prevention & Offender Rehabilitation. Air Training & Publication, 1995.

Schäfer I, Gast U, Hofmann A et al. S3-Leitlinie Posttraumatische Belastungsstörung. Berlin: Springer, 2019.

Schmidbauer W. Helfersyndrom und Burnout-Gefahr. 2002. Urban & Fischer. München.

Schmitz B, Schuhler P. Handke-Raubach A., Jung A. Kognitive Verhaltenstherapie bei Persönlichkeitsstörungen und unflexiblen Persönlichkeitsstilen. Lengerich: Pabst, 2002.

Schneider S, Margraf J. Panik. Angstanfälle und ihre Behandlung. 1990. Springer.
Schulz von Thun F. Miteinander Reden. 1: Störungen und Klärungen. Reinbek bei Hamburg: Rowohlt, 1981.
SGB V § 135a.
SGB IX §37.
Sozialgesetzbuch (SGB) Fünftes Buch (V). Gesetzliche Krankenversicherung, § 135a des Gesetzes vom 20. Dezember 1988 [BGBl. I S. 2477], zuletzt geändert durch Art. 5 G v. 2.12.2014, 1922.
Spiegelhalder K, Hajak G, Riemann D. Schlafstörungen. Voderholzer U. Hohagen F. Therapie psychischer Störungen. State of the Art. 2015. Elsevier. München.
Stangier U, Heidenreich T, Peitz M. Soziale Phobien. Ein kognitiv-verhaltenstherapeutisches Behandlungsmanual. 2009. Beltz. Weinheim.
Traber-Walker N, Franscini M. Jugendliche mit erhöhtem Psychoserisiko: App-unterstützte Behandlung mit dem Therapieprogramm Robin. Springer, 2021.
Townsend M. Pflegediagnosen und Maßnahmen für die psychiatrische Pflege. 2. Aufl. 2000. Hans Huber. Bern.
Waibel M, Mayr W. Psychische Störungen im Alter. In: Thiel H, Traxler S, Niegot F (Hrsg.). Psychiatrie für Pflege-, Sozial- und Heilberufe. München, Elsevier, 2020. S. 209–238.
Watzlawick P, Beavin H, Jackson DD. Menschliche Kommunikation. Formen, Störungen, Paradoxien. 11., unveränd. Aufl. Bern: Huber, 2007. S. 53–70.
Weber T. Trauma – Für akut betroffene Menschen und deren Angehörige, Zentrum für Trauma- und Konfliktmanagement. Köln: Edigo, 2019.
Wells A. Metakognitive Therapie bei Angststörungen und Depression. 2011. Beltz. Weinheim.
Weltgesundheitsorganisation (WHO). Die Rolle des Beraters bei der Qualitätssicherung in der Pflegepraxis. Den Haag, 1987.
Weltgesundheitsorganisation (WHO). Ottawa-Charta zur Gesundheitsföprderung, https://intranet.euro.who.int/__data/assets/pdf_file/0006/129534/Ottawa_Charter_G.pdf. 1986. Abgerufen am 29.8.2024
Wewetzer G, Bohus M. Borderline-Störung im Jugendalter: Ein Ratgeber für Jugendliche und Eltern. Göttingen: Hogrefe, 2016.
Znoj H. Komplizierte Trauer. Fortschritte der Psychotherapie. Göttingen: Hogrefe, 2016.

Register

Symbole
7Mind® 510

A
Abhängige (asthenische) Persönlichkeitsstörung 254
Abhängigkeit 274
- Alkohol 282
- Diagnose 275
- Forensik 311
- Gepäckkontrolle 281
- Medikamente 288
- Rückfall 277
- Sozialisationsdefizit 277
- Therapieverlauf 311
- Umgang 276
- Unterbringung 311
Abhängigkeitsrisiko 275
Abhängigkeitstypen 274
Acamprosat 459
Acetylcholinesterasehemmer 463
Adhärenz 258
ADHS 334
- Therapie 336
Adipositas 200
Affektinkontinenz 134
Affektlabilität 134
Affektstörungen 133
Affektverflachung 134
Aggression
- Demenz 380
- Notfall 479
Agoraphobie
- mit Panikstörung 230
- ohne Panikstörung 230
Ahasver-Syndrom 156
Akathisie 76
Akinese 137
- Parkinson 212
Akineton® 460
Akute Frühdyskinesie 487
Akzeptanz 405
Alkohol
- Abhängigkeitsentwicklung 284
- Eifersuchtswahn 287
- Entzug 225
- Folgeerkrankungen 225
- Halluzinose 225
- Jugendliche 361
- Komplikationen 286
- Krampfanfall 287
- Wirkungen 284
Alkoholabhängigkeit 282
Alkoholderivate 452
Alkoholentzug 225, 285
Alkoholentzugssyndrom 285
Alkotest 280
Alter
- psychiatrische Erkrankungen 373
- psychogene Veränderungen 373
Altersdepression 160, 384
Alzheimer-Demenz
- Validation 383
Alzheimer-Krankheit 374
Ambivalenz 134
Ambulante psychiatrische Pflege 494
- Face to Face 497
- Organisation 494
ambulante Versorgung 494
AMDP 114
Aminpräkursoren 442
Ammoniakgeruch 224
Amnesie 120
- dissoziative 247
Analgetika
- Abhängigkeit 289
Anankastische (zwanghafte) Persönlichkeitsstörung 253
Androgenantagonisten 463
Aneurysma 215
Anfall
- zerebraler 218
Anfallsleiden 82
Angehörige 22
Angehörigengruppen 544
Angehörigenwegweiser 23
Angst 135, 230
Angstanfall 478
Ängstlich-vermeidende Persönlichkeitsstörung 254
Angststörung
- generalisierte 235
Angststörungen 230, 249
- Kinder/Jugendliche 339
Anorexia nervosa (AN) 193, 352, 353
Anpassungsstörungen 245
Antabus® 459
Anticholinergika 460
Antidementiva 462
Antidepressiva 441
- antriebssteigernde 442
- dämpfende 442
- Einteilung 442
- Nebenwirkungen 443
- sedierende 453
- stimmungsaufhellende 442
Antihistaminika, sedierende 453
Antipathie 398
Antipsychotika 445
- Akutpräparate 448
- atypische 445
- Depot 449
- Einteilungen 446
- hochpotente 445
- Kontraindikationen 447
- mittelpotente 445
- Nebenwirkungen 446, 447
- niedrigpotente 445
- Pflege 448
Antrag
- Sozialhilfe 20
Anträge 20
Antrieb 136
Antriebshemmung 137
Antriebslosigkeit 97
Antriebsmangel 136
Antriebsminderung 136
Antriebssperre 137
Antriebssteigerung 137
Antriebsstörungen 136, 156
- Demenz 380
- Patienten beobachten 138
Antriebsverarmung 136
Anxiolytika 449
Apallisches Syndrom 211
Apathie 134
Aphasie 96, 210
Apraktische Störungen
- Demenz 381
Arbeitslosengeld 2 54
Arbeitstherapie 426
Arbeitsunfähigkeit 20
Arousal-Störungen 202
Aspirationsgefahr 85
Assistenzleistungen 518
AT 426
Atemdepression 83
Atemfrequenz 82
Atemtherapie 424
ATL
- Sich beschäftigen 96
Atmen 81
- holotropes 424
Atosil® 445
Auffassungsstörungen 120
Aufklärung 38
Aufmerksamkeit 120
Aufmerksamkeitsstörungen 120, 334
- Symptome 335
Aufnahme
- zum Entzug 280
Aufnahmegespräch 2
- Kinder/Jugendliche 329
Ausdauertraining 420
Ausgang
- eingeschränkter 78
- nicht zurück 489
Ausscheiden 89
Ausscheidungsstörungen 348
Austausch 73
Auszubildende 32
Autismus-Spektrum-Störungen 345
Autoaggressivität 101
Autogenes Training 409

B
Baldrian 465
Balint-Gruppe 30
Barbiturate
- Abhängigkeit 289
Basisgruppe 402
Basiskompetenz 397
Bedeutungswahn 128

Beeinträchtigungswahn 128
Befunderhebung
- Faktoren 114
- Kriterien 115
- psychopathologische Kriterien 116
- Reihenfolge 114
Behandlungsplanung
- APP 499
Belastungsreaktion
- akute 240
Benommenheit 116
Benzodiazepine
- Abhängigkeit 290
- Abhängigkeit und Entzug 451
- als Schlafmittel 452
- Intoxikation 451
- Nebenwirkungen 450
Beratungsstellen 539
Berufliche Trainingszentren (BTZ) 538
Beschäftigung auf der Station 100
Beschäftigungstherapie 425
Beschäftigungszwang 137
Bescheinigung 20
- Arbeitsunfähigkeit 20
- Aufenthalt 20
Besessenheit 247
Besondere Versorgung 526
Besondere Wohnformen 527
Bestechungsversuche
- beim Personal 309
Betarezeptorenblocker
- als Beruhigungsmittel 452
Betreuter Wohnraum 527
Betreuung 45
- Aufgaben 47
- Auswahl Betreuer 46
- Kosten 48
Betreuungsänderungsgesetz 45
Bewältigung 71
Bewegungsstörungen
- dissoziative 247
Bewegungstherapie 424
- konzentrative 424
Bewusstseinslage, qualitative
- Patienten beobachten 119
Bewusstseinslage, quantitative
- Patienten beobachten 117
Bewusstseinsstörung 116
- Einteilung 116
- Notfall 485
- qualitative 118
- quantitative 117
Beziehung
- therapeutische 404
- verminderte soziale 109
Beziehungsstörungen
- Abhängigkeit 278
Beziehungswahn 128
Bezugspflege 258
Bezugssysteme 394
Bifokale Aufklärung 500
Bindungsstörungen 350
Binge-Eating-Störung (BES) 200
Biofeedback 410
Blickkrampf 76
Blicklähmung 227
Blutung
- epidurale 216
- subdurale 216
Body-Mass-Index (BMI) 200
Borderline-Persönlichkeitsstörung 250
Braden-Skala 77
Brandlegung
- Notfall 489
Broca-Aphasie 210
BSE 218
BT 425
Bulimia nervosa (BN) 198, 352, 354
Bundesteilhabegesetz 56
Bürgerhilfe 542
Burn-out-Syndrom 27
- Bewältigungsstrategien 28
- Stadien 27

C
C2-Test 280
Campral® 459
Cannabinoide 293
Carbamazepin 456
Chloraldurat 452
Chronifizierung 98
Chronisches Fatigue-Syndrom 218
Clomethiazol 458
- Nebenwirkungen 458
Co-Abhängigkeit 275
Cognitive Behavioral Analysis System of Psychotherapy 407
Cold Turkey 278
Compliance 115
Contusion 216
Coping 71, 76
Corona-Pandemie
- Gerontopsychiatrie 389
Cotard-Syndrom 156
Crack 296
Creutzfeldt-Jakob-Erkrankung 218
Critical Incident Reporting System 74
Cyproteron 463

D
Dämmerzustand 119
Dämmerzustand, postiktaler 220
Dauerwohnheime 66
Deeskalation 267
Deeskalationsmanagement 363
Déjà-vu 120
Dekubitusgefahr 77
Delir 118, 226
- Notfall 182
Delirium tremens 226, 285
Demenz 374
- Alzheimer- 374
- frontotemporale 377
- Lewy-Körperchen- 376
- sekundäre 377
- Therapie 383
- Validation 382
Demenzielle Syndrome 374
Denken
- beschleunigtes 131
- demenzielles 132
- eingeengtes 131
- gehemmtes 131
- ideenflüchtiges 131
- inkohärentes 132
- umständliches 131
- verlangsamtes 131
- zerfahrenes 132
Denkstörungen 127, 156
- Demenz 381
- formale 94, 131
- inhaltliche 93
Depersonalisation 139, 248
Depot-Antipsychotika 449
Depression 152
- bei manisch-depressiver Erkrankung 160
- Demenz 377
- Epidemiologie 152
- Gerontopsychiatrie 384
- im Alter 160
- Kinder/Jugendliche 342
- körperlich begründbare 163
- larvierte 162
- Pflege 158
- reaktive 161
- saisonal abhängige 161
- Symptome 152, 154
- Therapie 158
- Wochenbett 162
Depressivität 134
deprexis® 509
Derealisation 139, 248
Desensibilisierung 406
Designer-Drogen 274
Diabetisches Koma 224
Dialektisch behaviorale Therapie 407
dialektisch-behaviorale Therapie (DBT) 368
Dialog, kontrollierter 395
Diazepam 450
Diclofenac 467
Digitale Gesundheitsanwendungen 509
Digitale Selbsthilfeprogramme 509
digitale Spiele 510
Dissoziale Persönlichkeitsstörung 252

Dissoziative Amnesie 241, 247
Dissoziative Bewegungsstörungen 240, 247
Dissoziative Fugue 247
Dissoziative Krampfanfälle 247
Dissoziative Sensibilitäts- und Empfindungsstörungen 247
Dissoziative Störungen 246
Dissoziativer Stupor 247
Disstress 29
Distraneurin® 458
Disulfiram 459
Disulfiram-Alkohol-Test 459
Dokumentation 9
- APP 502
- Reihenfolge 114
Dopamin 213
Drogen
- Abhängigkeit 291, 361
- Cannabinoide 293
- Halluzinogene 295
- Kokain 296
- Komorbidität 296
- Opiate 291
- Therapie 297
Drogenmissbrauch
- Jugendliche 361
Drogenscreening 281
DSM-V 331
Durchblutungsstörung
- zerebral 214
Durchgangsarzt 21
Durchgangssyndrom 207
Dysarthrophonie 210
Dysphorie 134

E
Echtheit 405
Eidetisches Phänomen 125
Eifersuchtswahn 128
Eigentum
- Zerstörung 490
Einfacher fokaler Anfall 219
Einfacher Rausch 286
Eingliederungshilfe 56, 514
Einschlafmyoklonien 387
Einsichtsrecht 39
Einstweilige Unterbringung 302
Einwilligungserklärung 37
Elektrokrampftherapie 430
EMDR 407
Emotional instabile Persönlichkeitsstörung 250
Empathie 405
Energetika 461
Energizer 461
Entfremdungserleben 139
Entgiftung
- Medikamente 458
Enthirnungssyndrome 211
Entlassmanagement 41
Entlassung 64
Entlassungsbericht 67
Entspannungsverfahren 409
Entweichen
- Notfall 488
Entwicklung, paranoide
- Gerontopsychiatrie 385
Entwöhnung 275
- Medikamente 458
Entzug 274
- Alkohol 225, 285
- Aufnahme 280
- Cannabinoide 293
- Fahrerlaubnis 53
- Formen 278
- Kokain 296
- Opiate 291
Entzugsbehandlung 278
- qualifizierte 279
- Rahmenbedingungen 279
Entzugsdelir 226
Entzugssyndrom 292
Entzündung, zerebrale 216
Enzephalitis 216
Enzephalopathie
- hepatische 223
- Wernicke 227
Epidurale Blutung 216
Epilepsie 219
Erbrechen 87
Ergänzende unabhängige Teilhabeberatung (EUTB®) 519
Ergotherapie 425
Erregung 138
- Notfall 479
Erschöpfung 97
Essen als Ersatzbefriedigung 88
Essen und Trinken 84
Essstörungen 192, 352
Euphorie 134
Eutonie 424
Expositionstherapie 231
Extrapyramidalsyndrom 76
- Pharmakologie 446
Eye Movement Desensitizations and Reprocessing Therapie 407

F
Face to Face 497
Fahreignung 227
Fahrerlaubnis 53
Fahrtauglichkeit 53
- ärztliche Beurteilung 53
Familienkonferenz
- APP 500
Familientherapie 414, 415
FAST-Test 214
Feedback 405
Feldenkrais 424
Fertigkeiten, soziale
- IPT 413
Fixierung 77
Flooding 231
Focusing 408
Fokaltherapie 406
Forensik 300
Forensische Psychiatrie
- Bedrohung Personal 309
- Epidemiologie 300
- Schuldunfähigkeit 301
- Therapiemöglichkeiten 305
- Unterbringung 302
Formale Denkstörungen
- Patienten beobachten 132
Formdeut-Verfahren 147
Frageformen 396
Freiheitsentziehende Maßnahmen 50
- Kinder/Jugendliche 362
Fremdbeeinflussungserlebnisse 139
Frontalhirnsyndrom 212
Frühdyskinesie
- Notfall 487
Fugue
- dissoziative 247
Funktionsstörungen
- somatoforme autonome 187

G
Gebrechlichkeit 102
Gedächtnis 120
Gedächtnisstörungen 120
Gedankenabreissen 131
Gedankenausbreitung 139
Gedankendrängen 131
Gedankeneingebung 139
Gedankenentzug 139
Gedankenlautwerden 139
Gedankensperrung 131
Gefühl der Gefühllosigkeit 101
Gefühle 399
- beeinträchtigende 399
- stabilisierende 399
- Umgang 401
- wertebezogene 399
Gefühllosigkeit 134
Gehörlosigkeit 95
Gemeindepsychiatrischer Verbund (GPV) 513
Gemischtgeschlechtliche Station 108
Gepäckkontrolle
- Abhängigkeit 281
Gerontopsychiatrie 372
- depressive Zustände 384
- paranoide Entwicklung 385
- Schlafstörungen 386
- Validation 382
Gesamtplanung
- Verfahren 520
Geschäftsfähigkeit 42
Geschlechtsdysphorie 347
Geschlechtsinkongruenz 347
Gespräch, therapeutisches 397
Gesprächsführung 392, 395
Gesprächspsychotherapie
- klientenzentrierte 408
Gestalttherapie 408

Gestaltungsverfahren 147
Gesundheitsfürsorge 68
Gesundheitsinformationsgruppen 414
Gewöhnung 274
Gezeiten-Modell 261
Gingko 464
Glasgow Coma Scale 485
Globalaphasie 210
Grand-mal-Anfall 219
Größenwahn 128
Grounding-Techniken 246
Grundhaltung, therapeutische 405
Grundsicherung 56
Gruppenarbeit 402
Gruppentherapie 414, 416
- analytische 415
Gruppenvalidation 383

H
Habitica® 510
Haftung
- strafrechtliche 35
Haftungsrecht 34
Haftungszwischenfälle 36
Halbseitensyndrom 209
Haldol® 445
Halluzinationen 125
- akustische 125
- Alkohol 225
- gustatorische 125
- haptische 125
- Leibhalluzinationen 125
- olfaktorische 82, 125
- optische 125
- Patienten beobachten 125
Halluzinogene 295
Haltung, therapeutische 392
Handlungsfähigkeit
- eingeschränkte 98
Hangover 93
Harm Reduction 279
Harnverhalt 91
Haschisch 293
hebephrene Schizophrenie 180
Hebephrenie 134
Helfersyndrom 28
Hemianopsie 210
Hepatische Enzephalopathie 223
Herausfordernde Verhaltensweisen 258
Hirninfarkt 214
Hirnquetschung 216
Hirnschädigung 207
- diffuse 211
Hirntumor 222
Histrionische Persönlichkeitsstörung 253
Holotropes Atmen 424
Home Treatment 506
- Kinder/Jugendliche 327
Hopfen 464
Hospitalisierung 98
Hospitalismus 500
Humanistische Psychotherapie 407
Hypermnesie 121
Hyperventilation 83, 234
Hypervigilanz 478
Hypnotherapie 408
Hypochondrische Störungen 187
Hypochondrischer Wahn 129
Hypoglykämie 224
Hypokinese 137
Hypomimie 213
Hypoxie 211

I
Ibuprofen 467
ICD-10 114
- Kinder- und Jugendpsychiatrie 331
ICD-10-Diagnosen 495
ICD-11 331
Ich-Erleben
- gestörtes 139
- verändertes 94
Ideen, überwertige 127
Ikterus 223
Illusionäre Verkennungen 125
Individual-Psychologie 406
Indometazin 467
Initiatische Therapie 416
Inklusion 512
Inklusionsprojekte 535
Inkontinenz 89
Insomnie, nichtorganische 203
Integrationsfachdienste 533
Integrierte Versorgung 526
Integriertes psychologisches Therapieprogramm (IPT) 411
Intelligenz
- Klassifikation 141
Intelligenzminderung
- verminderte Schuldfähigkeit 317
Intelligenzminderungen 141
Intelligenzstörungen 141
- Patienten beobachten 141
Interesselosigkeit 97
Intimität 106
Intimsphäre 106
Introvertiert 95
IPT 411
IQ 141
Ischämie 214

J
Jellinek
- Abhängigkeitsphasen 284
Jin Shin Jyutsu 423
Johanniskraut 464
Jugendpsychiatrie 320

K
Katalepsie 137
Katathymes Bilderleben 406
katatone Schizophrenie 181
Katatonie 137
- perniziöse 137
Kinder- und Jugendpsychiatrie
- Diagnostik 329
Kinder/Jugendliche
- Untersuchungen 330
Kinderpsychiatrie 320
Kinderschutz 364
Kleinhirnschädigung
- Alkohol 287
Klopfakupressur 422
Koffein 461
Kokain 296
Koksnase 296
kollegiale Hilfe 73
Koma 116
- diabetisches 224
- Hypoglykämie 224
Kommunikation 392
- Filter 393
- IPT 412
Kommunizieren 93
Komorbidität 296
Komplexfokaler Anfall 219
Komplizierter Rausch 286
Konfabulation 121
Konflikte 26
Konfliktverhalten
- Abhängigkeit 278
Kongruenz 393
Konkordanz 258
Konkretismus 132, 133
Kontingenzmanagement 366
Kontrollierter Dialog 395
Konzentrationsstörungen 97, 121
Körpermissempfindungen, wahnhafte 107
Körperorientierte Verfahren 419
- Trends 420
Körperpflege
- bei Fixierung 81
- bei Vernachlässigung 79
Körperpsychotherapie 419
Körpertemperatur regulieren 83
Korsakow-Syndrom 227
Krampfanfall
- alkoholbedingter 287
- dissoziativer 240
Krampfanfälle
- dissoziative 247
Krankenhausaufenthalt, Dauer 20
Krankenkasse
- Ambulante psychiatrische Pflege 496
Krankhafte seelische Störung
- Schuldunfähigkeit 301

Kreativtherapie 427
Kreuztoleranz
- Barbiturate 289
- Benzodiazepine 290
Krisen-/Notfallhilfe 524
Krisenintervention
- psychiatrische 470
Kunsttherapie 426

L
Laienhilfe 542
Lamotrigin 457
Larvierte Depression 162
Lavendel 465
Lebenspraktische Fähigkeiten trainieren 98
Leberausfallskoma 223
Leberkoma 223
- Enzephalopathie 223
Leberzerfallskoma 223
Leistungen
- aus einer Hand 516
- medizinische Rehabilitation 514
- soziale Teilhabe 516
- Teilhabe am Arbeitsleben 515
- Teilhabe an Bildung 516
Leistungstests 145
- spezielle 146
Leponex® 445
Levetiracetam
- Alkoholentzug 285
Lewy-Körperchen-Demenz 376
Libido 106
Lichttherapie 429
Lithium 454
- Intoxikation 455
- Nebenwirkungen 454
- Prophylaxe 168
- Salze 454
Long-COVID 218
Low Dose Dependency 451
LSD 295
Lues III 217
Lysergsäurediäthylamid (LSD) 295

M
Magic Mushrooms 295
Malignes Neuroleptisches Syndrom
- Notfall 487
Manie 163
- Epidemiologie 163
- Größenideen 166
- Ideenflucht 164
- Kritikminderung 165
- Prophylaxe 168
- psychomotorische Erregung 165
- Schlafstörungen 164
- Symptome 164
- Therapie 166
MAO-Hemmer 442
- Besonderheiten 444
Marihuana 293
Maßregelvollzug
- Hierarchie 309
- Straftaten 310
Medienkonsum 361
Medikamente
- Beschaffung 439
- Entgiftung 458
- Gabe beobachten 440
- lagern 439
- Nebenwirkungen 441
- verteilen 440
Medikamentenabhängigkeit 288
Melisse 466
Memantin 462
Meningitis 216
Mentoren 32
Meridian-Klopf-Technik 422
Merkfähigkeitsstörungen 121
Mescalin 295
Messie-Syndrom 236
Metakognitives Training 407
Metakommunikation 396
Metamizol 467
Methylphenidat 461
Methylxanthine 461
Milieugestaltung 265
Minderbegabung 95
- pflegerischer Umgang 143
Minderwertigkeitsideen 105
Miosis 291
Missbrauch 274
Mitarbeiter, neue 33
Mnestische Störungen
- Demenz 378
MNS 487
Mobbing 30
Modulare Psychotherapie 419
Monatsblutung 80
Monitoring-Assessment 263
moodgym® 509
Multiple Persönlichkeitsstörung 248
Multiprofessionelles Team
- Kinder- und Jugendpsychiatrie 322, 325
Musiktherapie 427
Mutismus 137
Mutismus, selektiver 351
Myalgische Enzephalopathie 218

N
Nachahmungseffekt 475
Nähe-Distanz-Problematik
- forensische Psychiatrie 310
Nahrungsverweigerung 86
Narzistische Persönlichkeitsstörung 255
Nebenwirkungen 441
Neologismen 132
Nervus-vagus-Stimulation 435
Netzwerkkonferenz
- APP 500
Neurocil® 445
Neuroleptika 445
Neurolinguistisches Programmieren 409
Neurologische Syndrome 209
Nichtigkeitswahn 128
Nichttrizyklische Antidepressiva 442
NLP 409
Nootropika 462
Notfall 470
- Angstanfall 478
- bewusstseinsgestörter Patient 485
- Brandlegung 489
- Entweichen 488
- erkennen 470
- erregter und aggressiver Patient 479
- Frühdyskinesie 487
- hochgradig psychotischer Patient 476
- Malignes Neuroleptisches Syndrom 487
- Panikattacke 478
- stuporöser Patient 484
- Suizid 475
- Umgang 471
Novalgin 467

O
Obstipation 89
Off-Label-Use 438
Oligophrenie 141
Oneiroid 119
Onlinegestützte audiovisuelle Kommunikation 507
Opiatabhängigkeit 291
- Entzug 291
- Hepatitis 293
- HIV 293
- Komplikationen 292
Opiate 291
Opioide
- schwache 467
- starke 467
Orangenblüten 466
Organisch bedingte psychische Störungen
- Symptome 208
Organische psychische Störung (OPS) 206
Orientierungsstörung 102, 123
- Demenz 379
- Patienten beobachten 124
- Person 123
- Räumlichkeit 123
- Situation 123
- Zeit 123

P

Paarsynthese 415
Paartherapie 414
Pädagogisch-Pflegerischer Dienst 324
Panik 135
Panikattacke 478
Panikstörung 234
Paramnesien 121
Paranoide Entwicklung
- Gerontopsychiatrie 385
Paranoide Persönlichkeitsstörung 251
paranoid-halluzinatorische Schizophrenie 179
Parasomnien 202
Parathymie 134
Pareidolien 125
Parkinsonsyndrom 212
Passionsblume 466
Pathologischer Rausch 225, 287
Patienten beobachten
- Antriebsstörungen 138
- Bewusstseinslage, qualitative 119
- Bewusstseinslage, quantitative 117
- Denkstörungen, formale 132
- Gedächtnis 121
- Halluzinationen 125
- Ich-Erleben, gestörtes 140
- Intelligenzstörungen 141
- Orientierung 124
- Stimmungsstörungen 135
- Wahn 129
- Wahrnehmungsveränderungen 125
- Zwangssymptome 130
Patientenratgeber 414
Patientenrechtegesetz 36
PDCA-Zyklus 18
PEP 423
Perniziöse Katatonie 137
Personalbedarf
- Minutenwerte 14
Persönliche Assistenz 517
Persönlicher Sicherheitsplan 264
Persönliches Budget 531
Persönlichkeitsstörung
- abhängige (asthenische) 254
- anankastische (zwanghafte) 253
- ängstlich-vermeidende 254
- dissoziale 252
- emotional instabile 250
- histrionische 253
- multiple 248
- narzistische 255
- paranoide 251
- schizoide 251
- Unterbringung 316
Persönlichkeitsstörungen 248
- Jugendliche 357
Pessimismus 104
Petit-mal-Anfall 219
Pflanzliche Mittel 464
Pflege
- forensische Psychiatrie 307
- Kinder, Jugendliche 324
- pflegerische Gruppen 402
Pflege- und Erziehungsdienst 322
- Personal 323
Pflegeanamnese 3
Pflegebericht 11
Pflegediagnosen 7
Pflegeentlassungsbericht 67
Pflegegrade 63
Pflegemaßnahmen 8
Pflegeorganisation 13
Pflegeplanung 76
- Sucht Forensik 313
Pflegeprobleme 6
Pflegeprozess 3
- Durchführen der Pflege 9
- Pflegeanamnese 3
- Pflegediagnosen 7
- Pflegemaßnahmen 8
- Pflegeprobleme 6
- Pflegeziele 8
- Ressourcen 7
- Überprüfen der Maßnahmen 9
Pflegerische Gruppen
- Freizeitgestaltung 402
Pflegeversicherung 62
Pflegeziele 8, 76
Phänomen, eidetisches 125
Phasenprophylaktika 454
Phobie 127
- soziale 233
- spezifische 234
Phototherapie 429
Point of no Return 83
Polyneuropathie
- Alkohol 287
Polysomnografie 203
Polytoxikomanie 274
Posttraumatische Belastungsstörung 242
Potenzstörung 106
Prädelir 225, 287
Präkoma 116
Praxisanleitung 32
Primary Nursing 258
Problemlösen, interpersonelles
- IPT 413
Problempatient
- distanzgeminderter 24
- krimineller 24
- obdachloser 25
Progressive Paralyse 217
Progressive Relaxation 409
Prostitution geistige Behinderung 107
Pseudodemenz, depressive 377
Pseudologia phantastica 120
Psychiatrische Gruppe 414
Psychiatrische Institutsambulanz 524
Psychiatrische Krisenintervention 470
Psychiatrische Notfälle 470
Psychoanalyse
- klassische 406
Psychodrama 408
Psychoedukation 410
- Gruppenarbeit 410
psychogen 373
Psychogener Anfall 219
Psychomotorische Unruhe 77
Psychomotorische Verlangsamung 77
Psychopathologie 116
Psychopharmaka 438
- Kinder/Jugendliche 332
Psychose
- schizoaffektive 169
- Unterbringung 315
Psychose, schizoaffektive 169
- schizodepressive 170
- schizomanische 169
Psychosoziale Basiskompetenz 397
Psychosoziale Gesundheit 260
Psychosoziale Zentren 541
Psychosozialer Dienst 110
Psychostimulanzien
- ADHS 337
Psychosynthese 415
Psychotherapie 403
- analytische 406
- Änderungsansatz 404
- Bewegungstherapie 424
- Familientherapie 414
- Gruppentherapie 414, 416
- interpersonelle 415
- Paartherapie 414
- psychoedukative Verfahren 410
- transpersonale 415
- ungünstige Verhaltensweisen 405
- Verfahren 404
Psychotonika 461

Q

Qualität 16
Qualitative Bewusstseinsstörung 118
Qualitätsmanagement 16
- gesetzliche Anforderungen 17
- Grundsätze 18
- Instrumente 18

R

Rapport 395
Raptus 137
Rational-emotive Therapie 407

Rausch
- einfacher 286
- komplizierter 286
- pathologischer 225, 287
Reaktionen
- soziale 108
Reaktive Depression 161
Realitätsverkennung 104
Recht auf Teilhabe 514
Recovery 259
Rehabilitation psychisch Kranker 537
Reizkonfrontation 406
Reizüberflutung 406
Resozialisierung
- Intelligenzminderung Forensik 317
- Persönlichkeitsstörung Forensik 316
- Psychose Forensik 315
- verminderte Schuldfähigkeit 314
Ressourcen 7
Restless-Legs-Syndrom 387
Rigor 213
Robertson-Phänomen 217
Rolfing 423
Rückfallpräventionsgruppe 403
Rückzugtendenzen 92
Ruhelosigkeit 98
Ruhen und Schlafen 91
Ruhetremor 213

S
SAB 215
SAD 161
SAFE-T 360
Safewards-Interventionen 266
Safewards-Modell 265
Saisonal abhängige Depression 161
Schädel-Hirn-Trauma (SHT) 221
Schädlicher Gebrauch 274
Schematherapie 407
Schizoaffektive Psychose 169
Schizodepressive Psychose 170
Schizoide Persönlichkeitsstörung 251
Schizomanische Psychose 169
Schizophrene Psychosen
- Jugendliche 356
Schizophrenes Residuum 182
Schizophrenie
- hebephrene 180
- katatone 181
- paranoid-halluzinatorische 179
Schlaf-Apnoe-Syndrom 387
Schlafentzugstherapie 428
Schlafhygiene 204
Schlaflosigkeit 91
Schlafmittel 452
Schlafstörungen 202
- Alter 386
Schlundkrampf 76
Schmerzmittel 467
Schmerzstörung
- anhaltende 188
Schmerztherapie
- WHO-Stufenplan 467
Schock
- hypoglykämischer 224
Schuldfähigkeit 43
- vermindert 314
Schweigepflicht 44
- Kinder/Jugendliche 326
Schwerhörigkeit 95
- bei paranoidem Wahn 385
Sehbehinderung 96
Selbstentwicklung 71
Selbstfürsorge 69
- Angst 72
- Niedergeschlagenheit 72
- Panik 72
- Schlafstörungen 72
- Trauma 73
Selbsthilfe 414
Selbsthilfe-Apps 510
Selbstmanagement 406
Selbstsicherheitstraining 406
Selbsttötung 472
selbstverletzendes Verhalten 358, 359
Seniorenstuhl 78
Sensibilitäts- und Empfindungsstörungen
- dissoziative 247
Sensibilitätsstörungen
- dissoziative 241
Serious Games 510
Serotonin-Wiederaufnahmehemmer 442
- Besonderheiten 444
- Nebenwirkungen 444
Sexualität 107
SHT 221
Sich bewegen 76
Sich waschen/kleiden 78
Sicherheit 101
- Forensik 308
Sicherungsmaßnahmen
- erregter Patient 480
Sinn finden 103
Sinnestäuschungen 125
Soltabs 439
Somatisierungsstörungen 186
Somatoforme autonome Funktionsstörungen 187
Somatoforme Störungen 186, 190
Somnolenz 116
Sondenernährung 87
Sopor 116
Sozialdienst 110
- Kinder/Jugendliche 333
Soziale Pobie 233
Soziale Probleme 108
Sozialer Rückzug 109
Sozialhilfe 59
- andere Lebenslagen 62
- Antrag 20
- Gesundheit 61
- Lebensunterhalt 61
- Pflege 61
- soziale Schwierigkeiten 61
Sozialisationsdefizit
- Abhängigkeit 277
Sozialverhalten
- Störungen 338
- unangepasstes 110
Soziotherapie 504, 525
Spezifische Phobie 234
Sporttherapie 420
Sprachstörungen 210
- Demenz 378
Status epilepticus 219
Stereotypien 137
StGB, § 63 303
StGB, § 64 303
Stimmungsstörungen 133
- manische 102
- Patienten beobachten 135
Stimulanzien 461
- Abhängigkeit 288
Stoffwechselentgleisung 223
Störungen
- dissoziative 246
- hypochondrische 187
- somatoforme 186
- sonstige somatoforme 190
- Sozialverhalten 338
StPO, § 81 302
StPO, § 126 302
StPO, § 463 305
Strafanzeigen gegen Pflegefachpersonen 309
Straftaten, Maßregelvollzug 310
Streitigkeiten zwischen Patienten 490
Stress 29
Stressampel nach Kaluza 71
Stupor 137
- dissoziativer 247
- Notfall 484
StVollzG, § 136 303
StVollzG, § 137 304
Subarachnoidalblutung 215
Subdurale Blutung 216
Sucht
- Pflege 312
Suizid
- Maßnahmen nach 475
Suizidalität
- Jugendliche 358
Suizidauslöser 473
Suizidgefahr 473
- Abschätzung 474
- Erkennen 473
Supervision 30

Symbole
– Validation 382
Sympathie 398
Systematische Desensibilisierung 232

T
Tagesklinik 66, 523
Tagesstätten 540
Tai Chi Chuan 423
Tanztherapie 424
Tasikinese 76
Team 398
Teilhabe
– Arbeit 532
Teilhabeplanung 519
– Verfahren 520
Telemedizin 507
Test
– Entwicklung 145
– häufig 147
– Intelligenz 145
– klinischer 146
– Leistung 145
– Persönlichkeit 146
– projektiver 147
– psychologischer 144
– psychologischer, Kinder/Jugendliche 330
– psychometrischer 146
Testierfähigkeit 43
THC 293
Themenzentrierte Interaktion 415
themenzentrierte Interaktion (TZI) 65, 402
herapeutische Beziehung 404
erapeutische Grundhaltung 405
rapeutische Haltung 392
apeutisches Gespräch 397
undhaltungen 397
pie 392
iatische 416
temische 415
209
torungen 344
Hirnstimulation 433
npsychologische Verfahren 405
nil 156
anz 274
tte Syndrom 344
ing emotionaler Kompetenz (TEK) 28, 416
197
e 247, 408
ulizer
azyklische 452
yklische 452
iktionsanalyse 408
identität 347
itivismus 139

Transitorische ischämische Attacke (TIA) 209
Transkranielle Magnetstimulation 432
Trennscheibenbesuche 312
Trizyklische Antidepressiva 442
– Kontraindikationen 444
– Nebenwirkungen 443
Tumoren 222
TZI 415

U
Übergangseinrichtungen 529
Übergangswohnheime 66
Übergewicht 200
Übermäßiger Appetit 88
Unfallanzeige 21
Unruhe
– nächtliche 92
Unterbringung
– Dauer 304
– Entziehungsanstalt 304
– psychiatrisches Krankenhaus 303, 304
Unterbringungsverfahren 51
Untergewicht 86
unterstützte Beschäftigung 538

V
Validation 382
– bei früh einsetzender Alzheimer-Demenz 383
– Gruppenvalidation 383
– Symbole 382
Valproat 457
Vasospasmus 215
Verarmungsidee 85
Verarmungswahn 129
Verbale Begriffssysteme 412
Verbal-thematische Verfahren 147
Verfolgungswahn 128
Vergiftungsideen 85
Verhaltenstherapeutische Verfahren 406
– Kinder/Jugendliche 332
Verhaltenstherapie 406
– kognitive 406
Verkennungen, illusionäre 125
Verlegung 66
Vermehrter Speichelfluss 90
Vermehrtes Schwitzen 90
Vermindertes Kauvermögen 86
Vermindertes Schlafbedürfnis 92
Verpflichtungen
– finanzielle 111
– private 111
Versicherungsrechtliche Fragen 111
Verwirrtheit 119
– Notfall 482
Vitalstörungen 135

Vollstationäre Versorgung 522
Voltaren 467
Vorbeireden 131

W
Wachkoma 211
Wachtherapie 428
Wahn 127, 240
– hypochondrischer 129
– Kriterien 127
– Patienten beobachten 129
– Symptome 128
– Themen 128
Wahneinfall 128
Wahngedanken 128
Wahnhafte Personenverkennung 128
Wahnhafte Störungen 156
Wahnstimmung 128
Wahnwahrnehmung 128
Wahrnehmung, eigene 398
Wahrnehmung, soziale
– IPT 412
Wahrnehmungsstörungen 157
Wahrnehmungsveränderungen 125
– Patienten beobachten 125
Waschen, zwanghaftes 80
Waschzwang 80
Werkstatt für behinderte Menschen 536
Wernicke-Aphasie 210
Wernicke-Enzephalopathie 227
Wertgegenstände 21
WHO-Stufenplan 467
Wochenbettdepression 162
Wochenrückblick 402
Wohnen
– ambulant unterstütztes 529
Wohnung 111

Z
Zeichnerische Verfahren 147
Zerebrale Anfälle 218
Zerebrale Durchblutungsstörungen 214
Zerebrale Entzündungen 216
– chronisch 217
Zerstörung von Eigentum 490
Ziele, fehlende 104
Z-Substanzen 453
Zuhause-Behandlung
– Kinder/Jugendliche 327
Zukunftsplanung 104
Zungenkrampf 76
Zwang 127
Zwangsbehandlung 52
Zwangsgedanken 130, 239
Zwangshandlungen 130, 236
Zwangsimpuls 130
Zwangssondierung 362
Zwangsstörungen 236
– Kinder/Jugendliche 341
Zyklothymie 163